医院感染管理理论与实践

韩克军　王大庆　吴安华　主编

天津出版传媒集团

天津科学技术出版社

图书在版编目（CIP）数据

医院感染管理理论与实践 / 韩克军，王大庆，吴安华主编. -- 天津 ：天津科学技术出版社，2021.5

ISBN 978-7-5576-8783-0

Ⅰ．①医… Ⅱ．①韩… ②王… ③吴… Ⅲ．①医院－感染－卫生管理 Ⅳ．①R197.323

中国版本图书馆 CIP 数据核字(2021)第 059800 号

医院感染管理理论与实践

YIYUAN GANRAN GUANLI LILUN YU SHIJIAN

责任编辑：张 跃

出 版：天津出版传媒集团
　　　　 天津科学技术出版社

地 址：天津市西康路 35 号

邮 编：300051

电 话：(022)23332399

网 址：www.tjkjcbs.com.cn

发 行：新华书店经销

印 刷：济南文达印务有限公司

开本 787×1092 1/16 印张 46 字数 980 000

2021 年 5 月第 1 版第 1 次印刷

定价：158.00 元

编 委 会

刘晓松　沈阳市第七医院

宋　鑫　沈阳市脑科医院

刘芷宁　锦州医科大学附属一院

李　谌　锦州医科大学附属一院

杨　丽　沈阳市口腔医院

吕军艳　长春市儿童医院

齐立群　葫芦岛市中心医院

吴　菲　沈阳医学院附属二院

肖洪艳　锦州医科大学附属一院

刘光友　成都邦研科技有限公司

邱立华　辽宁省人民医院

吴　楠　中国医科大学附属口腔医院

盛桂秋　中国医科大学附属第一医院

魏　荣　沈阳医学院奉天医院

邢　伟　盘锦辽油宝石花医院

编　者　朱　婉　中国医科大学附属一院

史　册　锦州医科大学附属第一医院

李振欣　辽宁省肿瘤医院

孙爱婉　辽宁省肿瘤医院

于乐静　辽宁省肿瘤医院

郭箐箐　盘锦辽油宝石花医院

张　崇　中国医科大学附属第四医院

张　静　吉林市化工医院

张冬梅　吉林市人民医院

赵　莹　吉林市第二人民医院

刘　倩　沈阳市口腔医院

姜子茜　沈阳市口腔医院

田　波　中国医科大学附属第四医院

庄晓晨　沈阳市第十人民医院

田　甜　中国医科大学附属盛京医院

金　一　沈阳市第五人民医院

贾平骜　沈阳市疾控中心

熊蔚蔚　吉林省前卫医院

陈昕阳　中国医科大学附属盛京医院

郭晓雪　沈阳市第一人民医院

史明甄　沈阳市第一人民医院

符新婧　沈阳市第十人民医院

哈　怡　吉林大学第一医院二部

高　操　沈阳市第四人民医院

商丽研　沈阳医学院附属中心医院

李　静　沈阳市第七人民医院

刘柳诗　沈阳市第七人民医院

齐红梅　沈阳市第七人民医院

张艳菊　公主岭市中心医院

罗　威　长春中医药大学附属医院

张丽莉　白城中心医院

张亚楠　白城中心医院

王　威　白城中心医院

温　波　长春市儿童医院

张　萌　大连市友谊医院

钱　铖　大连市友谊医院

胡小琦　大连市友谊医院

李　洁　大连市友谊医院

邵海燕　大连市第五人民医院

刘　云　大连市第四人民医院

张　力　锦州医科大学附属第一医院

孙兴雅　锦州医科大学附属第一医院

潘　月　锦州医科大学附属第一医院

姚鹏梅　锦州医科大学附属第一医院

于　威　长春市儿童医院

祝丽丽　长春市儿童医院

黄孝玲　长春大学第三附属医院

序言（一）

医院感染管理是一门涉及面非常广泛的综合性学科。医院感染管理工作专业性、特殊性很强，既有管理性要求，又有技术性要求。我国从 20 世纪 80 年代中期开始起步推进医院感染管理事业，30 多年来在医院感染管理方面已经发生了翻天覆地的变化，特别是党的十九大做出"实施健康中国战略"的重大决策，将维护人民健康提升到国家战略的高度，指出要坚持以人民健康为中心，坚定不移深化医药卫生体制改革，推动医疗服务高质量发展。质量安全是医疗卫生行业的生命线，做好医院感染管理是医疗质量安全的底线。对已进入而立之年的中国感控来说，无论是在认知层面还是在实践层面，都取得了长足的发展。医院感染管理队伍不断发展壮大，许多医院感染管理新理念不断提出，相关法律法规、标准规范相继出台，医疗机构对患者安全问题空前关注，对医院感染管理也给予高度重视。但不可否认，在一些基层医疗机构甚至三级综合医院，医院感染管理工作仍然存在一些问题，我国医院感染管理正面临着前所未有的机遇和挑战。

为了适应我国医院感染管理蓬勃发展的态势，适应医院感染管理的学科建设，正确把握相关法律法规、标准规范的思想内涵，提升医院感染管理队伍的业务水平和管理能力，充分发挥医院感染专业技术人员在预防和控制医院感染管理中的作用，全面提升医院感染控制与管理能力，推进国家有关医院感染防控法规、规范和标准的落实，辽宁省与吉林省数十位临床一线医院感染防控专家和学者依据国内外有关法规、规范、指南和专家共识，参考国际感染、感控领域最新循证依据，结合我国国情以及临床工作实践编写了这本《医院感染管理理论与实践》，内容涵盖医院感染管理学概论、医院感染质量管理、医院感染风险管理、医院感染流行病学、医院感染监测、医院感染管理信息化等重点问题。《医院感染管理理论与实践》的编写方式主要分为上册理论篇、下册实践篇，共 36 章。

　　寄望本书能够为医院感染管理实践提供依法管理、科学管理的依据和参考，成为医务人员规范诊疗行为，落实最佳实践的工具书。

王大众

序言（二）

《医院感染管理办法》明确医院感染管理是各级卫生行政部门、医疗机构及医务人员针对诊疗活动中存在的医院感染、医源性感染及相关的危险因素进行的预防、诊断和控制活动。从有医院以来，医院感染就威胁着住院病人和医务人员。19 世纪初期就认识到感染能在病人间传播，因此在英格兰建立专门医院隔离传染病病人。19 世纪中叶南丁格尔（Florence Nightingale）对部队医院死亡率的研究表明，死于医院感染的士兵人数，远多于战争本身。赛麦尔维斯（Ignaz Semmelweis）发现接产前让医务人员用消毒液洗手可明显降低产褥热发病率与病死率，开创了医院感染控制与医院流行病学的先河。我国医院感染控制起步于 1986 年，30 多年来，卫生行政部门不断加大对医院感染管理的力度，医院感染组织机构不断健全，专业人员队伍的结构发生了很大变化，人员素质不断提高，感控工作逐步规范。但医疗机构在管理层面、专职人员和广大医务人员在业务技术层面和执行力方面依然存在一些问题，有较大发展和提升空间。

在感染层面，面临新发传染病、多重耐药菌感染和不断增加的侵入性操作、植入性器材和医疗新技术的广泛应用，以及免疫低下或免疫缺陷患者增加的严峻挑战，医院感染控制问题愈加突出，对医院管理者、医院感染专业人员和医务人员提出了更高的要求，因此迫切需要实用性强，具有一定先进性的医院感染管理专业用书，这正是编写本书的初衷。全书共分为两个部分：医院感染管理专业理论和医院感染管理临床实践。第一部分包括风险管理、全面质量管理、医院信息化管理等，该部分立足患者安全文化建设，最终将引领医院感染管理迈进一个管理新常态。第二部分筛选部分临床医院感染管理案例，运用医院感染管理理论工具，结合专家们的大量实践经验与体会，指导纷繁复杂的管理实践，提升落实法律法规、标准规范的执行力和知识技能水平，介绍一种更科学、更可行的解决问题的新思路和新方法。希望它的出版能为从事医院感染管理工作的人员提供实用而且针对性强的专业指导。

习近平同志指出，预防是最有效、最经济的健康策略。希望《医院感染管理理论与实践》一书的出版，能给医院感染管理专业人员、临床一线的医务人员和医院管理者提供一本很好的参考书，以此推动医院感染控制学科发展。

吴安华

前　言

20 世纪以来，各种突发事件呈现出一种频发、高发的态势，人类已经进入了一个高风险的现代社会。在世界卫生组织（WHO）公布的 2019 年全球十大健康威胁中，有 6 个与医院感染相关，医院感染预防与控制也已经成为全球共同关注的公共卫生与公共安全问题。近年来，国内外每年都会发生后果严重、具有重大负面影响的医院感染事件。暴露出医院在管理层面、业务技术层面和执行力方面存在一定问题。为进一步加强和规范医院感染管理工作，提高医院感染管理专业人员和医务工作人员的业务能力和工作水平，我们组织国内数十名医院感染预防与控制专家共同努力编写了《医院感染管理理论与实践》一书。编写本书的目的旨在以我国感控相关法律法规为基准，以临床问题为导向，运用风险管理和全面质量管理工具，结合相关专业知识，解决临床实践中的感控实际问题。帮助广大医务人员在临床开展医疗、护理或其他各类相关操作时，避免或最大限度地减少感染风险，继而预防与控制医院感染的发生。

本书将医院感染管理理论与实践紧密结合，是面向卫生行政管理人员、基层医疗机构的院感主管领导、院感专（兼）职人员、重点科室医生和护士、疾病预防控制机构和卫生监督管理人员编写的一本集政策性和实用性于一体的工具书，同时，也可作为医疗机构开展医院感染管理的培训教材。

《医院感染管理理论与实践》一书涵盖了医院感染管理学概论、医院感染质量管理、医院感染风险管理、医院感染流行病学、医院感染监测、医院感染管理信息化、患者安全文化与医院感染管理等内容，结合标准实践阐述如何运用医院感染管理理论落实国家法律、法规、规章、标准规范及相关文件。其目的就是通过风险评估、识别系统的缺点，发现可能造成感染的危险事件，进而采取相应的预防与控制措施，阻止医院感染聚集事件发生或将影响降到最低，真正实现全面质量管理，实现医院感染管理高质量发展，促进患者安全得到切实有效的改进。

本书同时还是一本医院感染管理典型案例分析书籍，它以临床实际案例为主线，围绕着问题进行分析，找出依据，提出改进措施。全书注重理论与实践相结合，着力于临床思维的体现和训练，也正是本书的创新所在。本书还包括了抗疫内容，弘扬了全国同心抗议、共克时艰的精神。

医院感染预防与控制是一项长期而艰巨的工作。及时了解和掌握基本的医院感染预防与控制方法，需要广大医院感染管理人员及医务工作人员不断的学习和更新相关知识，从而不断地提高学识水平和实际工作能力。为此，真诚的希望广大医院感染管理人员要立足本职，不畏艰难，在实际工作中不断地开拓创新，让我们共同朝着医院"零感染"的方向而努力奋斗。

在本书的酝酿和编写过程中，专家始终从临床视角来考虑医务人员可能面临的各种难题，力求内容丰富全面、实用可行。

最后，真诚地感谢在繁忙的工作中参加本书编写的各位专家和学者，还有《感染控制与消毒》杂志社的支持。他们为本书的顺利出版，付出了辛勤的努力，倾注了大量的心血。

由于时间仓促，编写人员能力有限，以及限于编著人员的经验与水平，书中难免有错漏之处，恳请广大读者批评指正，以便再版时予以纠正。

目　录

第一篇　医院感染管理理论

第二篇　医院感染管理实践

第一篇　医院感染管理理论

　　医院感染管理学主要有两部分组成，即医院感染管理学的基础理论和医院感染管理学的应用实践。

　　医院感染管理学基础理论包括医院感染管理的概论、医院感染的流行病学（含医院感染的监测、医院感染暴发的调查与控制、医学统计学的基本知识等）、医院感染的病原学、抗菌药物的合理应用、消毒灭菌与隔离等基础知识。医院感染质量管理、医院感染风险管理、医院感染信息化智能化管理、医院感染文化是从事医院感染预防、控制与管理工作应掌握的必备基本知识。

第一章　医院感染管理学概论

第一节　医院感染的概念、形成机理和分类

一、医院感染的概念

医院感染（non-social infection, hospital infection，NI）又称医院内获得性感染，是指住院病人在医院内获得的感染，包括在住院期间发生的感染（在入院时不存在，也不处于潜伏期）和在医院内获得出院后发病的感染。医院工作人员在医院内获得的感染也属医院感染。近年来，随着医疗保健范围的扩大，不同类型医疗保健机构（包括医院、长期照护机构、康复或门诊机构）之间联系扩大，一个更恰当的术语——"医疗保健相关感染（healthcare -associated infections，HAI）"适当时候可以交互使用。

二、医院感染的发生与传播机理

任何感染都是各种微生物与宿主在一定条件下相互作用而发生的一种病理进程，医院感染也不例外。这些进程可分为几个阶段：微生物接触与进入宿主；微生物进入后的复制；逃避宿主的先天免疫；组织的定向侵袭；组织损伤；传播至新宿主。一方面，病原体寻找一切机会和途径侵入人体，并在其生长、繁殖过程中排出代谢产物，损害宿主的细胞和组织；另一方面，人体启动其各种免疫防御机制，力图将侵入的病原体杀灭，将其连同毒性产物排出体外。毒力是衡量微生物致病能力的指标，也是触发致病机制的关键因素。两者力量的强弱和增减，决定着整个感染过程的发展和结局。

医院内有各种疾病的病人，其免疫防御功能都存在不同程度的损害和缺陷。同时，

病人在住院期间，又由于接受各种诊断和治疗措施，如气管插管、泌尿道插管、内窥镜、大手术及放射治疗、化疗等，不同程度地损伤并降低了病人的免疫功能。加之医院中人员密集，有各种感染疾病的病人随时可能将病原体排入医院环境中。于是医院内的环境受到严重污染，成为微生物聚集的场所。细菌、病毒、真菌等微生物在医院的空气、物体表面、器械、用具等处皆可存在。这样，处于抵抗力低下的各种病人，又活动在微生物集中的环境里，时刻都有遭受医院感染的危险。

（一）发病原因

1.个体抵抗力低下，免疫功能受损

医院感染究其本质来说则是微生态失调的结果。人体自身的防御机制，识别和消灭外来侵入异物和处理衰老、损伤、死亡、变性的自身细胞以及处理体内突变细胞和病毒感染细胞等一系列能力下降。

2.侵入性诊疗机会增加

随着现代医学科学的发展，侵入性诊疗方法（如内窥镜、导管、洗胃、气管插管、腹腔穿刺和胸腔穿刺、透析装置和呼吸机）不断增加，如果不能严格按无菌操作技术原则进行或者器械未经严格正规的灭菌处理，这些侵入性诊疗为原因菌的易位和易主提供了可能，破坏机体的防御系统而增加感染的机会。Richards 报道，在血液感染中 87%与中心静脉插管有关，86%的医院肺炎与使用呼吸机有关，95%的泌尿道感染与留置尿管有关。研究表明，随着侵入性操作置管时间的延长，留置尿管相关感染、动静脉插管相关感染、呼吸机相关感染的发生率逐渐增加。

3.抗生素滥用

抗生素用量大、疗程长、种类繁多；抗菌药物联用时以二联为主，个别患者一次性使用抗生素达到三联或者四联；在病原菌的培养和药敏试验前均已使用常规抗生素，未完全发挥病原菌培养和药敏试验的作用；使用抗菌药物起点高等。抗菌药的弊端之一就是引起菌群失调，破坏正常微生物群的生态失衡，而成为医院感染常见的一个易患因素。

4.医院管理机制不完善

目前医院感染管理法规、规范及技术标准正在不断完善。但我国医院感染预防与控制工作与发达国家相比还存在一定差距，个别医院没有健全的组织，一些医院在管理层面、业务技术层面和执行力方面存在一定问题。具体表现为医院管理者和医务人员对医疗安全重视不够，规章制度和工作措施贯彻不力，落实不到位，在医院感染预防与控制方面存在诸多薄弱环节。

（二）促发因素

1. 主观因素

医务人员对医院感染的危害性认识不足，不能严格地执行无菌操作和消毒隔离制度，医院管理机制不完善，缺乏对消毒灭菌效果的有效检测等，不能有效控制医院感染的发生。

2. 客观因素

随着现代医学技术的发展，侵入性操作越来越多，在提高疾病诊断效果的同时，还将外部环境的微生物带入体内，破坏机体的防御屏障，增加机体的感染几率；为治疗需要，激素或免疫抑制剂的大量使用，接受化疗、放疗后，致使病人自身免疫能力下降而成为易感者；滥用抗生素导致人体内正常菌群失调，耐药菌增加，病程延长，感染机会增多。

（三）传播途径

传播途径是指病原微生物从感染源排出后，侵入到新宿主前，在外界环境中所经历的全过程。病原体在长期演化过程中不但适应在机体的一定部位发育、繁殖，并且也适应在宿主机体外的自然条件下暂时存活，然后再侵入一个新宿主，循此世代绵延，以维持病原体作为一个生物种的存在。此种更换宿主的过程，在流行病学中称为传播机制（mechanism of transmission）。

外源性传播机制可概括为三个阶段：①病原体自宿主机体排出；②病原体停留在外界环境中；③病原体侵入新的易感宿主体内。缺少或中断任一环节，将不会发生医院感染。内源性感染或自身感染则有所不同，它的传播过程是感染源（自身）易位途径和易感生态环境。医院感染的传播途径是多方面的，主要有以下几种类型。

1. 接触传播是医院感染常见的传播方式。根据病原体离开传染源侵入机体前后是否在外环境停留的特点，可将接触传播分为直接接触传播、间接接触传播和经飞沫传播。直接接触传播是指易感染者与传染源直接接触而致感染，不需要借助传播因素。如母婴垂直传播。间接接触传播是指病原体从感染源排出后，经过某种或某些传播媒介，常见通过医护人员的手或医疗器械设备、病室内用物等传播给易感者。在间接接触感染中，医院人员的手在传播病原体中的作用不可低估。经飞沫传播是指咳嗽、打喷嚏或谈笑时，可从口腔、鼻孔喷出很多微小液滴（5微米以上），这些液体微粒称为飞沫。经飞沫传播的疾病如麻疹、链球菌所导致的咽炎等。飞沫在空气中悬浮时间短，播散距离一般小于 1m。

2.空气传播是以空气为媒介，将带有病原体的微粒子（飞沫核、菌尘），随着气流的流动而引起感染。飞沫核一般在 1～5 微米之间。在空气中带有病原体的微粒子，随气流流动，也称为微生物气溶胶传播。经空气传播的医院感染病其感染源和易感者之间的距离在 1m 以上。如专性经空气传播的开放性肺结核和优先经空气传播的水痘。

3.经水或食物传播是指医院内水源或供应患者的食物被病原微生物污染所引起的传播，医院水源未经严格消毒净化即直接饮用或洗涤食品和食具等。

4.生物媒介传播主要是指媒介节肢动物（蚊、虫、蚤、虱、蝇及蟑螂，蜱和螨等）通过机械携带和生物性（吸血）所引起的传播。

5.各种诊疗活动所致医院感染的传播称医源性传播，这是医院感染传播的特点之一。常见的传播方式有以下几种。

（1）血液及其制品含有病原体，患者使用后可发生医院感染。经血传播的病原体常见的有乙型肝炎病毒、丙型肝炎病毒、巨细胞病毒、艾滋病及弓形虫等。

（2）各种输液制品在生产、使用过程中受到病原微生物的污染，患者使用后可导致医院感染的暴发或散发。

（3）药品及药液、口服液中，常可检出铜绿假单胞菌、克雷伯菌、沙雷菌、肠杆菌、鲍曼不动杆菌等各种致病菌，使用这些含有病原微生物的药液可导致医院感染的发生。

（4）医院内有很多诊疗器械与设备，如各种纤维内窥镜、血液透析装置、呼吸治疗装置、麻醉机以及各种导管与插管等，这些仪器设备因其结构复杂、管道细长、不耐热、难于清洗与消毒，当患者接受这些仪器、设备的诊疗操作时，稍有不慎即可发生医院感染。

（5）一次性使用的无菌医疗用品在生产、运输、贮存和使用环节，如受到微生物污染，极易导致医院感染的发生。

（四）发病机制

1.内源性感染的发病机制

内源性感染发病机理：内源性感染在医院感染中占有重要位置，尤其是对于某些特殊人群，如免疫功能低下、器官移植、大量应用广谱抗菌药物等病人。但不同病人医院感染的发病机理可能不完全相同。比如余佩武等学者对烧伤患者发生肠源性医院感染的系列研究，发现肠道细菌在烧伤后 1～3h 开始移位，30～60min 到达肠系膜淋巴结，90min 到达肝脾，12～24h 全身播散达高峰。这主要是因为大面积烧伤后肠黏膜发生应激性反应,通透性增加,产生出血、溃疡,IgA 分泌减少,抗定植能力降低所致;同时巨噬细胞摄取过度增殖菌而不能杀灭之,使之成为穿壁运载和播散细菌的工具。因此烧伤病人发生早期败血症与肠黏膜损害屏障和门静脉内的毒素增加密切相关。另有学者对医院内肺炎的发病机理进行了研究,认为其病原体主要来源于病人体内,如病人鼻咽部的定植菌随各种操作进入下呼吸道,也可能是由于病人胃内 pH 值增高,使 G-细菌定植,经胃液返流逆向定植于口咽部、气管,再经吸入而致肺炎或因直接误吸胃液而致肺炎;同时,一些外源性因素如各种插管、吸痰对呼吸道黏膜损伤、呼吸机螺纹管的污染、被污染的冷凝水的回流及医务人员手的污染等,也是促使病人鼻咽部、气管定植菌移位而致肺炎的重要因素。

2.外源性感染的发病机制

外源性感染发病机制为外源性感染病原体来自患者体外,通过不同途径进入患者体内,进而发生感染。比如微生物通过各种被污染的器械、被污染的植入物、医务人员的手等进入患者体内,进而黏附、聚集、定植于患者不同部位,在患者免疫力下降时发生感染。

研究发现,微生物通过聚合物(如人工植入材料等)产生的感染,主要是由于吸引、黏附和定植,进而发生感染。当带负电的微生物遇到带有正电的聚合物时即产生吸附,通过产生的黏液而实现黏附,很快繁殖形成稳定的微菌落而定植,当条件合适时即可导致感染。

三、医院感染的分类

(一)按感染部位分类

全身各器官、各部位都可能发生医院感染。按感染部位分类,可分为呼吸系统医院感染、手术部位医院感染、泌尿系统医院感染、血液系统医院感染、皮肤软组织医院感染等。

(二)按病原体分类

如果按病原体进行分类,可将医院感染分为细菌感染、病毒感染、真菌感染、支原体感染、衣原体感染及原虫感染等,其中细菌感染最常见。每一类感染又可根据病原体的具体名称分类,如柯萨奇病毒感染、大肠埃希菌感染、金黄色葡萄球菌感染等。

（三）按病原体的来源分类

可分为外源性感染、内源性感染和母婴感染。

1.外源性感染（exogenous nosocomial infection）

外源性感染也称交叉感染（cross infection），是指病人遭受医院内非本人自身存在的各种病原体侵袭而发生的感染。病原体来自患者的身体外，如其他患者、医务人员、未灭菌彻底或污染的医疗器械、血液、血制品、生物制品、医院环境等。外源性感染的途径以接触传播多见，其中医务人员的手是主要的传播因素。

2.内源性感染（endogenous nosocomial infection）

内源性感染也称自身感染（autogenous nosocomial），是指病原体来自患者自身体内和体表。病原体寄生在患者机体内，在机体正常的情况下，并不表现致病性。但受到不良因素的影响，致使患者机体的抵抗力减弱，从而引起病原体微生物的活化，毒力增大，病原体大量繁殖，最后引起发病，如此引起的发病称为内源性感染。如大量不合理抗生素的使用引起的菌群失调，患者二次感染；应用大量肾上腺皮质激素时疱疹病毒感染、结核菌感染的激活；患者的局部或全身免疫功能下降，使一些正常菌群在寄生部位穿透黏膜等屏障进入组织或血液引起的感染。

3.母婴感染（infection of mother and infant）

母婴感染也称垂直感染（vertical infection），是指胚胎内的婴孩通过产道感染或者宫内感染与母亲相同的疾病，由于这种疾病传播是从母亲传至子代因而也称垂直传播，如 HIV、乙肝、梅毒等。

第二节　医院感染管理概念及发展简史

近年来，医院感染的预防与控制工作在全球发展得非常迅速，大大推动了医院感染研究的深入，使医院感染管理研究的对象与范畴更加清晰，同时也推动了医院感染管理学的发展。

一、医院感染管理概念（hospital infection administration）

医院感染管理办法指出，医院感染管理是各级卫生行政部门、医疗机构及医务人员针对诊疗活动中存在的医院感染、医源性感染及相关的危险因素进行的预防、诊断和控制活动。具体地说，是针对医院在医疗、诊断活动过程中存在的医源性感染及相关的危险因素运用相关理论与方法，总结医院感染发生的客观规律，并为降低医院感染现象而进行的有计划、有组织的预防、诊断和控制活动，以提高工作效率，减少感染发生。

对医院感染管理的规律及现象进行研究的科学叫作"医院感染管理学"。它既与预防医学、临床医学、基础医学、管理科学等相关联，又与社会科学存在一定的联系。医院感染管理学是医院管理的一个分支。

二、医院感染管理学研究的内容

医院感染管理学研究的主要内容包括以下几方面。

1. 研究医院感染管理的规律：运用有关理论与方法，研究医院感染管理的客观规律，提高工作效率，降低医院感染的发生。

2. 研究医院感染的流行病学：包括医院感染的分布如地理分布、时间分布、人群分布、感染部位分布和病原菌分布等；发生感染的三个环节，即感染源、感染途径和易感人群；感染的危险因素；也包括医院感染监测方法的研究、医院感染暴发的调查与控制等。

3. 研究医院感染病原学特征：医院感染病原体种类包括细菌、真菌、病毒、支原体、衣原体、立克次体、螺旋体、放线菌、原虫等。而当前引起医院感染的病原体以细菌和真菌为主。目前医院感染病原体的主要特点为：

（1）导致医院感染的病原体越来越多，其构成也在不断变化。许多以前不易致病的人体正常菌群或条件致病菌也开始成为流行株，如不动杆菌、阴沟肠杆菌、枸橼酸杆菌、嗜麦芽窄食单胞菌、洋葱假单胞杆菌、粘质沙雷菌、凝固酶阴性葡萄球菌等。还有一些新发现的病原体，如嗜肺军团菌等。

（2）分离到的病原菌的50%，主要有大肠埃希菌、铜绿假单胞菌、克雷伯菌和肠杆菌属细菌，除铜绿假单胞菌外的其他非发酵菌的比例也逐年增多，革兰阳性菌占25%，真菌占15%～25%，以白色念珠菌为主。

（3）医院感染的病原菌大多数具有不同程度耐药性，平均耐药率超过50%，而且耐药的程度还在不断增加。在我国，MRSA、VRE、产超广谱β-内酰胺酶（ESBLs）的肠杆菌科细菌、耐碳青霉烯类肠杆菌科细菌（CRE）、铜绿假单胞菌及耐碳青霉烯类鲍曼不动杆菌等检出率逐年上升。多重耐药菌的形势日趋严峻。

（4）由白色念珠菌和其他真菌引起的感染日趋严重。据全国医院感染监控网调查结果发现，医院内真菌感染2000年较1999年增长近50%，其中以白色念珠菌为主。

（5）医院感染暴发的病原体主要有细菌引起，其次为病毒。

4.研究医院感染的发病机制：包括外源性感染和内源性感染发病机制的研究。近年来对各种与侵入性操作有关的感染机制的研究不断深入发展，有力地促进了医院感染的预防与控制工作。

5.研究医院感染的临床特点：医院感染在临床上的表现、体征等常与社区感染不同，尤其是在一些特殊人群如老年人、早产儿、低体重儿、免疫机能低下的病人，他们发生感染的临床表现常不典型，难以诊断，给及时发现与治疗带来困难，因此研究医院感染的临床特点就显得特别重要。

6.研究医院感染的防控措施：医院感染监测、管理的最终目标是预防和控制医院感染的发生，因此研究如何预防和控制医院感染就成为近年医院感染研究的重要课题。

7.研究医务人员职业安全管理：医院工作人员，尤其是医务人员，接触医院感染病原体的机会很多，如患者排泄物、血液及很多不易消毒或消毒不彻底的精密医疗仪器等，另外还有环境、空气的污染等。因此，对医院工作人员的职业安全研究，是今后的一项重要工作。

三、医院感染发展简史

医院的发展自然伴随着医院感染的发生和发展，想要形成一个科学的、完整的、高效的医院感染管理体系，需要经历漫长的历史进程。抗生素的发现和使用是医院感染发展的一个界限，因此医院感染的发展分为抗生素前时代和抗生素时代。

（一）抗生素前时代

远古时代的医疗场所只有两种功能，一种是为贫穷的人民提供医疗服务，二是在传染病流行时作为传染病患者的收容所。这种情况下出现的医疗场所条件都极差，医疗场所内病人的感染常由社会的感染带入医疗场所后在病人间流行传播。明朝时代李时珍在《本草纲目》中记载，"蒸过的衣服再穿就不会传染疾病"。这个理念就是我国在 400 多年前开始实行的消毒预防感染的概念和方法。

16～17 世纪，科学技术和近代医学随着欧洲先进生产力的发展得到进一步的发展，随之也出现了近代的医院。对于医院感染的概念，始于产褥热的发现与认识。18 世纪末，成立产院以后，产褥热大规模发生，并且没有办法可以控制，使当时很多人发生了死亡。Holmes 根据大量的案例观察发现，产褥热是一种传染性疾病，并于 1843 年向波士顿医学促进会提出，但是这一发现并没有引起医学界的重视。

1847 年维也纳一位产科主任系统研究了产褥热，他观察发现由实习医师或者医师接生的产褥热病死率高达 10%以上，由助产士接生的病死率为 3%左右，他进一步系统观察研究发现医师和实习医师在尸体解剖完之后用没有清洗干净的手就去处理产妇，而助产士是从来不接触尸体的，而且助产士也注意手的卫生情况。同时他还发现，如果医师在解剖完尸体以后用漂白粉溶液清洗伤口以后再去帮产妇接生，产褥热的病死率就降到了 1%。虽然当时已经认识到了这个问题，但是并没有意识到疾病的发生是微生物在病人之间传播造成的。

到了 19 世纪中期，护理学的近代创始人南丁格尔曾在 1854—1856 年带领护士们到战场的前线医院为受伤的士兵进行治疗，她积极地采取了大量措施，使受伤士兵的病死率由 42%降低到 2.2%。她所采取的防治感染的措施，在实践方面使现代卫生事业获得了突破性的进步。在此几年之后，一位英国的外科学家 Lister 研究发现了防治病人手术后发生感染的方法，使当时高达 45.7%的手术后病死率降低到了 15%。他提出了手术之后的切开化脓是微生物感染造成的，他也同时提出了在进行手术或者进行伤口换药时应该用石炭酸进行空气消毒；伤口用石炭酸浸湿的纱布覆盖可以防止感染的发生；对于手术使用的器械、医生的手、病人的皮肤，都应该用石炭酸进行消毒。从此之后人们才开始认识到，之所以出现医院感染是因为医院环境内毒力强的微生物传播引起的，并且可以造成流行，只要采取灭菌和消毒技术就可以预防和控制医院感染的发生和传播。

（二）抗生素时代

1940 年发现了青霉素为治疗和预防各种感染性疾病提供了有效的武器。随着抗生素的广泛应用，人们发现，不管何种抗生素，开始应用一段时间之后就会出现耐药的细菌，医院感染的菌株也随之发生相应的变化。20 世纪 40 年代之前革兰阳性球菌是医院感染的主要病菌，到了 20 世纪 50 年代革兰阳性球菌就已经出现了对链霉素和青霉素的耐药情况。从 20 世纪 60 年代开始革兰阴性杆菌、肠球菌及其他细菌成为医院感染的主要病原菌，在此期间人们通过观察研究还发现细菌耐药性的传递是依靠耐药质粒完成的。

20 世纪 60 年代耐甲氧西林金黄色葡萄球菌（MRSA）感染在欧美被发现后，很快该细菌在许多国家流行，1958 年就 MRSA 感染在美国疾病控制中心召开了学术会议，同时也进行了流行病学监测、微生物学监测、控制措施和管理医院感染方面的讨论和研究。

20 世纪 70 年代后期，免疫抑制剂在治疗器官移植中起到了重要的作用，在治疗过程中由于患者免疫功能被严重的抑制，各种由条件致病菌引起的感染变得十分突出。在诊治过程中必须采取的侵入性操作，不但损伤了机体防御系统，又很大程度上增加了医院感染的机会。为了能够全面有效地控制医院感染的发生，西方的许多发达国家开始展开了有组织的感染监测活动。到了 20 世纪 70 年代，美国一些医院开始配备了专职人员负责医院的感染监控，在国际上第一个建立了由 80 余家医院构成的全国性医院感染管理系统，1980 年组建了医院感染管理医师学会而且出版了医院感染杂志。其他国家自此之后也不断出版了医院感染相关专业的刊物，很多的大专院校还增设了医院感染方面的课程。目前，医院感染已经成为整个医学界的热门研究课题，有些国家还开设了独立的医院感染研究机构，例如"疾病控制中心""医院评审联合会""国际医院感染联合会"等，"医院感染控制标准"也逐步被列为评价医院医疗质量的标准。

1990 年第二届国际医院感染管理学术会议在伦敦召开，对医院感染管理的相关问题进行了研讨：医院感染暴发流行病学与病例监测；医院卫生学；医院感染的信息处理系统；医院感染空气传播问题的研究进展；医院食物传播疾病；灭菌与消毒；细菌耐药性；分子生物学技术和其他新的实验技术在医院感染调查中的应用；医院感染预防与控制的政策、标准、法规和医院感染所造成的损失等。本次会议的召开意味着当前医院感染已经成为一门独立的学科。

目前现代医学高速发展，医务人员将进一步探索和解决医院感染管理所面临的种种问题，更好地推动医院感染管理的发展。

第三节　医院感染管理现状、新趋势及未来发展

一、我国医院感染管理现状

30多年来，全国范围内都在有组织地开展医院感染管理工作，在法规政策、组织管理、标准体系、队伍建设、学科发展、国际交流等方面取得了显著成效。医院感染管理组织架构不断完善及壮大；配备的专职工作人员数量增多及素质提升；相关多种形式的培训增多，使得医院感染管理稳步向前。

但是我们也应该清楚地看到，近些年来，由于新发再发传染病或者耐药致病菌的传播，导致感染性疾病暴发、流行在全球范围内时有发生，对人类生命健康造成极其严重的危害。国内亦然，随着医疗技术的进步及侵入性新技术的开展，新发病原体逐渐增多，多重耐药菌防控工作紧迫，使我国医院感染防控难度日益增大。

近几年医院感染暴发事件频繁报出，特别是2019年连续两起院感事件：①在南方医科大学顺德医院，由于医院管理工作松懈，医院感染防控规章制度不健全、不落实，新生儿科医院感染监测缺失，未按规定报告医院感染等问题，造成5例患有新生儿肺炎等基础疾病的患儿由于肠道病毒（埃可病毒11型）感染导致死亡；②因为医护人员手部卫生消毒、透析设备及透析区域消毒措施执行不规范，血透室人力资源不足和丙肝病人血透隔离区与正常透析区域公用通道等问题，导致东台市人民医院血液透析中心69名血透患者感染丙肝。

为了加强医院感染防控管理，国家卫生健康委办公厅印发《关于进一步加强医疗机构感染预防与控制工作的通知》（国卫办医函〔2019〕480号）：为了进一步加强医疗机构感染预防与控制工作，提高医疗质量，保障医疗安全，维护人民群众身体健康与生命安全，针对当前存在的薄弱环节，国家卫生健康委发布《医疗机构感染预防控制基本制度（试行）》，进一步提高对感控工作重要性的认识；强化责任意识，落实感控制度要求；突出工作重点，做好重点科室感控工作；开展主动监测，及时评估，降低潜在感染风险；开展全员培训，全面提升感控能力水平；增强敏感性，做好感染暴发报告及处置工作；加强监督管理，督促各项要求有效落实。

为了有效预防和控制医院感染，不同医疗机构根据实际情况具体措施各不相同，主要的措施包括以下几点：建立健全院感管理知识体系和规章制度，并落实院感的监督检查；改善医院建筑结构，并增添必要的院感预防、控制设备；加强对院感重点科

室和重点部门的管理，以及全体医护人员院感知识的培训；贯彻落实各项消毒措施，合理使用抗生素；加强医护人员的职业防护等。感控无小事，要时刻以标准预防、清洁消毒和灭菌、隔离、无菌操作为感控工作四大基石。总之，医院感染管理工作十分重要，它是衡量一个医院管理水平高低的重要标志，同时也是确保医疗护理工作安全运行的重要保障。我国的感控工作取得了可喜的成绩，但同时也存在很多问题，院感工作任重而道远，需要所有感控人齐心协力，不断探索，为临床工作保驾护航。

二、我国医院感染管理的特点

首先，我国医院感染管理发展具有良好的基础。我国医院感染管理发展具有良好的体制、人才和学科优势。经历了过去30多年的发展，我国在吸取发达国家感控模式经验的基础上，发布了医院感染管理相关的法律规范和标准，我国医院感染管理体系也通过顶层设计逐步完善加强。同时，专业人才队伍已经向高学历、高职称、多学科背景方向发展。

第二，我国医院感染管理学科已初步建设成为具有管理和业务双重职能的新兴交叉学科。学科的发展具有双引擎，一是强大的管理职能，二是比较完善的各种医院感染防控知识与技术，二者相互支撑、相互促进、相互保障，共同推动我国医院感染管理的快速发展。同时，医院感染管理逐渐具备集临床、流行病、微生物、护理、药剂等多学科合作的优势。

第三，我国医院感染管理具有良好发展前景。通过借力高速发展的信息技术与互联网技术，大数据的建立，信息的分享与传递速度的加快，为我国医院感染管理的内涵增速发展、风险识别的实现、感染控制的精准提供了良好基础。

但与此同时，我们也应清醒地看到，我国的医院感染管理工作尚有诸多困难，仍然有很多的问题有待研究和探索，地区间、医院间的医院感染管理水平相距甚大。我国人口众多且老龄化加速，增加了发生医院感染的易感因素，侵袭性操作日益增多，多药耐药菌感染逐步蔓延，这些都是医院感染预防与控制所要面临的挑战，也是医院感染管理学学科发展的机遇。

三、我国医院感染管理的发展方向

现阶段我国医院感染管理面临三大挑战，分别是多重耐药菌医院感染的挑战，新发与再发传染病医院感染的挑战，以及经典医院感染（外科手术部位感染及器械相关感染）的挑战。这三大挑战归根到底还是观念的挑战。

为应对这些挑战，国家卫生行政主管部门2006年发布《医院感染管理办法》，在国家卫生标准委员会成立了医院感染控制专业委员会，2013年国家卫计委医院管理研究所成立国家医院感染质量管理控制中心，在原有全国医院感染监测网的基础上，先后建立全国细菌耐药监测网和抗菌药物临床应用监测网。国家卫生标准委员会医院感染控制专业委员会在卫生计生委领导下，正逐步建立和完善有关医院感染控制标准体系，建立医院感染质量管理指标体系，2015年国家卫计委发布我国医院感染管理质量控制指标。2016年国家多部委（局）联合发布了《遏制细菌耐药国家行动计划》，国家医院感染质量管理控制中心推出安全注射和手卫生两个国家行动计划。目前迫切需要将医院感染防控知识与能力的教育纳入医学生的学历教育中。

有医院就有医院感染，医院等医疗机构是应对这些挑战的主战场。必须坚持依法管理、科学预防的原则，建立健全医院感染管理组织和医院感染管理制度。必须投入必要的人、财、物，为医务人员预防医院感染创造必要的条件。通过培训、督查、指导、反馈等措施，切实开展医院感染监测和提高医院感染防控措施执行的依从性，采取干预措施减少医院感染危险因素，降低医院感染发病率，保障医患安全。

医务人员需积极参加医院感染基本理论、基本知识、基本技能的教育与培训，临床医务人员要增强预防感染意识，认真掌握与本职工作有关的感染预防控制知识技能，特别是医院感染病例识别与报告、手卫生、患者隔离、无菌操作、感染病原学送检与合理应用抗菌药物、多重耐药菌感染与定植者管理等关键环节。

目前各级卫生行政部门、医疗机构、医务人员正以饱满的热情、务实的创新精神和不断增强的执行力迎接这些挑战，保证患者与医务人员安全，促进医院感染管理学科发展。

立足30多年来中国医院感染管理的发展成就，中国医院感染管理的未来发展已经呈现出以下特点。

首先是医院感染管理培训教育日益普及，形式和内容都更加丰富。长久以来，对各个医疗卫生机构中的各类执业人员进行有关医院感染及其防控知识的培训，并持续加强，这已成为国内外提升医院感染管理能力、改善医院感染防控效果的基本认识和实践共识。随着健康中国战略的实施以及全社会对医院感染管理重要性的认识，医院感染管理理念和基本理论、知识以及技能等的传播，也已经不再局限于医疗机构或者卫生行业范畴。医院感染管理培训教育实践将呈现出行业内部专业性培训教育与社会普及性培训教育并重，科学性、专业性与人文性、普及性兼顾的发展趋势。

其次是全社会医院感染管理资源配置的进一步优化。新发再发传染病对人类健康造成威胁，细菌耐药问题日益严重，感染性疾病防控越来越难，随着上述重大现实问题的不断凸显，医院感染管理面临的形势也越来越严峻。医院感染管理将进一步成为国际社会和各国政府高度关注的公共卫生、公共管理和社会治理问题。今后，包括政策、经费和人力等全社会用于医院感染管理的资源，其配置将进一步增加和优化，作为医院感染管理主战部队和中坚力量的医疗卫生行业必将从中受益。

再次是医院感染管理理念和模式将面临重大转变。未来一段时期，我国医院感染管理实践与学科化发展的主要任务将转变为新时期"精准化"医院感染管理模式。其基本理念为"目标引领、问题导向、临床主导、风险管控"；基本思路为"医护干，感控看"；基本特征为"本土化、临床化、精细化、同质化、区域化、信息化、协同化、社会化"；基本支撑为"基于系统管理思维、临床流行病学思维、临床微生物学思维的三大医院感染管理专业能力"。

第四是聚焦追踪国际专业发展前沿与解决现实"短板"问题。在新时期做好新形势下的医院感染管理工作，结合中国的国情实际和医院感染管理的现实，必须要同时做好紧紧追踪国际前沿造"高峰"和牢牢夯实专业基础打"地基"两方面工作，确保两方面工作统筹兼顾，相向而行，相互促进；在具体实践中坚持"做减法、建机制、补短板、提能力"，着力夯实医院感染管理基础知识，提升医院感染管理基本技能，加强医院感染管理基层实践。

中国医院感染管理实践的这种发展趋势，一方面需要具有系统性、完整性、科学性和实践性的学科体系作为指导和引领，另一方面，又为这一学科体系的发展完善提供了丰富而生动的实践。

目前医院感染管理学科的内涵和外延已经基本明确，今后如何深入，如何使该学科更加具有生命力，我们将面临以下机遇与挑战：

（一）医院感染管理学知识体系的深化、细化

医院感染管理学是一个交叉应用学科，经过30多年的努力，我国医院感染管理学的知识体系逐步建立，医院感染发生的流行病学特点、医院感染防控措施的实施方法和效果、主要感染部位和感染高风险部门的医院感染管理都是学科体系中的重要组成部分。在今后的发展中，医院感染管理学科的内涵需要进一步丰富，对于学科的知识体系需进一步深化、细化，如从经验感控向循证感控转变，从群体感控向精准感控转变等方面建立感控文化。通过学科体系建设的不断完备，建立医院感染管理独立学科将是发展趋势，也将成为专业人才培养的重要途径。

（二）针对医院感染管理实践中的重点难点问题，发展医院感染防控的应用技术

随着信息技术在医院感染管理工作中的应用，医院感染管理相关信息获取和处理的效率大大提高，实现医院感染病例前瞻、实时、全覆盖的信息化监测，复用器械消毒灭菌、抗菌药物应用等关键环节的信息化管控，手卫生、拔管评估防控措施的信息化干预。今后，可通过建立与应用大数据，实现风险识别、精准感控，通过开发与应用人工智能，提升防控措施的依从性，解决医院感染管理实践中的重点难点问题。

（三）专业人才的培养和医院感染管理教育的普及化

针对专业人才培养，一方面应继续加强对不同教育背景人员的岗位培训和上岗后继续教育，另一方面应加强医学院校的本科生院感相关知识的教育和院感专业研究生培养，实现人才队伍整体素质的提高。同时，开展多层次、多形式教育，培养有感控知识与能力的医护队伍，实现医院感染管理教育的普及化。

基于当前国内、外医院感染管理的发展现状，医院感染管理学科将在以下几个方面得到进一步发展。

首先是组织和人才队伍的建设。面对家庭医疗护理、社区医院等现代社会医学发展的种种挑战，医院感染管理专业人员的配备及素质水平的培养与提高，非专业人员医院感染意识和知识的普及已成为世界范围内亟待解决的关键问题。在我国，医院感染管理专（兼）职人员整体素质不高、感染管理组织人员结构不合理，部分医院工作人员包括医院领导对医院感染认识不足、重视不够，有些医院感染缺乏管理组织，人员管理工作还停留在起步阶段。因此，加强医院工作人员的继续教育、完善学科建设机制，如在医科院校设立医院感染管理专业，调动专职人员的积极性，稳定现有队伍，吸引高层次的人才，提高医院感染队伍的整体素质，是我国医院感染管理控制不断完善的重要环节。

其次是提高科学管理水平。包括以下五个方面：

1. 强化医院感染目标性监测

医院感染监测应从全面综合性监测转入重点目标性监测，监测项目的专业细化成为目标性监测的发展方向，各国间监测标准的统一将是未来发展的趋势，在这方面我

国尚有很大差距。借鉴和引进具有国际标准的医院感染目标性监测技术方案，健全感染信息反馈干预机制，加强对监测数据较大变异性的解释，继续深化对抗生素合理应用及耐药问题的监测，是未来我国医院感染监测发展的重点。

2.抗菌药物合理应用

制定切实可行的管理制度，控制和降低抗菌药物的使用率，提高病原学的送检率和培养阳性率，根据病人的病情、药代动力学、药敏、药物经济学等因素选用抗菌药物。

3.消毒、灭菌操作的标准化与环保化

细化消毒灭菌操作规范，使其更合理、更具操作性、更具环保性，是现代社会医学发展的必然。因此，新的消毒、灭菌技术设备、试剂及新的易于消毒、灭菌的医疗仪器的使用必将领导未来医院感染控制的发展方向。

4."标准预防"

传染病专科医院的建设及综合性医院中隔离病房的建立等预防措施十分重要，应予以高度重视。同时应将"标准预防"的概念和基本规范转化为严格的规章制度，加以落实、实施，不断提高我国的医院感染控制水平。

5.积极应对突发公共卫生事件

应以国务院颁布的《突发公共卫生事件应急条例》为指导，在总结综合性医院防治传染性非典型肺炎工作的基础上，借鉴国际上应对突发公共卫生事件的应急体系的建设经验，建立健全我国医院应对突发公共卫生事件的预防体系，这是目前我国医院感染管理发展的热点和重要任务。其基本原则为：以监测预警系统为基础，依托综合性医院现有编制体制，加强相关科室的职能建设，真正做到平（正常）战（应急）结合、反应快捷、防治兼备。它主要包括以下七个系统：指挥系统（启动预案、决策指挥、组织协调、资源整合），监测预警系统（监测预警、判断疫情、信息集成、分级预警），医疗救治系统（医疗协调、专科门诊、临床救治、急救转运、药械保障、对口支援），感染控制系统（防治措施、应急处理、流病调查、督导检查），后勤保障系统（通讯运输、废物处理、后勤给养、营房改建、财务结算），科研训练系统（教育培训、科学研究、技术支撑），组织宣传系统（政策宣导、法制保障、安全保卫、心理干预、奖惩优抚）。其中，医院感染管理在监测预警系统及感染控制两系统中发挥决定作用。因此，医院感染控制委员会及其职能科室作为这两个系统在综合性医院中的责任主体，应积极加强自身硬、软件建设，尤其是信息系统建设，扩展监测范围，建立良好的预警机制。

再次是医院感染管理的科学研究。必须加强医院感染管理科学研究，加大人力、物力和财力的投入，对医院感染的管理、监测方法、控制措施和方法、发病机理与成本效果等进行深入研究，以适应我国医院感染管理工作发展的需要，为医院感染的控制和医疗质量的提高服务。在分子流行病学领域，从常见的铜绿假单胞菌、MRSA、VRE、PRSP、志贺菌、克雷伯氏菌、不动杆菌、结核分枝杆菌等到军团菌及一些厌氧细菌；从某一医院的医院感染暴发到大范围的感染菌株流行变迁；从单一的基因图谱比较到与抗生素抗性基因的相关性研究；从病人分离株到病区周围环境株的比较分析；从外源性感染（外源性感染菌的定植机制）到内源性感染（肠源性感染），基因多态性分析技术已成为医院感染监测控制的高水平研究领域。在这方面，医科大学及综合性大医院中医院感染管理标准实验室的建立，及在设备、物资上的必要投入是前提条件。医院感染常见菌株基因指纹图谱文库（计算机信息处理系统）的建立与医院感染疾病监控资料库紧密结合，对医院感染可能的暴发流行的预测有重要意义。

耐药机制研究及抗菌药物的药效及药物动力学研究仍是医院感染控制中抗生素合理应用的基础，它将为临床合理用药提供更为准确的技术指标依据。

另外，医院感染管理控制成本与效益的相关性研究及具体措施管理将会成为医院管理及医院运行成本控制中的重点。在这一点上我国的起步相对较早，抓紧并加强医院感染卫生经济学的研究或许是我国医院感染综合发展的契机。主要包括医院感染管理控制的成本估计、效益估计、成本效用分析、成本收益分析、成本利用分析、成本回收分析、成本最小化分析等。目前，研究更多的则是耐药菌株与抗生素治疗的卫生经济学模型。

第四是加强学术交流与国际合作。学术交流与国际合作是医院感染管理研究学科发展的必由之路。国际间地域差别，经济、文化相差悬殊，医院感染管理工作差距也较大，因此，彼此间加强交流，相互借鉴、相互学习是共同提高的重要途径。另外，现代交通已使世界变得越来越小，许多医院感染病原体呈现世界流行趋势，因此，国际范围内的医院感染控制合作势在必行。

总而言之，以提高医疗质量为根本目的，充分了解与认识国内、外医院感染管理的发展现状与趋势，切实加强医院感染管理专业建设，抓住医院感染监测与控制的重点问题，明确医院感染管理的各项职能，理顺与各学科间的关系，加强医院感染管理的基本设施及硬件建设，才能切实推动我国医院感染管理工作的进一步发展。

四、我国医院感染学术方面的发展

医院感染管理在我国起步比较晚，但是发展非常迅速。1986年成立了全国医院感染监控中心，效果显著，所涉及的医院由最初的17所增加到1996年的136所。也组织成立了卫生部医政司医院感染监控协调研究小组，开始有系统、有组织地对医院感染进行研究。其监测数据为卫生行政部门制定医院感染管理的文件提供了依据。医院感染方面的专家们还编纂出版了许多相关专著，为医院感染管理的发展做出了巨大贡献。我国已经成为"国际医院感染控制联合会"的常务理事国。目前我国在医院感染方面的学术组织主要有中华护理学会医院感染管理专业委员会、中华预防医学会医院感染控制专业委员会和中华医院管理学会医院感染管理专业委员会。医院感染方面的主要期刊有《中华医院管理杂志》《中国消毒学杂志》《中华流行病学杂志》《中华医院感染学杂志》等。

五、医院感染研究的进展

现代医疗技术的迅速发展也随之带来了医院感染方面新的问题，例如免疫抑制剂在器官移植病人的应用，虽然一定程度上解决了器官排斥反应，但是也同时损害了患者的免疫系统，很容易发生感染；各种先进的侵入性诊疗操作在很大程度上提高了诊断和治疗水平，但也同时破坏了机体的免疫防护系统而使患者容易发生感染；血液及其相关血液制品在临床上的应用也使血源性疾病更容易传播；艾滋病被称为"20世纪瘟疫"，目前已经成为在世界范围内危及社会发展的重要传染病。控制和预防医院感染是一项长期艰巨的任务。医院感染学术研究广泛开展，在20世纪80年代后期取得一系列研究成果。主要研究成果如下：

（一）医院感染管理监控系统的研究

管理医院感染的监控系统主要有医院感染管理子系统、医院感染控制子系统和医院感染检测子系统三个部分组成。三者是相互制约又相互联系的关系，其中管理为手段，控制为目的，检测为基础，通过监测医院感染各环节，了解医院感染的情况，从而根据实际情况制定有效的管理措施。只有做出正确的决策才能使控制工作有成效。控制工作的成效可以通过再次监测进行评价。如此进行循环，使医院感染的控制水平逐步提高。

从1986年开始，国家卫生部先后发布10余项管理医院感染的标准、规定和措施，1988年发布《关于建立健全医院感染管理组织的暂行办法》，规定各级医院必须按要求建立医院感染管理组织，安排专职人员负责医院感染管理，明确规定各自的职责，使管理医院感染相关工作高效有序进行。1989年卫生部发布《医院分级管理评审标准》，将管理医院感染作为重要内容。

医院感染工作在我国已经由全面综合监测转向专项监测、目标性监测、高危人群、重点部门等的监测。我国医院感染监测系统中已经有超过半数的医院将医院感染监控资料统计分析进行了微机化处理。通过积极开展控制医院感染的各种措施，成功地将医院感染的发病率由1994年的10%左右降到5%左右。

（二）医院感染流行病学研究

1. 监测医院感染

在综合全面监测基础上，积极探索并开展有目的的监测，由原来主要监测发病率逐步扩展到抗菌药物在临床的合理应用、高危人群、危险因素、医院感染病原体、医院感染造成的经济损失的研究等，监测医院感染能够更好地为控制和管理医院感染服务。

2. 使用数字模型预测医院感染

患者入院后，根据其身体基本状况和原发病、拟进行的各种诊疗措施以及潜在的危险因素，把计算出来的相应系数代入数学模型中，从而推断病人发生医院感染的可能性。美国已经有学者建立了关于术后切口感染数字模型，把预测患者术后感染的危险性数字化。

（三）应用多因素统计分析方法

有很多引起医院感染的危险因素，但医院感染的轻重与导致感染的因素有关，且混杂因素有很多，为了能够明确主要感染因素，已经有学者应用多因素统计分析方法分析医院感染的危险因素，可以发现医院感染主要的危险因素，指导控制医院感染，从而取得良好的效果。

六、研究医院感染治疗系统

治疗医院感染系统是由抗菌药物、机体抵抗力、病原微生物三个系统组成，不同疾病性质是由不同种类的病原微生物引起的；由于机体抵抗力的不同对各种微生物侵袭所表现的反应也不同；不同种类的抗菌药物和剂量对机体和病原微生物产生的作用不同。所以，应该合理地应用抗菌药物。

抗菌药物的选用，根据病原微生物感染的部位不同，应该按照每种抗菌药物的作用机理有针对性地用药，才能有很好的疗效。

七、研究医院感染的发病机制

（一）研究外源性感染机制

研究发现，微生物产生感染是通过聚合物，主要是通过定植、吸引和黏附，从而引起感染。微生物带负电，当遇到带正电的聚合物时就会产生吸引，通过自体产生黏液发生黏附，快速地繁殖定植在体内，当遇到合适条件时，就会导致感染的发生。

（二）研究内源性感染机制

研究烧伤患者肠源性感染发现，烧伤患者败血症的发生与门静脉内毒素增加和肠黏膜屏障损害有关。肠道菌群的异常是医院感染主要的潜在危险因素，也是内源性感染重要来源之一。也有学者发现院内肺炎的感染病源菌主要来自于患者体内，一般为胃液和鼻咽部的定植菌。

医院感染的研究起始于18世纪中叶，产褥热的成功控制首先引入了医院感染与手卫生的概念与实践，医院感染当时称为医院内感染；在第一次世界大战和二次世界大战中，医院感染防控主要集中在外科感染的预防与控制方面；至20世纪50年代，美国医院暴发金黄色葡萄球菌感染，最后依靠隔离与消毒措施为主的医院感染管理才得到有效控制。随后由于手术部位感染与器械相关感染在医院中的主导地位，欧美等国家在医院感染预防与控制中开展了大量的研究，如20世纪70年代美国开展了医院感染防控成效的研究（SENIC研究），发现医院感染带来沉重的疾病负担，防控医院感染具有很好的成本效益；随之先后开展医院感染全院综合性监测与目标性监控，目标性监控主要集中在血管导管相关血流感染、导尿管相关尿路感染、呼吸机相关肺炎、手术部位感染等。由于全院医院感染发病率监测费时费力，在明确医院感染发病率基础上，美国已经停止全院综合性医院感染发病率监测多年，欧洲等国家则以现患率调查代替全院综合性发病率监测，美国2010年也开始在10个州几乎同时开展现患率调查。目前随着医院感染研究与实践的发展，医院感染监控除目标性医院感染发病率监控外，还包括血液透析不良事件监控、多重耐药菌监控等内容，尤其是多重耐药菌医院感染监控正在受到广泛关注与前所未有的重视。

　　我国医院感染防控起步较晚，最早提及医院感染的防控可以追溯到20世纪60年代某军队医院在年终总结中提到该院伤寒的医院感染。20世纪80年代初湘雅医院（1980年）等极少数大医院开始研究金黄色葡萄球菌、铜绿假单胞菌的医院感染。1986年在原卫生部医政司领导下成立了医院感染监控协调小组，负责全国医院感染监控工作的组织、指导和监督管理；参照美国NNIS系统，成立了由17所医院和8所防疫站组成的医院感染监控系统，1987年发展到26所医院；1989年卫生部医政司要求各省（市）自治区选派省、地、县三级具有代表性的医院各一所参加，监测系统扩大到103所医院，1992年发展到134所医院，开展医院感染的全面综合性监测。1989年原卫生部医政司建立了全国医院感染监控管理培训基地（现中南大学湘雅医院），开始了医院感染相关知识的规范化培训。为了使监测、控制、管理和培训统一起来，1998年原卫生部委托全国医院感染监控管理培训基地负责全国医院感染监测网日常监测工作。卫生部全国医院感染监控管理培训基地与全国医院感染监控网组织监控网医院同时开展全院综合性医院发病率监测与目标性监测，2000年湘雅医院开展医院感染现患率调查，取得成功经验，随之2001年推广至监控网，并邀请部分网外医院参加（当年178所医院参加），以后按卫生部要求每2年1次组织监控网医院与网外医院参加全国医院感染现患率调查，至2014年（当年1937所医院参加）已经进行7次调查，取得我国医院感染现患率趋势及有关因素的重要数据。

　　1988年11月卫生部颁布了《建立健全医院感染管理组织的暂行办法》，对医院感染管理组织形式、任务和职责、组成人员等作了具体规定。1989年卫生部在《综合医院分级管理标准（试行草案）》中"院内感染的控制"项下提出了8条具体标准和要求，并在该文件中制定了医院感染发生率和漏报率的标准。1994年10月卫生部颁布《医院感染管理规范（试行）》，文件指出做好医院感染管理工作，必须从组织落实、开展必要的监测、严格管理措施三个关键环节入手，并对三个环节作了具体要求。2000年为进一步规范医院感染管理，在对1994年规范执行情况调查评价的基础上，经过充分讨论和反复修改，于11月重新修订了《医院感染管理规范（试行）》，进一步加强了医院感染的管理。

　　2003年面对SARS的挑战及抗击SARS中暴露出来的医院感染防控问题，国务院颁布《突发公共卫生事件应急条例》和《医疗废物管理条例》，对医院感染管理提出了新要求，并在总结过去医院感染管理工作的经验和教训后，顶层设计了我国医院感染管理政策体系，将医院感染管理向前推进一大步；同时卫生行政部门、医疗疾控机构、医务人员对医院感染管理的认识有了较大提高。2006年原卫生部以部长令的形式颁布了《医院感染管理办法》，并成立国家卫生标准委员会医院感染控制专业委员会，负责逐步完善我国医院感染管理标准规范体系，先后发布《医院感染监测规范》《医务人员手卫生规范》《医院隔离技术规范》及有关消毒供应中心管理、技术操作、消毒灭菌效果监测等医院感染管理卫生标准，进一步推动我国医院感染防控管理的发展。

有了医院就有了医院感染，医院感染是伴随着医院的出现而出现的。但是科学地认识医院感染以及减少医院感染发生的必要性，乃是近代科学在发展过程中逐步认识、逐步深入和解决的。医院感染的历史可概括为三个阶段：

前细菌学时代。19世纪以前，人们认为创伤后发生的化脓性感染是不可避免的，因为当时人们还没有认识到自然界中的微生物，无法采取预防对策。19世纪上半叶，在当时的医疗条件下，产妇住院分娩后，产褥热的发病率非常高，医院曾因它而被称为"死亡场所"。1843年一位美国医生奥利弗·温德尔·霍姆斯曾提出过产褥热可以通过医生由一位患者传给另一位患者。1846年，伊格纳茨·菲利普·塞麦尔维斯在维也纳总医院第一产科病区担任助教，也在寻找产褥热的发病原因，却一直找不到合理的解释。1847年春天，塞麦尔维斯的同事兼好友克雷茨卡因做尸体解剖时不慎被划破手指，结果因感染而死亡，其发病过程与患产褥热的产妇症状十分相似。这给了塞麦尔维斯以启发，他推测包括自己在内的医生和实习生的手是产褥热致病的媒介。所以他要求每个实习生和医生进产房前要彻底洗手，不仅用肥皂洗，还要在漂白粉溶液中消毒，甚至还要消毒器械。就这样，塞麦尔维斯管理的第一病区产褥热的发病率很快下降了，这就是最初对医院感染的发现并通过采取有效措施减少了感染的发生。但当时主流的医学理论基础还是传统的体液论，认为疾病是由于机体的体液不平衡造成的。由于塞麦尔维斯的发现挑战了当时的学术权威，他遭到排挤，不得不离开维也纳总医院产科病房。1858年，已经成为布达佩斯大学教授的塞麦尔维斯终于发表了他自己关于产褥热的著作《产褥热的病因》，两年之后，又发表了《我与英国医生对产褥热的不同观点》。1861年，他终于发表了他的主要工作《产褥热的病因、认识以及预防》，其中凝结着他辛勤劳动的汗水和心血。塞麦尔维斯一生都致力于产褥热的研究，但由于当时对病原菌没有清晰的概念，且在细菌被发现之前，他的说法缺乏说服力。在细菌理论产生以后，塞麦尔维斯的发现则显得如此的重要，称得上是确立抗菌法的一位先驱，也被称为产妇的救星，一位真正的英雄。

细菌学时代。19世纪以后，人们逐渐认识了微生物，但消毒术的推广经历了一个艰难的过程。从19世纪60～90年代，这个过程胶着了20多年。法国微生物学家巴斯德用显微镜观察，看到了酒石酸中酵母菌及其在发酵过程中的变化，同时在发酵液里发现了其他微生物。此时，生命的自然发生说，因为从亚里士多德到牛顿的许多权威哲学家和科学大家都深信不疑，所以仍占主导地位。巴斯德的细菌说比较孤立，他进行的一系列实验证明：微生物只能由其前代微生物产生，决不能"自然发生"。巴斯德不是医生，他找了几个医生做助手，深入医院，考察病房，重点研究了产褥热，查明了产褥热的病原菌是链球菌。他从助手身上的疖子采了一点样本，在显微镜下观察，也发现是链球菌，他还从死于产褥热的产妇的血中找到了链球菌。即使这样，那些保守的医生仍然不信。1864年，在科学院会议上，巴斯德向外科医生们呼吁，将他们的手术器械先在火焰上烧一下再使用，但医生们一直不接受。这时，英国外科医师李斯特却对巴斯德的消毒意见很感兴趣，以此为启发，创造了外科消毒法。李斯特观察到闭合性骨折，不管伤势多重，一般都不会化脓、感染；相反，开放性骨折，即使伤势很轻，甚至仅有尖细的碎骨端刺出体表，都可能发生感染、化脓。根据此事实很容易得出结论：空气是引起伤口化脓和感染的原因。但究竟是什么原因，他久久不能做出结论。1865年，他从一个朋友那里听说巴斯德关于发酵和腐败都由微生物引起的学说。他仔细研读巴斯特的论文，茅塞顿开，意识到伤口化脓很可能也是由空气中的微生物引起的。如果这个推论正确，那么只要把伤口和空气中的微生物隔绝或者把微生物杀灭就能预防化脓感染。李斯特为找到有效的杀菌剂，适用了氯化锌、升汞、硼酸等，都不理想。后来他听说石炭酸可以防止污水腐败发臭，便决定用石炭酸为杀菌剂，用改装的手工泵，向手术室的空气和四周墙壁喷洒石炭酸或其蒸汽，也喷洒在手术部位。他还首创用八层被石炭酸浸泡过的纱布敷伤口，在第七、八层之间夹入一块胶布，使伤口与空气完全隔绝。在消毒纱布和创口之间贴一消毒绸布，以防纱布粘住伤口。在做较复杂的手术时，手术者的双手也要先在石炭酸溶液中泡过。这一系列消毒措施，成效惊人，截肢手术的死亡率大幅下降。1867年，李斯特在《柳叶刀》杂志上正式公布了自己创造的外科消毒法。但英国医学界对李斯特消毒法的态度同样冷淡，使消毒术这一创举长期不能推广。1868年，德国巴蒂尔本大夫得知李斯特外科消毒法后，派助手舒尔茨到伦敦进行实地考察和学习，回国后促进了该法在德国的推广。李斯特消毒法在实践中不断完善。后来人们发现，引起伤口化脓和感染的细菌主要来自手术器械和外科医生的手。1886年，德国伯格曼首先采用了热蒸汽消毒手术器械和敷料，1890年，美国的霍尔斯特德发明了橡胶外科手套，从而消除了外科手术中最重要的感染源。李斯特使用的石炭酸对人体有刺激、腐蚀甚至毒性，被75%酒精、新洁尔灭等取代，逐渐形成了现代消毒法。

　　抗生素时代。1928年，英国弗莱明发现了青霉素能够抑制葡萄球菌的生长，但一直未能找到提取高纯度青霉素的方法，于是他将青霉素菌株一代代地培养，并于1939年将菌种提供给准备系统研究青霉素的澳大利亚病理学家弗洛里和生物化学家钱恩，在20世纪40年代制造成功,从此进入了抗生素时代。青霉素在预防和治疗感染上起到了特殊效果,引起了医务人员极大的反响,但同时削弱了医院对灭菌技术的重视。直到20世纪70年代,医务人员再次把注意力转向无菌技术上来,并且与抗生素应用相结合,正在有效地解决感染与医院感染问题。

我国2001年颁布了《医院感染诊断标准(试行)》(卫医发〔2001〕2号)。该诊断标准明确地规定了医院感染的定义为:医院感染是指住院病人在医院内获得的感染,包括在住院期间发生的感染和在医院内获得出院后发生的感染,但不包括入院前已开始或者入院时已处于潜伏期的感染。医院工作人员在医院内获得的感染也属医院感染。

医院感染管理是针对在医疗、护理活动中不断出现的感染情况,运用有关的理论和方法,总结医院感染发生规律,并为减少医院感染而进行的有组织、有计划的控制活动。医院感染管理是医院管理中的重要组成部分。

1986年是中国感控元年,我国从这一年开始有组织地开展医院感染管理工作。1986年4月,卫生部及北京医科大学在北京召开全国重点医院"医院感染管理研讨会",在会议中组织卫生部医政司护理处严渭然处长、中国预防医学科学院王枢群教授和北京医科大学医管处刘振声教授等专家成立"医院感染监控研究协调小组",组建由17所医院和八所防疫站组成的我国首个"医院感染监控网",由中国预防医学科学院(现中国疾病预防控制中心)流行病学研究所的王枢群教授所领导的团队负责。医院感染监控研究协调小组和全国医院感染监控网的成立,标志着中国医院感染管理从零散和自发的萌芽状态,发展到了有组织管理的启动阶段,对我国医院感染管理事业的发展有着划时代的意义。

1987年2月,原卫生部下发了卫医司字〔87〕第9号《关于发送"医院感染监测、控制研究计划"的通知》。该《计划》规定了开展医院感染研究的总体设想、研究内容、组织领导、参加单位等,为我国医院感染管理工作的早期开展提出了发展方向,起到了顶层设计的作用,为以后全国医院感染管理事业的快速发展打下了坚实的基础。

为进一步满足医院感染的监控需要,解决医院消毒、灭菌工作中较普遍存在的问题,卫生部邀请有关专家共同研讨、制定并于1987年9月颁布了《消毒管理办法(试行)》(卫防字〔87〕第49号)。该办法的出台,第一次从部门规章的高度对医院消毒提出具体管理要求,同时对消毒剂和消毒器械实施卫生许可制度,确保医院安全、有效地使用消毒产品,使全国各级医院在相关工作中有法可依、有章可循,这在相当程度上保证了消毒和灭菌的质量。

1988年2月，卫生部发布《医院消毒供应室验收标准（试行）》（卫医字〔88〕第6号）。该标准首次提出了供应室的建筑要求，并对人员编制、领导体制、必备条件及管理要求给予了明确的规定，还提供了输液、输血器及注射器的洗涤操作流程和质量检验标准。《标准》明确要求全国各地各有关单位结合实际，对消毒供应室进行检查并严格按照标准验收。这项举措有力地促进了医疗机构消毒供应室的规范化建设。

1988年11月，卫生部下发《建立健全医院感染管理组织的暂行办法》（卫医字〔88〕第39号）的通知。《暂行办法》针对之前工作中存在的问题，对医疗机构提出了建立医院感染管理组织的要求，也对人员职责提出了详细要求。如要求县和县级以上医院要建立医院感染管理科，300张床位以上的医院设立医院感染管理委员会，300张床以下的要设立医院感染管理小组。具体的医院感染管理工作要由专人负责：300张床以下的设一个负责人，300～500张床要求设两个负责人，500张床以上要求设三个负责人。《暂行办法》对医院感染管理委员会及专职人员的主要职责也进行了明确：一是依据相关规定，制定医院感染控制的规划和各项制度等；二是负责医院感染发病率的监测，并针对发现的问题研究改进措施；三是新建的设施进行卫生学的审定；四是对医院感染管理人员进行培训；五是向卫生主管部门填报医院感染监测表，发生暴发流行时要立即报告。《暂行办法》对委员会的组成也提出明确要求，要求委员会应该由医务处、护理部、负责医院感染管理工作的职能部门、主管院长、保健科、临床科室、检验科、供应室、门诊部、总务科、后勤处等科室的工作人员组成。该办法的出台解决了医疗机构中医院感染监测工作由哪个部门负责、由谁具体执行的难题，从组织上为我国医院感染管理工作的开展奠定了基础。

为了预防、控制和消除传染病的发生与流行，保障人体健康和公共卫生，1989年2月21日第七届全国人民代表大会常务委员会第六次会议通过了《中华人民共和国传染病防治法》，并于同年9月1日实施。此后，2004年8月28日第十届全国人民代表大会常务委员会第十一次会议、2013年6月29日第十二届全国人民代表大会常务委员会第三次会议又对其做出了两次修订。《中华人民共和国传染病防治法》共9章80项条款，从传染病的预防、疫情报告、通报和公布、疫情控制、医疗救治、监督管理、保障措施和法律责任等方面，对传染病的防治工作做出了明确的规定。该法的颁布实施，为预防、控制和消除传染病的发生与流行、保障人民健康和公共卫生、促进医院感染管理学科整体发展奠定了坚实的基础。

1991年，由中华预防医学会主办，解放军总医院主管，创办了《中国医院感染管理学》杂志，并于1994年更名为《中华医院感染学》杂志。该杂志是中华人民共和国新闻出版署批准发行的第一本从事医院感染理论学术交流的国家级刊物，是中华预防医学会主办的医院感染学理论与应用性刊物。该刊旨在加强医院感染控制，提高全国医院感染管理水平，在全国医院感染管理、消毒灭菌、抗菌药物使用等工作中起导向作用。

根据《中华人民共和国传染病防治法》，1991年12月，国家卫生部发布了《中华人民共和国传染病防治法实施办法》（卫生部令第17号）。该办法的颁布实施，为遵守《中华人民共和国传染病防治法》以及遵循国家对传染病实行预防为主的方针提出了具体要求。各级政府在制定社会经济发展规划时，必须包括传染病防治目标，并组织有关部门共同实施。

1992年5月19日，在原中华预防医学会流行病学分会下成立的医院感染控制学组升级为医院感染控制分会。王枢群教授任分会第一届主任委员，副主任委员有张邦燮、徐秀华等；申正义教授任分会第二届主任委员；现任主任委员为复旦大学附属中山医院感染管理科及感染性疾病科主任胡必杰教授。中华预防医学会医院感染控制分会的成立加速了我国医院感染控制与国际接轨的步伐，促进了国内外先进经验和研究成果的及时交流。每年一次的医院感染预防与控制学术年会内容涵盖医院感染控制的各个方面，极大地推动了医院感染控制学科的发展。

1993年9～10月间，沈阳市某医院发生新生儿柯萨奇B族病毒感染事件，15名新生儿死亡。根据沈阳市卫生局对此次事件的调查，该医院从医院管理的角度来看，该院领导对医院感染管理工作不重视，没有专门负责医院感染工作的机构和人员；医护人员消毒知识贫乏，管理人员未进行专门训练；分娩室及婴儿室没有统一有效的消毒制度；缺乏一套完善的监测手段，不能进行消毒效果的正确判定，隔离制度不严。这些都是导致此次新生儿感染暴发流行的重要原因。上级主管部门没有按照卫生部文件和医院分级管理的要求对其进行督促检查，也是重要原因之一。此事件的发生使医院感染预防与控制这项工作得到更多的重视与关注。

1994年1月4日，原卫生部发布《关于进一步加强医院感染管理工作的紧急通知》，强调医院感染管理是当今医院管理的一项重大课题，并通报了1991～1993年相继发生的包括沈阳市某医院新生儿感染暴发事件在内的、引起社会强烈反响的6起新生儿感染暴发事件，这些均暴露了医院在医院感染管理方面存在着许多薄弱环节。为加强医院感染管理工作，提高医疗质量，保障医疗安全，卫生部启动了医院感染管理的各级医院自查自纠、各级卫生行政部门的专项检查验收以及国家卫生行政部门的复核性抽查工作，并要求卫生部医政司医院感染监控研究协调小组尽快组织编制有关医院感染管理知识和技术的普及教材，供各个医院采用。

为进一步提高医院领导对医院感染管理工作的认识和开展医院感染管理学术交流，在中华医学会医院管理学会成立初期，卫生部医政司建议在该学会设立"医院感染管理专业委员会"。1994年5月18～21日，卫生部医政司在大连联合召开"全国医院感染管理工作研讨会暨中华医院感染管理专业委员会成立大会"，中华医学会医院管理学会第一届医院感染管理专业委员会宣布成立，并由卫生部医政司书面发文至各省（市）卫生厅（局）。1995年1月，中华医学会医院管理学会正式成为全国一级学会，更名为中华医院管理学会。2005年6月，因国家卫生行业管理和医药卫生管理制度改革需要，中华医院管理学会更名为中国医院协会，中华医院管理学会医院感染管理专业委员会正式更名为中国医院协会医院感染管理专业委员会，是中国医院协会下属的分支机构。

沈阳某医院1993年柯萨奇病毒医院感染暴发事件之后，为了解决医院感染暴发事件及处置制度缺失等亟须解决的问题，总结之前工作的经验，1994年10月12日，卫生部颁布《医院感染管理规范（试行）》（卫医发〔1994〕第36号）。该规范强调：做好医院感染管理工作，必须从组织落实、开展必要的监测、严格管理措施三个关键环节入手。规范包含了医院感染管理组织、医院感染监测及医院感染管理措施三个部分。该规范的出台重申了医院感染管理委员会的组织结构，对我国医院感染的重点部门、重点部位、重点环节的感染风险提出了详细的要求和规定，为规范我国医院感染管理工作提供了更加详细的依据。

1995年2月15日国家（质量）技术监督局和卫生部组织专家在参考国外标准调查报告和消毒效果的检测方法研究结果等基础上，编写了适合我国医院消毒有关的系列标准。如《一次性使用卫生用品卫生标准》（GB15979-1995）、《一次性使用医疗用品卫生标准》（GB 15980 -1995）、《医院消毒卫生标准》（GB15982-1995）和《医疗卫生用品辐射灭菌、消毒质量控制标准》（GB16383-1995）等。其中《医院消毒卫生标准》（GB15982-1995）是我国第一部医院消毒质量评价标准。本标准规定了各类从事医疗活动的环境空气、物体表面、医护人员手、医疗用品、消毒剂、污水、污物处理卫生标准，适用于各级、各类医疗、保健、卫生防疫机构。消毒效果评价标准的制定，使医院进行消毒管理有了科学的依据和标准。它们不仅提高了医院消毒质量，而且对预防和控制医院感染起到了重要作用。

1996年5月27～29日，军队医院感染专业委员会成立大会暨首届军队医院感染学术交流会在北京召开。首届委员会主任为陈世平教授，副主任委员为张延霞、府伟灵教授。会议总结分析了全军自1983年开始开展医院感染管理工作的相关情况，回顾了取得的成绩，指出了存在的问题，提出了当前和今后一个时期的主要任务，从提高认识、健全组织、实行目标管理、抓好重点部门环节管理、加强科研工作等方面指明了落实工作的方向。2006年委员会更名为"医院感染学专业委员会"。

1996年5月6日至10日，第三届卫生部消毒专家委员会全体委员会议在北京召开。会议重点审议了第二版《消毒技术规范》修改稿并增加了疫源地消毒及医院消毒的内容。《消毒技术规范》对于贯彻传染病防治法具有重要意义。1996年9月17日，中华医院感染管理学会年会在安徽省黄山讨论了卫生部消毒专家制定的《医院消毒技术规范（修订稿）》。

1997年9月10～19日，世界卫生组织和卫生部医政司在全国医院感染监控管理培训基地举办"全国医院废物管理培训班"。这是针对国内医院感染管理人员举办的首次关于医院废物管理的学习班。学习班的举办促进了参加培训医院的污物和废物管理。

1998年，深圳市某医院发生切口感染暴发。1999年1月，卫生部对此事件进行通报，通报指出：该院1998年4月3日至5月27日，共计手术292例，至8月20日止，发生感染166例，切口感染率为56.85%。事件发生后，深圳市某医院未及时向上级卫生行政部门报告，在自行控制措施未果、感染人数多达30余人的情况下，才于5月25日报告深圳市卫生局。深圳市卫生局指示停止手术，查找原因。经深圳市卫生局、广东省卫生厅组织国内外有关专家的积极治疗，大部分病人伤口闭合，对其余病人的治疗和对全部手术病人的追踪观察仍在继续进行中。深圳市卫生局对有关责任人进行了严肃处理，医院院长被免去院长职务，直接责任人被开除公职，其他有关人员由医院进行处理。此次感染是以龟型分枝杆菌为主的混合感染，感染原因是浸泡刀片和剪刀的戊二醛因配制错误未达到灭菌效果。该院长期以来在医院感染管理和控制方面存在严重缺陷，这是这次感染人数多、后果严重的医院感染暴发事件发生的根本原因。综合下来，有以下几点：①医院领导对医院感染管理工作缺乏认识，医院感染管理组织不健全，责任不落实；②对有关医院感染管理的各项规定执行不力；③有关工作人员严重缺乏对病人负责的精神；④部分医务人员违反消毒隔离技术的基本原则。为保障医疗安全，防止类似事件的再次发生，各级各类医疗机构和卫生行政部门要认真吸取深圳某医院暴发医院感染事件的教训，切实加强医院感染的管理和控制工作。本次感染暴发事件，让各级卫生行政部门和医疗机构提高了对医院感染管理工作的认识，规范了消毒剂标签说明书管理。既推进了感控工作，又促进了消毒工作。

1999年12月28日，为加强对医疗器械的监督管理，保证医疗器械的安全、有效，保障人体健康，中华人民共和国国务院颁布《医疗器械监督管理条例》（第276号令），自2000年4月1日起施行。本管理条例明确医疗器械产品注册证书有效期四年。持证单位应当在产品注册证书有效期届满前6个月内，申请重新注册。医疗机构不得使用未经注册、无合格证明、过期、失效或者淘汰的医疗器械。医疗机构对一次性使用的医疗器械不得重复使用；使用过的，应当按照国家有关规定销毁，并做记录。2000年2月17日，国家药品监督管理局局务会审议通过了《医疗器械分类规则》，并于4月5日发布（自2000年4月10日起施行）。2000年5月22日，为加强医疗器械管理，强化企业质量控制，保证患者的人身安全，国家药品监督管理局根据《医疗器械监督管理条例》，制定了《医疗器械生产企业质量体系考核办法》（自2000年7月1日起实施）。这一系列条例、规则、目录的出台，标志着医疗器械的监督管理日趋走上法制化道路。《条例》最新修订文件于2014年3月公布。

2000年11月30日，原卫生部下发了《医院感染管理规范（试行）》（〔2000〕431号）的通知，同时，1994年卫生部下发的《医院感染管理规范（试行）》（卫医发〔1994〕第36号）废止。该规范明确规定各级各类医院必须将医院感染管理作为医疗质量管理的重要组成部分，纳入医院管理工作；明确了各级医疗机构医院感染管理组织与职责。

为加强医院感染管理，提高医院感染诊断水平和监测准确率，2001年1月3日，卫生部组织有关专家，在充分论证、反复修改的基础上，颁布了《医院感染诊断标准（试行）》（卫医发〔2001〕2号）。该诊断标准明确规定了医院感染定义、医院感染疾病的名称及诊断标准、医院感染部位的归类；同时，针对呼吸系统、心血管系统、血液系统等各个系统的感染性疾病诊断做出了具体规定。该标准为医疗机构的感染病例监控提供了理论依据，对防范医院感染暴发及医疗事故、提高医院管理质量都有着十分重要的意义。

2002年11月26日，由卫生部负责主编，具体由中国卫生经济学会医疗卫生建筑专业委员会会同有关设计、研究单位共同编制的《医院洁净手术部建筑技术规范》正式颁布，并于2002年12月1日正式实施。该规范为洁净手术部的建设、改建提供了依据，明确了手术部各用房等级，针对不同手术切口推荐了各个级别手术室的适应手术，同时规定了各级手术室空气洁净度级别。

2002年11月15日，根据《中华人民共和国传染病防治法》《中华人民共和国传染病防治法实施办法》和《消毒管理办法》，卫生部颁布了《消毒技术规范》（卫监发〔2002〕282号）。本规范包括总则、消毒检验技术规范、医疗卫生机构消毒技术规范和疫源地消毒技术规范四个部分，自2003年4月1日起实施。本规范是消毒方法、检验方法的标准，为2012年《医疗机构消毒技术规范》（WS/T367-2012）的制定颁布奠定了坚实的基础。

2002年11月，广东佛山出现首例严重急性呼吸综合征（Severe Acute Respiratory

Syndromes，SARS，初称传染性非典型肺炎，即"非典"）。此后SARS迅速形成流行态势。我国内地累计报告SARS临床诊断病例5327例，死亡349例。在这场抗击"非典"的战场中，医务人员做出了巨大的贡献和牺牲；内地感染人员中医务人员966人，占感染总数的18.13%。2003年4月20日成为中国抗击"非典"历史的里程碑。中国政府强势介入并采取了"史无前例的果断措施"：中央财政再次增加专项资金，用于中西部省、市、县级疾病控制机构的资金达到29亿元；将"非典"列为法定传染病，依照《传染病防治法》进行管理；2003年5月7日将"非典"暂归入乙类传染病的特殊传染病。2003年5月12日，《公共卫生应急条例》《传染性非典型肺炎防治管理办法》紧急出台，这些重要条例标志着我国把应对突发公共卫生事件进一步纳入了法制轨道，标志着我国处理突发公共卫生事件的应急机制进一步完善。为切断传播途径，加强医院感染管理工作成为防止疫情扩散的重要手段，医院感染管理工作受到超乎寻常的重视。2003年5月4日，卫生部印发《传染性非典型肺炎医院感染控制指导原则（试行）》，首次从建筑布局、工作流程、消毒隔离、职业防护，尤其是分级防护等方面做了详细要求，为突发传染病的医院感染预防与控制奠定了基础。

2003年6月16日，为加强医疗废物的安全管理，防止疾病传播，保护环境，保障人体健康，根据《中华人民共和国传染病防治法》和《中华人民共和国固体废物污染环境防治法》，中华人民共和国国务院颁布《医疗废物管理条例（国务院令第380号）》。2003年10月10日，根据《医疗废物管理条例》，卫生部发布《医疗卫生机构医疗废物分类目录的通知》（卫医发〔2003〕287号），明确医疗废物分类为感染性废物、损伤性废物、病理性废物、化学性废物和药物性废物五大类。国家发布这些法律、法规，建立健全了医疗废物管理的相关法规和部门规章，对规范医疗废物管理、保护环境和促进医院感染管理工作，发挥了应有的作用。

2004年4月1日，卫生部颁布实施《内镜清洗消毒技术规范（2004年版）》（卫医发〔2004〕100号），2004年6月1日开始施行。该规范强调，各级各类医疗机构要将内镜消毒质量纳入医疗质量和医疗安全管理，从事诊疗和内镜清洗消毒工作的医务人员应当接受培训，正确掌握内镜的清洗和消毒灭菌技术。

2004年4月6日，为维护医务人员的职业安全，有效预防和控制医务人员在工作中发生职业暴露感染艾滋病病毒，卫生部组织专家在调查研究的基础上制定了《医务人员艾滋病病毒职业暴露防护工作指导原则（试行）》（卫医发〔2004〕108号），2004年6月1日起实施。指导原则强调各级卫生行政部门和医疗卫生机构应当重视医务人员的艾滋病病毒职业暴露问题，切实按照本《指导原则》的规定加强医务人员艾滋病病毒职业暴露的防护工作，保障医务人员的职业安全。

2004年4月，北京和安徽两地共出现9例SARS确诊病例，随后的调查证实这次SARS疫情源于中国疾病预防控制中心病毒病预防控制所。国家疾病预防控制中心的直属机构成为疫情的源头，实验室安全问题给当时管理部门敲响了警钟。后续国家层面出台了系列文件，如2004年11月中华人民共和国国务院令（第424号）《病原微生物实验室生物安全管理条例》、2009年7月发布《人间传染的病原微生物菌（毒）种保藏机构管理办法》等，旨在防止实验室相关感染。

2004年8月，卫生部颁布《抗菌药物临床应用指导原则》（卫医发〔2004〕285号），对感染性疾病中最重要的细菌性感染的抗菌治疗原则、抗菌药物治疗与预防应用指征、合理给药方案的制订原则等进行阐述，并列出常用抗菌药物的适应证及注意事项、各种常见细菌性感染的病原治疗，以期达到提高我国感染性疾病的抗感染治疗水平、减缓细菌耐药性的发展、降低医药费用的目的。本原则的颁布对规范抗菌药物临床应用起到了积极作用，得到了行业的广泛认可。后续根据时代变化，颁布了2015版《抗菌药物临床应用指导原则（2015年版）》（卫医发〔2005〕43号）。

2005年2月28日，为规范医疗机构传染病预检、分诊工作，有效控制传染病疫情，防止医疗机构内交叉感染，保障人民群众身体健康和生命安全，根据《中华人民共和国传染病防治法》第五十二条的规定，卫生部颁布《医疗机构传染病预检分诊管理办法》（中华人民共和国卫生部令第41号）。

为进一步加强医疗机构口腔诊疗器械消毒工作，保障医疗质量和医疗安全，卫生部于2005年3月3日印发了《医疗机构口腔诊疗器械消毒技术操作规范》，自2005年5月1日起施行。该规范提出，开展口腔科诊疗科目的医疗机构，必须将口腔诊疗器械的消毒工作纳入医疗质量管理，确保消毒效果。《规范》包括总则、基本要求、消毒工作程序及要点、消毒与灭菌效果监测、附则等5章共22条。

2005年8月11日，为规范血液透析治疗，保证医疗质量和医疗安全，卫生部印发了委托中华医学会制定的《血液透析器复用操作规范》（卫医发〔2005〕330号）。规范提出，医疗机构及其医务人员使用经国家食品药品监督管理局批准的可以重复使用的血液透析器时，应当遵照本《规范》执行。经批准的一次性血液透析器不得重复使用。

为加强医院感染管理，提高医疗质量，保证医疗安全，2006年7月6日，卫生部颁布《医院感染管理办法》，2006年9月1日起正式实施，原《医院感染管理规范（试行）》同时废止。《医院感染管理办法》从管理层面进一步明确了医院及其他医疗机构在医院感染管理方面的职责，包括建立和落实规章制度、保证相关的工作人员履行相应职责、遵循医院感染预防与控制的基本原则、开展医院感染及危险因素监测、发现暴发流行时的上报和控制措施等；同时对各级卫生行政部门在医院感染的监督、管理、协助、指导等方面的责任进行了进一步的明确。该办法的发布与实施，标志着我国医院感染管理工作逐渐步入法制化、科学化、规范化管理的新里程。

2006年9月17日，为弘扬医院感染管理工作者顽强拼搏、无私奉献的崇高精神，激励广大基层医院感染管理专业人员的工作热情，推动我国医院感染管理事业的深入发展，在卫生部和中国医院协会的大力支持下，中国医院协会医院感染管理专业委员会在我国有组织开展医院感染管理工作20年之际，决定在召开中国医院协会第十三届全国医院感染管理学术年会的同时，举办我国有组织开展医院感染管理工作20周年纪念活动，对我国医院感染管理工作进行回顾和展望，对开创我国医院感染管理事业的老专家、对学科发展做出巨大贡献的学科带头人、医院感染管理先进集体和先进个人进行表彰，以激励全国医院感染管理工作者，并将我国医院感染管理工作推向一个新的高潮和水平。

为了健全卫生标准管理体系，进一步推动公共卫生和医疗服务标准化建设，2006年10月11日卫生部发文《关于成立全国医疗服务标准委员会等7个专业卫生标准委员会的通知》（卫政发〔2006〕416号），要求组织建立医疗服务、医疗机构管理、医院感染控制等7个专业卫生标准委员会，开启了我国医院感染管理标准化的历程。全国医院感染控制标准委员会的主要职责是建立与完善医院感染控制相关的管理、评价、预防技术标准和技术规范。标委会成立伊始，在充分调研的基础上，陆续发布了一系列医院感染预防与控制的行业标准，从技术与操作层面规范了医院感染管理、预防与控制的相关要求，完善了医院感染管理法律、法规体系，标志着我国医院感染管理领域标准化工作的开始。

2007年11月27日，由卫生部主办、中国医院协会承办、世界卫生组织支持的中国参加"全球患者安全倡议活动"启动仪式在北京举行。时任卫生部副部长黄洁夫代表卫生部宣读了卫生部支持预防和控制医院感染、保障患者安全的声明。声明中指出卫生部将在国家层面通过五项行动预防和控制医院感染，努力降低发生医院感染的风险。此次活动是我国政府公开声明参加世界卫生组织发起的全球性的医院感染预防与控制活动，郑重承诺从国家层面重视医院感染管理工作并采取行动的一次重要事件。

2008年5月12日，四川省阿坝藏族羌族自治州汶川县发生8级强烈地震，是新中国成立以来破坏力最大的地震，也是唐山大地震后伤亡最严重的一次地震。汶川特大地震灾害发生后，全国各地的医院感染工作者不畏艰险，奋不顾身，奔赴地震灾区，参与到灾后卫生防疫和伤员的医疗救治工作中，成功预防和控制了气性坏疽等严重感染性疾病的传播，为抢救灾区受伤群众、保护灾区群众的健康、夺取抗震救灾工作全面胜利做出了突出贡献。

为加强多重耐药菌的医院感染管理，有效预防和控制多重耐药菌在医院内的传播，保障患者安全，2008年7月5日，原卫生部发文《关于加强多重耐药菌医院感染控制工作的通知》（卫办医发〔2008〕130号）。该通知是首个国家层面的"关于加强多重耐药菌医院感染控制工作"的文件，对规范医疗机构多重耐药菌医院感染的预防控制工作提供了指导依据，对有效预防和控制多重耐药菌在医院内的传播具有重要的意义。

2008年9月3日起，西安市某医院新生儿科9名新生儿相继出现发热、心率加快、肝脾肿大等症状，其中8名新生儿于9月5~15日间发生弥散性血管内凝血死亡，1名新生儿经医院治疗好转。卫生部9月23日接到关于该事件的举报信息后，立即组织专家调查组赶赴该院，与陕西省专家调查组共同开展实地调查。调查中发现该院存在医院管理工作松懈，医疗安全意识不强；忽视医院感染管理，未尽感染防控职责；缺失医院感染监测，瞒报医院感染事件；感染防控工作薄弱，诸多环节存在隐患等问题。调查确认该事件为一起严重的医院感染事件。事件发生后，陕西省委、省政府高度重视，西安交通大学根据调查结果对医院有关责任人做出处理。2008年10月9日，原卫生部对此事件进行了全国通报（卫医发〔2008〕53号），要求各级卫生行政部门和各级各类医疗机构必须从这起事件中汲取教训，引以为戒，采取有效措施，进行全面的检查和整改。

为加强对医疗机构重症医学科的建设和管理，保证医疗服务质量，2009年2月，卫生部发文《重症医学科建设与管理指南（试行）》的通知（卫办医政发〔2009〕23号），要求加强重症医学科的建设，增加人员，配置设备，健全制度，逐步建立规范的重症医学科。其中明确指出重症医学科要加强医院感染管理，严格执行手卫生规范及对特殊感染患者的隔离。严格执行预防、控制呼吸机相关肺炎、血管内导管所致血行感染、留置导尿管所致感染的各项措施，加强耐药菌感染管理，对感染及其高危因素实行监控。该《指南》的颁布，强调了医院感染防控在重症医学中的作用，提高了重症医学科医务人员的医院感染防控意识，对提升重症医学的学科管理质量意义重大。

2009年3月2日，卫生部发布《血源性病原体职业防护导则》（GBZ/T213-2008），并于2009年9月1日正式实施。该《导则》在对我国职业暴露现状、职业危害、从业人员职业防护意识等方面反复、充分调研基础上制定发布，适用于血液或者其他传染性材料的所有职业暴露。该《导则》首次将医院等事业单位劳动者的职业卫生问题纳入职业病防治法的范畴；有助于推动我国对医护人员职业卫生问题的政策、法规和标准的研究和完善；推动我国对医护人员职业健康相关问题的科学研究；在增强全社会对医护人员职业健康的保护意识上具有重大的突破意义以及深远的影响。

2009年4月1日，卫生部发布《医院消毒供应中心第1部分：管理规范》等6项卫生行业标准通告（卫通〔2009〕10号），于2009年12月1日正式实施。通告发布三项强制性卫生行业标准，即《医院消毒供应中心第1部分：管理规范》（WS310.1-2009）、《医院消毒供应中心第2部分：清洗消毒及灭菌技术操作规范》（WS310.2-2009）、《医院消毒供应中心第3部分：清洗消毒及灭菌效果监测标准》（WS310.3-2009）；同时发布三项推荐性卫生行业标准，即《医院隔离技术规范》（WS/T311-2009）、《医院感染监测规范》（WS/T312-2009）、《医务人员手卫生规范》（WS/T313-2009）。

为保证复用器械清洗消毒质量，保证患者医疗安全，卫生部借鉴国际先进经验，结合我国国情，制定了消毒供应中心三项强制性标准。这些《标准》的颁布与实施，规范了消毒供应中心的建筑布局及工作流程，清洗、消毒等各项技术操作及监测，为保障复用医疗器械的清洗、消毒与灭菌质量提供了制度保证，同时推动了我国消毒供应中心学科的飞速发展。

《医院隔离技术规范》规定了医院隔离的管理要求、建筑布局与隔离要求，医务人员防护用品的使用和不同传播途径疾病的隔离与预防。《规范》附录提供了《常见传染病传染源、传播途径及隔离预防》《常见多重耐药菌感染患者的隔离措施》等操作性较强的资料，有效指导医疗机构正确采取隔离措施，对于降低医院感染的发生、预防医院感染暴发有着积极的推动作用。

《医院感染监测规范》明确了医院感染监测的管理要求、监测方法及医院感染监测质量保证；有效地指导了医院感染管理专职人员正确进行全院综合性监测、手术部位感染等目标性监测、ICU等重点科室监测、细菌耐药性监测、医院感染患病率调查、临床抗菌药物使用调查等；进一步明确了监测意义与监测的方法，提倡从结果监测向过程监测转变的理念，是推动我国医院感染监测工作实施的指导性文件。

手卫生是控制医院感染最简单、最有效、最方便和经济的措施。《医务人员手卫生规范》规定了医务人员手卫生的管理与基本要求、手卫生设施、洗手与卫生手消毒、外科手消毒、手卫生效果的监测等，简单实用、可操作性强。该规范的颁布与实施，是我国手卫生工作的里程碑，在促进我国医疗机构手卫生设施的改进、规范医务人员手卫生方法、提高手卫生依从性等方面产生了深远的影响，为降低医院感染、保障患者和医务人员安全起到了重要作用。

医院感染管理领域首次同时发布6部卫生标准，说明我国已经开启了医院感染管理的标准化进程，对提升我国医院感染管理水平有着重要的意义，同时也为我国医院感染管理的发展奠定了坚实的基石。

为进一步规范医院感染暴发报告和处置的管理工作,最大限度地降低医院感染对患者造成的危害,保障医疗安全,杜绝医院感染恶性事件发生,2009年7月20日,卫生部与国家中医药管理局联合发布《医院感染暴发报告及处置管理规范》(卫医政发〔2009〕73号),对医院感染暴发报告及处置的组织管理、报告程序、处置工作、质量评估等均做出明确规定和分工,自2009年10月1日起正式施行。该《规范》的颁布,为各级医疗机构规范医院感染暴发报告程序与处置指明了方向,有助于建立统一的医院感染暴发管理体系与上报平台。

为加强医院手术室安全管理,指导并规范医院手术部(室)管理工作,保障医疗安全,2009年9月18日,国家卫生部颁布《医院手术部(室)管理规范(试行)》(卫医政发〔2009〕90号),要求从手术部(室)环境、设施、人员三方面规范手术部管理工作;以安全管理、医院感染防控、质量控制三方面为抓手,制定规章制度,检查落实情况,确保医疗安全。该《规范》与《医院洁净手术部建筑技术规范》(GB50333-2013)等相关规范构成手术部(室)管理体系,对推动手术部(室)规范化建设、减少手术相关感染具有重要意义。

为指导和加强各级各类医疗机构新生儿病室的规范化建设和管理,不断提高新生儿疾病的诊疗水平,保证医疗安全,2009年12月25日,国家卫生部组织专家制定并颁布了《新生儿病室建设与管理指南(试行)》(卫医政发〔2009〕123号)。该《指南》在新生儿病室建设基本条件、科室管理、医院感染预防与控制、检查评估等方面均提出原则性要求,对促进我国各级各类医院建立新生儿病室管理评价体系,加强新生儿医院感染防控,具有重要意义。

2009年2月,山西省太原市某医院47名血液透析患者中20名患者感染丙肝病毒。2009年12月16日,卫生部通报了关于安徽省某医院血液透析患者感染丙肝事件(卫医政发〔2009〕117号)。该医院58名血液透析患者中19名患者感染丙肝病毒。血液透析医院感染聚集事件屡次发生,对各级各类医疗机构有强烈的警示作用,反映出部分医院在医院感染管理方面存在严重缺陷,也引起了卫生行政部门的高度重视。

为保障血透患者的医疗安全,规范血液净化操作,2010年2月2日,卫生部印发《血液净化标准操作规程(2010版)》的通知(卫医管发〔2010〕15号),要求各级各类医疗机构及医务人员在血液净化工作中认真贯彻执行。该《规程》的颁布对于促进我国血液净化治疗的规范化和标准化,保障血液净化的治疗质量和医疗安全具有重要意义。

为加强医疗机构血液透析室的规范管理，提高医疗质量，保证医疗安全，国家卫生部于2010年3月印发《医疗机构血液透析室管理规范》的通知（卫医政发〔2010〕35号）。该《规范》的发布进一步规范了血液透析室的设置，明确了卫生行政部门的监管职能，从硬件配备和软件管理各个角度加强了血液透析患者的医院感染预防与控制，并为医疗机构血液透析的全面检查验收提供了标准和依据。

为进一步加强非结核分枝杆菌医院感染的预防与控制工作，保障医疗安全，国家卫生部于2010年5月22日发布《关于加强非结核分枝杆菌医院感染预防与控制工作的通知》（卫办医政发〔2010〕88号）。该《通知》的印发，对于提高非结核分枝杆菌医院感染预防与控制工作具有重要意义。

为进一步加强重点部位医院感染预防与控制，指导并规范外科手术部位感染、导管相关血流感染、导尿管相关尿路感染预防与控制工作，降低发生医院感染的风险，提高医疗质量和保障医疗安全，2010年11月29日，国家卫生部组织制定并颁布了《外科手术部位感染预防与控制指南（试行）》《导管相关血流感染预防与控制指南（试行）》以及《导尿管相关尿路感染预防与控制指南（试行）》三个技术文件，对规章制度、人员培训及目标性监测提出了管理要求，从操作和维护的角度出发阐述了3个重点部位感染的防控要点，为指导和规范重点部位医院感染的预防与控制提供了技术依据，标志着我国感控工作向询证化、精细化迈进。

为进一步加强多重耐药菌医院感染预防与控制，指导各级各类医疗机构做好多重耐药菌医院感染预防与控制工作，降低发生医院感染的风险，保障医疗质量和医疗安全，国家卫生部根据《医院感染管理办法》及有关规定，于2011年1月印发了《多重耐药菌感染预防和控制指南（试行）》的通知（卫办医政发〔2011〕5号）。该《指南》明确指出，医疗机构要重视多重耐药菌感染管理；加强重点环节管理；加大人员培训力度；强化预防与控制措施：加强医务人员手卫生，严格实施隔离措施，遵守无菌技术操作规程及加强清洁和消毒工作；合理使用抗菌药物；同时建立和完善对多重耐药菌的监测。该《指南》为医疗机构进行多重耐药菌医院感染预防与控制工作提供了技术指导，对促进相关措施的落实，控制及减少多重耐药菌的传播具有重要意义。

为进一步加强医疗机构抗菌药物临床应用管理，促进抗菌药物合理使用，有效控制细菌耐药，保障医疗质量和医疗安全，国家卫生部于2011年4月发布《2011年抗菌药物临床应用专项整治活动方案》（卫办医政发〔2011〕56号），要求自2011年至2013年，在全国范围内开展抗菌药物临床应用专项整治活动。该《方案》的发布，对于完善抗菌药物临床应用管理长效工作机制，提高抗菌药物临床合理应用水平，保障患者合法权益和用药安全具有重要意义。

为全面深化医药卫生体制改革，积极稳妥推进公立医院改革，逐步健全我国医院评审评价体系，促进医疗机构加强自身建设和管理，国家卫生部在总结我国医院评审评价和医院管理年活动等工作经验的基础上组织制定了《三级综合医院评审标准（2011年版）》（卫医管发〔2011〕33号）并于2011年4月发布。该《标准》的发布，是各地开展三级医院等级评审医院感染管理工作的主要依据，也是医疗机构加强医院感染管理工作自我监管的重要参考工具。

2012年4月5日，国家卫生部发布《医疗机构消毒技术规范》（WS/T367-2012）及《医院空气净化管理规范》（WS/T368-2012）两项推荐性卫生行业标准，自2012年8月1日起实施。这两项《标准》制定了医疗机构内消毒、灭菌及空气净化的管理要求，内容涵盖了医院内各项物品、各类环境、空气的消毒方法及效果监测，适用于各级各类医疗机构。这是我国首次在国家层面制定的专门针对医疗机构的消毒技术及空气净化标准，为规范全国医疗机构的消毒工作、空气净化起到了里程碑的作用。

2012年4月24日，国家卫生部发布《抗菌药物临床应用管理办法》，自2012年8月1日起施行。该《办法》是对十余年来抗菌药物临床应用管理实践经验的提炼和固化，其发布标志着我国抗菌药物临床应用管理迈入法制化、制度化轨道，为逐步建立抗菌药物临床应用管理长效机制奠定了基础。

2012年9月25日，国家卫生部印发《预防与控制医院感染行动计划（2012-2015年）》，推出了我国首个国家层面的医院感染防控行动计划，对推动全国医院感染预防与控制工作科学、规范、可持续发展，起到了积极的作用。

2013年1月28日，辽宁省丹东东港市某门诊部接受治疗的120名静脉曲张患者中共有99人确诊感染丙肝病毒。2013年2月25日，国家卫生部通报该起丙肝感染事件（卫办医管发〔2013〕16号），指出东港市丙肝事件是一起因严重违反诊疗规范和操作规程造成的重大群体性医院感染责任事故，相关责任人被追究了相应责任。该事件再次为医院感染工作敲响了警钟，进一步凸显了医院感染管理工作对于医疗质量安全的重要作用。警示各级卫生行政部门和各级各类医疗机构要从事件中认真汲取教训，并引以为戒，全面加强基层医疗服务质量的安全监管，特别要强化医院感染控制，杜绝医源性感染事故发生。

2013年5月17日，为加强全国医院感染质量管理与控制工作，进一步健全、完善国家医院感染质量管理与控制工作组织体系，建立并实施有效的国家医院感染质量管理与控制制度，根据国家卫生计生委相关工作要求，经医政医管局同意，决定在国家卫计委医院管理研究所设立"医院感染质量管理与控制中心"，承担国家医院感染质量管理与控制中心职能。该中心的成立，体现了国家对医院感染管理工作的重视，标志着医院感染管理组织体系的进一步完善。国家感染管理质控中心能发挥更多的顶层设计功能，极大促进全国医院感染管理水平的提升。

为加强基层医疗机构医院感染管理工作，提高基层医疗机构医院感染预防与控制水平，落实《传染病防治法》《医院感染管理办法》和相关标准、规范，国家卫计委于2013年12月23日印发了《基层医疗机构医院感染管理基本要求》(国卫办医发〔2013〕40号)。《要求》从医院感染组织管理、基础设施、重点部门、重点环节四个方面，明确规定了基层医疗机构医院感染管理工作需达到的基本标准。该《要求》的发布，是国家卫计委为落实《传染病防治法》《医院感染管理办法》和加强基层医疗机构监管工作的重要举措之一，为健全基层医疗体系建设和改革奠定了良好的基础。

为进一步深化卫生行政审批制度改革，国家取消了消毒产品的行政许可，同时为了确保后续监管到位，防止"一放就乱"，依据《传染病防治法》和《消毒管理办法》有关规定，国家卫计委于2014年6月27日发布了《消毒产品卫生安全评价规定》，编制了《消毒产品卫生监督工作规范》。要求已获得卫生许可批件的消毒剂和消毒器械，批件在有效期内可继续使用，有效期满按照本《规定》要求将其相关材料转换为卫生安全评价报告并备案。该《规定》的发布，是国家卫计委为贯彻落实国务院深化行政审批制度改革和职能转变工作要求，继续简政放权的重要举措之一，为医院感染管理部门落实对消毒药械和一次性使用医疗器械、器具的相关证明进行审核指明了新的方向。

2014年6月西非埃博拉出血热疫情暴发，为应对可能发生的疫情，最大限度减少医院感染风险，国家卫计委于2014年8月27日发布了《关于印发埃博拉出血热医院感染预防与控制技术指南（第一版）的通知》（国卫发明电〔2014〕57号），并在参考世界卫生组织的最新指南的基础上，于2014年12月12日发布了《埃博拉出血热医院感染预防与控制技术指南（第二版）》。同时，国家卫计委委托中国医院协会医院感染管理专业委员会翻译了世界卫生组织2014年8月最新公布的《医疗机构内疑似和确诊丝状病毒出血热（重点是埃博拉病毒）的感染预防和控制的临时指南》，2014年9月组织李六亿等专家编写了《埃博拉出血热医院感染预防与控制实用手册（援非医疗队）》。这些指南的发布，为援非医疗队和全国各级各类医疗卫生机构开展埃博拉出血热的医院感染预防和控制工作提供了参考依据，成功地将疫情拒于国门之外，为非洲埃博拉防控做出了突出的贡献，也表明我国医院感染预防与控制水平上了一个大台阶。

2015年4月13日，国家卫计委发布《关于麻醉等6个专业质控指标（2015年版）的通知》（国卫办医函〔2015〕252号文件）。在医院感染管理专业质控指标中，要求建立医院感染指标体系，共13个院感质控指标，包括：医院感染（例次）发病率、医院感染（例次）现患率、医院感染病例漏报率、多重耐药菌感染发病率、多重耐药菌感染检出率、医务人员手卫生依从率、住院患者抗菌药物使用率、抗菌药物治疗前病原学送检率、Ⅰ类切口手术部位感染率、Ⅰ类切口手术抗菌药物预防使用率、血管内导管相关血流感染发病率、呼吸机相关肺炎发病率、导尿管相关泌尿系感染发病率。医院感染管理质控指标的发布，为进一步加强医疗质量管理，规范临床诊疗行为，促进医疗服务的标准化、同质化提供了指标依据。

2015年8月19日，国家卫计委发布《关于加强医疗机构医用织物洗涤消毒管理工作的通知》（国卫办医函〔2015〕708号）。本通知在医疗机构后勤工作逐步社会化、医用织物社会化、洗涤服务机构环境卫生较差、洗涤质量堪忧的背景下提出，为加强医疗机构医用织物管理、保障医疗质量与患者安全做出了具体要求，使我国医疗机构医用织物洗涤消毒管理工作有据可依，进一步规范发展。

2015年11月，国家卫计委和总后勤部卫生部医疗管理局联合下发《关于开展医院感染信息化监测试点工作的通知》（国卫办医函〔2015〕1007号），要求根据《预防与控制医院感染行动计划（2012～2015年）》及有关工作安排，在10个省份和军队开展为期3年的医院感染信息化监测试点工作。2016年3月2日，卫计委医政医管局又下发了《关于落实医院感染信息化监测试点工作安排的通知》（国卫医质控便函〔2016〕1号），对2016年医院感染信息化监测试点工作提出要求和具体安排，以促进此项工作的开展，同时要求国家卫计委医院管理研究所医院感染质量控制中心建立统一的医院感染信息化监测平台。此项工作的开展，将实现医院感染病例的全过程实时监控，实现医院感染聚集性事件的预警，提供医院感染防控方面的数据导航和决策支持，将极大地提高我国医院感染监测水平、循证感控水平和防御干预能力。

为进一步规范医院感染暴发控制及加强医院感染管理专业人员培训工作，国家卫计委于2016年8月2日发布了《医院感染暴发控制指南》（WS/T524-2016）和《医院感染管理专业人员培训指南》（WS/T525-2016）两项指南。《医院感染暴发控制指南》规定了医院感染暴发控制的管理要求、流行病学调查、控制及效果评价、调查的总结与报告等要求，为各级各类医疗机构正确处置医院感染暴发提供了指导和依据。《医院感染管理专业人员培训指南》规定了医院感染管理专业人员培训的目的与要求、培训阶段与方法、培训内容等，适用于从事医院感染管理工作医务人员的岗位知识规范化培训，为进一步提高医院感染管理专业人员的素质水平指明了方向。

2016年12月27日，卫计委发布《医院消毒供应中心第1部分：管理规范》等10项卫生行业标准通告（国卫通〔2016〕23号），于2017年6月1日正式实施。通告发布了五项强制性卫生行业标准《医院消毒供应中心第1部分：管理规范》（WS310.1-2016）、《医院消毒供应中心第2部分：清洗消毒及灭菌技术规范》（WS310.2-2016）、《医院消毒供应中心第3部分：清洗消毒及灭菌效果监测标准》（WS310.3-2016）及《口腔器械消毒灭菌技术规范》（WS506-2016）、《软式内镜清洗消毒技术规范》（WS507-2016）；同时发布五项推荐性卫生行业标准，即《医院医用织物洗涤消毒技术规范》（WS/T508-2016）、《重症监护病房医院感染预防与控制规范》（WS/T509-2016）、《病区医院感染管理规范》（WS/T510-2016）、《经空气传播疾病医院感染预防与控制规范》（WS/T511-2016）和《医疗机构环境表面清洁与消毒管理规范》（WS/T524-2016）。

《医院消毒供应中心》三项标准在2009年发布后，一直没有进行修订。随着医疗技术的发展，工作中植入物使用越来越广泛，急需进行规范管理。在这种大背景下，新的消毒供应标准应运而生，强调应采取集中管理的方式，并增加了信息化建设和对植入物与外来器械的要求，为进一步加强消毒供应中心管理提供了新的技术指南。

《口腔器械消毒灭菌技术操作规范》规定了口腔器械消毒灭菌的管理要求、基本原则、操作流程、灭菌监测、灭菌物品放行和器械储存要求。《规范》附录提供了《培训内容与管理要求》《口腔器械危险程度分类与消毒、灭菌、储存要求》及《器械、器具和物品的清洗操作方法》，为进一步做好口腔器械的清洗、消毒、灭菌工作，减少医院感染的发生提供了有力指导。

《软式内镜清洗消毒技术规范》规定了软式内镜清洗消毒的管理要求、布局及设施、设备要求、清洗消毒操作规程、监测与记录等内容。《规范》附录提供了《内镜诊疗中心（室）不同区域人员防护着装要求》《部分消毒（灭菌）剂使用方法》，对进一步做好软式内镜的清洗、消毒工作，避免发生医院感染暴发等恶性事件具有重要的意义。

2017年1月26日，浙江省卫计委接到浙江省中医院报告，因该院一位技术人员在某次技术操作中严重违反规程，该次操作涉及的治疗者可能存在感染艾滋病病毒风险。经查，此次传染源为一名治疗者在治疗过程中因个人原因在医院外感染艾滋病病毒，浙江省中医院一名技术人员违反"一人一管一抛弃"操作规程，在操作中重复使用吸管造成交叉污染，导致部分治疗者感染艾滋病病毒，造成重大医疗事故。经疾控机构检测，确诊5例。相关责任人被严肃处理：免去院长的行政职务和党委副书记职务，给予党内严重警告处分；免去党委书记的党内职务和副院长的行政职务；撤销分管副院长职务，免去其党委委员并给予党内严重警告处分；撤销检验科主任职务；

免去医务部主任职务；免去院感科科长职务。直接责任医生犯医疗事故罪，于2017年12月12日被判处有期徒刑二年六个月。这一事件给全国医务工作者敲响警钟，医院感染防控，不仅仅是科学问题和专业技术问题，更是依法防控、依法执业的问题！全国各级各类医疗机构再次掀起医院感染管理自查、检查、督导、整改等具体行动。

《医疗机构门急诊医院感染管理规范》和《医院感染预防与控制评价规范》于2018年5月10日发布，2018年11月1日实施。《医疗机构门急诊医院感染管理规范》规定了医疗机构门诊和急诊科（部、室）医院感染管理要求、宣教和培训、监测与报告、预检分诊、预防和控制感染的基本措施、基于传播途径的预防措施、医疗废物处置等内容。《医院感染预防与控制评价规范》规定了医院感染预防与控制的评价基本原则、评价方法、评价内容与要求。这两项规范为医疗机构做好门急诊医院感染预防与控制及评价提供了根本遵循。

2019年4月1日开始，南方医科大学顺德医院新生儿科陆续出现发热病例，3日开始出现第一例死亡病例，9日开始分批向外院转送患儿，14日开始停止新收患儿。12日，该院向顺德区卫生健康局报告，17日，佛山市卫生健康局未予上报。23日，事件引发网上舆情。国家卫健委迅速派出工作组赴广东顺德督办、指导调查处置工作。经查实，这次事件造成19例新生儿感染，其中5名新生儿死亡，性质恶劣、后果严重。这是一起由于医院管理工作松懈，医院感染防控规章制度不健全不落实，未按规定报告医院感染等造成的严重医疗事故。涉事医院被取消三甲医院等次；医院党委书记兼院长撤销党内职务、免职处理；健康行政部门相关责任人均受到严肃处理。卫健委要求各级卫生健康行政部门和各级各类医疗机构必须深刻吸取教训，举一反三，引以为戒，警钟长鸣，强化"以病人为中心"的理念，持续改进医疗服务质量。

2019年4～5月，江苏省东台市人民医院发生一起血液净化中心血液透析患者感染丙肝事件，事件造成了69例血液透析患者感染丙肝，性质恶劣，后果严重，是一起严重的医疗事故。发生原因主要有以下三个方面，一是以人民为中心思想薄弱；二是依法依规执业意识不强，医务人员未严格按照规范执行血液透析操作；三是医院内部管理混乱，医院感染管理和血液透析管理等各项制度规范形同虚设。涉事医院被取消三级乙等医院资格，党委书记、院长、副院长被免职；对东台市卫健委主任诫勉谈话，副主任警告处分，医政科科长严重警告处分。东台市人民医院肾内科主任、护士长、院感科主任和副主任、医务科主任、护理部主任和副主任撤职处理，检验科主任警告处分。盐城市卫健委医政医管处处长诫勉谈话，分管副处长党内警告处分。东台市副市长提醒谈话。涉事5名执业医师和14名执业护士受到暂停6个月到1年执业活动，直到吊销执业证书的处罚。

这两次严重医疗事故发生后，国家卫健委于2019年5月14日和6月5日连续召开两次全国医疗机构感染预防与控制电视电话会议，强调要进一步提高政治站位，强化责任意识，守住质量安全底线，切实加强当前医疗机构感染预防与控制工作，维护人民群众健康权益。2019年5月18日国家卫生健康委办公厅为进一步加强医疗机构感染预防与控制工作，提高医疗质量，保障医疗安全，维护人民群众身体健康与生命安全，发布《关于进一步加强医疗机构感染预防与控制工作的通知》（国卫办医函〔2019〕480号），提出以下工作要求：①进一步提高对感控工作重要性的认识；②强化责任意识，落实感控制度要求；③突出工作重点，做好重点科室感控工作；④开展主动监测，及时评估，降低潜在感染风险；⑤开展全员培训，全面提升感控能力水平；⑥增强敏感性，做好感染暴发报告及处置工作；⑦加强监督管理，督促各项要求有效落实。并发布《医疗机构感染预防与控制基本制度（试行）》。共包括十项基本制度，分别为：①感控分级管理制度；②感控监测及报告管理制度；③感控标准预防措施执行管理制度；④感控风险评估制度；⑤多重耐药菌感染预防与控制制度；⑥侵入性器械/操作相关感染防控制度；⑦感控培训教育制度；⑧医疗机构内感染暴发报告及处置制度；⑨医务人员感染性病原体职业暴露预防、处置及上报制度；⑩医疗机构内传染病相关感染预防与控制制度。该制度是各级各类医疗机构必须遵守和严格执行的基本要求，具有"底线性""强制性"。

第四节　医院感染管理组织结构

很早以前卫生部就提出并实施了适合我国医疗机构情况的医院感染系统工程管理办法。即建立全国的医院感染管理系统，由卫生部的医院感染监控小组负责控制全国县级以上医院感染管理的工作。系统内的每一所医院必须要建立健全医院感染管理组织，制定相关的具体措施和预防控制规划，在医院负责人的带领下，使人、物、财以及反馈信息等管理要素发挥最大功能，逐步达到控制医院感染的目的。

根据不同规模医疗机构，应该如何去根据实际情况建立健全医院感染管理组织？

一、医疗机构应该根据其不同规模，建立健全医院感染管理体系

（1）在住院床位总数达到100张以上的医院，应该设立独立的医院感染管理部

门和医院感染管理委员会。

（2）在住院床位总数在 100 张以下的医院，应该设立指定的部门分管医院感染的管理工作。

（3）其他级别的医疗机构应当设立有医院感染管理的专（兼）职人员。

（4）在医院的各个临床科室也应设立医院感染管理小组。

二、医院的医务人员在预防和控制医院感染中应履行哪些职责？

医务人员是实施医院感染预防与控制措施的执行者，其主要职责是：

（1）严格执行和遵守管理医院感染的相关规章制度。

（2）了解并掌握医院感染的诊断标准，能够及时发现并上报医院感染病例，同时协助开展医院感染的相关调查工作。

（3）严格执行消毒隔离、无菌操作技术等相关规程，合理地应用抗感染药物。

（4）积极参加医院感染知识相关培训，掌握职业安全防护方法。

三、医务人员均应该接受医院感染方面知识的培训吗？

医务人员均应该参加该方面的培训，对于医院感染预防以及控制方面的相关知识是每一个合格的临床医务工作人员都必须掌握的基础知识。因此，每个医疗机构应对全体工作人员包括医生、护士、医技人员、医院管理人员和工勤人员等进行医院感染管理相关工作规范和标准、法律法规、专业知识的培训，并对实习、进修、新上岗人员进行岗前培训，考试合格后方可上岗。

四、医院感染管理工作的主要内容有哪些？

医院感染管理工作的主要内容包括：

组织成立医院感染管理部门，明确其职责，并根据国家的医院感染预防控制的相关法规，结合不同规模医院的实际情况，制定符合医院实际情况的医院感染管理规章制度。

五、临床科室设立的医院感染管理小组应该履行哪些职责？

各临床科室设立的医院感染管理小组由科主任、护士长及本科室的监控医师、护士组成。其主要职责是：

（1）根据本科室的诊疗特点，制定适合本科室的医院感染相关管理办法，并组织实施。

（2）协助医院设立的医院感染管理部门开展医院感染的预防工作。

（3）对于本科室的病人感染情况进行记录监测，及时发现并按照规定上报医院感染病例。

（4）督促、指导本科室的所有相关医务人员严格执行无菌操作技术、职业防护与消毒隔离等制度。

六、对于医院感染的控制工作有哪些需要重点注意的部门与科室？

控制医院感染工作的重点部门和科室是指医院感染的高发科室以及对于医院感染具有重要意义的科室，如感染科、血液净化中心、口腔科、内镜室、消毒供应中心、导管室、产房、手术室、烧伤病房、移植病房、新生儿病房（母婴室）、重症监护室等。

第五节 医院感染管理的基本原则、重要性及管理模型

（实施计划）

医院是一个非常特殊的社会环境，预防和控制医院内部的感染是一项长期、复杂而细致且技术性很强的工作。医院感染的传染源和传播途径都很复杂，涉及面也都很广，如果不进行详细的调查研究，不找到源头根据其发生的原因采取相应有效的措施，医院内的感染情况就很难得到控制。因此，加强医院感染管理方面的工作不仅贯穿于患者在医院诊断治疗的全过程，而且还涉及医院管理方面的相关方面，特别是与医院职工的技能素质、思想认识和领导者的管理水平都有着密切的关系。

对于管理医院感染的基本理论，包括三论（即控制论、系统论、信息论）及管理

学，大体上包括以下观点：

（1）封闭观点：也就是指在一个管理系统内所涉及的管理职能和管理手段必须可以构成一个封闭连续的回路才能构成一个平衡高效的管理运动。

（2）系统观点：医院感染的发生一定是基于医疗系统之上。一个医疗系统除了具有相关性和集合性之外，它还具有很明确的目的性，那就是诊断和治疗病人。而医院感染管理的目的是如何减少医疗系统中医院内感染的发生，为治疗病人提供更好的环境。

（3）反馈信息观点：是否能够有效地管理医院感染，关键就在于能否进行有力、准确、灵敏的反馈。只有及时掌握了各种反馈信息，才能及时进行调整，决断有力，达到医院感染管理的目的。

（4）动力观点：动力分为精神动力和物质动力。物质动力属于基本动力，包括经济效果和物质利益（物质待遇、赏罚）。精神动力有事业心、抱负、精神奖励、晋升考核、学位和职称等。

（5）规律性观点：医院感染管理作为一门学科，本身就存在一定的客观规律性。医院感染管理者的主要责任就是能够及时正确地认识到在医院内发生感染的客观规律，学习掌握科学的管理办法，使医院感染的管理工作按照最佳的状态发展和运行。管理者应该按照一些多发现象寻找产生感染的原因，应用合理有效的管理手段来控制医院感染的发生。

（6）有效观点：管理需要有效的方法和手段，管理者通过科学的管理方法和手段以达到更好的效果，这才是管理的真正目的。对于医院的管理来说，不管是经济观点还是提高医疗水平的观点，都是和有效的观点相统一的。管理医院感染的目的就是在原有医院感染率和病死率的基础上，通过科学的管理办法去逐步降低感染率和病死率。

（7）重视人的因素的观点：只有把人的主动性、创造性、积极性充分地调动起来，才能让现代的技术和设备更大限度地发挥作用，取得更好的效果，从而实现医院感染管理的目标。

（8）发展的观点：在医院感染管理工作中，必须与不断变化发展的各种客观事件相适应，以新的管理手段应对不断变化的问题。

（9）责任制观点：分工负责就是责任制观点的核心理念，每一个不同管理层次上的管理者所应该具有的权、职、责、利要统一、要明确。

参考文献

[1]索继江，李六亿，王力红，等.不忘初心，追求卓越中国医院感染管理卅年（1986～2016）.第一版.中国协和医科大学出版社，2016.

[2]Toledo-Pereyra LH. Josepe Lister's surgical revolution. Journal of investigative surgery: the official journal of the Academy of Surgical Research 2010，23（5）：241-243.

[3]余佩武，肖光夏.血小板活化因子在烧伤后肠源性感染发病机制中的作用[J].中华医院感染学杂志.1996，6（2）：65-69.

[4]Warren DK, Shukla SJ, Olsen MA, et al. Outcome and attributable cost of ventilator-associated pneumonia among intensive care unit patients in a suburban medical center[J].Crit Care Med，2003，31（5）：1582-1583.

[5]Askarian M, Crooran NR. National nosocomial infection surveillance system based study in Iran: additional hospital stay attributable to nosocomial infections[J].Am J Infect Control，2003，31（8）：465-468.

[6]Daschner F. Cost-effectiveness in hospital infection control lessons for the 1990s [J].J Hosp Infect，1989，13：325-336.

[7]Yalcin AN. Socioeconomic burden of nosocomial infections[J]. Indian J Med Sci，2003，57（10）：450-456.

[8]李六亿.走中国特色的医院感染管理学科发展之路[J].中华医院感染学杂志，2017，27（14）：3126-3130，3138.

[9]付强，赵烁，刘运喜，等.新时期我国医院感染管理工作思考[J].中华医院感染学杂志，2016，26（11）：1201-1204.

[10]姚宏武，索继江，邢玉斌，等.我国的医院感染管理与防控现状调研及分析[J].中华医院感染学杂志，2018，28（10）：1563-1568.

第二章 医院感染质量管理

第一节 医院感染质量三维概念

应用结构-过程-结果三维质量评价模式进行质量评估，是美国学者Avedis Donabedian（多那比第安）提出来的，并应用于医院感染质量评价。根据医院感染控制的重点、难点，建立医院感染质量控制体系的结构和方案，进行实践和过程评估，整理出一套科学、系统、完整的医院感染质量三维体系，已取得了显著的收益。

医院感染质量中的三维结构即医院感染管理委员会、医院感染管理科/部门、医院感染管理小组。

医院感染管理委员会（IC committee）：也称一级管理，由院长负责制情况下形成的医院感染管理委员会，是院感质量管理的领导决策机构，全面负责医院感染管理，研究并制定出现院感暴发事件时的控制措施，所制定的措施通过二级管理机构（院感科）下达并执行、监督和落实。

医院感染管理科/部门（HAI management Dept.）：是医院感染二级管理的核心部门，具体负责全院医院感染的预防和控制方面的管理和业务工作。

科室医院感染管理小组（Ward/Unit management group）：是三级医院感染管理部门，包括各临床科室、各个护理单元的感染兼职监控员，负责本科室及本护理单元的医院感染制度的执行，发现医院感染病例及时上报，负责本科室医院感染的具体操作，遇到疑难问题及时上报二级管理部门（院感科）。

健全医院感染质量三维管理结构，抓规章制度的建设和落实，修订和完善医院感染管理制度以及各项规章作为质量管理的一部分，并在实践中不断完善。医、护、技各级人员自上而下的技术指导、质量监督和组织管理，横向技术工作环节之间相互协调或协同作业的质量要求，个体化的技术操作的自我质控和自我约束，均与各项院感

49

相关规章制度密不可分，院感相关规章制度渗透到医、护、技的每个工作环节。医院感染管理科/部门负责对医疗工作人员进行定期考核及培训，在三维院感质量管理中起到承上启下的作用。

医院感染管理委员会在医院感染三维质量评估体系中起主导和决策作用。通过高质量、多科协作的医院感染质量控制三维模式可以降低院内感染发病率、死亡率，对提高医疗质量、医疗安全，提高患者满意度有着深远的意义。

第二节　医院感染质量管理方法与工具

医院感染给患者带来的危害日益受到人们的重视，已经成为当今突出的公共卫生问题，严重影响着医院人群的身体健康，也是当前医院标准化管理和医院等级评审的重要组成部分。因此采用行之有效的预防和控制医院感染的方法与工具尤显重要。医院感染质量管理的具体方法与工具：

一、统计调查表法

是利用专门设计的统计表对院感质量数据进行收集、整理和粗略分析院感质量管理状态的一种方法。

二、分层法

通过一定的调查研究方法，收集必要的定性和定量质量数据，按照不同目的和要求进行分类，把性质相同、在同一条件下搜集到的质量数据归纳在一起。这样，可使各类数据反映的事实更明确、突出，便于找出问题，对症下药。常用的分类法有：①按不同时间、不同班次分类；②按不同工作人员分类；③按使用设备分类；④按不同诊疗操作程序分类；⑤按原材料分类；⑥按不同的服务对象分类等。

三、排列图法

排列图反映了"关键的少数和次要的多数"的观点。在影响质量的因素中，少数一些关键问题重复发生，成为管理者迫切需要解决的问题。排列图就是寻找影响质量主次因素的一种有效方法。

　　排列图绘制的步骤如下：①收集一定时期的质量数据。②把收集的数据按原因分层，并计算各种原因（质量项目）重复发生的次数，即频数。计算不同原因发生的频率和累计频率，做整理表。③绘制排列图。直方形高度表示不同因素频数多少，由左向右按大小依次排列于横坐标上。帕累托图线是在各因素的直方形上方的累加百分率打点的连线。④寻找少数关键因素，采取措施：在纵坐标频率的80%和90%处画横线，图分为 A、B、C 三区。落入 A 区的因素即为关键因素。

四、因果分析图法

　　又叫鱼图（fishbone diagram）或石川馨图，是一种由结果找原因的方法，即根据反映出来的质量问题（结果）来寻找造成这种结果的大原因、中原因和小原因，然后有针对性采取措施，解决质量问题的方法。

　　（1）确定分析对象，明确问题。即针对什么问题寻找因果关系，最好能使用数据说话。

　　（2）召开有关人员的质量分析会，把影响质量问题的特性原因都列举出来，并找到能采取的具体措施。

　　（3）影响因素分类，形成小、中、大原因。

　　（4）绘制因果分析图。

五、直方图法

　　它是将收集到的质量数据进行分组整理，绘制成频数分布直方图，用以描述质量分布状态的一种分析方法。

　　影响院感质量波动共有两种因素，分别是系统性因素和偶然性因素。系统性因素对于院感质量影响比较大，具有方向性，易识别，可检测，并可以通过整改办法调整、消除甚至避免；而偶然因素对院感质量影响小，同时方向不固定，不容易被识别，难以完全避免，在技术上难以消除，从经济学角度考虑也不值得去消除。偶然性因素对院内质量的影响一般视为正常现象，其变动规律接近正态分布，其波动曲线显示为正态分布曲线，其数据绘出的图就是直方图。判断直方图是否近似正态分布，分析院感质量问题是否存在系统性因素的影响，就是直方图的意义所在。

六、控制图

又称管理图，是由美国的休哈特博士于 1924 年提出来的。该图在院感质量控制中得到了应用广泛。用途主要有两个：过程分析，即分析生产过程是否稳定。过程控制，即控制生产过程质量状态。控制图的基本原理：控制图是一种坐标图，纵坐标表明院感质量特性值，横坐标是时间顺序或采样号，坐标中的三条横线是控制界限。控制图是把数理统计学原理应用于院感质量管理中，反映医疗过程中院感管理质量的中心趋势与离散的变化，以便及时发现超限的异常状态，从而起到质量控制作用。

控制图分类：①单值控制图；②平均值控制图；③中位数控制图；④离散指标控制图；⑤单值、平均-范围控制图。

七、相关图

又称散点图，是表示两个变量之间变化关系的图。在院感质量管理中利用相关图分析两种数据的关系有三种情况：一是质量特征（结果）和质量因素之间的关系；二是质量特征（结果）和质量特征（结果）之间的关系；三是质量因素和质量因素之间的关系。

八、甘特图（Gantt charts）

是对质量改善一系列步骤进行时间控制的方法。它对计划工作很有帮助，各项行动、执行时间表一目了然，行动之间内在的时间序列关系也很清楚。

九、失效模型

医疗失效模式与效应分析（HFMEA）是建立在飞行操作管理的失效模式与效应分析（FMEA）基础上的半量化管理模式。通过模拟与评估分析影响管理体系运行失效的因素，以达到优化系统管理质量的目的。

十、品管圈

品管圈是指同一个部门、同一个团队内部人员在工作上遵守一定的流程，相互合作，科学地解决问题，最终达到提高品质管理的目的。品管圈活动的组织与实施：各科室自行组织安排，由8～16人成立一个小组组成管理圈。每个小组按照设定活动目的、选择活动项目、制定步骤和计划、讨论活动中存在的问题、分析相应的对策、拟定考核的标准、完成活动的流程、总结活动的经验等的顺序开展工作，活动结束后，做好相关记录。

品管圈活动过程中的管理：由医院管理部门通过制定专业的医院感染管理控制评估表，对活动开始阶段、进行阶段和收尾阶段进行管控，将活动内容纳入医院感染管理的考核体系当中，对不合格的活动项目由医院派专人进行督导直至合格，确保整个活动的质量。

第三节　医院感染质量管理体系

医院感染质量管理体系是指在院感管理质量方面指挥和控制组织的管理体系。院感质量管理体系是医院内部建立的、为实现院感管理质量目标所必需的、系统的质量管理模式，是组织的一项战略决策。

它将资源与过程结合，以过程管理方法进行的系统管理，根据本医院的特点选用若干体系要素加以组合，一般包括与管理手段、资源分配、预防干预措施的实施以及考核、分析与改进活动相关的过程组成，可以理解为涵盖了从确定患者的需求、实施方案的制定、规范的操作流程、审查考核制度、目标监测、综合监测、纠正与改进活动等的要求，一般以文件的方式，成为医院内部感染管理工作的要求。

医院感染质量管理体系包括三方面：组织体系、制度体系、考核体系。

一、组织体系

即医院感染质量管理三维结构体系，包括医院感染委员会、医院感染管理科以及科室医院感染管理小组。

医院感染管理委员会起主导和决策作用,制定并健全医院感染管理相关的规章制度。医院感染管理科/部门是医院感染二级管理的核心部门,兼具管理和业务督导双重功能,在医院感染质量管理体系中具有重要的作用,负责全院医院感染的预防和控制方面的管理和业务工作。科室医院感染管理小组是三级医院感染管理部门,包括各临床科室、各个护理单元以及医技辅助科室的感染兼职监控员,负责监督和管理本科室工作人员执行和落实医院感染相关规章和制度,发现医院感染病例及时上报,协助医院感染管理科解决医院感染风险问题。

二、制度体系

国家卫健委为促进医院感染管理工作的进程和规范化管理,结合《中华人民共和国传染病法》的内容,先后下发了很多规范性文件,其内容涉及医院感染管理的方方面面,既包括人员的管理要求,也包括物品、医疗垃圾的管理要求;既包括医院整体的管理要求,也包括重点部门/部位的管理要求。

医院感染管理委员会结合法律、法规和规范的要求,结合本单位具体情况,制定符合本单位的规章制度,以便医院感染管理科监督医院感染管理小组执行和落实。

三、考核体系

医院感染质量考核标准,包括国家、省级和市级。在此基础上,建立科室医院感染质量考核标准,特别是重点科室和重点部门,包括物业部门。通过考核,提高医院感染管理质量,降低医院感染发生率,从而提高医疗质量和医疗安全。

随着社会对医院感染管理水平要求的不断提高,现代的医院感染质量管理体系发生了许多新的变化,出现了许多全新模式的医院感染管理体系,例如:持续质量改进(Continual Quality Improvement,CQI)、循证医学、临床路径等等。

持续质量改进体系是在全面质量管理(TQC)基础上发展起来的,以医务人员和患者的需求为动力,采用持续地针对具体过程问题进行质量改进。与 TQC 相比,它更关注过程管理和环节质量控制,可以持续地提高医院感染管理质量,获得长期的质量效益;又能使患者不断地获得由于持续的质量改进带来的增值效益。质量改进是质量管理体系的精髓和核心。

循证医学的中心思想是负责、明确、明智地利用最好的证据来确定每个病人的诊治，其目的是把最新研究成果与临床实践相结合。实施循证医学将加速低廉有效的医疗卫生决策的推广，淘汰现行医疗决策中的无效干预措施，防止新的无效的决策进入医疗实践，从而不断增加医学实践中的有效措施的比例，充分利用有限的卫生资源，提高医院感染管理质量和效率。加强医院感染质量管理，不能局限于局部的现象和经验的层面上，而要运用正确的原则和方法，在全面调查、研究、总结和充分证明的基础上，提出科学的、可操作性的、效果显著的方案，建立科学的医院感染管理质量评价指标体系。

质量管理标准化体系 ISO9000 标准是国际标准化组织（ISO）所制定和颁布的质量管理体系通用要求和指南。它总结了发达国家先进企业的质量管理实践经验，对消除贸易壁垒、提高产品质量产生积极影响。迄今为止，已有 80 多个国家采用此标准。它的实施，已被视为通向国际市场的"通行证"。随着中国加入 WTO，通过 ISO9000 认证，有利于医院打开国际市场或与国外医疗资本的合作，同时更有利于提高医院院感质量管理，实现经济效益和社会效益双丰收。目前，世界上通过 ISO9000 认证的医院有亚洲的菲律宾最知名的医院 Makati Medical Center、新加坡的医院等。中国有 10 余家医院如上海仁济医院、大连新世纪医院、哈尔滨医科大学第二附属医院等通过 ISO9000 认证。ISO9000 标准是在管理企业的基础上产生的，对医院缺少针对性，建立适用于医疗行业的质量体系标准还在研究中。另外，医院开展 ISO9000 质量体系认证经验也不成熟，仍需不断总结。

在临床路径中加入医院感染质量管理环节。临床路径是一种设计好的多专业合作的标准计划。在具体运作中，是运用图表的形式来表述所提供的服务项目、服务步骤和服务时间的要求，以及要达到的预期服务结果。是一个多种专业人员合作的，以提高医疗护理服务品质与有效控制服务经费的工作方法。可以通过临床路径的管理，加强医院感染质量的管理。

第四节　医院感染质量管理基础指标、过程指标和终末指标

医院感染质量管理是医疗质量的重要组成部分，是衡量医院医疗水平的标准。如何评价医院感染质量管理尤为重要。医院感染质量管理当今所开展的工作主要是：建立质量管理体系，制定质量管理制度，进行质量教育，开展质量监测、评估和反馈。

根据 Aredis Donabedian 提出的"结构-过程-结果"理论并结合医院感染的定义，我们提出如下的医院感染质量测量指标体系，包括基础指标、过程指标和终末指标。

基础指标：医院感染质量基础指标主要包括医院感染管理中传统的规章制度，如医院感染管理办法、医院感染质量三级管理网络的建立、传染病暴发的救治方案、院感报告制度以及一系列医疗文书质量指标、院感上报时间及填卡的合格率等。上述院感质量评价指标已经在各医疗机构广泛采用，并配有较为规范的考评细则，卫生管理部门也先后出台了一系列法律法规或规范供医疗机构执行。除上述传统指标外，全面医院感染质量管理的内涵中还包括环境质量指标、设备质量指标如器械物品消毒合格率及信息建设质量指标，计算机网格上报系统也属于医院感染质量基础指标的范围。医院感染质量基础指标应是医院感染质量最根本的保障体系。

过程指标（环节或间接指标）：过程指标体现院感管理措施落实情况，是医院感染质量管理的重点评价内容。目前常用的过程指标包括：

（1）执行感控措施的依从性。

（2）正确执行感控措施的依从性。

（3）清洁消毒灭菌的合格率。

（4）隔离的依从性。

（5）必要的感染控制条件与措施。

（6）组织培训的依从性。

（7）参与培训的依从性。

（8）组织机构人员及办公设施配备的完备性。

（9）其他等等。

在过程质量管理中，由于医院的结构特点和医疗行为的过程特点，我们看到如上所呈现的繁多的质量控制链、控制点，以及每个控制点各不相同的质量特性，故过程质量管理是院感质量管理全过程中最为复杂、难度最大也是最为重要的关键所在。

终末指标（结果或直接指标）：终末指标是体现院感发病率下降的可靠性指标，是评价医院感染质量管理效果的关键。当代医院感染终末指标已经深入临床医院感染工作当中，其中常用的指标包括：

（1）医院感染发病率。

（2）医院感染现患率。

（3）医院感染防控成本。

（4）患者因医院感染带来的经济损失。

（5）医院感染暴发率，多重耐药菌感染。

（6）医源性感染减少。

（7）医院感染危险因素减少。

（8）医务人员锐器伤和其他职业暴露减少。

（9）因医院感染所致的医疗纠纷减少。

（10）其他等等。

质量管理指标，本质上反映了质量管理的思想和理念。上述指标，主要代表了全面质量管理和实时质量控制的管理思想。我们所提出的指标，就是基于这种管理思想，来探讨医疗质量管理的框架和模式。而目前医院感染指标体系并不完善，随着医疗质量管理水平的进一步提高，医院感染质量管理工作也将进一步升华。

第五节　医院感染质量管理的思想和理念

随着医疗技术水平的不断提高，院内感染的质量管理也越发备受关注。医院感染已成为影响患者安全、增加医疗费用、阻碍医疗高新技术开展的重要原因之一。因此加强医院感染质量管理势在必行。

要坚持医疗质量、服务质量、管理质量三位一体抓的"大质量"观，把提升医疗质量作为推进医院发展的突破口，转变思想观念，创新管理模式，不断完善管理体系。面对高质量的、复杂的医疗质量管理，必须树立起正确的质量管理理念，由单纯质量监控变为自我质量控制。坚持以病人为中心，以质量为核心，基础质量、环节质量、终末质量并重，自我控制与全面督导并举；从基础抓起，确保基本制度的权威性与严肃性。持续改进院感质量管理，确保医疗安全。

一、医院感染质量管理理念的转变

传统的院感质量是以疾病为中心，具有封闭性、训诫性的特点，管理方法具有事后控制的特性。然而，随着医学模式的转变和人们医疗需求的变化，医院感染质量管理的内涵也发生了深刻变化，已成为医疗机构人员素质、技术水平、环境和设施条件、工作效率、费用水平、对病人关怀和尊重程度等的综合体现。因此，培育全院员工现代院感质量意识是医疗质量持续改进的思想保证。

二、思想观念的转变

医院领导要切实重视医院感染质量管理工作。院长作为医院医疗质量管理的责任人，要将院感质量管理提上日程，并作为医院的首要大事来看待。院长要亲自管理、督促各级质量管理网络组织加强日常监控及干预，认真做好检查、考核和评价工作，实时监测医院感染质量管理的动态，并及时做出调整和干预处理。

大力倡导"大感控"理念。"大感控"理念是指全员、全部门、全过程的感控理念。多专业跨部门合作的感控，是在全院层面管理、推进工作的管理过程，是站在全院层面系统化地去谋划院感质量管理工作。具体说，就是感染管理科及院领导共同策划方案，由分管院长支持并全面部署、监督、指导工作的开展。

大感控构建离不开领导重视，更离不开感控人自身的努力和参与。首先全体医务工作者应建立大院感理念及意识。其次，通过多学科互助协助，积极参与到院感质量管理的工作中。最后，通过不断更新院感法律法规、各种管理制度、规范的操作流程，大力提高现有的医疗质量安全、患者满意度，降低医疗费用。

医院感染质量管理要自始至终地贯彻持续改进、全面管理的理念于当代医院感染质量管理工作中。

第六节　国内外医院感染质量管理模式和评价指标的建立

医院感染质量是医院医疗质量管理的核心，是医院参与市场竞争的关键，直接反映了医院的社会效益与经济效益。目前，国内外机构和组织在医院感染质量管理模式和评价指标体系的研究上已经取得一定的成果，在指导现代医疗管理工作中做出了显著成绩。

一、国际医院感染质量管理

国际医院感染质量管理起步较早，欧美等发达国家大多已经发展出成熟的医疗质量管理模式和指标体系。

JCI 是国际医疗卫生机构认证联合委员会（Joint Commission on Accreditation

of Health care Organization），JCI 认证是一个严谨的体系，其标准的理念是以病人为中心，建立标准的政策、制度和流程以促进持续不断的质量管理的完善。JCI标准涵盖 368 个标准（其中 200 个核心标准，168 个非核心标准），每个标准之下又包含几个衡量要素，共有 1033 小项。JCI 评审秉承以患者为中心的核心价值，促使医疗资源合理使用，促进医疗服务流程标准化。依照每年各医院上报美国医院协会的数据进行计算，将医学学科分为基础—过程—结果三个维度，12 个专业领域，各维度指标权重均为 1/3，以加权指数法来计算医院质量指数。

国际医疗质量体系（International Quality Indicator Project，IQIP）以马里兰州医院协会研发的 10 个住院质量指标为基础，包括医院感染类、住院死亡率和非计划重返类指标与剖宫产率指标，通过对既有指标的应用、演绎和发展，逐渐形成了比较完整的国际医疗质量指标体系，是目前世界上应用最广泛的一个医疗质量管理监控指标系统。IQIP 体系分布在 4 个临床领域：急救、慢病、精神康复、家庭照护，共有 21 类 267 项。

绩效评估框架（Performance Assessment Tool for Quality Improvement in Hospital，PATH）以质量和安全为根本出发点，包括 6 个维度、4 个领域、2 个横向角度，通过两横四纵，共 6 个维度设计医院绩效考评体系，其中横向维度为安全性、病人为中心，纵向维度为临床效果、效率、员工为导向、响应治理，2 个横向维度贯穿 4 个纵向维度。借此模型的评估以促进医院质量管理的不断改进。

临床服务质量指标项目（Clinical Indicator Program，CIP）是 1989 年由澳大利亚国家卫生服务标准委员会（ACHS，the Australian Council on Healthcare Standard）颁布，目的是提高卫生系统绩效及医疗服务质量。CIP 从过程与结果两方面进行评价，现行的临床技术指标有 23 组（即指标分类）308 个临床质量指标（即可以具体操作、分析和比较的指标），并在不断完善之中，以确保指标与医疗质量的契合，利于医疗质量持续改进。

二、我国医院感染质量管理

我国的医院感染管理起步较晚，但发展很快。1986 年，我国卫生部首次组建了全国医院感染检测体系，并先后制定和发布了 10 余项关于医院感染管理的措施、规定和标准。数十年间，医院感染质量工作由单纯的疾病监测、干预，逐渐向以患者为中心，以质量为核心的综合、系统的管理体系转变。

为促进中国医院医疗质量管理及评价系统研究，加快医院管理的专业化、规范化、标准化、精细化进程，卫生部医政司于 2005 年委托卫生部医院管理研究所组织实施医疗质量指标体系构建。中国医疗质量指标体系（China Healthcare Quality Indicators System，CHQIS）是一项运用"基准比较"的新方法评价医疗质量的新技术。基于医疗质量结果的评价，国际比较性原则、实用性原则、可比性和可操作性相结合的原则，通过住院死亡相关、非计划重返相关、不良事件相关三大类医疗质量评价指标，发现和控制医疗系统潜在和非故意的质量缺陷，实现预防性管理，建立医疗质量持续改进机制。包括 1 级指标 11 个，2 级指标 33 个，有单项指标 730 个，复合指标 4610 个。

2011 年国家卫生部出台《三级综合医院医疗质量管理与控制指标（2011 版》，是借鉴发达国家的医院质量管理经验，总结国内医院质量管理的经验，应用 PDCA 原理制定的医疗、护理、院感等多个方面的管理标准，包括住院死亡类指标（Inpatient Mortality Indicators）、重返类指标（Patients Return Indicators）、医院感染类指标（Hospital Infection Indicators）、手术并发症类指标（Operation Complication Indicators）、患者安全类指标（Patient Safety Indicators）、医疗机构合理用药指标（Rational Use of Drug）、医院运行管理类指标，共 7 类指标，作为我国卫生管理工作的重要工具。

临床路径（Clinical pathway）对某一疾病建立一套标准化治疗模式与治疗程序，是一个有关临床治疗的综合模式，它以循证医学证据和指南为指导来促进治疗组织和疾病管理，最终起到规范医疗行为，减少变异，降低成本，提高管理质量的目的。自 2009 年以来，原国家卫生部先后印发《临床路径管理指导原则（试行）》和《临床路径管理试点工作方案》等相关文件，提出在医疗机构推行临床路径管理模式，用以提高医疗质量，降低医疗费用。

综上所述，国内外医院感染质量管理体系目前并没有统一的划定标准，每种管理模型及评价指标体系都有各自的侧重点及缺陷，在实际的工作中应该根据实际情况选择合适的模型及工具。随着医疗科技水平的不断提高，新的管理理念、新的管理模式的引进，医院感染管理指标体系将进一步得到完善。

第三章 医院感染风险管理

第一节 医院感染风险管理相关概念

一、与风险有关的术语

风险：不确定性对目标的影响。

注 1：影响是指偏离预期，可以是正面的或负面的。

注 2：目标可以是不同方面（如财务、健康与安全、环境等）和层面（如战略、组织、项目、产品和过程等）的目标。

注 3：通常用潜在事件、后果或者两者的组合来区分风险。

注 4：通常用事件后果（包括情形的变化）和事件发生可能性的组合来表示风险。

注 5：不确定性是指对事件及其后果或可能性的信息缺失或了解片面的状态。

二、与风险管理有关的术语

风险管理：

在风险方面，指导和控制组织的协调活动。

风险管理框架：

为设计、执行、监督、评审和持续改进整个组织的风险管理提供基础和组织安排的要素集合。

注 1：基础包括管理风险的方针、目标、授权和承诺。

注 2：组织安排包括计划、关系、责任、资源、过程和活动。

注 3：风险管理框架是嵌入到组织的整体战略、运营政策以及实践当中的。

风险管理方针：

组织在风险管理方面的总体意图和方向的表述。

风险管理计划：

风险管理框架中，详细说明用于管理风险的方法、管理要素及资源方案。

注1：管理要素通常包括程序、操作方法、职责分配、活动的顺序和时间安排。

注2：风险管理计划可用于具体的产品、过程、项目以及组织的部分或整体。

三、与风险管理过程有关的术语

风险管理过程：

将管理政策、程序和操作方法系统地应用于沟通、咨询、明确环境以及识别、分析、评价、应对、监督与评审风险的活动中。

四、与沟通和咨询有关的术语

沟通和咨询：

组织管理风险时，提供信息、共享信息、获取信息以及与利益相关者展开对话的持续、往复的过程。

注1：信息可能涉及风险的存在、性质、形式、可能性、重要性、评价、可接受性和应对等方面。

注2：咨询是组织与其利益相关者在某一问题决策或确定方向之前所进行的充分的双向沟通。咨询是一个通过影响力而不是通过权力来影响决策的过程；咨询是对决策的输入，而不是共同决策。

利益相关者：

可以影响、被影响或自认为会被某一决策或行动影响的个人或组织。

注：决策者可以是利益相关者。

风险感知：

利益相关者对风险的看法。

注：风险感知能够反映利益相关者的需求、观点、知识、信仰和价值观。

五、与环境有关的术语

明确环境：

组织在管理风险，以及为风险管理方针确定范围和风险准则时，确定需要考虑的内外部参数的过程。

外部环境：

组织追求其目标实现时所处的外部状况。

注：外部环境可包括：

——国际、国内、区域或地方的文化、社会、政治、法律、法规、金融、技术、经济、自然以及竞争环境；

——对组织目标产生影响的关建驱动因素和趋势；

——与外部利益相关者的关系以及他们的感知和价值观。

内部环境：

组织追求其目标实现时所处的内部状况。

注：内部环境可包括：

——治理、组织结构、职能和责任；

——方针、目标以及实现它们的战略；

——从资源和知识角度所理解的能力（如资本、时间、人力、过程、系统和技术）；

——信息系流、信息流和决策过程（正式的和非正式的）；

——与内部利益相关者的关系，以及他们的感知和价值观；

——组织文化；

——组织采用的标准、指南和模型；

——合同关系的形式和范围。

风险准则：

评价风险重要性的依据。

注 1：风险准则的确定需要基于组织的目标、外部环境和内部环境。

注 2：风险准则可以源自标准、法律、政策和其他要求。

六、与风险评估有关的术语

风险评估：

包括风险识别、风险分析和风险评价的全过程。

七、与风险识别有关的术语

风险识别：

发现、确认和描述风险的过程。

注1：风险识别包括对风险源、事件及其原因和潜在后果的识别。

注2：风险识别可能涉及历史数据、理论分析、专家意见以及利益相关者的需求。

风险描述：

对风险所做的结构化的表述，通常包括四个要素：风险源、事件、原因和后果。

风险源：

可能单独或共同引发风险的内在要素。

注：风险源可以是有形的，也可以是无形的。

事件：

某一类情形的发生或变化。

注1：事件可以是一个或多个情形，并且可以由多个原因导致。

注2：事件可以包括没有发生的情形。

注3：事件有时可称为"事故"。

注4：没有造成后果的事件还可称为"未遂事件""事故征候""临近伤害""幸免"。

危险：

潜在伤害的来源。

注：危险可以是一类风险源。

风险责任人：

具有管理风险的责任和权力的个人或实体。

八、与风险分析有关的术语

风险分析：

理解风险性质、确定风险等级的过程。

注1：风险分析是风险评价和风险应对决策的基础。

注2：风险分析包括风险估计。

可能性：

某件事发生的机会。

注1：无论是以客观的或主观的定性或定量的方式来定义、度量或确定，还是用一般词汇或数学术语来描述（如概率或一定时间内的频率），在风险管理术语中，"可能性"一词都用来表示某事发生的机会。

注2："可能性"这一英语词汇在一些语言中没有直接与之对应的词汇，因此经常用"概率"这个词代替。不过，在英语中，"概率"常常被狭义地理解为一个数学词汇。因此，在风险管理术语中，"可能性"应该有着与许多语言中使用的"概率"一词相同的解释，而不局限于英语中"概率"一词的意义。

暴露：

组织和/或利益相关者受某事件影响的程度。

后果：

某事件对目标影响的结果。

注1：一个事件可以导致一系列后果。

注2：后果可以是确定的，也可以是不确定的，对目标的影响可以是正面的，也可以是负面的。

注3：后果可以定性或定量表述。

注4：通过连锁反应，最初的后果可能升级。

概率：

对事件发生机会的度量，用0到1之间的数字表示。0表示不可能发生，1表示确定发生。

频率：

单位时间内事件或结果的数量。

注：频率可以用于过去的事件或潜在的未来事件，可用于测量可能性/概率。

脆弱性：

易受风险源影响的内在特性。

风险矩阵：

通过确定后果和可能性的范围来排列显示风险的工具。

风险等级：

单一风险或组合风险的大小，以后果和可能性的组合来表达。

九、与风险评价有关的术语

风险评价：

对比风险分析结果和风险准则，以确定风险和/或其大小是否可以接受或容忍的过程。

注：风险评价有助于风险应对决策。

风险态度：

组织评估风险进而寻求、保留、承担或规避风险的方式。

风险偏好：

组织寻求或保留风险的意愿。

风险容忍：

组织或利益相关者为实现目标在风险应对之后承担风险的意愿。

注：风险容忍会受到法律法规要求的影响。

风险厌恶：

规避风险的态度。

风险集成：

将多个风险综合为一个风险，以便更为全面地把握总体风险。

风险接受：

接受某一特定风险的决定。

注1：风险接受可以不经风险应对，还可以在风险应对过程中发生。

注2：接受的风险要受到监督和评审。

十、与风险应对有关的术语

风险应对：

处理风险的过程。

注1：风险应对可以包括：

——不开始或不再继续导致风险的行动，以规避风险；

——为寻求机会而承担或增加风险；

——消除风险源；

——改变可能性；

——改变后果；

——与其他各方分担风险工作（包括合同和风险融资）；

——慎重考虑后决定保留风险。

注 2：针对负面后果的风险应对有时指"风险缓解""风险消除""风险预防""风险降低"等。

注 3：风险应对可能产生新的风险或改变现有风险。

控制：

处理风险的措施。

注 1：控制包括处理风险的任何流程、策略、设施、操作或其他行动。

注 2：控制并非总能取得预期效果。

风险规避：

决定不参与或退出某一活动，以避免暴露于特定风险。

注：风险规避可依据风险评价的结果和/或法律法规。

风险分担：

涉及与其他各方就风险分配达成协议的风险应对形式。

注 1：法律法规可能会限制、禁止或强制进行风险分担。

注 2：风险分担可以通过保险或其他合同形式实现。

注 3：风险分配程度取决于分担方案的可信性和透明度。

注 4：风险转移是风险分担的一种形式。

风险融资：

为面对或处理一切发生的财务后果而做出应急资金安排的风险应对形式。

风险自留：

接受某一特定风险的潜在收益或损失。

注 1：风险自留包括接受剩余风险。

注 2：自留风险的风险等级取决于风险准则。

剩余风险：

风险应对之后仍然存在的风险。

注 1：剩余风险可包括未识别的风险。

注 2：剩余风险还被称为"留存的风险"。

恢复力：

组织对复杂变化环境的适应能力。

十一、与监督和测量有关的术语

监督:

持续地检查、监视、密切观察或确认风险状态,以识别与要求或期望绩效的偏离。

注:监督可用于风险管理框架、风险管理过程、风险或控制。

评审:

为实现既定目标而进行的决定某一事项的适宜性、充分性和有效性的活动。

注:评审可用于风险管理框架、风险管理过程、风险或控制。

风险报告:

告知内部或外部利益相关者风险现状和风险管理方面信息的沟通方式。

风险登记:

已识别风险的信息记录。

注:有时用"风险日志"代替"风险登记"。

风险概况:

对一组风险的描述。

注:一组风险可能包含整个组织、组织的一部分或其他相关方面的风险。

风险管理审核:

为获得证据,进行客观评价,以确定风险管理框架或其一部分的充分性和有效性而进行的系统的、独立的、文件化的过程。

十二、与医院感染风险有关术语

医院风险:能够引起或产生对患者、患者家属、医院员工以及所有来访者严重危害性影响的人为或自然事件。

医疗风险:存在于整个诊疗过程中的可能导致损失或伤残事件的不确定性或可能发生的一切不安全事件。

医疗风险管理:医院有组织、有系统地消除或减少医疗风险的危害和经济损失。它通过对医疗风险的分析,寻求医疗风险防范措施,尽可能地减少医疗风险的发生。

第二节　医院感染风险管理原理

一、风险管理要素

风险管理过程包含以下要素：①确认环境信息；②风险评估（包括风险识别、风险分析与风险评价）；③风险应对；④监督和检查；⑤沟通和记录。

在风险管理过程中，风险评估并非一项独立的活动，必须与风险管理过程的其他组成部分有效衔接。进行风险评估时尤其应该清楚以下事项：组织所处环境和组织目标；组织可允许风险的范围及类型，以及如何应对不可接受的风险；风险评估的方法和技术，及其对风险管理过程的促进作用；实施风险评估的义务、责任及权利；可用于风险评估的资源；如何进行风险评估的报告及检查；风险评估活动融入组织日常运行中。

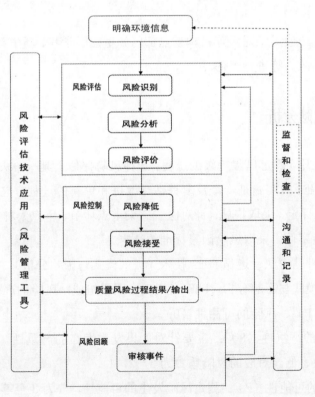

图 3-2-1　质量风险管理架构图

二、风险评估的步骤

（一）风险识别

发现、列举和描述风险要素，应利用两种风险评估工具，并建立《重点环节、重点人群与高危险因素清单》。

（1）定量评估法：建立一套基于定义或标准的数字评分系统，将每种风险的评分结果用数字表示，并按一定的计算方式进行汇总，筛选出最高优先级的风险。定量评估法能使各种感染风险被更加直观地呈现出来。

定量评估法一般用于对医疗机构感染风险的整体评估，并根据各种风险的发生概率、发生时对医患双方可能产生的影响及其严重程度、医疗机构应对当前风险的响应水平以及所做准备工作等方面进行量化评价。

（2）定性评估法：通过"归纳"进行风险评估，这种方法以事件或流程作为起点，利用书面形式的描述来评估风险。定性评估可以让大家知道评分和优先级排序的依据。

定性评估法一般用于对医疗机构重点部门如重症医学科、新生儿病房等，重点部位如手术部位的感染等进行评估。

（二）风险分析

理解风险性质，确定风险等级的过程。选择风险评估工具——失效模式与影响分析（FMEA）。FMEA的实施是一个反复评估、改进和更新的过程，它包括三大步骤：故障排列、故障评定、采取措施。针对医院感染重点环节、重点人群、高危因素清单，对于发生的风险事件，采取风险因素标准的评定。

（1）风险评估方法：遵循FMEA技术（失效模式与影响分析）。

（2）失效模式与影响分析（FMEA）由三个因素组成：风险的严重性（S）、风险发生的可能性（P）、风险的可测性（D）。

（3）风险的严重性（S）：主要针对如果发生潜在的严重性，严重程度分为3个等级：高、中、低。对应的风险系数为3，2，1。

（4）风险的可能性（P）：测定风险发生的可能性，分为3个等级：高、中、低。对应的风险系数为3，2，1。

（5）风险的可测性（D）：如果发生风险，医院怎样做好准备，分为3个等级：低、中、高。对应的风险系数为3，2，1。

（6）风险级别评判标准：风险优先系数（RPN）计算公式，即

RPN＝SPD＝严重性（S）×可能性（P）×可测性（D）

结果：系数越大，风险水平越高。

干预措施：通过以上案例，从中得出医院感染风险优先系数（RPN），根据RPN值的范围判定为：风险水平为高、中、低。由此优先解决高风险水平的医院感染的风险因素。

（注：每年年初进行一次风险分析。）

（三）风险评价

对比风险分析结果和风险准则，以确定风险和/或其大小是否可以接受或容忍的过程。常用工具：风险指数、FMEA。

风险指数（提供一种有效的划分风险等级的工具）。风险事件RNP值的确定使所有潜在隐患均可通过它得到量化，从而使医院风险预警度分级的标准化成为现实，使复杂的医疗风险的分级和处理变得程序化、易感知。此外，根据各种RPN值进行的风险分级，能够指导工作人员在全程管理中重点抓住与医疗服务特殊性相关的关键流程、关键事件，来确定风险重点的改进目标，使得问题解决及时、资源运用合理、效果明显。

三、后续应对措施

（一）风险应对（控制/采取降低风险的措施）

（处理风险的过程）指在完成风险评估之后，选择并执行一种或多种改变风险的措施，包括改变风险事件发生的可能性或后果。风险应对是一个递进的循环过程，实施风险应对措施后，应依据风险准则，重新评估新的风险水平是否可以承受，从而确定是否需要采取进一步的应对措施。

注：下季度15号之前对本季度的高风险项目管理计划及采取的措施进行总结与改进，并制定下季度的高风险项目管理计划表和相应的措施。

（二）监督和检查

作为风险管理过程的组成部分，应定期对风险与控制进行监督和检查。以确认：有关风险的假定、风险环境仍存在（评估清单内容不变）；包括正在实现预期结果；风险评估的结果符合实际经验；风险评估技术被正确使用；风险应对是有效的；确定监督和检查工作的责任。

注：每季度末院感科对本季度高风险项目管理计划及采取的措施进行评价，为制定下季度的隔离计划表提供依据与建议。

（三）沟通与记录

风险评估负责人将高风险项目改进措施记录下来。

第三节　医院感染风险认知和风险态度

一、风险的内涵

风险问题必然是以风险为起因。

风险是现代社会无法回避的一个话题，大到人类命运，小至个人事务，风险无时无刻不在，即使在我们求医看病的过程中，风险也围绕在我们身边，那么"风险"究竟是什么？

国外学者对风险的内涵进行了研究。Feomme、Katz 和 Rivet 将风险定义为"能同时造成正向及负向的结果"；Sitkin 和 Weingart 将风险定义为"决策中可能的重要结果和（或）不想要的结果有不确定性的存在"；而 Sitkin 和 Pablo 则认为风险为多纬度概念，其中包含三个纬度：结果的不确定性（Outcome Uncertainty）、结果的预期性（Outcome Expectations）和结果的可能性（Outcome Potential）。Sitkin 和 Pablo 还根据他们的定义，说明风险性较大的决策应为：所期望的结果较不确定，决策目标更难达成，可能的结果包含有极端后果。Yates 和 Stone 亦认为风险应包括三个基本元素：损失、损失的重大性、不确定性。

通过上述观点可以发现，"风险"一词的含义在专家们的讨论中似乎还很复杂，各种对"风险"的定义也因研究角度、内容、方法的不同而各自具有各自存在的合理性。但是，就像其他概念一样，它必定具有它自身不随外形变化而变化的核心意义。

风险从最一般的意义可表示为事件发生的概率及其后果的函数：即 $R=F(P, C)$；

式中：R——风险程度；

　　　　P——事件发生概率；

　　　　C——事件发生后果。

这一定义强调了发生不幸事件的概率，亦即认为风险是某一事件产生我们所不希望的后果的可能性。因此，对风险的分析必须包括不幸事件发生的可能性及其所产生后果的大小这两个方面。

二、风险认知、风险态度的内涵及意义

风险认知（perception of risk）是心理学范畴的一个概念。《心理学大辞典》中提出风险认知是个体对存在于外界环境中的各种客观风险的感受和认识。从广义上来说，它也包括人们对风险的一般评估和反应，且强调是通过主观判断和主观感受获得的经验对个体认知、决策和行为的影响。

国外对于风险认知的研究起源于风险概率估计、效率估计和决策过程的经验研究。Sitkin 和 Weingart 将风险认知定义为个体评估情境有多少的风险性，包括评估情境不确定性程度的概率估计、不确定性有多少可控制性以及对这些估计的信心度。Sitkin 和 Pablo 将风险认知定义为决策者评估情境所包含的风险，包括决策者如何描述情境、对风险的控制性、概率估计以及对估计的信心度。Slovic 认为应用风险评估来估计各种有危险的事务时，一般人主要依赖直觉的风险判断，即称为风险认知。Gregory 和 Mendelsohn 指出风险有许多特征，有些特征会影响到个体的风险认知，有些则不会。他们认为风险的三个特征会影响到风险认知，这三个特征为：立即性、灾害的可能性及是否影响到他人。总之，风险认知是人们对影响日常生活和工作的各种因素的心理感受和认知，是测量公众心理恐慌的指标。

我国最早关于风险认知的介绍是郭仲伟在 1987 年编写的《风险分析与决策》，书中将风险认知的概念引入人事系统工程领域。1995 年谢晓非首次从心理学角度对风险认知的概念和理论框架进行了详细的描述和介绍，从此开启了我国学者从社会心理学对风险认知方法进行探索和研究的新里程。

2003 年非典暴发，为风险认知研究提供了重要的环境条件，专家们大量运用风

险认知研究方法对非典期间公众的社会心理行为进行研究，以期采取针对性措施来预防因公众行为不当带来的灾难，并进行科学的舆论引导或心理辅导，帮助公众梳理各种复杂信息，克服在危机事件中的恐慌，以便从容应对疫情。可见，大众对客观事物的认知必然影响大众对待客观事物的态度，从而影响大众行动方向。

风险态度（Risk appetite）是指个体在不确定情境中表现出的态度和偏好，可被概括性理解为个体参加风险行为的程度。诺贝尔经济学奖获得者 Arrow 确立了风险态度理论，将风险态度分为风险寻求（risk seeking）、风险中立（risk neutral）和风险规避（risk aversion）三种类型。他认为风险寻求型个体对某种活动的高回报给予较大的期望，为了实现这一期望愿意冒险。风险中立型个体其决策的基本原则是风险损失至少不大于可能获取的利益期望值，因而这类人在决策时既不愿意冒大的风险，又不愿意放弃有较高回报的可能性。而对于风险规避型个体，回避风险是其主要对策，这类人由于不愿意承担风险，即使某种活动可能有较高回报，只要存在一定风险就会放弃，因而这类人宁愿付出代价也要将风险转移出去。由此可见，不同的风险态度能够预测性地决定个体的决策倾向，国家诸多涉及大众的决策，都须争取大众的理解和支持，公众的态度也是决策者做出决策的依据之一。存在风险的问题往往可能是大众敏感的问题，因此，公众的风险认知和态度是决策者不能够忽视的，这也是我们研究风险认知和风险态度的意义所在。

三、风险认知的研究方法及影响因素

面对风险，专家学者通常会使用风险评估的方法对某一事件或事物可能带来的影响或损失的可能程度进行量化测评。风险评估是建立在严格的科学基础上，对风险进行鉴定、鉴别、定性、定量分析的方法。但是，在专家学者运用风险评估的方法对风险进行精细、科学评价的同时，公众仍然按照他们的直觉对风险进行判断，并不因有专家报告各种风险事件、风险活动的评估统计数据而有所不同，这就是为什么公众的"风险认知"结构与专家们的"风险认知"结构，或者说是与风险评估结果有着明显差异，从而导致公众态度及行为的偏差。

风险认知研究从 20 世纪 80 年代起，受到各国学者的重视。国外学者认为尽管风险认知是一种相当主观的知觉，但它始终是基于各种客观因素（比如客观的风险事件、风险沟通以及风险事件发生的条件等）对风险信息的主观感受和整合。目前，最具有代表意义的风险认知研究方法是 Slovic 以及他的同事们提出的心理测量范式（the psychometric paradigm）。Slovic 等人首先赋予风险事件以"人格特征"，揭示出风险认知可量化与可预测的性质。所谓风险事件的风险特征，即假设各种风险事件在若干特征，例如：自愿性特征，潜在的灾难性特征，可控性程度特征，忧虑性特征等上具有不同的量值。我们可以根据这些特征，设计出两极量表，让被测试者在每一特征上根据自己的感受做出判断。通过这种方法，我们可以得到有关各种风险事件的性质和特征。反过来也可以证明，风险事件的各种性质和特征必然影响个体对风险事件的认知和态度。

风险认知的影响因素主要有以下几个方面：

（一）个体因素

个体在知识储备、生活经验、性格特征、年龄状况、健康程度等方面存在一定的差异，因此对同一事件往往会有不同的认知结果。个体的知识储备与生活经验会随着年龄的增长而增加，拥有更多知识储备与生活经验的个体能够对可能产生的风险有更为全面的理解与判断。另外，性格特征很大程度上也决定了日常行为及思想关注重点，性格特征差异在男女性别之间尤为明显。与此同时，个体的身体健康程度也会影响个体对风险认知的重视程度，例如患有呼吸道疾病的人群会更关注大气污染。

（二）期望水平

个体对将要或已经发生的风险的心理预期称为期望水平。个体对风险的期望值不同，会导致他们对风险的认知起到导向性的影响，从而引起对风险态度的差异。Yates和 Stone 认为，风险是各种损失的总和，但任何一种风险概念也都应该包括一定成分的"机会"，甚至只是一种避免损失的机会，即风险情境中的"收益"成分。"损失"或"获益"情境可以理解为一种主观知觉，它是依据个体的期望水平而确定的。当低于个体期望水平时，个体处于期望未满足的状态，因此会将情境知觉为"损失"的特征；而当超出个体期望水平时，个体期望得到满足，便将情境知觉为"获益"的特征。个体对风险的期望水平过高会促使个体做出更谨慎的风险认知，即放大风险不确定性中的不利方面；而个体对风险中的期望水平过低时，将会使个体在风险认知过程中放大风险不确定性中的有利方面。

（三）风险沟通

风险沟通是个体、群体以及机构之间交换信息和看法的相互作用过程。当风险事件发生以后，信息的缺乏会引起公众的高度焦虑。同样，人们接收信息的渠道、信息传播的时间顺序、方式和范围都会影响个体的风险认知。Slovic 曾将风险事件比作"涟漪中心的石头"，涟漪水波的深度与广度，不仅取决于风险事件本身的性质，比如，其危害程度、方式、性质等，同时也取决于在涟漪波及的过程中，公众如何获得相关信息以及如何知觉和理解这些信息。这便是风险认知和风险沟通要讨论的问题。Slovic 的研究表明风险沟通对风险认知有直接的影响，如果风险沟通方式不当，极易导致公众认知偏差。

（四）风险的可控程度

风险的可控程度是风险发生可以实现控制的程度。在风险的客观结果中，个体对风险结果的可控程度越高，其风险认知将越倾向于风险不确定性结果中的有利面；而当个体对风险事件的结果可控性较低时，认知会倾向于不利面。

（五）风险的最大损失

风险的最大损失是指风险一旦发生所能造成的最大损失程度。资料表明，个体的风险认知较大程度上往往直接受所有风险结果中损失程度最大的情况影响，而倾向于忽视其发生概率。可能发生的损失越大时，主观的风险认知会相应地愈发强烈。

（六）知识结构

有研究指出知识可以具体分为理论知识和行为知识，两者相互影响，共同作用于公众对风险的认知能力。当在理论知识和行为知识中任何一方面表现出较大欠缺时，风险认知能力都会受到不可忽视的影响。同时，知识结构还表现在公众获取信息渠道的丰富性上，在信息来源比较丰富的情况下，公众对特定风险事件的相关知识能相对了解得更全面，对事件的结果也能够从更客观的角度看待，辩证评价风险事件，提高风险认知能力。

（七）成就动机

Atkinson 提出冒险偏好模式（Risk Preference Model），以个体对成功的渴

望（Motive to Achieve）和对失败的回避（Motive to failure）两种倾向冲突的结果来解释个体的冒险行为。Atkinson 发现，个体在冒险上的差异与个体接近成功或回避失败的不同倾向有关，尤其是在需要技能的条件下更是如此。谢晓非等研究表明，成就动机对于个体在风险情境中的反应方式和机会—威胁认知有影响，主要体现在个体回避失败的动机越强，其在风险情境中的行为倾向越趋于保守，对此情境的威胁认知水平也越高；机会—威胁认知对于个体在风险情境中的行为有着决定性的作用，认知水平不同的个体在风险情境中的表现方式也不相同，其中机会认知变量所起的作用更为显著。

（八）事件风险度

李文奇认为在客观层面上某一事件具有多种可能性时，这种后果的不确定性即可定义为事件风险度。相关研究显示，事件风险度会影响个体的风险认知，当客观层面的不确定性较大，危害性大的风险事件发生概率又较高时，其对风险的判断会较高，从而采取的行为也会更谨慎，反之亦然。

（九）情绪因子

许多学者研究发现正面和负面的情绪对于同一事物的风险认知的作用不同。侯言菊（2013）在研究情绪对群体性突发事件的影响中发现在乐观情绪的影响下，整个事件造成的经济损失和人员伤亡大幅度减小，而在悲观情绪影响下，事件所造成的损失及政府所付出的应急成本都相应增大。

（十）风险的持续性

风险的持续性可以用风险信息描述的时间长短来衡量。马畅（2014）通过实验发现，人们对时间描述为 10 年时的环境风险认知强于时间描述为 1 年的环境风险认知。由此可见，风险信息描述的时间越长，即风险的持续时间越长，人们的风险认知程度也越高。

通过上述分析可发现，对风险认知的影响因素可以分为个体主观认识和风险客观情况两大方面。在个体主观认识方面，个体对事件的风险认知应包含两个角度——认知和情感。认知是指个体在事件中已掌握的客观信息，及对该信息的描述与加工。与认知相关的影响因素包括：个体特征和知识结构。情感是指个体倾向于以更感性的方式看待自身与事件之间的联系。与情感相关的影响因素包括：期望水平、风险沟通、成就动机、情绪因子。在风险的客观情况方面，将客观风险放在三个维度里考虑：影响程度、可能性与结果严重性。与风险影响程度相关的影响因素包括：风险的可控程度、风险的持续性。与风险的可能性相关的影响因素包括事件风险度。与风险的严重性相关的影响因素包括风险最大损失。风险的客观情况和个体的主观认识在公众的风险认知机制中是相互作用的过程，共同构成了风险认知理论模型。

四、医院感染风险认知和风险态度的定义及特点

医院感染是指患者入院时既不存在、亦不处于潜伏期，而在医院内发生的感染，包括在医院内获得而于出院后发病的感染。这个定义关注的主要对象是住院患者。事实上，判断是否属于医院感染的根本原则，在于明确引发感染的病原体是否是在医疗机构内获得，只有在医疗机构内获得病原体所致的感染才可以判定为医院感染，这一原则既适用于住院患者医院感染的判断，也适用于医务人员医院感染的判断。

医院感染风险是指发生医院感染的可能性，根据风险函数 R＝F（P，C）可以得知，医院感染风险与医院感染发生的概率和医院感染后果的严重程度正相关，即当医院感染发生的概率越大，因感染带来的后果越严重，医院感染风险就越大。

医院感染风险认知（Risk perception of nosocomial infection）是指个体对于在医院内已然存在或可能发生的会导致医院感染发生各种风险的感受和认识。个体通过感观、思维及社会经验对于医院感染风险进行预判，从而影响个体对感染风险的态度以及对风险应对决策、行为的把控。

医院感染风险态度（Risk attitude of nosocomial infection），顾名思义是指个体面对医院感染风险采取的态度，本质是指个体在面对各种可能导致医院感染发生的事件时所表现出的态度和偏好。例如：侵入性操作是医院感染发生的高危因素，但同时也是挽救患者生命的重要诊疗措施，面对选择时，医生、患者、家属因风险认知程度不同，做出的决定也不一致，反映出个体间不同态度。

从定义可以看出医院感染风险认知和风险态度的特殊性：

主体的特殊性：虽然医院感染风险认知和风险态度的主体是任意个体，但与该风险关系更密切且关注度更高的是医护人员、患者及家属这几类人群。不同的人群由于个体特征、知识结构、期望水平等风险认知影响因素均不相同，所以对风险的认知水平也不一致，从而表现出的态度和行为也不一致。假如某病区确诊

的传染病患者，作为患者本身更关注的是疾病治疗效果，即使能认识到自身疾病具有传染性，但发生医院感染的后果与患者本人相关性不大，期望水平较低，所以医院感染风险认知水平较低，主动通过改变自身行为来防止医院感染的欲望也较低。同病区的其他患者和家属因认知水平的不同呈现出两极化态度：一部分人因为缺乏对疾病本身及感染风险的认识，表现出漠不关心的态度；另一部分人因为害怕被感染，所以对该疾病的感染风险的关注度和恐慌度均很高，但因为对疾病缺乏全面的认识，可能会出现过度关心、过分焦虑的态度。医护人员因为知识储备更专业，信息了解更全面，加之以往的处理同类事件的经验，对风险认知水平适度，能采取消毒、隔离等一系列措施来降低感染风险。

对象的特殊性：医院感染风险认知对象即为使个体发生医院感染概率增加的各种事件。这些事件既可能来自诊疗服务活动本身——包括诊疗技术、诊疗操作、药品、设备设施和医用物品的应用等，也可能来自提供诊疗服务的场所或其所处的内外部环境，还可能来自就诊者自身对医疗服务活动的参与度与依从性等方面。这些事件并不直接导致医院感染的发生，只是间接造成医院感染元凶——病原体能更容易侵入人体并在人体内繁殖，使个体出现感染的临床表现，而病原体本身却是肉眼看不见的，必须通过微生物检查才能发现，容易造成对医院感染风险的忽视。并且由于这些事件涉及诊疗实践的众多因素，成因复杂，存在和显现形式各异，具有很强的个体性、动态性和不确定性，并随着医务人员、患者、诊疗措施、医疗服务活动的环境等因素及相互间作用的变化而不断发生变化，医院感染风险的识别和防控难度都大大增加。

五、医院感染风险认知和风险态度研究现状

目前国内对于医院感染风险认知和风险态度的研究较少，但临床较多运用知信行理论模式（KAP）进行健康教育与感控管理的工作。

知信行理论是由英国人柯斯特于20世纪60年代提出，该理论将人类行为的改变分为获取知识（Knowledge）、产生信念（Attitude）和形成行为（Practice）三个连续过程。其中，"知"是对相关知识的认识和理解，"信"是正确的信念和积极的态度，"行"是行动。这个理论中的三个要素之间是存在辩证关系的，知识是行为改变的基础，信念和态度是行为改变的动力。只有当人们获得了有关知识，并对知识进行积极的思考，具有强烈的责任感，才能逐步形成信念；知识只有上升为信念，才有可能采取积极的态度去改变行为。

知信行理论研究常用方法多是根据研究对象、课题，设计知信行调查研究问卷，

了解研究人群的相关知识、信念和行为现状，通过问卷分析，群体间差异对比研究，进行干预，提出切实可行的建议，有计划实施，然后检验效果，总结经验进行推广。由此可见，知信行理论在一定程度上也是通过对个体认知进行干预后，从而使个体态度和行为发生改变。

运用知信行理论进行感控风险管理，通过了解医院感染风险防控相关知识的盲区或弱点，进行针对性强化，确能在一定程度上提高医院感染风险防控能力，但也有一定的局限性。

知信行理论的假设基础是知识的积累必然会导致态度和行为的转变，但在实践中也会发现，仅仅通过单方面知识的传播和输出，而在接受信息的一端缺少沟通和反馈，同样达不到良好的效果。在临床医务人员感控知识培训中我们就会有这样的体会，即使有些知识我们反复培训，部分医务人员依然沿袭过往错误的习惯做法。美国 ECRI 发布的《2018 医疗机构关注的十大患者安全问题》中已经将"有违医疗照护原则的工作变通做法"列为十大安全问题之一。由此可见，知信行理论仅考虑到了知识结构一个因素，而对于个体风险认知的其他影响因素均没有考虑到，分析过于片面，势必会影响结果的客观性。

六、医院感染风险认知和风险态度研究的重要性

目前大部分医疗机构都开展了医院感染风险评估工作，在 2019 年颁布的《医疗机构感染预防与控制基本制度》中也要求医疗机构根据开展诊疗活动的特点，定期开展感控风险评估。医院感染风险评估工作是医务工作者基于自身丰富的专业性知识对感染风险的发生可能性、后果严重性及预防可行性进行量化，再决定哪些风险应纳入医院感染控制计划重点关注对象，并根据优先级排序制定医院感染控制长期目标、短期目标和管理策略。风险评估是对医院感染风险的客观情况进行评价，但是个体的主观认识却没有得到关注，这就导致个体的风险态度与预期不一致，使风险防控措施执行难，甚至会导致医疗纠纷的产生。

维护和增进公众的健康和安全，必须了解人们对医院感染风险的认知和态度。对医院感染风险认知和风险态度的研究帮助我们认识和理解人们对各种医院感染风险事件的反应，并增进患者与医务工作者之间有关医院感染风险信息的沟通，有助于医院感染风险分析、评估、管理等工作，甚至关系着国家医疗相关政策的制定，是目前急需了解和研究的课题。

第四节 医院感染风险管理的必要性、宏观意义和微观意义

WHO 2013 年对医院感染的发生情况进行统计报告显示，全球医院感染发生率已高达 8.7%。我国每年医院感染人数达 500 万人次，已造成较大经济损失，患者家庭及社会的经济负担随之增加。有研究指出，近年受到环境污染和抗菌药物滥用等影响，医院感染发生率呈升高趋势，已引起了极大关注。

一、医院感染风险管理的必要性

医院感染管理与医疗质量和患者安全密切相关，卫生行政部门和医院管理者均高度重视，医院感染预防控制的投入也在不断增加，但我国属于发展中国家，医疗卫生资源有限，如何将有限的资源用到关键的医院感染管理工作中，如何决策关键的医院感染管理工作，需要循证科学的依据，这就需要医院感染风险管理。

风险管理：用以降低风险的消极结果的过程，通过风险识别、风险分析、风险评价、风险应对、风险沟通，并在此基础上选择与优化组合各种风险管理技术，对风险实施有效控制，并妥善处理风险所致损失的后果。

二、宏观意义

医疗环节本身具有动态性、不确定性和复杂性，医护人员、患者和技术等不尽相同，面对的风险有共性也有独特性，需要根据具体的环境制定相应的感染预防和控制措施。

三、微观意义

预防医院感染的首要任务为明确其危险因素，为控制感染、降低医院感染风险提供有效依据。通过医院感染风险管理，找寻到适合该医疗机构的风险因素，并有针对性地进行风险处理、风险承受、风险沟通，从而将医院感染风险降到最低。

（1）认识风险及其对目标的潜在影响；

（2）为决策者提供相关信息；

（3）增进对风险的理解，以利于风险应对策略的正确选择；

（4）识别那些导致感染风险的主要因素，以及医疗机构的薄弱环节；

（5）沟通风险和不确定性；

（6）有助于建立优先顺序；

（7）帮助确定风险是否可接受；

（8）有助于通过事后调查来进行事故预防；

（9）选择风险应对的不同方式；

（10）满足监管要求。

第五节　医院感染风险管理的目标、一般过程、实施步骤与基本原则

一、医院感染风险管理的目标

开展风险评估在于找出能够影响整个医疗机构感染预防和控制工作中重要的内部和外部薄弱环节，并为感控工作计划的目标制定和采取的相应感染措施提供科学依据（脆弱性分析）。

风险评估的定义：是在识别潜在危害后，对其危害发生的概率和严重程度的估计过程。

风险评估的内容包括：

（1）已经发现过的或者潜在的风险究竟是否会发生？

（2）如果发生，是否会带来严重后果？

（3）医疗机构是否为应对这些风险做好了准备？

风险评估与感控计划：

（1）整体上进行风险种类划分。

（2）找出与每个种类相对应的风险。

（3）决定哪些风险将成为感控计划所重点关注的对象。

（4）根据优先级的排序制定感染控制的长期目标、短期目标和管理策略。

二、风险管理一般过程

风险评估（风险识别、风险分析、风险评价）—风险应对—风险沟通（监督检查、沟通记录）。

三、风险管理实施步骤

（一）风险评估

1.风险识别

风险管理的第一步，也是风险管理的基础。只有在正确识别出自身所面临的风险的基础上，人们才能够主动选择适当有效的方法进行处理。风险识别是发现、列举和描述风险要素的过程。

（1）医院感染风险的分类：

按照是否预期分类：

意外性（非自主性）：水灾、飓风、地震、生物恐怖事件等。

预期性（自主性）：侵入性操作如导尿管、呼吸机、静脉导管、手术等。

按照来源分类：

外部风险：国家政策、经济水平、卫生条件、抗生素耐药、疫情暴发、自然灾害、意外事故、交通便利、疫苗接种、伤害等。

内部风险：患者免疫情况、营养状况、心理素质、医护技术等。

其他风险：培训情况、规章制度落实情况、感染控制管理水平、康复治疗等。

（2）风险识别必须考虑的因素：

医疗机构的地理位置、社区环境、所提供的服务内容、被服务人群的特征，例如有些地区感染HIV或结核病的人较多，有的地区容易发生自然灾害，有的地区社会经济水平较低。每个医疗机构都有其重点关注的患者群体或居民群体，因此综合性医院、康复中心、诊所和专科医院所面对的感染风险是有差异的。

2.风险分析

风险分析是根据风险类型、获得的信息和风险管理目标，对识别出的风险进行定性和定量的分析，为风险评价、决定风险是否需要应对及最适当的应对策略和方法提供依据。

风险分析中需要考虑导致风险的原因、风险事件的正面和负面的后果及其发生的可能性、影响后果和可能性因素，还要考虑控制措施是否存在及有效性。

3. 风险评价

风险评价是将风险分析的结果与医疗机构的风险准则比较,或者在各种风险的分析结果之间进行比较,确定风险等级,以便做出风险应对的决策。如果该风险是新识别的风险,则应当制定相应的风险准则,以便评价该风险。

(1) 风险评估包括问题。

事件发生的概率(可能性)。

如果发生,则事件将会出现怎样的严重程度?(危害性)

医疗机构对事件的响应需要达到何种水平。(应对性)

如果事件发生,医疗机构为事件响应所做的准备工作如何?

医疗机构所具备的事件发现和事件监测能力如何?

管理层为事件的应对提供哪些支持?

(2) 风险评估方法。

建立一套基于定义或标准的数字评分系统。每种风险的评分结果都用数字表示,比较直观。

例:

表 3-5-1　风险评估方法

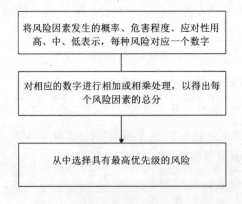

将风险因素发生的概率、危害程度、应对性用高、中、低表示,每种风险对应一个数字

↓

对相应的数字进行相加或相乘处理,以得出每个风险因素的总分

↓

从中选择具有最高优先级的风险

4. 风险应对

风险应对是选择并执行一种或多种改变风险的措施,包括改变风险事件发生的可能性或后果的措施。风险应对决策应当考虑各种环境信息,包括内部和外部利益相关者的风险承受度以及法律法规和其他方面的要求等。

风险应对措施的制订和评估可能是一个递进的过程。对于风险应对措施,应评估其剩余风险是否可以承受。如果剩余风险不可承受,应调整或制订新的风险应对措施,并评估新的风险应对措施的效果,直到剩余风险可以承受。执行风险应对措施会引起医疗机构风险的改变,需要跟踪、监督风险应对的效果和组织的有关环境信息,并对变化的风险进行评估，必要时重新制订风险应对措施。

5.风险沟通（监督检查、沟通记录）

（1）监督检查。

监测医院感染病例，分析感染发生危险因素的变化、感染率的变化趋势并从中吸取教训；发现内部和外部环境信息的变化，包括医院感染风险的变化、可能导致的感染风险应对措施及其实施优先次序的改变；监督并记录感染风险应对措施实施后的剩余风险，以便在适当时做进一步处理；适用时，对照风险应对计划，检查工作进度与计划的偏差，保证风险应对措施的实施设计和执行有效；报告关于风险、风险应对计划的进度和风险管理方针的遵循情况；实施风险管理绩效评估。

风险管理绩效评估应被纳入医疗机构的绩效管理。监督和检查活动包括常规检查、监控已知的风险、定期或不定期检查。定期或不定期检查都应被列入风险应对计划，适当时，监督和检查结果应当有记录并对内或者对外报告。

（2）沟通记录。

在医院感染风险管理过程的每一个阶段都应当与内部和外部利益相关者有效沟通，以保证实施风险管理的责任人和利益相关者能够理解医疗机构风险管理决策的依据，以及需要采取某些行动的原因。

由于利益相关者的价值观、诉求、假设、认知和关注点不同，其风险偏好也不同，并可能对决策有重要影响。因此，在决策过程中应当与利益相关者进行充分沟通，识别并记录利益相关者的风险偏好。在风险管理过程中，记录是实施和改进整个风险管理过程的基础。

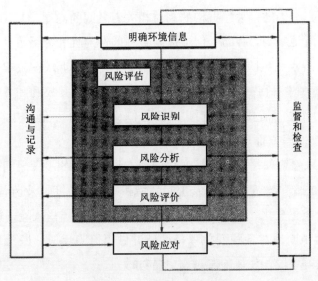

图 3-5-1 风险评估流程图

四、医院感染风险管理原则

为有效管理风险，组织在实施风险管理时，可遵循下列原则：

控制损失，创造价值：以控制损失、创造价值为目标的风险管理，有助于医疗机构实现目标，取得具体可见的成绩和改善各方面的业绩，包括医护人员和患者健康和医疗质量安全、社会认可、卫生经济收入等。

融入组织管理过程：风险管理不是独立于医疗机构主要医疗活动和各项管理过程的单独的工作，而是医疗机构管理过程中不可缺少的重要组成部分。

支持决策过程：医疗机构的所有决策都应考虑风险和风险管理。风险管理旨在将风险控制在医疗机构可接受的范围内，有助于判断风险应对是否充分、有效，有助于决定行动优先顺序并选择可行的行动方案，从而帮助决策者做出合理的决策。

应用系统的、结构化方法：系统的、结构化方法有助于提升风险管理效率，并产生一致、可比、可靠的结果。

以信息为基础：风险管理过程要以有效的信息为基础。这些信息可通过经验、反馈、观察、预测和专家判断等多种渠道获取，但使用时要考虑数据、模型和专家意见的局限性。

环境依赖：风险管理取决于医疗机构所处的内部和外部环境以及医疗机构所承担的风险。需要指出的是，风险管理受人文因素的影响。

广泛参与、充分沟通：医疗机构的利益相关者之间的沟通，尤其是决策者在风险管理中适当、及时地参与，有助于保证风险管理的针对性和有效性。利益相关者的广泛参与有助于其观点在风险管理过程中得到体现，其利益诉求在决定医疗机构的风险偏好时得到充分考虑。利益相关者的广泛参与要建立在对其权利和责任明确认可的基础上。利益相关者之间需要进行持续、双向和及时沟通，尤其是在重大风险事件和风险管理有效性等方面需要及时沟通。

持续改进：风险管理是适应环境变化的动态过程，其各步骤之间形成一个信息反馈的闭环。随着内部和外部事件的发生、环境和知识的改变以及监督和检查的执行，有些风险可能会发生变化，一些新的风险可能会出现，另一些风险则可能消失。因此，医疗机构应持续不断地对各种变化保持敏感并做出恰当反应。医疗机构通过绩效测量、检查和调整等手段，使风险管理得到持续改进。

第四章　医院感染流行病学

　　流行病学是研究疾病和健康状态在人群中的分布及其影响因素,借以制订和评价预防、控制和消灭疾病及促进健康的策略与措施的科学,最终目的是应用这种研究的结果去解决健康问题。随着流行病学研究的不断深入,流行病学与其他学科交叉融合,更新理念和模式,不断推出新的分支学科。医院感染流行病学即是研究医院感染在医疗过程有关人群中的分布及其影响因素,借以制订和评价预防、控制疾病及促进健康的策略与措施的科学。

第一节　医院感染流行病学的基本特点、基本任务

和基本要求

一、基本特点

(一)流行病学特点

医院感染的流行方式包括散发和暴发两种方式。

1.医院感染的人群分布

　　(1)年龄。研究表明,医院感染与年龄有关,婴幼儿和60岁以上的老年人是医院感染的高危人群,这主要与婴幼儿和老年人抵抗力低有关。尤其是低体重儿、早产儿,极易发生医院感染。

　　(2)性别。大多数研究认为医院感染的性别差异不明显。

（3）基础疾病。患不同基础疾病的病人医院感染发病率不同。根据全国医院感染监控网报告，血液和造血系统疾病患者的医院感染发病率最高，其次为恶性肿瘤患者。

（4）有无危险因素的病人医院感染发病率不同，有危险因素的病人医院感染发病率高。

（5）感染部位。各国发生医院感染的主要部位不同。我国医院感染的主要部位为下呼吸道，其次为上呼吸道、消化道、泌尿道、手术切口和皮肤。在美国其感染部位的顺序为泌尿道感染、外科切口部位感染、肺炎、菌血症和其他部位感染。其中泌尿系统感染国外要明显高于国内，这可能与生活习惯、饮食有关。

2.医院感染的地区分布

（1）不同科室、病种的医院感染率有很大差异，国内外的调查数据都显示，重症监护病房（ICU）发病率最高，一般达20%～30%甚至更高，其次为肿瘤科、血液科、烧伤科、呼吸科、心内科等。

（2）不同级别、性质及床数的医院感染发病率不同。级别愈高，医院感染发病率愈高；大医院（＞1000张床位）高于小医院（＜500张床位）；教学医院高于非教学医院，主要是因为前者收治的病人病情重，有较多的危险因素和侵入性操作。

（3）不同国家、地区感染发病率不同。贫穷国家高于发展中国家，发展中国家高于发达国家。

3.医院感染的时间分布

医院感染发病率的季节变化不明显。

（二）人群分布

研究疾病在不同人群中的分布特征，可以帮助人们确定高危人群、探索病因及流行因素。

疾病的人群分布特征包括年龄、性别、职业、种族、婚姻、家庭状况及行为生活方式等。医院感染流行病学人群分布特征主要包括年龄、性别、患病状态、职业暴露等等。

1.年龄

年龄是人群分布中最重要的因素，年龄与疾病之间关联密切，几乎所有疾病的发病率与死亡率都与年龄有关。一般来讲，疾病分布出现年龄差异的原因主要有：免疫水平状况，大多数传染病病后有较牢固的免疫力，故呈隐性感染的疾病成人少见，但儿童发病率较高；暴露机会不同，不同年龄的人暴露或接触感染因子或其他致病因子的机会不同；有效的预防接种可改变某些疾病固有的发病特征。

2. 性别

许多疾病在不同性别人群中发病和死亡的危险性有差异，通过对有关疾病的发病率与死亡率的性别比（男/女）分析，表明有些疾病存在着明显的性别差异，有些疾病不存在明显的性别差异。疾病分布出现性别差异的原因主要有：暴露或接触致病因素的机会不同，如森林脑炎、血吸虫病、钩端螺旋体病等都可因接触病原体的机会不同而导致男女两性发病率不同，一般多表现为男性发病率高于女性；遗传因素、内分泌因素、心理因素及生理解剖不同，如乳腺癌、地方性甲状腺肿、宫颈癌、胆囊癌等，均以女性发病为主，而肺癌、肝癌、食管癌、胃癌等表现为男性发病率高于女性；生活方式、嗜好习惯不同，如肺癌，男性多于女性是由于男性吸烟者所占比例多于女性；肝硬化，男性多于女性是由于男性饮酒的机会多于女性；消化道溃疡，男性多于女性是由于男性暴饮暴食的机会多于女性。多数调查发现，医院感染在不同性别人群中的分布没有明显差别，但某些部位的感染可表现出性别上的差异，如泌尿道感染女性较男性高。

3. 患病状态

不同基础疾病的病人中，医院感染的发生率有明显差别。全国医院感染监测系统的监测报告显示：恶性肿瘤患者的医院感染发生率最高（9.5%），其次为血液造血系统疾病病人及内分泌、营养代谢障碍和免疫系统疾病病人，发生率在 7.1%～9.4%之间，而良性肿瘤、妊娠及产褥期并发症病人、未定性肿瘤及精神病病人中医院感染的发生率较低，均在 3.0%以下；具有某些危险因素的病人群体的医院感染发生率高，如心脏外科手术后行气管插管的病人，插管时间＞4d 者医院感染发生率为＜4d 者的20.1 倍，手术时间＞5h 者为＜5h 者的 3.7 倍。

4. 职业

职业中暴露于不同的物理因素、化学因素、生物因素及职业性的精神紧张均可导致疾病分布的职业差异。这是在研究职业与疾病的关系时应主要考虑的因素：职业是劳动者所处的作业环境、社会经济地位、卫生文化水平、体力劳动强度和精神紧张程度等因素的综合指标；疾病的职业分布与作业环境致病因子暴露有关；职业相关致病因子的暴露及其作用与劳动条件、防护设施有关；不同职业人群疾病种类不同，防治重点各异；职业暴露时间及既往职业史对疾病发生的影响。医务人员高感染率也是医院感染人群分布的特点之一。在 2003 年 SARS 流行初期，一些地区尤其是我国的北京、广州、香港等地，医务人员中均发生了严重的医院感染事件，这显然与医务人员职业暴露有关。

(三)地区分布

研究疾病的地区分布特点,有助于探讨疾病的病因及流行因素,并为制定疾病的防治对策与措施提供依据。

研究疾病的地区分布时,常根据研究目的来划分地区。一方面可按行政区域划分,如在一个国家内可按省、市、区(县)、街道(乡)等划分,在国际上可按国家或洲划分;另一方面可依据自然地理因素进行地区划分,分为高原、平原、山区、沿海、湖泊、森林、热带及温带等。前者划分方法的优势是在研究中容易得到比较完整的资料,如人口资料、疾病的常规登记报告资料等,但在应用时需注意,相邻的行政区域有着相似的自然环境,采用这种地区划分法容易掩盖自然因素对疾病发生的作用;后一种划分方法容易发现自然环境等条件与疾病发生的相关性,但缺点显而易见,由于确切的人口资料难以获得,故计算各种指标比较困难。

影响疾病地区分布的主要因素有三个方面:①与地球表面元素分布不均有关;②与疾病的中间宿主及媒介昆虫分布不均有关;③与居民的风俗习惯、宗教信仰、社会经济文化、卫生水平和遗传等因素有关。地区之间的医院感染发病率不同。一般认为,贫穷国家高于发展中国家,发展中国家高于发达国家,世界卫生组织 2002 年发布的数据显示,在由其资助的 14 个国家 55 所医院的现患率调查结果显示:平均 8.7%的住院患者发生了感染。参与调查的医院代表了 4 个 WHO 区域(欧洲、东地中海、东南亚和西太平洋)。医院感染发生率最高的地区是东地中海和东南亚区域(分别为 11.8%和 10.0%),欧洲和西太平洋区域分别为 7.7%和 9.0%。

在研究医院感染流行病学时经常以医院内科室、诊疗专业等进行划分:

(1)不同科室的医院感染率有很大差异,通常认为重症监护病房(ICU)发病率最高,其次为血液病科、烧伤科等。普通病房中,最高为内科,其中又以肿瘤科、呼吸科、心内科和血液科的感染率最高,外科、妇产科、儿科也有较高的感染率。医院感染暴发事件多见于 ICU 和婴儿室,近年来血液透析、新生儿医院感染暴发事件时有发生,教训十分深刻,应当引起高度关注。

(2)不同级别、床位数的医院感染发病率不同。一般是级别愈高,医院感染发病率愈高;大医院(>1000 张病床)发生率高于小医院(<500 张病床),教学医院发生率高于非教学医院。主要是因为前者收治的病人病情重、体质较弱,有较多的危险因素和在治疗过程中往往涉及侵入性操作。

(3)就感染部位而言,欧洲和美国则常以尿道感染排在医院感染的首位,然后依次为手术部位和皮肤黏膜、下呼吸道感染。我国不同地区发生的医院感染中，均以下呼吸道感染最多见，其次是胃肠道、尿道和手术部位。这4类部位的医院感染发生率占医院感染总数的60%左右。

（四）时间分布

疾病时间分布是疾病流行过程随时间的推移而不断变化的现象。疾病时间分布的复杂性反映了病因和流行因素的变化，分析疾病的时间变化规律，可以了解疾病的流行动态，有助于验证可能的致病因素与疾病的关系，为制定疾病防治措施提供依据。由于医院属于特殊环境，因此医院感染可常年发生，且无明显的周期性。医院感染的季节性分布主要取决于病原体的特点，如医院内呼吸道疾病的暴发多在冬春季节，且多与社会人群的流行季节相一致，如流感。克雷伯菌、肠杆菌及铜绿假单胞菌等感染则多发生在夏秋季节，还有一些能引起医院感染的病原体无季节性发病特点，如大肠埃希菌、厌氧性细菌、化脓性链球菌及金黄色葡萄球菌等。

疾病时间分布的变化主要有短期波动、季节性、周期性和长期趋势四种形式。

1. 短期波动

短期波动是指在一个集体或固定人群中，短时间内某病例发病数突然增多的现象，含义与暴发相近。暴发常用于少量人群，而短期波动常用于较大数量的人群。

疾病短期波动常因许多人接触同一致病因素而引起。因致病因素的特性，接触致病因素的数量和期限也不同，可导致潜伏期的长短不一致，但大多数病例发生于该病的最短潜伏期与最长潜伏期之间。流行的高峰相当于该病的平均潜伏期，因此，可根据发病高峰推测暴露时间，从而找出引起短期波动的原因。例如，2014年5月上海市某医院肝脏外科儿童病区发生3例儿童麻疹暴发疫情，经调查，该医院各医技科室未开展发热预检工作，所有患儿在排队等待检查时共用1个候诊大厅，人员较多较杂，该大厅采用自然通风，通风较差，考虑3例麻疹患儿等候时造成麻疹病毒感染可能性较大。

2. 季节性

季节性是指某一种疾病每年在一定季节内呈现发病率升高的现象。不同的疾病可表现出不同的季节分布特点，主要有以下两种情况：①严格的季节性。某些地区以虫媒传播的传染病有严格的季节性，发病多集中在少数几个月，其余月份没有病例的出现。例如我国北方地区流行性乙型脑炎发病高峰在夏秋季，其他季节无病例出现。②季节性升高指某些疾病一年四季均可发病，但仅在一定月份发病率升高。医院感染发病率的季节变化不是很明显，医院感染的季节性分布主要取决于病原体的特点，如医院内呼吸道疾病的暴发多在冬春季节，且多与社会人群的流行季节相一致，如流感；肠道传染病全年均有病例发生，但肠道传染病多见于夏秋季，而克雷伯菌、肠杆菌及铜绿假单胞菌等感染多发生在夏秋季节。有人对 310 例患儿开展医院感染流行病学调查，发现住院患儿发生医院感染的流行病学特点为：1～3 月份和 10～12 月份以消化系统为主，4～6 月份和 7～9 月份以呼吸系统为主。

3. 周期性

指疾病频率按照一定的时间间隔，有规律的起伏波动，每隔若干年出现一个流行高峰的现象。在无有效疫苗应用之前，大多数呼吸道传染病呈现周期性。如甲型流感3～4 年一次小的流行，每 10～15 年出现一次世界性大流行。有效的预防措施可以改变疾病的周期性规律。

4. 长期趋势

长期趋势又称长期变异，是指在一个相当长的时间内（通常为几年、十几年或几十年），疾病的发病率、死亡率、临床表现、病原体种类及宿主等随着人类生活条件的改变、医疗技术的进步及自然条件的变化而发生显著变化。例如在《2015 年中国癌症统计数据》中报告的 2000-2011 年我国各类肿瘤发病率和死亡率变化趋势。由于医院属于特殊环境，医院感染可常年发生，且无明显的周期性。医院感染的长期趋势是从一个较长的时期来考察医院感染的演变过程，包括感染率、病原体及其耐药性等方面的变化趋势。国内外医院感染发生率均呈上升趋势，其高低主要受医院感染管理的规范化程度及新的诊断及治疗技术应用的程度等因素影响。长期以来，医院感染的病原体也发生了菌谱的演变，耐药菌的感染比例不断增加，由酵母样真菌引起的全身性感染呈上升趋势，已成为各种疾病患者医院感染发病率和死亡率升高的重要病原体。20 世纪 30 年代初，医院感染的病原体主要以革兰阳性球菌为主，如 B群溶血性链球菌和葡萄球菌。20 世纪 50 年代以后，医院感染的病原体转变为以耐药金黄色葡萄球菌多见，且致病性较强，常可引起医院感染的流行与暴发。然而，自 20 世纪 60 年代初起，医院感染的病原菌中革兰阳性球菌的比例不断下降，取而代之的是革兰阴性杆菌和真菌的比例在不断上升。20 世纪 90 年代以来，革兰阳性球菌尤其是耐药性甚至多重耐药性的革兰阳性球菌所占比例在回升，还有一些新的病原体如艾滋病病毒、丙型肝炎病毒等也成为医院感染不容忽视的病原体。此外，一些条件致病菌如肺炎克雷伯菌、大肠埃希菌、铜绿假单胞菌等引起的医院感染比例也有上升趋势，值得关注。

二、基本任务

根据流行病学定义，流行病学研究的对象是人群，是研究所关注的具有某种特征的人群，而不是某一个体。流行病学研究的内容不仅包括疾病，还包括伤害、健康状态及其他相关的卫生事件，流行病学研究的起点是疾病和健康状态的分布，其任务是探索病因，阐明分布规律，制定防治对策，并考核其效果，以达到为预防、控制和消灭疾病，促进健康提供科学依据的目的。随着医学模式的改变，疾病谱的改变以及流行病学研究方法的发展，其应用范围不断扩展，具体概括为以下几个方面：

（一）描述疾病与健康分布及其特点

疾病与健康的分布是指在不同时间、不同地区及不同人群疾病与健康的发生频率和动态变化。在流行病学方法中，描述性研究的方法可以把医院感染问题在不同时间、空间和人群的分布数量或频率及其特点展示出来，有助于确定哪些医院感染经常发生、危害性大需要优先解决，同时发现哪些是需要特殊照料的易感人群。如我国很多文献通过回顾性调查研究，报告一个地区、一个医院多年医院感染分布特征及流行规律，从而为医院感染政策制定、预防控制和疾病治疗提供重要依据。

（二）探讨疾病病因与影响流行的因素

疾病病因是流行病学最主要的研究内容。许多疾病特别是一些慢性非传染性疾病的病因至今尚不完全明了，流行病学可以探讨疾病的病因以及影响流行的因素，从而制定预防或控制这些疾病的策略及措施。研究表明，无论是传染病还是慢性非传染性疾病，其发生发展均是由多种因素综合作用的结果，是多病因的。流行病学的主要用途之一就是发现这些病因或危险因素。有时，真正的病因尚未完全被阐明，而诸多危险因素已被发掘出来，据此防治疾病仍可达到很好的效果。流行病学工作不拘泥于非找到直接病因或病原不可，若找到一些关键的危险因素或因子，也能在很大程度上解决疾病防治的问题。这是流行病学应用中的一大特点。国内外研究比较一致的医院感染的主要危险因素，如病原体的耐药性、患者的免疫水平、抗菌药物的使用、环境的清洁消毒等等，医院感染的发生是多种原因造成的。医院感染暴发的调查中，理论上可以先运用流行病学方法提出病因假设，然后再运用分析流行学方法检验病因假设。

（三）疾病诊断、治疗与防治措施的效果评价

流行病学作为临床医学研究的方法学，用于研究病人及其群体的诊断、治疗、预后以及预防保健的决策和评价，这是临床流行病学和循证医学研究的重要内容。

临床疗效的评价：医学研究的最终目的是为了使患者得到最好的防治效果。科学地评价药物或临床疗法的疗效是目前临床流行病学的重要应用，这种应用不仅促进了循证医学的产生，还形成了有关临床疗效的整套评价原则。

疾病预防和控制效果：任何药物、疗法或措施的效果都应当在人群的基础上进行检验和评价，没有经过流行病学考核的方法是不能轻易地应用于人群防治的。比如备皮的研究、预防性用药的研究等。

（四）揭示疾病完整的自然史

疾病的自然史可分为群体的疾病自然史和个体的疾病自然史。疾病在自然人群中的发生发展和消长规律的整个过程称为群体的疾病自然史，是流行病学意义上的疾病自然史。疾病在个体中有临床前期、临床期和临床后期的自然发生发展过程，称为个体的疾病自然史。

以群体为基础的疾病自然史的研究有助于早期预防和发现疾病，了解疾病的转归和规律，适时采取有效措施以促进恢复健康。个体的疾病自然史在流行病学上也有其应用价值，当同一类型的个体病人累积到一定的数量时，可采用流行病学方法分析比较疾病的病程，以及不同年龄、性别、地区各种疾病结局（例如痊愈、死亡、并发症）的概率等等。此外，当无法通过直接随访病人获得疾病的过程和病程长短时，有时可用各种疾病频率测量指标之间的关系来推导这些变量。例如，研究者可利用宫颈癌的发病率和患病率资料估计该病各个阶段的平均病程。仅对病人进行随访无法做出这种估计，因为一旦早期病人得到诊断，其自然过程就被治疗所中断。

（五）疾病防治和健康促进

流行病学研究的终极目标就是预防、控制和消灭疾病及促进健康。疾病预防和控制主要从两方面考虑。一是要消灭疾病或预防疾病的发生；二是要控制疾病发生后的蔓延、病程的进展或减缓发展，减少并发症、后遗症，降低病死率。除了预防疾病的

发生，流行病学在制定促进人群健康的策略和措施，开展社区卫生服务和社区干预方面发挥了重要的作用。目前有关健康的研究还处于兴起阶段，但是这方面越来越受到重视，必将成为今后的研究热点。

（六）卫生决策和评价

流行病学可用于研究和促进卫生服务的实施和利用，用于卫生决策和评价。在一个地区或特定人群范围内，为减少疾病、保障人们健康，对卫生、保健服务项目如何规划，如何确定优先项目，如何使有限的卫生资源发挥最好的效益等，是卫生管理部门经常遇到的问题。卫生行政及相关业务人员只有掌握流行病学的知识，形成流行病学的观点，才能从群体和社区的角度来考虑和处理所负责范围的疾病和健康问题。防治工作规划的制定及防治措施的评价，确定防治的重点疾病和重点人群都需要通过流行病学调查了解各种疾病的发病率、现患率及发病趋势和主要危险因素的背景资料，才能做到有的放矢、事半功倍。卫生行政管理部门经常需要对医疗、卫生及保健服务方面的建设、资源分配及项目选择等做出决策，从而制定出相应的政策。而正确的决策需要建立在充分的流行病学调查研究的基础之上，即首先要了解该地区疾病与健康状况的分布，重点的疾病和影响健康的因素，现有卫生资源与医疗卫生保健服务实际需要的适应情况等。不论是抗菌药物的管理规定还是有关消毒隔离政策的制定都是基于流行病学研究实践。此外，卫生决策是否正确，各种卫生服务的效益如何，也需要应用流行病学的方法进行评价。

三、基本要求

随着流行病学研究范围的不断扩大，研究方法与技术也不断发展与完善，主要表现在：从单因素研究发展为多因素研究；从单学科研究发展为多学科研究；从定性研究发展为定性和定量研究相结合。因此，作为医学科学工作者和实践者，学习和运用流行病学应牢牢把握以下重要特征：

（一）群体的特征

群体观点是由流行病学本身的性质决定的，是学习和应用流行病学的最基本观点。从宏观和群体的角度认识疾病和健康状态，研究疾病的发生及动态分布，这是流行病学区别于其他医学学科最显著的特点之一。群体和分布是流行病学中两个最基本的概念。流行病学的研究内容是"群体诊断",是对人群疾病和健康状态的概括。将分布作为一切研究的起点,从人群的各种分布现象入手,通过"群体诊断"发现群体中存在的主要公共卫生问题,或发生某一公共卫生事件的原因,从而"对症下药",提出有针对性的预防对策或公共卫生服务计划。值得注意的是,流行病学在应用微观分子生物学研究方法和开展临床个体研究时,实际出发点仍然是"群体"。

(二)比较的特征

在流行病学研究中自始至终贯穿着比较的思想,比较是流行病学方法的核心。有比较才有鉴别。只有通过对比,才能从中发现疾病发生的原因或线索,科学评价临床治疗药物或干预方案的效果。如对比插尿管组和没有插尿管组患者的泌尿道感染发病率。队列研究中的暴露组和非暴露组,病例对照研究中的病例组和对照组,临床随机对照试验中的试验组和对照组等,均贯穿着观察比较和分析的观点。如比较吸烟组和非吸烟组的肺癌死亡率,对比冠心病组和对照组的高血压患病率;又如,在临床上,一种新药对某病的治愈率为80%,那么该治愈率是高还是低呢?只有与传统治疗方法的治愈率或其他治疗方法的治愈率比较后才能作出判断。

(三)数理统计和概率论的特征

流行病学极少用绝对数表示疾病或健康状况的分布情况,因为绝对数不能显示人群中发病的强度和/或死亡的危险度,在进行群体间比较时多使用发病率和死亡率等频率指标。流行病学中得到的危险度及各种率,实际上是对相应问题的概率参数的估计值,而不是绝对值。例如,人们不能因看到某个吸烟的人已经活了100岁而否认吸烟是肺癌的一个重要病因,而应当从概率论的角度认识吸烟者比不吸烟者患肺癌的危险(即概率)要高出多少倍等。例如,不能因为看到某个插尿管患者插了一年都没有泌尿道感染而否认插尿管是泌尿道感染的一个重要原因,而应当从概率论的角度认识插尿管患者比不插尿管患者发生泌尿道感染的危险(即概率)要高出多少倍等。

(四)社会医学和多病因论的特征

医学学科是兼有自然科学和社会科学属性的综合性学科。疾病的病因常常离不开社会因素，公众健康与社会进步、经济发展的关系也日益明显；而且医学实践具有社会性的特点，医学只有借助全社会的力量才能产生最广泛、最有效的影响。无论是传染病还是慢性非传染性疾病，其病因都不是单一的，而是由遗传与环境（包括社会环境）等多种因素综合作用的结果，只不过对于不同的疾病，遗传因素与各种环境因素各自作用的大小有所不同而已。人类的健康和疾病与环境因素有着密不可分的关系，人不仅具有生物属性，同时具有社会属性。人类的疾病和健康状态不仅是人体自身的问题，同时与生态环境有关。生态环境包括自然环境和社会环境。自然环境包括大气、水、土壤、生物和各种矿产资源，它是人类赖以生存和发展的物质基础。社会环境是社会政治、经济、文化、教育、家庭等的综合，它包括社会制度、经济体制、风俗习惯等，是人类赖以生产和生活的必需条件。医学模式的转变，我们必须从生物、心理和社会多角度去探究和预防控制疾病。

（五）预防为主的特征

作为公共卫生和预防医学的一门分支学科，流行病学始终坚持预防为主的方针并以此作为学科的研究内容之一。与临床医学不同的是，它面向整个人群，着眼于疾病的一、二、三级预防，特别是一级预防，保护人群健康。医院感染的发生，不仅仅是增加了医疗费用的支出，还对患者身体健康带来严重损害，甚至危害生命安全，给家庭和社会带来重大损失。

（六）发展的特征

纵观流行病学发展的历史，可以看出，针对不同时期的主要公共卫生问题，流行病学的定义、任务是不断发展的，研究方法在近年内也不断完善，尤其是流行病学科不断从其他学科的发展中汲取养分，产生了许多新分支，比如分子流行病学、传染病流行病学、突发公共卫生事件流行病学、医院感染流行病学、肿瘤流行病学、循证医学等，这些都昭示着学科发展的特征。

第二节　医院感染流行病学常用指标和常用研究设计类型

一、常用指标

（一）率和比

1. 率

率（rate）是表示在一定的条件下某现象实际发生的例数与可能发生该现象的总例数之比，用以说明单位时间内某现象发生的频率或强度。一般用百分率、千分率、万分率或 10 万分率表示，计算公式为：

$$率 = \frac{某现象实际发生的例数}{可能发生该现象的总例数} \times k$$

$k=100\%$、$1000‰$……

2. 比

比（ratio）也称相对比，是表示两个数相除所得的值，说明两者的相对水平，常用倍数或百分数表示，计算公式为：

$$相对比 = \frac{甲指标}{乙指标}（或 \times 100\%）$$

甲、乙两个指标可以性质相同，如某两地区的医院感染病例数之比；也可以性质不同，如某医院感染病例数与病床数之比。

3. 构成比

构成比（proportion）表示事物内部各个组成部分占的比重，常以百分数表示，计算公式为：

$$构成比 = \frac{某事物内部某一部分的数量（个体数）}{同一事物内部的整体数量（个体数之和）} \times 100\%$$

构成比在疾病的分布方面应用较多，比如不同人群医院感染构成比、不同科室医院感染构成比等。在实际应用中应防止以比代替率，因为构成比是反映事物中各组成部分的比重或分布，并不能反映事物某一部分发生的频率或强度。因此，如果把构成比当作率使用，将会得出错误的结论

（二）发病指标

1. 医院感染发病率（发生率）

指一定时期内，在所有入院病人中发生医院感染新病例的频率，计算公式为：

$$医院感染发生率 = \frac{同期住院病人发生医院感染新病例数}{观察期内住院病人总数} \times 100\%$$

医院感染常有一个病人发生多次或多种感染，此时可用感染例次发生率来表示。即指在一定时期内，同期住院病人中新发生医院感染例次的频率，其计算公式：

$$医院感染例次发生率 = \frac{同期住院病人发生医院感染新例次数}{观察期内住院病人总数} \times 100\%$$

医院感染发病密度是指一定时期内，监测的住院患者中，单位时间内新发医院感染的频率。其计算公式如下：

$$医院感染发病密度 = \frac{同期新发医院感染病例数}{某一期间监测的住院患者的人天数} 1000‰$$

这种计算方法克服了累积发病率的缺陷，考虑到了住院时间的影响，能够准确地测量患者单位时间（每天）内发生医院感染的频率。因需要收集每个住院患者住院时间的信息，计算方法较累积发病率烦琐。

计算发病率时，可根据研究的病种及研究问题的特点来选择时间单位，一般以年为时间单位。发病率的分子为新发病例数，而新病例的确定则依据发病的时间。新病例是指观察期间内新发生某病的病人，有时一个人在观察期间内可能会多次发生同一种疾病，例如，一个人在一年内可患几次腹泻或几次感冒，则应分别计算为几个新病例。发病率的分母是指所规定的暴露人口，即指在观察期间内，观察人群中所有可能患该病的人。对观察人群中不可能患该病的人，如研究传染病的发病率时，已获得特异性免疫的人群则不应包含在分母中。但是，由于在实际工作中准确的暴露人口数往往不易获得，因此一般用年平均人口数（以某年 7 月 1 日零时人口数，或年初、年末人口数之和除以 2 作为年平均人口数）作为分母。

某病的发病率还可以按年龄、性别、职业及地区等不同特征分别计算，称为发病专率。发病率是一个重要的常用指标，对于描述死亡率极低或非致死性的疾病尤为重要。常用来描述疾病的分布，探讨发病因素，提出病因假设和评价防治措施的效果等。

发病率的准确性受很多因素的影响，如报告制度是否健全以及诊断疾病的水平高低等。在比较不同地区人群的发病率时，考虑到年龄和性别构成的不同，应对发病率进行标准化。率的标准化计算方法有直接法和间接法两种。

2.医院感染患病率

观察期内医院感染的总病例数占同期住院病人总数的比例，计算公式为：

$$医院感染患病率 = \frac{同期住院病人发生医院感染总例数}{观察期内住院病人总数} \times 100\%$$

实际应用中，患病率对于病程短的疾病价值并不大，但对于病程长的一些慢性病，则能为流行状况提供有价值的信息，并可反映某地区人群某病的疾病负担程度。此外，也可依据患病率来合理规划卫生设施、人力、物力及卫生资源，研究疾病流行因素及监测慢性病的控制效果等。

表 4-2-1 患病率与发病率的比较

分类	发病率	患病率
资料来源	疾病报告、疾病监测、队列研究	现况调查
计算分子	观察期间新发病例数	观察期间新旧病例数
计算分母	同期暴露人口数	同期观察人口数
观察时间	一般为 1 年或更长时间	较短，一般为 1 个月或几个月
适用疾病种类	各种疾病	慢性病或病程较长疾病
特点	动态描述	静态描述
用途	疾病流行强度	疾病现患状况或慢性病流行情况
影响因素	相对少，疾病流行情况、诊断水平、疾病报告质量等	较多，影响发病率因素、病后死亡或痊愈及患者病程等

3.罹患率

罹患率与发病率一样是测量新发病例频率的指标。

罹患率与发病率相同之处是分子均为新发病例数，不同之处是罹患率一般多用于衡量小范围、短时间的发病频率，以月、周、日或一个流行期为时间单位。罹患率的优点是可以根据暴露程度精确地测量发病几率，多用于描述食物中毒、职业中毒及传染病的暴发流行。医院感染暴发时可以计算罹患率。

4.医院感染续发率

指与指示病例有效接触后一个最长潜伏期内，在接触者中续发病例数与接触者总数的比值，计算公式为：

$$医院感染续发率 = \frac{续发病例数}{原发病例接触者人数} \times 100\%$$

在医院感染的调查中，医院感染续发率可用来分析传染源、流行因素和评价防治措施的效果。

5.感染率

指在某个时间内能检查的整个人群样本中，某病现有感染者人数所占的比例。感染率是反映某病感染水平的一项指标，是评价人群健康状况的常用指标。

感染率＝（受检者中阳性人数/受检人数）×100%

（三）死亡指标

1.死亡率

死亡率（mortality rate）是指某人群在一定期间内死于所有原因的人数在该人群中所占的比。死亡率是测量人群死亡危险最常用的指标，其分子为死亡人数，分母为该人群年平均人口数。常以年为单位计算。计算公式为：

$$死亡率 = \frac{某人群某年总死亡人数}{该人群同年平均人口数} \times k$$

k＝1000‰、10000/万或100000/10万

死于所有原因的死亡率是一种未经过调整的死亡率，所以通常被称为粗死亡率。粗死亡率反映一个人群的总死亡水平，是衡量人群因病伤死亡危险性大小的指标，是一个国家或地区文化、卫生水平的综合反映。它不仅反映一个国家或地区在不同时期的居民健康状况和卫生保健水平，也可为确定当地卫生保健的需求和制定规划提供科学依据。对于病死率高的疾病如肺癌、肝癌及胰腺癌等，其死亡率基本上可以反映该病的发病水平。但是对于非致死性疾病如普通感冒、关节炎等，进行死亡率的分析是不合适的。有些疾病虽然发病率很高，但因其病死率较低，故也不适合用死亡率进行分析。

各地区死亡率进行比较时，应特别注意各地的人口构成存在的差异，因此，用标准化死亡率进行比较才有助于得出正确的结论。如甲、乙两地在未标化前的肺癌死亡率是相同的，但实际上乙地人群的肺癌死亡率要明显地高于甲地，其原因在于甲地人口构成中男性老年人口居多，而肺癌的死亡率又与年龄和性别有关，所以用未标化率进行比较时，就会得出甲乙两地肺癌死亡率相同的错误结论。

按疾病的种类、年龄、性别、职业或种族等分类计算的死亡率称为死亡专率。计算死亡专率时，分母必须是与分子相对应的人口数。例如计算某地40岁以上男性肺癌的死亡专率，分母应是该地40岁以上的男性人口数，而不能用该地区的全人口数。死亡专率中婴儿死亡率是一个非常重要的指标，它是指某年周岁内婴儿的死亡数与同年内活产儿数的比值，一般以千分率（1000‰）表示，是反映社会经济及卫生状况的

一项敏感指标，不受人口构成的影响，不同的国家和地区可直接进行比较。

2. 病死率

病死率（fatality rate）表示一定期间内，患某病的全部病人中因该病而死亡的比例。计算公式为：

$$病死率 = \frac{一定期间内因某病死亡人数}{同期患某病的人数} \times 100\%$$

病死率通常用于病程短的急性病，如各种急性传染病、脑卒中、心肌梗死及肝癌等，以衡量疾病对人生命威胁的程度。病死率受疾病严重程度和医疗水平的影响，同时也与疾病能否被早期诊断、诊断水平及病原体的毒力等因素有关。因此，当用病死率作为指标评价不同医院的医疗水平时，应注意不同医院入院病人的病情严重程度及医院医疗设备条件等因素的影响。

应当注意，在不同场合下，计算病死率所使用的分母是不同的，如计算住院病人中某病的病死率，分母为该病病人的住院人数；而计算某种急性传染病的病死率，其分母为该病的所有发病人数。

（四）其他指标

医院感染漏报率：为确保医院感染监测资料的准确性，可以定期或不定期地进行漏报率调查。医院感染漏报率调查一般以一年为期，也可以日为单位，其计算公式为：

$$医院感染漏报率 = \frac{医院感染漏报病例数}{已报病例数 + 漏报病例数} \times 100\%$$

医院感染漏报率的高低是评价一所医院感染监测质量好坏的重要指标。一般要求漏报率不超过 10%。

二、常用研究设计类型

（一）概述

医院感染流行病学研究采用观察法和实验法，观察法按是否有事先设立的对照组又可进一步分为描述性研究和分析性研究。因此流行病学研究按设计类型可分为描述流行病学、分析流行病学、实验流行病学和理论流行病学四类，每种类型又包括多种研究设计。描述流行病学主要是描述疾病或健康状态的分布，起到揭示现象、为病因研究提供线索的作用，即提出假设。而分析流行病学主要是检验或验证科研的假设。实验流行病学则用于证实或确认假设。

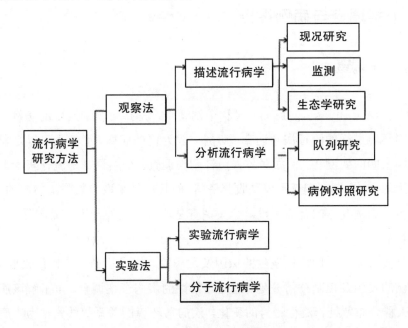

图 4-2-1　医院感染流行病学研究方法示意

（二）描述流行病学

描述流行病学又称描述性研究，是指利用已有的资料或特殊调查的资料，包括实验室检查结果，描述不同地区、不同时间、不同人群疾病或健康状况分布的差异并通过比较，形成病因假设，为探讨疾病的病因及制定防治措施提供线索。描述性研究在揭示暴露和疾病的因果关系的探索过程中是最基础的步骤，任何因果关系的确定均始于描述性研究，它是流行病学研究的起点。描述性研究可分为个案调查与病例报告、现况调查（抽样调查与普查）、生态学研究等。

描述性研究主要有以下用途：①描述疾病或健康状况的三间分布及发生发展的规律。描述疾病或健康状况的三间分布情况，是描述性研究最常见的用途。例如，若要掌握某医院感染发生情况，则从该医疗机构中随机抽取足够数量的合格的研究对象，逐一进行调查和检测，同时收集有关的研究因素，如性别、年龄、患病状态等等，即可对该医疗机构医院感染的三间分布情况进行描述，为研究导致医院感染的原因奠定基础。②提出病因线索。描述性研究可为病因未明疾病提供病因线索。通过描述疾病频率在不同暴露因素状态下的差异，进行逻辑推理，提出病因学假设。

③评价疾病控制或促进健康的对策与措施的效果。

三、个案调查与病例报告

（一）个案调查

个案调查（case investigation）又称个例调查，是指对个别发生的病例、病例的家庭及周围环境进行的流行病学调查。病例一般为传染病病人，但也可以是非传染病病人或病因未明的病例等，例如医务人员针刺伤调查。个案调查是流行病学调查获取资料最常用的方法。个案调查不仅是收集资料，而且也是采取有效防治措施的依据，防止或减少类似病例发生的有效手段。个案调查是调查研究的一个组成部分。

1. 调查目的

进一步核实诊断，查明病例发生的原因及发病的"来龙去脉"，以便采取措施，预防续发病例的发生及控制疫情蔓延。通过经常性的疾病个案调查，可了解该病的时间、地区和人群分布特征，流行趋势的变化，疾病与环境的关系等线索，为疾病监测提供资料。

2. 个案调查的方法与步骤

个案调查方法包括询问、现场观察和收集其他有关的资料，必要时采集标本进行检验。

调查者到达现场后，首先应检查病人，根据临床表现、实验室检查并结合流行病学资料进行全面分析，然后做出明确诊断。

按照预先设计的调查表或问卷进行现场调查，确定发病时间、地点，追查发病因素、感染途径等。

对个案调查资料进行分析，找出病例发病原因及可能传播的条件，制定防治措施，最后写出调查报告与小结。

3. 个案调查的局限性

个案调查的主要缺点是没有比较。个案调查一般无对照，也无人群有关变量的资料，而且病例常有遗漏，故不宜分析因素与疾病的关系。

（二）病例报告

病例报告（case report）又称个案报告，是临床上对某种罕见病的单个病例或少数病例进行研究的主要形式，也是唯一的方法。病例报告通常是对单个病例或 5 个以下病例的病情、诊断及治疗中发生的特殊情况或经验教训等的详尽临床报告。

由于病例报告介绍的是新出现的或不常见的疾病或疾病不常见的临床表现，常为医学界所重视，从而可能形成某种新的假设。它是临床医学和流行病学的一个重要的连接点。

1.目的及用途

（1）发现新的疾病或提供病因线索。病例报告往往是识别一种新的疾病或暴露的不良反应的第一线索，也是监测罕见事件的唯一手段。许多疾病都是首先通过病例报告被发现的。例如孕妇服用反应停引起新生儿先天畸形，口服避孕药增加静脉血栓栓塞的危险，而艾滋病的发现过程，更能说明病例报告在识别新的疾病和形成可能的危险因素假设上的作用。病例报告实际是我们监测罕见事件的唯一手段，常能激发人们去研究某种疾病或现象。

（2）探讨疾病和治疗的机制。对罕见病例的病情、诊断、治疗、实验室研究以及个别现象的详尽报告，可用来探讨疾病的致病机制和治疗方法的机制。例如，怀疑麻醉药氟烷能引起肝炎，但是由于暴露于氟烷后发生肝炎的频率很低，并且手术后肝炎还有许多其他的原因，因此"氟烷肝炎"难以确立。然而，如下的病例报告可以澄清这个问题。一名使用氟烷进行麻醉的麻醉师反复发作肝炎并已肝硬化，肝炎症状总是在他进行麻醉工作后几小时内发作。该病例暴露于小剂量氟烷时肝炎就复发，再加上有临床观察、生化检验和肝组织学等方面的证据，从而证明了氟烷可引起肝炎。

（3）介绍常见疾病的罕见表现。例如早期播散性莱姆病通常会出现许多中枢神经系统症状，包括脑脊膜炎、神经根病变和颅神经病变等。2007 年，Chabria 等报告了一例以精神状态改变为唯一中枢神经系统表现的早期播散性莱姆病病例。

2.病例报告的步骤

（1）首先要说明此病例值得报告的原因，提供所报告病例是罕见病例的证据或指出病例的特别之处；

（2）其次要对病例的病情、诊断治疗过程、特殊情况等进行详尽描述，并提出各种特殊之处的可能解释；

（3）最后要进行小结并指出此病例报告给作者和读者以怎样的启示。

3.病例报告的局限性

病例报告的研究对象具有高度选择性，人群代表性不好极易发生偏倚。病例报告是基于一个人或少数几个人的经历，不能用来估计疾病或临床事件发生的频率，所发现的任何危险因素都具有偶然性，病例报告不能用来检验是否真正存在着联系。除极少数例外情况，也不应该把病例报告作为改变临床诊断、治疗等实践的依据。

（三）现况调查

现况调查（prevalence survey）是指按照事先设计的要求，在某一特定人群中，应用普查或抽样调查等方法收集特定时间内某种疾病或健康状况及有关变量的资料，以描述该疾病或健康状况的分布及与疾病分布有关的因素。

从时间上说，现况调查是在特定时间内进行的，即在某一时点或在短时间内完成，犹如时间维度的一个断面，故又称之为横断面研究（cross-sectional study）。由于现况调查主要使用患病率指标，所以又称为患病率研究或现患研究（prevalence study）。2009 年《医院感染监测规范》中要求医院应每年至少开展一次的医院感染患病率调查即属于现况调查。

1.现况调查的目的与用途

（1）描述特定时间疾病或健康状况的三间分布。通过现况调查可以了解某一时刻某地区某人群中某一疾病的存在情况和分布特征。例如，对某省 2010 年 8 月 30 日零时—24 时二级以上医院所有住院患者进行统一调查，了解医院感染科室、感染部位分布等特点。

（2）发现病因线索。描述某些因素或特征与疾病或健康状况的联系以便形成病因假设，为分析流行病学研究提供线索。例如，在对肝硬化的现况调查中发现肝硬化患者人群中饮酒的比例明显高于非肝硬化人群，从而提出酗酒可能与肝硬化有关的病因假设。

（3）评价疾病的防治效果。描述性研究可以考核防治措施的效果。如定期在某一人群中进行横断面研究，收集有关暴露与疾病的资料，通过动态调查所获得的结果，可评价某些疾病防治措施的效果。例如对某地区儿童进行乙肝疫苗接种前后的乙肝患病率调查，通过比较可以评价接种效果。

（4）用于疾病监测。在某一特定的人群中利用描述性研究方法长期进行疾病监测，可以对所监测疾病的分布规律和长期变化趋势有深刻的认识和了解。比如全国医院感染监测。

（5）为研究和决策提供基础性资料。描述性研究可用于衡量一个国家或地区的卫生水平和健康状况，用于卫生服务需求的研究，用于社区卫生规划的制定与评估，用于有关卫生或检验标准的制定以及为卫生行政部门的科学决策提供依据等。例如通过儿童发育营养水平的调查，有助于当地卫生部门开展儿童保健工作。

2.现况调查的研究类型

（1）普查。

普查（census）是指为了解某人群健康状况、某病的患病率或者为制定某生物学标准等，在特定时间内对特定范围内人群中每一成员所做的调查或检查。"特定时间"应该较短，有时甚至指某个时点，如时间太长，人群中某种疾病的患病率或健康状况会发生变化，影响普查质量。一般小规模普查可在几天或几周内完成，大规模普查可在几个月内完成。"特定范围"既可以是某个单位或某个居民点，也可以指某个地区，甚至全国，也可以是一定特征的人群。

1）普查的目的与用途。了解某特定人群中某疾病或某危险因素的基本分布情况（医院感染患病率调查）、健康水平或生长发育情况，建立生理指标或制定某项生物学检验标准；早期发现病人，以便早期诊断和早期治疗。在医院感染暴发时，可用普查来寻找全部病例，也可以了解疾病的全貌，该调查就是一个小范围内的普查。

2）普查的优缺点。优点是：能发现人群中的全部病例，早发现、早诊断疾病，并可以普及医学卫生知识；由于是调查某一人群总体的所有成员，所以在确定调查对象上比较简单；所获得的资料能够较全面地描述普查地区人群总体的情况以及分布与特征，为疾病或健康状况的流行因素研究提供线索；比较容易为公众所接受。缺点是：工作量大，费用较高，组织工作复杂，参加普查的工作人员多，调查质量不易控制，需要有足够的人力、物力和设备；调查内容有限，不适用于患病率很低的疾病调查，对现场诊断技术的灵敏度和特异度要求较高；由于普查对象多，调查时间短，难免重复和遗漏，无应答比例较高。

（2）抽样调查。

抽样调查（sampling survey）是指在特定时点、特定范围内的某人群总体中，按照一定的方法抽取一部分有代表性的个体组成样本进行调查分析，以样本推论该人群总体某种疾病的患病率及某些特征的一种调查。抽样必须遵循随机化的原则和样本大小适当的原则，才能获得代表性较好的样本。随机化原则是指研究总体中每个个体均有同等的机会被抽到并组成样本。样本大小适当的原则是指样本应达到一定的数量，过大或过小都有其弊端。样本量过大会浪费人力、物力、财力，调查质量不易控制；样本量过小，抽样误差较大，代表性不好，推论总体的效果较差。

1）抽样调查的目的与用途。抽样调查的原理就是用样本代表总体，即用样本统计量估计总体参数所在范围，衡量人群总体的健康水平；描述某种疾病或健康状况于特定时间、特定范围内人群特征上的分布及影响其分布的因素；考核防治效果；抽样调查常可作为其他调查研究方法中的质量控制方法。

2）抽样调查的优缺点。与普查相比，抽样调查具有节省人力、物力和时间以及由于调查范围小而使调查精度较高的优点，在流行病学调查中占有很重要的地位，是最常用的方法。但是抽样调查的设计、实施与资料分析均比普查要复杂，重复和遗漏不易被发现；不适用于变异较大的资料；不适用于患病率较低的疾病。

3）抽样方法目前在流行病学调查中使用的随机抽样方法可分为单纯随机抽样、系统抽样、分层抽样、整群抽样和多级抽样。

单纯随机抽样：单纯随机抽样也称简单随机抽样，是最简单、最基本的抽样方法。从总体的 N 个对象中，利用抽签或随机数字法抽取 n 个对象，构成一个样本，总体中每个对象被抽到的概率相等（n/N）。

系统抽样：系统抽样又称机械抽样，是按照一定的顺序，机械地每隔若干单位抽取一个单位的方法。具体方法：设总体单位数为 N，需要调查的样本数为 n，则抽样比为 n/N，抽样间隔为 K-N/n。例如，总体有 10000 个单位，拟抽取 1000 个单位，抽样比为 1000/10000＝1/10，K＝10000/1000＝10，采用单纯随机抽样法从 1—10 号中随机抽出一个作为起点，例如为 5，以后每隔 10 号抽取一个，抽取样本的编号依次为：5，15，25，35，…9995。

整群抽样：整群抽样是从总体中直接抽取若干群组（如村、居委会、班级、车间、科室等）作为观察单位组成样本。用此方法抽样时，抽到的不是个体，而是由个体所组成的集体（即群体），被抽到的群组中的全部个体均作为调查对象。

分层抽样：先根据某种特征将总体分为若干次级总体（层），然后再从每一层内进行单纯随机抽样，组成一个样本，这种抽样方法称为分层抽样。用来分层的特征通常是调查研究的主要变量。分层抽样可以提高总体指标估计值的精确度，分层可以将一个内部变异很大的总体分成一些内部变异较小的层，保证总体中每一层都有个体被抽到，在样本相同时比单纯随机抽样、系统抽样和整群抽样的抽样误差都要小。比如一项医院感染的研究中按照医院级别三级、二级、一级进行抽样调查。

多级抽样：在大型流行病学调查中，常同时将上面几种抽样方法结合起来使用，把抽样过程分为不同阶段，每个阶段的抽样可以采用单纯随机抽样、系统抽样或其他抽样方法，称之为多级抽样。

3.现况调查的实施

（1）准备阶段。

1）明确调查目的。确定调查目的是现况调查的第一步。根据研究所提出的问题，明确该次调查所要达到的目的，如是要描述某种疾病或健康状况的三间分布还是要寻找危险因素的线索，发现高危人群；是要对疾病干预做需求分析还是要进行疾病的"三早"预防（早发现、早诊断、早治疗）；或者是为了评价疾病防治措施的效果。研究目的是整个现况调查的出发点，对现况调查的各个步骤都有决定性的影响。确定调查目的需要做许多准备工作，只有充分掌握背景资料，了解该问题现有的知识水平、国内外研究进展情况，才能阐明该研究的科学性、创新性和可行性，才能估计其社会效益和经济效益。

2）确定调查对象。选择调查对象首先要考虑研究目的。如果为了要进行疾病的"三早"预防，则可选择高危人群；如果为了研究某些相关因素与疾病的关联，则要选择暴露人群或职业人群；如果是为了获得疾病的三间分布资料或确定某些生理生化指标的参考值，则要选择能代表总体的人群；如果为评价疾病防治措施的效果，则要选择已实施了该预防或治疗措施的人群。例如：比较某市不同区的精神疾病患病率，则可从不同区进行抽样。如果对某职业暴露有兴趣，可选择有暴露的工厂的工人与无暴露的工厂的工人，比较其患病率；或选择同一工厂中有暴露的工人与无暴露或暴露水平低的工人做比较。选择调查对象时还要结合实际考虑在目标人群中开展调查的可行性，例如经费来源的多少、是否便于调查等。

3）确定调查类型和方法。根据研究目的确定是采用普查还是抽样调查。如果是为了进行疾病的"三早"预防，则可以选择普查；如果是为了了解某种疾病的患病率，则采用抽样调查。同时，还要考虑现有的人力、物力和财力，权衡利弊后再作决定。研究方法的确定也应从研究目的出发，结合所收集资料的特殊性，并考虑调查对象的特点和适应性进行选择。如果调查的对象集中且文化水平较高，则选用自填式问卷调查效果较好，并能节省人力、物力和时间；如果所调查的人群电话普及率高，则可以考虑电话访问；如果调查对象极其分散，则信访调查可能比较合适；如果调查的要求较高，所调查的内容需经被调查者当面核实，或者调查内容中有现场观察的部分，则选择面访更合适。

在现况调查中，对于需要进行体格检查或实验室检查方可获得的变量，应注意尽量采用简单易行的技术和灵敏度、特异度高的检验方法，这一点在患病率低的疾病的现况调查中尤为重要。

4）估计样本含量。样本大小是在设计任何一项现况调查时都必须注意的问题，样本太大或太小都不适宜。决定现况调查样本大小的因素主要是：总体的疾病患病率，患病率越小，所需的样本含量越大，反之则可小些；对调查结果精确性高低的要求，精确性要求越高，即允许误差（d）越小，所需样本就越大，反之亦然；显著性水平，p 值越小，样本量越大，通常取 0.05 或 0.01。

5）确定研究变量。现况调查的目的确定后，在实施过程中需要将待研究的问题进一步具体化，即转化成一系列可测量的研究变量。现况调查的研究变量可分为人口学资料（包括姓名、年龄、性别、职业、文化程度、民族、住址），疾病指标（包括死亡、发病、现患、伤残、生活质量、疾病负担等），以及相关因素（主要是指某些可能与研究疾病相关的特征，例如吸烟、饮酒、经济收入、饮食习惯、家族史等）。对研究的任何一个因素或变量，都应有明确的定义。因为不同的人对同一问题（因素）的含义会有不同理解，如关于年龄的定义，有人理解为"虚岁"，有人理解为"实足岁"，因此，常常以出生日期为标准。另外，何为"吸烟"，何为"饮酒"等诸如此类的问题也应有一个明确的规定，即根据研究目的和这些因素的作用来确定一个执行定义。对调查项目的定义可用黑体字等方式印在调查表上，也可编制一份"调查表项目说明"备用。

对调查项目还应选择合适的测量尺度，尺度的设定应适合于研究目的，既要实际可行又要能提供较丰富的信息。如规定经济收入的测量尺度，"您的月收入是：1000元以下、1000～2000元、2000～3000元、3000～4000元、4000～5000元和5000元及以上）"。尺度的划分要宽窄合适，并能包括所有可能出现的情况，如设"不记得""其他"等栏目。

6）设计调查表。研究变量的调查是通过调查表来具体体现的。调查表又称问卷，是流行病学研究获得原始资料的主要工具之一。通过调查表收集到的信息质量可直接影响整个调查研究工作的质量。因此，设计出质量优秀的调查表是保证流行病学调查结果真实可靠的基本条件。

调查表的内容和一般结构：调查表主要由开头部分、主体部分、背景部分等组成。

开头部分主要包括问候语、填表说明、调查表编号等内容。不同的调查表所包括的开头部分会有一定的差别。

a. 问候语。问候语也叫调查表说明，其作用是引起被调查者的兴趣和重视，消除调查对象的顾虑，激发调查对象的参与意识，以争取他们的积极合作。一般问候语中的内容包括称呼、问候、调查员介绍、调查目的、调查对象作答的意义和重要性、说明回答者所需花的时间、感谢语等。问候语一方面要反映以上内容，另一方面要求尽量简短。

b. 填写说明。在自填式调查表中要有详细的填写说明，让被调查者知道如何填写调查表，如何将调查表返回到调查者手中。

c. 调查表编号。主要用于识别调查表、调查者以及被调查者姓名和地址等，以便于校对检查、更正错误。

主体部分，也是调查表的核心部分。它包括了所要调查的全部问题，主要由问题和答案所组成。

背景部分主要是有关被调查者的一些背景资料,调查单位要对其保密。该部分所包括的各项内容,可作为对调查者进行分类的依据。一般包括调查对象基本信息包括姓名、住址、单位、联系电话、邮箱等；人口学特征包括性别、民族、婚姻状况、收入、教育程度、职业等。

调查表的设计步骤：

首先,根据研究目的将确定的调查内容归纳为一系列的变量,再将每个变量设置成具体指标,然后将具体指标根据调查对象不同而使用相应的语言,草拟出调查表上的项目,即问题和答案,形成调查表初稿,之后通过预调查和修改,对调查项目进行筛选,最后对调查表做出信度和效度评价。具体分以下几个阶段：

准备阶段。需确定调查的主题范围和调查项目,将调查表涉及的内容列出一个提纲并分析这些内容的主次和必要性。在此阶段应充分征求各类相关专业人员的意见,使调查表内容尽可能地完备和切合实际需要。

调查表的初步设计阶段。在这一阶段,主要是确定调查表结构,拟定编排问题。首先可根据研究目的写出说明信,在说明信里交代调查的主办单位或个人的身份、研究的目的和意义、匿名保证及致谢等。此外,有的调查表通常还把填答调查表的方法、要求、回收调查表的方式和时间等具体事项写进说明信中。说明信的文笔要简明、亲切、谦虚、诚恳,切忌啰嗦。之后开始初步设计主体部分。根据要调查的内容,按照调查表设计的基本原则列出相应的问题,并考虑问题的提问方式,再对问题进行筛选和编排。对于每个问题,要注意考虑是否必要,避免可有可无的问题,有时需要针对某些较特殊的问题做出特定指示,如"可选多个答案""请按重要程度排列""若不是,请跳过 10~14 题,直接从 15 题开始答起"等。总之,调查表中每一个有可能使回答者不清楚、不明白、难以理解的地方,一切有可能成为回答者填答调查表障碍的地方,都需要给予某种指导。最后是调查表的质量控制项目,如调查员姓名、调查日期等内容。

试用及修改阶段。初步设计出来的调查表需在小范围内多次试用和修改,即事先评估一下设计的调查表中哪些不合理,哪些问题不明确,选择答案是否合适、有无遗漏,问题的顺序是否符合逻辑,回答时间是否合适等。之后,针对调查表存在的问题,对调查表进行有效的修改和完善。

信度、效度评价阶段。为了提高调查表的质量,进而提高整个研究的价值,调查表的信度和效度分析是研究过程中必不可少的重要环节。信度和效度分析的方法包括逻辑分析和统计分析,信度的统计分析标准有重测信度、复本信度和内部一致性信度；

效度的统计分析标准有内容效度、结构效度和标准关联效度。

调查表设计的注意事项：

问题的设计：对问题设计的要求是语句表达要简明、生动，要注意概念的准确，不要用似是而非的语言。具体设计应注意以下几点：①问题应清楚明确，避免过多使用专业术语，以免造成调查对象理解偏差或拒绝回答。例如，"您是否感到心悸？"有些人不知道"心悸"的含义，故无法做出正确的回答。②提问中避免使用不确切的词，例如："您是否经常生病？"这里的"经常"较模糊，被访者难以回答，如更改为"您最近一个月内生了几次病？"则易于回答。③问题的提法应明确和具有客观性，不要有诱导性和倾向性，否则具有暗示作用，会使被调查者不假思索地同意暗示的答案，产生偏性。④避免断定性的问题，例如："您正在服用的降血压药药名是？"在未询问调查对象是否患高血压及是否服药的情况下，提出这样的断定性问题，让人不知如何回答是好。⑤一个问题不能涉及两件事，例如："您抽烟喝酒吗？"

问题的数目和顺序：通常调查表调查时间不宜过长，一般5～30min较适宜。临床使用的调查表最好在15min以内，一般人群评价的调查表可稍长，但也不宜超过30min，否则被调查者会感到厌烦而随意乱填，影响调查的真实性。问题排列也有一定规则，调查表应条理清晰，便于受访者思考，减少拒答，主要原则有：①提问内容应从简单到复杂逐步过渡；②提问内容应按逻辑顺序排列，同类问题、有关联的问题放在一起；③调查的核心问题应在前面问，专业性强的具体细致问题尽量放在后面；④敏感问题尽量放在后面问；⑤开放性问题一般放在最后问。

调查表填写的方式：

因调查对象和采访方法不同，可分为以下几种方式：①知情人填写：例如调查对象为文盲或伤残，自己不能填写调查表或填写困难，可由其家人、邻居代为填写。②被调查人填写：小学5年级以上文化程度的人，可自己填写调查表。通过工会等组织将调查对象集中在一起，研究者对调查表进行简要说明，待调查对象完成表格填写后即收回，填写不清楚的地方，当场查漏补缺。此方法应答率可达100%。③调查人员填写：由调查者向被调查对象进行面对面询问，将答案填入调查表。此方法可提高被调查者对问题的理解和所收集信息的准确性，但要花费大量的人力物力。

调查表调查的质量控制：

预调查：通过让一小部分人试做调查表，找出调查表存在的错误或歧义，从而进行修改，最终形成较理想的调查表。

调查表填写指导语：调查表开头部分可简要说明调查表调查内容、意义和填写方法。如是面对面调查或调查对象集中调查，可口头上对被调查者进行填写指导，以提高被调查者对调查表的理解程度，冷静、准确地填写调查表。

调查员：调查员必须明确调查表目的和熟悉调查表内容，并且能够选择合适的地点、合适的时间与调查对象接触。同时调查员还需具备良好的人际沟通能力和应变能力。因此调查员的选择需慎重，培训需到位。

取得调查对象的信任与合作：要取得调查对象良好的合作，需要调查员亲切且有礼貌，表达清晰；调查内容能引起被调查者的兴趣。如入户调查，最好由调查对象熟悉的人带或引见调查员。

（2）调查阶段（资料收集）。

1）现场调查。由调查员负责实施，他们是资料收集的具体执行者，直接关系到调查的成败。因此选择和培训调查员是调查工作十分重要的一项工作。对调查员最基本的要求是实事求是的科学工作态度和高度的责任心。在进行现况调查前调查员应经过严格的培训和考核后再决定是否录用，采用统一调查和检测标准，避免测量偏倚的产生。应根据不同情况选用不同的调查员。除了调查员以外，争取调查对象的配合也十分关键。在调查前，应广泛开展宣传，提高调查对象的认知度和积极性。

2）掌握有关的背景资料。现况调查要收集的标识变量包括年龄（出生日期）、性别、文化程度、婚姻状况、家庭人数及组成、家庭经济状况、职业等。

3）疾病测量。在人群中进行现况调查时，应尽量采用简单、易行的技术和高灵敏度、高特异度的方法进行疾病测量。对疾病必须首先建立严格、统一的诊断标准，诊断标准要便于不同地区的比较。调查表、体检或一些特殊检查常联合应用。同时需注意检验结果中的假阳性，特别是对患病率较低的疾病进行现况调查时尤为重要。对有恶化期或缓解期的疾病，重要的是询问现在没有症状或体征的人过去是否曾有过症状。虽然调查者或许不能据此肯定他们是否有病，但可以考虑他们可能有病或在分析时将他们分开分析。

4）变量测量。变量即所研究的因素、研究对象所具有的特征、所发生的事件。研究因素必须有明确的定义和测量尺度，应尽量采用定量或半定量尺度和客观的指标，如可以用调查表、记录、实验室检查、体检和其他手段来测量。

（3）分析阶段（资料整理分析）。

资料的整理。现况调查结束后首先应对原始资料逐项进行检查与核对，以提高原始资料的准确性、完整性，同时应填补缺漏、删去重复、纠正错误等，以免影响调查质量。接下来按照卫生统计有关技术规定及流行病学需要来整理原始资料，如组的划分、整理表的拟订，以便进一步分析计算。

随着计算机的普及应用，一般现况调查的资料都需应用计算机处理，因此还需要建立相应的数据库，将原始资料录入计算机，在输入计算机时尽可能用专业人员双轨录入数据，并应用某些软件中的数据录入核对功能（如 EpiData 软件的核对模块）。

1）常用分析指标。

a. 率的计算：现况调查中常用的率是患病率。分析时要考虑到混杂因子的存在，如比较不同地区某疾病的患病率，直接比较会导致错误结论，常可采用率的标准化方法（标化率）。除患病率外，现况调查中还常用到感染率、病原携带率、抗体阳性率、某因素的流行率（如吸烟率）等指标，这些率的计算方法与患病率相似。此外还可能用到一些比、构成比等指标，如性别比、年龄构成等。

b. 其他常用指标：根据调查获得的定量数据，如年龄、身高、体重、肺活量等，可计算这些变量的均数与标准差等指标。

2）分析方法。

a. 描述分布。将资料按不同的人口学特征和时间特征、地区特征等进行分组，描述研究对象人数，计算和比较某疾病患病率，并应用统计学方法检验不同组间的差异。

人群分布。活动性肺结核患病率随年龄的增长有逐渐上升的趋势，75～80 岁达到高峰，各年龄组均为男性高于女性。涂阳和菌阳肺结核患病率除 15～20 岁女性患病率高于男性外，其他年龄组患病率均为男性高于女性。

地区分布。乡村的活动性、涂阳和菌阳患病率均高于城镇。此外，按照我国各省、自治区的地域分布，分成东、中、西部三类地区，西部地区活动性、涂阳和菌阳肺结核患病率均高于中部地区，东部地区最低。176 个流行病学调查点中，有 3 个点未发现活动性肺结核患者，71 个点未发现涂阳肺结核患者，43 个点未发现菌阳肺结核患者。

时间分布。2010 年活动性、涂阳和菌阳肺结核患病率分别为 459/10 万、66/10 万、119/10 万，而 2000 年分别为 466/10 万、169/10 万、216/10 万，与 2000 年患病率相比，全国活动性、涂阳和菌阳肺结核患病率均下降。

b. 相关分析：描述一个变量随另一个变量的变化而发生线性变化的关系，适用于双变量正态分布资料或等级资料，如体重与肺活量之间的相关关系。P≤0.01，表明男性和女性吸烟率的差异有统计学意义，男性的吸烟率显著高于女性。进一步对不同年龄段男性和女性吸烟率差异进行分析，结果显示，不同年龄段男性的吸烟率均高于女性，差异均有统计学意义。

3）结果的解释。

现况调查的结果解释一般应先说明样本的代表性、应答率等情况，然后估计分析调查中有无偏倚及其来源、大小、方向和调整方法，最后归纳疾病分布情况及提供病因线索。此次调查结果表明，我国活动性肺结核患病率下降较慢，但涂阳和菌阳患病率有大幅度下降；不同性别及年龄组的涂阳和菌阳肺结核患病水平较 2000 年均有明显下降；地区间发展不平衡，乡村患病率明显高于城镇，西部地区患病率高于东、中部地区，局部地区结核病疫情严重。

（4）总结阶段。

对这个调查研究工作进行总结，形成报告，提出建议和意见。

（四）生态学研究

生态学研究又称相关性研究，是描述性研究中的一种，是以群体为基本单位收集和分析资料，在群体的水平上描述不同人群中某因素的暴露状况与某种疾病的频率，研究某种因素与某种疾病之间的关系。例如洗手液及手消液消耗量与手卫生依从性关系的研究。生态学研究在收集疾病以及某因素的资料时，无法得知个体的暴露与效应间的关系，不能在个体水平上进行研究，而只能以群体为单位（如国家、城市、学校、医院等），通过描述某种疾病或健康状况在各群体中所占的百分数或比数，以及有某种特征的个体在群体中所占的百分数或比数，反映群体的平均水平，从这两组群体数据分析某种疾病或健康状况的分布与群体特征分布的关系，从而探求病因线索。这是生态学研究的最基本特征，也是生态学研究的最基本原理。生态学研究是从许多因素中探索病因线索的一种常用方法，然而其提供的信息是不完全的，只是一种粗线条的描述性研究。

（五）分析流行病学

分析流行病学（analytical epidemiology）又称分析性研究（analytical study），是指在描述性研究的基础上，收集所观察研究人群的有关资料，通过有计划的对比分析，找出与疾病发病有关的危险因素，检验或验证描述性研究所提出的病因学假说。主要包括病例对照研究和队列研究，下面就病例对照研究做详细介绍。

1. 病例对照研究的概念

病例对照研究（case-control study）是比较患某病的人与未患某病的人暴露于某种可能的危险因素的差异，从而确定此可疑危险因素与该病之间有无关联及关联强度大小的研究。病例对照研究是按照有无所研究的疾病或某种卫生事件，将研究对象分为病例组和对照组，分别追溯其既往（发病或出现某种卫生事件前）所研究因素的暴露情况，并进行比较，以推测疾病与因素之间有无关联及关联强度大小的一种观察性研究。病例对照研究中的所谓"病例"可以是某疾病的患者，或某种病原体的感染者，或具有某特征事件（如健康、有效、痊愈、死亡、药物副作用等）的人，对照可以是未患该病的其他病人，或不具有所感兴趣的事件的个体，或健康人。这是一种回顾性的、由果及因的研究方法，是在疾病发生之后去追溯假定的病因因素的方法。

2. 病例对照研究的基本原理

以确诊的患有某种特定疾病的病人作为病例组，以不患有该病但具有可比性的一组个体作为对照，通过询问、实验室检查或复查病史，搜集既往各种可能的危险因素暴露史，测量并比较病例组与对照组中各因素的暴露比例，经统计学检验，若两组差别有意义，则可认为暴露因素与疾病之间存在着统计学上的关联。在评估各种偏倚对研究结果影响的基础上，分析暴露与疾病的关联强度，从而达到探索和检验疾病病因假说的目的。

3. 病例对照研究的特点

根据病例对照研究的概念和基本原理可归纳出病例对照研究的一些基本特点。

（1）属于观察性研究，客观地收集研究对象的暴露情况，收集的暴露因素是自然存在而非人为控制的，分析暴露因素与疾病或其他卫生事件的关系。

（2）对照研究必须设立具有可比性的对照，目的是为病例组的暴露比例提供参考。

（3）由果推因研究开始时已有确定的结果（患病或未患病，出现或未出现感兴趣的事件），进而追溯可能与疾病或事件有关的因素，即从所研究疾病（果）与过去的暴露因素（因）的关联性来推断因素与疾病发生的关系，以寻找病因线索。

（4）病例对照研究不能观察到由因到果的发展过程，一般而言不能直接证实暴露因素与疾病之间的因果联系，但可为队列研究及实验性研究提供病因研究的线索和方向。

（六）病例对照研究的用途

（1）广泛探索影响因素，从众多与疾病或卫生事件发生相关的可疑因素中，筛选相关因素，特别是对病因不明的疾病进行可疑因素的广泛探索是病例对照研究的优势。

（2）深入检验某个或某几个病因假说，在描述性研究或探索性病例对照研究初步形成病因假说的基础上，可进一步进行病例对照研究加以检验假设。如在发现吸烟与肺癌有关的基础上，深入调查吸烟量、吸烟年限、吸烟方式、戒烟历史等有关吸烟的详细情况，以验证吸烟与肺癌有关的病因假设。

（3）研究健康状态等事件发生的影响因素，将研究扩大到与疾病和健康状态相关的医学事件或公共卫生事件，如进行意外伤害、老年人生活质量、中学生问题行为、肥胖与超重等相关因素的研究，为制定相应卫生决策提供依据。

（4）疾病预后因素的研究，同一疾病可有不同的结局，将发生某种临床结局者作为病例组，未发生该结局者作为对照组，进行病例对照研究，可以分析产生不同结局的有关因素，从而采取有效措施，改善疾病的预后，或者对影响预后的因素做出正确的解释。

（5）临床疗效影响因素的研究，同样的治疗方法对同一疾病的治疗可有不同的疗效反应，将发生和未发生某种临床疗效者分别作为病例组和对照组进行病例对照研究，以分析不同疗效的影响因素。

（七）病例对照研究的分类

按照研究设计可将病例对照研究分为非匹配病例对照研究和匹配病例对照研究两大类。

1. 非匹配病例对照研究

对于病例和对照之间的关系不作限制和规定。在设计所规定的病例和对照人群中，分别抽取一定数量的研究对象，一般对照人数应等于或多于病例人数。例如，欲探讨某社区 45 岁以上人群脑卒中发生的危险因素，可将该社区 45 岁以上的全部脑卒中病人和非病人或其随机样本作为研究对象进行研究。

2. 匹配病例对照研究

匹配又称作配比，是指所选择的对照在某些因素或特征上与病例保持一致。这些因素或特征被称为匹配因素或匹配变量，例如年龄、性别、居住地等。匹配的目的是去除这些因素或特征对研究结果的干扰，从而更准确地说明所研究因素与疾病的关系，提高研究的效率。根据匹配的方式不同，可分为成组匹配和个体匹配两种形式。

（1）成组匹配病例对照研究。成组匹配又称频数匹配，是指对照组具有某种（或某些）因素（或特征）者所占的比例与病例组一致或相近，即病例组与对照组之间某些因素（或特征）的分布一致或接近。如病例组男女各半，60 岁以上者占 1/3，则对照组中也应如此。

（2）个体匹配病例对照研究。个体匹配是指以个体为单位使病例和对照在某种（或某些）因素（或特征）方面相同或接近。1个病例可以匹配1个对照，这种情况叫配对（pair matching），如果对照易得而病例罕见时，也可以1个病例匹配多个对照，如1:2，1:3，……。由 Pitman 效率递增公式 2R/（R+1）可知，随着 R 值的增加效率也在增加，但增加的幅度越来越小。由于超过1:4匹配时研究效率增加缓慢且增加工作量，故不建议采用。

匹配因素应当根据研究的疾病而定，并不是越多越好。如果是作为病因探索的因素则不可作为匹配因素，匹配变量必须是已知的混杂因素，或至少是有充分理由怀疑的混杂因素，否则不应匹配。如果将不起混杂作用的因素作为匹配变量进行匹配，企图使病例与对照尽可能一致，不仅会丢失某些重要信息，而且会增加选择对照的难度和工作量，这种情况被称为匹配过头。比如，在研究吸烟与心血管疾病关系时，将血脂水平这一研究因素（吸烟）与疾病（心血管疾病）因果链上的中间环节进行匹配，将低估或忽略吸烟与心血管疾病的关联性。总之，不符合混杂因素特征的变量不应用来匹配。

（八）病例对照研究的实施

1. 确定研究目的与类型

研究目的的确定是制定研究计划的核心。根据疾病发生的特点、既往研究的结果或临床工作中需要解决的问题，结合文献复习，提出明确的研究目的。

研究类型的选择可以考虑以下方面：①根据研究目的进一步确定适宜的研究类型，例如，研究目的是广泛探索疾病的危险因子，可以采用不匹配或频数匹配的病例对照研究方法；②根据病例的数量选择研究类型，如果所研究的是罕见病，或所能得到的符合规定的病例数很少，则选择个体匹配方法；③以较小的病例样本量获得较高的检验效率，可选择1:R的匹配方法，R 越大，效率越高（但不宜超过4）；④根据对照与病例在某些重要因素或特征方面的可比性要求，比如病例的年龄、性别构成特殊，随机抽取的对照组很难与病例组均衡可比，以选择个体匹配为宜。

2. 确定研究因素

根据研究目的或具体目标确定研究因素（或变量），研究因素应是怀疑与所研究疾病有可能发生联系的因素，一般可通过描述性研究、临床观察或其他学科领域提出的研究线索等来确定研究因素。一项病例对照研究可以研究多个暴露因素与疾病之间的联系，但并不是研究的暴露因素越多越好，尽可能保证"精而全"，即与目的有关的变量绝不可少，与目的无关的变量一个也不纳入。

研究因素一旦确定以后，必须对每项研究因素的暴露或暴露水平作出明确而具体的规定。每项变量要有明确的定义，尽可能采取国际或国内统一的标准，以便交流和比较，如吸烟规定为每天吸烟至少一支且持续一年以上，否则不视为吸烟。涉及某些生物学指标的测定方法、结果判断等，均应有明确统一的标准。研究者也可根据实际情况做出具体的、操作性较强的规定。

将所确定的研究因素归纳于调查表中，每个研究对象的暴露及疾病的信息均应准确记录于调查表，病例和对照须采用相同的调查表。除死亡病例外，一般由研究对象本人来回答有关问题，并要求调查者采用同等认真的态度完成病例和对照暴露的测量与资料的收集。研究因素的收集方法主要有面访、电话访问、信访、查阅记录、现场观察及环境和人体生物学材料的检测等。收集的资料是否准确可靠关系到研究结果和结论的真实性。

3. 确定研究对象

病例对照研究的研究对象包括患有所研究疾病的病例和未患该病的对照，对照的选择在整个研究中尤为关键。

（1）病例的选择。

1）选择原则：病例对照研究中的病例是指患有所研究疾病且符合研究入选标准的人，病例选择的基本原则有两个：①代表性：选择的病例应足以代表产生病例的目标人群中的全体病例；②诊断明确：必须对所研究疾病的诊断标准做出明确的规定，所有病例都应符合严格的诊断标准。疾病的诊断标准应客观、具体、可操作性强，尽可能按国际及国内统一标准执行，以便与他人的工作比较。医院感染研究中，诊断标准可依据原卫生部 2001 年颁布的《医院感染诊断标准（试行）》执行。对于无明确诊断标准的疾病，可根据研究的需要制定明确的定义。此外，为了控制非研究因素对结果的干扰，可对研究对象的某些特征（如性别、年龄、民族等）作出规定或限制。

2）病例的类型：病例的类型一般包括新发病例、现患病例和死亡病例。

选择新发病例进行研究，由于病例患病的时间较短，对有关暴露的回忆比较清楚，提供的信息较为准确可靠，回忆偏倚小，并可避免因临床预后的不同而引起选择偏倚。新发病例代表性好，容易合作，被调查因素改变少，但收集新发病例花费时间长、费用大，尤其是发病率低的疾病。一般认为，如果条件许可应尽可能选择新发病例。

选择现患病例进行研究，病例数多，收集时间短，易获得资料，但现患病例对暴露史的回忆因患病时间较长，被调查因素改变较多，回忆偏倚较大，同时难以区分暴露和疾病的时间顺序，而且容易掺入疾病迁延及存活的因素。

选择死亡病例进行研究，费用低，出结果快，得出的信息对进一步深入研究有一定的帮助，但因暴露情况是由询问亲属或其他人、或经查阅历史资料和记录获得，所获资料准确性较差。

3）病例的来源病例既可以来自医院，即以医院为基础，也可以来自社区，即以社区为基础。从医院选择的病例，可以是门诊病人或住院病人，也可以是已经出院甚至死亡的病人；以医院为基础的病例进行研究，方便可行，省时省力省钱，合作性较好，信息较完整、准确，对于罕见病有时是唯一可行的方法，但从医院选择病例容易发生选择偏倚。从社区人群中选择病例时，可以利用疾病监测资料或居民健康档案选择合格的病例，对于常见病也可以组织专门的调查（普查、抽样调查），从社区居民中发现该病的病例；以社区为基础的病例进行研究，其优点在于包括轻重各型病例，代表性最好，但不易得到，耗费人力物力财力，工作量和工作难度均较大。

（2）对照的选择。

1）选择原则。对照的选择是否恰当是病例对照研究成败的关键之一，对照的选择往往比病例的选择更复杂、更困难。对照必须是未患所研究疾病的人，对照的诊断也必须明确，对照必须是按诊断标准判定的非"病人"。选择对照也应遵循代表性原则，即所选择的对照应能代表目标人群暴露的分布情况，也就是说对照必须来自于产生病例的总体或者是同一人群。最好是全人群的一个无偏样本，或是产生病例的目标人群中全体未患该病人群的一个随机样本，以保证对照与病例具有可比性。如进行某社区 40 岁以上女性糖尿病危险因素的研究，对照应为该社区人群中同龄女性非糖尿病者的随机样本。

2）对照的形式。选择对照时主要采取匹配与非匹配两种方式。匹配的目的主要是提高研究效率，其次是控制混杂因素的干扰。因此，在条件许可时尽可能采取匹配的方式选取对照。如果病例和对照的来源都较充分，则以配对为佳；如果病例少而对照相对易得，则可采用一个病例匹配多个对照的办法。

3）对照的来源。医学研究中常用的对照来源为同一或多个医疗机构中其他疾病的患者。其优点为易于选取，比较合作，可利用档案资料，但代表性较差，容易产生偏倚。为避免偏倚，应尽可能选择多个医院、多科室、多病种的病人作对照。同时还应注意，对照一般不应患有与所研究疾病有已知共同病因的疾病，例如研究胃癌的病因时，不能以慢性胃炎病人为对照。

社区人口或团体人群中非该病病例或健康人，其最大优点是代表性强，但实施难度大，费用高，所选对照不易配合。

病例的邻居或同一住宅区内的健康人或非该病病人，邻居对照有助于控制社会经济地位的混杂作用。

病例的配偶、同胞、亲戚、同学或同事等，这种对照易选且比较合作，但代表性较差。当考虑去除某些环境或遗传因素对结果的影响时，这种对照不失为一种可取方法，如同胞对照有助于控制早期环境影响和遗传因素的混杂作用，配偶对照则可控制某些环境因素对结果的干扰。

4. 估计样本含量

病例对照研究中足够的样本量是获得预期结果的必要条件和保证，样本含量的估计是研究设计的必要步骤。

病例对照研究中影响样本大小的主要因素有：①研究因素在对照人群（对照组）中的估计暴露率（Po）；②研究因素与疾病关联强度的估计值，即相对危险度（RR）或暴露的比值比（OR）；③希望达到的检验显著性水平，即假设检验第Ⅰ类错误的概率 α；④希望达到的检验把握度（$1-\beta$），β 为统计学假设检验第Ⅱ类错误的概率。

一般而言，P 越小，所需样本量越大；α 和 P 一定时，OR 或 RR 的估计值越远离 1，即因素对疾病发生的作用越强，所需的样本量越小；Po 对样本含量的影响要结合病例人群（病例组）的暴露率 P 来考虑，Po 与 P 差值越大，所需样本量越小。

样本估计时需要注意：①样本含量的估计是有条件的，而这些条件并非一成不变，因此，所估计的样本含量并非绝对精确的数值；②样本量并非越大越好，样本量过大，常会影响调查工作的质量，增加负担和费用；③在总的样本量相同的情况下，病例组和对照组样本含量相等时研究效率最高；④不同研究设计的样本大小计算方法不同。

5. 资料收集

病例对照研究的资料收集方法主要是利用专门设计的调查表进行面访，因此，调查表的设计是很重要的一个步骤，有时也可采用通讯调查、查阅医疗记录、报告登记资料、职业史档案等方法，作为询问调查的补充。某些研究还需要采集个人或环境的样品进行实验室检测。

在收集资料时要注意，病例和对照的调查时间愈近愈好，病例和对照接受调查的环境和方法应相同。调查全过程要注意进行质量控制，如抽取一定比例的研究对象进行重复调查，通过两次调查的一致性评价调查的可靠性。

6. 资料整理与分析

（1）统计描述。

首先对所收集的资料进行全面检查与核实，以保证资料的完整性和准确性，继而对原始资料进行分组、归纳或编码输入计算机，建立数据库。

1）研究对象的一般特征描述。

对病例组和对照组的一般特征进行描述，如性别、年龄、职业、居住地、婚姻状况、疾病临床类型等，在两组的分布情况一般以均数或构成比表示。

2）均衡性检验。

均衡性检验就是分析某因素（一般认为是可能的混杂因素）在两组之间所占的比例是否相同，如果均衡，即使是混杂因素也不会对研究结论产生影响，如果不均衡，就不能排除此因素对结论会有影响，但是可以对可能的混杂因素进行调整，然后再分析。在描述性分析的基础上，对病例组和对照组的某些基本特征进行均衡性检验。常采用 t 检验、方差分析、秩和检验等，以评价两组的可比性。对两组间差异确有统计学意义的因素，在后续分析时应考虑其对研究结果可能的影响并加以控制。

（2）推断性分析。

1）非匹配设计资料的分析。

将病例组和对照组按某个因素暴露史的有无整理成四格表的模式，进行该暴露史与疾病之间关联性及其关联强度分析。

表 4-2-2　非匹配病例对照研究资料归纳表

暴露史	病例	对照	合计
有	a	b	$a+b=m_1$
无	c	d	$c+d=m_0$
合计	$a+c=n_1$	$b+d=n_0$	$N=a+b+c+d$

暴露与疾病关联性分析：检验病例组某因素的暴露率或暴露比例 $\dfrac{a}{a+c}$ 与对照组 $\dfrac{b}{b+d}$ 之间的差异是否具有统计学意义。如果两组某因素暴露率差异有统计学意义，说明该暴露与疾病存在统计学关联。两组暴露率差异的统计学检验可用四格表的 X^2 检验。

$$X^2=\frac{(ad-bc)^2 N}{(a+b)(c+d)(a+c)(b+d)}$$

当四格表中一个格子的理论数≥1 但<5，但总例数>40 时，则使用 X^2 检验的连续校正公式。

$$X^2_{校正}=\frac{(|ad-bc|-N/2)^2 N}{(a+b)(c+d)(a+c)(b+d)}$$

2）Woolf 法：即自然对数转换法，是建立在方差基础上的。

lnOR 的方差为：

$$Var（lnOR）=\frac{1}{a}+\frac{1}{b}+\frac{1}{c}+\frac{1}{d}$$

当四格表中某格的数值为 0 时，可在每格的数值上各加 0.5，再求出它的倒数之和。

lnOR 的 95%可信区间为：

$$lnOR95\%CI=lnOR+1.96\times\sqrt{var(lnOR)}$$

OR 的 95%可信区间是其反自然对数，即

$$Exp[lnOR\pm1.96\sqrt{var(lnOR)}]$$

经过验证，这两种方法计算结果基本一致。但是 Miettinen 法更为简单，因此较为常用。

OR 可信区间除了用于估计总体 OR 的范围外，也可根据 OR 的可信区间是否包括 1 来推断暴露因素与疾病间有无关联。如果 OR95%CI 不包括 1，说明如果进行多次病例对照研究，有 95%的可能 OR 不等于 1，该项研究 OR 不等于 1 并非抽样误差所致，可认为研究因素与研究疾病有关联；如果 OR95%CI 包括 1，说明如果进行多次病例对照研究，可能有 95%的研究其 OR 值等于 1 或接近 1，即研究因素与研究疾病无关联。

估计归因危险度百分比（AR%）和人群归因危险度百分比（PAR%）：在一定条件下，病例对照研究也可计算出这两个指标。

在病例对照研究中一般不能获得发病率和 RR，只能获得 OR，当所研究疾病的发病率很低（如小于 5%）时，OR≈RR，故可用 OR 来代替 RR 估计 AR%，其计算公式可写成：

$$AR\%=\frac{OR-1}{OR}\times100\%$$

如果对照组的暴露率可以代表病例源人群的状况，则可用对照组的暴露率代表人群暴露率 P，则：

$$PAR\%=\frac{p_e(OR-1)}{p_e(OR-1)+1}\times100\%$$

7.1∶1 配对资料的分析

病例对照研究中，1∶1 配对资料可整理成下表的形式。注意表内的数字 a、b、c、d 是病例与对照的对子数。

表 4-2-3　1∶1 配对病例对照研究资料归纳表

对照	病例		合计
	有暴露史	无暴露史	
有暴露史	a	b	a+b
无暴露史	c	d	c+d
合计	a+c	b+d	N＝a+b+c+d

（1）暴露与疾病关联分析：可用 MeNemar x^2 检验，公式如下：

$$x^2 = \frac{(b+c)^2}{(b+c)}$$

此公式适用较大样本。当（$b+c$）＜40 时，用以下连续性校正公式计算校正的 x^2 值。

$$校正\ x^2 = \frac{(|b+c|-1)^2}{(b+c)}$$

（2）计算 OR：用以下公式计算。

$$OR = \frac{c}{b}\quad（b \neq 0）$$

（3）计算 OR95%CI：仍用 Miettinen 法，即：

$$OR\ 的\ 95\%CI = OR^{(1\pm1.96/\sqrt{x^2})}$$

OR 是指病例组某因素的暴露比值与对照组该因素的暴露比值之比，反映了病例组某因素的暴露比例为对照组的若干倍。

8. 非匹配资料的分层分析

病例对照研究中的混杂因素可以用配比设计加以控制，但未被配比的混杂因素，需用分层分析（stratification analysis）的方法去识别，并估计和控制其作用。分层分析是根据潜在混杂因素的有无或程度将研究对象分为不同的层，然后在各层中比较病例组和对照组暴露因素的分布。如可按某一混杂因素分成若干亚层（如 i 层，见表 4-2-4）后，分别计算各层的 OR，并进行齐性检验，如果齐性检验结果显示各层的 OR 值的差别没有统计学意义，说明各层资料是同质的，可按照 1959 年由 Mantel 和 Haenszel 提出的方法，计算总的 OR 即 Mantel-Haenszel OR（简称 ORum），这是对混杂因素校正（或调整）后的合并 OR。如果齐性检验结果显示各层的 OR 值的差异有统计学意义，提示各层资料不属于同质资料，不宜再计算合并 OR 值，而应进一步分析分层因素与暴露因素之间的交互作用（interaction）。

表 4-2-4　病例对照研究分层资料（第 i 层）的四格表

暴露史	病例组	对照组	合计
有	a_i	b_i	m_{1i}
无	c_i	d_i	m_{0i}
合计	N_{1i}	n_{0i}	N_i

比如，在某一个研究中，想要研究口服避孕药与心肌梗死的关系，得以下数据（表 4-2-5）。

表 4-2-5　在无口服避孕药服用史者中年龄与心肌梗死的关联

年龄（岁）	心肌梗死	对照	合计
≥40	88	95	183
<40	26	59	85
合计	114	154	268

在无口服避孕药服用史者中年龄与心肌梗死 $OR=2.10$，$x^2=7.27$，说明年龄与心肌梗死的发生有联系，即年龄越大，发生心肌梗死的危险性越高。再分析对照组中年龄与口服避孕药的关联。

表 4-2-6　对照组中年龄与服用口服避孕药史的关联

口服避孕药史	<40 岁	≥40 岁	合计
有	17	7	24
无	59	95	154
合计	76	102	178

$OR=3.91$，$x^2=8.98$，说明年龄与服用口服避孕药也有联系。

另外，年龄也不是服用口服避孕药与心肌梗死联系的中间环节，故可以认为年龄是研究口服避孕药与心肌梗死关系时的混杂因素。这种情况下可以用分层分析方法控制年龄的混杂作用。

仍以上述的数据为例，说明分层分析的一般步骤及方法。考虑到年龄与服用口服避孕药的行为有关，也与心肌梗死的发生有关，可能是个混杂因素，故按年龄将研究对象分为<40 岁和≥40 岁两层，见表 4-2-7。

表 4-2-7　口服避孕药与心肌梗死的病例对照研究资料

口服避孕药史	<40 岁			≥40 岁			合计		
	病例	对照	小计	病例	对照	小计	病例	对照	总计
有	21	26	47	18	88	106	39	114	153
无	17	59	76	7	95	102	24	154	178
合计	38	85	123	25	183	208	63	268	331

分层分析的步骤：

（1）计算各层资料的 OR：利用上述公式计算各层的比值比 OR：

不考虑年龄的影响时，$OR = \dfrac{39 \times 154}{114 \times 24} = 2.20$

按年龄分层后，

<40 岁：$OR_1 = \dfrac{21 \times 59}{26 \times 17} = 2.80$

≥40 岁：$OR_2 = \dfrac{18 \times 95}{88 \times 7} = 2.78$

可见，两层的 OR_i 均较不分层时的 OR 大，说明年龄起了一定的混杂作用。按年龄分层后，两层 OR_i 的齐性检验常用 Woolf 齐性检验法，具体计算方法请参照有关书籍。本例齐性检验结果显示两层 OR 的差异无统计学意义，说明两层资料是同质的，可计算总 x^2 和总 OR，常用 Mantel-Haenszel 提出的计算公式，分别以 x^2_{MH} 和 OR_{MH} 表示。

（2）计算 x^2：用以下公式计算 x^2_{MH}：

$$x^2_{MH} = \frac{\left[\sum\limits_{i=1}^{I} a_i - \sum\limits_{i=1}^{I} E(a_i)\right]}{\sum\limits_{i=1}^{I} Var(a_i)}$$

式中，E（a_i）为 a_i 的期望值；Var（a_i）为 a_i 的方差。

$$\sum_{i=1}^{I} E(a_i) = \sum_{i=1}^{I} \frac{m_{1i} n_{1i}}{n_i}$$

$$\sum_{i=1}^{I} Var(a_i) = \sum_{i=1}^{I} \frac{m_{1i} m_{0i} n_{1i} n_0 i}{n_i^2 (n_i - 1)}$$

如果四格表中某一格子的理论频数小于 5，则用下列校正公式：

$$校正\ x^2_{MH}=\frac{\left[\left|\sum\limits_{i=1}^{I}a_i-\sum\limits_{i=1}^{I}E(a_i)\right|-0.5\right]^2}{\sum\limits_{i=1}^{I}Var(a_i)}$$

上表中，$\sum\limits_{i=1}^{2}E(a_i)=\dfrac{47\times38}{123}+\dfrac{106\times25}{208}=27.26$

$\sum\limits_{i=1}^{2}Var(a_i)=\dfrac{47\times76\times38\times85}{123^2(123-1)}+\dfrac{106\times102\times25\times183}{208^2(208-1)}=11.77$

$x^2_{MH}=\dfrac{(39-27.26)^2}{11.77}=11.71$

V＝i-1＝2-1＝1，查 x^2 界值表得 p＜0.01。

（3）计算 OR_{MH} 及其 95%CI：应用 Mantel-Haenszel 提出的计算公式。

$$OR_{MH}=\frac{\sum\limits_{i=1}^{I}(a_id_i/n_i)}{\sum\limits_{i=1}^{I}(b_ic_i/n_i)}$$

由公式可得，上诉例题中，$OR_{MH}=\dfrac{(21\times59/123)+(18\times95/208)}{(26\times17/123)+(88\times7/208)}=2.79$

OR_{MH} 的 95%CI 可用 Miettinen 法计算，即：

$$OR\ 的\ 95\%CI＝OR_{MH}^{\left(1\pm1.96\sqrt{x^2_{MH}}\right)}=2.79^{\left(1\pm1.96\sqrt{11.71}\right)}=(1.55,5.02)$$

即 OR_{MH} 的 95%CI 为 1.55～5.02。

综上，调整年龄的可能混杂作用后 $OR_{MH}=2.79$，高于不分层时的 OR＝2.20，说明由于年龄这个混杂因素的作用，减弱了口服避孕药与心肌梗死的联系强度。

虽然能按照以上方法进行分层分析，但当混杂因素很多时，分层较多，每层内研究样本可能会很少，不能满足统计分析的需要，故应用上受到一定限制。随着计算机技术及流行病学理论与方法的发展，目前许多多因素分析模型如多元线性回归、Logic 回归等被广泛应用于病例对照研究的资料分析，以探讨多个因素与疾病间的关系以及控制混杂因素，操作简单、结果可靠。

9. 剂量反应关系的分析

前述分析方法都是建立在 $2x^2$ 表的基础上。虽然可以同时调整几个混杂因素，每个混杂因素也可分为若干个水平，但暴露因素只分为两个水平。在病例对照研究中，如果能够获得某次暴露因素不同暴露水平的资料（也称分级资料），可将不同暴露水平的资料由小到大或由大到小分成多个有序的暴露等级,不同暴露等级分别与无暴露或最低水平的暴露作比较,以分析这些暴露与疾病之间的剂量—反应关系（dose-response relationship）,增加因果关系推断的依据。分级暴露资料的分析方法如下:

（1）将资料整理归纳成 RxC 列联表形式:

表 4-2-8　病例对照研究分级资料整理表

组别	暴露分级						合计
	X_0	X_1	X_2	X_3	X_4	…	
有	a_0（c）	a_1	a_2	a_3	a_4	…	n_1
无	b_0（d）	b_1	b_2	b_3	b_4	…	n_0
合计	m_0	m_1	m_2	m_3	m_4	…	N

可见,本表中的 a_0 和 b_0 分别相当于前面四格表中的 c 和 d。

例题:1956 年 Doll 和 Hill 发表的男性吸烟与肺癌关系的病例对照研究资料见下表。

表 4-2-9　男性每日吸烟的支数与肺癌的关系

组别	每日吸烟数				合计
	0	1	5	15～	
病例	2（c）	33（a_1）	250（a_2）	364（a_3）	649（n_1）
对照	27（d）	55（b_1）	293（b_2）	274（b_3）	649（n_0）
合计	29（m_0）	88（m_1）	543（m_2）	638（m_3）	1298（N）

（2）进行 RxC 列联表资料的 x^2 检验:用下面的卡方检验公式计算 x^2 值。

即 $$x^2 = N\left(\sum_{i=1}^{l} \frac{A_i^2}{n_i m_i} - 1\right)$$

表中的 a_i、b_i、c 和 d 即为实际值（A_i）。

$$x^2 = 1298\left(\frac{2^2}{649\times29} + \frac{33^2}{649\times88} + \frac{250^2}{649\times543} + \frac{364^2}{649\times638} + \frac{27^2}{649\times29} + \frac{55^2}{649\times88} + \frac{293^2}{649\times543} + \frac{274^2}{649\times638} - 1\right) = 43.15$$

v=（R-1）（C-1）=（2-1）（4-1）=3,p＜0.001,说明男性肺癌组和对照组吸烟量分布的差别有统计学意义。

（3）计算各暴露水平的 OR 值:通常以不暴露或最低水平的暴露组为参照组,其余暴露水平各组分别与参照组进行比较,计算各组的 OR 值。本例以不吸烟组为参照组,每日吸烟支数为 1～4.5～14.15 以上三组的 OR 值分别为 8.10、11.52 和 17.93,

即随着吸烟量的增加而递增，呈现明显的剂量反应关系。但还需经 x^2 趋势检验来判明该剂量反应关系是否有统计学意义。

（4）x^2 趋势检验：用下列公式计算 x^2 值。

$$x^2 = [T_1 - (n_1 T_1 / N)]^2 / Var$$

式中 Var 为方差，其计算公式为：

$$Var = n_1 n_0 (NT_3 - T_2^2) / [N_2 (N-1)]$$

其中 T_1、T_2、T_3 的计算公式分别为：

$$T_1 = \sum_{i=1}^{I} a_i x_i$$

$$T_2 = \sum_{i=1}^{I} m_i x_i$$

$$T_3 = \sum_{i=1}^{I} m_i x_i^2$$

式中第 i 暴露水平的 $x_i = i$，参照组为 $x_0 = 0$。

以上面数据为例，$T_1 = \sum_{i=1}^{I} a_i x_i = 33 \times 1 + 250 \times 2 + 364 \times 3 = 1625$

$$T_2 = \sum_{i=1}^{I} m_i x_i = 88 \times 1 + 543 \times 2 + 638 \times 3 = 3088$$

$$T_3 = \sum_{i=1}^{I} m_i x_i^2 = 88 \times 1^2 + 543 \times 2^2 + 638 \times 3^2 = 3088$$

则：$Var = 649 \times 649 \times (1298 \times 8002 - 3088)^2 / [1298^2 \times (1298-1)] = 164.00$

$x^2 = [1625 - (649 \times 3088 / 1298)]^2 / 164.00 = 40.01$

上述结果说明吸烟量与肺癌危险性之间存在明显的数量反应关系，即随着吸烟量的增加发生肺癌危险性（OR）递增，并且该数量反应关系有统计学意义。

（九）病例对照研究优点与局限性

1.优点

（1）适用于罕见的、潜伏期长的疾病研究，有时往往是罕见病病因研究的唯一选择。也适于研究一些新出现的或原因不明的疾病，能广泛地探索其影响因素，有助于迅速进行公共卫生干预。

（2）与队列研究相比，病例对照研究需要的样本量较小，因此，相对更节省人力、物力、经费和时间，并且较易于组织实施。

（3）适用于多种暴露因素与某一种疾病关联的研究，也可进行多种因素间交互作用的研究。

（4）不仅应用于病因的探讨，也可用于研究药物不良反应、疫苗免疫学效果的考核及暴发调查等。

2.局限性

（1）不适用于研究人群中暴露比例很低的因素，因为需要的样本量大。

（2）易发生各种偏倚，包括选择偏倚、信息偏倚、混杂偏倚，尤其是难以避免回忆偏倚、选择偏倚。

（3）难以确定暴露与疾病的时间先后顺序，一般无法直接推导因果关联的结论。

（4）不能直接计算暴露组和非暴露组的发病率，只能估计相对危险度，因此，难以充分而直接地分析研究因素与疾病之间的关系。

（十）偏倚及其控制

病例对照研究在设计、实施、资料分析乃至推论的过程中都可能会受到多种因素的影响，使研究结果系统偏离了真实情况，即产生了偏倚（bias）。偏倚是在研究中（从设计到执行的各环节）的系统误差及解释结果的片面性而造成的，使研究结果与其真值出现了某些差值。因为它是由系统误差所造成，加大样本并不能使之减少。偏倚的存在歪曲了研究因素与疾病的关系，甚至得出完全错误的结论。一项完全没有偏倚的研究很难做到，但可以通过严谨的设计和细致的分析以识别、减少和控制偏倚。

1.选择偏倚

选择偏倚（selection bias）主要产生于研究的设计阶段，是由于研究对象的选择不当造成的，即选入的研究对象与未入选的研究对象在某些特征上存在差异而引起的误差。在病例对照研究中，主要表现为病例不能代表目标人群中病例的暴露特征，或对照不能代表目标人群暴露的特征。

（1）常见的选择偏倚。

入院率偏倚（admission rate bias）也叫伯克森偏倚（Berkson bias）。在以医院为基础的病例对照研究中常发生这种偏倚。当利用医院病人作为病例和对照时，由于所选的对照仅是某种或某些疾病病人中的一部分，而不是目标人群的随机样本，病例也只是该医院或某些医院的特定病例，而且由于医院的医疗条件、病人的居住地区及社会经济文化等多方面因素的影响，病人对医院以及医院对病人都有一定的选择性，因此作为病例组的病例也不是全体病人的随机样本。特别是因为各种疾病的入院率不同极易导致病例组与对照组在某些特征上产生系统误差。

现患病例—新发病例偏倚（prevalence-incidence bias）也称奈曼偏倚（Neyman bias）。病例对照研究中的研究对象如果选自现患病例，特别是病程较长的现患病例，所得到的暴露信息可能与存活有关而与发病无关，或者是由于疾病而改变了原有的一些暴露特征（如生活习惯），与新发病例所提供的暴露信息有所不同，其结果可能将存活因素等作为疾病发生的影响因素，夸大或缩小了研究因素与研究疾病的真实关系。

检出症候偏倚（detection signal bias）也称暴露偏倚（unmasking bias）。某因素虽不是病因，但其存在有利于某些体征或症状出现，病人常因这些与疾病无关的症状而就医，从而提高了早期病例的检出率，致使过高地估计了暴露程度，而产生系统误差。

（2）选择偏倚的控制。

减少选择偏倚，关键在于严密科学的设计。制定严格的研究对象选择条件，研究时尽可能选人群病例和人群对照。如进行以医院为基础的病例对照研究，最好能在多个医院选择一定期间内连续观察的某种疾病的全部病例或其随机样本，再与病例相同的多个医院选择多病种对照，有条件时在人群中再选择一组对照，尽可能选择新发病例。

2.信息偏倚

信息偏倚（information bias）或称观察偏倚（observation bias）或测量偏倚（measurement bias），主要发生于研究的实施过程中。这种偏倚是在收集整理信息过程中由于测量暴露与疾病的方法有缺陷而造成的系统误差。

（1）常见的信息偏倚。

回忆偏倚（recall bias）是由于研究对象对暴露史或既往史回忆的准确性和完整性存在系统误差而引起的偏倚。病例对照研究主要依据研究对象对过去暴露史的回忆而获取信息，因此这种偏倚是病例对照研究中最常见和最严重的偏倚之一。多种因素均可导致回忆偏倚，如病程、所发生事件的重要性、调查者的询问方式、询问技巧等。

调查偏倚（investigation bias）可来自于调查者或调查对象。调查者对病例与对照调查时，自觉或不自觉地采取不同的询问方式（方法、态度、广度、深度等）收集信息，产生的这种系统误差称诱导偏倚（inducement bias）；研究对象因某种原因有意报告非真实信息将导致报告偏倚（report bias）；对暴露情况及诊断结果划分发生错误则会引起错分偏倚（misclassification bias）。

（2）信息偏倚的控制。

主要通过提高测量的准确性和可靠性。严格定义诊断标准及暴露，并规范执行；严格培训调查员，最好采用盲法调查，尽量采用客观的方法来获取信息。调查项目繁简得当、问题明确、指标客观，调查者询问方式适当、态度认真、气氛融洽及被调查者心态平和等都是减少或避免信息偏倚的有效方法。通过随机抽取一定比例的研究对象进行重复调查而进行质量控制，也是减少信息偏倚的方法。

3.混杂偏倚

疾病的发生是多因素综合作用的结果，因素与因素、因素与疾病之间的作用是非常复杂的。当探讨研究因素与某种疾病的关系时，某个既与疾病有关联又与暴露有关联的因素可能掩盖或夸大了研究因素与研究疾病之间的关系，这就产生了混杂偏倚（confounding bias）。在病例对照研究中常涉及众多研究因素，混杂偏倚的产生在所难免。通常在研究的设计阶段，可用随机化、限制和匹配的方法来控制混杂偏倚的产生；在资料的分析阶段，可用标准化、分层分析及多因素分析的方法分析和控制混杂偏倚。

四、队列研究

（一）队列研究的概念

队列研究是将某一特定人群按是否暴露于某可疑因素或暴露程度分为不同的队列，追踪观察各队列成员结局（如疾病）发生的情况，比较各队列之间结局发生率的差异，从而判定该因素与该结局之间有无因果关联及关联程度的一种观察性研究方法。

在流行病学研究中，暴露泛指能影响结局（如疾病）的各种因素，即研究对象所具有的与结局有关的特征或状态（如年龄、性别、职业、遗传、行为、生活方式等）或曾接触与结局有关的某因素（如 X 线照射、重金属、环境因素等），这些特征、状态或因素即为暴露因素，也称为研究因素或研究变量。因此，暴露在不同的研究中有不同的含义，暴露可以是有害的，也可以是有益的，但都是研究者感兴趣的。

队列（cohort）原指古罗马军团中的一个分队，流行病学家加以借用，表示具有某种共同暴露的一组人群。队列研究中研究对象通常包括暴露组和非暴露组两个队列，例如吸烟与肺癌关系队列研究中的吸烟组和不吸烟组。根据研究对象进出队列的时间不同，队列又可分为两种：一种叫固定队列，是指观察对象都在某一时刻或一个短时期之内进入队列，之后不再加入新的成员，随访观察至观察期终止，观察对象很少或几乎没有因为所研究疾病等结局事件以外的其他原因退出，即在整个观察期内队列成员是相对固定的；另一种叫动态队列，即在整个观察期内，原有的队列成员可以不断退出，新的观察对象可以随时进入，即整个观察期内队列成员不是固定的。这两种队列结局频率的计算方法不同。

（二）队列研究的基本原理

队列研究的基本原理是在某一特定人群中，根据目前或过去某个时期是否暴露于某个待研究的因素，将研究对象分为暴露组和非暴露组，或按不同的暴露水平将研究对象分成不同的亚组，如低暴露组、中暴露组和高暴露组，随访观察各组人群待研究结局（如疾病、死亡或其他健康事件）的发生情况，比较各组结局的发生率，从而判定暴露因素与结局的关系。如果暴露组与非暴露组之间某结局发生率的差异有统计学意义，研究中又不存在明显的偏倚，则可推测暴露与结局之间可能存在因果关系。

（三）队列研究的特点

根据队列研究的概念和基本原理，可以归纳出队列研究的四个特点。

（1）研究的时间上看是前瞻性的。在队列研究开始时，入选的研究对象都没有发生所研究的疾病等结局，通过随访、前瞻性观察一段时间以后发现病例或其他结局发生的情况。因此，队列研究有前瞻性研究之称。

（2）属于观察性研究。队列研究中所研究的可疑暴露因素不是人为给予或随机分配的，而是研究之前就在研究人群中客观存在或自然形成的，研究结局也是在非干预情况下产生的，这是队列研究区别于实验性研究的一个重要方面。

（3）研究对象按暴露与否进行分组。队列研究是按有无暴露或暴露的水平将研究对象进行分组，以非暴露组或低暴露组作为对照组进行比较。

（4）从"因"到"果"的研究。从病因链的角度来看，队列研究是从"因"到"果"的研究，即疾病发生之前已确立了研究对象的暴露状况，纵向观察其结果，在病因推断上合乎先因后果的逻辑推理顺序，能确证暴露与结局的因果联系。

（四）队列研究的用途

1.检验病因假设

在研究暴露与疾病的关系时，通常根据描述流行病学的研究结果提出病因线索或假设，然后进行分析流行病学研究，以验证这个假设。由于队列研究是由因及果的分析性研究，能确证暴露与疾病的因果关系，因此检验病因假设是队列研究的主要目的和用途。一次队列研究可以只检验一种暴露与一种疾病之间的因果关联（如吸烟与肺癌），也可同时检验一种暴露与多种结局之间的关联（如可同时检验吸烟与肺癌、心脏病、慢性支气管炎等多种疾病的关联）。

2.评价预防效果

有些暴露有预防某结局发生的效应，即具有预防效果。如大量的蔬菜摄入可预防结肠癌的发生，大蒜的摄入可预防消化道肿瘤（如胃癌）的发生，戒烟可减少吸烟者肺癌发生的危险等，对这种暴露因素结局的随访研究实际上就是对其预防效果的评价。但这里的暴露因素亦即预防措施（如蔬菜摄入、大蒜摄入和戒烟）不是人为给予的，而是研究对象的自发行为，这种研究可看作人群的"自然实验"（natural experiment），可以评价这些因素的预防效果，但不属于流行病学实验研究。

3.研究疾病自然史

临床上可以通过观察单个病人从发病到痊愈或死亡的过程来了解疾病的自然史。队列研究不但可了解个体疾病的自然史，而且可全面了解疾病在人群中的发生发展过程。在队列研究开始时，研究对象只是具有某种暴露而不患有相应的疾病，因此可以观察人群中不同个体暴露于某因素后，疾病逐渐发生、发展直至结局的全过程，包括亚临床阶段的变化与表现，同时还可以观察到各种自然和社会因素对疾病进程的影响。

（五）队列研究的类型

依据研究对象进入队列及终止观察的时间不同，队列研究可分为前瞻性队列研究、历史性队列研究和历史前瞻性队列研究三种类型。

1.前瞻性队列研究

前瞻性队列研究（prospective cohort study）是队列研究的基本形式，即在研究开始时，根据每个研究对象的暴露情况对研究对象进行分组，此时研究结局还没有出现，需要随访观察一段时间，收集每个研究对象研究结局的发生情况。Doll 与 Hill

关于"吸烟与肺癌"的研究以及"Fram-ingham 地区的心脏病研究"均属于前瞻性队列研究。这种队列研究的最大优点是研究者可以直接获取关于暴露与结局的第一手资料，因而资料的偏倚较小，结果可信；但其缺点是随访观察的时间往往很长，所需观察的人群样本很大，花费较大，因而影响其可行性。

2.历史性队列研究

历史性队列研究（historical cohort study）也称回顾性队列研究（retrospective cohort study），是根据研究开始时研究者已掌握的有关研究对象在过去某个时点暴露状况的历史资料进行分组，研究的结局在研究开始时已经发生，不需要前瞻性观察。在这种队列研究中，暴露与结局均来源于有关的历史记录或档案材料，如医院的病历、个人的医疗档案、工厂和车间的各种记录等，可以在较短时期内完成资料搜集，不需要进行随访观察，但其性质仍属前瞻性从因到果的研究。因此，省时、省力、出结果快是历史性队列研究的突出优点，适用于长诱导期和长潜伏期疾病的研究；并且这种队列研究仅在具备详细、准确历史资料的条件下才适用，多用于具有特殊暴露的职业人群的职业病研究。其缺点是因资料积累时未受到研究者的控制，所以资料内容未必符合研究者的要求，因此，历史资料的完整性和真实性将直接影响这种研究的可行性和研究结果的真实性、可靠性。由于回顾性队列研究经常缺乏有关混杂因素的资料，故有可能歪曲暴露组和非暴露组之间的差别，导致错误结论。

3.历史前瞻性队列研究

如果在历史性队列研究之后，从暴露到现在的观察时间还不能满足研究的要求，则继续对研究对象前瞻性地随访观察一段时间，称历史前瞻性队列研究，也称混合型队列研究。它是将前瞻性队列研究与历史性队列研究结合起来的一种设计模式，因此兼有上述两种类型的优点，且在一定程度上弥补了各自的不足。这种研究类型适用于评价对人体健康同时具有短期效应和长期作用的暴露因素，一般应用于研究开始时某种暴露因素引起的短期效应（如肝功能损害、流产、不育等）已经发生，而与暴露有关的长期影响（如肿瘤）尚未发生。

（六）队列研究的实施

1.确定研究的目的与类型

研究目的是一项研究工作的灵魂所在，我们提出一项研究工作，一定是基于了一定的实践经验而产生一定的设想，通过研究加以验证。结合查阅文献、咨询专家等方法，确定研究的目的和意义，并根据实际情况选择相应的队列研究类型。

2. 确定研究因素

队列研究是一项费时、费力、费钱的研究，且一次只能研究一个因素，因此，队列研究中研究因素的确定至关重要，直接关系到研究的成败，故一定要有足够的科学依据。研究因素也称暴露因素，通常是在描述性研究提供的病因线索和病例对照研究初步验证的基础上确定的。

在研究开始前首先必须给暴露因素一个明确的定义，如研究吸烟与肺癌的关系，首先必须明确什么是吸烟，常用的定义是平均每天吸烟量达到一支以上、时间持续一年以上者，也有人将一年内吸烟总量达到 180 支以上者定义为吸烟。究竟如何定义暴露因素，可以通过查阅文献或请教有关专家，同时结合自己的研究目的、财力、人力和对研究结果的精确度要求等因素，综合考虑后对暴露因素进行定义，一般要从定性和定量两个角度考虑。若将暴露因素定量，则应明确其单位。如果不易获得准确的定量资料，可将暴露水平分等级。除了暴露水平以外，还应考虑暴露的时间，以估计累积暴露剂量。同时还要考虑暴露的方式，如间歇暴露或连续暴露、直接暴露或间接暴露、一次暴露或长期暴露等。研究一旦实施，暴露因素定义不可更改。暴露的测量应采用敏感、精确、简单和可靠的方法。

除了要确定主要暴露因素外，还应确定需要同时收集的其他相关因素，包括研究对象的人口学特征和各种可疑的混杂因素，以利于对研究结果进行深入分析，排除混杂偏倚对结果的影响。

3. 确定研究结局

研究结局也称结局变量（outcome variable），是指随访观察中预期出现的结果，也就是研究者所希望追踪观察的事件（如发病或死亡等）。结局是队列研究观察的终点，即对出现结局的研究对象不再继续随访观察，但观察终点与整个队列研究观察期的终止不是一个概念。

不同的研究目的，其研究结局不同。如研究疾病病因时，结局往往是所研究疾病的发生或所致的死亡；进行预后研究时，结局常常为被研究疾病的痊愈或由其引起的死亡、致残等。应结合研究目的、时间、财力和人力等因素，全面、具体、客观地确定研究结局。结局不仅限于出现某种疾病甚至死亡，也可以是健康状况和生命质量的变化；结局既可以是终极的结果，如发病或死亡，也可以是中间结局，如血清成分达到一定程度后结局变量既可是定性的（如血清抗体阳性），也可是定量的（如血糖及血脂水平等）。

应规定明确统一的结局变量判定标准，并在研究的全过程中严格遵守该标准。如果以某种疾病发生为结局，一般采用国际或国内通用的疾病诊断标准，如国际疾病分类第十版（ICD-10），以便对不同地区的研究结果进行比较。另外，考虑到一种疾病往往有多种表现，如轻型和重型、不典型和典型、急性和慢性等，可以考虑按照自定标准判断，并准确记录其他可疑症状或特征以供分析时参考。

队列研究的优点之一是一次研究可以同时收集多种结局资料，分析一因多果的关系，提高研究的效率。因此，在队列研究中除确定主要研究结局外，可考虑同时收集可能与暴露有关的多种结局，如在 Doll 与 Hill 关于吸烟与肺癌的队列研究中，就同时观察了吸烟与肺癌及其他多种疾病（包括其他癌、其他呼吸道疾病、冠状动脉栓塞等）死亡率的关系。

4. 确定研究现场和研究人群

研究现场。队列研究的随访时间长，并且要求在研究期内观察到足以检验研究假设的一定数量的结局事件。因此，在考虑研究现场代表性的基础上，队列研究应选择那些人口相对稳定，便于随访，预期研究结局发生率较高，有较好的组织管理体系，研究能够获得当地政府重视、群众理解和支持的现场，最好是当地的文化教育水平较高、医疗卫生条件较好、交通较便利的地方，选择符合这些条件的现场，将使随访调查更加顺利，所获资料更加可靠。依据不同的研究目的，队列研究既可以在医院进行，又可以在人群现场进行。

研究人群。研究人群包括暴露组和非暴露组（对照组），暴露组中有时包括不同暴露水平的亚组。在队列研究中，暴露组和非暴露组人群都必须是在研究开始时没有出现研究结局（如疾病），但有可能出现该结局的人群。根据研究目的和研究条件的不同，研究人群的选择有不同的方法。

（1）暴露人群的选择。暴露人群即具有某暴露因素的人群，也称为暴露队列，一般有以下四种选择方式。

职业人群：如果要研究某种可疑的职业暴露因素与疾病或健康的关系，必须选择相关职业人群作为暴露人群。如选择染料厂工人研究联苯胺致膀胱癌的作用，选择石棉作业工人研究石棉与肺癌的关系等。另外，通常职业人群的暴露史比较明确，暴露水平较高，发病率也比较高，并且有关暴露与疾病的历史记录较为全面、真实和可靠，故对职业人群进行队列研究时，常采用历史性队列研究或历史前瞻性队列研究方法。由于一旦认识到暴露的危害作用，就须立即采取防护措施以减少暴露，所以一般不宜进行前瞻性队列研究。

特殊暴露人群：指对某因素有较高暴露水平的人群。如果暴露因素与疾病有关，则高度暴露的人群中疾病的发病率或死亡率高于其他人群，将有利于探索暴露与疾病之间的联系，有时甚至是研究某些罕见暴露的唯一选择，如选择原子弹爆炸的受害者、核事故中的高暴露人群或接受放射治疗的人群研究放射线暴露与白血病的关系，也常采用历史性队列研究或历史前瞻性队列研究方法。

一般人群：即某行政区域或地理区域范围内的全体人群，选择其中暴露于研究因素者作为暴露组，而不暴露于该因素者作为非暴露组。这样，研究人群的代表性更好，研究结果更具有普遍意义。当所研究的因素（如吸烟、饮酒）在一般人群中暴露率比较高，或者计划观察某地区一般人群的发病情况，特别是计划观察一些生理、生化指标、遗传标识及环境因素与疾病的关系时，可在一般人群中选择暴露组。如美国 Framingham 地区的心脏病研究就是在一般人群中前瞻性地观察冠心病的发病率及年龄、性别、家族史、血脂水平、体力活动、吸烟、饮酒等因素在冠心病发生发展中的作用。

有组织的人群团体：该类人群可看作是一般人群的特殊形式，如医学会会员、工会会员等某些群众组织或专业团体成员，机关、社会团体成员、部队成员、参加人寿保险或医疗保险的人员等，选择该类人群的主要目的是利用他们的组织系统，便于有效地收集随访资料。而且他们的经历相似，可增加暴露组和对照组的可比性。如 Doll和 Hill 选择英国医师协会会员研究吸烟与肺癌的关系就属于这种情况。

（2）对照人群的选择。正确选择对照人群可以保证队列研究结果的真实性。设立对照的目的就是为了比较，以便更好地分析暴露的作用。因此，选择对照组的基本要求是尽可能保证与暴露组具有可比性，即对照人群除未暴露或低水平暴露于所研究因素外，其他各种可能影响研究结果的因素或人群特征（年龄、性别、民族、职业、文化程度等）都应尽可能地与暴露组相同。做到暴露组与对照组有良好可比性的关键在于选择恰当的对照人群。常用于选择对照人群的方式有下列四种。

1）内对照（internal control）：在同一研究人群中，采用没有暴露的人群作为对照即为内对照，即先选择一组研究人群，将其中暴露于所研究因素的对象作为暴露组，其余非暴露者即为对照组（非暴露组），这样暴露组和非暴露组来自同一个人群总体，可比性好，也可以从总体上了解研究对象的发病率。

2）外对照（external control）：当选择职业人群或特殊暴露人群作为暴露组时，往往不能从这些人群中选出对照，常需在该人群之外寻找对照组，这样选择的对照称为外对照，也称平行对照（parallel control）。如可将具有暴露因素的某工厂全体工人作为暴露组，而无该暴露因素的其他工厂工人作为对照组。

3）总人群对照（total population control）：也称一般人群对照，这种对照实际上并不是与暴露组平行设立的对照，而是以所研究地区一般人群现有的发病或死亡统计资料，即以全人口率作为对照。这种对照的优点是对照组资料容易得到，可以节省研究经费和时间，但是资料比较粗糙，对照组与暴露组在人群构成等方面可能存在差异，实际上它并非严格意义上的对照。

4）多重对照（multiple controls）：即用上述两种或两种以上形式的人群同时作为对照，这样可以减少只用一种对照所带来的偏倚，增强结果的可靠性和判断病因的依据，但要注意暴露组与不同对照组之间的可比性，设立多重对照会增加研究的工作量。

5.确定样本量时需考虑的问题

首先，队列研究往往需要从人群中抽取一定数量的样本作为研究对象，其抽样方法与现况研究相同，不同的抽样方法抽样误差不同。其次，一般说来，对照组的样本量不宜少于暴露组的样本量，通常是等量的。如果某一组样本太少，将使合并标准差增大，因而要求总样本量增大。另外，队列研究通常要追踪观察相当长一段时间，在这期间研究对象的失访几乎是难免的，因此在计算样本量时，需要预先估计一下失访率，适当扩大样本量，防止在研究的最后阶段因失访导致样本量不足而影响结果的分析。如假设失访率为10%，则可按计算出来的样本量再加10%作为实际样本量。

6.资料的收集

（1）质量控制。

队列研究在时间、人力和财力方面消耗大，加强实施过程特别是资料收集过程中的质量控制显得特别重要。质量控制措施包括以下几个方面：

1）调查员的选择。调查员一般应具有高中或大学文化程度，严谨的工作作风和科学态度，诚实可靠是调查员应具备的基本品质。另外，调查员的年龄、性别、种族、语言、社会经济地位等最好与研究对象相匹配，应具有调查所需的专业知识。研究者最好不要亲自参与，因为研究者参与易带有主观偏性。

2）调查员培训。调查员的工作作风、科学态度、调查技巧与技术，临床医生和实验技术人员的经验等都将直接影响调查结果的真实性和可靠性。因此，在资料收集前，应对所有参加调查的人员进行严格的培训，使其掌握统一的调查和随访方法和技巧，考核合格后才能参与调查。

3）编制调查员手册。由于队列研究所涉及的调查员多，跨时长，因此编制一本调查员手册，列出全部操作程序、注意事项及调查表的完整说明等是十分必要的。

4）监督。为保证调查质量，要对调查过程和调查结果进行监督。常规的监督措施包括及时进行数据检查或逻辑检查、抽样重复调查、定期观察每个调查员的工作等。应注意将监督结果及时反馈给调查员。

（2）基线资料的收集。

在研究对象选定之后，必须详细收集每个研究对象在研究开始时的基本情况作为比较分析的基础，这些资料称为基线资料或基线信息（baseline information）。基线资料一般包括暴露资料、与研究的疾病或结局判断有关的资料、人口学资料（年龄、性别、职业、文化、婚姻等）以及一些可能产生混杂作用的因素等。这些资料既可作为判定暴露组与非暴露组的依据，又可在进行病因研究时排除已患有所研究疾病的人员，筛选研究对象，也可为今后分析暴露与研究结局关系时排除其他因素的影响。获取基线资料的方式一般有下列四种：①查阅医院、工厂、单位及个人健康记录或档案；②制订统一且详细的调查表，直接询问研究对象或其他能够提供信息的人；③对研究对象进行相关的体格检查、实验室检查和特殊项目检查；④若所研究疾病的暴露因素为环境中的某些物理、化学、生物、气象等因子或与其有关的因素，除查阅卫生、气象等部门的有关记录外，还要进行环境因素的定期监测。

当队列研究开始后，必须采用统一的方法定期或不定期地收集各组成员的资料，通过随访来确定研究对象是否仍处于观察之中，了解研究人群中结局事件的发生情况，同时收集有关暴露和混杂因素变化的资料。

a.随访内容。一般与基线调查内容一致，但随访收集资料的重点是结局变量。有关暴露和主要混杂因素的情况也要随访，以便及时了解其变化，分析时充分考虑其影响。一般将随访内容设计成调查表，在随访过程中使用，并贯彻始终。

b.随访对象与方法。所有被选定的研究对象，不论是暴露组或对照组都应采用相同的方法进行随访。随访的方法包括面访、电话访问、自填调查表、定期体检等，还可以利用相关记录或档案。有时需要对环境进行监测，如对水质进行化验、测定环境污染等，以确证某一项暴露。随访方法的确定应根据随访内容、随访对象以及投入研究的人力、物力等条件来综合考虑，一般采用常规的现况调查方法。应该强调的是，对暴露组和对照组应采取相同的随访方法，且在整个随访过程中，随访方法应保持不变。另外，发现研究结局的方法要敏感、可靠、简单，易被接受。

c.观察终点和终止时间。观察终点（end-point of observation）指研究对象出现了预期的研究结局。一般情况下，观察终点是发生疾病或死亡，但也可是某些指标出现变化，如血清抗体的出现、尿糖转阳及血脂升高等，根据研究目的不同而不同。如果研究对象出现了预期的研究结局，即达到了观察终点，就不再对该研究对象继续随访，否则应继续坚持随访到观察终止时间，即整个研究工作已经按计划完成，可以做出结论的时间。由于人口流动等原因，有一些研究对象没有达到观察终点就失去了联系，无法获得研究结局的信息，则视为失访，这在历时较长的队列研究中难以避免。对于失访者应尽可能地进行补访；未能追访到的，应尽量了解其原因，以便进行失访原因分析。如果研究对象在到达观察终点之前死于意外或其他疾病，也应视为失访。在资料分析时可比较失访者与继续观察者的基线资料，以估计失访对研究结果的影响。

d.随访期和随访间隔。随访期长短取决于两个因素：①疾病的潜伏期：对潜伏期短的急性病，访期短，对潜伏期长的慢性病，随访时间则长；②暴露与疾病的联系强度：暴露导致的发病率或死亡率越大，作用越强，随访时间越短，反之，随访时间越长。对于随访期比较短的队列研究，在终止观察时一次搜集资料即可。但大部分队列研究的随访期比较长，需多次随访，其随访间隔与随访次数应视研究结局出现的速度、研究的人力、物力等条件而定。一般慢性病的随访间隔期可定为1～2年，Framingham 心血管病的随访研究就是每2年随访一次。

7.资料整理及分析

与现况研究相同，队列研究在资料分析前，应对原始资料进行审查，了解资料的准确性与完整性。对有明显错误的资料应进行重新调查、修正或剔除；对不完整的资料要设法补齐。在此基础上，通过计算机软件将原始资料录入计算机，建立数据库。

（1）统计描述。

描述研究对象的组成、人口学特征、随访时间、结局发生情况及失访情况等，分析两组的可比性及资料的可靠性。

计算结局事件的发生率是队列研究资料分析的关键，根据观察队列的特点，可选择计算不同的指标。因为队列研究通常用于检验病因假设，结局发生率即为发病率，下面以此为例介绍其计算方法。

累积发病率（cumulative incidence，CI）。当研究人群的数量比较多，人口比较稳定（即固定队列），无论发病强度大小和观察时间长短，均可计算研究疾病的累积发病率，即以整个观察期内的发病人数除以观察开始时的人口数。同样的方法可用于计算累积死亡率，可见，观察时间越长，则病例发生越多，所以本指标表示发病率的累积情况。因此，报告累积发病率时必须说明累积时间的长短，否则，其流行病学意义不明确。

累积发病率＝观察期内发病人数/观察开始时的人口数

发病密度（incidence density，ID）。观察时间比较长的队列研究，很难做到研究人口的稳定。当观察的人口不稳定，观察对象进入研究的时间先后不一，以及各种原因造成研究对象在不同时间失访等均可造成每个研究对象被观察的时间不一样，这样的队列即为动态队列。此时以总人数为单位计算发病（死亡）率是不合理的，因为提早退出的研究者若能坚持到随访期结束则仍有发病的可能。需以观察人时（person time）即观察人数与观察时间的乘积为分母计算发病率。以人时为单位计算出来的发病率带有瞬时频率性质，表示在一定时间内发生某病新病例的速率，称为发病密度。最常用的人时单位是人年（person year），如 10 个研究对象被观察 1 年或者 1 个研究对象被观察 10 年都为 10 个人年。以人年为基础计算的发病密度，也称为人年发病率。关于人年的计算请参阅相关的统计书籍。如果研究是以死亡事件为结局，则可计算死亡密度或称人年死亡率。

发病密度＝观察期内的发病人数/观察人年数

标化比。当研究对象数量较少，结局事件发生率比较低时，无论观察时间长短，都不宜直接计算率。此时可以全人口的发病（或死亡）率作为标准，计算出该观察人群的理论发病（或死亡）人数，即预期发病（或死亡）人数，再求得观察人群中实际发病（或死亡）人数与此预期发病（或死亡）人数之比，即标化发病（或死亡）比（standardized mortality ratio，SMR）。这一指标在职业病流行病学研究中常用。标化比虽然是在特殊情况下用来替代率的指标，但实际上不是率。

如果某单位的历年人口资料不能得到，而仅有死亡人数、原因、日期和年龄，则可计算标化比例死亡比（standardized proportional mortality ratio，SPMR）。其计算方法是以全人口中某病因死亡占全部死亡的比例乘以该单位实际死亡人数得出某病因的预期死亡数，然后计算实际死亡数与预期死亡数之比，此即 SPMR。

（2）关联强度的估计。

若暴露组与对照组发病率或死亡率的差异有统计学意义，可进一步估计暴露与疾病之间的联系强度，即评价暴露的效应。常用的测量指标如下：

相对危险度（relative risk，RR）。相对危险度是反映暴露与发病（死亡）关联强度的最常用的指标，也叫率比（rate ratio，RR）或危险度比（risk ratio，RR），是暴露组和非暴露组的发病（或死亡）率之比。

归因危险度（attributable risk，AR）。归因危险度又叫特异危险度、率差（rate difference，RD）和超额危险度（excess risk），是暴露组发病（或死亡）率与对照组发病（或死亡）率相差的绝对值，说明发病（或死亡）危险特异地归因于暴露因素的程度，即由于暴露因素的存在使暴露人群发病（或死亡）率增加或减少的程度。

RR 和 AR 都说明暴露的生物学效应，即暴露的致病作用有多大，但其意义却不同。RR 说明暴露者与非暴露者比较发生相应疾病危险的倍数，具有病因学的意义；AR 则是暴露人群与非暴露人群比较，所增加的疾病发生率，亦即消除该暴露因素，所能减少的疾病发生率，它在疾病预防和公共卫生学上的意义更大。

归因危险度百分比（attributable risk percent，ARP，AR%）。归因危险度百分比又称为病因分值（etiologic fraction，EF），是指暴露人群中归因于暴露的那部分发病或死亡率占全部发病或死亡率的百分比。AR%主要与 RR 的高低有关，优点是不需要暴露组和非暴露组的发病率资料，仅知道 RR 就可计算 AR%，因此，在某些情况下可以用病例对照研究资料估计 AR%。

人群归因危险度（population attributable risk，PAR）。人群归因危险度是指总人群发病（或死亡）率中归因于暴露的部分。

人群归因危险度百分比（population attributable risk percent，PARP，PAR%）。人群归因危险度百分比也称人群病因分值（population etiologic fraction，PEF），是指总人群发病（或死亡）率中归因于暴露的部分占总人群全部发病（或死亡）率的百分比。

（3）剂量反应关系分析。

如果队列研究的暴露因素是计量资料（如每日吸烟量），则可以按照实际暴露情况将研究对象分为不同暴露水平的亚组，分别计算不同暴露水平亚组的发病率或死亡率，然后以非暴露组或最低暴露水平组为对照，分别计算各暴露水平组的 RR 和 AR。如果暴露的剂量越大，RR 和 AR 越大，则暴露与效应之间存在剂量反应关系，说明该暴露作为病因的可能性就越大。

五、优点与局限性

（一）优点

（1）由于研究对象暴露资料的收集在结局发生之前，并且都是由研究者亲自观察得到，所以资料可靠，回忆偏倚较小。

（2）可以直接获得暴露组和对照组的发病率或死亡率，直接计算出 RR 等反映暴露与疾病关联强度的指标，可以充分而直接地分析暴露的病因作用。

（3）由于暴露在前，疾病发生在后，因果时间顺序明确，加之偏倚较少，故其检验病因假说的能力较强，一般可证实因果联系。

（4）随访观察过程有助于了解人群疾病的自然史。

（5）能对一种暴露因素所致的多种疾病同时进行观察，分析一种暴露与多种疾病的关系。

（二）局限性

（1）研究耗费的人力、物力、财力和时间较多，其组织与后勤工作亦相当艰巨，不易实施。

（2）不适于发病率很低的疾病的病因研究。

（3）由于随访时间较长，研究对象不易保持依从性，容易产生失访偏倚。

（4）在随访过程中，未知变量引入人群，或人群中已知变量的变化等，都可使结局受到影响，使分析复杂化。

六、实验性研究方法

观察与实验是医学科学研究的基本方法。所谓"观察"（observation）是在不干预、自然的情况下认识自然现象的本来面目，描述现状，分析规律；而"实验"（experiment）则是在研究者的控制下，对研究对象人为施加或去除某种因素，进一步观察研究对象发生的改变，由此评价这些人为措施的效果。流行病学研究方法也可以分为观察性流行病学和实验性流行病学。实验流行病学（experimental epidemiology）有时又被称作流行病学实验（epidemiological experiment）、干预实验（intervention trial）等。

实验研究以病人或正常人为研究对象，研究者将研究对象随机分为试验组和对照组，将所研究的干预措施给予试验组人群后，随访观察一段时间并比较两组人群的结局，如发病率、死亡率、治愈率等，对比分析试验组与对照组之间效应上的差别，判断措施的效果。它属于前瞻性研究，必须直接跟踪研究对象；必须施加一种或多种干预措施，如手术前预防使用抗生素对手术部位感染的预防效果。在医院感染中通常使用临床试验和现场试验的研究方法。

（一）临床试验

实验流行病学是指研究者根据研究目的，按照预先确定的研究方案将研究对象随机分配到实验组和对照组，人为地施加或减少某种处理因素，然后追踪观察处理因素的作用结果，比较和分析两组人群的结局，从而判断处理因素的效果。为了确保研究结果的真实性和可靠性，研究者必须预先做好实验设计，以保证研究过程和研究结果的科学性。

在医院感染的流行病学的应用中，其研究对象是以病人为单位进行分组的试验方法，病人可以是住院患者或门诊患者，通常采用随机对照试验。最主要是用于临床治疗性或预防性的研究，借以探讨某一新的治疗方案或预防措施是否可以提高对疾病治疗和预防的效果。如吴淑梅等人对医务人员进行超微软酸水流动水冲洗试验和喷雾揉搓手消毒试验，结论为流水冲洗 30s、喷雾揉搓 60s 手消毒效果达卫生手要求，为医护人员的手消毒提供了事实依据。在特定条件下，随机对照试验也可以用于病因学因果效应研究，但应注意伦理学方面的问题，不允许将已证明对人有害的因素作人体致病效应的随机对照试验。

（二）现场试验

目的是为了观察和评价干预措施的效果，同时也是验证病因的重要方法。它是以尚未患病的人作为研究对象，接受处理或某种预防措施，经过一段时间的随访观察后比较两组的区别。如李忠等人随机选择临床医务人员，分别使用 4 种速干手消毒剂对手消毒进行现场试验，为临床选用合格的手消毒剂提供依据。

第三节　医院感染流行病学研究步骤、数据的整理与统计分析

一、研究步骤

每一类研究方法大致有四个阶段或基本步骤，即准备阶段（研究设计）、调查阶段（搜集资料）、分析阶段（资料整理分析）和总结阶段（对整个研究进行详细的总结，形成产出）。这四个步骤是相互联系不可分割的。

（一）准备阶段（研究设计）

准备阶段是一项研究的第一步，研究设计是最为关键的，它是对整个研究进行总的设

计和规划。研究设计又分为调查设计和试验设计，观察性研究主要是调查设计。

（1）明确调查目的和指标。任何调查研究都要有明确目的，即通过研究要解决什么问题。要对研究的问题有较多的了解，可以通过实践经验、查阅文献、专家咨询和现场调研进行全面了解和把握，确定具体的调查指标。

（2）确定调查对象和观察单位。调查对象是根据调查目的和指标确定的调查总体的同质范围；观察单位是要调查的总体中的个体，以此作为统计计算单位。

（3）调查方法。按调查的范围，可分为普查和非全面调查。普查是将组成总体的全部观察单位加以调查。非全面调查包括典型调查和抽样调查两种。典型调查是有意识地选择好的、中间的或坏的典型来调查，一般多用于社会调查或检查卫生工作等；抽样调查是通过随机抽样来推测总体特征，在实际工作中应用最多。

（4）调查方式。包括直接观察、采访、填表和通信四种方式。前两种调查资料由参加研究的人员直接记录，质量可靠；后两种则由被调查者自己填写，误差会较大，只有在必要时才应用。

（5）调查项目和调查表设计。把调查项目列成调查表，要精简明了，必需的项目不要遗漏，无关项目不要列入表内，以便于填表人理解和正确填写。

（6）样本含量的估计。根据研究目的要求、研究对象特点和抽样方法决定样本大小。详细的估计要根据预试和容许误差通过公式计算。

（7）制定调研方案。包括确定抽样方案、时间进度安排、调查员培训、预调查、现场调查、质量控制等。

（二）调查阶段（资料收集）

根据调研方案，进行实地正式实施调查，通过各种方式收集所需资料。医学统计资料主要来自四方面：

（1）统计报表：如疫情报表、医院工作报表等，这些都是根据国家规定的报告制度，由医疗卫生机构定期逐级上报的。这些报表提供了较全面的居民健康状况和医疗卫生机构的主要数据，是总结、检查和制订卫生工作计划的重要依据。

（2）报告卡（单）：如传染病和职业病发病报告卡、肿瘤发病及肿瘤死亡报告卡、出生报告单及死亡报告单等。要做到及时填卡（单），防止漏报。例如，出生后不久即死亡的新生儿要同时填写出生报告单和死亡报告单。

（3）日常医疗卫生工作记录：如门诊病历、住院病历、健康检查记录、卫生监测记录、实验室检测结果等。要做到登记完整、准确。

（4）专题调查或实验：一般统计报表和医院病历资料的内容都有局限性，要做到深入分析往往感到资料不全。经常采用专题调查或实验研究。

（三）分析阶段（资料整理和分析）

资料整理的目的是把杂乱无章的原始资料系统化、条理化，便于进一步计算统计指标和分析。在资料整理之前将收集到的数据和各种资料进行检查和核对。将资料录入计算机软件以便于统计分析。资料的整理和录入必须认真，有足够的耐心，要对数据进行逻辑检查，及时纠正错误。按研究设计的要求，根据研究目的和资料的类型，对整理出的基础数据作进一步的计算分析和统计处理；统计描述，对计数资料进行质量分组；即将观察单位按其属性或类别（如性别、职业、疾病分类、婚姻状况等）归类分组；对计量资料进行数量分组，即将观察单位数值大小（如年龄大小、血压高低等）分组。利用统计指标、统计表、统计图，对研究资料的数量特征和分布规律进行描述，阐明研究现象的总体情况；统计推断，根据资料类型，选择相应的统计学方法，进行假设检验，结合专业做出结论。

（四）总结阶段

撰写调查研究报告，得出调查研究结论，解决实际卫生问题，提出解决问题的意见和建议，分析调查研究的经验和不足，对调查研究的实施过程进行评估，发表研究成果，将研究成果应用于实践中。

二、医院感染学研究的设计要素

流行病学调查是对疾病或健康问题在人群体中的分布现象进行的研究，根据研究起点与事件发生时间的关系，可以分为前瞻性研究、现况研究和回顾性研究。前瞻性研究是暴露因素存在而事件尚未发生，需要观察一个时期。现况研究则是事件已经发生，分析同时存在的因素与事件之间的关系，也称之为横断面调查。回顾性流行病学研究，简称为回顾性研究或回顾性调查，是对已经发生的疾病及其暴露因素进行的调查研究，是分析流行病学研究方法之一。在探索疾病病因、提供病因线索方面有特殊的作用，特别是对罕见疾病的研究有时是唯一的方法。回顾性研究根据疾病事件、暴露因素及研究人员研究/调查起始时点的不同，可以分为两大类，一是病例对照研究，研究者研究或调查起始时点病例事件已经存在，即是否发病已经明了，暴露因素未明，根据是否发病进行分组，探索两组暴露因素的差异；二是回顾性队列研究，也称为历史队列研究，是对过去某一时刻开始已经存在的一群人进行的研究。研究者研究或调查起始时点暴露因素明确，病例事件是否发生不明，根据暴露因素分组，探索两组人群在发病率或患病率上的差异。即对过去事件进行的研究，如果事先知道结局事件，再去查暴露因素，就是病例对照研究；如果事先确定或划定人群队列，然后再去调查结局事件，就是回顾性队列研究。

这两种回顾性研究方法在医院感染学研究中均有实际应用价值，目前大多数医院感染学研究采用病例对照研究方法。由于目前各级医院保存有比较完整的病例记录，医院信息系统也在逐步完善，既往资料易于收集。病例对照研究实用方便，便于操作，耗时较少，研究结果可以很快得出。但是，由于对于暴露因素的收集多是回顾以往的信息，易于产生信息偏倚，所以由研究结果得出的研究结论是否可靠值得怀疑。回顾性队列研究也具有快捷的特点，从过去某一时点开始的队列其暴露因素已经存在，而疾病事件/结局事件记录的标准化程度和完整性对于研究结论的得出会产生影响，如果标准化程度较高，或者有金标准，则结论比较可靠，偏倚相对较小。但是由于是对过去的事件进行研究，由于当时记录在案的数据并非用于本项研究，记录项目的内涵是否与现时研究所需要的相一致需要分析判断，并且记录人员也存在个体差异。医院感染学研究应用的一般是医院检验科室的资料，其资料的一致性、完整性在进行研究时应当进行评估，主要评估检验方法、检验设备、检验人员是否一致，如果存在较大变化，则此类资料不能应用于回顾性研究。

医院感染学研究应用回顾性研究方法是否能够达到预期目标，发现事实真相，得出可靠结论，需要在研究开始前进行科学严谨的设计。根据对收集到的医院感染相关研究论文的归纳分析，回顾性研究设计要素应当包括以下方面。

（一）明确的科学问题

科学问题即研究目的，是研究课题设计、论文摘要和论文引言的主要内容之一。回顾性流行病学的科学问题必须明确具体，许多医院表示其开展感染学研究的目的是为临床治疗提供依据，实际上为临床治疗提供依据只是许多研究的间接目的。开展研究必须明确研究的直接目的是什么，如：降钙素原（PCT）是否具有诊断价值，有多大价值，应用范围，应用时有何限制，与其他指标联合应用时应当注意的问题等。一篇医院感染学研究论文一般以达到 $1 \sim 2$ 个研究目的为宜，建议不要试图解决多个问题，从而造成目的不明确。研究目的要有前瞻性和先进性，许多医院感染研究缺乏先进性，低水平重复，缺乏新意。如医院感染常见致病菌的分离培养是众多研究的主要课题，可以从流行病学角度观察其间分布趋势，找出与疾病因素、社会因素等之间的联动关系，从而真正解决医院感染难题。医院感染研究的主要目的应当是服务于临床实践，在理论上和技术上应当有突破。如鲍氏不动杆菌因携带各种耐药基因，成为少数最难治的条件致病菌，研究其基因群与感染治疗的关系，对临床实践具有现实指导意义。

（二）合适的研究对象

选择合适的研究对象，才能实现研究目的。医院感染学研究绝大多数是从医院病例中选择研究对象，通常是具有某些特征的病例，如 2016 年 1～10 月白血病化疗病例，行胆囊手术病例等。研究对象必须按照统一标准进行诊断，有时需要制定排除标准，使研究对象具有同质性。诊断标准一般应当是国家/国际公认的标准，以便在不同研究之间进行比较。如果是自定标准，必须具有科学性，并且在用于本项研究前进行必要的测试，确定自定标准的可靠性和有效性，如进行信度和效度测定。根据确定的标准选定的病例应说明是全部病例纳入研究，还是一部分病例纳入研究。如果是部分病例纳入研究，则应注重样本代表性原则，一般必须遵从随机抽样原则。许多医院感染学论文仅仅说明了临床资料代替研究对象的选择问题，没有明确说明研究对象的选择方法，使相应研究的意义大打折扣。

（三）适宜的样本量

一个大的代表性样本是回顾性调查研究成功的重要因素。多数论文未说明样本含量问题，一般情况下均是有多少病例就分析多少，至于是否符合检验效能的要求则没有分析。一项回顾性医院感染研究，样本量不能过小或者过大，过小则不能满足检验效能的要求，掩盖真实的差异；由于回顾性研究为已经存在的病例资料，过大的样本量则使研究工作量大，收集数据的质量难以保证，所以并非样本量越大越好。样本量一般在 50～500 例之间。

（四）设置对照组。

分组设计、对比研究是回顾性研究的基本方法。回顾性研究不是随机对照试验，不是前瞻性研究，但是设置对照组也是必须的。对照组有多种设置方法，可以是自身对照，即同一组病例治疗前后比较。但多数情况下是选择除研究因素以外具有共同特征的另外一组病例作为对照组。如 COPD 合并肺炎支原体感染研究，以符合 COPD 诊断标准但未合并肺炎支原体感染的病例为对照组，比较感染暴露因素的差异及免疫状态。也有以患有其他疾病的病例为研究对象，但前提是除所患疾病不同之外，其他因素应当相同或相近。在某些研究中两组人群具有相同的特征，只是处理因素不同，如两种治疗方法的比较，两组只是在治疗方法上存在差异，这样的对照设置方法一般见于前瞻性研究，可靠性较强。从健康人或者从社区人群中选择对照应当注意可能存在的病例选择偏倚问题，应考虑人群的年龄和地理分布等因素。对照组设置的基本原则是研究组与对照组在非研究暴露因素上应当具有可比性。医院感染学研究论文大都说明了研究组与对照组的可比性问题，关键在于是否存在真实的可比性，因为回顾性研究利用的是已有资料，该资料没有经过随机化处理，大多数难以满足可比性要求，应当避免人为制造可比性的情况。

（五）随机化原则和代表性

如何选择对照组是临床随机对照试验设计的关键环节之一。由于回顾性研究的性质，多数回顾性医院感染学研究并不需要随机化分组，但是随机化原则也应当体现在回顾性研究之中。回顾性研究一个重要的前提条件是病例的选择要有代表性，这是医学研究的基本原则之一，也是许多医院感染学研究失败或者错误的主要点之一。随机化原则主要用于研究对象纳入时的抽样，即抽样随机，要使研究组或对照组均能代表所在的群体，产生的是一个有代表性的样本，而不是随便挑选的一组人。用样本说明整体的特征是统计学抽样研究的基本原理，有利于节省成本。实验顺序随机，要使实验对象接受处理的先后机会均等，消除可能存在的实验顺序偏差。一些研究也提及使用了随机化原则，但是没有说明如何进行编号及随机抽样或者分组。随机化方法有抽签法和随机数字表法，目前多数统计软件也可产生随机数字，操作更加快捷。

（六）选择正确的统计学指标及其检验方法

医院感染（发生）率、医院感染现患（例次）率、感染构成比、耐药率、多重耐药菌感染发现率、治疗有效率等是医院感染学研究常用统计指标。病例对照研究一般不能计算发病率或感染率等指标。回顾性队列研究可计算发病率或罹患率。常见的错误是把构成比当作率来理解。优势比（OR）是病例对照研究中测量疾病与暴露因素之间联系强度的指标，表示某事物发生的可能性与不发生的可能性之比，与队列研究中相对危险度（RR）的意义相同。OR 在医院感染学论文中应用还不充分，许多研究者在进行了 X2 检验，得出两组暴露率在统计学上有显著性差异之后，并没有进一步分析暴露与疾病联系强度的 OR 值。一般来说，X2 检验和 t 检验分别用于计数和计量资料数据的假设检验。SPSS 等统计软件的检验选项下一般有 pearson 卡方、似然比、线性和线性组合、Fisher 精确概率法等方法，应当注意使用条件。特别是样本量较小的研究，如样本量小于 40 例，或最小理论频数小于 1，应该用 Fisher 确切概率法。t 检验用于两组计量资料均数的比较，有单样本 t 检验、配对样本均数 t 检验和两独立样本均数 t 检验之分。t 检验以正态分布和方差相同为基础，进行检验时应先判断样本分布和方差是否符合应用条件，若不符合条件应当选用非参数检验如秩和检验。

（七）结论

每个医院感染学研究都需要得出研究结论，以达到相应的研究目的。研究结论只能从研究结果中得出。分析医院感染学研究结论情况，存在三种弊端：一是研究结论不准确不求实，存在夸大现象；二是结论与研究结果无关，泛泛而谈，或者是一些常识性的内容；三是结论写成了推论，与研究结果没有直接关系，仅仅存在间接关系。研究结论语言表述要简明，实事求是，概括性要强。如：带有气囊上方吸引的气管切开插管，能减少病原菌的感染，有效降低 VAP 的发生率，并缩短患者的插管时间和 ICU 时间。耐万古霉素肠球菌的定植增加了肾病患者的住院时间，但没有提高其病死率。

第四节　医院感染防控策略

医院感染是指住院病人在医院内获得的感染，包括在住院期间发生的感染和在医院内获得出院后发生的感染，但不包括入院前已开始或者入院时已处于潜伏期的感染。医院工作人员在医院内获得的感染也属医院感染。医院感染预防与控制是保证医疗质量和医疗安全的重要组成部分。医院感染预防与控制问题是全球卫生领域高度关注的焦点问题，每年约有数亿计的患者由于接受医疗护理服务而发生感染使其治疗护理变得更加复杂，导致一些患者疾病病情加重，一些患者不得不延长住院时间，有些患者出现残疾，还有些患者因此而死亡。在发达国家住院患者约有 5%～10%发生一种或者多种感染，在一些发展中国家，住院患者中近 25%发生医院感染。据不完全统计，美国、欧盟、日本年均约有 600 万患者发生医院感染，患者因发生医院感染而致使医疗费用比正常高 6 倍。因此做好医院感染防控工作意义重大。

一、医院感染的流行过程

（一）感染源

感染源：是指病原微生物自然生存、繁殖并排出宿主。包括已感染的病人；带菌者或自身感染者；环境贮菌源；动物感染源。

其中医院感染的感染源主要为病人和病原携带者。

1.病人

病人是医院感染的重要传染源。因为病人体内有大量病原体在生长繁殖，且又有促进病原体传播的症状和行为，同时由于从感染病人体内排出的病原体较其他来源的病原体具有更强的毒力，而抗生素的应用又使得这些微生物有更多的机会产生耐药性，这些都是病人成为传染源的重要条件。

病人成为医院感染的感染源有以下几种情形：

（1）已感染的病人在接受各种诊断和治疗过程中将含有病原体的血液、体液、分泌物、排泄物等污染诊疗器械及周围的环境与物品。

（2）入院时已患传染病但被误诊、漏诊或正处于另一种传染病的潜伏期。

（3）当医院发现有感染症状的病人时，若未及时采取适当的隔离和消毒措施，可起到促进医院感染传播的作用。值得注意的是来自病人的病原体，其致病性往往较强，数量也较多，而且多具有耐药性甚至多重耐药性。这类病原体经过一定的传播途径较易在另一易感宿主体内定植（colonization）或引起感染。

2.病原携带者

病原携带者因本身无临床症状，却能向外界排出、播散病原体，因此其临床意义往往较显性感染者更大，也是医院感染的重要传染源。临床上由病人或医院内人员作为慢性病原携带者所引起的医院感染事件屡见不鲜。关于条件致病菌，由于多数属于人体的正常菌群，且常寄生在人体的呼吸道、泌尿生殖道、肠道、皮肤及口腔乳膜等部位，也有的是从环境中进入人体而在这些相应部位暂时寄居，并不引起临床症状，也没有体液免疫反应的改变。这种现象多称为微生物的定植或定居，一旦条件具备，便可导致自身感染的发生，并具有传播他人的能力，这是医院感染的特点之一。

3.环境贮菌源及环境污染物

医院环境贮菌源：肥皂盒、水池、氧气湿化瓶等潮湿环境有利于革兰阴性杆菌生长繁殖；革兰阳性球菌能在干燥环境如柜顶、灯架等干燥灰尘中长期存活。病人在日常的生活起居中或与医护人员间接接触，都可能受到此类微生物的感染。

环境污染物也是医院感染重要的非生物媒介。一些革兰阴性杆菌，如铜绿假单胞菌、克雷伯菌、肠杆菌、沙雷菌、不动杆菌等，在医院潮湿的环境或某些液体中可存活很长时间（数日以上），在很少营养物质存在的情况下也能进行繁殖。此外，某些真菌及革兰阳性厌氧芽孢杆菌可在空气、尘土或土壤中长久存活，但不能繁殖。这种污染环境被称为环境贮菌源。另一些革兰阳性球菌（葡萄球菌及链球菌）常能在医院环境物体上检出，并且可在干燥的环境物体表面存活多日，不能繁殖，其致病力也可随时间延长而降低。上述病原体大多是借助于医院中的医疗器械、敷料、被褥、病房设备如便器、拖把手、床栏等消毒灭菌不严而引起医院感染的发生。

美国的资料表明，估计有45%的医院感染是由医疗器械引起，如针尖、导尿管及其他导管等。也可由药物、制剂、血液及其制品被污染而引起，这些被病原体污染的物体，统称为带菌污染物。

4.动物感染源

各种动物，如老鼠子、蚊子、苍蝇、蟑螂、螨虫等，都可能感染或携带病原微生物，而成为动物感染源。凡是由带菌或患病的动物，通过各种方式传染到人的疾病也就是以动物为传染源的疾病，称为动物源性传染病。它包括流行性出血热、鼠疫、狂犬病、布氏杆菌病。这些传播传染病的动物除人们常认为的鼠、犬外，还包括家畜中的牛、羊、猪、猫，野兽中的狼等。因为这些病在动物界自然传播，在一定条件下也传染到人间流行，所以这类传染病大多是人畜共患疾病。

（二）感染途径

传播途径：是指病原体从感染源排出并侵入易感人群的途径。病原微生物从传染源体内排出后，除少数几种病原体可以直接传播给新的宿主外，大多数都需要依赖外界环境中一些传播媒介的帮助才能实现传播，包括接触传播、空气传播、水和食物传播、医源性传播、生物媒介传播。

1.经接触传播可分为直接接触传播和间接接触传播

（1）直接接触传播：是指不经外界任何因素，直接由医务人员与病人，或病人与病人间互相接触所发生的感染。如金黄色葡萄球菌、巨细胞病毒感染等。病人的自身感染也可认为是自身直接接触传播，如病原体从已感染的切口传递至身体其他部位；粪便中革兰阴性杆菌传递到鼻咽部等。

（2）间接接触传播：是指接触了带病原体的污染物而发生的感染。如链球菌、金黄色葡萄球菌、铜绿假单胞菌、沙眼衣原体、真菌等。在间接接触传播中，医务人员的手在传播病原体上起着重要的作用。因为手经常接触各种感染性物质及其污染物品，很容易再经接触将病原体传播给其他医务人员和病人。如某市医院妇产科婴儿室发生了一起鼠伤寒沙门菌的暴发流行，经调查，医护人员和陪护家长的手、医护人员粪便、医疗用具和母亲乳头均检出鼠伤寒沙门菌。这起事件相继持续了3个月，期间虽采取隔离消毒等措施，但由于只注意了患者本身的隔离，而医护人员及医疗用具均未与其他病室分开，故通过医护人员的手及医疗用具导致其他病室儿童受到感染而发病。

2.经空气传播

经空气传播是指以空气为媒介而实现医院感染的。该传播的实现取决于病人的行为及病原体的抵抗力。此种传播方式在结核分枝杆菌感染等呼吸道传播疾病和手术切口部位感染中起重要作用。某些呼吸治疗装置（如湿化器或雾化器）、微生物实验室操作及空调系统等也可产生微生物气溶胶，引起某些呼吸道传染病的医院感染。

3.经水和食物传播

（1）经水传播：医院的水源同样可因各种原因受到不同程度的污染（如粪便、污水及管道破裂等），或使用了未经严格净化消毒的水（包括直接饮用或洗涤食品及瓜果等），也可导致医院感染的发生。

（2）经食物传播：多见于肠道传染病。主要因医院中供应的食物被病原体污染所致。由医院供应的食物可经多种途径受到污染，一种可能是食物在生产、加工、运输、贮存、烹调、供应过程中被病人、病原携带者或鼠类污染，有时也可被不洁的水、容器、炊具、食具等污染；另一种可能就是食物本身带有病原微生物，在加工过程中病原微生物未能被杀死，使病人食后导致医院感染的发生。经食物传播的疾病常见有鼠伤寒沙门菌病、细菌性痢疾、甲型肝炎等。

4.经医源性传播

经医源性传播是医院感染传播的特点之一。常见的传播方式有以下几种：

（1）医疗器械和设备：医院为达到诊断及治疗疾病的目的，常需借助于各种诊疗器械，如各种纤维内镜、呼吸治疗装置、麻醉机、血液透析装置及各种导管、插管等，而这些器械及设备多具有结构复杂、清洁及消毒难度大等特点，加之这些介入性诊疗操作常损伤人体皮肤、黏膜等防御屏障，增加了病人的感染机会；有的在使用过程中还可被各种溶液污染,因此医疗器械被污染所引起的医院感染也属于一种共同媒介物传播。

（2）血液及血液制品：可经此途径传播的常见病原体有乙型肝炎病毒、丙型肝炎病毒、巨细胞病毒、弓形虫及艾滋病病毒等,其中以输血后肝炎和输血后引起的艾滋病传播为预防的重点。

如近年来国内外大量流行病学和分子生物学研究表明,输血（含血液制品）是丙型病毒性肝炎的主要感染方式。

（3）药品及药液：各种输液制品在生产或使用过程中受到病原微生物（尤其是各种条件致病微生物）的污染,多数微生物能在溶液中生长。在口服药物或多种外用药液中,常可检出铜绿假单胞菌、克雷伯菌、肠杆菌、沙雷菌、不动杆菌等条件致病菌。近年来,静脉高能营养液在临床上应用日益广泛,这种液体易受微生物的污染,常引起病人发生菌血症甚至败血症,导致医院感染的发生。有些动物性药品还带有鼠伤寒沙门菌,如曾有因甲状腺粉剂受沙门菌污染,而引起237人罹患沙门菌感染的报告。

5.生物媒介传播

生物媒介传播有机械性传播和生物性传播两种。前者如苍蝇传播肠道传染病,后者如蚊虫传播疟疾等。生物媒介传播主要是指媒介节肢动物（蚊、蚤、虱、蝇、蜱和螨等）所引起的传播。

（1）机械性传播：肠道传染病（如伤寒、痢疾等）的病原体可以在苍蝇、蟑螂等非吸血节肢动物的体表和体内存活数天,但不在其体内发育。节肢动物通过接触、反吐和粪便将病原体排出体外,污染食物或餐具等,感染接触者。

（2）生物性传播：吸血节肢动物因叮咬血液中带有病原体的感染者将病原体吸入体内,通过再叮咬易感者传播疾病,如登革热疟疾等。病原体在节肢动物体内发育、繁殖,经过一段时间的增殖或完成其生活周期中的某阶段后,节肢动物才具有传染性。从节肢动物吸入病原体到具有传染性的这段时间,称为"外潜伏期（extrinsic incubation period）"。

（三）易感人群

病原体侵入机体后是否引起感染主要取决于病原体的毒力和宿主的易感性。宿主的易感性由病原体的定植部位和宿主的防御功能所决定。如大肠杆菌定植于肠道时并不引起感染,而定植于泌尿道时则引起感染。宿主的防御功能由特异性免疫功能和非特异性免疫功能所构成，前者对传染病病原体的预防具有重要意义，而后者对各种条件致病菌侵袭或感染的防御具有重要意义，因此，宿主的免疫功能在医院感染的防御中有着非常重要的作用。

流行病学上易感人群包括：①机体免疫功能受损者；②婴幼儿及老年人；③营养不良者；④接受免疫抑制剂治疗者；⑤长期使用广谱抗菌药物者；⑥住院时间长者；⑦手术时间长者；⑧接受各种介入性操作的病人。

常见的医院感染的易感人群包括以下几种：

1. 机体免疫功能严重受损者

此类易感人群常常是指那些患有各种恶性肿瘤、糖尿病、造血系统疾病、慢性肾病及肝病等的患者；接受各种免疫抑制剂治疗（如化疗、放疗、皮质激素及抗癌药等治疗）的患者；婴幼儿、老年人和营养不良者。这些患者均可由于疾病、治疗、年龄及营养状况而使其自身的非特异性免疫功能遭受极大的破坏，处于对病原体的易感状态。

2. 接受各种介入性操作的病人

介入性操作易使机体的皮肤、黏膜遭受损伤，使人体的天然屏障遭到破坏，为病原体的侵入提供了有利的条件。

3. 长期使用广谱抗菌药物者

长期使用广谱高效抗菌药物可使病人产生菌群失调，细菌产生耐药性，从而导致耐药性细菌及真菌感染，增加了消化道及泌尿道感染的易感性。

4. 手术时间或住院时间长的患者

手术时间的长短与手术部位感染的危险性成正比，即时间越长，感染的机会越大。因为时间越长，切口组织受损越重，易致患者局部及全身抵抗力下降，而造成患者对病原体的易感状态。此外，医院感染的发生与患者的住院时间长短关系较为密切，患者住院时间越长，病原微生物在病人体内定植的机会就越大，病人发生医院感染的危险性就越大。

二、导致医院感染原因

实践表明医院感染发生不可避免，感控工作只有更好、没有最好。但是近年来，国内发生了多起严重的医院感染事件，不仅增加社会负担，而且加重了患者的痛苦，甚至使许多患者付出了生命代价，在社会上造成恶劣影响，教训十分深刻。究其发生医院感染的原因，有其客观原因，但更为主要的还是人为因素。

（一）客观原因

1.诊疗技术和手段的发展

随着医学科学的进步与发展，医院感染问题愈发突出，医院感染的特点也在不断发生改变。如日新月异的精密仪器的不断涌现、介入性诊疗技术以及侵入性操作如内镜检查、活检、导管技术、机械通气、化疗、放疗及抗菌药物的广泛应用，增加了感染的危险性。心脏外科、颅脑外科、器官移植最大的风险问题之一就是医院感染。

2.病原体发生重要变化

医院感染病原体的复杂性、多样性及其新的演变确实为医院感染管理和临床诊疗工作提出了新的课题。

（1）耐药菌株尤其是多重耐药菌株的感染呈上升趋势。近年来，引起医院感染的病原体对抗菌药物呈现高度耐药和多重耐药，且耐药比例逐年增加。耐药菌株多发生在 ICU、外科、烧伤等科室，感染部位多以皮肤软组织、伤口、与呼吸机相关的下呼吸道感染和菌血症等为主，且对甲氧西林耐药性逐年递增。2010 年，我国卫生部全国细菌耐药监测发现，我国 ICU 来源细菌仍然以非发酵菌、葡萄球菌属、肺炎克雷伯菌、大肠埃希菌为主。耐甲氧西林金黄色葡萄球菌检出率约 80.0%，未发现耐万古霉素和利奈唑胺葡萄球菌；粪肠球菌和屎肠球菌中分别有 1.4%和 8.7%对万古霉素耐药，1.0%和 5.9%对替考拉宁耐药；大肠埃希菌和肺炎克雷伯菌超广谱 β－内酰胺酶（ESBLs）检出率分别为 73.9%和 54.5%；肠杆菌科细菌中存在一部分耐碳青霉烯类菌株，大肠埃希菌和肺炎克雷伯菌对亚胺培南的耐药率分别为 6.4%和 14.5%；铜绿假单胞菌对亚胺培南和美罗培南的耐药率分别为 40.4%和 34.9%，鲍氏不动杆菌对两者的耐药率分别为 72.9%和 73.5%，但二者对多粘菌素 B 仍保持较高敏感性。

（2）引起医院感染的病原体以革兰阴性菌为主，其次为革兰阳性菌，且多为条件致病菌。真菌感染在医院感染的病原体分离中所占的比例在上升，且有逐年增加的趋势，这与抗菌药物的滥用与不合理应用有着密切的关系。美国在对抗菌药物进行严格管理后，细菌耐药性和真菌感染比例上升的速度明显减缓。

（3）新病原体的出现，由于人们对新病原体缺乏认识和了解，对其感染来源、感染途径和易感人群不甚清楚，而且人群又缺乏特异免疫力，此时如果这种新病原体引起人群感染，就很容易导致医院感染的发生，甚至医院感染的暴发、流行。近 40 年来，出现了数十种新的传染病如艾滋病、丙型肝炎、SARS、幽门螺杆菌感染等，这些疾病病原体的出现也对医院感染的控制提出了新的挑战。

3.易感人群的变化

（1）机体抵抗力受损的病人成为医院感染的主要人群。调查与监测发现，医院感染主要发生于机体抵抗力低下、免疫功能不全、大量使用免疫抑制剂、患有慢性肝肾疾病、婴幼儿、低体重儿、高龄老人等人群，这类人群已经成为医院感染的主要易感人群和医院感染预防控制的重点人群。

（2）内源性感染人群增加。当机体抵抗力下降或条件合适时，病人身体内的正常菌群或定植菌发生移位，导致病人发生内源性感染，且随着医疗技术的发展，内源性感染有上升趋势。

（3）侵入性操作产生的医院感染高危人群。有侵入性操作的病人，其相应部位的感染率明显高于普通病人。如使用呼吸机病人的肺部感染、泌尿道插管病人的尿道感染、中心动静脉插管病人的血液感染的发生率明显高于没有这些操作的病人，这类病人已经成为医院感染的高危人群。

（4）人口老龄化加剧。研究表明，年龄是医院感染的一个重要因素，随着人口老龄化的到来，老年人住院人数在增加，加之老年人大多都有基础疾病，机体免疫力下降，住院天数增加，势必会导致医院感染的发生。

（二）主观原因

1.医疗机构重视程度不够，保障措施不到位

（1）医疗机构主要负责人意识淡薄、管理松懈，对国家相关规定熟视无睹，不按照国家规定自查自纠、有令不行、有禁不止。一些医疗机构医院感染委员会例会走过场，流于形式，不解决实际问题，没有正确履行规定的职责。

（2）医院感染管理人员配备不足，相关科室医务人员缺乏。有的大型医疗机构没有按要求设置医院感染管理部门，有的是兼职感控管理人员，不能履行感控职责，不能有效监督、检查、指导、评估各科室感控工作。一些医院为了节约科室成本，国家对科室医务人员有明确要求的如血液透析室、新生儿室等人力资源严重不足。

（3）医院感染管理制度不健全。医院感染管理规章制度针对性不强，比如没有针对血液透析制定相应的管理制度、操作规程等。很多医疗机构都或多或少存在着制度文件更新不及时的问题。

（4）医院布局流程不符合隔离要求。医院在新改扩建时未按规定设立感染性疾病科（发热、肝炎及肠道门诊），缺少隔离观察室；在国家出台新的标准后，没有按要求进行改造，比如安徽宿州眼球事件问题之一就是手术室布局流程环境设施不符合

要求，西安新生儿事件问题之一是建筑布局及工作流程不符合环境卫生学要求，发生血液透析事件的医疗机构多数存在着布局流程不合理、共用通道等问题。

（5）医务人员培训不到位。医院未能对医务人员开展感控相关知识培训，医务人员感控意识淡薄，知识掌握欠缺。从事血液透析的工作人员未接受专业培训上岗。一些医务人员对医院感染报告意识缺乏、反应迟钝，不能及时发现问题并报告，延误医院感染控制措施的实施。

2.医疗机构管理混乱，医院感染规章制度执行不力

（1）医院消毒灭菌操作不严格不规范，对于消毒及灭菌的重要性缺乏足够的认识。一些医院内消毒、灭菌设备比较陈旧，对操作规程不够熟悉，且有些医院的压力蒸汽灭菌器达不到规定的压力与温度，物品装放过程器皿留有死腔。有的医疗机构配备的设施设备不足，不能满足消毒隔离的需要，比如未配备专门的仪器对透析器进行质量监测。新生儿科没有专用洗澡和配奶区域，诊疗器械配备不足，不能满足工作需要，致使不能严格按规定进行消毒灭菌。一些医疗机构医务人员手卫生依从性差。一些医疗机构还存在着监测不到位的情况。

（2）隔离措施未能有效落实，未按规定实行预检分诊制度。医院内交叉感染，由于病人入院时的诊断错误，将一种传染病误诊为另一种传染病或把传染病误诊为非传染病等造成交叉感染。如鼠伤寒沙门菌感染误诊为单纯性婴儿腹泻等。此外，若病人入院时正处于某种传染病的潜伏期，如麻疹、风疹、流感、猩红热等病人在潜伏期末即有传染性，入院后同样易引起医院内的交叉感染发生。

（3）重复使用一次性使用医疗用品、器具。医务人员在诊疗过程中违反医疗常规，重复使用一次性医疗用品、器具，导致交叉感染。辽宁东港丙肝事件即是由于医务人员重复使用一次性注射器引起，浙江省中医院一名技术人员重复使用一次性吸管造成交叉感染，导致部分患者感染艾滋病病毒，造成重大医疗事故。

（4）不合理使用抗生素。不合理使用抗生素及其他抗菌制剂是指医务人员或病人自行在无明确用药指征的情况下，不按适应证用药，例如普通感冒或其他病毒感染的早期就使用多种广谱抗生素，将不适于局部用药的抗生素用于局部等，增加了医院感染发生的机会。

三、医院感染防控策略

医院感染问题越来越突出，管理难度也越来越大，对医院感染管理和专业人员的专业技术水平提出了更高的要求。医院感染管理工作必须贯穿健康服务主线，严守质量安全底

线，坚持依法执业红线。医院感染的预防与控制需要政府、医院管理人员、临床工作者、流行病学工作者、科研人员和所有人的共同努力，医院感染的控制必须采用综合的措施。

（一）国家层面

1. 出台法律法规作为保障

2004年国家修订出台新的《传染病防治法》，医疗机构必须严格执行国务院卫生行政部门规定的管理制度、操作规范，防治传染病的医源性感染和医院感染。2006年，卫生部出台《医院感染管理办法》，对医院感染的组织管理、预防与控制、人员培训、监督管理做出了严格规定。2016年，国家出台《医疗质量管理办法》，将医院感染管理纳入医疗质量范畴，强调医疗机构应当加强医院感染管理，严格执行消毒隔离、手卫生、抗菌药物合理使用和医院感染监测等规定，建立医院感染的风险监测、预警以及多部门协同干预机制，开展医院感染防控知识的培训和教育，严格执行医院感染暴发报告制度。

2. 制定完善医院感染标准、规范和技术要求

为了管理的需要，更是规范和指导医院感染防控，国家出台了一系列标准规范和政策文件，这些规范标准，有的是针对重点环节的，有的是针对重点部门的，有的是针对某一领域的，有的是综合性的，这些规范有的是首次出台，有的是经过多次修订，在不同的历史时期发挥了重要作用。

3. 建立国家监测网络

我国卫生部1986年建立了全国医院感染监测网，2000年组织专家重新修订了《医院感染管理规范（试行）》，2005年又建立了"抗菌药物临床应用监测网"和"细菌耐药监测网"，2019年建立全国真菌病监测网。

4. 纳入医院评价系统

发生医院感染不仅增加病人的痛苦和经济负担，严重时还会危及病人的生命，因此医院感染与医院的医疗质量密切相关。医院感染管理是医院管理的重要组成部分，各国对该项工作均给予高度重视，并且将医院感染的监测、控制与管理纳入医院管理的常规工作，尤其是将医院感染管理纳入医院的整体评价系统。医院感染管理是医院评价系统的重要组成部分，我国颁布的医院管理评价指南中，对医院感染管理工作提出了明确的要求。

5. 与医保控费联动

医疗保险制度在各国不断推进并采取一些有力措施，如保险公司实行单病种付

费，这就要求医院采取有效措施，提高医疗质量，包括改进各项工作，降低医院感染的发生，控制单病种的医疗费用，提高医院的成本效益，保障病人的安全。

（二）医疗机构层面

1. 建立健全医院感染管理的组织机构

《医院感染管理办法》规定住院床位总数在 100 张以上的医院应当设立医院感染管理委员会和独立的医院感染管理部门。住院床位总数在 100 张以下的医院应当指定分管医院感染管理工作的部门，其他医疗机构应当有医院感染管理专（兼）职人员。医院感染管理委员会由医院感染管理部门、医务部门、护理部门、临床科室、消毒供应室、手术室、临床检验部门、药事管理部门、设备管理部门、后勤管理部门及其他有关部门的主要负责人组成，主任委员由医院院长或者主管医疗工作的副院长担任。医疗机构要结合本机构规模和诊疗活动实际，建立感控分级管理组织体系的各层级，主体包括：医院感控委员会、感控管理部门、临床与医技科室感控管理小组，以及感控专（兼）职人员等。配置数量充足、结构合理的感控专兼职人员，明确各级管理主体的责任。

2. 制定完善医院感染防控规章制度、操作规程和应急处置预案

按照国家《医疗机构感染预防与控制基本制度（试行）》建立感控分级管理制度，感控监测及报告管理制度，感控标准预防措施执行管理制度，感控风险评估制度，多重耐药菌感染预防与控制制度，侵入性器械/操作相关感染防控制度，感控培训教育制度，医疗机构内感染暴发报告及处置制度，医务人员感染性病原体职业暴露预防、处置及上报制度，医疗机构内传染病相关感染预防与控制制度。这十项制度是医院感染控制的核心制度，在此基础上，各级医疗机构结合自身科室设置、诊疗技术，按照相应的规范标准进行细化和补充完善。要制定具体的操作规程，指导医务人员操作，制定医务人员职业暴露应急处置预案、医院感染暴发应急处置预案等。

3. 开展医务人员培训

医疗机构应当重视医院感染管理的学科建设，建立专业人才培养制度和感控人员全员培训制度，充分发挥医院感染专业技术人员在预防和控制医院感染工作中的作用。医疗机构应当制订对本机构工作人员的培训计划，对全体工作人员进行医院感染相关法律法规、医院感染管理相关工作规范和标准、专业技术知识的培训，每年至少开展 1 次，针对不同岗位特点组织专项培训。医务人员应当掌握与本职工作相关的医院感染预防与控制方面的知识，落实医院感染管理规章制度、工作规范和要求。工勤

人员应当掌握有关预防和控制医院感染的基础卫生学和消毒隔离知识，并在工作中正确运用。将参加培训情况以及考核结果作为重要内容，纳入医师定期考核、护士执业注册、药学、医技以及其他人员档案管理等，并与职称晋升、绩效分配、评优评先等挂钩。

4.医疗机构及其科室布局流程应当符合院感要求

《传染病防治法》规定：医疗机构的基本标准、建筑设计和服务流程，应当符合预防传染病医院感染的要求。医疗机构布局流程是隔离的重要组成部分，其设计要考虑院内交叉感染的问题，同时需兼顾方便病人就诊和治疗，妥善处理各种废弃物，以免污染环境。要按照《隔离技术规范》和相应科室具体要求，统筹设计，及时调整，合理布局。

5.严格清洁消毒灭菌等工作

一是针对环境清洁消毒。要针对不同风险区域，采取不同的清洁消毒方式，对新生儿病房、新生儿重症监护室、重症医学科、器官（骨髓）移植病房、血液透析中心（室）、感染性疾病科、手术室、产房、急诊科、口腔科、介入手术室、输血科、内镜室、消毒供应中心等重点部门的空气、环境和物体（包括诊疗器械、医疗设备、床单元等）表面，以及地面等实施清洁消毒或新风管理，以防控与环境相关感染的发生和传播。二是针对诊疗器械、物品进行清洗消毒和灭菌。根据所使用可复用诊疗器械/物品的感染风险分级，选择适宜的消毒灭菌再处理方式，包括但不限于：各种形式的清洁、低水平消毒、中水平消毒、高水平消毒和/或灭菌等；相关操作人员应当做好职业防护。在实施消毒灭菌处置前应当对污染的器械/物品进行彻底清洗。但针对被朊病毒、气性坏疽及突发不明原因传染病病原体污染的诊疗器械、器具和物品，在灭菌处置前应当先消毒。建立针对内镜、外来器械、植入物等的清洗消毒灭菌管理规范和相应标准操作规程，做好清洗消毒灭菌质量监测和反馈。医疗机构使用的消毒灭菌产品应当符合相应生产与使用管理规定，按照批准使用的范围、方法和注意事项使用。器械/物品清洗、消毒、灭菌程序符合标准或技术规范的规定，做好过程和结果监测，建立并执行质量追溯机制和相应的应急预案。医疗机构对经清洗消毒灭菌的器械/物品应当采取集中供应的管理方式。三是要加强一次性使用医疗用品、器具的管理。诊疗活动中使用的一次性使用诊疗器械/物品符合使用管理规定，在有效期内使用且不得重复使用。诊疗活动中使用的一次性使用注射用具应当一人一针一管一用一废弃；使用的可复用注射用具应当一人一针一管一用一清洗灭菌；杜绝注射用具及注射药品的共用、复用等不规范使用。

6.做好隔离工作

严格分诊制度。候诊室最易发生交叉感染，应分科设立，尤其是儿科，应设检诊室，怀疑为传染病患儿时，应送隔离诊断室诊察，并有专用出入口。根据感染性疾病的传播途径及特点，制订并实施本机构的隔离措施管理规定。对需要实施隔离措施的患者，应当采取单间隔离或同类患者集中隔离的方式；对医务人员加强隔离技术培训；为隔离患者和相关医务人员提供必要的个人防护用品；隔离患者所用诊疗物品应当专人专用（听诊器、血压计、体温计等）。在严格标准预防的基础上，按照疾病传播途径和防控级别实施针对性隔离措施。加强对隔离患者的探视、陪护人员的感控知识宣教与管理，指导和监督探视、陪护人员根据患者感染情况选用合适的个人防护用品。

7. 切实提高手卫生依从性

在预防和控制医院感染的众多措施中，手卫生是一项非常简单但又十分有效的措施，在减少疾病在人与人之间的传播方面起着重要作用。要提高医务人员手卫生的依从性，首先要提供符合要求的洗手和手卫生设施并且方便医务人员使用，要掌握正确的洗手和手卫生方法。医务人员在下列情况下应当洗手：直接接触病人前后，接触不同病人之间，从同一病人身体的污染部位移动到清洁部位时，接触特殊易感病人前后；接触病人黏膜、破损皮肤或伤口前后，接触病人的血液、体液、分泌物、排泄物、伤口敷料之后；穿脱隔离衣前后，摘手套后；进行无菌操作前后，处理清洁、无菌物品之前，处理污染物品之后；当医务人员的手有可见的污染物或者被病人的血液、体液污染后。

8. 合理使用抗生素

医疗机构要按照《抗菌药物临床应用管理办法》各项要求，制订系统的、可操作的抗菌药物管理技术规范并认真落实。医疗机构要建立规范合理的培训考核制度，制订培训大纲和培训计划，对相关医务人员开展感染性疾病规范化诊疗、抗菌药物合理使用、医院感染防控等培训及考核。重点加强对医师的培训，提高对感染性疾病诊疗规范、临床路径的依从性。经本机构培训并考核合格的医师，方可授予相应的抗菌药物处方权。不得单纯依据医师职称授予处方权限。认真遵守抗菌药物的应用原则，严格掌握其适应证，及时进行病原学检验和按药敏试验合理选用抗菌药物。要减少不合理的预防性使用和静脉输注。继续加强Ⅰ类和Ⅱ类切口围手术期预防使用抗菌药物的管理，改变过度依赖抗菌药物预防手术感染的状况。限制门诊静脉输注抗菌药物的地区，要重点关注急诊静脉输注抗菌药物的情况，强调"能口服不肌注，能肌注不输液"的原则。

9. 加强医院感染病例的监测与报告

医院感染监测是指长期、系统、连续地收集、分析医院感染在一定人群中的发生、分布及其影响因素，并将监测结果报送和反馈给有关部门和科室，为医院感染的预防、控制和管理提供科学依据。其目的是加强医院感染的预防和控制，消除医院感染的危险因素，并根据监测过程中发现的问题，提出相应的具体措施，以降低或减少医院感染的发生，保护医院环境中特殊人群的健康。医院感染监测的任务：评价医院现行的医院感染预防措施的效果，根据日常监测结果提出预防方案和建议，防止可能发生的相关医院感染事件；对已发生的医院感染快速查明原因，采取有针对性的紧急措施，尽快控制传播；判断采取的经常性或特殊性措施是否适宜，并评价其效果。医疗机构要加强对重点科室的主动监测，对侵入性操作环节（例如手术治疗、中心静脉插管、留置导尿管、呼吸机辅助呼吸、透析治疗、内镜操作等）实现全覆盖。通过主动监测，及时发现感染散发病例、感染聚集性病例和感染暴发，及时处置和报告。

10. 及时控制处置医院感染

一旦发生医院感染，应立即组织医院感染管理的相关人员进行流行病学调查，尽快查清引起医院感染流行的三环节，并及时采样进行病原学检测，同时还需积极采取以下措施：隔离并治疗患者，对已发生医院感染的有传染性的患者需立即进行隔离，直至连续进行病原学检查，确认其无传染性后方可解除隔离。对已发生医院感染的相关科室进行终末消毒，同时停止收治新病人，直至超过该病最长潜伏期且确无新的感染发生。有条件的还可对接触者实行应急预防接种，以增强其抵抗力。检查病原携带者。医院感染发生后，若经流行病学调查仍找不到传染来源时，应考虑是否有病原携带者的存在，要把医院感染控制在萌芽状态，防止医院感染暴发。

11. 加强宣传教育

针对病人、医院工作人员及一些常来医院陪护、探视人员开展相关教育。

12. 认真开展医院感染的风险评估

医疗机构要定期开展感控风险因素科学评估，明确影响本机构感控的主要风险因素和优先干预次序。根据风险评估结果，合理设定或调整干预目标和策略。采取基于循证证据的干预措施，进行科学防控，避免防控过度和防控不足。建立并实施基于风险评估结果开展感染高危人群筛查的工作机制。医疗机构应当积极创造条件，利用信息化手段开展感染监测评估工作。将考核结果与对科室和医务人员的奖罚挂钩。

风险评估主要指的是在发生风险时间之前或者之后（还未结束），对该事件会对人们的生命、财产、生活等造成的影响或者是损失的可能性进行量化评估。比较常用的风险评估技术主要有情景分析、德尔菲法、结构法等工具。

四、医院感染管理风险评估的实施

（一）识别医院感染管理的风险

一般可运用专家调查法识别医院管理风险，按照管理的指标、过程指标、结果指标以及患者四大项目进行，对医院各个临床科室与医技部门细化识别。确保所关注的指标要科学、全面，尽量运用能量化的指标。比如说也可以将各个临床科室的管理指标放到医院感染管理的规章制度与流程中，也可以纳入患者的年龄、免疫力、既往疾病等。比如说根据相关的调查研究表明，年龄在 60 岁以上发生感染的风险比 60 岁以下的要高，可见，还应该量化患者的各项指标，并结合医院基础工作确定。

（二）评估医院管理的风险

1. 确定相关的权重系数

总的来说，确定权重系数是风险评估中比较关键的工作，为此在评估这部分的风险时可以通过咨询资深专家或者搜索相关的文献来进行。从分配的权重系数我们也能看出指标的重要性，其对医院感染管理的影响力主要是从医院涉及的各个方面去评估，并按照每个风险指标的重要性分别赋予相应的系数，如很重要（1.0），非常重要（0.8），比较重要（0.6），一般重要（0.4），不重要（0.2）。

2. 实行量化评定

通常，都是以发生风险的可能性、发生事件的后果严重程度或损失分析以及目前总的体系情况为基础开展量化评定。第一，可能性分析。在评价这部分时可以根据被评价科室的基线水平进行预测，比如可以是回顾性分析过去一年或者几年，这个可以以医院的情况去确定；从事件发生的可能性可以将其分为五个等级，即发生的概率很大、发生的可能性比较大、可能发生、基本上不发生、从不发生。根据医院的需要再对其进行赋值。其次，从发生事件的后果程度或者损失分析，评估事件发生对各个方面造成的损失时，通常我们可以分为很严重、一般严重、比较轻、轻微、很少几个等级，并按照相应的需要赋值，一般是 1～5 分。最后，分析当前的体系情况。这主要指的是科室或者医院应对此类风险的能力与系统，同样也可以分为 5 个等级：完备、比较好、一般、比较差、无。同样也可以根据需要给予赋值。

（三）总体测评

在评价每一项风险时我们都可以从风险发生的可能性、后果严重的程度或者损失分析，具体操作步骤是，先将分析的风险评估价值相加或者相乘后再乘以相对应的权重系数值，得出每一项的风险分值后再计算出总的评分，之后再按照最终的结果去评价风险的高低。医院应结合实际情况划分风险界定线，并决定是按照第 30 百分位及

70 百分位还是按照第 20 百分位及 80 百分位,同样也是可以根据医院工作的需要进行调整,主要是为了能分析出风险较高的临床科室,并有效地进行干预,降低感染的发生率。当前,就风险评估在医院感染管理等方面的研究不仅是在特定病房或者高风险因素的研究,而且也已经逐渐应用到整个医院的层面上。因此,作为医院感染管理控制工作者,还应该积极应对当前的挑战,要具有较强的风险管理能力,在实际的工作中积极运用风险管理,并运用正确的风险评估方法,在转变工作模式的情况下促进工作效率的提高,这样也能促进医院感染管理工作针对性更强,且感染的风险也不断降低。

第五节　医院感染暴发流行的管理与预防控制

我国医院感染暴发事件频繁发生,尤其是近年来发生的多起重大医院感染事件,有的甚至定性为责任事故,不仅给病人造成伤痛和财产损失,给医院带来的经济损失和负面影响也不可估量,严重影响社会和谐稳定。相关医务人员、医院管理者、行政官员均受到党纪政纪处分,有的还被追究刑事责任,教训十分惨痛。陈萍等通过文件检索对 1980 年 1 月到 2009 年 12 月发生的医院感染暴发事件进行回顾性分析,医院感染暴发事件共 352 起,感染 7656 人,病死 341 人。2008 年到 2019 年近 12 年的时间里共通报 19 起医院感染暴发事件,平均每年 1.58 起,2009 年最多 5 起;2011 年以后均为每隔一年后再出现感染暴发事件。19 起医院感染暴发事件中,13 起为血源性传播,3 起新生儿感染,3 起手术切口感染。13 起血源性传播的医院感染事件中,11 起为丙型肝炎病毒感染,1 起为乙型肝炎病毒感染,1 起为艾滋病病毒感染。每一次感染暴发事件的发生都不是偶然的,绝不仅仅是一个环节、一个不足就能够造成,一定存在着多方面不安全因素。总结归纳为:临床实践中未按规范要求进行操作,感染防控措施未落实;医院感染管理制度不健全,落实不到位;布局流程不合理;医院感染监测、报告不及时;人员配备不足,能力不够;行政监管不力。

一、疾病流行强度

疾病流行强度是指在一定时期内,某地区某人群中某病发病率的变化及其病例间的联系程度。描述疾病流行强度的常用术语包括散发、暴发、流行和大流行。判断依据:①涉及地域;②发病数量;③病例间的联系程度。

（一）散发（sporadic）

散发是指某病在某地区人群中呈历年的一般发病率水平，病例在人群中散在发生或零星出现，病例之间无明显联系。例如，一般情况下，各医疗机构医院感染病例就呈现散发状态。涉及地域：在范围较大的地区内；发病数量：发病率呈现一般水平；病例间联系程度：病例间在发病时间和地点方面无明显联系。确定是否散发一般将发病率与同一个地区、同一种疾病前三年的平均发病率水平进行比较，如当年的发病率未明显超过历年一般发病率水平时为散发。强调一点，这里提到的"未明显超过"是需要进行统计学检验来验证的。

（二）暴发（outbreak）

暴发是指在一个局部地区或集体单位的人群中，短时间内突然出现许多临床症状相似的病人。病人大多有相同的传染源或传播途径，大多数病人常同时出现在该病的最短潜伏期与最长潜伏期之间。例如医院感染暴发、食物中毒、托幼机构的麻疹暴发等。涉及地域：在一个局部地区或集中单位中；发病数量：短时间内突然出现很多症状相同的病人；病例间联系程度：病例间多有相同的传染源或传播途径，大多数病人常同时出现在该病的最长潜伏期内。

（三）流行（epidemic）

流行是指某地区某病在某时间的发病率显著超过历年该病的散发发病率水平。流行与散发是相对的概念，用于同一地区某病历年发病率之间的比较。同样，这里提到的"显著超过"也是需要统计学检验来验证的。涉及地域：某地区或某国家；发病数量：显著超过历年散发发病率水平；病例间联系程度：病例间具有共同的传播因素，各病例之间呈现明显的时间和空间联系。

（四）大流行（pandemic）

大流行是指某病发病率显著超过该病历年发病率水平，疾病蔓延迅速，涉及地区广，在短期内跨越省界、国界甚至洲界形成世界性流行。涉及地域：跨越省界、国界或洲界；发病数量：发病率水平超过该地一定历史条件下的流行水平；病例间联系程度：病例间具有共同的传播因素，各病例之间呈现明显的时间和空间联系。需要注意的是，由于现代交通手段的发达，给疾病大流行带来了机会。例如，2003年 SARS 的流行几个月的时间就波及 32 个国家和地区。鼠疫、流感、霍乱也曾多次形成世界性大流行。

二、医院感染暴发相关概念

医院感染暴发（healthcare acquired infection outbreak）：在医疗机构或其科室的患者中，短时间内发生 3 例以上同种同源感染病例的现象。

疑似医院感染暴发（suspected outbreak of healthcare acquired infection）：在医疗机构或其科室的患者中，短时间内出现 3 例以上临床症候群相似、怀疑有共同感染源的感染病例的现象；或者 3 例以上怀疑有共同感染源或共同感染途径的感染病例的现象。

医院感染聚集（cluster of healthcare acquired infection）：在医疗机构或其科室的患者中，短时间内发生医院感染病例增多，并超过历年散发发病率水平的现象。暴发与聚集是两个既相似又不同的术语。暴发，源于预防医学中流行病学的一个名词，一方面，它与聚集类似，是指在一定人群中某种具有相同病症的疾病在某个时期某个区域突然增多，超过历史正常界限；另一方面，它与聚集又不同，暴发是调查后发现病例间有联系或同源，而聚集则是通过调查后发现病例间没有联系。

医院感染假暴发（pseudo-outbreak of healthcare acquired infection）：疑似医院感染暴发，但通过调查排除暴发，是由于标本污染、实验室错误、监测方法改变等因素导致的同类感染或非感染病例短时间内增多的现象。医院感染假暴发是由于人为因素导致感染病例的假性聚集或非感染病例的真性聚集。"假暴发"通常表现为实验室阳性检测结果增多，但没有疾病发病上升的证据，可能是由于新的病例定义、新的操作员、新的实验室检测方法、培养或检测频率的改变、新的诊疗操作等引起，医护人员及院感工作人员在调查工作中需要注意。

三、医院感染暴发的处置

医院感染暴发的处置大致可分为三部分，第一是做好医院感染暴发应急处置准备工作，第二是感染暴发时的应急处理，第三是应急处置后的总结。

（一）医院感染暴发应急处置准备

1. 制订应急处置预案

应急处置预案主要包括以下几部分：

（1）总则。说明编制预案的目的、工作原则、编制依据、适用范围等。

（2）组织指挥体系及职责。明确各组织机构的职责、权利和义务，以突发事故应急响应全过程为主线，明确医院感染暴发发生、报警、响应、结束、善后处理处置等环节的主管部门与协作部门；明确各参与部门的职责。

（3）预警和预防机制：包括信息监测与报告，预警预防行动，预警支持系统，预警级别及发布。

（4）应急响应：包括分级响应程序，信息共享和处理，通讯、指挥和协调，紧急处置，应急人员的安全防护，群众的安全防护，针对不同病原体和感染途径的具体处置措施，事故调查分析、检测与后果评估，新闻报道，应急结束等要素。

（5）后期处置：包括善后处置、社会救助、保险、事故调查报告和经验教训总结及改进建议。

（6）保障措施：包括通信与信息保障，应急支援与装备保障，技术储备与保障，宣传、培训和演练，监督检查等。在制定总预案后，应当根据不同病原菌或疾病制订分预案。

2. 建立应急指挥体系

医疗机构加强医院感染暴发的管理，包括应明确法定代表人或主要负责人为医院感染暴发报告的第一责任人，建立医院感染管理部门牵头、多部门协作的医院感染暴发管理工作机制，成立医院感染应急处置专家组，由院领导任组长，医务处、护理部、医院感染管理办公室、药学部、检验科、器材设备管理处、后勤处、宣传处等有关部门为成员的应急指挥体系，负责对医院感染暴发的统一领导、决策部署，指导医院感染暴发调查及处置，尤其是要求全体医务人员参与并落实医院感染监测及相关工作制度。

3. 成立应急专家组

专家组由医院感染管理、疾病控制、传染病学、临床检验、流行病学、消毒学、临床药学、护理学等专业的专家组成，必要时可请外院专家参与。负责对医院感染患者及高危患者的医疗救治工作进行指导，对事件进行流行病学调查，并对医院感染暴发事件卫生应急响应的终止及后期评估提出咨询建议等。

4.做好物质储备和知识储备

一是要根据医院感染暴发的特点储备病房设施、设备、器材、防护用品、消毒药械、抢救药品、抗菌药物和检验试剂等；二是要做好人才储备，成立应急处理小组或分队，开展应急专业培训，掌握现场应急处理技能。

5.加强监测预警和报告

建立疫情监测网络，首先是医院感染管理人员要及时收集国内和本地区疫情发生情况、疾病特点、应当采取何种措施、如何防范，向领导和全体医务人员提出建议；二是要充分利用本院的疫情监测网络，开展医院感染病例监测工作。发挥临床一线人员医院感染监测主力军作用，因为他们对患者情况最熟悉，后续通过监测数据发现感染率的升高再来发现暴发事件则为时已晚，因此临床护理人员应提高医院感染聚集或暴发事件的敏感性，将发现暴发事件的"关卡"前移，有助于及时控制医院感染暴发，防止危害的蔓延，同时医院感染管理人员要主动开展病例搜索，检验人员要及时报告可疑同源病原体，形成及时发现医院感染病例的强大合力。要建立医院感染病例内部报告流程和外部报告流程。临床科室发现可疑病例应立即报告医务科、院感办和院领导，同时组织核实。医院发现5例以上疑似医院感染暴发或3例以上医院感染暴发时，应当于12h内向所在地、县级卫生行政部门报告，并同时向所在地疾病预防控制机构报告。

（二）暴发时的应急处理

医疗机构发现疑似医院感染暴发时，应当启动应急预案，指挥系统开始运行，各专业组成人员迅速到位开展工作，积极参与到暴发事件的调查工作中去，协助相关部门开展现场流行病学调查、环境卫生学检测以及有关标本采集、病原学检测等工作。医院感染暴发时应遵循"边救治、边调查、边控制、妥善处置"的基本原则分析感染源、感染途径，及时采取有效的控制措施，积极实施医疗救治，最大限度地控制和预防疾病的蔓延，减轻感染造成的损失。控制传染源，切断传播途径，并及时开展或协助相关部门开展现场流行病学调查、环境卫生学检测以及有关标本采集、病原学检测等工作。按照《医院感染管理办法》《医院感染暴发报告及处置管理规范》的要求，按时限上报。

1.隔离诊治病人

（1）将院内感染病人及疑似病人分室诊治，与其他普通病人进行隔离，实施重症和普通病人相对分区并隔离管理，做到标识明确，及时排除或确诊疑似病人。

（2）将传染病人及时转送隔离病房进行正规的治疗和护理。

（3）专家组迅速到位并迅速制订感染患者个性化诊治方案，减小危害发生。

2.标本采集和病原学检测

相关科室联动，第一时间采集标本，包括空气、物表、医务人员手、消毒剂、药液、诊疗器械、水、食物，患者体液、血液、分泌物等，进行病原学检查、环境卫生学检测等工作。采用细菌的表型特征分型技术（如血清型、耐药表型等）和基因分型技术确定感染病原菌，寻找感染源。

3.流行病学调查

临床医务人员需要了解整个暴发的流行病学步骤，在发生暴发事件时应积极协助疾病预防控制中心、医院感染管理科等部门进行调查。暴发的流行病学调查步骤如下：

（1）准备工作。

在现场调查开始前，有关人员应初步了解现场基本信息，包括发病地点、发病人数、发病人群特征、起始及持续时间、可疑感染源、可疑感染病原体、可疑传播方式或途径、事件严重程度等，并通过查阅文献了解疾病、调查、采样和检验方面的知识，做好调查人员及物资准备。

（2）核实诊断。

核实诊断的目的在于排除医务人员的误诊和实验室检验的差错，可以通过检查病例、查阅病史以及核实实验室检验结果进行。核实诊断应包括相应信息的收集，包括患者的基本情况，如年龄、性别、地址、职业以及发病日期等，以及患者的症状、体征和实验室资料。在调查时，如果疾病是经水或食物传播的，则要询问接触的频率、时间及性质，如果是自然史未知的或不能做出适当的定义，则应询问有关疾病的传播途径以及危险因子等问题。最后，根据病例的临床表现、实验室检查与流行病学资料相互结合，进行综合分析，做出判断。

（3）证实暴发存在。

一个较为敏感的疾病监测系统是有效识别医院感染暴发的重要手段。暴发的监测主要是通过系统性地收集和整理医院感染的相关数据，对这些数据进行分析与解释，并向医院感染暴发控制相关机构或成员进行反馈以便及时采取控制措施，防止暴发事件的发生或进一步蔓延。医疗机构进行医院感染暴发事件的监控需要建立该机构医院感染发病率基线，这些基线情况可用于确定医院感染发生率的异常高值以及判断是否存在暴发流行。

（4）制定病例定义。

病例定义应包括4项因素，即患者的时间、地点、人群分布特征以及临床表现或实验室信息。定义病例最好运用简单、容易应用和客观的方法。例如，发热、肺炎的X线诊断、血常规白细胞计数、血便或皮疹等。在定义病例时，有或没有实验室数据的均可接受。调查中时间是一个关键因素，能决定搜索病例的范围。初始病例定义要够窄以便集中资源和精力，同时要够宽从而囊括可能的病例，例如"2015年1月1日到1月31日在新生儿重症病房发生耐甲氧西林金黄色葡萄球菌血流感染的患者"。要注意的是病例定义可随着调查的进行而调整，病例搜索时，可侧重灵敏性；确定病因时，可侧重特异性。

（5）病例搜索。

根据病例定义尽可能发现所有可能的病例，并排除非病例。发现病例可以通过系统的方法搜索，如加强已有的被动监测系统，提高发现病例的能力；通过查阅病历资料、实验室检查结果等各种信息化监测资料以及临床访谈、报告等进行病例搜索。发现并核实病例后，可以将收集到的病例信息列成一览表，以便进一步计算病例数量和相关的信息。需要注意的是调查的最终目的是控制暴发，而非搜寻每一个病例。

（6）描述三间分布特征。

流行病学中通常所说的三间分布是指疾病在何时、何地、何种人群中流行。从这三个方面对现场调查资料进行描述，可以达到以下目的：首先，它为探索医院感染暴发事件提供了系统的方法，并确保阐明暴发事件及其基本因素；其次，这一方法用通俗易懂的基本术语提供了医院感染暴发事件的详细特征；最后，它可以明确医院感染暴发事件所危及的人群，并提出有关病因、传播方式及对暴发事件其他方面可供检验的假设。

（7）建立及检验假设。

建立及检验假设其目的是描述并解释相关问题，综合分析临床、实验室及流行病学特征，假设可能的暴露因素，找出致病危险因素。假设必须建立在研究设计之前，通常会考虑多种假设。假设应包括4项因素：危险因素来源、传播的方式和载体、引起疾病的特殊暴露因素及高危人群。建立的假设应具有合理性，能够解释大多数的病例并被调查中的事实所支持。验证假设须利用病例—对照研究、队列研究等流行病学分析工具。

四、预防与治疗

（一）医院感染预防控制措施

通过对医院感染各环节的检测过程了解医院感染的易感人群、病原体的传播特点、传播途径、促发因素等，制订有效的控制措施，避免疾病短时间、大范围扩散，如医务工作者加强学习新的消毒灭菌方法，管理者及时制订严格的综合性防控措施等。

（二）医院感染治疗控制措施

当医院感染发生时，感染的病原体被及时做出正确的诊断并指导临床合理使用抗生素为医院感染治疗措施中最为关键的环节。每年，全球有近100万人死于无法用普通抗生素治疗的细菌感染。过去5年中新发现的最突出的抗生素耐药细菌，包括广泛耐药伤寒沙门氏菌、广泛耐药克雷伯菌、广泛耐药铜绿假单胞菌、广泛耐药淋病奈瑟氏菌和广泛耐药结核分枝杆菌，我们没有可替代的抗生素以抵抗耐药细菌。细菌的这种所谓"抵抗机制"以不同的形式出现，但可以在不同的细菌之间共享，从而更广泛地传播。细菌将抗生素耐药以基因传递给其他细菌，并自行产生耐药性，使原本的敏感细菌变为耐药细菌，甚至多重耐药细菌，因此科学、合理地使用抗生素为治疗医院感染首要的措施。

设立专门的医疗机构以预防和管理。经常性组织医务工作者学习并加强相关培训，并制定针对性的应急策略。此外，医院内应建立严格的消毒隔离制度，包括合理的建筑及病区设置、患者入院的清洁和出院的终末消毒、传染患者的隔离、污染物品及患者排泄物的消毒处理、接触患者者（包括医生、护士、卫生员和探视者）的处理等。并须对献血员进行严格的筛选，防止滥用抗生素，以防耐药菌的产生等。

（1）根据初步调查结果，采取应急措施，及时控制医院感染。根据调查进展情况，实时调整相应控制措施。

（2）积极救治感染患者。对免疫功能低下、有严重疾病或有多种基础疾病的患者应采取保护性隔离措施，在需要的情况下可实施特异性预防保护措施，如接种疫苗、预防性用药等。

（3）对其他可能的感染患者要做到早发现、早诊断、早隔离、早治疗。对与感染患者密切接触的其他患者、医院工作人员、陪护、探视人员等进行医学观察，观察至该病的最长潜伏期或无新发感染病例出现为止。必要时对易感病人实施分区隔离治疗，甚至暂停收治新病人。

（4）根据发生医院感染暴发的特点，切断其传播途径，其措施应遵循WS/T311的要求。对肠道感染病例，应加强被污染物品和周围环境的消毒；对呼吸道感染病例，应重视通风和空气消毒；对虫媒感染疾病，应重视杀虫防病。停止使用可疑污染的物品，或经严格消毒与灭菌处理及检测合格后方能使用。要严格按规定对疫点实施消毒处理。

（5）医务人员也应按照疾病的传播特点采取相应的防护措施，做好个人防护和手卫生。

（6）确诊为传染病的医院感染，按《传染病防治法》的有关规定进行管理。

五、做好医院感染暴发应急响应终止工作

（一）明确终止条件

指挥部应组织医疗救治专家组、医院感染控制专家组和流行病学专家组制定医院感染暴发应急响应终止条件。一般而言包括以下两方面：一是医院感染暴发事件的隐患或相关危险因素被消除。二是末例医院感染病例发生后经过最长潜伏期，无新的病例出现。

（二）设定终止程序

负责医院感染暴发应急处置的卫生行政部门组织专家对医院感染暴发事件进行评估，提出终止应急响应的建议，报请同级医院感染暴发应急处置领导小组批准后宣布，并报上一级卫生行政部门备案。开展控制措施效果评价。若医院感染新发感染病例持续发生，应分析控制措施无效的原因，评估可能导致感染暴发的其他危险因素，并调整控制措施，如暂时关闭发生暴发的部门或区域，停止接收新入院患者；对现住院患者应采取针对性防控措施，情况特别严重的，应自行采取或报其主管卫生行政部门后采取停止接诊的措施。

六、医院感染暴发事件的危机干预与舆情控制

医院感染暴发事件具有突发性、危害性、复杂性、公众性、不确定性等特点，一定程度上构成危机事件。在应对危机事件时要运用危机管理的技巧，妥善处理，将暴发事件转危为机。决策者要对事件进行预判，把握事件的发展态势，在事件初期应当高度警觉，迅速做出反应，对内对外发布权威一致信息，加强与公众、患者和医务人员沟通，赢得信任和主动权。要尊重事实，敢于承担责任，同时也要灵活变通，积极应对，妥善化解舆情危机。

七、医院感染暴发事件的全面评估

医院感染暴发事件应急响应结束后,发生地卫生行政部门应在当地医院感染暴发事件应急处置领导小组的领导下,组织有关专家,根据现场流行病学调查、医疗救治和其他相关资料对医院感染暴发事件处置情况进行科学、客观、全面的评估,为今后应急处置和预防院内感染暴发提供借鉴。评估内容包括引起医院感染暴发的原因、造成的危害、采取的应急处置措施及经验、教训,以及该事件对社会、经济的影响等。

一方面提交医院感染暴发调查报告,包括报告题目,简明扼要地表述医院感染暴发事件的发生要素;背景材料,医院概况、过去流行史及本次流行概貌等;调查方法,格式为采取描述性流行病学方法或/和分析性流行病学方法;临床资料,症状和体征、诊断及疾病的自然史等;实验室资料,病原因子的分离与鉴定、血清学诊断或分子生物学证据;流行病学资料:疾病发生方式及三间分布、流行曲线及暴露日期的推算、传播来源、途径、侵入门户及影响因素等证据;环境卫生学调查资料:对可疑感染源、传播媒介等采样结果分析并评估;调查结果及结论,医院感染暴发原因的假设与验证分析、控制措施的实施及效果评价,讨论主要结果的总结、应吸取的经验教训及预防类似事件的建议等;参考文献及附录、重要数据表格或有关证明材料;调查人员及其单位,调查日期。另一方面提交完整的医院感染暴发事件处置总结,总结整个处置过程主要包括事件概况、现场调查处理概况、病人救治情况、所采取措施的效果评价、应急处理过程中存在的问题和取得的经验及改进建议等等。

总之,发生医院感染暴发危害大、影响大,处置不当后果严重。因此应当遵循"高度重视,反应迅速,措施果断,尊重科学,依法规范"的基本原则,积极应对,快速处置,努力将暴发的危害和损失降到最低点。

第五章　医院感染监测

第一节　监测的管理与要求

一、基本概念

（一）医院感染监测

医院感染监测（nosocomial infection surveillance）是指长期、系统、主动、连续地收集、分析医院感染在一定人群中的发生、分布及其影响因素，并将监测结果报送给有关部门和科室，为医院感染的预防、控制和管理提供科学依据。

（二）医院感染管理

医院感染管理是当前医院管理中一个十分重要的内容。医院感染的发生不仅能直接影响医疗质量、病人健康与预后、医务工作者的健康以及导致巨大经济损失，而且伤害医患关系，对社会安定也会造成重大影响。因此建立健全医院感染管理组织，完善医院感染监控系统是医院感染管理工作的重要保证和基础。由于医院感染要涉及医院各部门、各学科，因此医院应建立完整的监控系统，才能保证医院感染管理制度和措施的具体落实，才能提高医院感染管理系统的整体功能。

1.医院感染管理体系

包括医院感染管理委员会、医院感染管理科和医院感染临床管理小组。

2.医院感染管理委员会的组成和职责

（1）组成。

医院感染管理委员会应由院长、医院感染管理科、医务处（科）、门诊部、重症监护科、外科、妇产科、儿科、检验科、药房、手术室、消毒供应室、后勤部门、药物管理部门、器械管理部门、科研管理部门以及其他有关部门的主要负责人组成。委员会主任由院长担任，委员会副主任由主管医疗工作的副院长或医院感染管理科主任担任。

（2）职责。

1）根据上级有关规定，认真贯彻执行医院感染方面的法律法规及各项制度，制定本院的预防和控制医院感染的规章制度和诊断标准并且积极落实。

2）根据《综合医院建筑规范》，对医院改建、扩建以及新建工程应按照预防医院感染要求和卫生学标准进行审核并提出审定意见。

3）每季度定期召开医院感染管理委员会会议，定期研究、协调和决策医院感染管理方面的有关事宜，遇重大感染问题时随时召开会议。

4）对医院感染管理科研究和确定的工作计划进行审定，并对其管理效果进行考评。

5）对医院感染重点部门、重点环节、重点流程以及具体的实施步骤和上级医院感染有关文件进行研究和确定工作计划，并下达到基层科室。

6）加强抗生素的管理，根据本院病原菌特点和耐药现状，配合药物管理部门提出抗生素合理使用的指导意见。

3.医院感染管理科的组成和职责

（1）组成。

医院感染管理科由医院感染管理科主任、副主任以及一定数量的专职人员组成。

（2）职责。

根据国家和卫生行政部门相关医院感染管理的法律法规、标准组织制定全院及各科室医院感染管理规章制度、医院感染控制规划和工作计划，并对具体落实情况进行监督和评价。

对医院感染发病情况、医院感染的流行、暴发进行调查、统计和分析，及时汇总、分析监测结果，针对具体问题提出合理有效的控制措施，并就实施效果向医疗机构负责人报告。

每季度对医院环境卫生学、消毒灭菌与无菌操作技术等工作进行监督监测，及时汇总分析并反馈，针对存在问题提出控制措施并指导实施。

参与药物管理部门关于抗感染药物临床应用的管理，协助拟定合理用药的规章制度，并参与监督指导工作。

对医院清洁、消毒灭菌与隔离、无菌操作技术、医疗废物管理、传染病的医院感染控制等工作提供指导并监督制度的实施。

与继续教育管理部门共同负责全院各级各类人员预防、控制医院感染知识与技能的培训、考核工作，对医务人员职业安全防护提供指导。

对消毒药械、一次性使用医疗卫生用品的相关证明进行审核，并对其储存、使用及用后处理进行监督。

开展医院感染预防与控制方面的科研工作，引进感染控制先进理念，推广科学的感染控制方法与技术。

4.医院感染临床管理小组的组成和职责

（1）组成。

医院感染临床管理小组是医院感染管理机构的基层组织，该小组一般由各临床科室的主任、行政医师和临床护士组成。

（2）职责。

在科主任及医院感染管理科专职人员领导下，做好有关医院感染管理的各项工作。

定期检查本科室医院感染管理制度落实情况。

对本科室医院感染发病率、部位感染率、主要危险因素、各科抗菌药物使用和药敏情况、漏报率等进行监测，有条件的医院应开展目标性监测。

有目标、有重点地对医院空气、物体表面、消毒液等进行细菌检查工作。

每月按时完成本科室感染监测资料的收集、汇总上报等工作。

按时完成科主任交给的各项工作，努力学习有关医院感染的各项专业知识。

收集和掌握本科室医院感染信息，尤其要对高危人群进行监测，严防医院感染暴发流行。

二、医院感染管理的内容

（1）成立医院感染管理组织，明确职责，并根据国家有关医院或感染预防控制的相关法律法规，结合医院实际情况，制定和完善有关医院感染管理的各项规章制度。对监测资料定期进行分析总结，掌握医院感染概况，并将监测结果及时反馈给有关部门和个人，以便采取有效措施控制医院感染。

（2）做好医院感染流行或暴发的日常监测，当发现感染有明显聚集性时，说明有感染流行或暴发的可能，应及时调查，明确原因，降低医院感染的散发率。

（3）医务人员应严格遵守医院感染控制规范和指南，对进入医疗机构的各类人员，开展医院感染预防和控制知识的培训。降低医院感染率，及时发现医院感染监测方面的不足，监测过程中不断改进医院感染控制工作，也为合理分配有限的感染控制资源提供信息，提供解决方法。

（4）制定医院感染管理的长远规划与工作计划，有组织地开展医院感染的防控工作，评价控制措施效果。

（5）做好医院感染的控制工作，包括一次性使用医疗用品的管理，医疗废物的管理，医院感染高风险科室、部门、环节和操作的管理等。

（6）开展医务人员有关预防医院感染的职业卫生安全防护工作。

三、医院感染监测的内容

（一）发病情况监测

医院感染发病情况主要监测医院感染发病强度（感染率、现患率、罹患率、例次感染率等）、感染部位、危险因素、漏报情况等。

1.医院感染发病率

医院感染发病率指在一定时间内住院病人中发生医院感染新发病例的频率。

医院感染发病率＝一定时间内医院感染新发病例数/同期的住院病人数×100%

2.医院感染（例次）发病率

医院感染（例次）发病率＝同期新发医院感染病例（例次）数/观察期间危险人群人数×100%

其中，观察期间危险人群人数以同期出院人数替代（此处指采用手工监测方法的情况；如果采用电子系统进行监测，则可得到准确的观察期间危险人群人数）。式中的"例次"是指同一患者可能同时或先后发生多个部位或多种病原体感染的情况，统计时应将这些情况进行合计。

3.日医院感染发病率

患者日医院感染发病率是一种累积暴露时间内的发病密度，指单位住院时间内住院患者新发医院感染的频率，单位住院时间通常用1000个患者住院日表示。

日医院感染（例次）发病率＝观察期间内医院感染新发病例（例次）数/同期住院患者住院日总数×1000%

4.医院感染罹患率

医院感染罹患率＝观察期间医院感染新发病例数/同期暴露于危险因素的病人数×100%

医院感染罹患率是用于衡量住院病人中发生医院感染新发病例频率的一种方式，一般用于小范围或短时间的流行，可以日、周、月或一个流行期为时间周期，分母应为暴露于危险因素的病人数，分子为同一危险因素所致医院感染新发病例数。

5. 实查率

该指标是指某科室或部门住院病人中，实际调查病人的百分率。计算公式为：实查率（100%）＝某科室（病房）实际调查人数/某科室（病房）住院病人数×100%

6. 现患率

该指标是指在一定时间里，处在一定危险人群中的实际感染病例（新发生和已治愈）的百分率。计算公式为：

现患率（%）＝（同时期内）实际感染病例数/（同时期内）接受调查的住院病例数×100%

现患率可以分为时点现患率和阶段现患率，在同一人群中现患率大于发病率。现患率必须在实查率大于90%时才有意义。

（二）流行病学监测

医院感染流行病学监测的主要内容包括病原学特点、感染源、感染途径、易感因素、易感人群、暴发流行的控制和研究等。

（三）环境卫生学监测

医院感染环境卫生学主要监测医院空气、物体表面、医护人员的手、餐饮厨具、水源废弃物及医用废物等相关监测。

医院环境卫生学监测的重点部门：手术室、重症监护病房（ICU）、产房、母婴室、新生儿病房、骨髓移植病房、血液病房、血液透析室、供应室无菌区、治疗室、换药室等。

（四）病原微生物监测

医院感染病原微生物的监测主要包括定期分析医院重点科室（ICU、产房、新生儿病房、儿科、移植病房、血液病房、肿瘤病房等）病原微生物检查率、抗菌药物使用的比率及抗菌药物的耐药情况。

四、监测的管理与要求

（1）医院应建立有效的医院感染监测与规范制度，及时发现医院感染病例，分析并诊断发生的医院感染，采取针对性的预防与控制措施，并应将医院感染监测控制质量纳入医疗质量管理考核体系。

（2）医院应培养医院感染控制专职人员和临床医务人员具备识别医院感染暴发的能力，发生医院感染暴发时可以准确分析感染病原微生物、感染途径，采取针对性治疗控制措施。

（3）医院应建立医院感染报告制度，并制定切实可行的医院感染监测计划，如年计划、季度计划、月计划等。监测计划内容主要包括人员、方法、对象、时间、科室等。

（4）医疗机构发生以下情形时，应按照《国家突发公共卫生事件相关报告管理工作规范（试行）》的要求在 2h 内进行报告：

1）医院感染暴发事件 10 例以上。

2）发生特殊病原体或者新发病原体的医院感染。

3）可能造成重大公共影响或者严重后果的医院感染。

4）医院感染患病率调查应每年至少开展一次。

五、抗生素合理应用的管理

（一）抗菌药物使用存在的问题

（1）抗菌药物使用情况主要存在的问题包括临床医生的抗菌药物专业知识不足，不了解抗菌药物应用的适应证或者无法及时获得相关卫生信息。

（2）抗菌药物的使用率过高，围手术期预防性用药范围过大，预防用药时间长且用药的起点高。

（3）无专业技能的医务人员缺乏良好的训练，无法意识到滥用抗生素的危险性。

（4）普通群众对滥用抗菌药物知识匮乏，人们认为所有临床症状都可以使用抗生素，因此会加大抗菌药物的不合理使用以及多重耐药菌的增加和流行。

（二）抗菌药物合理应用的管道

（1）指定正确监测方向：监测方向是核心，是工作的重中之重。菌群的抗药性检测或抗药性监测应与临床抗感染治疗紧密切合。

（2）选择观察不同病区：着重观察感染概率明显的科室或病区，如 ICU 病房、呼吸、感染、血液、移植等处。

（3）确定数据收集构成比：收集有效感染区域的标本，如血液、尿液、呼吸道分泌物、伤口分泌物等。但需制定各提取物的收集比例，尤其是痰液提取物，因为痰提取物很难避免口腔污染，可信度相对低，占比大会影响监测指标的可信性，其占比应控制于40%以下。

（4）监测抗生素筛选：可以对比美国临床实验室标准研究所（CLSD）推荐的不同菌落和不同感染位置的药敏性，在相同药物中应选择本单位常见的药物。不应用对监测目标菌落先天抗药的抗生素，如肠球菌不应用头孢类抗生素，指导性的、治疗中首选的药物坚决选择，如球型葡萄菌一定要包含青霉素类、头孢类、万古素和替考拉宁等。肠球菌必须包括高效氨基糖苷抗生素等。

（5）明确检测的菌群：根据监测方向不相同，选择菌群也有所不同，常规监测筛选世界卫生组织公布的发生概率居前10位的菌落及已有明确致病定义的致病菌落，并记录其抗药性。

（6）收集和运送标本：收集感染致病菌落时，应尽最大可能去除污染源与携带菌。①血液标本，收集和运送前禁用抗生素。②尿液标本，应收集清晨患者第一次尿液标本，标本管必须是完全清洁的。采集后马上送检。也需要停用抗生素后采取标本。如不能及时送检，应应用输送培养基。③痰标本，在应用抗生素前收集或晨痰。自行将痰液标本留置于灭菌器皿。儿童可用压舌板刺激咽喉部以达到诱发咳嗽的目的，使肺部和器官的分泌物喷出。如不能马上送检，应种入输送培养基。不易获得痰标本的患者，可予以雾化吸入，促进排痰。

六、消毒、灭菌效果的管理与要求

（一）医院感染管理部门职责

（1）医疗卫生机构应当建立消毒、灭菌管理部门，制定消毒灭菌管理制度，执行国家有关规范、标准和规定。由医院感染管理部门具体负责对医院内一次性使用无菌医疗器械以及消毒、灭菌效果的执行情况进行监督、检查和管理。

（2）医疗卫生机构对购进的消毒产品必须按照国家有关制度规定进行检查验收，验收内容包括：购入产品时必须查验相关法定文件；订货合同上的供货单位与生产企业是否一致；发货地点与生产企业所在地是否一致；货款汇寄账号与生产企业账号是否一致。对购入物品必须详细登记产品名称批号、数量、有效成分及浓度、厂家、生产日期和失效期等，并做好登记备案工作。

（3）排放废弃的污水、污物应当按照国家有关规定进行无害化处理。运送传染病病人及其污染物品的车辆、工具必须随时进行消毒处理；从事致病微生物实验的单位应当执行有关的管理制度、操作规程，对实验的器材、污染物品等按规定进行消毒，防止实验室感染和致病微生物的扩散。

（4）负责医院感染发病情况的监测，当发生感染性疾病暴发、流行时，应当及时进行调查分析并汇总分析结果，报告当地卫生行政部门，并采取有效消毒措施。对于组织实施和效果评价及时向上级有关部门汇报。

（5）医院感染预防与控制的重点包括一次性无菌医疗用品的使用管理，呼吸机和内镜的清洗、消毒的管理，合理使用抗菌药物的管理，消毒药械的管理，医疗废弃物的管理等。

（二）医院感染管理人员职责

（1）医务工作者应当接受消毒灭菌相关专业知识技术培训，严格执行消毒隔离制度。使用的进入人体组织或无菌器官的医疗用品必须达到灭菌要求。各种注射、穿刺、采血器具应当一人一用一灭菌。凡接触皮肤、黏膜的器械和用品必须达到消毒要求。使用的一次性医疗用品用后应当及时进行无害化处理。

（2）在医院感染管理部门专业人员的业务指导下，各科室领导或指定人员负责本部门一次性无菌医疗用品的使用和消毒、灭菌药械的管理。

（3）医务工作者在使用一次性无菌医疗用品前要进行复验，确保小包装的密封性完好，在有效灭菌日期内，穿刺针无锈斑和污渍，输液（血）器、注射器内无杂质和污渍，衔接部无漏气。凡有质量问题和过期产品一律禁止使用，并上报有关部门。

（4）使用人员在应用一次性无菌医疗用品时，应密切观察患者情况，如可疑或发现异常反应，应立即停止使用，并及时报告。

（三）医院感染常见条件致病菌

1. 耐甲氧西林金黄色葡萄球菌（MRSA）

耐甲氧西林金黄色葡萄球菌是医院感染的常见条件致病菌。目前金黄色葡萄球菌感染已占医院感染的第三位，占所有医院感染的 12.10%，且有逐步增长的趋势，耐药菌株也不断增长。其中耐甲氧西林葡萄球菌（MRSA）与甲氧西林敏感的葡萄球菌（MSSA）的比例不同时期、不同医院比例也不同。

耐药机制：MecA 基因是 MRSA 特有的耐药基因，在其耐药性中起决定性的作用。MecA 基因编码了对内酰胺类抗菌药物具有低亲和力的青霉素结合蛋白（PBP2a），当金黄色葡萄球菌固有的青霉素结合蛋白（PBPs）被内酰胺类抗菌药物结合失活后，PBP2a可以替代失活的PBPs继续发挥转肽酶的作用，促进细胞壁的合成，从而产生耐药性。除了MecA基因外，还有多种辅助基因参与MRSA耐药性的形成。

2.耐甲氧西林肠球菌

耐甲氧西林肠球菌是医院内感染的主要条件致病菌，尤其在重症监护病房（ICU）中是最主要致病菌，耐药菌株的出现可在ICU内引起暴发流行。肠球菌感染已占医院感染的5.63%，常栖居在人、动物肠道和女性生殖道，是人类的正常菌群之一。耐药机制：耐万古霉素肠球菌（VRE）有六种基因型，其中VanA、VanB、vanD、VanE、VanG为获得性耐药。万古霉素通过与细菌细胞壁成分D-丙氨酸结合抑制细菌细胞壁肽聚糖的合成。耐万古霉素菌株中，VanA、VanB、VanD可产生一组功能相似的连接酶，导致合成3D-丙氨酰、D-乳酸取代D-丙氨酰，D-丙氨酰这一正常的聚糖成分结合至聚糖结构中，造成万古霉素耐药。另外，已经证实肠球菌对抗菌药物的多重耐药性也可通过质粒结合传递给金黄色葡萄球菌，这无疑给感染性疾病的治疗带来了更大的难度。最有效的药物还是糖肽类抗生素万古霉素或替考拉宁，以及链阳性菌素R950。

3.超广谱β-内酰胺酶（ESBLS）

超广谱β-内酰胺酶的细菌主要由肠内杆菌导致，特别是大肠埃希杆菌和肺炎克雷伯杆菌产生，是革兰阴性杆菌对β-内酰胺类抗菌药物产生耐药的主要原因。大肠埃希杆菌是医院感染中最常见的感染，占所有医院感染的18%，而且侵犯部位也最多。其致病机制：超广谱β-内酰胺酶的数量已超过200种，由质粒引导，大多由广谱β-内酰胺酶TEM-1和SHV-1的1~4个氨基酸发生突变而形成。对该菌的治疗：除头孢他啶的耐药率多数医院低于10%、亚胺培南低于5%以外，第三代头孢菌素的耐药率均在30%以上，优立新也在30%左右，大肠杆菌对氟喹诺酮类耐药率均超过50%，不能选用。耐氨基糖类抗生素中，阿米卡星对大肠杆菌的活性很好，耐菌性在23%~30%之间，而庆大霉素耐药率在43%~61%之间。肺炎克雷伯杆菌感染则居医院感染的第五位，占10.02%。克雷伯菌属（Klebsiella species）也是医院感染常见的条件致病菌，它是肠杆菌产生质粒型广谱或超广谱β-内酰胺酶的代表菌，临床上耐药比较广泛。

4.鲍曼不动杆菌

鲍曼不动杆菌广泛存在于自然环境中，在医院环境和人体皮肤表面也可检出。鲍曼不动杆菌的耐药机制多种多样，对目前使用的所有抗菌药物均可产生耐药性，且很容易通过交叉感染在医院内流行。根据卫生部全国细菌耐药监测网Mohnarin(2006-2007)的监测报告,在我国临床分离出的细菌耐药现象较为普遍,MRSA

发生率除个别省份外均超过 30%，最高为 74.4%，而欧美大部分国家多在 5.0%～40%；大肠埃希菌和肺炎克雷伯杆菌的 ESBL 发生率分别为 3% 和 24.6%，明显高于国外 10%～20% 的水平；鲍曼不动杆菌对抗生素耐药率低于 20% 的药物只有头孢哌酮舒巴坦，对亚胺培南的耐药率为 23.4%，对其他抗菌药物，包括三、四代头孢菌素，喹诺酮类等的耐药率均在 45% 以上。尽管肠球菌属细菌对糖肽类耐药的菌株仍然少见，但在全国各地都有出现。因此，建立和完善对 MRSA、VRE、ESBLs 的细菌和多重耐药的鲍曼不动杆菌的监测，对有效预防和控制多重耐药菌的传播具有十分重要的意义。

5. 铜绿假单胞菌

铜绿假单胞菌感染是医院感染常见的条件致病菌。铜绿假单胞菌感染是第二位常见的医院感染，占 17.72%。对多种抗生素耐药是临床治疗最棘手的感染之一。从耐药机制上讲，铜绿假单胞菌是产生染色体诱导性头孢菌素酶的典型菌，因而选用带 β-内酰胺抑制剂的复方抗菌药物会提高疗效。

6. 凝固酶阴性葡萄球菌感染（staphylococcus coagulase negative）

凝固酶阴性葡萄球菌感染是医院感染常见条件致病菌，目前已居医院感染常见致病菌的第四位，占所有致病菌的 11.9%。其中主要是表皮葡萄球菌，也有明显增长的趋势。对凝固酶阴性葡萄球菌感染目前尚无理想的治疗方法。

七、医院感染监测的类型

医院感染监测按监测的对象和目的不同分为全面综合性监测和目标性监测。

（一）全院综合性监测（hospital-wide surveillance）

连续不断地对全院所有临床科室的全部住院患者和工作人员进行医院感染及其有关危险因素的综合性监测。

（二）目标性监测（target surveillance）

确定明确的目标，针对高危人群、高发感染部位等开展的医院感染及其危险因素的监测，如重症监护病房医院感染监测、新生儿病房医院感染监测、手术部位感染监测、抗菌药物的监测。是在全院综合性监测的基础上，确定明确目标来开展监测工作以判断医院感染的相对严重程度。

表 5-1-1　医院感染监测病例登记表

登记日期

登记人

登记单位

住　院　号		病　历　号	
病人姓名		性　　别	
年　　龄		入院日期	
出院日期		出院天数	
入院时情况	1.危机 2.严重 3.一般	转　　归	1.治愈 2.好转 3.未愈 4.死亡
感染日期		科　　室	
感染诊断		疾病诊断	
感染科室	1.内科 1.1 呼内；1.2 消化内；1.3 心内；1.4 内分泌内；1.5 肾内；1.6 传染病科；1.7 血液内；1.8 神内；1.9 老年病；2.0 内监；2.1 其他 2.外科 2.1 普外；2.2 胸外（心外）；2.3 神外；2.4 骨外；2.5 烧伤外；2.6 泌尿外；2.7 其他 3.妇科；4.产科；5.儿科；6.眼科；7.耳鼻喉科；8.皮肤科；9.中医科；10.其他		
危险因素	1.使用呼吸机；2.气管插管；3 泌尿系插管；4.应用肾上腺糖皮质激素；5.免疫抑制剂；6.其他		
感染部位	1.上呼吸道感染；2.下呼吸道感染；3.泌尿道感染；4.胃肠道感染；5.血液感染；6.皮肤与软组织感染；7.骨与关节感染；8.生殖道感染；9.中枢神经系统感染；10.心血管系统感染；11.眼、鼻、耳、口腔感染；12.全身感染；13.其他		
病原菌及其抗菌药物的应用			

病原菌名称	青霉素	头孢哌酮	庆大霉素	头孢唑啉	林可霉素	阿奇霉素	头孢曲松钠	氧哌嗪青	阿米卡星
敏感									
中介									
耐药									

第二节　医院感染监测方法和分类

一、医院感染监测

（1）手卫生依从性监测。

（2）重症监护病房监测。

（3）高危新生儿监测。

（4）手术部位监测。

（5）耐药菌监测。

（6）中央导管相关血流感染（CLA-BSI）。

（7）导管相关尿路感染（CA-UTI）。

（8）医院内获得性肺炎。

二、医院感染监测

（一）概念

1.医院感染监测（nosocomial infection surveillance）

医院感染监测是指长期、系统、连续地收集、分析医院感染在一定人群中的发生、分布及其影响因素，并将检测结果报送和反馈给有关部门和科室，为医院感染的预防、控制和管理提供科学依据。

2.医院感染流行

医院感染流行指某医院、某科室医院感染发病率显著超过历年散发发病率水平。

3.医院感染暴发

医院感染暴发指在某医院、某科室的住院病人中，短时间内突然发生许多医院感染病例的现象。

4.医院感染流行趋势

医院感染流行趋势指在某医院、某科室的医院感染病例数增加快，短期内不能控制。

5.保护性隔离措施

保护性隔离是指为预防高度易感病人受到来自其他病人、医务人员、探视者及病区环境中各种条件致病微生物的感染，而采取的隔离措施。

6.抗感染药物

抗感染药物是指用以治疗各种病原体（病毒、螺旋体、支原体、立克次体、衣原体、细菌、真菌、原虫、蠕虫等）所致感染的各种药物，其中包括抗菌药物（抗生素、合成类抗菌药）、抗结核药、抗麻风病药、抗真菌药和抗病毒药物。

7.医院感染的现患调查

医院感染的现患调查是指在特定时间、特定范围内对住院患者中医院感染病例分布状况以及得出医院感染患病率的调查，也称医院感染横断面调查。

（二）执行标准

根据中华人民共和国卫生行业标准 WS/T312-2009，中华人民共和国卫生部 2009年 4 月 1 日发布，2009 年 12 月 1 日实施。

（三）适用范围

本标准适用于医院和妇幼保健院，有住院床位的其他医疗机构参照执行。

（四）目的

及时发现医院感染情况，提供解决问题的方法，评价控制措施的效果和经济效益，为控制医院感染的研究和教育工作提供信息。

（五）主要内容

发病情况的监测，流行病学的监测，环境卫生学的监测，抗生素使用情况的监测，消毒、灭菌、隔离、无菌技术质量的监测和病原微生物等方面的监测等。

（六）诊断依据

医院感染的诊断依据是根据临床症状、体征、化验检查以及其他检查方法，包括

X 线、B 超、内镜、CT、MRI、活体组织检查等结果综合分析判断。判断为医院感染时，要求有可靠的临床、实验室或其他检查资料。

三、全院综合性监测

（一）概念

全院综合性监测（hospital-wide surveillance）是指连续不断地对所有临床科室的全部住院患者和医务人员进行医院感染及其有关危险因素的监测。

（二）监测目的

了解全院的医院感染情况，及时发现医院感染存在的问题、易感人群、危险因素以及发展趋势，提供医院感染的发病率基线，减少医院感染的危险因素和评价医院感染控制措施的效果等，为医院感染的预防及控制诊断提供科学依据。

（三）监测对象

住院患者主要监测手术部位感染发病率，也可包括出院后一定时期内的患者和医务人员。

（四）监测方法

（1）医院感染专职人员主动、持续地对监测对象进行监测，发现医院感染病例及相关事件（又称主动监测）。此种监测方法能及时、及早地发现问题，采取有效的控制措施。

医院感染的聚集性发生或暴发流行，调查方法与标准一致，得出的资料可靠，可比性强，意义大；其缺点是需要较多的人力、物力和时间（见表 5-2-1）。

（2）病房的医护人员而非医院感染专职人员被动地去发现和报告医院感染病例和相关事件（又称被动监测）。此种监测方法需较少的医院感染专职人员，但由于医护人员对医院感染诊断标准掌握不准，常导致大量漏报，不能及时发现医院感染的聚集性发生和暴发流行。

（3）医院应建立医院感染报告制度，发生医院感染暴发情况，医疗机构应报告所在地的县（区）级地方人民政府卫生行政部门。

（4）医院应建立有效的医院感染监测与预报制度，及时诊断医院感染病例。应将医院感染监测控制质量纳入医疗质量管理考核体系；分析发生医院感染的危险因素，采取针对性的预防与控制措施。

（5）医院感染资料的来源，包括以患者为基础和以实验室检查结果为基础的信息。

（五）监测内容

（1）医院感染发病强度（发病率、实查率、现患率、罹患率、例次感染率等）、感染部位、危险因素、漏报情况等。

（2）流行病学监测的主要内容包括病原学特点、感染源、感染途径、易感因素、易感人群、暴发流行的控制和研究等。

（3）环境卫生学主要监测医院空气、物体表面、水源、废弃物及污染物等无害化质量。

四、手卫生依从性监测

（一）概念

保障病人和医务人员安全是最为重要、有效和使用最为简单、经济的措施。世界各国对手卫生均给予了高度的重视，我国在 2009 年正式颁布并实施了《医务人员手卫生规范》，规定了医务人员手卫生管理与基本要求、手卫生设施如何配置、洗手与卫生手消毒、外科手消毒应遵循的原则和操作方法，以及如何监测手卫生的效果，以预防和降低医院感染的发生和提高医疗质量。

卫生手为医务人员洗手、卫生手消毒和外科手消毒的总称。

1. 洗手

洗手指医务人员用肥皂（皂液）和流动水洗手，去除手部皮肤污垢、碎屑和部分致病菌的过程。

2. 卫生手消毒

卫生手消毒指医务人员用速干手消毒剂揉搓双手，以减少手部暂居菌的过程。

5-2-1　医院感染病例调查表

登记时间：　　　　　　　　　　住院医师：　　　　　　　　　　调查者：

住院号	入院日期	转　归	1.治愈；2.好转；3.未愈；4.死亡
病人姓名	科　室		
性　别	入院日期		
出生日期	出院日期		
年　龄	感染日期		
床　号	疾病诊断		
住院天数	感染诊断		
危险因素	A.使用呼吸机；B.气管插管；C.泌尿系插管；D.应用肾上腺糖皮质激素；E.免疫抑制剂；F.其他		
感染部位	A.上呼吸道感染；B.下呼吸道感染；C.泌尿道感染；D.胃肠道感染；E.血液感染；F.皮肤与软组织感染；G.骨与关节感染；H.生殖道感染；L.中枢神经系统感染；J.心血管系统感染；K.眼、鼻、耳、口腔感染；O.全身感染；P.其他		
麻醉类型	A.全麻；B.非全麻		
ICU	A.是；B.否		
病原学检查	A.是；B.否		
检查方法	A.镜检；B.培养；C.血清学		
感染与原发疾病的关系	A.无影响；B.加重病情；C.其他		

病原菌及其抗菌药物的应用

病原菌名称	青霉素	头孢哌酮	庆大霉素	头孢唑啉	林可霉素	阿奇霉素	头孢曲松钠	氧哌嗪青	阿米卡星	左氧氟沙星	甲硝唑	氨苄青	替考拉宁	万古霉素	丁胺卡纳	其他

3. 外科手消毒

外科手消毒指外科手术前医务人员用肥皂皂液和流动水洗手,再用手消毒剂清除或者杀灭手部暂居菌和减少常居菌的过程。

(二)监测目的

为了清除手上的微生物,切断通过手传播疾病的途径,防止交叉感染。

大部分医疗护理工作需经医务人员的手来完成。大量流行病学调查表明,医院感染通常是以直接或间接的接触性感染途径引起。手是最主要的交叉感染的媒体。医院的环境是一个大的贮菌库,医务人员在这种环境中工作,手部会沾染各种微生物(致病菌、条件致病菌、病毒、支原体)等。因此,只有强调医护人员认真规范洗手,将手部的污染降低到最低水平,才能更好地控制医院感染的发生。

(三)监测对象

医疗活动的所有人员,包括医务人员、保洁员、病人和家属。

(四)监测方法

医院专职人员应每季度对手术室、产房、导管室、层流洁净病房、器官移植病房、骨髓移植病房、重症监护病房、新生儿室、母婴室、血液透析病房、烧伤病房、感染疾病科、口腔科等部门工作的医务人员的手进行消毒效果的监测;当怀疑医院感染暴发与医务人员手卫生有关时,应及时进行监测,并进行相应致病性微生物的检测。

(五)洗手以及手卫生遵循的原则

1. 卫生手消毒或洗手的指征

(1)直接接触病人前后,接触不同病人之间,从同一病人身体的污染部位移动到清洁部位时,接触特殊易感病人前后。

(2)接触患者黏膜、破损皮肤或伤口前后,接触患者的血液、体液、分泌物、排泄物、伤口敷料等之后。

(3)接触患者周围环境及物品后。

（4）在进行药物治疗和食物准备之前。

（5）进行无菌操作、接触清洁、无菌物品之前。

（6）穿脱隔离衣前后、摘手套后。

（7）当医务人员的手有可见的污染物或者被病人的血液、体液污染时。

2.洗手方法

（1）在流动水下，使双手充分淋湿；

（2）取适量肥皂（皂液），均匀涂抹至整个手掌、手背、手指和指缝；

（3）认真搓揉双手至少15s，应注意清洁双手所有皮肤，包括指背、指尖和指缝。

1）掌心相对，手指并拢，相互揉搓。

2）手心对手背沿指缝相互揉搓，交换进行。

3）掌心相对，双手交叉指缝相互揉搓。

5）右手握住左手大拇指旋转揉搓，交换进行。

6）将五个手指尖并拢放在另一手掌心旋转揉搓，交换进行。

（4）在流动水下彻底冲净双手，擦干，取适量护手液护肤。

3.注意事项：

（1）洗手前应摘掉手部饰物，并注意指尖、指甲、指甲缝和皮肤皱褶处的清洁。

（2）注意清洁水龙头开关，不得将纱布缠绕或挂套在水龙头上，注意节约用水。

（3）洗手后应选用纸巾、风干机、擦手毛巾等擦干双手。擦手毛巾应保持清洁、干燥，一人一用一消毒。干手物品应专人专用，并保持清洁。干手设施应定期除尘，避免二次污染。

（4）医院感染管理重点部门，如手术室、产房、导管室、层流洁净病房、骨髓移植病房、器官移植病房、重症监护病房、新生儿室、母婴室、血液透析病房、烧伤病房、感染疾病科、口腔科、消毒供应中心等应使用流动水洗手设施，开关采用脚踏式、肘式或感应式，减少二次污染的机会。

（5）配备的清洁剂如是肥皂应保持清洁与干燥。如为皂液，则盛放皂液的容器宜为一次性使用，重复使用的容器应每周清洁与消毒。皂液有浑浊或变色时及时更换，并清洁消毒容器。

（6）洗手与消毒可使用海绵、其他揉搓用品或双手相互揉搓。揉搓用品一人一用一灭菌或使用一次性的无菌用品。使用后应放到指定的容器中。

（7）当手部有血液或其他体液等肉眼可见的污染时，用肥皂（皂液）和流动水洗手。手部没有肉眼可见的污染时，宜使用速干手消毒剂消毒双手以代替洗手。

（六）监测内容

1. 监测频率

每一季度监测一次。当发生医院感染或者高度怀疑与医务人员手污染有关时，及时监测。

2. 采样时间

在接触患者、进行诊疗活动前采样。

3. 采样方法

被检者五指并拢，用浸有含相应中和剂的无菌洗脱液浸湿的棉拭子在双手指屈面从指跟到指端往返涂擦 2 次，一只手涂擦面积约为 30cm²，涂擦过程中同时转动棉拭子，将棉拭子接触操作者的部分剪去，投入 10mL 含相应中和剂的无菌洗脱液试管内，及时送检。

4. 手消毒监测要求：

卫生手消毒：检测的细菌菌落应≤10cfu/cm²

外科手消毒：检测的细菌菌落应≤5cfu/cm²

5. 手消毒效果要求：

Ⅱ类区域工作人员：手部细菌总数≤5cfu/cm²，并未检出致病菌为消毒合格。

Ⅲ类区域工作人员：细菌总数≤10cfu/cm²，并未检出致病菌为消毒合格。

Ⅳ类区域工作人员：细菌总数≤15cfu/cm²，并未检出致病菌为消毒合格。母婴同室、婴儿室、新生儿室及儿科病房的工作人员手上不得检出沙门菌及其他致病菌。

五、重症监护病房（ICU）监测

（一）概念

医院感染是伴随着医院的建立而产生的、严重阻碍医学发展的医疗质量缺陷，并随着医学的进步而不断变换着自身的特点。大量新兴侵入性操作、介入诊疗技术不断问世，各类广谱抗生素的使用日益增多，以及病原菌类型的变化，客观上造成医院感染易感人群队伍迅速扩大，感染的防控难度不断增加。

重症监护病房（intensive care unit ICU）起源于 20 世纪 50～60 年代，它的创立对提高危重症病人的抢救成功率起到了至关重要的作用。ICU 应用先进的诊断、监护和治疗设备与技术，对病情进行连续、动态的定性和定量观察，并通过有效的干预措施，为重症患者提供规范的、高质量的生命支持，改善生存质量。ICU 的技术水平，直接反映医院的综合救治能力，是现代化医院的重要标志。

纵然 ICU 医院感染的防控十分重要，但迄今为止，国内外尚无专门的 ICU 医院感染防控标准或规范。我国目前部分 ICU 存在着诸多问题，如：建筑格局和工作流程不合理、洁污交叉、布局不合理、未做好消毒隔离措施、ICU 工作人员资质和数量管理存在缺陷等问题。

1. 保护性隔离措施

保护性隔离措施是指为预防高度易感病人受到来自其他病人、医务人员、探视者及病区环境中各种条件致病微生物的感染而采取的隔离措施。

2. 保护性隔离房间

保护性隔离房间是为避免医院内高度易感病人受到来自其他病人、医护人员、探视者以及病区环境中各种致病性微生物和条件致病微生物的感染而进行隔离的房间。

3. 负压病区

负压病区是通过特殊通风装置，使病区（病房）的空气按照由清洁区向生活污染区流动，使病区（病房）内的压力低于室外的压力。负压病区（病房）排出的空气须经处理，确保对环境无害。

（二）监测目的

监测重症监护患者的医院感染率，发现医院感染的流行与暴发，发现医院感染病原体，及时预防和控制 ICU 医院感染，建立完备的 ICU 患者医院感染的规范制度。

（三）监测对象

ICU 患者包括在 ICU 进行观察、诊断和治疗的所有患者。

（四）ICU 感染特征

ICU 是一个众多医院感染危险因素高度集中的场所，危重患者、基础疾病严重患者多，各种侵入性操作频繁等因素使患者发生感染的风险增加，易发生菌血症和多脏器功能衰竭，使患者抢救成功的几率降低，死亡率高。

（五）ICU 感染危险因素

众多医院感染高危因素的存在，使 ICU 患者发生医院感染几率高达 26%。ICU 患者在整个住院人数中比例极小，但发生医院感染的病例却占整个院感的 20% 以上，以下呼吸道为首位。ICU 不仅具有较高的医院感染发生率，其病死率同样居高不下，达到 60.9%。因此，加强 ICU 病房医务人员及患者、陪护人员的医院感染管理与监测，有效地预防和控制，不仅带来良好的社会效益，同时也可以增加较好的经济效益。

（1）年龄，年龄小于 2 岁及大于 60 岁是医院感染发病的高危病人的易感年龄。

（2）病人基础疾病严重，免疫力低下，并发症多。疾病的严重程度也与医院感染呈明显相关性。

（3）医护人员的污染。ICU 病房医护人员多，医护人员皮肤及口咽部定植菌多，各项诊疗护理操作十分频繁，手卫生的依从性及无菌操作技术不够规范，造成病原菌的接触传播。医护人员对医院感染管理工作重视不够，有些 ICU 工作人员常以工作繁忙为理由忽视医院感染管理工作，造成医院内交叉感染。医疗仪器多，有些先进的仪器设备难以消毒，可造成感染的传播

（4）侵入性操作的污染。侵入性诊疗方法（如内窥镜、导尿、洗胃、气管插管、腹腔穿刺和胸腔穿刺）等不断增加，破坏机体防御屏障的机会增加，成为病原菌入侵的门户。

（5）环境的污染。ICU 的病人多为卧床、意识障碍，四肢活动障碍的病人，其排泄物中的病原微生物可形成气溶胶播散，造成空气传播。

（6）耐药菌株增加。抗菌药物的使用加重了细菌耐药性的产生，由于引起医院感染的病原体以多重耐药菌株居多，因此在治疗上具有更大的难度。为治疗这些难治性医院感染，大量应用广谱抗菌药物，后者又进一步加重了细菌耐药性的产生，形成恶性循环。

（六）监测的预防与控制

（1）布局合理，明确划分治疗室（区）监护区、医护人员生活办公区和污物处理区。治疗室（区）应设流动水洗手设施，并配备超净工作台；监护区每床占地面积 12~14m²，床间距不小于 1.5m，室温 21℃，湿度 60%~70%；室内配有非手触摸式洗手设施，每个床位配有速干消毒洗手剂。

（2）每天进行空气消毒，有条件的可配备空气净化装置。空气消毒净化要符合治疗需求，对于普通病房以自然通风为主，每天 2～3 次，每次 20～30min；对于严重感染患者需安置在单间隔离房间，也可安排在负压病房；对于需保护性隔离的患者需安置在正压病房。

（3）加强病人的感染管理及监测，特别是对各种留置管路、口腔、皮肤、肠道，合理使用抗生素，加强细菌耐药性的监测，及早预防并发现菌群失调引发的医院感染。

（4）加强对各种监护仪器设备、医疗护理用品、卫生材料以及病人的物品、用具的消毒灭菌管理和监测。

（5）动、静脉注射，导尿管的放置，气管插管，引流管的放置，呼吸机的使用等操作，应严格按无菌技术要求进行并按感染控制措施的相关操作与护理。

（6）ICU 医护人员应具有较强的自我约束能力和预防医院感染的理念，自觉执行各种规章制度，掌握医院感染监测的相关理论与实践。循证医学证实，严格更衣、换鞋制度可降低医院感染的发生。所以，进入 ICU 要换专用工作服、鞋、帽，戴口罩，认真洗手或消毒，必要时戴手套。在进行各种操作时，严格执行无菌操作技术。医务人员发生感染性疾病时暂离重症监护病房，严格控制病房内人员流动。

（7）合理应用抗感染药物，建立抗菌药物的使用监测系统并制定相应的规章制度，防止菌群失调；加强细菌耐药性的监测，诊断不明确时除危重抢救患者外，一般情况下不乱给抗菌药物，以免影响正确诊断，给患者造成不必要的经济负担，延误治疗，还可能加重毒性反应。

（8）医护人严格执行隔离预防相关诊疗操作。具有高度传染性疾病患者，尽量不要住进 ICU，确立或疑似具有高度传染性的患者，应按隔离要求进行隔离护理，并应及时上报有关部门。在严格执行隔离预防措施时，应特别注意对血压计、听诊器和叩听锤等诊疗用具的消毒灭菌管理。病人转出、出院或死亡后必须终末消毒，确认清洁后再可转为他用。

（9）严格探视制度，限制探视人数。原则上住进 ICU 室的患者不允许探视，特殊情况需探视时，应由护士允许后，探视者应更衣、换鞋，戴帽子、口罩，洗手后由护士引进探视患者。

（10）ICU 的终末消毒，应视污染情况而确定。原则上应随时保持卫生，遇有污染，就地消毒处理，必要时进行卫生学监测，合格后方可收治病人。

表 5-2-2 ICU 患者医院感染监测调查表

住院号		入院日期		转归	1. 治愈 2. 好转 3. 未愈 4. 死亡
病人姓名		ICU 类型		感染日期	
性　别		入 ICU 日期		疾病诊断	
出生日期		出 ICU 日期		感染诊断	
年　龄		床号		住院天数	
危险因素（感染发生 48h 内）	A. 中央静脉插管；B. 呼吸机；C. 泌尿系插管；D. 其他				
感染部位	A. 呼吸系统感染；B. 血液系统感染；C. 泌尿系统感染；D. 其他				
病原菌及其抗菌药物的应用					

病原菌名称	青霉素	头孢哌酮	庆大霉素	头孢唑啉	林可霉素	阿奇霉素	头孢曲松钠	氧哌嗪青	阿米卡星
敏感									
中介									
耐药									

六、高危新生儿监测

（一）新生儿医院感染的现状

随着现代医学和儿科学的发展，新生儿病房的建立，新生儿的发病率和病死率明显下降。但是，新生儿是一个特殊的群体，他们各个系统尤其是免疫系统尚未发育成熟，抵抗力差，适应外界环境能力差，且没有主诉，临床表现不典型而无法及早发现，是医院感染的高发人群。

我国卫生部 2001 年颁布的《医院感染诊断标准》规定，新生儿在分娩过程中和产后获得的感染都属于医院感染。受各种高危因素的影响，新生儿医院感染的发生率通常较高。国内的文献报道中新生儿病房的医院感染率为 4.5%～11.4%。有调查显示，在我国医院感染的暴发事件中，新生儿医院感染的暴发占了 60%。由于新生儿免疫功能低下，正常菌群尚未建立，易发生医院感染，使患儿病情加重甚至死亡，给其家庭带来巨大的经济负担和精神损伤。近年来发生的数起重大新生儿医院感染暴发事件，不仅给家属和医院造成沉重打击，而且在社会上及医疗卫生领域引起强烈反响。因此，新生儿病房是医院感染管理的重中之重。

（二）监测目的

在产房、母婴同室、新生儿病房的医院感染管理方面，从建筑布局、医务人员、相关法律法规以及医疗设备等方面进行监测，有效预防并控制产房、母婴同室、新生儿病房医院感染的发生。

（三）监测对象

新生儿病房或新生儿重症监护室所有进行观察、诊断和治疗的新生儿。

（四）制度要求

根据国家卫生部 2009 年 12 月 25 日发布实施的《新生儿病房建设与管理指南（试行）》，新生儿病室应当加强医院感染管理，建立并落实医院感染预防与控制相关规章制度和工作规范，认真遵守"标准预防"的原则，并按照医院感染控制原则设置工作流程，降低医院感染风险。新生儿病室应当加强消防安全管理，安全使用和妥善保管易爆设备、设施，防止发生火灾事故。新生儿病室工作人员应当按照病历书写有关规定书写有关医疗文书。

（五）监测内容

1.新生儿病房分配

新生儿室、重症监护新生儿室（NICU）、隔离新生儿室、配奶室、沐浴室、治疗室等，严格管理，布局合理，避免交叉；每张床占地面积不少于 320cm，床间距不少于 90cm，NCU 每张床占地面积不少于普通新生儿病房的 2 倍。

2.新生儿病房人员分配

医师与床位的比例不低于 3∶10，护士与床位的比例不低于 6∶10。人员梯队结构合理，工作人员应经过技术培训且符合国家相关规定。

3.护理人员工作要求

严格探视制度，做好消毒隔离、无菌操作及养成良好的洗手习惯。对着装方面要求衣帽整齐，着完全消毒的工作服和工作鞋，工作服保持清洁，如不慎污染应立即更换。进入操作室及进行各项操作前应完善洗手、戴口罩帽子、戴手套等准备工作。必须杜绝未进行操作前准备即进入操作或在非操作时间随意在病房走动。护理人员必须保障个人是健康的，如发现以下疾病应立即脱离护理工作，防止交叉感染。①患有急性呼吸道感染，包括咽炎、百日咳和结核等；②非特异性发热；③肠胃炎；④开放性或引流的皮肤病变；⑤活动性疱疹病毒感染；⑥健康带菌（如痢疾杆菌、伤寒杆菌、沙门菌）者。

4.对新生儿护理要求

对新生儿的脐部、眼部、皮肤、口腔、气道、臀部、会阴部等部位应密切监测。如发现有相关部位感染，应依据经验选择广谱抗生素，多重耐药菌感染的新生儿应当采取隔离措施并做标识，应及时正确留取标本送检，根据药敏试验结果重新筛选以进行针对性用药。新生儿病室应积极采取措施对有感染高危因素的新生儿进行相关病原学检测，避免造成院内感染。

5.对非工作人员的管理

（1）应严格限定探视时间和探视人员数，患感染性疾病者不得探视。

（2）应严格限制非工作人员进入，非卫生专业技术人员不得进入无陪护病区、医疗区。

（六）医疗器械和设备的管理

（1）新生儿病室应当建立健全并严格遵守执行各项规章制度、岗位职责和相关诊疗技术规范、操作流程，保证医疗服务质量及医疗安全。新生儿病室患儿如出现生命体征不稳定、病情危重需要重症监护者，应进行必要的抢救后，及时转入重症监护病房。

（2）新生儿病室应积极采取措施对有感染高危因素的新生儿进行病原学检查，预防医院感染的发生；对高危新生儿、传染病或疑似传染病的新生儿、有多重耐药菌感染的新生儿，应当采取隔离措施并作标识。

（3）新生儿病室应当严格限定探视时间和探视人员数，患传染性疾病者不得入室探视；并且严格限制非工作人员的进入。

（4）新生儿病室设备应当定期检查保养，保持性能良好。

（5）新生儿病室应当加强消防安全管理，安全使用和妥善保管易燃易爆设备、设施，防止发生火灾事故。制定并完善各类突发事件应急预案和处置流程，快速有效应对意外事件，提高防范风险的能力，确保医疗安全。

（6）新生儿病室应当执行配奶制度，配奶间工作人员应经过消毒技术培训且符合国家相关规定。配奶间环境设施应符合国家相关规定。新生儿病室非一次性设备应当定期检查、保养，保持性能良好。接触患者皮肤、黏膜的器械、器具及物品应当一用一消毒，如雾化吸入器、面罩、氧气管、体温表、听诊器、浴巾、浴垫、爽身粉等。呼吸机湿化瓶、氧气湿化瓶、吸痰瓶每日更换并清洗消毒。患儿使用后的奶嘴、奶瓶用清水清洗干净，消毒，干燥保存；盛放奶嘴、奶瓶的容器每日必须清洁消毒；治疗室冰箱及奶制品存储箱要专人定期清洁与消毒。暖箱的湿化液每日更换，暖箱内外表面每日用含氯消毒剂擦拭消毒，用毕终末消毒。新生儿使用的被服、衣物等应保持清洁，每日至少更换 1 次，污染后及时更换。患儿出院后床单要进行终末消毒。

（7）新生儿病室一次性使用物品应当符合国家有关规定，不得重复使用。一旦使用后放入指定存放地点进行销毁，如吸痰管一次性使用或一用一灭菌。

（七）对医师及护理人员资格的认证

1.医师组相关资格认证

三级医院和妇幼保健院新生儿病室负责人应由具备儿科副高以上专业技术职务任职资格的医师担任，二级医院和妇幼保健院新生儿病室负责人应由具备儿科中级以上专业技术职务任职资格的医师担任。

2.护理组相关资格认证

三级医院和妇幼保健院新生儿病室护理组负责人应由具备主管护士和新生儿病室医院感染控制技术师以上任职资格且有 2 年以上新生儿护理工作经验的护士担任；二级医院和妇幼保健院新生儿病室护理组负责人应由具备护师以上任职资格且有 1 年以上新生儿护理工作经验的护士担任。

七、手术部位监测

（一）基本概念

随着现代化医院的建设与发展，清净手术室的建设已逐步普及，同时也给医院感染管理工作带来新的更高的要求。医院手术室是医院感染控制的重点部门之一，其对建筑卫生学的要求最高，也最复杂（硬件）。

1.手术部位感染（surgical site infection，SSI）

手术部位感染是指术后 30d 内发生的浅表切口、深层切口、器官或腔隙性感染，以及有植入物滞留体内的手术 1 年内发生的与手术有关并涉及深层切口和器官或腔隙的感染。

2.清洁切口（（clean wounds）

清洁切口是指手术未进入炎症区，未进入呼吸、消化及泌尿生殖道，以及闭合性创伤手术的手术切口。

3.清洁污染切口（clean-contaminated wounds）

清洁污染切口是指在良好控制条件下，手术进入呼吸道、消化道或泌尿生殖道但无明显污染的手术切口。

4.污染切口（contaminated wounds）

污染切口是指新鲜开放性创伤手术、手术进入急性炎症但未化脓区域、胃肠道内容物有明显溢出污染、术中无菌技术有明显缺陷（如开胸心脏按压）的手术切口，以及有失活坏死组织的陈旧创伤、已有临床感染或脏器穿孔的手术切口。

（二）制度要求

根据国家卫生部卫医政发〔2009〕90 号《医院手术部（室）管理规范（试行）》，加强医院手术安全管理，指导并规范医院手术部（室）管理工作。根据《医疗机构管理条例》《护士条例》和《医院感染管理办法》等有关法规、规章，医院应当根据本规范，完善医院手术部（室）管理的各项规章制度、技术规范和操作规程；加强手术安全管理，提高医疗质量，保障患者安全；同时医院手术部（室）应当具备与医院同等级功能和任务相适应的场所、手术器械、设施、仪器设备、药品、相关医疗用品和技术力量，保障手术工作安全。

（三）洁净手术室的标准及功能

根据《医院洁净手术部建筑技术规范（GB 50333-2002）》的相关规定，洁净手术部的基本配备、净化标准、建筑布局和用房分级等需符合相应的标准；辅助用房应当分洁净和非洁净辅助用房，并设置在洁净和非洁净手术部的不同区域内。

表 5-2-3 洁净手术室分级

等级	要求空气洁净级别	手术切口类型	功能
I级洁净手术室（无菌净化手术室）	手术区洁净度 100 级 周边区洁净度 1000 级	I类	适用于全关节置换、眼科、大面积烧伤植皮、神经外科、心脏外科、脏器移植等严格无菌的深部重大手术。
II级洁净手术室（一般无菌手术室）	手术区洁净度 1000 级 周边区洁净度 10000 级	II类	适用于脾、肾、肺等脏器切除、胸外科、整形外科、闭合性骨折切开复位等。这类手术外部条件属无菌，但在手术过程中，因内部因素可能发生感染。
III级洁净手术室（有菌手术）	手术区洁净度 10000 级 周边区洁净度 100000 级	III类	适用于普通外科手术如胆囊、阑尾手术和妇产科手术等，这类手术多为本身已有感染的有菌手术，但手术过程必须在无菌条件下进行。
IV级洁净手术室（有菌手术）	手术区洁净度 300000 级	IV类	适用于肛肠外科和创口已严重化脓和感染等手术。这类手术本身为有菌手术。
V级洁净手术室（严重传染性手术）	手术区洁净度＞3000000 级	V类	适用于有严重传染性的手术，如破伤风、MRSA、铜绿假单胞菌、气性坏疽等严重耐药细菌或厌氧菌感染的手术。这类手术患者自身有菌，感染力强，散发大量传染病菌，对环境严重污染、危害大，需要严格隔离，空调系统也应分开设置。

　　洁净手术室采用层流空气净化方式，能切断所有污染途径，空气通过高效过滤器呈流线状流入室内并以等速流过房间而后流出。洁净手术室要求在手术室内、手术过程中的各个环节、配套的辅助性用房区域也需要达到相应的规范洁净度。

（四）监测对象

　　被选定手术类型的所有择期和急诊手术病人的手术部位。

（五）手术部位医院感染的预防与控制

1.术前准备

病人术前准备：

（1）手术患者宜戒烟，至少在术前30 d停止吸烟。

（2）手术患者在手术前一晚应沐浴更衣，宜用抗菌浴液。

（3）如果手术切口部位或周围有毛发生长而影响手术，应及时去除毛发，否则术前务必不要去除毛发；在去除毛发时，应在术前短时间内进行，最好使用剪刀或电动剪去除，不应用刮刀和脱毛剂。

（4）术前如检查出患者的手术野皮肤清洁度不够，有破损及疖肿，远离手术部位的地方有感染，视情节严重考虑是否延期手术。

（5）术前应详细询问患者的既往史，积极控制手术患者的基础疾病。

医护人员术前准备：

（1）不佩戴手或臂的珠宝饰品；手臂及甲床皮肤完整，无损伤，无感染；进行手术前清理指甲，指甲应尽量剪短，长度不应超过指尖，并去除指缝内污垢；不应戴人造指甲和涂抹指甲油。

（2）遵循严格的刷手方法：

用流动水将双手和上臂冲洗一遍；用无菌刷取皂液刷洗指尖，再取液按手、腕、前臂、肘部及上臂下1/3段的先后顺序揉搓1～3min后用流动水冲洗，也可使用海绵、其他揉搓用品或双手相互揉搓；用消毒（纸）巾擦干。

采用非手触法，术前取适量手消毒剂擦洗手部、前臂及上臂下1/3段，时间至少2～5min。整个洗手消毒过程中应保持手指朝上，手的位置高于肘部，使水由手指流向肘部。刷手后只能触及无菌物品并限制在无菌区域活动。

（3）实际参与手术者，包括医师、洗手护士，必须遵照外科刷手规范刷手，且使用无粉手套。

（4）入手术部洁净区时应佩戴外科口罩、帽子，更换手术服，所戴的帽子和口罩应完全遮住头发及面部。术中整个过程如污染或佩戴4h后应及时更换。

（5）手术服和覆盖敷料可防止液体渗透。如术中手术服和覆盖敷料有明显污染、血液或其他潜在感染物渗透应及时更换。

（6）患有皮肤疹、手部有伤口的医护人员，不得参与上台手术；医护人员患有肺炎等疾病，不可进入手术室，必要时带两只口罩进入。

（7）参与手术工作的人员应当具备手术室医院感染预防与控制及环境卫生学管理方面的知识，并要接受相关医院感染管理知识的培训，严格执行与手术有关的制度、规范。非参与手术工作的人员禁止进入手术室。

2. 术中

（1）接台手术、手套破损或手被污染时，应重新进行外科洗手及消毒。

（2）防护用品的使用。手术室保持正压通风，包括走廊及附近区域的空气通气每小时至少保持 15 次，其中 3 次必须是新鲜空气。

（3）手术过程中，环境表面或设备被体液、血液污染，在下一台术前使用消毒剂进行局部消毒处理。

（4）术中工作人员禁止随意走动及尽量避免交谈。

3. 术后切口护理

（1）切口缝合 24～48h 应用无菌敷料保护。

（2）切口换药以及更换敷料应严格遵守无菌原则，任何接触手术部位前后均应彻底洗手，戴口罩和帽子，使用无菌手套和器械。

（3）应教育患者及其家属了解正确的切口护理以预防手术部位感染，如有症状及时报告给医护人员。

（4）根据手术部位和类型选择拆线时间。

（5）露在皮肤外面的缝线不应经过皮下组织而抽出，严格遵循无菌原则。

（6）引流的处理。切口内留置的引流管应尽早拔出；手术创面较大、渗出物较多时，要及时更换被浸透的敷料，可视情况适当延长时间。

（7）如切口已经发生感染，应充分引流，脓性分泌物做病原微生物的培养及药敏试验；必要时拆除缝线，敞开切口；更换敷料时应注意无菌操作，仔细清除异物和坏死组织；若感染得到控制，肉芽组织迅速生长，及时进行二期缝合。

（六）监测方法

（1）监测人员包括：医院感染专职人员，医院感染预防与控制专职护士，外科医务人员。

（2）计算各手术部位医院感染的发生率，对每一例手术病人进行医院感染分析时要收集基本资料、感染资料以及手术资料，并进行 SSI 风险评估。

（3）对监测的患者应进行回顾性调查，无植入物的手术切口回顾性调查时间为 30d，有植入物的手术切口回顾性调查的时间为一年。

（4）根据《医院感染管理办法》和《军队医院感染管理规定》标准执行，对监测资料进行定期分析总结，包括感染发生的原因、危险因素及变化趋势等，形成 SSI 监测报告。

（5）定期反馈不同手术类型感染率、不同切口类型感染率、外科医生感染率、感染微生物分布报告等结果。

表 5-2-4　手术部位医院感染基本资料调查表

登记人

登记日期

登记单位

住　院　号		科室		床号	
病人姓名		性别		出生日期	
入院日期		出院日期		转归	1. 治愈 2. 好转 3. 未愈 4. 死亡
疾病诊断		手术日期		手术名称	
切口类型	A. 清洁切口；B. 清洁—污染切口；C. 污染切口				
手术切口清洁度分类					
手术医师					
手术部位					
麻醉种类					
手术持续时间					
手术是否使用腔镜					
美国麻醉医师协会（ASA）评分					
围手术期抗菌药物的使用情况					

八、耐药菌的监测

（一）基本概念

1.多重耐药菌（Multi Drug Resistant Organism，MDRO）

多重耐药菌是指有多重耐药性的病原菌，其定义为一种细菌对三类（比如氨基糖苷类、红霉素类、β-内酰胺类）或三类以上抗菌药物同时耐药。临床较常见的多重耐药菌主要有耐甲氧西林金黄色葡萄球菌（MBSA 耐万古霉素球菌）、超广谱耐受 β-内酰胺类革兰阴性细菌和多重耐药的鲍曼不动杆菌等。

2.致病菌耐药性监测

致病菌耐药性监测是指对抗生素药效和致病菌对抗生素耐药性的综合分析的数据和反馈。实际上医院感染致病菌耐药性监测可总结为两个标准：一是医院感染致病菌在非相同时段的变化，二是在非相同时期各种抗生素对致病菌不同作用（敏感、中间值、抗药性）的动态变化。

（二）耐药菌的流行病学监测

北（京）、上（海）、武（汉）、广（州）等地区医院的细菌耐药性监测结果。在上述地区共分离各种细菌 17244 株，其中革兰阳性菌 528 株，占 30.67%，革兰阴性菌 196 株，占 28%。前五位致病菌依次为大肠杆菌 3147 株占 18.25%，铜绿假单胞菌 356 株 17.7%，金黄色葡萄球菌 2087 株占 12.10%，凝固酶阴性的葡萄球菌 190 株占 11.9%，克雷伯杆菌 172 株占 10.0%。以上前五种致病菌共 11947 株，占总数的 6.4%。当前的问题是医院感染的细菌培养送检率太低，检出率也有待提高。

（三）医院感染致病菌耐药性转变

1.转变原理

抗菌药物主要是青、链、氯霉素类,常见感染的致病菌主要是球型革兰阳性菌（65%左右），其次才是杆状革兰阴性菌（35%左右），真菌只占 1%～2%；随着第二、三代新型青霉素类抗生素和第二、三代新型头孢类抗生素进入国内临床，阴性革兰氏杆菌居主要地位，占 65%左右；革兰氏阳性球菌组成比下滑至 25%左右，真菌上调至 5%～10%，各种致病菌的耐药性已被定义为主要的矛盾；随着第三代头孢抗生素和喹诺酮类抗生素的广泛应用，阴性革兰氏杆菌构成比仍居第一位，但阳性革兰氏球菌有所提升，真菌已明显提升至 10%～15%。抗菌药物对致病菌起消灭或抑制作用，这样抗菌药物就是一种选择性压力，敏感的菌群被消灭，耐药的菌群则快速生长起来。因而就可以出现引诱现象，即抗生素有诱导菌群出现抗药性的效果。

2.耐药效果

（1）铜绿假单胞菌群对一代及二代青霉素类抗生素天然耐药，对第三代青霉素抗生素（以哌拉西林为代表）耐药增加很快，可达 46%，所以哌拉西林仍可选用。铜绿假单胞菌对庆大霉素抗药率提升也很迅速，达 30%，而对阿米卡星抗药数据体现并不明显。对氟诺酮类抗药性提升很快，但目前的抗药性仅 5%～10%，尚可共同应用。对第三代头孢菌素抗生素的抗药性提升至历史新高即 50%，而对头孢他啶和头孢哌酮的抗药性并不显著，仅 15%～25%。

（2）大肠埃希杆菌对第二、三代青霉类抗生素氨苄西林和哌拉西林抗药性提升十分显著，对第三代头孢菌素抗生素提升十分缓慢，已达 30%左右。对氨基糖苷类和喹诺酮类的抗药性呈对立现象，对沙星抗生素和庆大类抗生素抗药性提升显著，可达 8%和 48%。

（3）克雷伯杆菌对第二、三代青霉素、西林类抗生素的抗菌性明显提升，分别为 95%、79%和 48%，临床上已经失去治疗意义。对第三代头孢菌素类抗生素的抗药性提升不明显，仍具有临床意义。对氨基糖苷类抗生素和喹诺酮类抗生素的抗药性均无明显变化，前者 9%～14%，后者 8%～14%。

（4）凝固酶阴性葡萄球菌（MRSCON）对青霉素及红霉素类抗生素的抗药性提升，已达 9%、86%，对第一、二代头孢菌素、抗生素抗药性提升也很快，分别达 6%、7%和 70%，对氨基糖苷类抗药性提升显著。对氟诺酮类的抗药性提升明显。因此以上药物均已无临床意义，只有去甲万古霉素的抗生素效果显著。总之，球型葡萄菌的进一步分类，有利于临床上诊断和治疗，便于选用抗生素。在阳性革兰氏球菌中对金黄色葡萄球菌和凝固酶阴性葡萄球菌要根据抗药性特点和抗药机制，对苯唑西林耐药（MRSA，MRSCON）和对苯唑西林敏感分别处理。

（5）肠球菌属抗药性对多种抗生素天然抗药，抗万古霉素的致病菌群的出现为临床治愈肠球型菌落引起的感染提出了新方向。美国临床实验室标准委员会（NCCLS）指定控制肠球型菌落严重感染用药，仅青霉素、氨苄西林和万古霉素，以及两种高效浓度氨基糖苷类提供临床意义。

（6）金黄色葡萄球菌的抗药性是世界卫生组织仍未攻克的难题，至今对 MSA 最有效的药物为去甲万古霉素、替考拉宁。

九、中央导管相关血流感染监测

（一）基本概念

导管相关的血行感染仅限于导管感染导致的血行感染，能够排除其他部位感染，且导管尖端培养与血培养为同一致病菌。但目前临床实际过程中两者较难区分。目前广泛认为通过把病原菌定植于导管头部、皮下部分或导管接头处定量或半定量培养，能认定微生物感染部位。导管部位渗出物培养的微生物，可伴有其他感染征象和症状，伴或不伴有血行感染。

1. 皮下囊感染

皮下囊感染指完全植入血管内装置，皮下囊内有感染性积液；常有表面皮肤组织触痛、红斑和（或）硬结；自发地破裂或引流，或表面皮肤的坏死，可伴或不伴有血行感染。

2. 隧道感染

隧道感染指导管出口部位，沿导管隧道的触痛、红斑和（或）大于 2cm 的硬结，伴或不伴有血行感染。

3. 导管相关血行感染（catheter related blood stream infection，CRBSI）

导管相关血行感染指留置血管内装置的患者出现菌血症，经外周静脉抽取血液培养至少一次结果阳性，同时伴有感染的临床表现，且除导管外无其他明确的血行感染源。在明确血管内 CRBS 时应注意区别感染是直接源于导管还是因其他感染部位导致的血行感染，因为有些菌血症导致的 BSIs（catheter-associated BSIs）是继发于手术切口感染、腹腔内感染、院内获得性肺炎和泌尿系感染等。

（二）血管内导管的分类

根据导管是否形成隧道分为皮下隧道式导管和非皮下隧道式导管；根据导管规格分为长导管、中长导管和短导管；根据穿刺位置分为周围静脉导管、经外周中心静脉导管（PICC）、锁骨下静脉导管、股静脉导管、颈内静脉导管；根据置入血管类型分为周围静脉导管、中心静脉导管、动脉导管；根据时间长短分为临时或短期导管、长期导管。

（三）发展及流行病学

在日常医疗实践中，血管置管是必不可少的处置手段。随着医学的进步，对导管技术的要求明显提高，单纯的外周静脉导管和单腔中心静脉导管已无法达到临床的标准，多种形式的导管应运而生，成为进行静脉营养支持、安全输液及血流动力学监测的主要方式。现在血管置管已得到认可并广泛应用于输液、中心静脉测压、静脉营养、血液透析等临床诊疗中。但是随着该项技术的发展，导管相关感染也存在潜在致命威胁，不仅增加了患者住院时间，增加患者的病死率，而且为相关医疗造成了负担。

常见引起静脉导管感染的病原菌有金黄色葡萄球菌、表皮葡萄球菌、克雷伯菌、肠球菌、沙雷菌、大肠埃希菌、变形杆菌、铜绿假单胞菌、棒状杆菌、真菌等。造成静脉导管感染的途径除因连接部位污染，测压器、输液装置自身污染，换能器等监测装置污染外，输入液体、药物、冲洗液等污染，均可导致细菌侵入而引起感染。违反正常无菌操作、插管方法、插管目的、导管的类型、部位及时间等，病人自身免疫功能低下，原有基础疾病等均是造成静脉插管感染的危险因素。因此，为提高患者的治愈率及降低医疗成本，必须要采取措施杜绝导管相关感染的出现。

（四）诊断方法

（1）快速诊断。革兰染色试验有助于导管相关感染的诊断，但敏感性较低，而AOLC试验和革兰氏染色并用即从导管中抽血做AOLC试验，其特异性高但敏感性不高。

（2）导管培养诊断。当怀疑CRBS而拔除导管时，应同时对导管尖端及导管皮下段进行培养。对于多腔导管，需对每一个导管进行培养，即使该导管腔为空置，也应对其进行培养。如有可疑CRBS，那么导管培养是诊断CRBS的金标准。伴有明显的局部和全身中毒症状为前提，通过定性培养、半定量或定量（导管搅动或超声）技术培养是目前最可靠的诊断方法。此方法敏感性高但特异性差。若置管时间不超过7d，培养结果多是皮肤表面微生物，它们沿着导管外表面进入引起感染。此时，半定量培养技术协助诊断更敏感。若置管时间超过7d，病原微生物从导管尖端蔓延并感染，那么对于植入式中央静脉导管系统，静脉入口、硅酮隔膜下感染灶的聚集均可成为血行感染的来源，因而需同时对导管尖端及导管静脉入口处进行培养。

（3）血培养诊断：很多情况下需要不拔除导管的诊断方法，尤其是病情危重或在新位置重新置管危险较大时。该方法操作费时，费用较高，但对于长期留置导管的感染诊断有较高的敏感性和特异性，对于短期留置导管其意义下降。可以通过从外周静脉与中心静脉导管分别抽血培养出现阳性结果时间比较（阳性时间差），这种方法特别适用于病情稳定，无严重局部感染或全身感染征象的患者。另一种方法即从外周静脉与导管抽血定量培养菌落数比较：取两份样本进行定量培养，一份来自外周，一份来自中心静脉导管，若中心静脉导管血样（导管血∶外周血）≥5∶1，可诊断 CRBS。

（4）临床诊断：①具有严重感染的临床表现，且导管头或导管节段的定量或半定量培养阳性，但血培养阴性。除了导管无其他感染来源可寻，并在拔除导管 48h 内未用新的抗生素治疗，症状好转；②伴有高热、寒战并菌血症等临床表现，且至少两个血培养阳性（其中一个来源于外周），其结果为同一株皮肤共生菌，但导管节段培养为阴性，且没有其他可引起血流感染的来源可寻。

（5）确定诊断：①外周静脉血也培养阳性并与导管节段为同一微生物，同时有1 次半定量导管培养阳性（每导管节段≥15cfu）或定量导管培养阳性（每导管节段≥100u）；②从导管和外周静脉同时抽血做定量血培养，两者菌落计数比（导管血∶外周血）≥5∶1；③从中心静脉导管和外周静脉同时抽血做定性血培养，中心静脉导管血培养阳性出现时间比外周血培养阳性至少早 2h。

（五）中央导管相关性血流感染的预防与控制

1. CRBSI 的预防

应当首先考虑因护理人员的教育与培训，标准化和规范性的操作，严格管理与预防措施体系的建立对降低血管内导管感染率至关重要。

缺乏置管和护理经验、护理人员不足、人员流动等均可增加 CRS 的发生率和病死率，而经严格培训、主动教育、标准化的无菌操作干预措施可显著降低 CRBS 的发生率和病死率。因此，提倡建立专业化的、固定的医护队伍，鼓励采用多种教育模式，多学科、多途径地对专业人员进行导管操作和预防的相关性教育，包括自我教育和强化被动式教育、演示与示范性教育、实践指导与考核等，提高操作技能水平、熟练程度、无菌操作的依从性，以确保导管应用的安全。

2. 监测与质量管理

质量管理应当包括详细的操作流程、标准化的无菌操作，严格血管内导管应用的管理与监测制度，定期考核，对标准执行进行评估，以及置管后随访等，提倡建立以 ICU 为主，包括感染疾病专家、质量监控专家在内的多元化管理队伍。此外，采用超声对深静脉导管实施监测，可提高并发症的早期诊断。为避免液体污染应现用现配。无菌室或层流洁净工作台下完成静脉营养液的配制，放置时间应少于 24h，输液时间最好在 24h 内完成。输液器应立即更换。加强局部观察，及时更换和拔除导管，并进行细菌培养和药敏试验，一旦感染应积极进行局部和全身治疗。导管插入范围一般控制于 3～5cm 即可。插管部位应该正确选择，正确的皮肤穿刺位置其发生感染率低于皮肤切开插入法。

3.置管更换时间

（1）周围静脉导管：临床上往往采取定期更换周围静脉导管作为预防静脉炎和导管相关感染的一种方法。从1987年至今，不少研究对美国疾病预防和控制中心（CDC）的推荐提出质疑。1987-2004年多项研究显示采用72h更换周围静脉导管的方式，静脉炎、细菌定植导管相关感染等并发症并无明显减少，反而增加了液体外渗的风险，认为重点不是72h更换，而是每天对导管位点的监测。当周围静脉导管不能正常使用或者出现静脉炎（皮温升高，触痛，皮肤发红，触及静脉条索），应当立即拔除。定期更换周围静脉导管并不能作为预防静脉炎和静脉导管相关感染的方法。

（2）周围动脉导管：临床上采取定期更换周围动脉导管作为预防导管相关感染的一种方法，也有研究认为周围动脉导管应当4～6d更换位点，但是目前仍无证据显示常规更换会减少CRBS的发生。研究认为置管时是否严格无菌操作，与导管相关感染的危险发生显著相关，如果在导管置管过程中进行严格的无菌操作，导管相关感染发生下降近6.3倍。在实际临床工作中，因为工作环境，患者病情危重的特殊条件，可能需要紧急置管。如果不能满足完全的严格无菌，导管留置不宜超过48h，根据病情尽快在无菌环境下重新置管。

4.正确选择导管

导管的材质、孔数、含抗菌药物的导管或肝素化导管，可以降低感染的危险性。经研究不锈钢针头导管感染的机会小于塑料导管。外周浅静脉一般使用不锈钢针头，但易致血管痉挛而影响补液速度，所以聚乙烯塑料导管、硅胶管或涤纶套静脉管仍被广泛使用。常规预防措施实施后，感染几率仍居高不下，可考虑使用抗生素涂层导管。

5.选用导管类型

有研究显示抗生素涂层中心静脉导管能够减少CRBS的发生，但不能改善患者预后。目前方法：选用①氯己定（洗必泰）/银化磺胺嘧啶涂层导管，②米诺环素/利福平涂层导管，③铂/银涂层导管，④银套管导管等不同特性的导管。上腔静脉置管感染低于下腔静脉置管；长期卧床者、老年人常伴有血管性疾病，通常发生下肢血管置管感染，其感染率高于颈部血管和锁骨下血管。

（六）治疗和处理方式

1.导管相关感染的处理

当临床疑似导管感染表现时，治疗方案包括全身或局部抗生素使用、导管本身的处理以及必要的检查和化验。参照临床表现指定治疗方案，感染的病原微生物流行病学资料应受到密切关注，不同导管的类型也是必须考虑的问题。

（1）导管的处理：临床拟诊导管相关感染时，在做出是否拔除或者更换导管的决定时，应当仔细分析临床相关因素，这些因素主要包括导管对于患者的意义、再次置管可能性及并发症，导管的种类、感染的程度和性质以及更换导管和装置可能产生的额外费用等。

（2）周围静脉导管：周围静脉导管是引起导管相关感染常见的原因之一。当怀疑导管相关感染时，应立即拔除周围静脉导管。拔管时如果穿刺部位有局部感染表现，应留取局部分泌物做病原学培养以及革兰染色。同时留取导管尖端及两份不同部位的血标本进行培养。

2.严重并发症的处理

（1）感染性心内膜炎。

葡萄球菌是最主要的病原菌，导管内定植细菌是导致院内发生感染性心内膜炎的主要原因，近年来真菌性心内膜炎有增加的趋势，对于存在组织低灌注、器官功能障碍的患者在发生持续的细菌血症时，应立即拔出导管或植入装置。留置血管内导管的感染性心内膜炎患者，若表现为较长时间的低热，或出现心脏杂音、贫血、脾大、蛋白尿或镜下血尿，应高度考虑感染性心内膜炎，行血培养及超声心动图等检查，并且抗生素药物治疗应大于 4 周。如为真菌性心内膜炎，抗生素药物疗程不低于 6 周，必要时需外科手术治疗。

（2）感染性血栓性静脉炎。

患者表现为导管拔除后反复血培养阳性，仍有全身性感染的表现，由于血管内血栓与管腔内感染灶在导管拔除之前可能保持完整状态，在拔管之后可能才表现出明显的临床症状。所以动脉长期静置管或中心静脉置管是最严重并发症之一。感染性血栓性静脉炎可能有周围静脉受累的表现，如可摸到的条索状、局部硬痂。外周动脉置管所致的血栓可能出现上肢、颈部、胸部的肿胀。而金黄色葡萄球菌则是感染性血栓性静脉炎的主要致病菌。治疗主要包括：拔除导管，抗生素治疗 4～6 周，抗凝，外科切开，引流或切除受累的静脉等。

十、导管相关尿路感染

（一）基本概念

尿路感染是指细菌在泌尿系直接引起的炎症。留置导尿是目前治疗排尿困难的主要手段，是临床上常用操作技术。医院尿路感染最主要的危险因素就是留置导尿。有关资料显示，泌尿道感染占医院内感染的20%～45%，仅次于呼吸道感染。在院内泌尿道感染的病例中，35%～60%与导尿和留置导尿管有关，而在美国约占医院感染的35%～45%，居医院感染的第一位，由于无症状尿道感染的存在，估计实际感染率会更高。长时间留置导尿管，尿道感染率越高。因此，必须严格掌握留置导尿的适应证，通过各种措施预防和控制留置导尿引起的医院内感染。

（二）导管相关尿路感染的危险因素

（1）未进行严格消毒，导管末端被污染，主要原因是细菌可以沿尿管内、外壁进入人体。

（2）操作不当致尿道组织损伤，尿管粗细选择不当、强行插管、气囊导管插入深度不够、反复插管、注水（或空气）量过多等，容易造成尿道黏膜剧烈刺激和组织受损，破坏尿道黏膜的防护功能，导致局部定植菌繁殖而感染。

（3）留置导尿期间排尿操作不正确导致尿管内腔上行感染，尿管下端和尿袋排口接头处脱落，可致上行污染。

（4）规范的膀胱冲洗可以影响泌尿系统正常功能，近年来研究表明，冲洗液会损伤膀胱表面黏膜，使导尿管中的尿液反向入膀胱；冲洗需要反复暴露尿袋，也增加了外源性感染的机会。因此，要慎用冲洗膀胱技术。

（5）长期留置尿管是导致泌尿系统感染的重要原因，导尿管作为异物插入尿道并长期置于尿道内，尿道及膀胱黏膜遭到刺激及破坏，削弱了其对细菌的防护机制。有关资料显示留置导尿时间与尿路感染呈正比，留置导尿时间越长，感染率越高，留置导尿多于14d尿路感染发生率在90%以上。

（6）留置导尿感染主要危险因素是导尿管表面的生物膜。留置尿管表面的生物膜（biological）是由宿主（导尿管）和菌体产物、定植菌构成的组合物，膜内细菌由于生物膜的保护而避免抗生素杀灭功能，并在膜内生殖和缓慢释放，导致泌尿道反复感染。

（三）发展及流行病学

医院内尿路感染的主要致病病原菌为革兰阴性杆菌，其中又以肠杆菌科和假单胞菌属为主。其次为革兰阳性球菌，又以葡萄球菌和肠链球菌为多见。由于抗菌药物的广泛使用，真菌感染的比例也在医院内尿路感染中与日俱增。共同因素如消毒剂也可导致流行性暴发。尿路感染的病人或无症状的菌尿病人为主要传染源。尿路器械史是造成医院尿路感染的主要原因，概率约占 20%～60%。导尿管菌尿症主要与留置导尿时间、插管方法、流行因素等有关。而无尿道机械史者发生尿路感染者仅为 1.4%～2.9%。临时导尿后感染率为 1%～5%，长期留置导尿 4d 以上则为 100%，而采用密闭式尿道法则可显著减少感染的危险性，但有报道其感染率也可达 20%左右。一般来自尿袋收集的上行感染多发生在 24h 至 48h 以内。还包括未按照无菌操作技术、生殖道和外科手术的感染经血流引起尿路感染、医疗器械未经严格消毒，或因医务人员未严格消毒等引起外源性感染。而糖尿病、女性、机体抵抗力降低者等，常易引起自身菌丛的内源性感染。

（四）病原学及机制

革兰阴性杆菌为医院内尿路感染的主要病原菌，其中大肠埃希菌约 50%，其他病原菌为变形杆菌属（20%～45%）、克雷伯菌属（5%～15%）及铜绿假单胞菌等；革兰阳性球菌感染约占 20%，主要为粪肠球菌、金黄色葡萄球菌等，以粪肠球菌多见。另外，免疫功能低下、长期卧床、长期使用抗菌药物的留置导尿管患者，留置导尿所致的泌尿道真菌感染近年来呈增长走势，特别是引起菌尿症的革兰阴性菌多具有多重抗药性，革兰阳性菌抗药性也不断增多，一旦引起菌血症或败血症，可导致中毒性休克甚至危及生命。因此，临床应根据细菌培养及药敏试验结果合理选择抗菌药物，以减少耐药菌株的产生。

细菌生物膜是指细菌吸附于生物材料或机体腔道表面，分泌多糖基质、纤维蛋白、脂蛋白，将自身包裹于其中而形成的膜样复合物，导尿管表面生物膜可以保护细菌逃逸宿主免疫和抗菌药物的杀伤作用，存在于生物膜内的细菌通过缓慢释放引起患者泌尿道感染。细菌的感染途径：一是在导尿操作过程中，外部细菌因操作不当进入膀胱而感染；二是细菌沿留置尿管内腔上行至膀胱而感染；三是留置尿管与尿道黏膜之间的生物膜通过缓释细菌反复引起泌尿道感染。导尿不严格无菌操作致尿管污染或将尿道外口周围细菌植入膀胱。尿道口内 1～2cm 处常有少量细菌，且肛门与尿道口解剖结构靠近，易受粪便、分泌物等污染。

（五）导管相关尿路感染的预防与控制

1.明确导尿和留置导尿的操作原则，避免不必要的留置导尿

（1）只有在完全考虑无其他处理方法的情况下，才考虑使用留置导尿管。

（2）考虑患者继续留置导尿的临床必要性，并尽可能早地拔除导尿管。

（3）记录导尿管插入时间和护理状况。

2.如果应用导尿管，选择一种最合适的导尿方案

（1）根据临床分析、患者评估与预期插管时间选择合适的导尿管。

（2）尿道腔内径的选择至关重要，尽量选用对尿道黏膜刺激性小的双感导尿管。使用间歇性导尿、阴茎套导尿等其他方法代替膀胱内导尿管。

3.控制留置时间

应控制尿液引流持续的时间，尽量减少尿管留置时间。

4.严格执行无菌操作技术，保持集尿系统的密闭性

导尿管的使用，包括导尿管的插入和留置期间的管理，都应该严格遵守无菌操作规程。尤其是对长期导尿管者，应每日检查有无位置变化，导尿管是否堵塞，有无损坏集尿系统，是否维持了重力引流等。取尿标本时不应打开集尿系统，坚决按照无菌方法从导管侧面提取样本。保持集尿系统的密闭性，可以显著减少或延迟菌尿症。

（1）在插管或换留置尿袋操作前，必须完善卫生洗手或严格消毒剂洗手。

（2）在插入导尿管和其他侵入性泌尿道操作时，戴无菌手套。

（3）严格消毒尿道口并使用消毒剂清洁会阴。

（4）采用合适的润滑剂进行非创伤性导管插入。

5.预防性使用抗菌药物

在插管的第一周内全身使用抗菌药物可控制感染发生率，但仅仅具有临时保护作用，使用于短期插管者。长期插管者若使用抗菌药物则很容易产生抗药菌落，但为了提防手术后感染发生，尤其是在男性无菌尿的泌尿外科手术病人中使用抗菌药物是有好处的。

6.其他措施

对负责导管插入和护理的人员进行培训，提供病人充足的水分，对插管病人进行合适的会阴卫生。另外，对于神经源性膀胱功能障碍的病人，禁止使用留置导管；如果需要膀胱引流，应间断性地插管。

十一、医院获得性肺炎

（一）基本概念

医院获得性肺部感染的定义。医院获得性肺部感染是指一般认为病人在入院48h以后，由支原体、衣原体、细菌和真菌等引起的肺部感染性疾病，在医院感染中占据

23.3%～42.0%。

（二）流行病学

医院获得性肺炎感染微生物包括需氧革兰阳性菌、革兰阴性菌、厌氧菌、真菌、支原体、衣原体、分枝杆菌、军团菌、病毒和寄生虫等，目前最常见的依次为细菌、真菌、病毒。其中需氧革兰阴性杆菌最为显著，如铜绿假单胞菌、克雷伯菌群、沙门菌群、肠杆菌群、大肠杆菌群、变形杆菌群、志贺菌群等。位居其二的是革兰阳性球菌，如金黄色葡萄球菌群、肠球菌、表皮葡萄球菌、甲型链球菌、肺炎链球菌等。此外白色念珠菌、病毒、厌氧菌位居第三。潜在性病原微生物多引起内源性感染，此类微生物多发生于有肺损伤或气管插管病人的口及消化道，当人体免疫及防御机制下降时而致呼吸道异常。常发生在住院后5d左右，或通气的起初4d左右。凡促使病原微生物吸入、损害呼吸道防御功能、机体免疫力下降以及抗生素导致的菌群失调等因素均可以引发下呼吸道感染。

（三）医院获得性肺炎的危险因素

1. 内源性危险因素

高龄（＞60岁以上）、恶病质性疾病、慢性肺炎、吸烟者、使用激素、免疫抑制剂、免疫功能受损、化疗、放疗、营养不良、意识障碍、休克、不合理应用抗生素等。

2. 外源性致病因素

外科手术、机械通气、气管切开、使用呼吸机、使用治疗性仪器，如雾化吸入、留置胃管、使用抗酸剂及受体拮抗剂、长时间住院、住ICU病房、医源性交叉感染。

（四）医院获得性肺炎的预防与措施

（1）控制或防止口咽部和胃肠道病原菌的增植与吸入，防止内源性感染的发生。改进营养支持治疗方法，尽可能采用肠内营养，喂养过程中尽量控制防止误吸危险，多用半卧位，用小号胃管低量持续喂养，也可将导管直接置于空肠，以防止对胃液的碱化作用。

（2）对患者采取半卧位，特别是对气管插管患者，防止胃液出现反流。研究证明临床多应用硫糖铝治疗消化道应激性溃疡，并可降低下呼吸道感染的发病率。声门下分泌物持续或间断吸引，可显著降低原发内源性菌属所致呼吸相关性肺炎的出现几率，并推迟肺炎出现时间。

（3）对外伤、高危手术患者可采用选择性消化道的方式减少感染，通过使用胃肠道不吸收的抗生素抑制胃肠道条件致病性需氧菌，避免其转移和易位，可阻断内源性感染途径，控制及减低医院内下呼吸道感染的发生率。应用大环内酯类抗生素可抑制和减低气管置管表面生物包膜，增加其他抗生素的穿透性，减少细菌在生物被膜内定植，从而减少下呼吸道感染的发生率。

（4）合理应用抗生素，在药敏指导下选择有利抗生素。

第三节　无生命环境消毒效果监测

很多的因素可以造成医院感染。医护人员、探视者、病人均有可能是致病菌的携带者。我们呼吸的空气以及所接触的物体表面等均可以作为传播途径。昆明市某医院在 1992 年发生了新生儿细菌性痢疾的暴发流行，主要原因是没有严格消毒操作台面导致牛奶污染，其中 23 例显性感染，10 例死亡；同时几乎每年均有鼠伤寒沙门氏菌引起新生儿感染的暴发流行。加强医院环境消毒效果监测工作成为预防院内感染的主要措施之一。由卫生部新颁发的《规范》中对医院物体表面、环境空气消毒再次提出了具体的管理要求、卫生标准和监测方法。

一、管理要求

医院应每月对手术室、重症监护病房/室（ICU）、产房、母婴同室、新生儿病房、骨髓移植病房、血液病房、血液透析室、供应室无菌区、治疗室、换药室等重点部门进行环境卫生学监测。当有医院感染流行，怀疑与医院环境卫生学因素有关时，应及时进行监测。

二、监测方法

（一）监测环境和物品表面的消毒效果

1. 采样的时间
进行消毒处理后采样。

2.采样的方法

在被检物体表面放 5cm×5cm 的灭菌板，采取样品的面积应该≥100cm²，用同样方法连续采集 4 个样本，用浸有无菌洗脱液的棉拭子，在规格板表面均匀进行横竖往返涂擦各 5 次，在涂擦的同时转动棉拭子，然后剪去用手接触过的部位后，将其放入含有相应中和剂的 10mL 无菌洗脱液内，立即送检。

对于不规则的物体表面，如门把手等，可以用棉拭子直接涂擦进行采样。

3.检测的方法

（1）检测细菌总数。

用力振打采样管 80 次，用无菌吸管吸取待检样品 1.0mL 接种于灭菌平皿内，倒入 45℃已经溶化的营养琼脂 15mL，在倾注的过程中进行摇匀，静置待琼脂凝固，放入 37℃恒温培养箱培养 48h，计数生长的菌落数。

计算采样结果的公式为：

细菌总数（cfu/cm²）＝（稀释倍数×平板上菌落数）/采样面积（cm²）

（2）检测致病菌。

致病菌的检测原则：根据污染的具体情况对相应指标进行致病菌的检测。

检测乙型溶血性链球菌：

1）增菌与分离。

取 1mL 样品，在 1%葡萄糖肉汤上进行接种，37℃恒温培养箱放置 24h 进行增菌。在血平板上用 1 白金耳增菌液作分离划线，37℃恒温培养箱培养 24h。

2）菌落特征观察。

灰白色菌落边缘整齐，表面光滑，周围有 β 溶血环，针尖样凸起，不透明或半透明。

3）生化反应。

取待检菌落进行以下实验，如链激酶实验阳性，触酶阴性，对杆菌肽敏感者，考虑为乙型溶血型链球菌。

4）杆菌肽实验：

在平板上涂待检菌的浓菌液，用镊子将含有菌 0.04 单位的杆菌肽纸片也置于平板上。用已知的阳性菌作对照，在 37℃恒温培养箱培养 24h，出现抑菌带者为阳性。

5）链激酶实验：

取 0.2mL 草酸钾血浆，加入灭菌生理盐水 0.8mL 混匀，加入需要检测的菌落和 24h 肉汤培养物混匀，放在 37℃水浴锅中 2min 进行一次观察，观察到血浆凝固后继续进行观察记录下血浆溶化的时间，如果血浆在 2h 内没有溶化，放入孵箱

24h 后观察结果，血浆全部溶化即为阳性，如若血浆一直未溶解者为阴性。

6）检测金黄色葡萄球菌：

增菌与分离。

取 1mL 采样液，接种于 5mL 的 SCDLP 液体培养基之中，在 37℃培养 24h 增菌。在上述增菌液中取 1 白金耳，在血平板培养基上分离划线，37℃培养箱放置 24h。

显微镜检查。

取典型菌落涂片染色后镜检，镜下为革兰阳性、成葡萄状排列的球菌。

菌落特征观察。

血平板上菌落圆形凸起，金黄色，表面光滑，周围有溶血环。

生化反应。

取待检菌落作葡萄糖发酵、触酶、甘露醇发酵、血浆凝固酶、新生霉素敏感试验，全部为阳性者为金黄色葡萄球菌。

7）血浆凝固酶试验。

试管法：取 0.5mL 的 1∶4 新鲜血，放在无菌试管中，再加入适量待检菌 24h 肉汤培养液，混匀后放入 37℃培养箱，同时作阳性和阴性对照，30s 观察一次，6h 出现凝块为阳性。

玻片法：洁净玻片两端各滴一滴生理盐水和血浆，用白金耳取待检菌分别与血浆和生理盐水混匀，观察有无固体状颗粒出现，5min 内血浆出现凝块，生理盐水均匀浑浊为阳性，两者均浑浊为阴性。

8）甘露醇发酵实验。

在甘露醇培养基上接种待检菌落，在 37℃培养箱放置 24h，能发酵甘露醇产酸者为阳性。

检测沙门氏菌参照 GB4789.4（检测食品中沙门氏菌的方法）。

在 EMB（或 SS 琼脂）平板上菌落为半透明或无色透明，表面光泽，边缘整齐，菌落湿润；镜检为短杆菌革兰氏染色阴性；生化特点为动力阳性，无芽孢，靛基质阴性，不分解乳糖，甲基红（MR）阳性，分解葡萄糖，VP 阳性，为兼性厌氧菌。同时，进行血清学鉴定。

4.判定检测结果

Ⅰ和Ⅱ类区域：细菌的总数应≤5cfu／cm²，没有致病菌的检出，消毒为合格。

Ⅲ类区域：细菌的总数应≤10cfu／cm²，没有致病菌的检出，消毒为合格。

Ⅳ类区域：细菌的总数应≤15cfu／cm²，没有致病菌的检出，消毒为合格。

母婴室、婴儿室、新生儿室、早产儿室及儿科病房不得检出沙门氏菌。

5.注意事项

（1）采取标本时物体表面积应＜100cm²，并且取全部表面；当被采样标本表面积≥100cm²时，只取100cm²。

（2）送检的时间不应该超过6h，若样品于0～4℃保存，送检时间不得超过24h。

（二）空气消毒效果监测

1.采样时间

在操作之前、消毒处理之后进行采样。

2.采样方法

（1）布点法。

在面积≤30cm²的室内，找到内、中、外对角线3个点，内、外点的位置距墙壁1m；在面积＞30m²的室内，找4个角及中央5个点，4角点的位置距墙壁1m。

（2）暴露平板法。

将直径为9cm的普通营养琼脂平板置于室内各采样点处，取距地面1.5m处为采样点，将平板盖打开进行采样，将平板盖扣放于平板旁，暴露空气中5min，盖好平板立即送检。

3.检测方法

将平板放在37℃温箱培养48h，计数菌落数量，且分离可疑致病菌。

平板暴露法结果计算公式为：

$$细菌总数（cfu/m³）＝50000N/AT$$

式中：A为平板的面积（cm²）；

T为平板暴露时间（min）；

N为平均菌落数（cfu）。

4.判定结果

Ⅰ类区域：检出细菌总数为10cfu/cm³，没有致病菌的检出，消毒为合格。

Ⅱ类区域：检出细菌总数≤200cfu/cm³，没有致病菌的检出，消毒为合格。

Ⅲ类区域：检出细菌总数≤500cfu/cm³，没有致病菌的检出，消毒为合格。

（三）餐具消毒效果监测

1.采取样本的时间

在消毒之后、使用之前进行样本采集。

2.采样方法

将于无菌洗脱液中浸湿均匀的 2.0cm×2.5cm 无菌滤纸片，平贴于餐具表面，过 5min 后取下滤纸，将 10 张滤纸整合为一份样本（采样面积相当于 50cm²），投入 100mL 的三角烧瓶中加入 50mL 生理盐水，在 4h 内送检样品。

3.检测的方法

（1）检测总细菌数。

用力振打采样管 80 次，用灭菌吸管吸取待检样品 1.0mL，接种于无菌平皿内，加入已经溶化的 45℃营养琼脂 17mL，边摇匀边倾注，静置待琼脂凝固后，放于 37℃孵箱培养 48h，计数总菌落数。

采样结果计算公式为：

细菌总数（cfu/cm²）=（平板上菌落数×稀释倍数）/采样面积（cm²）

（2）大肠菌群的检测。

吸取采样液 1mL，加入对应的双倍或单倍乳糖胆盐发酵管中，放于 37℃培养箱内培养，24h 后观察，若乳糖胆盐发酵管内不产气不产酸，则报告为大肠菌群阴性。如果有怀疑可以进一步进行分离培养。

（3）ELISA 法检测 HBsAg。

1）检测的方法：每孔内加入 0.1mL 待检测样品，并作 3 孔 GBsAg 阳性对照，3 孔 HBsAg 阴性对照，1 孔空白对照。根据酶标试剂盒说明书的具体要求，用酶标仪检测其吸光度（OD）值。

2）判断结果：

样品吸光度值（S）/阴性对照平均吸光度值（N）≥2.1 为阳性，反之为阴性。

3）注意事项：在测定之前进行空白调零。

（四）监测卫生洁具的消毒效果

1.采样时间

在消毒之后、使用之前进行样本采集。

2.采样方法

尿壶、便器等容器用蘸有相应中和剂和无菌生理盐水的棉拭子多次反复涂擦容器的内口处及内表面，将棉拭子手接触部位剪去投入试管中，倒入 5mL 无菌生理盐水立即送检。

抹布、拖把等物品用无菌的方法剪取 1cm×3cm，直接投入 5mL 无菌生理盐水中加入相应的中和剂，立即送检。

3.检测方法

用力振打采样管 80 次，取采样溶液。

4.结果判定

HBsAg 阴性并且未检出致病菌为消毒合格。

（五）监测医用污物的消毒效果

1.采样的时间

在消毒之后、使用之前进行样本采集。

2.监测焚化消毒效果

监测可焚化物品的消毒效果，以污物燃烧彻底、充分为标准进行直接检查。

3.监测碱化消毒效果

碱化消毒是以熟石灰为消毒剂，日常监测指标为 pH 值。在消毒 30min 后检查 pH ＝12，并且持续作用 24h 为消毒合格。

4.监测氯化消毒效果

日常监测氯化消毒效果，余氯量为监测指标，在接触消毒 2h 后测定余氯量，当余氯量＞200mg／L 时消毒合格。

（六）监测洗衣房衣物的消毒效果

1.采样时间

对于衣物的采样在消毒烘干后。

2.采样方法

在被检物体表面放置规格为 5cm×5cm 的灭菌规格板，连续采 4 个样本，且采样面积应≥100cm²，用浸有无菌洗脱液和相应中和剂的棉拭子 1 支，在规格板内均匀横竖往返涂擦各 5 次，在涂擦的同时转动棉拭子，把手接触部位剪去后，将余下棉拭子投入试管内加入 10mL 含相应中和剂的无菌洗脱液，马上送检。

对于门把手等不规则物体表面采样时可用棉拭子直接涂擦。

3.检测方法

按"常见致病菌的检测"方法检测致病菌。

4.结果判定

没有致病菌的检出为消毒合格。

第四节　医院消毒灭菌效果监测

预防医院内感染的重要措施之一是医院消毒，监测灭菌消毒效果是评价其消毒灭菌效果是否可靠、消毒灭菌方法是否合理的主要手段，因此对消毒灭菌效果的监测在医院工作中至关重要。

监测消毒效果原则：国家卫生部新发布的《消毒技术规范》（下文简称《规范》）指出：监测医院的消毒效果时需要遵循以下原则：监测人员都需经过专业培训，掌握一定的消毒知识，具备熟练的检验技能；根据情况选择合理的采样时间（使用前、消毒后）；严格遵循无菌操作。定期对消毒、灭菌效果进行监测，灭菌必须达到100%合格率，灭菌不合格物品不得进入临床部门使用。

一、使用中的消毒剂、灭菌剂的监测

（一）标准要求

在《规范》中要求："对使用中的灭菌剂、消毒剂应进行化学和生物监测。化学监测：应根据灭菌、消毒剂的性能定期进行监测，如含过氧乙酸、氯消毒剂等应每日进行监测，对戊二醛等的监测应每周不少于一次。生物监测：消毒剂每季度一次，其细菌含量必须<100cfu／mL，致病性微生物不得检出；灭菌剂每月监测一次，任何微生物不得检出。"

（二）测定使用中的消毒液的染菌量

1.检测的方法

（1）倾注法：用灭菌吸管吸取1.0mL消毒液于采样管中，再加入9.0mL含相应中和剂的无菌生理盐水混匀，在2只灭菌平皿内分别加入0.5mL，再加入45℃已溶化的营养琼脂17mL，边摇匀边倾注，待琼脂完全凝固以后，将其中一个平板放置20℃培养7d，观察霉菌生长的情况；另一个平板放置37℃培养72h，计数菌落数。

消毒液染菌量（cfu／mL）＝平板上的菌落平均数×20

（2）涂抹法：用灭菌吸管吸取1.0mL消毒液于采样管中，再加入9.0mL含相应中和剂的无菌生理盐水混匀，用无菌吸管在普通琼脂平板上滴加上述溶液 0.2mL，每份样品同时做 2 个平行样进行对照，将其中一个平板置于 20℃温箱培养 7d，观察平板上霉菌生长的情况，将另一个平板置于 35℃温箱培养 72h，计数菌落数。

消毒液染菌量（cfu／mL）＝平板上的菌落平均数×50

2. 结果判断

消毒液的染菌量≤100cfu／mL 为监测合格。

3. 注意事项

于采样后 1h 内进行检测。

（三）测定常用消毒液有效成分

1. 测定有效碘的含量

取 36％醋酸溶液备用。配制 0.5％的淀粉溶液。配制 0.1mol／L 硫代硫酸钠并标定为标准溶液。

精确把含碘消毒剂样液 5mL 及醋酸 1 滴加入 100mL 碘量瓶中。25mL 滴定管中加入 0.1mol／L 硫代硫酸钠标准溶液用于滴定（若碘有效浓度预计＞5％时用 50mL 滴定管），边摇匀边滴。溶液变为淡黄色时加入 10 滴 0.5％淀粉溶液，溶液立即变为蓝色，继续滴加直至蓝色消失，记录用去的硫代硫酸钠标准溶液总量。上述操作重复 3 次，求 3 次硫代硫酸钠标准溶液用量平均值进行计算。

因 1mL 的 1mol／L 硫代硫酸钠标准溶液相当于 0.1269g 有效碘，故有效碘含量可按下式计算：

$$有效碘含量 = \frac{C \times V \times 0.01269}{W} \times 100\%$$

式中 W 代表消毒剂在碘量瓶中所含原药克数（消毒剂是液体则为毫升数）；C 代表标准溶液硫代硫酸钠物质的量浓度（mol／L）；V 代表滴定时用的硫代硫酸钠标准溶液毫升数。

2. 测定有效氯含量

配制 10％碘化钾、0.5％淀粉与 2mol／L 硫酸等溶液。配制 0.1mol／L 硫代硫酸钠并标定为准溶液。

对于液体的含氯消毒剂，吸入容量瓶中 1.0mL，然后加蒸馏水到刻度，充分混匀。对固体的含氯消毒剂称取 1g 置于研钵上充分研磨后加入蒸馏水溶解，转入到 100mL 容量瓶中。研钵及称量杯要用蒸馏水清洗 3 次，洗液也全部倒入容量瓶内。

将 10mL 的 2mol / L 硫酸、10mL 的 10％碘化钾溶液和 10mL 混匀的消毒剂稀释液加到 100mL 碘量瓶中，此时，混合液变为棕色。将瓶内液体充分振荡混匀后用蒸馏水将液面补到碘量瓶盖缘，避光放置 5min。开盖动作要慢，尽量让盖边缘蒸馏水全部流入瓶内。在 25mL 滴定管中加入硫代硫酸钠标准溶液用于滴定游离碘，一定要边摇匀边滴。溶液慢慢变为淡黄色后加入 10 滴 0.5％淀粉溶液，溶液变为蓝色。继续滴加直至蓝色消失，记录用去的硫代硫酸钠标准溶液总量。上述操作重复 3 次，求 3 次硫代硫酸钠标准溶液用量平均值进行计算。

因 1mL 的 1mol / L 硫代硫酸钠标准溶液相当于 0.03545g 有效氯，故有效氯含量可按下式计算：

$$有效氯含量 = \frac{C \times V \times 0.03545}{W} \times 100\%$$

式中 W 代表消毒剂在碘量瓶中所含原药克数（消毒剂是液体则为毫升数）；C 代表标准溶液硫代硫酸钠物质的量浓度（mol / L）；V 代表滴定时用的硫代硫酸钠标准溶液毫升数。

3. 过氧化氢（H_2O_2）浓度的测定

配制 10％硫酸锰与 2mol / L 硫酸等溶液。另外把配制的 0.02mol / L 高锰酸钾标定为标准溶液。

取过氧化氢样液 1mL，用蒸馏水于 100mL 容量瓶中稀释至刻度，混匀备用。

取 10mL 稀释好的过氧化氢放入 100mL 碘量瓶中，同时加入 3 滴 10％硫酸锰与 20mL 的 2mol / L 硫酸，摇匀。在 25mL 滴定管中加入 0.02mol / L 高锰酸钾标准溶液进行滴定直到溶液变为粉红色，记录所用高锰酸钾溶液的量。上述操作重复 3 次，以 3 次用量的平均值进行计算。

因 1mL 的 1mol / L 高锰酸钾标准溶液相当于 0.08505g 过氧化氢，故有效过氧化氢含量可按下式计算：

$$过氧化氢浓度（W / V） = \frac{C \times V \times 0.08505}{W} \times 100\%$$

式中，W 代表碘量瓶中样液过氧化氢毫升数；C 代表标准溶液高锰酸钾物质的量浓度（mol / L）；V 代表滴定时用去过氧化氢标准溶液样品毫升数。

4. 测定戊二醛（$C_5H_8O_2$）的含量

配制 0.04％溴酚蓝乙醇溶液、6.5％三乙醇胺溶液与盐酸羟胺中性溶液（把 17.5g 盐酸羟胺用 75mL 蒸馏水溶解，并且加异丙醇稀释到 500mL，充分混匀。加 15mL0.04％溴酚蓝乙醇溶液，用 6.5％三乙醇胺溶液进行滴定直到溶液显蓝绿色）。配制 0.25mol

/L 硫酸溶液并标定为标准溶液。

在 250mL 碘量瓶中放入 10mL 戊二醛消毒剂（对于不是消毒浓度的浓溶液需要稀释到 50mL 容量瓶内后再进行取样），精确地将盐酸羟胺中性溶液 25mL 与 6.5%三乙醇胺溶液 20mL 振荡混匀。放置使其充分反应 1h，用 0.25mol／L 标准硫酸溶液滴定，当溶液变为蓝绿色，把所用硫酸溶液的量记录下来。同时用不含戊二醛的盐酸羟胺、三乙醇胺中性溶液作为空白对照重复上述操作步骤。上述操作重复 3 次，以 3 次用量的平均值进行计算。

因 1mL 的 1mol／L 硫酸标准溶液相当于 0.1001g 戊二醛，故有效戊二醛含量可按下式计算：

$$有效戊二醛含量（W/V，\%）= \frac{Ms \times (V_2 - V_1) \times 0.1001}{W} \times 100\%$$

式中，Ms 代表硫酸标准液摩尔浓度，V_1 和 V_2 分别代表滴定样品消耗的硫酸标准液毫升数和空白对照滴定消耗的硫酸标准液的毫升数，W 为戊二醛样品的毫升数。

5. 测定二氧化氯（ClO_2）的含量

配制 0.5%淀粉等溶液、10%碘化钾、2mol／L 硫酸与 10%丙二酸溶液（用无离子水将 10g 丙二酸溶解成 100mL）。配制 0.05mol／L 硫代硫酸钠并标定为标准溶液。

取 1mL 二氧化氯样液（若预计其含量超过 1.5%，则需稀释后取样），置于碘量瓶中并加入 100mL 无离子水和 2mL 的 10%丙二酸溶液，混匀。静置 2min 待其充分反应后，加入 10mL 的 10%碘化钾溶液、10mL 的 2mol／L 硫酸。振荡混匀后用蒸馏水滴加到碘量瓶盖缘盖上盖，置避光反应 5min。缓慢打开碘量瓶盖，使瓶盖边缘蒸馏水全部流入瓶内。在 25mL 滴定管中装入硫代硫酸钠标准溶液滴定游离的碘，边摇匀边滴定。当溶液变为淡黄色时加入 10 滴 0.5%淀粉溶液，溶液马上由黄色变蓝色。溶液变为蓝色后继续滴定直至蓝色消失，把用去的硫代硫酸钠溶液总量进行记录。上述操作重复 3 次，以 3 次用量的平均值进行计算。

因 1mL 的 1mol／L 硫代硫酸钠标准溶液相当于 13.49mg 二氧化氯，故有效二氧化氯含量可按下式计算：

$$二氧化氯含量（mg/L）= \frac{C \times V \times 13.49}{W} \times 1000$$

式中，W 代表碘量瓶中样液二氧化氯毫升数；C 代表标准溶液硫代硫酸钠物质的量浓度（mol／L）；V 代表滴定时用去二氧化氯标准溶液样品毫升数。

6. 测定过氧乙酸（$C_2H_4O_3$）的浓度

配制下列溶液：10%碘化钾、10%硫酸锰、2mol／L 硫酸、0.01mol／L 高锰酸钾、

3%钼酸铵与0.5%淀粉。配制0.05mol/L硫代硫酸钠并标定为标准溶液。在100mL容量瓶中加入样液过氧乙酸1.0mL，并用蒸馏水稀释至刻度，混匀备用。

将5mL的2mol/L硫酸加入100mL碘量瓶中，同时加入5.0mL混匀的过氧乙酸稀释液和3滴10%硫酸锰，振荡摇匀用浓度为0.01mol/L高锰酸钾溶液滴定使溶液变为粉红色。然后加入3滴3%钼酸铵与10mL的10%碘化钾溶液，振荡混匀后用25mL滴定管中的0.05mol/L硫代硫酸钠标准溶液进行滴定直至溶液变为淡黄色。向溶液内加入3滴0.5%淀粉溶液，这时溶液随即变为蓝色，用硫代硫酸钠继续滴定至溶液蓝色消失，把硫代硫酸钠标准溶液的总用量进行记录。上述操作重复3次，以3次用量的平均值进行计算。

因1mL的1mol/L硫代硫酸钠相当于0.03803g过氧乙酸，故有效过氧乙酸含量可按下式计算：

$$过氧乙酸浓度（W/V）=\frac{C\times V\times 0.03803}{W}\times 100\%$$

式中，W代表碘量瓶中样液过氧乙酸毫升数；C代表标准溶液硫代硫酸钠物质的量浓度（mol/L）；V代表滴定时用去过氧乙酸标准溶液样品毫升数。

7.测定醋酸氯己定（醋酸洗必泰，$C_{22}H_3OCl_2N_{10}\cdot 2C_2H_4O_2$）的含量

向50mL丙酮中加入0.1g甲基橙，振摇混匀使其溶解为饱和溶液，配制成甲基橙的饱和丙酮溶液。取冰醋酸和丙酮备用。配制0.1mol/L高氯酸并标定为标准溶液。

在100mL碘量瓶中加入醋酸氯己定0.15g、丙酮30mL和冰醋酸2mL，振荡使其完全溶解后，加1.0mL甲基橙的饱和丙酮溶液，用标准溶液高氯酸进行滴定。当溶液变为橙色时，记录所用高氯酸溶液的量。同时用不含氯己定的冰醋酸和丙酮溶液重复以上操作作为空白对照。上述操作重复3次，以3次用量的平均值进行计算。

由于1mol/L高氯酸标准溶液1mL相当于0.3128g醋酸氯己定，故有效醋酸氯己定含量可按下式计算：

$$醋酸氯己定含量（W/V）=\frac{C\times (V-V')V\times 0.3128}{W}\times 100\%$$

式中，W代表样品醋酸氯己定克数；C代表标准溶液高氯酸物质的量浓度（mol/L）；V与V'代表样品与空白对照滴定时用去高氯酸标准溶液样品毫升数。

若醋酸氯己定为水溶液，则取约含0.15g醋酸氯己定的溶液（精确到0.1mL），放入预先称重的玻璃蒸发皿（重量为G_1中，置铁架上用电炉加热隔一石棉网（石棉网与电炉相距15~20cm）蒸干，或用水浴加热，称重（G_2）。G_2减去G_1的重量即为醋酸氯己定。然后，把30mL丙酮与2mL冰醋酸混合，将蒸发皿上不挥发物分3次洗入

碘量瓶中，振荡使不挥发物全部溶解在溶液中后，按照以上步骤测定并计算其含量。也可以把水溶液毫升数代入公式中的 W，计算出醋酸氯己定的含量（W/V）。

若醋酸氯己定为复方溶液，则与水溶液法取样方法相同，蒸干后进行测定。同时，空白对照取其不含氯己定的溶液，蒸干，进行测定。所测样本终点显色的标准为空白对照的终点显色。除此外，也可将所取样本复方溶液与不含氯己定的溶液分别置碘量瓶中，加冰醋酸溶液、丙酮与甲基橙的饱和丙酮溶液，分别按照上述方法滴定至终点。进行计算时，把样本毫升数代入公式中的 W，计算醋酸氯己定含量（W/V）。

8.测定乙醇的含量

用酒精比重计测量待检样本，直接读取比重计上的读数，然后换算成有效含量。

二、热力灭菌效果的监测

（一）标准要求

监测热力灭菌的效果，按要求必须进行生物监测、工艺监测和化学监测。每月都应进行生物监测，生物监测在新灭菌器使用前必须进行，监测合格后才可以使用；对于拟采用的新摆放方式、包装容器、特殊灭菌工艺及排气方式，也必须提前进行生物监测，监测合格后才可以采用。每锅都应进行工艺监测，并详细进行记录。每包都应进行化学监测，手术包还需要进行中心部位的化学监测。每天使用预真空压力蒸汽灭菌器灭菌前需要先进行 B—D 试验。

（二）监测压力蒸汽灭菌效果的方法

1.化学监测方法

（1）使用化学指示卡（管）进行监测的方法。

在每一待灭菌的物品包中央放入既能指示温度持续时间又能指示温度的化学指示卡（管），经过一个灭菌周期后，拿出指示管（卡）看其性状及颜色的改变判断是否达到了灭菌的条件。

（2）监测化学指示胶带的方法。

在每一待灭菌物品包外贴化学指示胶带，经过一个灭菌周期之后，观察化学指示胶带颜色的改变，以指示是否达到灭菌效果。

（3）结果的判定。

在进行监测时，当放置的指示管（卡）的颜色或性状全部变到规定的条件，就可以认为该包达到了灭菌条件。

（4）注意事项。

所有监测所用的化学指示剂须是经过卫生部批准的，并且必须在有效期内才可以使用。

2.生物监测方法

（1）指示菌株法。

一般以嗜热脂肪杆菌芽孢（ATCC7953 或 SSIK31 株）作为指示菌株，每个菌片的含菌量约为 $5.0\times10^5\sim5.0\times10^6$ cfu／片，在温度为（121±0.5）℃的条件下，杀灭时间（KT 值）≤19min，D 值约为 1.3～1.9min，存活时间（ST 值）≥3.9min。

（2）培养基。

溴甲酚紫蛋白胨水培养基为试验用培养基。

（3）检测方法。

在标准试验包中心部位放入 2 个用灭菌小纸袋装好的嗜热脂肪杆菌芽孢菌片。

将一个标准试验包（由 1 块大手术巾、2 块中手术巾、3 件平纹长袖手术衣、4 块小手术巾、30 块 10cm×10cm 的 8 层纱布敷料包裹成 25cm×30cm×30cm 大小）放在灭菌柜室内的排气口上方。手提式压力蒸汽灭菌器标准试验包用通气贮物盒（22cm×13cm×6cm）代替，盒内盛满中试管，在两只中心部位的灭菌试管内放指示菌片（用灭菌牛皮纸包封试管口），在手提压力蒸汽灭菌器底部把贮物盒放平。

在一个灭菌周期之后，在无菌环境下，取出放在通气贮物盒或标准试验包中的指示菌片，放入溴甲酚紫蛋白胨水培养基中进行培养，在 56℃环境培养 7d（对于自含式生物指示物应具体按说明书执行），7d 后观察培养基颜色变化情况。在检测过程中设立阳性对照和阴性对照。

（4）判定结果。

投入指示菌片的每个溴甲酚紫蛋白胨水培养基颜色均未改变，则判定为灭菌合格；如果有指示菌片接种的溴甲酚紫蛋白胨水培养基颜色由紫色变为黄色，则判定为灭菌不合格。

（5）注意事项。

所用的监测菌片须经过卫生部的认可，并且没有超过有效期。

（三）干热灭菌效果监测方法

1.化学监测法

（1）检测的方法。

在每一待灭菌的物品包中央放入既能指示温度持续时间又能指示温度的化学指示卡（管），经过一个灭菌周期后，拿出指示管（卡）看其性状及颜色的改变判断是否达到了灭菌的条件。

（2）判定结果。

经过一个灭菌周期以后，观察所放置的指示卡（管）性状及颜色均符合规定的条件，就可以认为该包灭菌合格。

（3）注意事项。

所用的监测菌片须经过卫生部的认可，并且没有超过有效期。

2.物理法监测（热电偶监测法）

（1）检测的方法。

在进行检测时，在灭菌器各层内、中、外各点均放置多点温度检测仪的探头。关闭柜门，把导线引出，在记录仪上观察温度上升与持续时间。

（2）判定结果。

若观察到温度达到预定标准，则为灭菌温度合格。

3.生物监测法

（1）指示菌株。

一般以枯草杆菌黑色变种芽孢（ATCC9372）作为指示菌株，每个菌片的含菌量约为 $5.0 \times 10^5 \sim 5.0 \times 10^6$ cfu／片，在温度为（160±2）℃的条件下，杀灭时间（KT 值）≤19min，D 值约为 1.3～1.9min，存活时间（ST 值）≥3.9min。

（2）检测方法。

在灭菌中试管内分别装入枯草杆菌芽孢菌片（1 片／管）。将 2 个含菌片的试管分别放在灭菌器与每层门把手对角线内、外角处，将试管帽置于试管旁，关闭柜门，在经过一个灭菌周期之后，当温度降到 80℃时，把试管帽盖好后取出试管。在无菌环境中，投入装有 5mL 普通营养肉汤培养基的试管中，在 37℃培养箱中培养48h 后初步观察结果，对于没有菌生长的管继续培养到第 7d。

（3）判定结果。

如果接种的每个指示菌片肉汤管均澄清，判定为灭菌合格；若接种指示菌片的肉汤管中有出现混浊的，则判为不合格。对于肉汤管难以判定的，取管中肉汤 0.1mL 接种于营养琼脂平板，用灭菌棒将其涂匀，放 37℃培养箱继续培养 48h，先初步观察菌落形态，然后做镜检涂片染色，判断指示菌是否有生长，若有指示菌的生长，则判为灭菌不合格；若没有指示菌的生长，则为灭菌合格。

（4）注意事项。

所用的监测菌片须经过卫生部的认可，并且没有超过有效期。

三、紫外线消毒效果的监测

（一）标准要求

评价紫外线消毒效果包括紫外线灯管照射强度监测、日常监测和生物监测。紫外线灯管照射强度监测指对正在使用中的和新的灯管进行操作，正在使用中的灯管≥70Pw/cm²，新的灯管照射强度要求≥100Pw/cm²，每 6 个月应进行一次照射强度监测。灯管日常监测包括操作人签字、使用时间和累计照射时间。在必要时进行生物监测，需要达到经人工染菌灭菌率 99.90%，物品或者空气经过消毒灭菌自然菌减少 90.90%以上的要求。

（二）检测方法

1.紫外线灯管辐照度值的测定

（1）检测方法。

紫外线灯管辐照度值是指在紫外灯开启 5min 后，254nm 测定波长下辐照计探头垂直距离被检紫外线灯下 1m 的中央处，待仪表稳定后所示的数据。

（2）结果判定。

30W 普通直管型紫外线灯，使用中合格的紫外线灯辐照强度要求大于等于 70pW / cm²；新灯辐照强度要求大于等于 90pW / cm²；高强度 30W 紫外线新灯的辐照强度大于等于 180pW / cm² 为合格。

（3）注意事项。

使用时规定紫外线辐照仪不能超过计量部门鉴定的有效期，测定时相对湿度 <60%，电压（220±5）V，温度（20～25）℃。

2.生物监测

（1）表面消毒效果监测。

1）采样时间。

采样在消毒处理后进行。

2）采样方法。

在被检物体表面上放 5cm×5cm 规格的灭菌板，采样面积≥100cm²，连续采集 4 个样本，取 1 支浸在含相应中和剂的无菌洗脱液中的棉拭子，在规格板内边转动棉拭子边横竖往返均匀涂擦各 5 次，向 10mL 含相应中和剂的无菌洗脱液试管内投入剪去手触部位的棉拭子，立即送检。

3）检测方法。

Ⅰ.细菌总数测定。

用无菌吸管从经过用力振荡 80 次的采样管中吸取 1mL 待检液接种在无菌皿内，向其内倾注 15～18mL 已溶化的 45℃～48℃营养琼脂的同时注意摇匀，待琼脂凝固后放入 37℃的培养箱中培养 45h，计数细菌总数。

采样结果计算公式

$$细菌总数（cfu/cm^2）= \frac{平板上菌落数×稀释倍数}{采样面积（cm^2）}$$

Ⅱ.致病菌检测。

A.检测原则。

依据污染情况应用相应指标对致病菌检测。

B.乙型溶血性链球菌检测。

a.增菌、分离。

取 1mL 待检样品，在 1% 葡萄糖肉汤中接种，37℃ 24h 增菌。取 1 白金耳增菌液在血平板上作 3 区划线分离，37℃ 24h 培养。

b.观察菌落特征。

菌落形态为灰白色，表面光滑，半透明或不透明，边缘整齐，针尖状突起，周围有 8 字型溶血圈。

c.镜检。

挑取典型菌落作涂片染色镜检，镜下为呈链状排列的革兰氏阳性球菌。

d.生化反应。

取可疑菌落作如下生化试验，如链激酶试验阳性、触酶试验阴性，对杆菌肽敏感者，即为乙型溶血型链球菌。

杆菌肽敏感试验：涂被检菌浓菌液于血平板上，用灭菌镊子取含菌 0.04 单位杆菌肽纸片放在平板表面上。同时以已知阳性菌株作对照，于 37℃培养 18～24h，阳性结果有抑菌带出现。

链激酶试验：吸取 0.2mL 草酸钾血浆与 0.8mL 灭菌生理盐水混匀后，加入待检菌 24h 肉汤培养物 0.5mL 和 0.25mL0.25％氯化钙混匀，放入 37℃水浴中，每 2min 观察一次（一般 10min 内可凝固），待血浆凝固后继续观察并记录溶化的时间，如 2h 内不溶化，观察移入孵箱 24h 后的结果，如全部溶化为阳性，24h 仍不溶解者为阴性。

C.金黄色葡萄球菌检测。

a.增菌、分离。

取 1mL 采样液，接种于 5mL SDLP 液体培养基中，于 37℃24h 增菌。取上述增菌液 1 白金耳，在血平板上作 3 区划线分离，37℃24h 培养。

b.观察菌落特征。

在血琼脂平板上菌落形态为金色，表面光滑，圆形凸起，周围有溶血圈。

c.镜检。

挑取典型菌落作涂片染色镜检，镜下为成葡萄状排列的革兰氏阳性球菌。

d.生化反应。

用血浆凝固酶、触酶、葡萄糖发酵、甘露醇发酵、新生霉素敏感试验对可疑菌落进行检测，金黄色葡萄球菌均表现阳性。

血浆凝固酶试验：

其一，试管法：以已知血浆凝固酶阳性和肉汤培养物阴性作为对照，将 0.5mL 新鲜血与等量待检菌 24h 肉汤培养物加入灭菌试管中，混匀后放入 37℃孵箱中，每 30s 观察一次，阳性者在 6h 内出现凝块。其二，玻片法：滴一滴灭菌生理盐水在洁净玻片一端，另一端滴一滴血浆，挑取一白金耳菌落分别于生理盐水和血浆混匀，5min 内观察是否有固体颗粒状物形成，若两者均出现混浊为阴性；若血浆出现凝块，生理盐水变均匀混浊则为阳性

甘露醇发酵试验：取上述可疑菌落接种于甘露醇培养基，于 37℃培养 24h，发酵甘露醇产酸者为阳性。

D.沙门氏菌检测

菌落特点：沙门氏菌落在 SS 琼脂平板上特点表现为无色透明或半透明、表面有光泽、边缘整齐湿润的菌落。

镜下表现：镜检为革兰氏阴性的短杆菌。

生化反应：有动力，无芽孢，甲基红阳性，靛基质阴性，不分解乳糖，分解葡萄糖，VP 阳性的兼性厌氧菌。同时，应作血清学鉴定。

E.HBsAg 检测（ELISA 法）。

a.检测方法。

采用 ELISA 法。

每孔加 0.1mL 待检样品，分别设置 HBsAg 阳性对照和 HBsAg 阴性对照各 3 孔，空白对照 1 孔。按 ELISA 法试剂盒说明书操作，用 492nm 波长酶标仪测定其光密度（OD 值）。

b.结果判断。

$$\frac{样品OD值（S）}{阴性对照OD值（N）} \geq 2.1 为阳性，否则为阴性$$

c.注意事项：测定前用空白溶剂校正零点。

（2）空气消毒效果监测。

1）采样时间。

采样时间为消毒处理后和操作进行前。

2）采样方法。

若室内面积≤30m²，设 3 点采样法，即外、中、内 3 点，内、外点部位距墙壁 1m 处；若室内面积＞30m²，设 4 角及中央 5 点采样法，4 角的布点部位距墙壁 1m 处；将普通营养琼脂平板（直径为 9cm）放在室内各采样点处，采样时将平板盖打开，暴露5min，采样高度为距离地面 1.5m 处，盖好后立即送检。

3）检测方法。

将送检的平板置于 37℃温箱培养 48h，计数菌落数，并分离致病菌。

平板暴露法结果计算公式为：

$$细菌总数（cfu/m^3）= \frac{50000\,N}{A \times T}$$

式中：A 为平板面积（cm²）；T 为平板暴露时间（min）；N 为平均菌落（cfu）。

4）结果判定。

Ⅰ类区域：细菌总数≤10cfu/cm³，未检出致病菌为消毒合格。

Ⅱ类区域：细菌总数≤200cfu/cm³，未检出致病菌为消毒合格。

Ⅲ类区域：细菌总数≤500cfu/cm³，未检出致病菌为消毒合格。

四、内窥镜消毒灭菌效果的监测

（一）标准要求

各种消毒后的内窥镜（如胃镜、肠镜、喉镜、气管镜等）及其他消毒物品，必须每季度进行监测，不得检出致病微生物；各种灭菌后的内窥镜（如腹腔镜、关节镜、胆道镜、膀胱镜、胸腔镜等）、活检钳和灭菌物品，必须每月进行监测，不得检出任何微生物。

（二）检测方法

1.采样时间

采样时间为消毒处理后和操作进行前。

2.采样方法

在被检内窥镜上从镜头至镜身用蘸有含相应中和剂的无菌生理盐水棉拭子反复涂擦，将剪去手接触部位的棉拭子投入到 5mL 含有相应中和剂的生理盐水采样管中，立即送检。

3.检测方法

（1）细菌总数的检测。

用无菌吸管从经过用力振荡 80 次的采样管中吸取 1mL 待检液接种在无菌皿内，向其内倾注 15～18mL 已溶化的 45℃～48℃营养琼脂的同时注意摇匀，待琼脂凝固后放入 37℃的培养箱中培养 45h，计数细菌总数。

采样结果计算公式为：

$$细菌总数（cfu/cm^2）=\frac{平板上菌落数×稀释倍数}{采样面积（cm^2）}$$

（2）致病菌检测。

依据污染情况应用相应指标对致病菌检测（具体方法见"致病菌的检测"）。

4.结果判定

（1）灭菌后未检出任何微生物的内窥镜视为合格。

（2）消毒后的内窥镜，细菌总数≤20cfu／件，并未检出致病菌、HBsAg 阴性为合格。

5.注意事项

（1）送检时间不得超过 6h，若样品保存于 0℃～4℃，则不得超过 24h。

（2）被采样本表面积＜100cm²,取全部表面,被采样本表面积≥100cm²,取 100cm²。

五、医疗器械灭菌效果的监测

（一）标准要求

要求医疗用品凡接触破损黏膜、皮肤的或进入人体器官、无菌组织,必须无菌;医疗用品接触黏膜的,不得有致病性微生物的检出且细菌的总菌落数应≤20cfu／g 或≤20cfu／100cm²;医疗用品接触皮肤的,不得有致病性微生物的检出且细菌的总菌落数应≤200cfu／g 或≤200cfu／100cm²。

（二）检测的方法

1. 样本采集时间

在进行灭菌处理后且没有超过存放有效期进行采样。

2. 一般监测

（1）检测方法。

1) 在无菌环境中向 5mL 的无菌洗脱液中分别投入待检测的小件医疗器械如缝合针、手术刀片、针头等各 5 支。

2) 用 5 副注射器分别抽吸 5 次 5mL 的无菌肉汤。

3) 在无菌环境中,用蘸有无菌洗脱液的棉拭子对大的医疗器械反复涂擦采样,如镊子、手术钳等各取 2 份以上,并且将采样棉拭子投入 5mL 无菌洗脱液中。

4) 用力振打采样管 80 次,待检样品用无菌试管吸取 1mL 放于无菌平板内,加入17mL47℃的已溶化的营养琼脂,边摇匀边倾注,待琼脂完全凝固之后,将其置于37℃恒温箱培养,48h 后计数菌落数。

（2）判定结果。

如平板上没有生长菌落为灭菌合格。

（3）注意事项。

如果需要检测的消毒因子为化学消毒剂时,应向采样液中加入相应中和剂。

3. 无菌检验

（1）无菌检验前的准备。

1) 要进行培养基与洗脱液的无菌性试验,在无菌试验前 3d,分别于需一厌氧培养基与霉菌培养基内各接种 1mL 洗脱液，然后分别置于 20℃～25℃与 30℃～35℃培养，72h 后观察，应无菌生长。

2）制备阳性对照管菌液：在试验的前一天取金黄色葡萄球菌（26003）的普通琼脂斜面新鲜培养物，接种 1 环至需—厌氧培养基内，在 30℃～35℃培养 16～18h 备用。

（2）无菌操作。

取 5 小件医疗器械，如缝合针、针头、刀片等，直接浸入 4 管霉菌培养管与 6 管需—厌氧培养管（其中 1 管作阳性对照）内。培养基的量约为 15mL／管。

用 5 副注射器，分别在 5mL 洗脱液中反复抽吸 5 次，冲下管内的细菌，混匀后接种于 4 管霉菌培养管与 6 管需—厌氧培养管（其中 1 管作阳性对照）。对于接种的量：1mL 注射器约为 0.5mL，2mL 注射器约为 1mL，5～10mL 注射器约为 2mL，20～50mL 注射器约为 5mL。

取大件医疗器械 2 件如手术钳、镊子等，用棉拭子蘸无菌洗脱液反复涂抹采样，将棉拭子投入 5mL 无菌洗脱液中，将采样液混匀，接种于 4 管霉菌培养管与 6 管需—厌氧培养管（其中 1 管作阳性对照）。接种量约为 1mL／管。培养基的用量为 15mL／管。

（3）培养。

将预先准备的金黄色葡萄球菌阳性对照管液接种在待检样品的需—厌氧培养管中，按 1：1000 稀释 1mL，将阳性与阴性对照管以及需—厌氧培养管均于 30℃～35℃培养 5d，阴性对照管与霉菌培养管于 20℃～25℃培养 7d，培养期间每天检查是否有菌生长，如果加入了待检品后培养基出现沉淀或混浊，经过培养不能在外观上判断时，可将培养液转种入斜面培养基上或另一支相同的培养基中培养，在 48～72h 后观察斜面上有无菌落生长或是否出现混浊。在转种的同时，取少量培养液，涂片染色，用显微镜观察是否有菌生长。

（4）判定结果。

在培养期间阴性对照无菌生长，在 24h 内阳性对照应有菌生长，如霉菌及需—厌氧菌培养管内均匀为澄清或虽略显混浊但经证明并没有菌生长，判定为灭菌合格；如霉菌及需—厌氧菌培养管中任何一管显混浊并经过证实有菌生长，应再次取样，用以上方法重复检测 2 次，除了阳性对照以外，其他管均不得有菌生长，否则判定为灭菌不合格。

4.注意事项

（1）待检样品要在 6h 内送检，若样品保存在 0℃～4℃，则应在 24h 内送检。

（2）如果待检测样本表面积为 100cm²，则取全部的表面；如果待检样本表面积 ≥100cm²，则取 100cm²。

（3）如消毒因子为化学消毒剂，应在采样液中加入相应中和剂。

5.检查热原的方法

（1）鲎试验。

本实验方法机理为利用细菌内毒素与鲎试剂产生凝集反应,从而来判断待检样品中细菌内毒素的含量是否合格的一种方法。内毒素的量用其单位（Eu）表示。国家细菌内毒素标准品（以下简称 RSE）是从大肠杆菌内提取通过精制得到的内毒素。以国际细菌内毒素标准品为基准，经过标定协作，使国际标准品单位与其含义一致。RSE 用于标定、复核、仲裁鲎试剂灵敏度和标定细菌内毒素工作标准品（以下简称 CSE）。CSE 是以 RSE 为基准进行标定的，确定其重量的相当效价。每纳克（1ng）CSE 的效价应不大于 50EU，不小于 2EU，并具备稳定性和均一性的试验数据。在试验中 CSE 用于鲎试剂灵敏度干扰、复核试验及设置的阳性对照。

1）试验前准备：试验所有要用到的器皿都需要处理，要把可能存在的外源性内毒素除去，常用的去除方法是 250℃干烤 1h 以上或 180℃干烤 2h 以上，也可用其他可以去除的方法。用于试验的所有器皿都应确定没有吸附细菌内毒素的作用。在整个试验操作过程中应防止微生物的污染。

2）复核鲎试剂灵敏度：根据标示的鲎试剂灵敏度值（λ），将 CSE 或 RSE 用细菌内毒素的检查用水（24h 与批号鲎试剂不产生凝集反应的灭菌注射用水，以下简称 BET 水）溶解，用旋涡混合器混合 15min，然后制备成 0.25λ、0.5λ、λ 和 2.0λ 等 4 种浓度的标准内毒素溶液，每进行一步稀释均应在旋涡混合器上混合 30s，然后按照"检查方法"项下的步骤进行试验，对每一浓度做 4 个平行管，同时做 4 管阴性对照用 BET 水，如 4 管最低浓度（0.25λ）均为阴性，4 管最大浓度（2.0λ）均为阳性，4 管阴性对照均为阴性，按照以下公式计算反应终点浓度的几何平均值即为鲎试剂灵敏度的测定值（λc）。

$$\lambda_C = \lg^{-1}(\sum X / 4)$$

式中 X 表示反应终点浓度的对数值（1g）。所谓反应终点浓度就是系列浓度递减的内毒素溶液中最后一个呈阳性结果的浓度。

可以用于细菌内毒素检查的 λc 值要在 0.5λ～2.0λ（包括 0.5λ和2.0λ），并设定 λ 为该批鲎试剂的灵敏度。在用于试验前每批新的鲎试剂都要进行灵敏度的复核。在本检查法规定的条件下能检测出供试品溶液或标准溶液中的最低内毒素溶液即为鲎试剂灵敏度。用 EU／mL 表示。

3）供试品的干扰试验：按照"鲎试剂灵敏度复核"项下的试验步骤，用未检出内毒素的供试品溶液和 BET 水或其不超过最大有效稀释倍数（MVD）的稀释液分别制成含 CSE0.25 λ、0.5 λ、λ 和 2.0 λ 等 4 种浓度的内毒素溶液。用 BET 水和稀释液或供试品溶液制成的每一浓度平行做 4 管，另做 4 管阴性对照用 BET 水和供试品溶液或稀释液。如 4 管最低浓度（0.25 λ）均为阴性，4 管最大浓度（2.0 λ）为阳性，8 管阴性对照均为阴性时，按照以下公式计算用 BET 水制成的内毒素标准溶液的反应终点浓度的几何平均值（Es）和用供试品溶液或稀释制成的内毒素溶液的反应终点浓度的几何平均值（Et）。

$$E_s = \lg^{-1}(\sum X_s / 4)$$
$$E_t = \lg^{-1}(\sum X_t / 4)$$

式中 Es、Et 分别为用 BET 水和稀释液或供试品溶液制成的内毒素溶液的反应终点浓度的对数值（1g）。

当 Et 在 0.5Es～2.0Es 范围内（包括 0.5Es 和 2.0Es）时，则可以认为在该浓度下供试品不干扰试验，否则就需要进行适当的处理后再重复试验，或者是更换更灵敏的鲎试剂，对供试品进行更大倍数稀释，也是一种排除干扰因素简单有效的方法。要求每个品种至少对三个批号的供试品进行干扰试验，若鲎试剂的来源、生产工艺或供试品的配方有变化时，必须重复进行干扰试验。

按下式计算供试品的最大有效稀释倍数（MVD）：

MVD＝L／λ

L 用 EU／mL 表示供试品的细菌内毒素限值，当正文中的限值以 EU／mg 或 EU／U 表示时应乘以供试品溶液的浓度后，再以所得值代入上式。

4）检查方法：取 6 支 0.1mL／支规格的鲎试剂原安瓿，其中 2 支作为供试品管分别加入 0.2mL 或 0.1mL 供试品溶液（其稀释倍数不得超过 MVD），2 支作为标准内毒素溶液分别加入 0.1mL 或 0.2mL 用 BET 水将 CSE 制成浓度为 2.0 λ 和 0.25 λ，1 支作为阴性对照加入 0.1m LBET 水，1 支作为阳性对照管加入 0.1mL 或 0.2mL 供试品阳性对照溶液（相当于用供试品溶液将 CSE 制成 2.0 λ 浓度的内毒素溶液）或装有 0.1mL 鲎试剂溶液的 10mm×75mm 试管。轻轻将试管中溶液混匀后，封闭管口，垂直放入（37±1）℃适宜恒温器或水浴中，保温（60±2）min。拿取试管和保温过程应避免受到振动造成假阴性结果。

5）判定结果：轻轻取出水浴中的试管，缓缓倒转 180° 时，试管内的凝胶不变形，不从管壁滑脱的为阳性结果，用（＋）表示；凝胶出现变形不能保持完整并从管壁滑脱者为阴性，用（－）来表示。2 管供试品均为（－），可以认为符合规定。当供试品的稀释倍数等于 MVD 时，如果 2 管均为（+），则认定为不符合规定。如果两管中 1 管为（+）1 管为（−），按照以上步骤复试，其中增加 4 管供试品管，如 4 管供试品中有 1 管为（+），则认为不合格。若第一次试验时供试品的稀释倍数小于 MVD 的结果，出现 2 管中 1 管为（+），1 管为（−）时或 2 管均为（+），按同样方法进行复试和判定，复试时要求将其稀释至 MVD。2 管加入标准内毒素溶液的最大浓度（2.0 λ）管应为（+），最低浓度（0.25 λ）管应为（−）。供试品阴性对照均为（−），阳性对照均应为（+），否则试验无效。

（2）动物试验。

1）原理：在规定的时间内，给一定剂量的供试品，观察家兔体温变化情况，从而判定供试品中所含热原的限度是否符合规定。

2）供试家兔：健康无伤，体重 1.7～3.0kg，雌兔应无孕。在预测体温的前 7 日，即应用同一饲料喂养。在实验期间内，体重不应发生变化，食欲、精神、排泄等不得有异常现象。未经用于热原检查的家兔，或供试品判定不符合规定，但其组内家兔平均升温未达 0.8℃，且已休息两周以上的家兔，或三周内未曾使用的家兔，或供试品判定为符合规定但组内升温达 0.6℃的家兔，均应在检查供试品前 3～7 日内预测体温，进行挑选。挑选试验的条件是与检查供试品时相同的，仅不注射药物，每小时测量体温 1 次，共进行 4 次测量，4 次体温测量结果均应在 38℃～39.6℃的范围内，且最高、最低体温的差数没有超过 0.4℃的家兔，才可以供热原检查用。家兔用于热原检查后，如果判定供试品为符合规定，至少休息 2 日方可用于第 2 次检查。家兔用于热原检查后，如判定供试品为不符合规定，且其组内家兔平均体温升高 0.8℃或更高时，则组内全部家兔都不再使用，用于一般药品的检查时每一只家兔的使用次数不应超过 10 次。

3）试验前的准备：在作热原检查 1～2 日前，应该尽可能地使供试用家兔处于同一温度的环境中，饲养室和实验室的温度相差不能大于 5℃，实验室的温度应保持在 17℃～28℃，在全部试验过程中，应注意室温变化不得大于 3℃，同时也应避免噪音干扰。在试验前至少 1h 开始家兔停止给食并置于适宜的装置中，直至试验完毕。应使用精密度为±0.1℃的肛温计测量家兔体温，或其他同样精确的测温装置。各兔肛温计插入肛门的深度和时间应相同，时间不得少于 1min，深度一般约为 6cm，每隔 30～60min 进行 1 次体温测量，一般测量 2 次，两次体温相差不得超过 0.2℃，该兔的正常体温为此两次体温的平均值。家兔使用的当日，体温应在 38.0℃～39.6℃的正常范围内，且各兔间正常体温之差不得超过 1℃。

4）试验所使用的针头、注射器及一切和供试品溶液接触的器皿，都应除去热原，可以将其置烘箱中用 180℃ 加热 2h，或 250℃ 加热 30min，也可用其他适宜的方法。

5）检查方法：取 3 只适用的家兔，在测定其正常体温后 15min 内，将规定剂量并温热至约 38℃ 的供试品溶液自耳静脉缓缓注入，然后按前法每隔 1h 测量其体温 1 次，共测 3 次，以 3 次体温中最高 1 次减去正常体温，即为该兔体温的升高度数。如实验中 3 只家兔有 1 只体温升高 0.6℃ 或 0.6℃ 以上，或 3 只家兔体温升高均低于 0.6℃，但升高的总数达 1.4℃ 或 1.4℃ 以上，应另取 5 只家兔进行复试，重复以上检查方法。

6）判定结果：在初次试验的 3 只家兔中，如果体温升高均低于 0.6℃，并且 3 只家兔体温升高总数低于 1.4℃，或在复试的 5 只家兔中，仅有 1 只体温升高 0.6℃ 或 0.6℃ 以上的，并且初试复试合并 8 只家兔的体温升高总数为 3.5℃ 或 3.5℃ 以下，均认为供试品符合热原检查条例规定。

在 3 只初试的家兔中，超过 1 只体温升高 0.6℃ 或 0.6℃ 以上的家兔，或在复试的 5 只家兔中，超过 1 只体温升高 0.6℃ 或 0.6℃ 以上的，或初试复试合并 8 只家兔的体温升高总数超过 3.5℃，均认为供试品的热原检查并不符合规定。

第五节　过程数据的医院感染实时监控

一、医院感染实时监控的背景

在医院感染实时监控工作方面，监测是基础，管理是手段，防控是目的。以此为出发点，多年来国内外医院感染管理专职人员就如何做好监测这项基础工作以及如何更有成效地利用监测资料进行管理，提出了诸多策略。特别是作为核心内容的医院感染病例监测系统，最基本的管理方法就是对临床病例的医院感染进行统计及时预防并有效控制医院感染的发生。但是由于医院感染病例监测的过程涉及内容复杂，需要专职人员进行大规模统计和及时分析数据。早期采用的人工监测方法既不全面，也不完整，受过专业训练的医院感染监测的医务人员紧缺导致效率极为低下，根本无法做到及时的、高质量的监测，得不到准确的感染信息。临床医务工作者平时大量的工作常常无法及时地汇报医院感染的监控数据，漏报率高的问题一直未得到妥善处理，无法切实起到预防和控制医院感染的作用，医院感染发生率居高不下，也无法及时规避医院感染暴发。为此,国内外都在积极、有效地采用科学实用的医院感染监测软件,致力于进行医院感染的实时监控,这也是医院感染管理专职人员目前想要极力探索的问题。

医院感染实时监控的发展过程经历了手工翻阅纸质病历,人工查阅电子病历,开发具有简单筛查功能的软件辅助监测,引进国外监测系统等阶段,但由于系统无法兼容、复杂的操作价格过于昂贵、病历处理过程的保密性等问题无法引进应用。自 20 世纪 90 年代国内部分医院开始自主研发监测软件,借鉴了国外的设计原则和思路,但临床医生无法及时上报,感染病例识别的自动化程度低,一般还需要进行手工操作和现场判定,医院感染监控的专职人员手工录入,导致工作量极大,人员数量严重不足;大多数软件涵盖范围狭窄,往往只有或只侧重于某一个方面,不能对感染相关信息进行客观科学的评价与分析;软件多为单机版,不能实现数据共享,不能将监测结果及时反馈给临床科室;无法实现感染病例的自动监测、分析与实时预警,导致国内的医院在感染实时监控方面功能的实现上与欧美等国家仍有较大差距。

但是对于大部分三级甲等医院存在的重症患者多、易感人群大、医院感染的发生率居高不下、医院感染暴发频繁、超级耐药菌的问世等诸多问题,亟须一个强有力的医院感染监测与防控工具,建立与应用"基于过程数据的医院感染实时监控系统"势在必行。

二、相关法规

根据我国《医院感染诊断标准》和《医院感染监测规范》等相关法律法规标准,全面分析并借鉴国内外医院感染实时监控系统的优点,结合本院实际以及工作经验来展开工作,在数据分析中进行及时有效监测,保证信息来源的准确性、资料内容的全面性、资料统计的客观性、结果报告的有效性、系统操作的简便性等。

三、监控目的

及时发现感染阳性指标,及早采取控制措施,提高对医院感染重点科室进行感染控制的行为干预能力,最大限度地防止感染恶化及感染传播。及时发现医院感染暴发事件并采取应急措施,提高医院感染监测控制率。及时为临床科室提供预防感染的提示,强化住院病例的全过程监控,并依靠强大的统计分析功能提供详细数据使感染控制的关口前移，从源头上为预防和控制医院感染、降低感染发生提供重要依据。该系统是医院感染病例监测、防控和管理的强有力工具，提高了监测的效率和质量，实现了防控工作模式与医院感染监测的转变，可为医院领导层提供更为及时、准确有价值的决策信息，使本系统成为医院数据实时管理的重要组成部分。

四、医院感染实时监控要求

（1）避免国内系统的弱点，整体架构满足医院感染管理科和专职人员主要的业务工作需求。严格把关系统的顶层设计，体现防控工作的重点。

（2）临床医生在诊疗过程中提供的信息规范化和完整性。目前各相关系统的发展程度不尽一致，各专科诊疗信息各有特点，甚至很不完备，在此基础上采集更多有效的监测信息，加强专职人员与临床医生的信息沟通。

（3）临床相关各业务系统的全面完善包括医院管理信息系统（HS）、实验室信息管理系统（IIS）、医学图像存储与传输系统（RIS）以及临床数据的全面电子化、电子病历等数据信息的结构化等。

（4）积极发挥临床医生的主动性，对系统无法识别的个别感染病例进行上报，弥补系统的不足。

（5）相关的资源整合方面与相关部门主管领导沟通与协调，取得有力的支持，聘用专业技术良好的计算机工程师，选择适合的软件开发单位。医院感染专职人员与计算机技术工作人员紧密结合，发挥专职人员、临床医务人员以及软件设计人员等多团队合作的优势，以满足医院感染监控的良好效果。

（6）掌握医院感染发病率和漏报率等医院感染发病率相关数据，从而有效地减少医院感染病例的发生，由结果监控转向循证干预。

五、监控内容

（一）论证阶段

同类系统应用效果的差异主要体现在筛查结果的敏感度和特异度两方面。系统本身的核心在于疑似感染病例的自动筛查。只有所有的具体感染病例得到确认之后，统计分析才具有实际意义。如何让计算机像专业人员一样自动判断感染病例，将人的诊断思路转化成计算机识别的判断条件，确定诊断条件内在的逻辑性，使"智能判断"更为科学、合理成为本专业策略的制定和实现的核心内容和迫切需要解决的瓶颈问题。

医院感染管理专职人员在本职工作的基础上,收集了充分的临床资料,从系统开发的必要性、迫切性、技术可行性等方面进行详细分析,并通过口头说明、书面报告等形式与部门主管领导进行良好沟通,并获得了上级部门批准,得到资金支持。同时,在选择软件开发合作单位时结合本院计算机室专家的建议,了解到软件开发的工作性质,详细了解公司在技术和业务层面的能力,具有良好的沟通能力,工作敬业负责的前提下,请计算机专家进行严格的技术把关,并取得他们在系统接口等方面提供支持。

(二)设计阶段

过程数据的感染实时监控系统在研发初期需要专业人员对监测系统提出需求分析。这涉及医院感染管理部门提供对监测、预防管理、控制各方面基础数据和医务工作者的积极配合。

医院感染专职人员、计算机部门专业人员与软件设计人员密切沟通,提出科学、严密、切实的需求分析;需求分析应尽可能全面、合理、详尽、有针对性地解决医院感染监测的诸多问题,如出现任何疏漏将可能导致软件设计的失败。

系统范围应涵盖医院感染监测全部业务,包括感染病例全面综合性监测和目标性监测(重点监护病房感染监测、高危监护病房监测、手卫生依从性监测、ICU监测、新生儿监测、病原菌及其耐药性监测、抗菌药物使用监测等)、例次感染率调查、流行病学监测、环境卫生学监测、消毒灭菌效果监测等,并提供医院感染暴发预警。

系统分析处理数据的过程包括采集、统计、分析、预警、报告、反馈、保留等功能,体现实时、动态监测,严密监控医院感染疑似病例的智能判断。其内部各分系统间信息交互功能强大,既相互独立又密不可分。系统运行过程中数据资源信息设有权限管理等保密措施,防止泄密。界面友好,开关键统一,操作简便。对可疑病例、确诊病例和疑似暴发事件,医院感染管理专职人员可通过网络信息或其他方式沟通临床医生,并采取相应的预防措施。关注医院感染暴发预警是医院感染管理专职人员密切关注的核心事件。建立医院感染管理工作的工作站,通过系统提供的直观的信息可使专职人员迅速地判断有无暴发,同时也通过互联网系统从监控平台反馈信息并与临床就当前信息进行交流,以确定信息的有效性、准确性、客观性、严密性,最大限度地预防医院感染的流行与暴发。

（三）功能实现阶段

系统开发团队根据需求分析，从系统的整体架构、功能模块的设置、保密权限与信息共享相结合、界面的友好、操作便捷等方面进行了大量的讨论，对技术细节反复修改。充分利用 J2EE、Ajax、Flex 技术开发了"过程数据的医院感染实时监控系统"，该系统在 Oracle10.0 数据库和 Tomcat6.0 运行环境上，实时采集医院管理信息系统和实验室信息管理系统、医学图像运输与储存系统等系统中医院感染相关的信息，实现对患者从接受检查到护理、出院的整个监护全过程感染信息追踪，将医嘱、影像学结果、检验结果、手术记录和护理记录等患者全部相关信息进行整合，通过系统分析后输出给临床医生最终的医院感染监测结果并将信息进行永久存储。

在系统开发过程中，主要攻克在核心的感染疑似病例筛查的专业策略制定方面的问题。各个科室、部位的感染诊断条件各有特点，根据试运行出现的问题，提供有建设性的解决方法，不断进行调整、修订、完善，进行试验性运行时，要求反复验证筛查的敏感度、特异度、准确性，保证基本稳定的专业筛查策略。与科研相结合的目标性监测系统和全面综合性监测系统是医院感染监测全部业务，其中目标性监测与科研相结合是目前的重点。内容主要包括手术部位监测、ICU 监测、手卫生依从监测、高危新生儿监测、病原菌及其耐药性监测、抗菌药物使用监测和一些小型暴发情况包括手术部位感染暴发、感染性腹泻暴发、两种多重耐药菌暴发。采取开放性设计，经过及时的临床干预，使暴发最快得到控制，病区感染率恢复到正常水平。并且提取条件能够按照需求进行自由组合，便于专职人员在科学调研时进行数据的提取。在系统平台上相关业务工作模块同时开发了消毒灭菌效果与环境卫生学监测、职业防护监测、手卫生依从性监测、传染病监测等模块，极大地方便了专职人员的相关工作。与医院感染管理科网站相结合，本系统配套设计了医院感染管理科工作站，医院感染管理科发布的感染控制宣传教育知识均能在网站上进行查阅。

系统工作效率与敏感度、特异度的验证系统，根据设置每日定时自动启动数据加载，也可任意时间手动加载，3000～5000 张床位当天的数据 3～5min 采集、分析完毕。每日集中展现疑似感染个案预警病例，一名专职人员利用 1h 左右的时间判定处理完成，既解决了手工进行现患率调查的难点问题，又能够实时展示每日全院及各病区的感染情况。每日进行现患率调查，得到可靠的数据，节约了医院感染管理专职人员筛查病例的时间，能够全面把握全院的感染情况，有更多精力对医院感染重点科室进行医院感染控制行为干预，最大限度地解决了医院感染病例自动、实时、有效监测问题，实现了医院感染的动态监测，降低了医院感染漏报率，使医院感染管理专职人员及时全面了解感染危险因素。如呼吸机使用情况、心电监护使用情况等，可以有针对性地采取预防措施，防止感染的发生。

按照医院领导和部门管理人员、医院感染管理专职人员等人员的需求，分层次进行统计分析和结果展示。对每个医生的感染专率，每个科室、每个病区、每一种抗菌药物、每个患者的情况，均能提供任何时间、地点的分析结果展示。可常规提供日报、周报、季报和年报的统计结果，并可提供感染现患率周变化趋势。在可允许的范围内，各类统计分析结果均以表格、图形等多种方式展示，并可随时导出 Excel、Word 等格式供科研专职人员使用。

加强与临床医生的沟通和交流，设计了医生工作站交互平台，使专职人员确认的感染病例可以在医生工作站患者病历中出现红色预警标识，点击弹出感染实时监测系统对话框，使医生可及时获得该病例感染预警资料从而有效地进行预防和控制。同时，如果病例的实际感染情况与系统的反馈结果不符，有可供线上互动交流的对话框以及工作人员的联系方式，与医院感染管理专职人员不受时空限制的进行交流，并提供针对性的改善方法。

该平台的建立解决了专职人员与临床医生无法及时交流的问题，提高了感染病例确诊的准确性，提高医院感染管理专职人员对患者诊治的及时干预程度，同时，促进临床医生参与到医院感染预防与控制工作中来，增加临床医务工作者医院感染预防与控制的意识和专业知识，协助解决医院感染防控工作的重点难点问题。

第六章 医院感染管理信息化

医院感染管理是现代医院管理的重要组成部分，是保障医疗安全的重中之重。医院感染严重影响医疗质量，增加患者的痛苦和负担，并已逐渐成为危害严重的公共卫生问题。随着现代医学理论和技术的迅速发展，医院感染问题日益突出，也是当代临床医学、流行病学、卫生学和医院管理学的一个重要课题。迄今，医院感染管理在我国已历经了30多年的发展历程，尤其近十年来学科发展极为迅速，无论人员配伍还是设备设施，乃至综合实力都在不断完善。随着学科的发展与成长，医院感染文化正逐渐显现，并形成独有的专业特点。我国医院感染组织建设及业务管理工作正逐步步入法制化、正规化、精准化轨道。

随着我国医院感染管理标准化进程的不断加速，对开展医院感染风险的规范性监测提出了更高的标准，需要在短期内实现对多种潜在感染风险的巨大数据集的收集，具体包括庞大的诊疗目标人群、复杂的诊疗操作常规以及不同致病毒力或耐药的病原体等数据来源，并进一步进行分析与采取针对性防控工作。而传统的手工数据采集方式工作效率低，数据分析不及时，感染管理的有效性、及时性不能满足现代医院感染管理的要求。随着近年来医院信息化建设的不断完善，医院的各项资源可通过医院信息化系统进行整合、优化、分析和统计，为医院的决策提供强有力的论据，同时降低了成本，提高了效率，进一步通过信息化系统的建设提高了服务质量，深化了医院的改革，促进了医院的发展。医院感染监测作为医院信息化建设的一部分，是实施医院感染防控的基本构成和重要手段，是保障医疗质量和患者安全，提高医院管理水平的重要途径。

应用医院感染管理软件这一创新性监测方法，可将既往医院感染相关手工报告模式转变为网络直报模式，它能实时提供医院信息系统中所记录的相关诊疗过程，这不但能够保证数据的实时性及准确性，更便于专业化指导临床医生上报医院感染病例，有效降低医院感染漏报率。通过医院感染管理软件的应用，可使院感感染监测方法得以改革，实现创新，实现对住院患者进行实时监测，由以往的被动工作模式转变成为主动工作模式，能够客观、准确、灵敏地反映医院感染防控与管理风险的实践状况。在实现这一主动监测的过程中，一般包括数据元素的遴选（包括对入选数据元素的定义和描述）、采集、测量、计算与应用四个动态、连续的步骤。因此，任何一款医院感染监测软件都必须依赖整个医院的信息化水平，如：HIS 系统、LIS 系统、RIS 系统及 PACS 系统等基础数据库的功能，并且必须与其匹配，才能发挥最佳监测效果。

将计算机技术引入到医院感染管理工作中，不仅能解决医院感染统计中数据间的复杂逻辑关系问题，简化工作流程，还能减轻专职人员工作压力，把更多精力和时间用在实施医院感染的防控策略上。作为大数据时代与信息化条件下开展医院感染监测的基础支撑和关键技术，科学地遴选监测数据元素，并对入选元素的采集、测量作出规范性描述，对包括政府在内的负有医院感染监管责任的管理部门、开展医院感染质量管理与控制工作的院感专业人员、临床医务人员以及医院感染监测软件的研发部门或服务商等都显得尤为重要和迫切。因此，在医院的长远发展中，医院感染管理信息化建设占据着非常重要的地位，需要加大投入、加强控制，才能真正提高医院的服务质量，从而推动医院感染管理水平进一步提升。

第一节 国外医院感染信息系统化管理的概况

随着现代学科发展的不断进步，新医疗技术的飞速发展和非规范抗生素使用现象的日益严重，医院感染监测的内涵也已逐渐发生了质的变化，有关循证医学证据的研究也越来越受到重视。国外发达国家主要以英国和美国引领全球医院感染防控工作，他们既有相似之处，又有各自特点，如美国主要通过医院感染监测带动医院感染防控工作的开展；而英国注重微生物学、重要病原菌的防控，从而引领医院感染防控工作的开展。而医院感染监测工作的评估也不再局限于发病率的高低，而是要全面考虑到医院感染导致的患者住院时间延长、费用的增加及医院感染的严重后果，如致死、致残的严重程度等方面进行综合衡量，更加注重医院感染的成效效应分析，同时不再追求监测资料的数量，而是重视监测资料的质量，也实现了从监测结果数据到过程数据的观念转变。从监测方法上看，已在开展全面综合性监测的基础上开展目标性监测；专职人员也从过去的回顾性调查转向前瞻性观察，改被动监测为主动监测；监测人群从住院患者扩大到医院内活动的人群；监测内容从过去单纯的发病率监测到监测感的相关危险因素，如易感人群、危险因素、重点部门、病原体及耐药性的监测。因此，全面掌握国外医院感染信息化监测的运行模式，吸取他们先进的理念，以期为我国的医院感染监测管理工作提供学习与经验借鉴。

国外众多医疗机构医院感染计算机应用起步较早，如经济发达国家美国、英国、澳大利亚、日本、韩国等。美国早在1970年已经开始启动国家的医院感染监测网络系统，英国在20世纪80年代也成立了官方的医院感染监测网，挂靠在全国疾病预防与控制中心监控系统上。国外的医院感染监测系统主要是整合在医院的医院信息系统（HIS）系统上，通过监控某个地区的医院中发生医院感染患者的医疗情况（疾病进展、医疗费用、治疗方案、预后情况等），对可能发生疫情的区域设立警报系统，并可快速采取控制措施，这主要是依赖于大量临床数据库资料的积累。发展至今，可以说国外的医院感染信息化管理水平已是相当的健全和成熟。

一、具备完善的医院感染监测网络

（一）美国医院感染信息化监测发展进程

美国医院感染管理所以井井有条，不是因为有庞大的行政管理机构，而是计算机网络的手段发挥出它应有的工作效益。1974年美国疾病预防控制中心（CDC）首次开发出了国家医院感染监测系统（NNIS），并制定了统一的医院感染病例搜集和统计方法，建立了全国医院感染发生率的数据库，用于衡量医院内各专业科室及不同医院间医院感染水平以监测医院感染的发生及相关的危险因素和病原体。1986年开始启动医院感染相关监测工作，建立并启用全国医院感染监测与数据直报系统。1988年，美国CDC制定并发布了用于NNIS系统的医院感染定义和监测标准。美国CDC专家组在1992年对其做了进一步的修订。

2005年，美国CDC将医院感染监测系统(NNIS)与透析监测网(DSN)、国家医务人员监测网（NaSH）3个监测系统进行整合，形成了国家医疗安全网（National Healthcare Safety Network, NHSN）。NHSN监测网络建立后，对NNIS原有的医院感染定义和监测标准做了修订，并于2008年发布了对急性病诊疗机构医院感染监测的定义和标准。2007年6月第34届美国感染控制年会（APIC）发出呼吁，要求对医院感染"零宽容"。2008年开始全美所有医疗机构均可申请加入NHSN。该网络每年针对系统上报的监测数据进行分析，得到发展趋势，以便对下一年进行指导。同时，为了能从任何一所医院得到具有可比性的调查数据，NHSN对调查方法的指标进行了严格的定义，在保证数据质量和可信度的同时，也可以作为核准数据的依据。而医院自身也拥有非常系统、完整性、标准化和规范化的电子病历系统，为感染控制护士提供了有力的数据支持，提高了工作效率和效果。2013年，医院感染监测至少已覆盖4567所医院，这些网络系统集中地对医院感染的重点环节、部门进行目标性监测，提供医院感染频率、病原体等相关数据。NHSN是全美应用最广泛的HAI（Healthcare-associated infections）追踪系统，它在预防和控制HAI上发挥着举足轻重的作用。

2016年美国CDC网站中刊发的HAI进程报告（HAI Progress Report）是基于来自全美和各州急症照护医院和其他医疗机构上报至国家医疗照护安全网络（NHSN）的数据，已有超过17000家医院和其他医疗照护机构把核查后的HAI数据上报给NHSN。这些数据可用于汇总分析全国的HAI情况，包括用于HAI进程报告以及促进医疗机构、州、地区、质控小组、国家公共卫生机构（含CDC）医疗质量的提升。报告中详细阐述并更新了以消除HAI为最终目标的各地工作进展情况，具体包括6种HAI类型的总结，并使用了标准化感染率（SIR）来衡量目标进展，以及汇总统计的方法来时刻追踪HAI的防控进程。报告指出：虽然一些感染类型的发病率有了显著下降，但每天全美几乎有25例住院患者中就有1例发生至少1例次感染，且都与他们在院的医疗照护过程有关，因此只有当医疗机构、照护团队、医生和护士们意识到了感染问题，并采取特别的措施来预防它们，一些目标性HAI的发病率才会降低超过70%。

（二）其他国家医院感染信息化监测发展进程

20世纪90年代，法国、英国、德国、加拿大、澳大利亚等发达国家分别在美国之后建立了各自的医院感染监测系统，均受美国NNIS系统影响，沿用了NNIS系统对医院感染的定义，在医院感染的预防与控制工作中发挥了积极、有效的作用。欧洲疾病预防控制中心（ECDC）在2010年建立了医疗保健相关感染监测网（HAI-Net）。PROHIBIT（Prevention of Hospital Infections by Intervention and Training）调查是第一个泛欧洲感染预防和控制（IPC）调查，旨在描述欧洲各国实际在采用哪些IPC建议，并为决策者、医院管理者和医护人员提供有关IPC策略和实践差距方面的信息，以进一步改进医院感染预防工作。英国的NINSS（Nosocomial Infection National Surveillance Service）、德国的KISS（Krankenhaus Infektions Surveillance System）以及荷兰的PZDS（Priority Zoonotic Diseases）等系统，在病例采集方法、医院感染定义及资料分析等方面与NNIS十分接近。欧盟还建立了对其成员国医院感染情况进行比较分析的HELIC系统。英国的ICNet系统则体现了操作简便、实用性强、价格低廉等特点，被英国卫生部推荐使用，已在英国本土和英联邦的26个国家的160家医院推广，取得了良好的应用效果。

德国的KISS系统中充分体现出了HAI的流行病学监测结果，监测内容涵盖了重症监护室（ITSKISS）、非重症监护室（STATIONS-KISS）、极低体重新生儿（NEO-KISS）、手术部位感染（OP-KISS）等监测部分的医疗保健相关感染的流行病学。依据大数据资料，不仅可能证实众所周知的医院感染危险因素，还可以识别如季节性和量级效应等新关注的危险因素，而参与国家监测系统并利用监测数据作为内部质量管理，有利于实质性降低医疗保健相关感染。

2007年瑞典地方和区域联合会（SALAR）共同建立了全国性的住院患者医疗相关感染（HCAIS）现患率监测系统，从2008年开始实施，此后每年分为两次进行监测，分别为每年的4月份和10月份。HCAIS患者的资料由其所在病区的临床医师和护士定期通过口头汇报和书面报告的形式来完成。瑞典所有的公立医院（占全国医院的95%以上）均被纳入到该监测系统当中（2008年共监测床位25862张，2013年共监测床位24905张）。每次调查，监测的住院患者数约占住院患者总数的88%～92%。根据2012年SALAR对现患率数据可靠性的评估结果显示，虽然系统运行以来基本保持着高达90%的覆盖率，但其监测结果低估了HCAI的实际患病率。

二、医院感染监测内容和方法简介

目前，美国主要是进行目标性监测。最初NNIS建立了4个监测模块，即全院综合性监测模块（Hospital-wide surveillance component）、成人和儿科重症监护病房监测模块（Adult and pediatric intensive care unit surveillance component）、高危新生儿监测模块（High-risk nursery surveillance component）和手术患者监测模块（Surgical patients surveillance component）。参与NNIS的医疗机构可以选择一个或多个模块的内容，按照NNIS的定义和指导方案进行≥1个月的医院感染监测。然而，全院医院感染监测在占用大量的时间和资源的同时，却无法对所有影响因素进行危险度分层或调整，不能实现医院、区域或国家间医院感染水平的比较。鉴于此，在已经了解全国医院感染发生率和危险因素的前提下，部分专家于20世纪80年代提出了选择性地进行全院综合性医院感染监测，部分医疗机构由于自身资源限制和监测重点等问题，不再进行全院综合性医院感染监测。1999年，NNIS系统取消了全院医院感染监测模块，将监测的重点转移到ICU和抗菌药物应用与耐药性监测（Anti-microbial use and resistance）。

感染控制护士可充分利用先进的计算机网路系统，以病区为单位，查阅患者的电子病历、微生物的具体结果、是否有隔离护嘱、病程记录、体温、检查结果、单间病房还是双人间、诊断、主管医师护士、已住院日期、判断同一病区是否存在多种病例感染有相同的病原体等。其主要目的是查看患者是否发生医院感染以及是否需要隔离或解除隔离，并积极与临床医生进行沟通。沟通的方式有电话、传真告知病房、电子病历上签署意见书。若有特殊病原体感染时，感染控制护士将及时深入病区做现场调查。监测的结果按照规定上报各部门，如法定传染病上报州卫生管理局，医院感染病例上报NHSN系统，并通过NHSN系统统计分析，定期在院感委员会上报告监测结果，分析是否需要改进工作，或评价效果、监测结果书面反馈给临床负责人（但不反馈给具体医师），以及病房将某些结果张贴在宣传栏内供大家学习改进。

根据各自的国情，欧洲其他发达国家均在医院感染监测系统中有针对性地开发了本国的医院感染监测模块。英国的监测系统创建于1996年，由医院获得性病原体、尿管相关性尿路感染和手术室感染3个子项目组成。成立于2000年的ICNet公司组织研发的医院感染案例管理与监控软件，受到英国国民保健署（NHS）推荐，英国已有至少80所医疗机构参与其中。该监控软件包括了患者的个人基本信息、感染控制过程、感染病原体、疫情、感染控制医师信息、感染场所历史记录和手术切口部位监控，共7个模块。1995年，德国在NNIS的基础上建立了第一个国家医院感染监测系统（KISS），包括ICU、新生儿ICU、手术患者及骨髓/造血干细胞移植患者4个监测内容，医疗机构自愿参与该系统。澳大利亚医院感染标准化监测（HISS）系统与医院信息系统建立了良好的连接，直接通过网络收集医院感染的资料，在实现实时监控的同时节省了大量人力资源。欧盟的HAI-Net系统主要包括现患率调查、手术部位感染监测以及抗菌药物监测，由HELICS和IPSE网络转变而来，以项目的形式开展。

在欧洲，医院感染监测的目标、方法及反馈的作用各不相同，导管相关血流感染（Catheter Related Blood Stream Infection，CRBSI）、外科手术部位感染（Surgical Site Infections，SSIs）和MRSA的监测，相比肺炎、尿路感染等指标更受关注。为了最大限度地预防和控制欧洲的医疗相关感染（Health care associated infections，HCAI）和多重耐药菌（Multidrug resistance bacteria，MRDO），应通过针对相关HCAI和MDRO，提供主动监测的方法来进一步改进监测。也应该更详细地探讨反馈的作用，特别是在规模较小的医院。

第二节　引入"信息化"先进管理理念模式的意义

随着现代医疗技术的飞速发展和非规范使用抗生素的现象严重,医院感染监测的内涵也已发生较大的变化,研究的课题也越来越广泛。医院感染监测工作的评估已不再仅仅局限于发病率的高低,而是要全面考虑到医院感染导致的患者住院时间延长、费用的增加及医院感染的严重后果如致死、致残的严重程度等方面进行综合衡量,更注重医院感染成效分析,同时不再追求监测资料的数量,而是重视监测资料的质量。1986年我国成立全国医院感染监控网,各省参加入网的医院至今已有134所。随着医院感染学的研究和医院感染监测控制工作的不断进步,以往的医院感染控制和管理的监测手段及工作方式已经不能适应新形势下感染控制工作的需求,医院感染管理信息化建设工作势在必行。在互联网+、大数据、云计算及人工智能发展的今天,只有信息化建设才让现代医院感染管理焕发出新的活力,全面实现多学科协同发展。

目前,利用计算机终端、局域网和互联网技术,建立医院感染监测系统已是国内外医院感染专业研究领域内的热点问题之一。在信息化的持续推进下,国内医院纷纷改变传统的医院感染管理模式,运用信息化获取患者诊疗过程中的医院感染相关危险因素、病原菌和传染病疫情等相关信息流,以确定医院感染监控的环节和重点,加强和创新医院感染监测的模式,最终服务于互联互通平台建设的目标。在现代化医院感染管理模式的探索中,不仅可以加速医院感染学科的发展,还能推动医院的现代化建设。

一、信息时代下医院感染学科建设和发展的需要

医院感染是医院质量管理的重要内容,同时医院感染管理是一个专业的系统工程,它涉及全院各学科、各场所、各部门、各环节,相互渗透交叉,WHO已将医院感染的预防与控制列为医院质量管理体系的重要指标。随着医院信息化的发展,将计算机技术引入到医院感染管理监控工作中去,已成为医院感染学科继续发展的需要。医院感染信息化管理是医院感染管理的任务需求与信息技术相结合的必然产物,是提高医院感染管理效能的重要手段。医院感染信息化管理对全面提高医院感染控制水平至关重要。

（一）我国医院感染信息化监测发展进程

我国医院感染信息化工作起步相对较晚，在20世纪80年代中后期才有了可喜的开端，随后不少医院相继研制出了自己医院的单机版软件，但标准不统一，甚至发展到后期由于种种原因停滞不前。我国医院感染信息化的管理大体上可以分为三个发展阶段：

（1）在卫生部医政司的领导下，1986年成立了全国医院感染监控网，由中国预防医学科学院王枢群教授担任卫生部医政司医院感染监测协调小组组长。全国9个省市16所医院加入了医院感染监控网。1990年，医院感染监控网扩大到全国28个省、市、自治区的103所医院，直至1994年扩大到134所医院。尽管全国监控网成员不断增加，但尚未开展监控网的信息化管理。

（2）1994年4月，浙江省医院感染管理质控中心沈延澄等研制了"医院感染网络管理系统"，对全省医院感染管理问题展开调查研究，并建立了全省医院感染监控网。浙江省也是迄今为止唯一实现全省医院感染联网的省份。1998年6月卫生部委托中南大学湘雅医院负责全国医院感染监控网的业务管理工作。1999年2月，湘雅医院研制了第一版"医院感染管理计算机系统"，初次在全国医院感染监控网的一些成员医院使用。迄今为止，经过不断地摸索与改进，共进行了三次改版。1998年10月，由解放军304医院张延麓等人研制开发的"医院感染监控管理自动化软件"开始在全军医院推广使用。2001年，卫生部为了提高医院感染计算机监测管理水平，将湘雅医院的"医院感染管理计算机系统"在全国医院感染监控网全面推广，推动了医院感染实行计算机管理的工作。随后，监控网各家医院陆续引进了该系统。但是该系统并不是一个网络版管理软件，仅仅是单机版应用软件，医院将监测结果通过电子邮件方式发回培训基地，所以实际上并未真正实现全国计算机联网。

（3）2002年，在全国医院感染监控网各家医疗机构陆续使用监控网计算机管理软件后，基本处于一个稳步阶段。2008年开始，解放军总医院结合文件检索与现场调研，学习借鉴10余家医院的监控系统优点，自主研发了基于HIS的"医院感染实时监控系统"，实现了住院病例自动筛查，已在国内80余家医院应用，取得了良好的应用效果。但是，由于不同医院在信息系统建设过程中面临的主要风险、管理关注的侧重点、采用的计算机设计语言及信息关联数据采集规范不同，医院感染专职人员对医院感染监测基本理论和方法的理解与掌握也存在差异，造成相同监测信息的定义、格式、采集方式和获取的数据存在巨大差异，显著降低了信息化监测体系应有管理功能的发挥和管理效率。

2015年3月国家卫计委下发了《医院感染管理质量控制指标》，从国家层面上开始规范医院感染质控管理，要求各省级卫生计生行政部门加强对辖区内质控中心和医院的培训指导，加强指标应用、信息收集和反馈工作。这项工作的实施，进一步凸显出解决统一监测数据采集规范这一关键技术问题，确保了获取数据信息的质量。之后随着2016年国家卫生计生委医院管理研究所组织编写的《医院感染监测基本数据集及质量控制指标集实施指南（2016版）》（简称《NIHA实施指南》）的出版，解决了各级、各类医疗机构医院感染监测数据提取标准的统一化。统一后的医院感染监测数据的采集将改变监测的主要内容和沟通模式，从关注"结果"转变为关注"过程"，从"单向""一维"的监测变为"双向""多维"的监测，针对不同区域内、不同医院出现的相同风险因素，能够在系统内及时发现并提示预警，上级医院感染管理部门可以据此分析后，将发现的问题及时反馈给所管辖的医院，医院可以及时对风险因素进行有效控制，避免大规模医院感染暴发。但是由于地域性差异，部分医院为了满足自己的需求，也自行研发适合自己医院情况的小型局域网管理软件。

（二）信息化在医院感染监测中的作用

从医院感染管理的实际情况来看，医院感染发病情况是非常重要的监测工作，也是其信息化建设需要重视的内容之一。通常情况下，大型综合性医院具有如下几种特点：①科室比较齐全；②床位比较多；③住院患者类型较多；④疑难重症患者较多；⑤重点部门较多等，导致医院感染高危因素较多，因此一直是进行医院感染防控的重点单位。而只有做到对医院感染发病率的前瞻性监测，尤其是对其进行全面性、实时性的管理，才能真正避免感染性病原体的进一步传播和扩散。目前，医院感染监测软件、军卫1号、HIS、LIS、RIS及PECE等信息系统的合理应用，不但能全面性搜集、掌握医院患者的各种信息，还能合理分析这类医院感染患者的相关危险因素，如住院患者的手术情况、抗菌药物使用情况、侵袭性操作、化验检查结果等。同时，在医院感染监测信息系统的合理构建过程中，对于如下几种感染高危人群：①插管；②发热；③使用呼吸机等，还可以实现自动筛选，从而明确感染控制的重点目标，最终降低重大医疗感染事件的发生。

在医院感染病例信息化监测有序开展的情况下，消毒、灭菌等多种卫生学工作，也是其非常重要的支撑部分，也是外源性感染发生的重要原因。根据我国《医院感染管理办法》和相关规定的内容可知，医院灭菌、消毒等的监测方法、时间和项目等都有一定要求，应定期对上述内容进行合理监测，并将其公布到本机构医院感染管理网站上，以便各科室自检和纠正。在信息化建立的过程中，对消毒、灭菌等多种卫生学监测信息系统的合理构建，包括实现空气、物体表面、手卫生学监测；消毒灭菌剂监测；清洁消毒、灭菌效果监测；透析液体监测；紫外线灯强度监测；污水监测等模块的运行，通过检验科手动输入监测结果后系统能自动生成监测总结报告反馈给送检科室（院感管理部门或各送检临床科室，各自授予不同的查看权限），不仅能满足网络数据信息的共享（包括日期、科室、场所、样品名称、采样人员、培养结果等项目查询，任意时间段环境卫生学记录），将当前各送检科室或者全院整体的环境卫生水平、消毒灭菌情况等结果呈现出来，以便及时发现其存在的问题，采取有效改进措施，提高医院消毒灭菌工作质量，在此基础上实现无纸化办公。与此同时，还能明确每种监测项目对应的耗材数量（具体数量及费用需与检验科沟通后确定），各科室均明确每种监测项目对应的耗材数量（具体数量及费用需与检验科沟通后确定），各科室均能在系统中请领，一并解决各科室年终人工核算费时费力的问题。

同时，实现了对抗菌药物使用情况的信息化管理，有利于实现电子病历的共享和有效利用，从而在患者病历与信息系统相对接的基础上，保障患者住院、用药情况的全面掌握。院感信息系统可通过对抗菌药物使用升级进行预警，提示临床医生在排除患者病情需要和围手术期预防用药基础上，上报已确认的院感病例。对于疑似不合理用药的病例可以和药学部进行沟通，让他们对临床医生进行抗菌药物合理使用方面的管理，保证患者用药的正确性和科学性，对于促进医院感染管理工作效率、质量等的进一步提高有着非常重要的作用。针对《医院感染管理质量控制指标》中抗菌药物使用前的病原学送检率等统计数据，也可以通过院感监测系统定期汇总，及时向临床公布数据，并针对薄弱环节加强相应的培训和管理。

信息化的飞速发展可为医院感染管理制度和措施的效果进行有效的数据化评价，科学的监测结果能及时为制度的完善和质控标准的制定提供依据，可促进医院感染管理工作的发展。信息系统的开发和应用，不仅能够对医院感染相关因素进行主动、连续、系统的监测分析，更为感染控制专职人员提供了极大的便利，提高了医院院内感染的管理水平。医院院内感染监测系统的运行，较好地实现了医院感染相关因素的信息化管理。各类信息统计图表直观而实用，能够及时反映医院感染管理中存在的问题，为提出相应改进对策提供依据。

二、提高医院感染管理效率及医疗管理模式转变的需要

传统医院感染管理以回顾性调查为主，获取途径通常是利用医院各科室医疗人员

提供的书面报告或电话汇报，逐级上报到感染控制科，院感专职人员通常无法主动获取第一手院内感染监测信息。国内早期开发的医院感染电子监测系统大多是感染病例上报和统计系统，医院内联网系统的疑似病例筛查一般通过单一或机械的条件组合来实现，其最主要的问题是没有实现感染病例的智能化判别、自动实时监测与预警，缺乏与临床医生的实时沟通。上述情况对于大型医院感染监控覆盖面广、流程复杂及效率低下等普遍性问题，更是无法满足实时监控准确性和及时性的要求，往往会在接下来的统计分析中造成准确度和决策效率低下的情况。而信息采集后最大的困难往往是对海量数据的分析与挖掘，手工处理的方式既费时又费力，不完全也不完整，而分析结果也仅局限在数据层面，不能进行前瞻性的预测，不能达到及时智能化、自动化预警的效果，无法建立与临床有效的干预交流沟通机制。

医院感染预测系统的引入，可以实时采集医院管理信息系统（HIS）、实验室信息管理系统（LIS）、医学图像存储与传输系统（PACS）和医生工作站等医院系统中相关数据，实现对病人从入院到出院全过程的在线预测。因此，只有将医院感染实时监测系统同其他信息系统互联，实现数据信息的准确抓取，才能促使软件随着医院信息化系统日渐完善，数据不断稳定，维度不断增加，基于数据的预测模型越来越成熟，预测结果越来越精确，进而为医院管理决策提供良好的平台基础。

随着医院信息化建设的快速发展，部署和建立信息化条件下的医院感染实时监控系统成为一种必然的趋势。通过医院感染管理系统结合医院实际业务需求，实现医院感染管理的自动化、程序化，通过信息化手段实时监控医院感染的发生和报告情况来加强医疗质量管理，减少医疗差错，提高医疗水平，保障医疗安全，帮助管理者和决策者实时了解医院运行状态，及时发现并解决问题，对提高医院感染管理工作效率和质量起到了巨大作用。科学、有效地应用医院感染管理系统，能够让医院的各种数据快速实现重组、优化、统计，同时也能为医院的各个决策提供参考依据，不仅降低了医疗成本，也提升了医疗服务效率，促进了医院的改革与发展。

（一）实现医院感染病例的发病监测和实时预警

医院依据信息化技术，建立医院信息化系统，将医院的感染管理系统与医院信息化管理系统、医院住院系统、医院临床信息系统、实验室管理系统、影像信息系统连接在一起，实现数据信息的共享，并在此基础上建立医院感染疾病实时监测预警系统。通过病原体检查、医院感染状况、药敏结果、风险因素将感染条目表内容分为4个方面。根据《医院感染诊断标准》将感染部位设定为上呼吸道、下呼吸道、胸膜腔、泌尿道、胃肠道、表浅切口、深部切口、器官/腔隙感染、皮肤与软组织、血液、其他等十几类。风险因素包括呼吸机插管、泌尿道插管、中心静脉插管、引流管、免疫抑制剂、放化疗、激素、胃肠道营养、鼻饲插管等等，通过风险监测能够迅速发现异常情况，提供有效预警信息。

医院感染实时预警系统根据患者的血、尿、便常规、C-反应蛋白、降钙素原、抗菌药物的使用、体温变化等信息设置预警值，一旦病人的各项指标超过这个预警值，则该系统自动发出预警信息。医护人员及院感专职人员均可通过每日监控全院发热患者，了解患者详细病情，结合体温曲线、放射检查、化验、病原菌等结果进行追踪观察，及时发现识别医院感染，可实现对全部在院患者进行数据监测、上报、查询、处理分析等功能，通过进一步实施隔离措施，以防止病原体进一步传播。所有医院感染病例的项目应用代码和数字完成数据的录入，只需要通过鼠标点击进入，在简洁的操作页面下完成。

医院感染信息系统的运行，不仅实现了对住院患者的一般情况、住院天数等基本信息和抗菌药物应用、介入性操作、手术等医疗信息的实时动态查询，根据查询资料有针对性地到科室查看患者，发现和解决问题，真正做好过程质量管理；同时确保能有效降低临床医生的漏报，并方便感染控制医师进行感染病例的回顾性调查、前瞻性分析及易感因素分析等，提高医院感染管理工作效率和质量。

（二）实现对高危人群、重点环节以及重点科室的目标性监测

目标性监测是指针对高危人群、高发感染部位等开展的医院感染及其危险因素的监测，通过系统地收集医院感染发生和分布及其各种影响因素的资料，经过分析将信息及时反馈，以便采取或改进防治措施，并对防治措施进行评价，以达到控制医院感染的目的。具体内容涉及流行病学、统计学以及临床、护理等相关知识，专业性较强，人的因素、概念、流程、方法等均会对最终结果产生较大影响。目前，在欧美国家医院感染监测工作中，目标性监测占主导地位，甚至只进行目标性监测。2009年国家卫计委颁布了《医院感染监测规范》，规定了医院感染监测的管理与要求、监测方法及医院感染监测质量保证，最大程度地减少了最终数据的偏差，进而将相关数据用于指导院感工作的开展。

相对于全院综合性监测的成本高、劳动强度大，目标性监测比较省时省力，目标明确，事半功倍。但如果采用传统的手工方法进行目标性监测，对于大型综合性医院来讲，仍然是非常费时费力的工作。在医院信息化快速发展的形势下，充分利用信息

化手段开展医院感染监测工作是必然趋势。因医院感染实时监控系统是对所有住院患者进行实时全过程监测，因此所有进入系统的手术患者的感染相关信息全部被记录，形成完整的感染数据库。保证了病例监测的连续性、准确性，同时系统对感染病例智能预警、识别功能，可以基本避免监测病例遗漏的问题。其中目标性监测的突出特点，最大限度地解决了大量数据自动、准确登记、统计和分析问题，为现场干预提供了有力的数据支持，使感染管理专职人员有更多的时间深入临床一线进行调查、督导和干预，从而大大提高了监测效率和监测质量，体现了精确感控的理念。同时，应该注意的是，目标监测的准确性还依赖于其他相关系统的完善，以及临床医师对相关数据填写的全面性。利用HIS系统，实现数据共享，从整个数据库中提取有用数据，以查询为主线，结果自动统计；其打印功能，便于提取监测对象的基础资料，利于主动监测；其导出功能，便于资料的进一步分析处理。实现信息的标准化，数据采集便捷、准确，做到了适时判断、动态观察，节省了人力物力。

（三）预防与控制多药耐药菌的传播

医院是耐药菌传播的首要场所，及时掌握其分布对预防耐药菌的医院获得性感染和传播至关重要。医院感染实时监控系统与医院检验科微生物室的网络相连，组建多药耐药菌字典库后，系统将依照药敏试验结果采集相关数据，发现多药耐药菌感染者则发出预警。系统还能自动显示多药耐药菌的科室分布，实现数据统计与分析。管理者可及时了解多药耐药菌的分布，也可定期对多药耐药菌字典库进行更新。

院感专职人员通过每日监控，及时发现有无聚集性病例，掌握医院感染的主要致病菌分布及对抗菌药物的敏感率。实施目标性监测，及时发现、早期诊断多药耐药菌感染患者和定植患者，并根据监测结果及时指导临床医院感染的预防和控制工作，专职人员每日查看科室多药耐药菌感染患者隔离措施的落实情况，每月通过系统统计、分析，公布全院的常见致病菌和药敏率，为临床医师合理应用抗菌药物提供理论依据。

（四）提高抗菌药物使用合理性的管理

我国每年超过20万人死于药物不良反应，其中滥用抗生素导致病人死亡占50%以上，医院抗生素的综合使用率超过了70%以上，远远超过世界卫生组织规定的30%以内，我国是世界上滥用抗生素最严重的国家。2012年国家出台了《抗菌药物临床应用管理办法》，对抗菌药物的使用做出了明确的规定，并对严重违规使用抗菌药物的医生处以吊销执业证书的处罚，2015年出台了抗生素管理办法，但是滥用抗生素的现象依然十分突出。

正确合理应用抗菌药物是提高疗效、降低不良反应，以及减缓细菌耐药性发生的关键，是医院感染控制的重要环节。将信息化技术应用在耐药菌药物监测工作中，按照分级审批、分级管理的原则，医院感染管理工作人员通过医院信息系统、实验室管理系统、医院信息系统提取患者在医院的病原菌、药物敏感性结果以及影像信息，探讨患者使用抗生素是否合理是否有效，从而对医院使用抗生素的情况进行跟踪调查，避免医生滥用抗生素药物。同时，可定期（每月或每季度）公布全院及各科室的抗菌药物使用情况，院感专职人员对联用抗菌药物的患者进行重点跟踪检查，对不合理使用情况及时纠正。

（五）提升医院感染管理的实效性

为了与临床工作更紧密地结合，实时在网上公布各类法律、法规、规章制度等实时信息，对在检查结果中各科室存在的问题及薄弱环节及时予以业务指导，为医护人员提供有效业务指导。并利用信息系统采用上大课与网络教学相结合的形式，所有的课件均放在网上，工作人员根据自身需求随时上网下载学习，这种培训方式不受时间、空间的限制，增强培训的远程性、适时性，全面实现了交流互动平台24h的交流功能，医护人员可以随时留言。

院感监测的信息化还强化了医护人员的质量意识。为了将信息全面反馈给医护人员，每月定期发布"医院感染控制检查情况通报"，科室可以随时上网查看，组织学习医院感染控制质量及存在的问题，医护人员也可以查看当月考评情况。由于信息的透明、公开，有效强化了医护人员医院感染控制意识，自觉遵守各项规章制度，实现了全员参与管理的目的。

三、实现国家或区域性医院感染监测数据互联互通的基础

根据国家卫计委办公厅下发的《关于印发麻醉等六个专业的专业指标（2015版）的通知》，涉及院感专业的共计有《医院感染管理质量控制指标》中的13个指标。作为国家或省级医院感染质量控制中心要想获取这13项指标，需要通过建立一个统一的国家或区域性医院感染监测平台，由平台分析加工生成基于过程数据的监控。而基于各级医疗机构内部HIS系统数据的医院感染实时监测预警系统则是国家或区域性网络

监测平台建立的基础。在此基础上，各级质控中心可以实时掌握各区域及医院每月感染发病率、相关医院感染发病率、院内感染主要病原体种类及分布等。通过监测平台，区域质控中心可以在限定时间内获取大量、多中心以及有效的目的数据，获得真正意义上的院感大数据，从而得到具有实际指导意义的分析结果。

为解决各家医院信息系统不统一、无法实现数据共享的问题，使数据达到同质化、标准化，进而开展循证管理，参加区域协同的医院首先要对感染信息进行标准化处理，再每日或定期通过互联网将各医院感染综合数据上传至监测平台；同时可通过从该信息平台下载更新数据库，及时了解参加区域协同医疗机构的医院感染患者的信息，包括ID或医保编号、病原体特征及各种实验室检查结果，实现资源共享，便于采用大数据分析技术，构建医院感染风险识别模型，开展循证医学管理；尤其对于转院患者能及时掌握耐药菌的携带情况，极大提高感染预防控制效率，体现了整体预防的理念，大大降低公众医疗费用，节约医疗资源。

基于区域协同的医院感染实时监测网络信息平台建立、实施和运作是一种新的医院感染实时监测模式，促进了医院感染数据的共享和比较，有效提高了医院感染数据的利用水平和分析价值，促进了感染预防控制模式的转变。通过实现对国家或区域性医院感染过程信息的实时监测和追踪，使得国家、省、地市各级卫生行政部门和医院感染管理质量控制中心掌握区域内医院感染发生情况，并进行评价、比较和反馈。另外，卫生行政监管部门也可从该信息平台上实时获得医院感染发生情况，真正为各级卫生行政管理部门制定决策提供真实有效的数据参考。区域卫生信息共享是医疗信息化发展的必然趋势，也是我国卫生事业发展的需要和必然趋势。

四、信息化的建立能进一步加强与国际间的交流合作

医院感染是医疗质量管理的重要内容，WHO已将医院感染的预防与控制列为医院质量管理体系的重要指标。医院感染监测预警信息的公布和反馈，对全面、有效地提高医院感染控制水平至关重要，而信息化的建立能进一步加强与国际间的交流合作，及时掌握全球感控流行趋势，保持与WHO等国际组织的联系、交流和合作，建立全球性信息合作关系，促使信息系统管理从简单的数据统计向良性互动方向发展。

五、现代医院信息化建设过程的重要组成部分

随着现代医学科技的不断发展，医院感染管理工作已成为评价医院医疗质量的重要标

志之一，而医院感染信息化管理对加速全面提高医院感染控制水平至关重要。信息化管理是医院感染控制监、控、管一体化管理的重要媒介。随着当前医院信息系统的不断开发及应用，各级医疗机构中感染管理监测工作已经得到广泛全面开展。

同时，也要加强医院感染管理专职人员信息化培训水平，逐步改变过去只注重医院内部常见的交叉感染致病菌的监控，要扩大视野，重新定位医院感染管理科的工作范围、内容和任务，充分认识到医院感染管理工作在医院多元化管理中所起的重要职能作用，为保障医疗安全提供坚实的基础。

第三节　医院感染信息化监测系统的建立及评价

20世纪90年代，随着计算机的逐步普及，医院数字化、信息化建设步伐的加快，国内许多医院使用了医院感染监测系统，其在医院感染管理中发挥了积极、重要的作用。而对于医院感染监测信息系统而言，它并非孤立存在，而是依附于医院内部局域网上，该系统同其他信息系统属于共同运行的关系。随着信息化建设的不断推进，可利用医院良好的计算机网络建立医院感染控制管理信息系统，系统的建立能够为感染控制专职人员提供极大的工作便利，能主动、连续、系统地对全院医院感染相关因素进行动态监测分析，更好地实现医院感染病例的上报、监测、统计及管理等功能，从而提升医院感染管理质量。

在医院感染监测信息系统的实际应用过程中，需考虑的首要问题就是如何利用复杂的数据库得到感染控制过程中所需要的重要信息。因此，在建立院感监测系统的过程中，实现该软件系统和医院信息系统之间信息的实时交换，才能达到有效的实时监测效果。

一、医院感染信息化监测系统的建立

医院感染管理信息系统包括疑似感染病例智能预警、暴发预警、耐药菌预警、感染病例查询、目标性监测（包括ICU、新生儿科、侵袭性操作及手术部位感染监测等）、抗菌药物使用情况监测、医务人员职业暴露监测、环境卫生学监测、院感/临床工作站（或提供嵌入式报卡DLL）以及统计报表等功能模块，基本涵盖了医院感染监测的全部业务。

（一）疑似感染病例智能预警的建立与维护

1. 预警规则

预警诊断策略主要参照2001年卫生部发布的《医院感染诊断标准（试行）》，以及我国最新发布的各种标准及指南等，医院感染专职人员与软件工程师一同将各部位医院感染的诊断标准按层次进行逐条分解，并依据相关部位感染诊断定义、医院感染暴发定义等确定分层次逻辑判定关系，将其转换为计算机逻辑语言录入系统，形成医院感染个案病例预警规则；依据新颁布指南不断完善预警规则，如参照《WS/T524-2016医院感染暴发控制指南》相关要求重新完善医院感染暴发预警规则。

2. 系统运行及操作

主要是通过每日获取HIS、LIS、RIS等数据源的数据，根据院感业务要求整理并存入院感数据库，经过专业策略分析生成疑似感染病例，并以预警的形式展现出来，再经由院感专职人员与临床医生确认，生成确诊病例数据库以及根据管理需要生成各种数据报表等。其可实现功能如下：智能诊断，依据《医院感染诊断标准（试行）》，系统自动生成并展示可疑病例，同时支持复杂诊断策略，如连续多日发热、排除术后热3d仍连续发热、痰培养有菌伴发热等；病例预警，将智能诊断的结果在前端界面上友好地展示，以供院感专职人员方便快捷地进行诊断；科室预警，以科室为单位对患者群体进行分析。此外，各科室可根据自身情况设置不同的暴发阈值，进行差异化预警。

3. 预警信息的查看与干预

可实现按照时间、科室、诊断等多重检索与统计功能。在预警展示界面，被授权人员可随时由展示界面点击所有基础数据链接，查看病程记录、护理相关记录、医嘱、影像学检查结果、实验室检查结果及变化趋势等全部信息，以进行预警病例查实与审核；在EMR系统病人一览表内设置对话框，实现与医生在线实时沟通、交流，及时确认相关感染风险，实现早期干预。

4. 医院感染预警病例的处理

院感病例上报系统直接嵌入到电子病历系统，可由临床医生确认或排除院感病例，医生仅需补充感染相关危险因素等必要信息即可完成感染病例处理，大大减轻医务人员负担。医院感染管理专职人员在医院感染管理系统的查询界面对已处理的院感病例进行审核，审核后的数据直接进入统计库中。

5. 医院感染病例的统计

按照国家医院感染监测规范的要求，预设完成所有院感监测统计指标的自动生成与统计，授权人员可从系统数据库进行查询。如医院感染管理专职人员可根据需要，按日、月、季度、年查看不同病房、二级学科、院区以及全院的医院感染（例次）率、日感染（例次）率，并可根据病原体、感染部位、危险因素等，分析医院感染发生的特点。查询时系统会自动绘制出折线图或饼图，变化趋势与构成情况一目了然。亦可按需从系统中导出医院感染患者明细表及医院感染相关数据，进行存档、分析。

（二）医务人员职业防护模块的建立与维护

职业防护模块可以包括职业接触的登记和查询管理，随时进行锐器伤与血源性病原体暴露的上报。职工受伤后可通过职业暴露模块网上直报至院感科，院感科可以第一时间收集到暴露信息并备案登记，并全程追踪定期检测的实验室结果，及时处理，降低职业伤害的危险性。同时，可以将职业暴露者的基本信息、本次接触方式、发生经过描述、接触后的紧急处理、接触源评估、接触者免疫水平评估、接触HIV后的预防性措施以及结论等信息块进行登记管理。

（三）多重耐药菌管理模块的建立与维护

此模块需要与LIS系统对接联网，可将微生物实验室收集的各种阳性标本及药敏试验结果录入，汇总和统计任意时间段内病原菌分布情况及耐药状况，了解全院及各科室病原菌分布和耐药状况，准确掌握细菌耐药状况和流行趋势。通过系统内对耐药菌定义的设定，系统将会自动预警。通过这种方式能够在第一时间掌握耐药病原体的分布情况及时间段，实时查询任何时段的微生物学阳性菌和多重耐药菌，院感科全院监控，督导病区上报与干预防控，有效避免聚集或暴发事件的出现。

（四）抗菌药物统计模块的建立与维护

对抗菌药物监测，其数据绝大部分来源于电子病历系统，包括长嘱和临嘱中的药品名称、开始/结束时间、使用剂量、使用频率等。具体可参照国家最新文件规范的要求以及各级各类医院抗菌药物分类管理目录，分线管理抗菌药物，提供使用情况的汇总数据。

（五）环境卫生学监测

国家《医院感染管理办法》和卫计委相关法规明确规定了医院消毒灭菌监测时间、项目和方法，根据这些监测要求感染管理科系统地制定每月、每季度各临床科室应监测的内容。原来各科室的监测结果反馈资料格式不统一，显得杂乱无章。现在通过医院感染信息系统统一反馈格式，每月各临床科室所有监测结果均在医院感染信息系统公布反馈，各科室可以随时查阅下载本科室的数据，有问题及时纠正。

依据国家标准设计各类监测项目申请报告单，报告单有卫生标准参考值参照说明，如空气监测，需按环境类别和采样面积设计报告单，而物体表面监测单仅需按环境类别设计，手表面监测单则按照卫生手和外科手来设计报告单等，方便临床科室选择监测项目单，检验科出具结果时有标准值参考，可以快速判定是否合格。系统内设定各科室每月每季应采样的样品数，对当月漏检或不合格的标本及时发送提示信息，督导科室及时采样送检和复查追踪。系统自动统计合格率与漏检率，感染管理科对全院实时监控，及时收集到漏检与不合格项目，指导临床科室进行原因分析和复查追踪，针对重点环节、重点科室有效防控与定期监测。

（六）建立以提高风险管理效能为导向的医院感染信息化建设

1.减少纸版化验单的使用

应用 PACS、LIS 系统，形成数字化、电子化的影像诊断和医疗检查结果，减少医学检验化验单、报告单、CT 片、X 光片在病区、科室间的相互传递而引起的交叉感染。在此环节能够有效地防止感染源跨科室之间的传播，从而有效阻断病菌的传播途径，进而减少其扩散的机会。

2.门禁与通话系统的建设

特殊感染病患所携带的病菌很容易导致医院的其他病患产生感染的可能，因此应对其进行隔离措施。在门口处设置门禁，不仅可以保证医护人员能够通过门口的显示器对病患的情况进行有效的了解，还能有效地防止病原菌的传播。同样通话系统的建设能够帮助医护人员或者病人的家属与病患之间的交流，并且病患与家属的及时沟通也能够激发病患乐观开朗的精神和态度，促进病患本身病情的康复。

二、数据提取流程

目前，国内常见的医院感染实时监测主要是通过中间件技术，每日自动提取医院各系统数据库中包含预警的病例数据，按科室进行预警统计。当医院感染实时监测系统发出感染预警后，会自动向 HIS 系统发出提示信息，医生能够在自己的工作界面收到预警信息。系统使用结构化查询语言，提供现场维护或者升级包下载服务。同时能够统计任意时段在院人数、当前科室人数及感染要素等指标信息，便于系统自动计算医院感染率等各项指标。抗菌药物监测主要针对其使用进行监控，监测指标包括抗菌药物使用人数、抗菌药物使用率、人均品种数、使用强度等。系统分级管理抗菌药物，统计预防、治疗用药，同时提供治疗用药送检率、特殊使用类抗菌药物未送检名单等，便于管理和查找问题。耐药菌监测是指系统采集细菌药敏实验结果信息，监测微生物室各病原体检出情况，对新检出的耐药菌病例进行实时预警。院感科人员通过系统监控耐药菌的分布，获取患者感染信息，与临床科室共同开展耐药菌的防控措施。系统对重症监护病房（ICU）患者进行感染监测，自动生成 ICU 日志，提供深静脉置管、留置导管以及呼吸机等的发病率、器械使用率等相关报表。对重症监护病房按照患者等级进行监控，防止患者出现感染。除以上功能以外，医院感染实时监控系统还是院感科专职人员与临床专职人员互动交流的平台，可共享院感信息；系统包含的手卫生管理模块是防止医院内感染的主要手段，能够最大程度引起医院工作人员对手卫生的重视；系统实行权限分级管理模式，保证系统数据安全等。各环节均按照院感实际工作实现，专职人员使用方便，可满足医院临床科室、医技科室、医院感染管理的要求。

医院感染实时系统在实现与现有系统的数据对接时，自动完成与医院感染相关的感染要素信息的加载，并自动完成各项院感数据的转换、计算和匹配工作，最终构成院感系统的数据库。智能诊断和预警都是利用系统独有的疑似病例预警算法实现的。智能诊断是通过患者各项感染要素指标数据，遵循医院感染诊断标准，自动生成预警病例数据。预警则是将诊断的结果通过数字和图像的形式展现。预警同时可以分为病例预警和科室预警。系统得出的数据或图像供临床医生或院感科专职人员参考，最终判断和确诊。系统根据各个数据源的医务特点，可采用实时抽取和定时抽取两种方式，同时还支持手动加载模式。

（一）医院感染管理软件密切联系 HIS 系统

HIS 中的患者列表、患者基本信息、出入院时间、主治医师基本信息、就诊科室、医嘱（长期医嘱和临时医嘱）、抗菌药物使用情况、转科记录等数据。

（二）医院感染管理软件密切联系 LIS 系统

LIS 中的血、尿、便常规送检时间及结果，各种菌培养的送检时间、培养结果以及药物敏感性结果等检验数据。

（三）医院感染管理软件密切联系 PACS 和手术麻醉系统

RIS 中影像报告数据，包括检查时间、检查结果；手术麻醉系统中的手术数据，包括手术日期、手术开始和结束时间、手术名称、手术腔镜使用情况、危险因素评分相关内容（包括手术持续时间、手术切口清洁度分类、ASA 评分）、围手术期抗菌药物使用情况、手术医师。

三、医院感染信息化监测指标

国家目前已编制并发布信息化监测需要的国家医院感染监测数据库、信息管理系统知识库的开发建设。数据集包括通用类 11 项、自身风险类 2 项、诊断信息类 10 项、诊疗相关风险类 22 项、实验室检验类 13 项、体征相关类 4 项、医院感染结果判读类 10 项。各试点医疗机构应根据方案要求，采集和上报标准化的医院感染信息化监测数据；逐步建立基于医院感染信息化监测风险识别的医院感染管理与质量控制机制。

《医院感染监测基本数据集及质量控制指标集实施指南（2016 版）》（简称《NIHA 实施指南》）是由国家卫生计生委医院管理研究所（简称"NIHA"）组织全国知名医院感染管理专家、各省级医院感染质量控制机构负责人，以及院管理、护理管理和工程技术等相关方面专业人员共同开发、编制的用以开展医院感染监测管理的全国性技术规范。

（一）医院感染（例次）发病率

1.医院感染发病率

意义：反映医院感染总体发病情况。

公式：医院感染发病率＝新发生医院感染的患者人数/同期住院患者人数×100%。

数据收集方法：

需要建立全院范围的医院感染病例监测制度，逐步开展基于信息化的具有风险识别、判断与预警功能的医院感染病例监测工作。

开展日常医院感染病例的监测，生成医院感染结果判读类数据。

通过医院信息系统获得通用类数据。

2.医院感染例次发病率

意义：反映医院感染总体发病情况。

公式：医院感染例次发病率＝新发生医院感染的例次数/同期住院患者人数×100%。

数据收集方法：

需要建立全院范围的医院感染病例监测制度，逐步开展基于信息化的具有风险识别、判断与预警功能的医院感染病例监测工作。

开展日常医院感染病例的监测，生成医院感染结果判读类数据。

通过医院信息系统获得通用类数据。

（二）医院感染（例次）现患率

1.医院感染现患率

意义：反映确定时段或时点医院感染实际发生情况，为准确掌握医院感染现状，判断变化趋势，采取针对性干预措施及干预效果评价提供基础。

公式：医院感染现患率＝确定时段或时点住院患者中医院感染人数/同期住院患者人数×100%。

数据收集方法：

需要建立全院范围的医院感染病例监测制度，逐步开展基于信息化的具有风险识别、判断与预警功能的医院感染病例监测工作。

开展日常医院感染病例的监测，生成医院感染结果判读类数据。

通过医院信息系统获得通用类数据。

2.医院感染例次现患率

意义：反映确定时段或时点医院感染实际发生情况，为准确掌握医院感染现状，判断变化趋势，采取针对性干预措施及干预效果评价提供基础。

公式：医院感染例次现患率＝确定时段或时点住院患者中医院感染例次数/同期

住院患者人数×100%。

数据收集方法：

需要建立全院范围的医院感染病例监测制度，逐步开展基于信息化的具有风险识别、判断与预警功能的医院感染病例监测工作。

开展日常医院感染病例的监测，生成医院感染结果判读类数据。

通过医院信息系统获得通用类数据。

（三）医院感染病例漏报率

意义：反映医疗机构对医院感染病例诊断、报告情况及医院感染监测、管理工作能力。

公式：医院感染病例漏报率＝应报告而未报告的医院感染病例数/同期应报告医院感染病例数×100%。

注：分母中医疗机构真实发生医院感染的病例数需要通过现场核查等手段方能获得。以下计算细则中以医疗机构现有监测体系所发现的医院感染病例数代替。若医疗机构现有监测体系存在较大漏洞，则会出现计算得到的漏报率很低但现场核查发现漏报率很高的情况。故以下计算规则与真实情况相近的前提是医疗机构已经建立起完善的全院范围内医院感染散发病例监测的工作机制。

数据收集方法：

需要建立全院范围的医院感染病例监测制度，逐步开展基于信息化的具有风险识别、判断与预警功能的医院感染病例监测工作。

开展日常医院感染病例的监测，生成医院感染结果判读类数据。

通过医院信息系统获得通用类数据。

（四）多重耐药菌医院感染（例次）发生率

1. 多重耐药菌医院感染发生率

意义：反映医疗机构内多重耐药菌医院感染情况。

公式：多重耐药菌医院感染发生率＝住院患者中检出导致医院感染的特定多重耐药菌的人数/同期住院患者人数×100%。

数据收集方法：

需要建立全院范围的医院感染病例监测制度，逐步开展基于信息化的具有风险识别、判断与预警功能的医院感染病例监测工作。

开展日常医院感染病例监测，生成医院感染结果判读类数据。

需要建立医疗机构的细菌耐药性监测制度，并开展细菌耐药性监测。

通过医院信息系统获得通用类、实验室检测（病原学）相关风险类数据。

2.多重耐药菌医院感染例次发生率

意义：反映医疗机构内多重耐药菌医院感染情况。

公式：多重耐药菌医院感染例次发生率＝住院患者中检出导致医院感染的特定多重耐药菌的例次数/同期住院患者人数×100%。

数据收集方法：

需要建立全院范围的医院感染病例监测制度，逐步开展基于信息化的具有风险识别、判断与预警功能的医院感染病例监测工作。

开展日常医院感染病例的监测，生成医院感染结果判读类数据。

需要建立医疗机构的细菌耐药性监测制度，并开展细菌耐药性监测。

通过医院信息系统获得通用类、实验室检测（病原学）相关风险类数据。

（五）多重耐药菌检出率

意义：反映医疗机构内多重耐药菌检出情况。

公式：多重耐药菌检出率＝住院患者中检出特定多重耐药菌的例次数/同期住院患者中检出特定细菌的例次数×100%。

数据收集方法：

需要建立全院范围的医院感染病例监测制度，逐步开展基于信息化的具有风险识别、判断与预警功能的医院感染病例监测工作。

开展日常医院感染病例的监测，生成医院感染结果判读类数据。

需要建立医疗机构的细菌耐药性监测制度，并开展细菌耐药性监测。

通过医院信息系统获得通用类、实验室检测（病原学）相关风险类数据。

（六）医务人员手卫生依从率

意义：描述医务人员手卫生实际执行依从程度，反映医务人员手卫生意识和执行情况。

公式：医务人员手卫生依从率＝医务人员采取手卫生措施次数/同期机会总数×

100%。

注：目前主要通过直接观察法获取手卫生依从率数据。采用经过训练和认证的观察员对医务人员在医疗操作中的手卫生情况进行观察被认为是当前手卫生监测最适宜的方法。

数据收集方法：

需要建立医疗机构的手卫生监测制度。

开展日常医疗机构手卫生监测，如实记录相关数据。

（七）住院患者抗菌药物使用率

意义：反映医疗机构住院患者抗菌药物使用及管理情况。

公式：住院患者抗菌药物使用率＝住院患者中应用抗菌药物的人数/同期住院患者人数×100%。

数据收集方法：

需要建立医疗机构的抗菌药物使用监测制度，并开展抗菌药物使用监测。

通过医院信息系统获得住院信息识别、诊疗（用药）识别类数据。

（八）住院患者抗菌药物治疗前病原学送检率

意义：反映医疗机构住院患者抗菌药物治疗、送检及管理情况。

公式：住院患者抗菌药物治疗前病原学送检率＝治疗性应用抗菌药物前病原学送检的人数/同期住院患者中治疗性应用抗菌药物的人数×100%。

数据收集方法：

需要建立医疗机构的抗菌药物使用监测制度，并开展抗菌药物使用监测。

通过医院信息系统获得住院信息识别、诊疗（用药）实验室检测（病原学）识别类数据。

（九）Ⅰ类切口手术抗菌药物预防使用率

意义：反映医疗机构住院患者Ⅰ类切口手术中预防使用抗菌药物的情况。

公式：Ⅰ类切口手术抗菌药物预防使用率＝住院患者中Ⅰ类切口手术中预防性应用抗菌药物的手术例次数/同期住院患者中Ⅰ类切口手术例次数×100%。

数据收集方法：

需要建立医疗机构的抗菌药物使用监测制度，并开展抗菌药物使用监测。

通过医院信息系统获得通用类、诊疗相关识别类数据。

（十）Ⅰ类切口手术手术部位感染率

意义：反映医疗机构对特定Ⅰ类切口手术的医院感染防控和管理的情况。

公式：Ⅰ类切口手术手术部位感染率＝Ⅰ类切口手术发生手术部位感染的手术例次数/同期Ⅰ类切口手术例次数×100%。

数据收集方法：

需要建立全院范围的医院感染病例监测制度，逐步开展基于信息化的具有风险识别、判断与预警功能的医院感染病例监测工作。

开展日常医院感染病例监测，生成医院感染结果判读类数据。

需要建立医疗机构的手术目标监测制度，并开展手术目标监测。

通过医院信息系统获得通用类、诊疗（手术）相关风险类数据。

（十一）中央血管导管相关血流感染（CLABSI）发病率

意义：反映中央血管导管相关血流感染情况和医院感染防控情况。

公式：中央血管导管相关血流感染发病率＝新发生中央血管导管相关血流感染的例次数/同期住院患者中央血管导管使用天数×1000‰。

数据收集方法：

需要建立全院范围的医院感染病例监测制度，逐步开展基于信息化的具有风险识别、判断与预警功能的医院感染病例监测工作。

开展日常医院感染病例监测，生成医院感染结果判读类数据。

需要建立医疗机构的器械使用目标监测制度，并开展器械使用目标监测。

通过医院信息系统获得通用类、诊疗相关类数据。

（十二）呼吸机相关肺炎（VAP）发病率

意义：反映呼吸机相关肺炎感染情况和医院感染防控情况。

公式：呼吸机相关肺炎发病率＝新发生呼吸机相关肺炎的例次数/同期住院患者

呼吸机使用天数×1000‰。

数据收集方法：

需要建立全院范围的医院感染病例监测制度，逐步开展基于信息化的具有风险识别、判断与预警功能的医院感染病例监测工作。

开展日常医院感染病例监测，生成医院感染结果判读类数据。

需要建立医疗机构的器械使用目标监测制度，并开展器械使用目标监测。

通过医院信息系统获得通用类、诊疗相关类数据。

（十三）导尿管相关尿路感染（CAUTI）发病率

意义：反映导尿管相关尿路感染情况和医院感染防控情况。

公式：导尿管相关尿路感染发病率＝新发生导尿管相关尿路感染的例次数/同期住院患者导尿管使用天数×1000‰。

数据收集方法：

需要建立全院范围的医院感染病例监测制度，逐步开展基于信息化的具有风险识别、判断与预警功能的医院感染病例监测工作。

开展日常医院感染病例监测，生成医院感染结果判读类数据。

需要建立医疗机构的器械使用目标监测制度，并开展器械使用目标监测。

通过医院信息系统获得通用类、诊疗相关类数据。

四、医院感染信息化监测系统的评价

医院感染监测是医院感染管理中的必要措施，在医院感染预防和控制工作中起着重要作用。监测的过程是调查了解的过程，能及时发现并解决问题。自 20 世纪 80 年代中期，国家卫生部医政司成立了医院感染监控协调小组，并组建了我国第一个医院感染监控网，使得该项工作在全国各医院各层面推广应用，并逐步开展。但由于客观条件限制，我国医院感染管理信息化建设整体进程较慢，直至近十年才得到快速发展。

而国外早在 20 世纪 70 年代后期就已经建立了医院感染监控网，开始使用信息化管理，80 年代中期对医院感染的监控就进行了经济效益的评价，后又在全面综合性监测的基础上提出了目标性监测，不仅为其医院感染管理制度和措施的效果进行有效的数据化评价，科学的监测结果还能及时为制度的完善和质控标准的制定提供依据，促进医院感染管理工作的发展。

（一）医院感染管理软件的应用可使其管理水平提高

就当前实际情况而言，我国医院感染管理工作仍比较落后，感染管理效果十分不理想，很多地区的医院感染监测资料仍需通过人工方式进行填报，回顾性分析也是通过人工方式，未能够实现环节控制以及及时进行干预。通过对医院感染管理软件进行应用，其能够对医院信息系统中的信息资源进行充分利用，从而使信息采集、储存以及传输均实现自动化，并且能够使信息综合分类以及加工处理方式实现集约化，可较好获取医院感染相关信息，比如抗菌药物使用率以及医院感染发生率等相关情况，可提供直接完整数据，可从微观及宏观两个方面使感染管理层次得以提升，可使管理深度得以有效增加。在软件系统实际运行过程中，就微观方面而言，可通过实时查询指导个体患者，从而保证其能够对抗菌药物合理应用，对临床操作各个环节进行有效控制，从而使临床医疗护理质量能够得以提高。

（二）医院感染管理系统的应用有效改善相关问题

在当前医院感染管理过程中，通过对医院感染管理软件进行合理应用，可对医院感染相关因素进行较好的数量管理及质量管理。在实际管理控制工作过程中，可对信息统计图表进行应用，这种图表比较实用，并且具有直观性的特点，从而保证更加方便地利用各种相关记录档案，提供有效手段，从而使医院内部医护人员更好地进行科研及临床分析，对于医院感染管理中所存在相关问题能够及时掌握，并且提出相关改进对策，进而使医院感染管理能够得到更加理想的效果，降低医院感染发生率，使临床效果及愈后均得到改善。

通过系统实际运行，医生由之前被动上报到主动上报，院感科由被动收集报卡到前瞻性主动监测排查，实时监控全院病人，发现薄弱环节源头监管，有效控制与管理医院感染病人，防范医院感染的暴发。同时通过系统及时与临床医生沟通干预，规范各项防控措施，加强感染病人的治疗与管理，降低了医院感染对病人疾病疗效的影响，提高了治愈率，降低了平均住院天数。

第四节　医院感染行业管理软件种类和功能特点

一、医院感染行业管理软件种类

十几年前，医院感染管理科门外一道靓丽的风景是挂在墙上的一个信报箱样的盒子，那是用来收集临床医生医院感染病例报告卡片的。那时，绝大多数医院感染病例监测靠的是到监测人员临床科室走访，眼观六路，耳听八方，通过蛛丝马迹发现医院感染发生病例，督导临床医生报卡，通过到病案室翻病志调查医院感染漏报率。当时，医院感染漏报率很高，监测人员数据输入和统计的工作量巨大，很难抽出时间开展前瞻性、预防性工作。十年后的今天，工作模式发生了很大的变化。很多医院的感染病例监测人员每天早上到办公室后首先打开计算机，点开医院感染管理信息化软件，边喝茶边用几个小时的时间将监测软件自动筛选出来的医院感染病例逐个查看确定感染病例，接下来查看医生的电子报卡，诊断有疑问的通过信息系统与临床医生沟通，讨论诊断问题，指导医生完善检查，正确填写感染信息。临床医生通过系统直接将卡片上报到院感办，数据自动统计分析报表，只要一一查看就能很轻松地了解全院的医院感染概况。专职人员从海量数据的收集录入统计工作中解脱出来，全面综合性监测每天都可以通过软件自动完成而不是一年一次。不仅如此，监测系统还可以对医院感染相关因素进行主动、连续、系统的监测分析，实现感染防控时机前移。十几年来，医院感染的信息化与网络化建设平台也逐步开展起来，为当地卫生行政部门提供了科学直观的参考数据，让管理者能精确掌握当地医疗机构医院感染管理情况，及时采取干预措施，避免发生医院感染的大暴发与流行。

但是，随着软件开发工作的发展，市场上出现了各种品牌的医院感染监测平台和管理系统，有的医院用着很好，有的医院使用的软件问题很多，使用人员叫苦不迭，买回的软件看起来功能很多，但是不实用。究其原因，一是院感专职人员对软件的性能不够了解，对购买软件应该报哪些参数不明白，采购人员和计算机管理人员对院感管理业务不了解，盲目采取低价中标的方法，买回山寨产品。二是买回的软件没有做质量验证，监测人员对使用中的软件的数据是否真实心存疑惑。作为医院感染管理人员都希望得到一款实用、先进的软件系统，如何在购买软件时分辨良莠，提出科学的软件参数成为一个摆在眼前的新课题。本小节通过对医院感染管理软件分类和功能特点的分析，希望能给大家一些帮助。

纵观国内外医院感染管理软件，可以归纳为二大类：医院感染监测软件和医院感染管理相关软件。

第一大类，医院感染病例监测软件。

医院感染监测软件起源于医院感染病例报卡电子化的工作需要，围绕医院感染管理宏观和微观工作的需要，以医院感染信息化监测系统开发出了种类繁多的功能，可以开展现患率调查、锐器伤调查、医院感染暴发预警、手术部位医院感染监测、抗菌药物合理使用监测、耐药菌监测等。使医院在床位不断扩大、新医疗技术不断涌现、医院感染管理人手相对不足的情况下，医院感染精细化管理成为可能，这类软件只在医院感染管理部门使用。

为满足卫生行政部门医院感染宏观管理的需要，区域性医院感染管理信息网络平台也在省级层面和国家级层面建立起来。无论是国家或省级层面使用的区域性医院感染管理平台系统和医院内使用的医院感染监测软件，都经历了数据上传方式的变化。①主动监测和分析及预警方式。系统自动提取网络数据，对数据进行自动分析和预警报告。②人工填报方式。监测数据依靠人工输入，再由软件做统计分析。两类软件，都经历了完全人工填报阶段、软件自动提取数据与人工填报并存阶段、系统自动提取数据为主的发展过程，软件的智能程度越来越高。

第二大类，医院感染管理相关的信息系统。

随着医院信息系统的推广，一些与医院感染管理相关的工作也实现信息化供医院使用，如消毒供应中心的追溯及信息管理系统，内镜中心的追溯与信息化管理系统，手卫生监测系统，医疗废物管理系统等。移动互联网系统利用智能手机、IPAD等移动互联网数据实现某种特定的医院感染管理功能，可用于医院的部分科室，如重点科室手卫生监督和某行业管理如医疗废物全过程管理等。以区域单项管理为目的的管理平台，如医疗废物管理平台。数据的上传依靠移动互联网技术，可以实现医疗废物管理流程全程监管。

二、各类医院感染管理软件的功能特点

（一）医院感染监测平台系统

1. 平台系统的功能

平台系统是国家或区域建立的用于收集管理区域内医院感染数据的软件。用于分

析与报告感染趋势；评估坚持各项防控措施的效果；提供跨医疗机构的比较及本机构的持续改进情况；组织各成员机构协作，分析流行病学趋势及危险因素、病原学特点、耐药趋势等；按照法律法规要求报告特定事件；按照政府要求收集数据等。

信息平台主要任务是存储、管理医院感染的共享数据，并基于此向外界提供核心感染信息服务，实现系统信息共享和业务协同，包括数据管理和服务。数据存储采取把索引信息与共享程度高的数据实行集中管理，而将各种具体感染数据，包括1D或医保编号、病原体特征及各种实验室检查结果，实行分散存储。信息平台与医院接收方通过"订阅—通知"等机制，实现信息共享和处理同步，信息平台直接参与协同处理过程，对协同服务信息作转发处理，属于"一点对多点"的服务处理模式。同样的方法，以各区域级（省级）信息网络平台为基础，可建立国家级信息网络平台。

区域协同的医院感染实时监测网络信息平台建设面临的主要问题是参加区域协同的医院信息系统HIS应用类型与数据格式都不同，需要将各类医院复杂的数据格式用基于HL7（health level seven）标准的XML格式统一成为能相互交换的标准数据，将各医院不同的计算机业务流程所提供的服务转换为以SOA架构设计的标准的公用服务。通过两次转换，完成接入信息平台的医院数据与软件服务的标准化。

基于区域协同的医院感染实时监测网络信息平台建立、实施和运作是一种新的医院感染实时监测模式，建立基于区域协同的医院感染管理信息平台，使参加区域协同的医院方便地上传或下载医院感染患者的信息，实现资源共享，提高了感染预防控制效率，体现了整体预防的观念。另外，卫生行政部门可从该信息平台上实时获得医院感染发生情况，为制订预防控制措施提供依据。

2. 常用的平台及其特点

（1）国家级监测平台。我国从1986年开始启动全国医院感染相关监测工作。国家医院感染监测数据直报系统是原卫生部于1986年启用，委托中南大学湘雅医院日常管理，用于监测医院感染病例和多个目标监测，有1200多所医院参加。随后国家陆续建立国家医院感染暴发报告系统、抗菌药物合理使用和多重耐药菌监测系统、国家医院感染管理质量控制信息系统等。以上平台数据报告方式都是网络填报，通过手工录入数据的方式。

（2）基于区域协同的医院感染管理信息平台。参加区域协同的医院每日通过互联网，将其医院感染综合信息数据上传至该信息平台，实现监测数据资源共享。同时也可以通过从该信息平台下载更新数据库，及时看到参加区域协同的医院感染患者的信息，包括ID或医保编号、病原体特征及各种实验室检查结果，实现资源共享。例如，由北京市医院管理质量控制与改进中心开发的医院感染监控管理系统，分为单机版和网络版，具有现患率调查、目标性监测、锐器伤调查、暴发预警功能，报告方式以网络填报为主。建立统一的医院感染管理质控指标，以国家卫计委下发的《医院感染管理质量控制指标》中13个指标为牵引，通常各级质控中心获取13个核心指标由各级医院直接上报，缺点为信息量单一，数据固化，真实性难以进行考核；上报"结果类"数据，缺点是信息量较少，无法进行精确分析，若为手工填写，既费时费力，又容易出现错误。

（3）区域化医院感染监测平台。区域卫生信息共享是医疗信息化发展的必然趋势，是我国卫生事业发展的需要和必然趋势。构建基于过程数据的区域性监测平台，目的是为了利用监控平台的数据开展循证管理，根据国家卫计委办公厅下发的《关于印发麻醉等六个专业的专业指标（2015版）的通知》，其中的《医院感染管理质量控制指标》有13个指标，作为国家或省级医院感染质量控制中心如何获取这13项指标，需要建立一个统一的数据收集的国家或区域性医院感染监测平台，由平台分析加工生成，基于过程数据的监控，而不是由各家医院直接上报的结果数据。

建立数据监测平台就是为了解决各家医院信息系统不统一、无法实现数据共享的问题，使数据实现了同质化、标准化。自动采集上报"过程类"数据，优点在于信息量较大，可进行精准分析，从而得到丰富的指标数据，其获取的数据具有连续性、系统性及可追踪性。获取可交换和共享的过程类的数据基础，必须建立统一的数据收集和交换格式，从而解决各级各类医院的医院感染的标准化问题，并实现跨区域机构的医院感染业务协同、互通共享及数据下载。

建立医院感染基本数据集是设计思路中的关键问题，医院感染监测基本数据集分为7类，共72个源数据，分别为：患者住院信息识别；患者自身风险；患者诊断信息；诊疗相关风险（如手术、用药、操作）；实验室监测相关风险（病原学，血清学）、体征相关（发热、腹泻）；医院感染结果的判定。其中1~6项均可通过HIS或LIS由计算机进行自动提取，第7项则由医院感染专职人员和临床医生共同判断。

建立基本数据集的优点：可根据国家不同阶段的工作重点对数据集的元素进行调整。其意义在于，对医院感染相关数据的标准化，医院感染临床数据的定义、采集、交换方式的规范化，医院感染监测内容的规范化。自动采集过程数据，不会增加院感专职人员的工作负担。根据文献资料显示，实现医院感染信息化监测网络的系统主要有杏林院感信息监测系统和蓝蜻蜓院感信息监测网络平台，两家信息软件公司设计的基本原理，都是以基本数据源为核心，辅助于US、HIS等其他系统的数据进行数据整合，将可疑的信息进行二次筛选，将可疑的预警信息进行提示，并由院感专职人员和临床医生共同判断。通过监测平台自动采集医院日常运营中自然产生的、客观的过程数据，监测平台能自动生成《医院感染管理质控指标》中的13个核心指标，再通过省市或自治区院感质控中心对所管辖区的各级各类医院上报的实时数据进行有效监控、考核评价，最终，由国家医院感染质控中心对各省质控中心进行有效监管、客观评价，为国家卫生行政部门提供可靠的数据依据。

全国区域化信息平台建设试点以山东省12家试点医院为例，全方位地展示了区域性医院感染监测平台的构建过程、海量数据的获取、对数据进行有效分析以及分析结果的应用。从中可以看到，通过监测平台，质控中心可以在限定时间内获取大量的、多中心的、有效的目的数据，是真正意义上的院感大数据，在此基础上，获得有实际指导意义的分析结果。一方面，平台生成的数据能够覆盖医院感染监测规范、医院等级评审、抗生素专项整治所要求的绝大部分指标，满足医院的工作需求，解决其后顾之忧；另一方面，这些数据能够真实反映医院感染管理工作中存在的实际问题，指导医院进行持续改进。

国内目前许多医院已应用了医院感染监测软件，这为建立基于区域协同的医院感染实时监测网络信息平台提供可能性。互联网的广泛应用为医院感染实时监测平台的网络化提供了前提条件。数据标准化为监测网络信息平台的建设提供了坚实的基础。省级医院感染管理信息网络，省内联网，通过系统提取相关数据，运行稳定性和成熟程度在各区域很不平衡，2016年的统计表明，国内有17个省在用。医院感染信息系统首先是一个以信息技术为主导，包括HIS、LIS、手麻系统、重症监护系统、影像系统等为一体的感染监测上报系统，省级平台的建立主要应用于感染数据的监测、过程质量的控制及规定数据的上报，而建设省级医院感染监测平台及数据中心则可以实现全省医院感染信息数据的互联互通，真正为各级卫生行政管理部门制定决策提供真实有效的数据参考。

（4）国外医院感染监测信息化平台。1974年，美国疾病预防控制中心开发了国家医院感染监测系统，制定了统一的医院感染病例收集方法和统计方法；2006年建立国家医疗安全网（NHSN），入网的医疗机构10000多家。主要监测器械相关感染、操作相关感染和多重耐药菌感染。每年度网络填报一次。

2002-2008年德国、澳大利亚和荷兰、英格兰、加拿大等欧盟国家分别建立了各自的医院感染监测系统。监测重症监护室、手术部位、多重耐药菌、新生儿等。欧盟在平台开展现患率调查、年度或项目监测、网络填报。澳大利亚的监测系统与医院信息系统建立了良好的连接，增加了多种感染过程指标监测模块，直接通过网络收集医院感染的资料，在实现实时监测的同时节省了大量人力资源。

国外的医院感染监测系统主要是整合在医院的MS（医院信息系统）系统上，通过监控某个地区，如各个省市、州的医院中发生医院感染患者的医疗情况（疾病进展、医疗费用、治疗方案、预后情况等），对可能发生疫情的区域设立警报系统，并可快速采取控制措施，这主要是依赖于大量临床数据库资料的积累。

（二）医院内使用的医院感染监测系统

1. 医院内院感监测系统概述

医院使用的医院感染管理软件一般分为购买市场销售的现成软件和医院自行开发的软件两种。市场销售的院感监测软件最早也是由医院感染部门与软件公司共同开发的，但是很大一部分出售的便宜软件只有部分功能，缺少核心的筛查逻辑，需要使用部门自己添加。这种软件不能称之为"合格"的软件，拿到医院使用存在很多问题，基层的医院感染管理人员建立筛查逻辑很困难，没有经过质量验证的软件就像一个"山寨"产品，无法正常使用，购买前需要仔细甄别。可以以《医院感染管理信息系统基本功能规范》为依据提出产品基本参数。规范规定了医院感染管理信息系统基本要求，医院感染监测功能要求，重点部门、重点环节和重点人群监测功能要求，医务人员血源性病原体职业暴露监测功能要求，消毒灭菌效果监测功能要求，消毒供应中心质量控制监测功能要求。

合格的医院感染管理软件不仅能及时预警医院感染病例，而且具有强大的统计分析功能，对医院、科室、病区等不同范围患者的医院感染情况进行统计分析，并能以趋势图显示，便于医院感染管理专职人员对感染暴发或流行趋势进行判断，必要时采取干预措施，避免医院感染暴发。目前常见的有代表性的市售软件有以解放军总医院和杭州杏林信息科技有限公司开发的"医院感染实时监测系统"、中南大学湘雅医院开发的"蓝蜻蜓医院感染实时监控管理系统"、北京众智汇医科技有限公司的"众智院内感染预警与控制分析系统"、上海利连科技信息有限公司的"医院感染智能预警监控软件"等。在功能特点、接口难易程度、操作界面难易程度、展示结果友好程度等方面各有千秋，各领风骚，敏感性与特异性方面均已经达到了较高的程度。

医院感染管理软件的开发经过了由初级向高级不断进化的过程，随着医院感染管理监测要求的提高和医院信息系统的完善，医院感染监测软件功能不断完善。从第一代的医院感染病例的无纸化报告的"病例附带软件"阶段，到独立于病案质控系统满足目标性监测和现患率调查要求的第二代医院感染监测软件，再到第三代的"医院感染实时监测系统"，软件的功能发生了质的飞跃。任何一代医院感染监测软件都必须依赖整个医院的信息化水平。如HIS系统、LIS系统、PACS系统、抗菌药物管理系统数据库、手术麻醉管理系统等基础数据库的功能，也就是说医院感染监测软件运行条件要符合要求。

第一代的病例附带软件仅具备医院感染病例上报功能。医院感染专职人员需要手工完成医院感染率的统计工作，医生通过HIS系统的医生工作站，填写医院感染信息，完成上报。另外可以通过查询功能查看临床科室住院患者的感染部位和医院感染病例数，也可以通过链接查看感染患者的基本信息。

第二代的医院感染监测软件除了具备医院感染病例上报和简单的查询外，增加了现患率调查、清洁切口手术部位调查、医院感染专职人员与临床医生信息交流等功能平台。这个功能下的软件，医院感染上报分为在院医院感染发生24h内上报与出院上报，经管医生在软件网页上主动填写患者ID、感染时间、感染部位和危险因素等信息，软件自动提取该患者相应的细菌培养结果和抗生素使用信息后完成上报。软件有现患率调查表及切口手术部位感染调查表。这些表格需要临床医生填写，但是减少了数据录入需要的时间。

第三代软件仍然具备医院感染病例上报功能和医院感染专职人员与临床的信息交流功能平台，同时增加了医院感染暴发预警、每日现患率、ICU等"三管"感染目标性监测、细菌耐药监测等更多功能。医院感染病例上报方式较前两代不同，医院感染预警病例由医院感染管理专职人员根据患者的临床表现、检验和影像学检查等相关资料进行甄别，然后将筛选出的医院感染疑似病例预警信息推送到经治医生用户端。临床医生严格按照《医院感染诊断标准》，根据患者的临床资料，及时做出是否为医院感染的诊断。如同意医院感染的诊断，在医院感染病历上报系统中点击"确认"来完成上报。如不同意医院感染的诊断，点击"排除"来完成预警信息的处理。如果双方观点不统一，还可以通过信息交流平台来进一步讨论。临床医师发现医院感染病例，也可以通过病例上报模块主动上报。这种模式既减轻了专职人员和临床医生的工作负担，又保证了医院感染病例诊断的准确性和及时性。在此基础上，以医院感染病例数据为基础，还能自动进行医院感染暴发预警，也可以统计每日现患率、"三管"相关目标监测等重要医院感染信息，医院感染漏报率显著降低。

2.医院感染监测软件主要功能和特点

（1）医院感染实时监控系统（Real-time Nosocomial infections surveillance system, RT-NISS）的功能特点。

具有疑似感染病例智能识别，并进行个案预警；通过建立交互平台，实时推送感染病例、精确诊断、干预与反馈，使专职人员与临床医生共同参与感染诊断与防控。RT-NISS创建了感染专职人员和临床医生共同诊断感染病的工作模式，提高了感染病例诊断准确度（96%以上）和系统灵敏度，感染病例漏报率由70%下降至3%以下。通过建立暴发预警机制，实现了医院感染暴发隐患的及时发现；通过规范的监测流程和计算方法，进行综合性监测和目标性监测，并实现了全面、准确统计分析结果的输出。RT-NISS系统依据国家相关规范的要求，提供了大量的统计指标、数据，包括医院感染发病相关指标、医院感染分布指标、病原学监测指标、抗菌药物使用主要指标、ICU目标性监测指标、手术部位感染目标监测指标、传染病监测、消毒灭菌效果监测、职业防护监测指标等，形成了医院感染管理质量控制指标体系。

（2）基于历史数据制订的各科室参考目标值的功能特点。

根据前两年的感染相关数据，感染管理部门可以在年初制订当年各科室医院感染相关指标参考目标值，下发各科室，使科领导及时掌握本科室年度感染相关指标，做到心中有数。感染管理部门及时跟踪各科室感染相关指标完成情况，定期为院、部、科三级领导提供监测指标数据，对未完成指标的科室及时指导，加强目标管理考评，并与绩效考核直接挂钩，进一步促进感染管理工作。由于RT-NISS所提供的数据及时（日报、周报、月报）、客观、全面、系统，因而对临床科室指导性强、说服力强、导航作用强，真正"用数据说话"，实现决策支持科学化。

（3）传染病实时监控功能特点。

利用医院传染病实时监控与预警系统，通过数据访问中间件技术采集医疗机构现有的信息系统中传染病相关数据，包括医院信息系统（HIS）、实验室信息系统（LIS）、影像学信息系统（RIS）、门诊医师工作站等，建立动态传染病信息基础数据库，实现对门诊、住院患者全过程的在线监测。采用特定的筛查策略，筛选出疑似病例，督导医师逐一诊断、报告。筛查策略的制定是将传染病诊断标准明确细化，包括病原学标本检查、X线检查、临床症状、临床医师诊断、病程记录等，再将所制定策略分别细化，并进行多参数综合分析和临床大量的个案对比，咨询专科医师，查验相关数据，然后筛查出病例。通过对特异度与灵敏度的验证、分析，不断对其调整。

（4）多重耐药菌医院感染的实时监测功能与特点。

医院感染实时监控系统耐药菌监测与防控功能模块，使用数据访问中间件技术获取检验系统（LIS）的数据。系统能够智能分析所有住院患者的微生物检验结果；对于细菌培养数据，通过专职人员提供分析策略智能识别阴性/阳性结果；对于药敏数据，可自动识别抗菌药物种类及细菌对各类抗菌药物的耐药情况及细菌的耐药级别，能够自动标识提醒重点多重耐药。系统每日凌晨以只读的形式访问LIS系统，在保证获取数据及时准确的情况下对医院其他信息系统影响降到最低；实现每日预警所有新检出多重耐药菌病例，对耐药菌暴发进行预警；实时灵敏预警病区多重耐药菌聚集出现与暴发。耐药菌转科提示预警：耐药菌患者转科时，系统可实现自动告知新转入科室，提示多重耐药菌感染情况和隔离防控。统计查询功能：在系统中设置菌种、药敏多重耐药、检出标本、检出次数、起止日期、科室等多个选项，对筛选出的多重耐药菌数据，能任意组合进行统计分析，直接导出。监测与干预方式：系统对每日新检出多重耐药菌病例进行实时预警，专职人员每日确认预警感染病例时，对新检出的多重耐药菌感染或定植病例，可链接干预专家库，选择相应的耐药菌防控SOP方案，发送电子版多重耐药菌防控SOP方案，实时推送到该患者主管医生的工作站。专职人员可通过"交互平台"（类似QQ聊天）对科室执行情况做追踪记录。

专职人员每周定时对多重耐药菌病例进行床旁督导。利用系统"菌检出"统计查询功能，导出一周重点多重耐药菌新发感染或定植病例（MRSA、VRE、CRE、CR-AB、MDR-PA）。可打印患者详细的感染信息，专职人员带感染数据进行床旁督导，现场查看隔离、消毒、手卫生等SOP防控措施的执行。专职人员可根据感染科室实际条件指导可操作的耐药菌防控措施落实，并对该科室耐药菌防控措施执行情况进行记录。对耐药菌暴发预警的干预处理，系统可实时灵敏预警病区多重耐药菌聚集出现，符合耐药菌暴发预警的科室将实时标红。专职人员处理暴发预警时，可根据系统提供的感染信息，如院内院外、检出时间、科室、床号、耐药级别等，初步判断耐药菌时空分布及交叉传播的可能性。若为耐药菌聚集出现或存在可疑交叉传播或暴发流行，则迅速导出并打印相关数据，下临床科室督导，立即启动耐药菌防控措施或暴发流行控制方案，并展开现场流行病学调查、环境卫生学采样鉴定等工作。专职人员对科室进行跟班作业，寻找感染传播的危险因素，提出科室迅速控制感染和持续改进措施。

以数据为导航，行政管理上加强耐菌防控工作，通过不同检索条件，能便捷准确地查询全院耐药菌感染分布信息和流行趋势，可导出任意时间段、任意菌、任意科室耐药菌药敏情况变化趋势；公布导出数据，与目标考评直接挂钩，以强化科室对耐药菌防控工作的重视与执行力。可公布数据如下：每日公布各临床科室的现患率、抗菌药物使用率与送检率；每月发布全院多重致病菌的药敏统计情况、多重耐药菌感染患者的床旁监测结果及科室耐药菌防控措施执行情况分析；每半年公布重点致病菌的各科室药敏统计结果，随时公告耐药菌暴发流行事件及经验总结。

对医护人员进行培训教育，普及耐药菌传播与防控知识，提高医务人员耐药菌的防控水平。全院或临床部普及性培训内容包括：标准预防、消毒隔离、手卫生、耐药菌传播、预防与控制、抗菌药物合理使用、病原学送检等。科室针对性培训内容包括：根据各科室完成的实际数据，帮助科室共同分析存在的问题；针对问题进行强化培训，并提出持续改进措施。

（5）利用医院感染实时监控系统开展手术部位感染目标性监测。

手术部位感染是医院感染的重要类型，是医院感染预防控制的重点之一。《外科手术部位感染预防与控制技术指南（试行）》要求医疗机构应当开展外科手术部位感染的目标性监测，评估患者发生手术部位感染的危险因素，做好各项防控工作，采取有效措施逐步降低感染率。《医院感染监测规范》中对手术部位感染目标性监测方法要求：宜采用主动的监测方法；也可专职人员监测与临床医务人员报告相结合；宜住院监测与出院监测相结合。如果采用手工方法监测，需设计相关表格，组织协调大量人力，手工填写大量的纸质资料（每例监测对象均需填写手术部位感染监测登记表），耗时费力效率低下，质量难以保证，统计分析量大，不利于感染管理专职人员对感染病例的临床督导。医院感染实时监控系统（RT-NISS）对手术部位感染目标监测设计了相应的功能和模块，可以为开展相关工作提供强大的支持。手术部位感染病例筛查策略和预警条件制订根据《医院感染诊断标准》和《医院感染监测规范》的感染诊断条件和危险因素，参考手工查阅感染病例的诊断经验，实时提取医嘱、检验结果、影像学结果、病程记录与护理记录中与手术部位感染相关的信息，如手术部位标本（如引流液、分泌物）培养出致病菌、血白细胞升高、发热、抗菌药物使用等，进行策略的初步设定，运行后筛查出手术部位感染疑似病例，进行特异性与灵敏度分析；经反复验证后，最终确定适用于系统的筛查策略和预警条件。手术部位感染病例的判别与确认是感染管理专职人员每天对RT-NISS筛查出来的手术部位感染预警病例进行判别，形成疑似病例，交互平台将其实时推送至临床医师工作站，经医师诊断后成为确认感染病例。对于暂时不能确诊的病例，专职人员可通过实时对话框与医师保持沟通，直至问题解决。

监测内容记录由系统自动采集并记录手术部位感染监测所需的内容：①基本资料：住院号（或ID）、科室、床号、姓名、性别、年龄、疾病诊断、切口类型等；②手术资料：手术日期、手术名称、手术腔镜使用情况、危险因素评分相关内容（包括手术持续时间、手术切口清洁度分类、ASA评分）、围手术期抗菌药物使用情况、手术医师等；③感染资料：感染相关指标（体温、WBC、分离的病原体等）、感染日期与诊断等，包括手术部位感染和其他部位感染资料。因少量监测必需的信息如备皮情况、植入物使用情况等，在现有的其他系统中没有记录，需手工获取后录入该系统。手术部位感染监测模块设计了相关接口，从现场取得数据后，可以通过选项等方式便捷地录入。④相关指标的统计与报告。按照国家对手术部位感染监测规定，结合临床实际情况，系统设计了相关统计方法，并自动汇总全面的国标性监测内容和统计指标，主要包括：感染率相关指标与手术相关医院感染发生率、手术患者肺部感染发生率、手术部位感染总发生率、择期手术患者医院感染发生率、择期手术患者肺部感染发生率、手术风险分级（NNIS分级）、手术部位感染率、外科医师手术感染专率；抗菌药物使用情况统计：术前预防用药率、术前0.5～2h用药率、术后用药率、术后24h内停药率、术后48h内停药率、人均用药天数等。⑤信息反馈与干预，通过交互平台，除了可以进行手术感染病例的确认与排除，感染管理专职人员还可以将监测结果、在监测过程中发现的问题，以及对感染病例的控制措施等内容以"短信息"的方式发送给临床医师，及时进行干预以预防和控制感染。⑥手术部位感染疑似病例展示与确认。系统中预警病例以红色显示，将患者感染信息，包括诊断部位或标本（如引流液、分泌物）、培养出致病菌、白细胞升高、发热、抗菌药物使用等以及筛查出的主要感染危险因素集中在一起，组成预警提示信息；在病程记录中标识感染相关的关键词，展示检验指标，如血白细胞计数的动态变化等。通过这些方式，使感染管理专职工作非常方便、快速地进行疑似感染病例的判别。在临床医师工作站，通过交互平台推送来的病例同样显示红色，医师只要通过简单地按键操作即可完成病例的确认或排除（排除时应进行说明，以文字形式通过交互平台反馈给专职人员）。⑦手术部位感染监测指标的统计与导出。系统通过预设的计算程序，根据相关基础数据，可以直接得出目标监测所需的各类指标。系统可按全院、临床部、科室、病区4个级别分别进行统计和展示相应的指标。根据分析目的不同，可以选择一项或几项统计参数（筛选条件），如出院时间或手术日期、手术时长、患者本次住院第几次手术、切口等级、愈合等级、手术种类、给药方式等分别进行统计。在时间段统计方面，系统提供了任意时间段的选择，方便进行指标比较。对关注的手术，如乳腺切除术、全膝关节置换手术、剖腹产、垂体瘤手术、甲状腺全切除术、胆囊切除术、脑膜瘤摘除术等进行分类统计。所有统计内容，除了能直观地进行显示，还可随时导出EXCEL格式的报表，便于进一步分析使用。另外，在"感染部位分布"中详细统计了手术部位感染的感染病例数，包括表浅手术切口感染、深部手术切口感染和器官（或腔隙）感染，单击数字，即可得到每个病例的详细情况。

数据的利用：结合历史同期资料进行总结分析，提出监测中发现的问题，报告医院感染管理委员会，并向临床科室反馈监测结果和建议。但外科手术医师感染专率不宜公布，可通知有关人员，如科主任，再由科主任分别向各医师通报其本人的感染专率。在实时监测过程中，可及时利用交互平台将相关信息向科室进行反馈。通过监测数据，可对各专科手术部位感染的危险因素进行详细分析，如术前住院时间、备皮方式及时间、手术过程的无菌操作、手术技术、抗菌药物使用等，并提出相应对策，针对危险因素加强外科手术部位感染的预防与控制工作。

医院感染管理软件的开发与使用，源于院感工作特点，即监测过程涉及内容复杂，需要统计和分析海量数据。同时随着软件的开发逐步实现了医院感染管理工作模式的转变，实现了医院感染实时监测和干预，实现基于全过程检测基础之上的感染防控时机前移。通过病原学和症状的监测，实现暴发实时预警和早期控制，通过交互平台的应用，实现与临床的实时沟通与干预，通过科学的信息采集机制，实现目标性监测简便高效，通过提供翔实的数据，实现科学决策和持续改进。

（三）依靠移动互联网系统的医院感染管理软件

利用智能手机、IPAD等移动互联网工具实现部分医院感染管理功能。目前主要有手卫生依从性监测软件、医疗废物管理软件、医院感染知识培训软件、ICU移动查房、移动护理功能等。

1. ICU信息化清单的应用

ICU多学科床边查房信息化清单的应用，可以缩短患者机械通气时间和住ICU时间，使导管相性感染发生率下降。

2. 手卫生依从性监测软件

（1）主动监测系统客户端。医院感染管理部门、感控小组、护理部等利用明察暗访方式，多层次现场观察每月一次，观察20min，对医务人员手卫生情况进行检测，结果即时输入主动监测系统客户端，具有简单、高效的特点。

（2）通过手机APP输入，可以更隐蔽的方式观察手卫生情况。

（3）在医院重点部门，如ICU安装视频监视，观察手卫生情况，自动记录手卫生次数。

3. 计算机管理在消毒供应室的应用

（1）系统以科学化、标准化、规范化为最终目标，包括各类物品管理、各类数据查询、固定资产管理、物品进出库管理、消毒灭菌包标签打印管理等。供应室物资管理系统包括供应室下送申请登记、下送车管理、供应器材库存查询、供应器材账页查询。临床各科室根据需要进入供应物资管理系统领用物品名称及数量，然后由供应室护士打印汇总、明细单。在供应室主要运用的菜单就是"下送车管理"，其下级菜单由"下送车库"和"出库查询"组成。需查询临床科室交换物品时点击"出库查询"即可任意查找。进行库存查询时点击"刷新"，再"搜索"每笔出入库记录，同时还包括标签查询、各类物品消耗表、月盘点汇总查询等。

（2）节约人力、物力。各临床科室每天只需要在电脑中自行输入所需物品，供应室护士便可照单从无菌间领取物品，避免了灭菌物品剩余返回等现象，减轻了工作量，提高了工作效率。过去供应室护士每天到各科室下收下送物品，无论科室是否需要，均要去询问一遍，现在只要照电脑明细单针对性去临床各科室，这样每个下收下送小组外出时间比过去每天节约了40~60min。标签打印节约了时间，以往手写每天耗时3h，现在只要在电脑中输入物品数量、名称，5min即可完成。

（3）统计速度准确，便于查询。系统实现了同一数据一次录入后，信息可共享。所有信息可供各临床科、财务科共同使用，供应室每月几万件灭菌物品的月报也只要几分钟即可完成。随时快速查询供应室的库存数量及消耗量，可动态了解全院物品需求量，增强了物品管理的计划性，避免不必要的库存积压和浪费。

4.医院感染管理物联网在医院感染管理工作中的应用

（1）物联网定义。物联网是指通过射频识别（RFID）、红外感应器、全球定位系统、激光扫描器等信息传感设备，按约定的协议，把任何物品与互联网连接起来，进行信息交换和通讯，以实现智能化识别、定位、跟踪、监控和管理的一种网络。

（2）物联网技术是通过超高频射频识别技术等现代信息手段，实现全方位、全时空监控医院感染管理工作所涉及的每个细节，对医院的人员、设备、环境、流程实施实时智能识别和智慧管理，从而达到快速发现、智能预警和有效处理医院感染事件的目的。通过物联网技术实现医院感染的精准感控，建立基于物联网技术的各种医院感染管理子系统。

（3）物联网的技术架构可分为感知层、网络层和应用层共三层。

感知层是由各种传感器及传感器网关构成识别采集体系，包括PM2.5、氧气浓度传感器，温度传感器，湿度传感器，摄像头，GPS等感知设备，其主要功能是识别物体，采集信息；网络层是由各种网络设备和网络技术集合而成的传输体系，由局域网、互联网、有线和无线通信网、网络管理系统和云计算平台等组成，负责传递和处理感知层获取的信息；应用层是用户需求体系，可实现获取信息的可视化展示等智能应用。

索继江等构想出医院感染管理相关的物联网应用层以及底层支持的3层架构：物联层、适配层、数据层。物联层：主要是设备层和协议层，包含面向不同场景的传感器、基站、标签等设备，以及这些设备与设备之间、设备与上层系统之间的通信协议。适配层以物联层之设备功能为基础，将特征功能打包为服务，如实时定位服务、图像模型识别服务、逻辑处理服务，成为支撑上层应用的物联集成平台。数据层：由各设备、人员产生的数据，在这一层汇总，通过数据总线技术进行有效的整理和调度，最终供应用层使用，如定位流数据、设备状态数据等。应用层：结合医院感染管理的相关业务特征进行的子系统划分，按照重要性程度，划分为内镜清洗消毒物联网管理系统（含追溯系统）、手术室及手术器械物联网管理系统、重症监护室及仪器设备物联网管理系统等；按照科室划分为消毒供应室、透析中心、新生儿科等重点科室；按照特定应用可划分为手卫生依从性物联网管理系统、人员依从性物联网管理系统；此外还可定制医院感染管理主要数据统计分析的日报子系统。

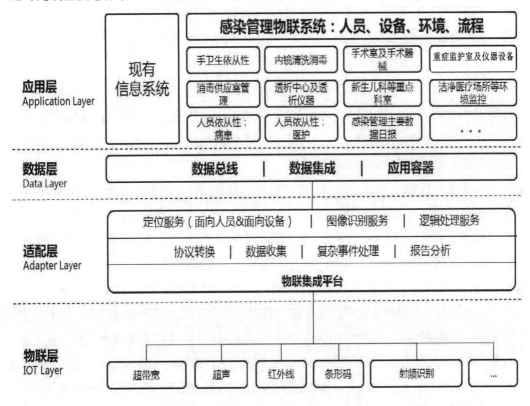

图 6-4-1　医院感染管理物联网技术架构

（4）物联网在医院感染管理中的作用。

医院感染管理，作为现代医院管理一项全方位的、精细的、持续的、系统的重要工作，与诊疗护理工作息息相关，全体工作人员及患者都参与其中，渗透到医院工作的各个环节，不仅涉及范围广、项目多，而且操作规程多、要求高，涉及部门广，如产房感染管理、新生儿病房感染管理、血液透析中心（室）感染管理、手术室感染管理、灭菌内镜清洗消毒灭菌感染管理、消毒内镜的清洗消毒管理、重症监护病房（ICU）医院感染目标性监测、手术部位感染目标性检测、病区环境清洁消毒、医院常用物品清洗消毒、口腔诊疗器械清洗消毒、植入物及租借手术器械清洗消毒、新生儿用品清洗消毒、手卫生依从性、医务人员职业暴露预防及处理、医院感染暴发事件报告及处置、医疗废物管理、医院内特殊病原体的预防与控制等。预防和控制医院感染是保证医疗质量和医疗安全的重要前提，而感染管理工作的目标是要杜绝所有的感染风险。面对繁杂而重要的感染管理工作，在现有的人力资源条件下，医院不可能监测到每一个人、每一个操作、每一个环节、每一处场所，无法做到全流程全天候管理，而借助物联网技术建立的医院感染管理物联网，能够更好地辅助医院开展医院感染管理工作，智能地对人和物进行监控和管理，变主动为被动，同时也能对相关环节进行全流程、全天候的监督管理，用"机器盯"代替"人盯"，用"样本空间"代替"抽样样本"空间。

（5）相关子系统简介。

手卫生依从性物联网管理系统。管理目标是有效监督医护人员手卫生执行情况，提醒医护人员手卫生消毒操作，按人员、病房、科室对手卫生依从性进行统计，分析手卫生与感染管理关键指标关系等。关键技术有高精度室内定位技术、姿态传感器技术、医护人员与患者接触判别等。

人员依从性物联网管理系统。管理目标：监督工作人员在岗出勤情况，医务人员工作服、口罩、鞋套等防护装备的穿戴，感染性患者的隔离管理，家属探视管理等。关键技术：搭配标签识别的图像模型识别，多区域管理的室内定位技术，人员依从性管理规则库等。主要设备：带人物特征模型提取的高清摄像头，带人员识别的高精度定位标签，短距离触发的定位基站与摄像头，人员依从性规则解析服务器等。

手术室及手术器械物联网管理系统。管理目标：实时监督手术室内环境，手术人员穿戴装备，外科手消毒，手术室的消毒，参加手术人员数量，手术器械及物品管理等。关键技术：高精度室内定位与电子围栏技术，传感器技术，图像模型分析技术，复杂感染管理规则库判别等。主要设备：定位基站与标签，设备线缆互感器，高精度传感器等。

内镜消毒物联网管理系统（含追溯系统）。管理目标：内镜使用、消毒、存储全流程追溯和管理，清洗消毒流程管理，操作人员防护措施管理，医生、患者与内镜的操作记录，存储环境检测，消毒剂浓度监测，更换时间记录等。关键技术：个性化定制流程编码技术，图像模型识别技术，识别设备和人员的超高频射频识别技术等。主要设备：高频无线电波识别器，超高频射频识别技术，条形码识别器等。

重症监护室及仪器设备消毒物联网系统。管理目标：监督设备位置信息，设备使用情况，监督设备消毒情况，清洁人员执行标准等。关键技术：385纳米紫外光灯珠，定位技术，CMOS图像采集及图片特征提取技术，光谱分析技术等；设备类型：设备定位标签，手持器械表面清洁标注设备等。

新生儿病房感染管理物联网系统。管理目标：手卫生清洗消毒场景监督，新生儿实时监控和管理等。关键技术：保温箱开启关闭识别，新生儿与保温箱对应的绑定识别等。主要设备：育婴保温箱门磁识别器，新生儿手环，室内定位基站，定位标签（胸卡），洗手液瓶传感器等。

消毒供应室管理系统。管理目标：器械消毒流程管理，手术包流转管理，手术器械种类、数量，操作人员信息管理，消毒包装时间等。关键技术：超高频射频识别技术，UWB定位及智能区域划分技术等。主要设备：手术包定制包装袋射频识别标签，安置于房间进出口的区域识别装置，安置于消毒供应室内的室内定位系统，配备射频标签的医疗器械等。

感染管理主要数据日报系统。管理目标：感染管理主要数据通报，主要数据变化趋势和提醒，重要感染事故通报和预警等。关键技术：数据存储和分析处理服务器，现场模拟技术，预警技术和可视化展示等。

（6）物联网发展的局限性。

物联网给医院感染管理工作带来便利的同时，也面临着一些无法避免、限制其发展的难点，主要是：①使用成本：传感器、电子标签作为物联网技术的重要连接点和载体，其成本高，导致物联网很难形成大规模的应用。②伦理道德：医院感染管理物联网大部分子系统会使患者和工作人员处于被实时监控的状态，这样就难以避免会侵犯个人隐私。另外，网络安全也是重要一方面，如被恶意者攻击和利用，可能会造成资源和个人信息的泄露，从而给医院带来不良影响。③技术难点：如射频识别技术频率标准不统一，标签识别准确率不够，物联网与医院其他系统不兼容等问题。④科室合作：医院感染管理物联网打破各科室信息独立管理的限制，需建立在不同科室相互配合的基础上，实现科室之间乃至全院的信息和资源共享，都是需要协调解决的问题。

（7）应用前景。

我国医疗卫生体系正处于高速发展的现代化建设时期，物联网技术的出现推动了医疗卫生信息化的发展。作为一项前沿的技术，物联网技术在医院感染管理工作的普及应用能改变医院传统的工作模式，提高医院感染监测水平，拓展了监测全面性，并快速有效预警医院感染事件的发生，便于管理者及时采取干预措施，避免不良事件发生，从而达到简化工作流程、提高整体工作效率的目的。尽管医院感染管理物联网的发展和应用存在着诸多难点，但感染管理工作的迫切需求是其发展的最大动力，相信随着医院管理政策的科学化发展和相关新兴技术的不断成熟和出现，医院感染管理物联网发展中面临的问题将会得到有效的解决，而物联网技术的全面与深入应用，必将给医院感染管理行业带来一场革命，使医院感染防控管理工作更加"实时、精准、规范、智能"，提高医院感染管理的信息化水平，为医院感染精细化、准确化管理提供技术支撑。

第五节　我国医院感染信息化管理的现状

一、国内医院内医院感染监测软件应用情况

我国各等级医疗机构医院感染管理信息化工作差别很大。2016年中国医院协会医院感染管理专业委员会组织了专项调查课题,共涉及14个省份加上部队医院,一共190家。能实现信息化主动上报的医院103家,占54.21%。依赖电子化临床报告的有40家,占全部医院的21.05%。2012年以来,开始医院感染主动监测的医院是2012以前的5倍。已经利用信息化手段主动监测医院感染聚集性事件的医院占50%。73.28%的医院开展耐药性监测,开展ICU目标监测的为71.76%,使用医院感染监测系统的占62%。

从上面数据可以推断出,国内多数医院已经建立了医院感染监测信息化系统。在医院感染监测与防控形势不断严峻的今天,以及计算机技术与网络技术迅猛发展的条件下,很多医疗机构开发出自己的监测软件。

部分医院实现了实时、在线、主动地进行医院感染信息化监测。医院感染实时监测系统提供了高效的预警机制。通过个案预警,监测感染危险因素、症状以及相关指标,可对相关因素进行警示,更能够第一时间提示感染阳性指标;另一方面,通过暴发预警,能够及时发现医院感染暴发隐患和趋势。预警机制是感染防控"关口前移",有利于及早干预,防止感染恶化及感染传播。交互平台的使用,方便感染管理专职人员与临床医生实时沟通交流,促使临床医生积极参与感染防控工作。系统可以同时进行全员综合性监测与目标监测。系统通过强大的统计分析功能,为感染管理部门和临床科室提供详细的诊断与防控信息,更有针对性和说服力。院感信息化开创了医院感染监测与防控的新模式。

辽宁省2019年完成全省首次300家以上医疗机构医院感染管理情况调研。全省各地级市二级及以上医疗机构院感信息化建设条件差异较大,本次调研的225家二级医疗机构中,其中182家(81%)医疗机构已具备医院感染信息化建设基础条件。三级医疗机构中86%具备医院感染信息化建设基础条件。有17.98%医疗机构贯彻落实院感互联互通平台建设要求,将在一年内加入平台。各地级市院感信息化计划完成情况差异很大,完成率最低的为9.76%,最高的为87.5%。

二、行业标准

中华人民共和国卫生和计划生育委员会发布了《中华人民共和国卫生行业标准》（WS/T547-2017）、《医院感染管理信息系统基本功能规范》，为医院感染管理软件的开发与采购提供了标准。

规范对软件功能作了明确。医院感染监测功能要求，重点部门、重点环节和重点人群监测要求，医务人员血源性病原体职业暴露监测功能的要求，消毒灭菌效果监测功能的要求，消毒供应中心质量控制监测功能的要求。将医院感染管理信息系统明确定义为，从医院信息系统中采集、存储和分析医院感染相关临床数据，围绕提高医院感染管理水平实时智能化、信息化的综合监测、目标监测并且有上报和辅助分析管理功能的计算机处理系统。应满足4个基本需求：①从医院各信息系统获取住院患者医院感染相关临床数据的需求。②医院感染病例自动筛查、实时预警、确认排除、干预反馈的需求。③医务人员血源性病原体职业暴露监测、消毒灭菌效果监测、消毒供应中心质量控制过程的监测功能需求。④与医院内其他信息系统数据共享，并保障本系统数据安全。

三、依托信息化系统建立指标体系

依托信息化系统建立了指标体系，提高了数据导航和决策支持水平。以监测数据为基础，形成了医院感染管理质量控制指标体系。

初步建立了基于基本数据集的国家或区域性医院感染监测平台。原国家卫生部医政司与1986年成立的医院感染监测网和一些省市的监测网由于主要数据来源依靠手工录入，并且没有数据共享的要求，因此原国家卫计委医政医管局和医院管理研究所医院感染质量控制中心，指导建立了统一的国家/区域性医院感染监测系统平台，该平台可以采集医院日常运营中的医疗过程数据，并利用这些数据自动生成医院感染监测的关键指标，实现了不同医院之间、不同省（区域）间，甚至国际间的比较；把"以医院感染结果数据的报告和处置"为主的方式向"以控制医院感染发生的前瞻性预警"的转变。基于基本数据集的国家或区域性医院感染监测平台，卫健委、国家质控中心、省质控中心可以实时主动发现各联网医院感染暴发的情形；不同医院之间相同级别医院、相同科室医院感染监测数据进行比较，可以产生国家的医院感染监测大数据，为国家院感相关法律法规的制定奠定数据基础。

四、存在的问题与采取的措施

（1）我国各地区医院感染管理信息化建设条件差别较大，低的不足50%，高的达到86%。医院感染管理软件使用率差别更大。这与地区经济发展不平衡有关，重点还与医院管理者管理观念有关。这需要国家在行政管理上加以引导。

（2）已经使用的医院感染监测软件级别较低、智能化不高，软件没有达到国家《医院感染管理系统基本功能规范》要求。规范出台时间是2017年，这之前，对于医院感染管理人员来说购买软件不知道应该如何提需求，医院计算机管理部门不懂医院感染管理业务，买来的软件大多数没有经过质量认证，给使用者带来无穷的麻烦。规范的出台打开了困境，今后的院感培训也应该做这方面的工作，增强感控人员识别与运用软件的能力。

（3）医院感染监测人员完全依赖软件的数据，当软件运行环境发生了变化时，很难识别数据是否正确，需要医院感染监测软件工程师与其他软件加强沟通，定期验证。

（4）医院感染实时监测软件的使用转变了医院感染监控模式，提高了医院感染病例上报和控制干预措施的依从性。但是在临床实际操作中出现了新问题，即医生查看预警信息必须从医院信息系统（HIS）中点击"院感菜单"才能查看，往往由于各种原因造成处理预警信息不及时，出现预警信息超过24h未进行处理的情况，延迟处理预警信息。结合医院实际情况，对软件预警信息延迟处理情况进行有针对性的管理，以降低处理预警信息延迟率。具体措施包括：①设定降低信息延迟处理率，制定对策；②增加人力资源；③开展医院感染知识培训；④加强管理；⑤落实绩效考核，增加专职人员电话督导，开展医院感染知识培训，完善院感管理组织制度，定期绩效考核，向科主任反馈。以监测为基础，以管理为手段，以控制为目标，三者互相联系、相互制约，缺一不可，才能有效提高处理医院感染软件预警信息及时性，从而提升医院感染监测与控制水平。

（5）耐药菌监测存在的问题。过去，结合耐药菌判断规则的变化，及时识别耐药菌，发现耐药菌感染病例，针对性地进行治疗与防控，主要靠微生物实验室对耐药菌化验单盖章标识。随着信息化的发展，利用信息化手段及时辨识和预警耐药菌显得越来越重要。国内不同学者开始关注信息化技术在耐药菌防控中的应用。糜琛蓉等2015年对医院HIS、LIS、医院感染三方系统接口进行改造，以卫生信息交换标准HL7（Health Level 7）为接口框架设计标准，LIS为基准数据源，以及HIS为患者信息库，在常用界面实现多方信息交互，对检出的耐药菌进行标识和预警。标识时可以根据不同的耐药菌判定规则（如耐亚胺培南的耐药菌，对三种及以上不同抗菌药物耐药的多重耐药菌等）进行自由标识。选用医院日常开展的重症监护病房监测的所有数据进行统计分析，计算耐药菌千床日获得率，比较耐药菌标识信息化前后相关数据的变化。在LIS中添加各类耐药菌判定规则，微生物室发报告时，LIS服务端自行按照设置的规则进行后台运算和耐药菌判定，对于危害大的耐药菌在微生物室发送报告前自动提示，提请微生物室人员确认检验结果是否正确，将符合判定规则的耐药菌数据在化验单报告上进行标识。同步将耐药菌信息推送至HIS，在患者一览表上进行标识，同时将住院期间第一次检出耐药菌的报告以邮件的方式发至耐药菌公共邮箱，告知医院感染管理科专职人员。邮箱可自动发送至不同专职人员分管科室，从而使医院感染管理科专职人员可及时在微生物室发报告的第一时间获得耐药菌信息，及时采取隔离措施。通过多重信息化通信手段，做到风险自动及时准确上报。利用电子邮件、微信、企业号等信息化工具，做到信息多重发布，有效利用生活中的通信工具，方便临床及时获得风险预警信息。通过预先设置的上报流程，满足各阈值要求的风险信息传达到临床，从而做到自动、及时、准确发送耐药菌信息。

耐药菌信息化标识中需注意的问题。在信息化运转过程中，需定期检查更新耐药菌的规则与抽取查验数据的准确性，避免基础数据变更、数据库迁移、数据库接口损坏、意外断网等因素对耐药菌标识准确性和效率的影响。及时关注发现微生物的变迁进程，对新发耐药菌及时进行标识和干预，是今后耐药菌防控工作的新重点。

（6）医院感染漏报问题。完全依赖软件监测感染病例，漏报率应该如何计算？某家医院探索医院感染病例前瞻性监测与漏报控制方法，分析其实施效果，为有针对性地制定医院感染病例漏报监控策略提供依据。方法：2016年1月-2017年6月运用品管圈（QCC）方法，前瞻性监测住院患者中的医院感染病例，对医院感染漏报进行控制。结果：建成"信息化系统智能筛查＋移动通讯短信提醒＋院感督导"三位一体的前瞻式医院感染病例堵漏监控模式，第一轮PDCA循环后医院感染漏报率由QCC活动前的79.16%降至59.75%，差异有统计学意义（$x^2 = 208.821$，$P = 0.000$）；与第一轮PDCA循环后的医院感染漏报率相比，第二轮PDCA循环后医院感染漏报率降至26.18%，差异有统计学意义（$x^2 = 20.075$，$P = 0.002$）。结论：在医院感染病例漏报发生前，采取积极前瞻性的防控，可有效避免医院感染病例漏报。

网络平台建设刚刚开始，受限因素很多，有很多困难需要克服。目前从国家和省级层面都在做积极的努力，需要各医疗机构的配合。

第六节　医院感染信息化建设的展望

我国医院感染信息化，自 1986 年成立全国医院感染监控网，至今已走过了 30 多年的历程，从最初的采用计算机处理烦琐的医院感染管理信息到如今全国各医疗系统信息化的逐渐铺开，医院感染信息化得到了迅猛发展。

医疗信息化的根本目的在于提高医疗质量效率和安全，实现医生对患者数据及时有效的查阅管理，辅助医生决策等，而不在于信息化本身。我国目前的医疗信息化系统在开发上仍存在较多问题。各系统之间的对接较为混乱，可能单独每一项 LIS、HIS 等系统都很完善，但无法进一步整合各端系统和资源来真正对临床行为进行优化。表面上已经达到了一个较高的水平，但从实际操作中看，更像是对现有系统进行相关技术重组和拼搭后而达到相关的技术指标，本质上并没有实现对临床的有效优化和质量提升。医院感染信息化的根本是要解决人工的大量可重复性工作和数据的汇总分析、预警等功能。医院感染信息化系统是通过与电子病历、LIS、HIS 等系统进行有效的整体衔接后，获取相关数据信息，对医院感染管理起到一定的实际作用。

医疗界目前正面临着一个前所未有的变革时期。能否适应和对正在发生的变革做出主动和快速的反应，对每个医院将来的生存和发展都至关重要。信息管理自动化、管理手段法制化、管理人员职业化成为医院管理发展趋势。医院感染信息化将是医院信息化进程中不可或缺的一项重要监测。

一、消毒供应中心质量控制监测

医院感染信息系统具备与消毒供应中心消毒灭菌器械追溯管理系统对接功能，实现对消毒供应中心的质量控制的监测。医院感染管理信息系统与消毒供应中心追溯系统无缝对接，可以获取到器械从接收到清洗方式、清洗质量的检查、打包、灭菌效果最终到发放再使用、哪个患者使用、使用到哪个部位等等一目了然，有效避免了现场检查的假象结果。化学监测、生物监测等数据实时上传，随时掌握检测情况，取代了原来人工查阅资料耗费的时间，同时也避免了人工检查会有遗漏的弊端，质量控制的时间大大缩短，流程得到优化。精准感控直击关键人、关键点，质量控制过程电子留存备份取消纸张打印，节约资源。资料上传云端可长时间保存，为科研和质量的持续改进提供数据信息。

二、医疗废物信息化管理

医疗废物品处理，是指有关人员，对医院内部产生的对人或动物及环境具有物理、化学或生物感染性伤害的医用废弃物品和垃圾的处理流程。它包括对某些感染性强的医疗废弃物品的妥善消毒乃至彻底清除的过程。目前对医疗废物采取最多的处置方法是统一桶装密封后，运达指定地点进行高温焚烧，缺乏对医疗废物在医院内的状态运送过程等处理过程的掌握和管理。当前，随着移动网络、物联网云技术的发展，为医疗废物处理提供了技术基础和保障。

（一）实现全流程追溯

系统通过医疗废物管理监督人员信息绑定确认等方式，实现对医疗废物转运的收集、运输、暂存等的全流程监管。通过系统生成的医废二维码查询以获得医废转运流程的所有信息。包括医院转运人员、交接人时间、未知重量、入库时间、出库时间，方便相关部门追溯。

（二）实时监测预警

系统通过网络实时获得院内医疗废物转运的数据，实时掌握医疗废物转运情况，当医疗废物转运中数据存在差异时，系统会自动报警，提醒相关部门及时跟踪解决。

（三）数字化信息管理

避免交接记录等纸质记录烦琐和保存不完整的弊端。全程电子化管理，信息实时上传，提高了工作效率。重量信息自动上传到系统中减少人为干预。医疗废物重量数据自动比对减少误差。

（四）准确统计医废转运情况

采取非接触式交接数据精准。实时掌握各环节医疗废物处置情况。无死角实时管理，杜绝了医疗废物流失、再利用的隐患，保证数据准确、完整，提高管理质量。实现数据的互联互通，可追溯医废转运处置全过程，及时了解、掌握数据发展趋势。在医疗废物交接转运、入库、出库的过程中，数据实时上传，实现全程可追溯。无缝对接省、市及国家医废信息平台，达到互联互通，为国家卫生健康改革与发展战略目标提供数据。

三、血液透析医院感染信息化管理

从业人员常规体检：入职前的从业体检数据录入，每年一次的定期体检数据录入，实习人员、进修人员等信息录入，通过信息化管理设定从业人员门槛。对机器的清洁消毒记录，患者定期进行的传染病病原学检查，设置到期前的预警提醒和阳性数据提醒。通过大数据掌握某位医生经常需要提醒才能完成检测，分析是知识的不掌握还是责任心的问题，对下一步有针对性地培训和考核提供准确依据。同样可以把血透机器的表面、反渗水、内毒素等监测设定到期提醒预警，提醒相关人员按时完成监测，避免人工环节导致的遗漏。

四、手术室医院感染信息化管理

布局流程：根据医院感染预防与控制原则，根据功能分区将布局流程相关要求信息录入信息系统。未来将预设置的房间名称、房间面积等信息录入系统后，系统会根据相关规范要求，自动生成初步的布局流程图。尤其对一二级医疗卫生系统专职技术人员欠缺的机构，更为重要。通过信息化完成基础布局流程的设计，感控管理机器人会自动监测手术区域的环境，噪声、静压差、温湿度等并实时提醒，保证手术环境的安全。

通过信息系统录入手术人员信息，严格限制非手术人员的进入。根据手术级别，限定参观人数和参观者活动范围，录入实习、进修等外来人员的信息备案。

五、手术部位感染监测

通过信息化系统可以及时掌握患者的备皮方式，术前预防性用药时间，手术名称，手术时间，手术切口类别，手术切口愈合，麻醉方式、术式，参加手术的人员，使用的器械或植入物的使用，术中患者体温，术中失血量、输血量，等等，通过大数据的统计分析，来及时掌握任意时段的手术患者部位感染率、手术患者术后肺部感染发病率、择期手术患者医院感染发生率、按 ICD-9 编码的手术部位感染发病率、清洁手术甲级愈合率、清洁手术手术部位感染率、清洁手术抗菌药物预防使用百分率、清洁手术抗菌药物预防使用人均用药天数、手术术前 0.5～2h 给药百分率、手术时间大于 3h 的手术术中抗菌药物追加执行率等，同时及时统计各类危险指数手术部位感染发病率。按照手术医师（代码）统计医生感染发病专率，按手术医师（代码）统计医师按不同危险指数感染发病专率、平均危险指数、医师调整感染发病专率等，并具备排序及数据导出功能。对个别医生进行手术限制和管理，360度监督手术部位感染的相关风险因素，有效降低手术部位感染。

六、重症监护室（ICU）医院感染信息化管理

通过采集的入住病区代码、入病区日期时间、出病区日期时间自动计算进入/转出ICU的日期时间，自动生成ICU患者日志；并能自动统计任意时段各ICU病区的医院感染（例次）发病率、千日医院感染（例次）发病率。自动统计任意时段各ICU病区的尿道插管千日使用率、中央血管导管千日使用率、呼吸机千日使用率。自动统计任意时段各ICU病区的尿道插管相关泌尿道感染发病率、中央血管导管相关血流感染发病率、呼吸机相关肺炎发病率。根据病原菌的不同、传播途径的特殊性，采取针对性的隔离措施。多重耐菌从检出到医生开具隔离医嘱直至隔离措施的落实，院感信息系统能够第一时间监测并重点关注，督导措施落实的结果，有效预防多重耐药菌的院内传播。

七、新生儿病房医院感染监测

除应采集规定的数据外，还应采集新生儿出生体重、Apgar评分等信息。通过采集的新生儿入住病区代码、入病区日期时间、出病区日期时间自动计算进入/转出新生儿病房日期时间，自动生成新生儿病房日志等。能自动统计任意时段各新生儿病区的新生儿患者医院感染发生率、不同出生体重分组新生儿千日感染发病率。能自动统计任意时段各新生儿病区的不同出生体重分组新生儿脐或中央血管导管使用率、不同出生体重分组新生儿呼吸机使用率。能自动统计任意时段各新生儿病区的不同出生体重分组新生儿脐或中央血管导管相关血流感染发病率、不同出生体重分组新生儿呼吸机相关肺炎发病率。院感信息系统通过有效预警，及时进行新生儿感染风险评估。关注重点人、重点环节、重点部位，将风险遏制在萌芽状态。

八、器械相关感染监测

除采集规定的数据，还应采集器械相关治疗开始日期时间、器械相关治疗结束日期时间。能自动统计任意时段全院及各病区的尿道插管千日使用率、中央血管导管千日使用率、呼吸机千日使用率、尿道插管相关泌尿道感染发病率、中央血管导管相关血流感染发病率、呼吸机相关肺炎发病率，应具备各指标全院及各病区按年变化趋势的展示功能。

九、临床抗菌药物使用监测

除应采集规定的数据外,还至少应采集住院患者使用抗菌药物的通用名称、使用开始日期时间、使用结束日期时间、等级、用药目的、给药方式、处方医师姓名、职称、手术患者进入手术室后使用抗菌药物通用名称、手术患者进入手术室后抗菌药物给药日期时间等。能自动统计任意时段全院及各病区的出院患者抗菌药物使用率、住院患者抗菌药物使用率、预防使用抗菌药物构成比、治疗使用抗菌药物构成比、出院患者人均使用抗菌药物品种数、住院患者人均使用抗菌药物天数、出院患者使用抗菌药物病原学送检率、出院患者治疗性使用抗菌药物病原学送检率、住院患者抗菌药物治疗前病原学送检率、住院患者限制类抗菌药物治疗性使用前病原学送检率、住院患者特殊类抗菌药物治疗性使用前病原学送检率、清洁手术抗菌药物预防使用百分率、清洁手术抗菌药物预防使用人均用药天数等,应具备展示以上各指标全院及各病区按年变化趋势的功能。

能自动统计任意时段各手术医师的手术术前 0.5h～2h 给药百分率、手术时间大于 3h 的手术中抗菌药物追加执行率。能自动按季度统计全院及各病区对各致病菌耐药超过标准值的抗菌药物种类。通过数据直观地掌握全院每名医生、每个病区、每个病种等的抗菌药使用情况,可多部门联合控制医院抗菌药使用的管理,最终降低抗菌药物的使用率。

十、细菌耐药及院感病例监测

能自动统计任意时段全院及各病区的多重耐药菌检出率、多重耐药医院感染致病菌分离绝对数、多重耐药医院感染致病菌对抗菌药物耐药率、多重耐药菌感染(例次)发生率、多重耐药菌感染例次千日发生率、多重耐药菌定植例次千日发生率、不同医院感染病原体构成比、医院感染致病菌对抗菌药物的耐药率,具备展示以上各指标全院及各病区按年变化趋势的功能。能自动统计任意时段全院及各病区的血标本培养、各病原体分离绝对数及构成比、医院感染致病菌的绝对数及构成比,具备展示以上各指标全院及各病区按年变化趋势的功能。能自动统计任意时段全院及各病区的医院感染致病菌抗菌药物敏感性试验中不同药物药敏试验的总株数、敏感数、中介数、耐药数、敏感率、中介率、耐药率。通过将院感病例诊断标准中的关键词录入,系统会从全院住院病例中筛选出一些医院感染病例,再由医生和院感专职人员审核,最终确定是否属于院感病例,大大降低了院感病例漏报和院感专职人员核查效率低的弊端。

十一、医务人员血源性病原体职业暴露监测

暴露者基本情况、本次暴露工具、暴露方式、发生经过描述、暴露后紧急处理、血源患者评估、暴露者免疫水平评估、暴露后的预防性措施、暴露后追踪检测、是否感染血源性病原体的结论等。通过信息化大数据汇总分析，掌握医务人员职业暴露人员的类别、暴露时间、暴露方式等，分析职业暴露的原因，加强培训、指导和监督，有效降低医务人员职业暴露的发生。

十二、消毒灭菌效果监测功能

空气消毒效果监测、物体表面消毒效果监测、手消毒效果监测、洁净医疗用房主要性能监测、医疗器械消毒灭菌效果监测、消毒剂监测、紫外线灯辐照强度监测、内镜用水质量监测、透析用水质量监测、食品卫生监测等。

监测数据的手工录入或从实验室信息系统（LIS）导入功能导入信息，自动判断监测结果是否合格，并将不合格结果第一时间提醒院感专职人员，以及时发现和解决问题，规避风险，避免不良事件的发生。

十三、各类人员分层级培训

通过院感信息化题库随机抽题考核，当即知晓考核结果，避免浪费纸张、人力、物力和时间，大大降低了人工判定的误差。迅速进行汇总分析，及时掌握医护人员知识的薄弱点和盲区，为下一次培训提供指导方向。

通过信息平台，根据实际工作情况随时发送培训课件，大家自主选择时间进行学习。培训后的考核只要手握一部手机，一切就可以轻松搞定。被考核者根据自己的时间，自行选择登录参加考核，随时随地答题且当即知晓结果，起到了事半功倍的效果。院感专职人员只要在线，会第一时间获取到参加培训与考核人员的数据信息，灵活性、机动性、时效性都会大大提升。

随着医疗技术的迅猛发展，抗生素乱用现象普遍，医院感染监测的内涵也发生了较大变化，已从全面综合性监测的基础上开展了目标性监测；从回顾性调查转为前瞻性观察；从被动监测改为主动检测。人群从住院患者扩大到院内的所有人群，监测内容从过去的单纯发病率到监测与发病有关的因素。不仅重视监测数据，更关注监测资料的质量。

医院感染监测大数据未来可以对接市、省、国家等医院感染信息系统，实现区域数据共享、资源共享、互联互通，相互取长补短。

第七章　患者安全文化与医院感染管理

第一节　医院感染管理与道德

一、医院感染管理的意义

对于医院感染的管理直接关系到医务人员、患者以及广大人民群众的利益和健康，每位患者来医院就诊的主要目的都是希望尽快地确诊，及时地进行治疗，早日痊愈，同时这些也是医务工作者义不容辞的责任。但是，医院是一个诊治疾病和促进健康场所的同时也是一个传染源、传播途径和易感人群比较集中的场所，如果对于医院感染的管理不到位，患者以及相关医务工作者就容易遭受到感染。一旦发生医院感染会给患者带来很多问题，比如经济负担的加重、住院时间的延长、精神和躯体受到更加痛苦的折磨，甚至是会终身残疾以及丧失生命。这些问题都严重地损害了就诊患者和家属的利益，恶化了医患之间的关系，导致了医疗纠纷的发生。医院感染的致病微生物还会通过探视病人的家属、陪护人员或者通过还没处理的医疗污物、垃圾、粪便等传播到社会，一旦污染了水源，则会引起医院感染的流行和暴发。因此，不加强医院感染的管理不仅会危害到患者和医务人员，还会危害到社会人群的健康。无论是医院的医务人员、管理人员还是后勤人员都应重视医院感染管理问题，因为这体现了责任和道德，同时也是利国、利民、利己的表现。

二、医院感染管理的原则

（一）社会效益与经济效益统一、社会效益第一的原则

患者的医院感染会使其经济负担加重，影响医院的经济收益，如果情况严重导致

患者残废或者死亡还会影响社会效益。医疗卫生事业是一项具有一定福利性的公益事业，应该把社会效益放在第一位。

（二）防治结合、以预防为主的原则

医院感染是被动的，因此在医院感染的管理方面，只有坚持防治结合、以预防为主的原则，才能从根本上降低医院感染的发生率。

（三）医患利益兼顾、患者利益放在首位的原则

医院感染不仅危害着患者的利益，也危害着医护人员的利益，有时还会发生矛盾，此时应该把患者健康和生命放在第一位。

三、对医务人员医德的要求

（一）采取高度认真负责的态度，保护好易感人群

医护人员应该注意对易感人群的保护，帮助他们提高自身抵抗力，以免受医院感染的威胁，这就是医务人员义不容辞的道德责任。

（二）一丝不苟，认真执行相关规章制度

医务人员务必认真地执行各项预防医院感染的规章制度，使医院的环境医疗用品和医院的环境都符合卫生学的要求，不能图省事、怕麻烦，如果因为操作不当或违反消毒隔离制度而造成医院感染的扩散、暴发流行，则应该承担相应的道德甚至法律责任。

（三）忠于职守，严格地管理好传染源

医务人员要将献身精神和科学的态度二者结合起来，发现了传染源应该尽早隔离并严格管理，同时还要严格管理和热情服务相结合。

第二节　医院感染管理与法律

在医院感染中涉及的法律问题主要涉及两个方面，一方面是依法管理医院感染；另一方面是依法处理医院感染。所谓的依法管理医院感染是指依照法律规定做好日常医院的感染管理工作，依法处理医院感染是指一旦发生医院感染事件后，按照法律的规定进行处理和界定，以维护患者、家属以及医务人员和医院的利益。

一、依法管理医院感染

与医院感染相关的法律法规有《中华人民共和国传染病防治法》《中华人民共和国职业病防治法》《突发公共卫生事件应急条例》《医疗废物管理条例》《病原微生物实验室生物安全管理条例》《艾滋病防治条例》《医疗器械管理条例》，以上法律法规均有具体条款，详见相关资料。

二、依法处理医院感染事件

医院感染是一个非常复杂的问题，发生在医院感染的事件有可能涉及法律责任，但也不是所有发生的医院感染都形成法律责任。

（一）医院感染法律责任的构成要件

医院感染法律责任构成要件与医疗事故的构成要件是相同的，即"医疗机构及其医务人员在医疗活动中，违反医疗卫生管理法律、行政法规、部门规章和诊疗护理规范、常规，过失造成的患者人身损害的事故"。具体如下：

（1）医疗事故行为人必须是经过考核和卫生行政机关批准或承认，获得相应资格的各级卫生技术人员。

（2）必须是发生在诊疗工作中，包括为诊疗护理服务的管理和后勤工作。

（3）构成医疗事故的过失行为，必须具有危害性和违法性双重特点。

（4）医疗事故的行为人必须在诊疗护理工作过程中存在过失。

（5）对于患者造成的危害后果必须符合《医疗事故处理条例》总则第四条的规

定，即"根据患者的损伤程度，医疗事故分为四个等级：造成患者死亡的为一级医疗事故；造成患者中度残疾、器官组织损伤导致严重的功能障碍的为二级医疗事故；造成患者轻度残疾、器官组织损伤导致一般功能障碍的为三级医疗事故；造成患者明显人身损害的其他后果的为四级医疗事故"。不达到以上损害程度的，不能认定为医疗事故。

（二）根据发生的情况不同所承担的相应法律责任也不同

当确定为医院感染事故后，所涉及的医务人员和医疗机构需要承担的法律责任主要有三类，即民事责任、刑事责任和行政责任。

（1）民事责任：医疗机构发生医疗事故应该承担民事责任，而不是医务人员个人，但医疗机构可以根据相关规章制度，由导致医疗事故发生的责任人承担全部赔偿或补偿一定的比例。

（2）刑事责任：也称为"医疗事故罪"，即指医务人员由于不负责任导致就诊患者死亡或者严重身体健康损害，处三年以下有期徒刑或拘役。

（3）行政责任：《医疗事故处理办法》规定"对于造成医疗事故的直接负责人员，医疗机构应该根据事故等级、本人态度、情节轻重和一贯表现，分别给予行政处分。对造成医疗技术事故直接的责任人员，医疗机构应责令其做出书面检查，吸取教训，一般可免于行政处分，对于情节比较严重的也按照以上规定，酌情给予行政处分"。除了行政处分外，医疗机构的内部也应该对事故责任人给予一定的经济惩罚。

（三）是否有医院感染过错以法律责任的角度进行界定

医院感染事件发生后，关键是界定该事件发生过程中医院是否存在过错，从法律的角度出发对患者发生感染的原因和途径进行鉴别，同时要明确医务人员和医疗机构违法行为的界定范围。

（1）患者发生感染是在医疗机构就诊的时间范围内。必须排除在其他时间受到感染的可能性。

（2）患者的感染发生在医疗机构内。必须排除患者在其他地点受到感染的可能性。

（3）还需要排除感染的患者是否原来已经是某种病原体隐性携带者。

（四）医院感染举证纠纷责任

　　根据《中华人民共和国民事诉讼法》的规定，感染者对自己提出的主张有举证的责任，当事人提供最有利的证据就是在法定机构做出的医疗事故鉴定结论。医疗机构也可以依法举出不应当承担法律责任、不具有过错的证据，如病例记录、医学证明、医院感染部门的工作记录和检验报告等都属于证据。

第二篇　医院感染管理实践

第八章　医院感染暴发事件的调查处置

学习目的：

（1）掌握医院感染暴发有关定义；

（2）熟悉医院感染暴发引发的危害；

（3）掌握医院感染暴发的应对、控制措施及报告要求。

第一节　医院感染暴发定义及危害

一、医院感染暴发有关定义

（1）医院感染暴发（healthcare associated infection outbreak）指在医疗机构或其科室的患者中，短时间内发生3例以上同种同源感染病例的现象。

（2）疑似医院感染暴发（suspected outbreak of healthcare associated infection）指在医疗机构或其科室的患者中，短时间内出现3例以上临床症候群相似、怀疑有共同感染源的感染病例的现象；或者3例以上怀疑有共同感染源或感染途径的感染病例现象。

（3）医院感染聚集（cluster of healthcare associated infection）指在医疗机构或其科室的患者中，短时间内发生医院感染病例增多，并超过历年散发发病率水平的现象。

（4）医院感染假暴发（pseudo-outbreak of healthcare associated infection）指疑似医院感染暴发，但通过调查排除暴发，而是由于标本污染、实验室错误、监测方法改变等因素导致的同类感染或非感染病例短时间内增多的现象。

二、南方大学顺德医院新生儿死亡事件

2019 年 4 月 1 日起，顺德医院新生儿科陆续出现多例患儿不明原因发热，至 4 月 14 日停止接收患儿。在此期间，医院共收治患儿 120 例，其中 27 例出现不同程度发热症状。

2019 年 4 月 9 日起，医院开始分批向外院转送患儿，先后安排 37 例患儿转至其他医院治疗，但未如实告知接收医院转诊原因。

4 月 3～20 日期间，有 5 例新生儿相继死亡。

导致这一事故的原因：

（1）该院对医院感染管理工作重视不够，对《医院感染管理办法》及有关管理规定执行不力，存在医疗安全隐患；

（2）医院感染管理委员会流于形式，未提出具有针对性的问题和解决问题的方案，未真正发挥决策作用。

三、东台市人民医院透析室院感事件

2019 年 4 月 12 日，江苏省东台市人民医院血液净化中心 1 名血液透析治疗患者因出现消化道症状，分别于 4 月 15 日、19 日送检丙肝抗体和丙肝病毒核酸检测，检测结果均为阳性。

该院遂对血液透析患者进行乙肝、丙肝病原学检查，至 5 月 12 日，接受病原学检查 38 例患者中有 11 例丙肝抗体检测结果阳性。

5 月 13 日，东台市人民医院向东台市卫生健康委报告该院疑似发生院内感染。经筛查，在该院接受血液透析治疗的全部 161 例患者中，共确诊新增诊断丙型肝炎病毒感染患者 69 例。

导致这一事故的原因：

（1）该院的血液净化中心布局流程不合理，普通透析区、乙肝患者透析区、丙肝患者透析区和其他需隔离患者的透析区域之间未建立规范的物理隔离，各隔离透析区共用通道和护士工作站，隔离透析区物品未专区专用；

（2）透析治疗区域内洗手池设置数量少、距离远，有的隔离透析区内无洗手设施。

四、沈阳市某医院新生儿感染暴发事件

事件经过：1993 年 9 月 19 日～10 月 18 日共接生 244 名新生儿，其中 70 余名发生新生儿感染，20 名死亡，2 名产妇的婴儿通过母婴传播感染柯萨奇 B 组病毒，引起交叉感染。

（一）柯萨奇病毒感染防控

主要传染源是病人和病毒携带者，主要传播途径包括：

（1）粪口途径：通过接触，如医务人员或家属检查护理、喂奶、换尿布等把病毒带到新生儿身上；

（2）母婴传播：产妇在妊娠后期感染该病毒，通过胎盘直接感染新生儿，或者病毒污染羊水，在分娩过程中感染新生儿；

（3）空气传播：通过呼吸道间接传播。柯萨奇病毒感染以隐性感染为主，成人感染后病情大多较轻，预后相对较好。新生儿由于免疫功能较差，多数感染患儿病情较重，并且极易发生暴发流行。

该院院长在 1993 年 10 月 1 日前就了解到本院有 3 例新生儿感染死亡，死亡率远超过该院正常的新生儿死亡率 7%，但仍未采取加强消毒和继续观察之外的特殊处置，继续接收产妇。22d 后，沈阳市卫生局才做出封闭该院的决定。

（二）医院感染管理的问题分析

（1）对医院感染防控工作不重视；

（2）不重视感染预防与控制措施的落实；

（3）尤其是医院环境的清洁消毒与隔离措施，分娩室及婴儿室没有统一有效的消毒隔离及监测制度，不能进行有效消毒及消毒效果监测，隔离措施执行不到位；

（4）医院感染管理和医院感染暴发报告的意识不强。

五、西安市某医院新生儿感染事件

2008 年西安市某医院 9 名新生儿自 9 月 3 日起相继出现发热、心率加快、肝脾

肿大等临床症状，其中 8 名新生儿于 9 月 5 日至 15 日间发生弥散性血管内凝血，最终相继死亡，1 名新生儿经医院治疗好转出院。这是一起严重的医院感染暴发事件。

据调查结果显示，当时该院新生儿科在建筑布局、工作流程、消毒隔离等方面存在明显缺陷。新生儿科建筑布局和工作流程不合理，人流与物流相互交叉；对部分新生儿使用的物品和器具采用了错误的消毒方法；医务人员没有规范地进行手卫生；用于新生儿的肝素封管液无使用时间标识等。据对部分医务人员的手、病房物体表面、新生儿使用的奶瓶和奶嘴、新生儿暖箱注水口等进行监测，发现细菌超标严重，有金黄色葡萄球菌、肺炎克雷伯杆菌的明显污染。

问题分析：

医院管理工作松懈，医疗安全意识不强；忽视医院感染管理，未尽感染防控职责；缺失医院感染监测，瞒报医院感染事件；感染防控工作薄弱，诸多环节存在隐患。

六、天津市蓟县新生儿感染事件

2009 年 3 月 16 日、18 日、19 日，北京儿童医院陆续接收了天津市蓟县某医院转来的 6 名重症患儿。截至 3 月 22 日 14 时，5 名患儿死亡，另一名患儿病情稳定继续治疗。其中 3 例患儿诊断为新生儿败血症，血培养结果均为阴沟肠杆菌。

6 名患者均来自天津市同一所医院，因而高度怀疑为医院感染。

卫生部成立专家组调查，确定该事件是由于天津蓟县某医院新生儿室管理混乱并存在严重医疗缺陷造成的一起严重的新生儿医院感染事件。

调查发现的问题：

（1）该院新生儿科的部分病室收治儿童和成人脑瘫康复患者；

（2）部分病室空床租给陪床家属留宿，患儿家属自由出入新生儿病区，人员混杂；

（3）新生儿病房没有洗手设施；

（4）未设新生儿专用的洗澡和配奶区；

（5）暖箱采样检测结果显示，暖箱污染严重，清洁消毒不彻底；

（6）新生儿吸氧所用湿化瓶不更换。

该院规章制度不健全不落实，对临床诊疗、安全用药及医院感染防控的制度执行不力，存在较严重的医疗安全隐患。建筑布局不合理，基本条件不完善；医务人员数量不足，不能满足临床医疗工作。忽视医院感染防控工作，缺乏医院感染事件报告意识。消毒及诊疗措施不当，存在严重医疗缺陷。

七、深圳市某医院医院感染暴发事件

1998 年 4 月至 5 月，深圳市某医院发生了严重的医院感染暴发事件，给病人带来痛苦和损害，造成重大经济损失，引起社会各界和国内外的强烈反响。

4 月 3 日至 5 月 27 日，该院共计手术 292 例，至 8 月 20 日止，发生感染 166 例，切口感染率为 56.85%。

此次感染是以龟型分枝杆菌为主的混合感染，感染原因是浸泡刀片和剪刀的戊二醛因配制错误未达到灭菌效果。

尘埃落定后的反思：该医院领导对医院感染不重视，事件发生很长时间，仍没有通知医院感染科；临床没有医院感染报告意识；医院感染科缺少常规监测，既没有病例监测，也没有环境和消毒相关监测；药剂科配制消毒液没有按照专业要求执行，既不查核原液浓度，也没有严格按照要求稀释；手术室对于可高压灭菌的器械没有采用高压灭菌，浸泡灭菌的容器也未定期高压灭菌；细菌培养不能准确鉴定病原体，将龟型分枝杆菌认为棒状杆菌。此次事件的传播途径为医疗器械被龟型分枝杆菌污染所致。

事件控制后的经验教训：①加强监测：良好的监测能及时发现医院感染的暴发流行，发现工作流程中存在的问题。②及时报告：医院感染暴发流行的报告，既是《医院感染管理办法》的要求，也是控制医院感染暴发的技术要求。③明确诊断：在医院感染暴发事件的控制中，明确感染的诊断是至关重要的环节之一。④缜密调查：医院感染暴发的感染源和传播途径往往不是显而易见的，需要缜密的调查，去伪存真，发现暴发的真相。⑤落实措施：除了及时采取医院感染暴发控制措施之外，更重要的是落实日常工作中的医院感染控制措施。

第二节　医院感染暴发管理要求及上报程序

一、报告管理

（1）医疗机构应建立医院感染暴发报告责任制，明确法定代表人或主要负责人为第一责任人，制定并落实医院感染监测、医院感染暴发报告、调查和处置过程中的规章制度、工作程序和处置工作预案，明确医院感染管理委员会、医院感染管理部门及各相关部门在医院感染暴发报告及处置工作中的职责。

（2）医疗机构应根据 WS/T312 的要求，建立医院感染监测工作制度和落实措施，及时发现医院感染散发病例、医院感染聚集性病例和医院感染暴发。

（3）医疗机构应建立医院感染管理部门牵头、多部门协作的医院感染暴发管理工作机制，成立医院感染应急处置专家组，指导医院感染暴发调查及处置工作。医疗机构应确保实施医院感染暴发调查处置的人员、设施和经费。

（4）医疗机构发现疑似医院感染暴发时，应遵循"边救治、边调查、边控制、妥善处置"的基本原则，分析感染源、感染途径，及时采取有效的控制措施，积极实施医疗救治，控制传染源，切断传播途径，并及时开展或协助相关部门开展现场流行病学调查、环境卫生学检测以及有关标本采集、病原学检测等工作。按照《医院感染管理办法》《医院感染暴发报告及处置管理规范》的要求，按时限上报。报告包括初次报告和订正报告，订正报告应在暴发终止后一周内完成。如果医院感染暴发为突发公共卫生事件，应按照《突发公共卫生事件应急条例》处理。

（5）医疗机构在医院感染暴发调查与控制过程中，医院感染管理专职人员、临床医务人员、微生物实验室人员及医院管理人员等应及时进行信息的交流、更新、分析与反馈，必要时应向社会公布暴发调查的进展、感染人员的现况以及最终的调查结果等内容。

二、报告程序

出现以下情形时，医疗机构应当于 12h 内向所在地县级行政主管部门报告，并同时向所在地疾病预防控制机构报告。

（1）5例以上疑似医院感染暴发；

（2）3例以上医院感染暴发。

县级行政主管部门接到报告后，应当于24h内逐级上报至省级行政主管部门。

省级行政主管部门接到报告后应组织专家开展调查，确认存在以下情形的，应当于24h内上报至国家行政主管部门。

（1）5例以上医院感染暴发；

（2）由于医院感染暴发直接导致患者死亡；

（3）由于医院感染暴发导致出现3人以上人身损害后果。

中医医疗机构（含中西医结合医院、民族医院）发生医院感染暴发的，省级行政主管部门应当会同省级中医药管理部门共同组织专家开展调查，确认存在以上情形的，省级中医药管理部门应当向国家中医药管理部门报告。

医疗机构发生以下情形时，应当按照《国家突发公共卫生事件相关信息报告管理工作规范（试行）》（卫办应急发〔2005〕288号）的要求，在2h内向所在地县级行政主管部门报告，并同时向所在地疾病预防控制机构报告。所在地的县级行政主管部门确认后，应当在2h内逐级上报至省级行政主管部门。省级行政主管部门经调查，确认存在以下情形的，应当在2h内上报至国家行政主管部门。

（1）10例以上的医院感染暴发；

（2）特殊病原体或者新发病原体的医院感染；

（3）可能造成重大公共影响或者严重后果的医院感染。

中医医疗机构（含中西医结合医院、民族医院）发生上述情形时，省级中医药管理部门应当向国家中医药管理部门报告。

省级行政主管部门和省级中医药管理部门上报国家行政主管部门和国家中医药管理部门的医院感染暴发信息，内容应包括医院感染暴发发生的时间和地点、感染初步诊断累计感染人数、感染者目前健康状况、感染者主要临床症候群、疑似或者确认病原体、感染源、感染途径及事件原因分析、相关危险因素主要检测结果、采取的控制措施、事件结果及下步整改安排等。

第三节 流行病学调查

初步了解现场基本信息，包括发病地点、发病人数、发病人群特征、起始及持续时间、可疑感染源、可疑感染病原体、可疑传播方式或途径、事件严重程度等，做好调查人员及物资准备。

分析医院感染聚集性病例的发病特点，计算怀疑医院感染暴发阶段的感染发病率，与同期及前期比较，确认医院感染暴发的存在。具体如下：

（1）与疑似医院感染暴发前相比发病率升高明显并且具有统计学意义，或医院感染聚集性病例存在流行病学关联，则可确认医院感染暴发，应开展进一步调查。疾病的流行程度未达到医院感染暴发水平，但疾病危害大、可能造成严重影响、具有潜在传播危险时，仍应开展进一步调查。

（2）应排除因实验室检测方法或医院感染监测系统监测方法等的改变而造成的医院感染假暴发。

（3）应根据事件的危害程度采取相应的经验性预防控制措施，如消毒、隔离、手卫生等。

结合病例的临床症状、体征及实验室检查，核实病例诊断，开展预调查，明确致病因子类型（细菌、病毒或其他因素）。

确定调查范围和病例定义，开展病例搜索，进行个案调查。具体方法如下：

（1）确定调查范围和病例定义，内容包括：时间、地点、人群分布特征，流行病学史，临床表现和（或）实验室检查结果等。病例定义可进行修正；病例搜索时，可侧重灵敏性；确定病因时，可侧重特异性。

（2）通过查阅病历资料、实验室检查结果等各种信息化监测资料以及临床访谈、报告等进行病例搜索。

（3）开展病例个案调查，获得病例的发病经过、诊治过程等详细信息。个案调查内容一般包括基本信息、临床资料、流行病学资料，个案调查可参照 WS/T524-2016 医院感染暴发控制指南。

对病例发生的时间、地点及人群特征进行分析。

综合分析临床、实验室及流行病学特征，结合类似医院感染发病的相关知识与经验，可采取分析流行病学（如病例对照研究、队列研究、现场实验研究）和分子流行病学研究方法，查找感染源及感染途径。常见部位医院感染暴发的常见病原菌可参照WS/T524-2016 医院感染暴发控制指南。常见医院感染暴发的主要传播途径可参照WS/T524-2016 医院感染暴发控制指南。

第四节　医院感染暴发的应对与控制

一旦确定医院感染暴发，必须采取迅速有效的控制措施，避免感染的进一步扩散。

一、根据医院感染暴发调查结果，实施有针对性的感染控制和预防措施

（一）控制感染源

（1）对感染病例早发现、早诊断、早隔离、早治疗，做好消毒隔离工作。

（2）如感染具有传染性，应对与感染患者密切接触的其他患者、医务人员、陪护探视员和参观访问人员等进行医学观察，观察时间至超过该病最长潜伏期或无新发感染病出现为止。

（3）停止接触、使用污染或可疑被污染的物品、药械等，需要重复使用的物品、器械等须经严格消毒与灭菌处理并检测合格后方能使用。

（二）切断传播途径

根据已发生医院感染暴发的特点——尤其是感染传播方式，切断传播途径。防控措施的采用应遵循《医院隔离技术规范》（WS/T311-2009）的要求。

（1）对通过接触传播方式传播的疾病，如肠道感染疾病，在做好患者隔离及医护人员综合防护的基础上，着重加强手卫生、环境清洁消毒及感染病例粪便管理。

（2）对通过空气传播方式传播的疾病，如肺结核、水痘，感染病例安置应首选负压病房。如条件不允许，应单间隔离并着重保持室内空气流通，加强空气消毒。医护人员进入隔离房间应注意个人防护。

（3）对通过飞沫传播方式传播的疾病，如传染性非典型肺炎、人感染 H7N9 禽流感、流行性感冒等，应采取单间隔离或同类患者集中隔离的措施，保持室内空气流通。医护人员应注意个人防护。

（4）对经血液体液传播的疾病，如艾滋病、丙型病毒性肝炎等，做好标准预防，使用后的器械应采取规范的清洗消毒或灭菌措施。

（5）其他经生物媒介传播的疾病，应大力开展病媒生物控制工作。

（三）保护易感人群

对免疫功能低下，或同时伴有多种基础疾病的高危患者采取保护性隔离措施，并可实施特异性预防保护措施，如预防免疫接种、预防性用药等。

二、控制措施效果评价

根据《医院感染暴发控制指南》（WS/T524-2016）的要求，进行控制措施效果评价。

（1）一周内不继续发生同类感染病例，或发病率恢复到医院感染暴发前的平均水平，说明已采取的控制措施有效。

（2）若医院感染新发感染病例持续发生，应分析控制措施无效的原因，评估可能导致感染暴发的其他危险因素，并调整控制措施，如暂时关闭发生暴发的部门或区域，停止接收新入院患者；对现住院患者应采取针对防控措施。情况特别严重的，应自行采取或报其主管卫生计生行政部门后采取停止接诊的措施。

三、总结与报告

根据《医院感染暴发报告与处置管理规范》进行总结与报告，各医疗机构可根据实际情况增加或减少调查报告的内容。

学习要点：

（1）简述医院感染暴发、疑似医院感染暴发、医院感染聚集的定义；

（2）详述医院感染暴发管理和报告要求；

（3）论述医院感染暴发的应对控制与效果评价。

参考文献

[1]张玉，侯铁英.医院感染暴发的特征及研究进展.中华医院感染学杂志，2014（21）：5455-54.

[2]付强，吴安华.医院感染防控质量管理与控制实务.2019：ISBN978-7-117-27666-5.

[3]WS/T524-2016 医院感染暴发控制指南.

[4]2009 年《医院感染暴发报告及处置管理规范》的通知.

第九章　重症监护病区的医院感染
管理工作

一、外来人员管理

（1）限制查房人数；

（2）减少参观人员进入；

（3）控制进入人数及时间；

（4）加强外来维护人员的管理。

二、探视人员管理

（1）尽量减少不必要的访客探视；

（2）建议穿访客专用的清洁隔离衣，探视服专床专用，每日清洗；

（3）必要时穿鞋套或更换 ICU 内专用鞋；

（4）有条件者尽量启用视频探视；

（5）进入病室探视病人前，和结束探视离开病室时，应洗手或用酒精擦手液消毒双手；

（6）探视期间，尽量避免触摸病人周围物体表面；

（7）访客有疑似或证实呼吸道感染症状时，或婴、幼儿童，应避免进入 ICU 探视；

（8）在 ICU 入口处，建议以宣传画廊、小册子读物等多种形式，向访客介绍医院感染及其预防的基本知识。

三、病人管理

（1）将感染与非感染病人分开安置；

（2）将空气传播的感染患者隔离于负压病房；

（3）将多重耐药菌感染或携带者隔离于单独房间，并有醒目的标识；

（4）医务人员不可同时照顾正、负压隔离室内的病人；

（5）如无禁忌证，应将床头抬高 30°～45°；

（6）重视病人的口腔护理。对存在医院内肺炎高危因素的病人，建议洗必泰漱口或口腔冲洗，每 2～6h 一次。

四、医疗操作流程管理

（1）留置深静脉导管：置管时遵守最大限度的无菌操作要求，包括戴口罩、帽子、铺设大无菌单、无菌手术衣，戴无菌手套前洗手或酒精擦手；

（2）留置导尿：尽量避免不必要的留置导尿。插管时应严格无菌操作，动作轻柔，减少黏膜损伤；

（3）气管插管/机械通气：严格掌握气管插管或切开适应证。使用呼吸机辅助呼吸的病人应优先考虑无创通气。对气管插管者，吸痰时应严格执行无菌操作；

（4）放置引流管应严格执行无菌操作，保持整个引流系统的密闭性，减少因频繁更换而导致的污染机会；

（5）除非紧急状况或生命体征不稳定，气管切开、大伤口的清创术等，应尽量在手术室中进行。更换伤口敷料时遵守外科无菌技术。

五、物品管理

呼吸机及附属物品：外壳、按钮、面板每天擦拭消毒 1 次。耐高热的物品如金属接头、湿化罐等，首选压力蒸汽灭菌。不耐高热的物品如一些种类的呼吸机螺纹管、雾化器，首选洗净消毒装置进行洗净，80℃～93℃消毒，烘干自动完成，清洁干燥封闭保存备用。

其他医疗仪器：听诊器、血压计、叩诊锤、皮尺等医疗用品一床一套。诊疗、护理病人过程中所使用的非一次性物品，如监护仪、输液泵、微量注射泵、听诊器、血压计、氧气流量表、心电图机等，尤其是频繁接触的物体表面，如仪器的按钮、操作面板，应每天仔细消毒擦拭，建议用消毒湿巾消毒，每天擦拭消毒 1~2 次。对于感染或携带 MRSA 或泛耐药鲍曼不动杆菌的病人，医疗器械、设备应该专用，或一用一消毒。有血迹、体液或排泄物等污染，应随时消毒。护理站桌面、病人的床、床栏、床旁桌、床头柜、治疗车、药品柜、门把手等，每天擦拭消毒 1~2 次。勤换床单、被罩、枕套、床间隔帘，被服等保持清洁，如有血迹、体液或排泄物等污染，应及时更换。枕芯、被褥等使用时应防止体液浸湿污染。便盆及尿壶应专人专用，定期消毒。腹泻病人应一用一消毒，方法：1000mg/L 含氯消毒剂浸泡 30min。有条件的医院宜使用专用便盆清洗消毒处理机。

六、环境管理

空气：开窗通风、机械通风是保持 ICU 室内空气流通、降低空气微生物密度的最好方法。洁净 ICU，气体交换每小时至少 12 次。普通 ICU，建议开窗换气每日 2~3 次，每次 20~30min。室外尘埃密度较高的 ICU，自然通风对精密仪器防护存在隐患，动态空气消毒器可作为替代方法，但要正确估算仪器的数量和安放位置，并进行效果评价。不建议紫外线照射或消毒剂喷洒消毒空气。负压隔离病室气体交换每小时至少 6 次。

墙面、门窗：应保持无尘和清洁，更不允许出现霉斑。通常用清水擦洗即可，但有血迹或体液污染时，应立即用高水平消毒剂擦拭消毒。各室抹布应分开使用，使用后清洗消毒，晾干分类放置。地面：所有地面，包括病人房间、走道、污物间、洗手间、储藏室、器材室，每天可用清水或清洁剂湿式拖擦。对于多重耐药菌流行或有医院感染暴发的 ICU，必须采用消毒剂消毒地面，每日至少一次。

其他：禁止在室内摆放干花、鲜花或盆栽植物。不宜在室内及走廊铺设地毯，不宜在 ICU 入口处放置踏脚垫并喷洒消毒剂，不宜在门把手上缠绕布类并喷洒消毒剂。ICU 应具备良好的通风、采光条件，有条件者也可装配气流方向从上到下的空气净化系统，但应加强日常维护和管理。

七、废物与排泄物管理

处理废物与排泄物时医务人员应做好自我防护，防止体液接触暴露和锐器伤。医院应有完善的污水处理系统，病人的感染性液体可直接倾倒入下水道，在倾倒之前和之后应向下水道加倒含氯消毒剂。生活废物弃置于黑色垃圾袋内密闭运送到生活废物集中处置地点。医疗废物按照《医疗废物分类目录》要求分类收集、密闭运送至医疗机构医疗废物暂存地，由指定机构集中无害化处理。病人的尿液、粪便、分泌物和排泄物应倒入病人的厕所或专门的洗涤池内。室内盛装废物的容器应保持清洁。

第十章 消毒供应中心医院感染管理

第一节 典型案例

典型案例一：某医院为节省空间将消毒供应室设置在地下室。

违反条款：WS310.1-2016 建筑要求，CSSD 宜接近手术室、产房和临床科室，或与手术室有物品直接传递专用通道，不宜建在地下室或半地下室。

根因追踪：医院层次对感控投入不足，对消毒供应中心工作直接影响医疗质量、患者和医护人员安全的认知不足，减低医源性感染风险的意识淡薄。

改进范例：布局合理化，是医院消毒供应的保障，是减少医院感染的重要措施。宜接近手术室、产房和临床科室，或与手术室有直接物品传递通道，不宜建在地下室。周围环境应清洁，无污染源，区域相对独立；内部通风、采光良好。建筑面积应符合医院建设方面的有关规定，并兼顾未来发展规划的需要。

典型案例二：某医院消毒供应室工作人员被发现为传染病患者。

违反条款：《医院消毒供应室验收标准》规定传染病患者不得从事供应室工作。

根因追踪：医院主管部门及人事管理部门未履行对 CSSD 的相应管理职责，未合理调配工作人员。

改进范例：供应室工作人员必须自身健康，不能患有急慢性传染病，为此每年定期进行查体两次，任何急慢性传染病或病原携带者均应调离，特别是 HBsAg 阳性者更应调离。

典型案例三：某医院消毒供应室工作人员配备不足，新招工作人员无证无岗前培训即上岗。

　　违反条款：WS310.1-2016 条款中规定医院应根据 CSSD 的工作量及各岗位需求，科学、合理配置具有执业资格的护士、消毒员和其他工作人员。

　　根因追踪：医院层次对感控投入不足，医院主管部门及相关人事管理部门未履行对 CSSD 的相应管理职责，未合理调配工作人员。

　　改进范例：CSSD 的工作人员应当接受与其岗位职责相应的岗位培训，正确掌握以下知识与技能：

　　（1）各类诊疗器械、器具和物品的清洗、消毒、灭菌的知识与技能；

　　（2）相关清洗消毒、灭菌设备的操作规程；

　　（3）职业安全防护原则和方法；

　　（4）医院感染预防与控制的相关知识；

　　（5）相关的法律、法规、标准、规范。

　　（6）应建立 CSSD 工作人员的继续教育制度，根据专业进展，开展培训，更新知识。

　　典型案例四：某消毒供应中心因老建筑受限，辅助区域和工作区域存在交叉。

　　违反条款：WS310.1-2016 医院消毒供应室验收标准，CSSD 建筑布局应分为辅助区域和工作区域。

　　根因追踪：医院感染控制重点部门如消毒供应中心等的发展规划与医院整体的发展规划不匹配，导致医院感染相关法律、法规落实不到位甚至不落实，具体制度的执行就成了空中楼阁。

　　改进范例：CSSD 建筑布局应分为辅助区域和工作区域。辅助区域包括工作人员更衣室、值班室、办公室、休息室、卫生间等。工作区域包括去污区、检查包装及灭菌区（含独立的敷料制备或包装间）和无菌物品存放区。为免除消毒灭菌器材的污染，应分污染区、清洁区、无菌区，路线采取强制通过的方式，不准逆行。

　　典型案例五：某医院发生可疑医疗器械所致的医源性感染时，隐瞒未向上级部门上报。

　　违反条款：WS310.1-2016 医院相关部门应在主管院长领导下，在各自职权范围内，履行对 CSSD 的相应管理职责。

　　根因追踪：医院相关管理部门感控意识薄弱，责权划分不明确，管理环节脱节。

　　改进范例：医院护理管理、医院感染管理、设备及后勤管理等部门应履行以下职责：对 CSSD 清洗、消毒、灭菌工作和质量监测进行指导和监督，定期进行检查与评价；发生可疑医疗器械所致的医源性感染时，组织、协调 CSSD 和相关部门进行调查分析，提出改进措施。

典型案例六：某消毒供应中心工作区域设计不合理，去污区、检查包装及灭菌区和无菌物品存放区无实际屏障及缓冲间。

违反条款：WS310.1-2016 工作区域设计与材料要求。

根因追踪：医院管理层缺乏"顶层设计"理念；医院领导不够重视医院感染控制工作。

改进范例：医院加强对感控工作的投入，去污区、检查包装及灭菌区和无菌物品存放区之间应设实际屏障。去污区与检查包装及灭菌区之间应设物品传递窗，并分别设人员出入缓冲间（带）。

典型案例七：某医院消毒供应中心建筑设计时未注意空气流向问题。

违反条款：WS310.1-2016 工作区域划分的基本原则。

根因追踪：医院相关管理部门对医院消毒供应中心管理规范理解不到位，忽略了医疗机构特别是重点部门感染控制专业对布局流程的要求，省略了专业机构的论证，致使崭新的医院布局不合理。

改进范例：医院相关管理人员深入学习相关法律法规，到经验丰富的上级医院学习先进管理经验。消毒供应中心的工作区域划分应遵循以下基本原则：

（1）物品由污到洁，不交叉、不逆流；

（2）空气流向由洁到污；采用机械通风的，去污区保持相对负压，检查包装及灭菌区保持相对正压。

（3）工作区域温度、相对湿度、机械通风的换气次数宜符合相关要求。

典型案例八：某医院消毒供应中心工作人员在清洗器械时未戴用防护面罩及护目镜。

违反条款：WS310.1-2016 职业安全防护原则和方法。

根因追踪：消毒供应中心工作人员对职业安全防护的认知不足，职业安全防护意识薄弱。

改进范例：消毒供应中心应该建立健全的岗位职责、操作规程、职业安全防护管理。建立并落实对 CSSD 人员的岗位培训制度；将消毒供应专业知识、医院感染相关预防与控制知识及相关的法律、法规纳入 CSSD 人员的继续教育计划，并为其学习、交流创造条件。

典型案例九：某基层医院由其他医院提供消毒灭菌服务，污染器械与灭菌物品存放在同一房间。

违反条款：WS310.1-2016 采用院外服务的要求。

根因追踪：一些基层医院在医院感染控制工作中存在管理缺陷，不重视医院感染控制工作，认为只要上级检查的时候不出问题，感染控制工作就没有问题。

改进范例：采用其他医院或消毒服务机构提供消毒灭菌服务的医院，应分别设污染器械收集暂存间及灭菌物品交接发放间，两房间应互不交叉、相对独立。

相关主管部门出台相关政策，医院的建设规划与布局设计应加强监督、审核流程，特别是重点部门的建设规划，不但应该与医院的整体发展规划相匹配，最重要的是有利于医院感染控制，从布局层面上强制工作人员执行科学、合理的操作流程。

典型案例十：某消毒供应中心工作人员从污染区到清洁区未更衣、换鞋。

违反条款：WS310.1-2016 相关规定。

根因追踪：医院工作人员感染控制意识薄弱，部分医院消毒供应中心的管理规章制度及工作流程不健全，部分消毒供应中心有制度和流程，但执行不力，操作不规范。

改进范例：更新观念，提高认识。加强人才培养，提高业务素质。选派工作人员到上级单位学习进修，掌握先进的理论知识和操作技能，把所学知识运用到实践中。

典型案例十一：某医院领导把临床科室无岗的人员安排到消毒供应室，导致供应室工作人员年龄偏大，文化程度偏低，身体偏差。

违反条款：WS310.1-2016 相关条款。

根因追踪：医院管理层对医院感染控制工作不重视，观念陈旧，使医院感染控制工作只能停留在书面上。

改进范例：医院管理者必须更新观念，重视和支持消毒供应中心的工作，增加对消毒供应中心的资金投入，强化消毒供应中心的人才素质，选拔年轻有为、专业技术过硬的技术人才队伍。

典型案例十二：某医院消毒供应中心对外来器械未纳入管理。

违反条款：WS310.1-2016 医院对植入物与外来医疗器械的处置及管理。

根因追踪：外来器械一般价格比较昂贵，所以大多数医院不是购买外来器械而是选择临时租用，对于一些昂贵精细、结构复杂的外来器械的清洗去污，是对 CSSD 工作人员的挑战。

改进范例：应以制度明确相关职能部门、临床科室、手术室、CSSD 在植入物与外来医疗器械的管理、交接和清洗、消毒、灭菌及提前放行过程中的责任。

使用前应由本院 CSSD 遵照 WS310.2 和 WS310.3 的规定清洗、消毒、灭菌与监测；使用后应经 CSSD 清洗消毒方可交还。

应与器械供应商签订协议，要求其做到：提供植入物与外来医疗器械的说明书（内容应包括清洗、消毒、包装、灭菌方法与参数）。

典型案例十三：某基层医院消毒供应中心管理方法陈旧，没有合理的消毒质量监测和追溯制度。

违反条款：WS310.1-2016 相关条款。

根因追踪：医院层次对感染控制工作不重视，观念陈旧，缺乏科学管理和统筹设计意识，结果是医院感染控制部门及制度形同虚设。

改进范例：院领导高度重视医院感染控制工作的过程，过程监测才是医院感染监测的重中之重。医院感染管理及护理管理部门应履行对 CSSD 清洗、消毒、灭菌工作和质量监测的指导和监督，定期对该项工作进行检查与评价。

强化医院感染管理文化体系，让每一位员工的思想和行为都统一到医院感染管理规范要求中，构建医疗安全环境，提升医院感染管理执行力。

典型案例十四：某消毒供应中心无菌物品存放区设有洗手池。

违反条款：WS310.1-2016 无菌物品存放区内不应设洗手池。

根因追踪：医院感染控制中重点部门的布局流程欠合理，建筑设计缺乏充分的论证。

改进范例：医疗和外科用品不应存放在水槽或其他可能变湿的地方。由于水分可以从空气和物体表面将微生物传递给无菌物品，因此，变湿后的无菌物品被认为是污染的。

典型案例十五：某基层医院消毒供应中心以有破损的普通棉布作为灭菌医疗器械包装材料。

违反条款：WS310.1-2016 包装材料要求。

根因追踪：医院对感控投入不足，部分领导感控意识薄弱，只注重经济效益，认识不到医疗质量与感染控制之间的关系。

改进范例：最终灭菌医疗器械包装材料应符合 GB/T19633 的要求。皱纹纸、无纺布、纺织品还应符合 YY/T0698.2 的要求；纸袋还应符合 YY/T0698.4 的要求；纸塑袋还应符合 YY/T0698.5 的要求；硬质容器还应符合 YY/T0698.8 的要求。

普通棉布应为非漂白织物，除四边外不应有缝线，不应缝补；初次使用前应高温洗涤，脱脂去浆。开放式储槽不应用作无菌物品的最终灭菌包装材料。

在使用普通棉布做包装材料时，需要注意以下几点：①棉布在首次包装器械前需要清洗脱浆。因为，棉布在染色时需要上浆，虽然在出厂前进行了脱浆处理，但仍有浆附着在上面。②棉布包装材料应一用一清洗，无污渍，灯光下检查无破损。如有洗不净的污渍或破损应报废处理。③棉布表面应无毛絮，也不应含有松散短纤维。包布除四边外不应有缝线，不应缝补。④染色的棉布作为医疗器械包装材料时，染布的颜料不应使器械染色，即棉布的浮色不应污染器械。使用非漂白棉布。⑤无菌物品存放区环境温度<24℃，相对湿度<70%，每小时换气 4～10 次的情况下，普通棉布包装的无菌物品有效期为 14d。未达到上述环境要求时，普通棉布包装的无菌物品有效期不应超 7d。⑥在包装时，尽可能不要大幅度抖动包布，避免棉絮飞扬。

第二节 清洗消毒及灭菌技术操作规范

典型案例一：在去除医疗器械、器具和物品上污物的过程中，未遵守冲洗、洗涤、漂洗和终末漂洗的流程。

违反条款：医院消毒供应中心第 2 部分：清洗消毒及灭菌技术操作规范。

根因追踪：未对医疗器械、器具和物品上的污物所引起的医源性感染产生重视，没认识到清洗流程的重要性，没有理解什么才是真正意义上的"清洗"。

改进范例：为了引起医护人员的重视，医院应该开展一门课程，讲解一下什么才是真正意义上的"清洗"，清洗的全部流程包括什么，并且要认真做好每一步。清洗不是所谓的"冲"，清洗的全部流程包括冲洗、洗涤、漂洗和终末漂洗。消毒医护人员往往忽视了清洗的最后一步，应该配置多个水龙头，必须使用流动水去除器械、器具和物品表面污物，必须配置蒸馏水，需要用软水、纯化水或蒸馏水对漂洗后的器械、器具和物品进行最终的处理。

典型案例二： 医疗器械的包装已经受到物理损坏的状态，因从未使用过，医护人员仍对患者使用。

违反条款： 医院消毒供应中心第2部分：清洗消毒及灭菌技术操作规范。

根因追踪： 医院消毒中心的医护人员以及医生未认识到包装完好性的重要性，消毒是重要的，包装的完好性更重要。

改进范例： 首先应该选择保护性便捷的包装材料，其次锐利手术器械的包装应该特殊处理，比如：选择性能好一点的包装材料，选择具有防水性的包装材料，避免造成医院感染的安全隐患。选择密封性、阻菌性能好，有良好的穿透性的包装材料，完善与认真落实各项规章制度及操作规程，按照卫生部颁发的消毒供应中心管理规范标准的要求，根据医院实际工作，建立健全消毒供应中心各班各级人员责任、各项工作制度、岗位职责、技术操作规程及工作流程，加强质量管理，加大管理力度，充分发挥质控小组作用，随时抽查，定期检查，督促工作质量。并且告知医护人员，只要是包装材料损坏，应禁止对患者使用。

典型案例三： 手术吸引头等管腔类器械，未使用压力气枪或95%乙醇进行干燥处理。

违反条款： 医院消毒供应中心第2部分：清洗消毒及灭菌技术操作规范。

根因追踪： 医护人员对医源性感染意识淡薄，没有意识到医源性感染风险的严重性，考虑不周全，仅仅以为只是一小部分，忽略了这一小部分就会酿成大错。

改进范例： 按手术吸引头、管腔类手术器械清洗质量控制方法进行改进。管腔类手术器械广泛应用于微创手术，在手术中与患者的血液、脓液、分泌物和绒毛组织接触频繁，许多经血液、体液传播的病原微生物极易隐藏和黏附在管腔内壁，所以必须及时彻底清洗，否则易引起交叉感染。但是管腔类手术器械通常都具有精密度高、结构复杂和管腔内径细长的特点，常规的手术器械清洗方法难以将管腔内残留的污染物彻底去除。因此必须督促消毒供应室的工作人员加强对这方面工作的重视，对手术吸引头等管腔类器械必须使用压力气枪或95%乙醇进行干燥处理。

典型案例四： 消毒供应室灭菌的过程中，灭菌包之间未留有间隙，不利于灭菌介质的穿通。

违反条款： 医院消毒供应中心第2部分：清洗消毒及灭菌技术操作规范。

根因追踪： 消毒供应中心的工作人员专业技术不完善，专业素质有待提高，未能熟记各项规范。

改进范例： 应该加强消毒供应室工作人员的专业技术，提高专业素质。利用理论讲授、操作演示等方式，培训专门人员学习先进设备的操作方法，培训内容包括消毒、灭菌的相关知识及各种设备的操作规范、各岗位的工作要求，涵盖供应室的各个方面。在培训过程中，积极到优秀上级医院学习进修，把先进的理论经验带回来。

典型案例五： 未在灭菌物品的包装上标识物品的名称、包装者等内容，灭菌前未注明灭菌器编号、灭菌批次、灭菌日期和失效日期。

违反条例： 医院消毒供应中心第 2 部分：清洗消毒及灭菌技术操作规范。

根因追踪： 未完善各项工作流程，消毒供应室的工作人员对无菌物品的质量管理有待提高，未意识到这一问题的重要性。

改进范例： 加强无菌物品的质量管理，实行全程质量控制，形成质控小组，每周质控小组不定期检查，发现问题及时整改。严格进行监测制度，监测清洗、消毒、灭菌的质量。各种监测记录按照要求保存，严格执行《消毒技术规范》，消毒员持证上岗，严格执行灭菌器的操作流程，严格监控灭菌物的灭菌日期和失效日期。消毒供应中心的工作人员应该主动打电话到临床各科询问所需用物，并及时更换。

典型范例六： 医院消毒供应中心灭菌器柜门密封圈损坏未及时处理，柜内壁不清洁。

违反条款： 医院消毒供应中心第 2 部分：清洗消毒及灭菌技术操作规范。

根因追踪： 医院消毒中心的工作人员忽略了细节，只顾着大的方面的卫生，却忽略了这种虽小但重要的地方，未对此引起重视。

改进范例： 要有专门的工作人员负责检查这些小但非常重要的细节，要求工作人员必须着装整洁，换鞋入室，按要求洗手，必要时着防护服、口罩，戴手套，严格遵守各区操作原则，工作人员做到这些才会减少消毒室内的灰尘，柜内壁才会干净整洁。要做好工具、设备、器材的保养和维修记录，随时与设备维修部门保持联系，妥善解决。定期向上级部门汇报工作情况。各类工具都应该有专人操作和维护，工作人员未经科室同意，不得私自换岗。设置一个管理小组，每月管理小组进行检查和维修。

典型案例七： 将不同种类材质的器械、器具和物品置于同一批次进行灭菌。

违反条款： 医院消毒供应中心第 2 部分：清洗消毒及灭菌技术操作规范。

根因追踪： 消毒供应室的工作人员专业知识浅薄，未对此类问题引起高度重视，忽略了此类问题的重要性，专业知识有待提高。

　　改进范例：运用持续质量改进的管理理念，成立持续质量改进小组，专门负责质量改进这一类问题及器械分类这一问题，找出问题，发现问题，分析原因。优化管理流程，加强专业知识培训，设立驻点护士工作小组，对这一方面问题进行监督。提高认识，一定要将同类材质的器械、器具和物品置于同一批次进行灭菌。这类问题很重要，一定要重视起来，否则，会降低医疗器械的使用寿命，甚至由于消毒的方式不对，有的器械只使用一次几乎就完全丧失了它的使用能力。所以，一定要成立这种小组，来监督并解决这一类问题。

　　典型案例八：灭菌前物品未充分干燥，使灭菌失败，灭菌不彻底。

　　违反条例：医院消毒供应中心第2部分：清洗消毒及灭菌技术操作规范。

　　根因追踪：消毒室工作人员的专业知识浅薄，忽略了灭菌前需要干燥这一问题，专业素质相对较差。

　　改进范例：要提高消毒室工作人员的专业知识，建立质控小组，专门负责灭菌前干燥这一项。清洁、干燥、温湿度适宜的环境可以降低微生物的感染率以及存活率。把未干燥的物品一定要放在一个固定的位置，能使工作人员区分出哪个部分的物品是干燥的，哪个物品是未干燥的，并在这些区域贴上相应的标签。

　　典型案例九：灭菌后的物品存放混乱，每个灭菌后的物品都没有固定的位置，当用到一个物品的时候，就会手忙脚乱，不知从何找出。

　　违反条例：医院消毒供应中心第2部分：清洗消毒及灭菌技术操作规范。

　　根因追踪：消毒供应室秩序混乱，工作人员条例不清晰，态度比较差，没有意识到此类问题的重要性，专业知识比较浅薄，需要提高。

　　改进案例：建立无菌物品存放区的工作制度，固定清洁物品与无菌物品存放区域，并有醒目的标识，设专人管理，避免无菌物品与非无菌物品混放。无菌包应注明无菌名称、消毒灭菌日期，并按照日期的先后顺序排放，以便取用。各类无菌物品应有规定的存放地点，每天检查。无菌包在未被污染的情况下，可保存7d，过期应重新灭菌。无菌物品一经使用、过期或潮湿应重新进行灭菌处理。

第三节　医院消毒供应中心清洗消毒及灭菌效果监测标准

典型案例一：已灭菌的物品未达到物品清洗质量的标准，未定期随机抽查。

违反条款：清洗消毒及灭菌效果监测标准。

根因追踪：医护人员未对灭菌产生高度的重视，没有做到定期抽查，忽略了定期抽查的重要性。

改进范例：对所有重复使用的诊疗器械、器具和物品由消毒供应中心回收，集中进行清洗、消毒、灭菌和供应。每个程序都要安排相应的负责人，加强管理，应建立健全岗位职责制度、操作规程和突发事件应急预案。定期抽查相当重要，一定要做到每月至少随机抽查3～5个待灭菌包，检查的内容同日常监测，并记录监测结果。

典型案例二：清洗消毒器使用方法不正确。

违反条款：清洗消毒及灭菌效果监测标准。

根因追踪：医护人员未对使用清洗消毒器的方法给予高度重视，常常使用自己所谓正确的方法进行器械消毒，没有认真研读消毒器生产厂家使用说明或指导手册的习惯。

改进范例：应该对消毒供应中心的医护人员进行针对性的宣教，清洗消毒器应遵循生产厂家的使用说明或手册进行检测，加强相关人员的技术培训，严格按照相关清洗流程进行操作，实施一段时间之后，对消毒供应中心的器械清洗合格率及各科室的满意度进行调查。

典型案例三：消毒剂的浓度不达标，导致消毒不彻底，没有达到消毒的目的及作用。

违反条例：清洗消毒及灭菌效果检测标准。

根因追踪：消毒供应中心的工作人员忽略了消毒剂的浓度，消毒浓度不达标，消毒不彻底，达不到消毒的目的。

改进范例：消毒供应中心在配制各种消毒液、清洗液时，认真查对原液品名、规格、有效浓度、配制的方法、配制浓度和注意事项等，要严格按照上面的要求进行配制，消毒灭菌员每配制一批消毒剂，都需要质量检测员进行检测、查对，使消毒剂达到有效浓度，并起到消毒剂的目的及作用。

典型案例四：医护人员消毒时间不足，没达到消毒的效果，导致消毒不彻底。

违反条例：清洗消毒及灭菌效果检测标准。

根因追踪：医护人员忽略了消毒的时间，消毒时间较短，没有达到消毒的效果；医护人员缺乏真正意义上消毒的意识，缺乏对消毒时间的重视。

改进范例：消毒员必须持证上岗，熟记消毒方面的专业知识，要有高度的责任感，遵守操作规程，保质保量完成消毒灭菌工作；应严格掌握压力、温度、时间，保证灭菌效果。针对消毒时间这一问题开展一次专门培训，使消毒员提高消毒时间意识，使医护人员对消毒时间给予高度的重视。对医护人员理论知识进行培训，提高医护人员的专业技能。

典型案例五：生物监测不合格导致灭菌物品不能正常使用，或者患者使用了灭菌效果不合格的物品。

违反条例：清洗消毒及灭菌效果检测标准。

根因追踪：消毒员未规范操作，生物监测同锅物品堆放过多过紧，导致生物监测不合格，灭菌物品未达到灭菌效果。

改进范例：生物监测不合格时，应通知相关科室停止使用，并召回尚未使用的所有灭菌物品，同时应书面报告护理部，说明召回的原因。护理部应通知使用科室对已使用该期间无菌物品的病人进行密切观察，同时给使用病人建立档案。严格检查灭菌各环节操作规程，并采取相应的改进措施。

典型案例六：消毒器、灭菌器损坏，导致不能正常灭菌，影响工作的正常进行。

违反条例：清洗消毒及灭菌效果监测标准。

根因追踪：消毒供应室工作人员对工作缺乏积极性，积极预防意识淡薄，未领悟到预防的重要性，导致消毒灭菌工作不能正常进行。

改进范例：消毒供应室工作人员要学习灭菌器日常维修与常见故障排除知识，掌握灭菌器日常维修与保养原则，掌握灭菌器日常维护与保养的操作规程，了解灭菌器定期检测的内容。灭菌器的维护与保养应做到"四会"，即会使用，会检查，会保养，会排除障碍。要成立一个小组，专门负责灭菌器的维护与保养工作。灭菌员应熟练掌握灭菌器操作技术规程，每日都要做好保养和预防性维修，以便于工作的顺利进行。

典型案例七： 诊疗器械、器具和物品清洗不彻底，影响了灭菌的效果，导致诊疗器械不能正常使用。

违反条例： 清洗消毒及灭菌效果监测标准。

根因追踪： 消毒供应室管理不当，工作人员专业知识浅薄，工作人员工作不认真，忽略了此类问题的重要性，导致灭菌不彻底。

改进范例： 首先做好清洗前的预处理，然后通过物理和化学方法将器械上的有机物、无机物和微生物清除到安全的水平，这对控制交叉感染具有重要作用。可采用定量检测的方法，对诊疗器械、器具和物品的清洗效果进行评价。随着科技的进步和国家对医院管理工作的不断加强，相信在不久的将来，会有一套清洁标准来评价医疗器械的清洗效果，并以此来推动清洗方法的改进和清洗质量的提高。

典型案例八： 采用新的包装材料和方法进行灭菌时未进行生物监测。

违反条例： 清洗消毒及灭菌效果监测标准。

根因追踪： 消毒供应室工作人员专业技术知识浅薄，缺乏专业知识的培训，没有意识到此类问题的重要性。

改进范例： 应该加强消毒供应室工作人员专业知识培训。应成立一个工作小组，专门负责这一方面的问题，每周监测一次。采用新的包装材料和方法进行灭菌时应进行生物监测。小型压力蒸汽灭菌器一般无标准生物监测包，应选择灭菌器常用的、有代表性的生物测试包或生物PCD，置于灭菌器最难灭菌的部位，且灭菌器应处于满载状态。生物测试包或生物PCD应侧放，体积大时可平放。生物监测不合格时，应尽快召回所有尚未使用的灭菌物品，重新处理，并分析不合格的原因，改进后，生物监测连续三次合格后方可使用。

典型案例九： 新安装、移位和大修后未进行物理监测法、化学监测法和生物监测法监测。

违反条例： 清洗消毒及灭菌效果监测标准。

根因追踪： 消毒供应室工作人员专业知识不牢固，未意识到此类问题的重要性。需要加强对工作人员专业知识的训练，提高监测意识和能力。

改进范例： 对消毒供应室工作人员进行专业知识培训，指定专人负责质量监测工作。应该做好日常监测工作，对每批次监测清洗消毒器的物理参数及运转情况都要有记录。当有新安装、移位和大修等操作后一定要进行物理监测法、化学监测法和生物监测法监测（重复3次），监测合格后灭菌器方可使用。监测结果应符合本标准的要求，物理监测不合格的灭菌物品不得发放，并且应该分析原因进行改进，直至监测结果符合要求。包外化学监测不合格的灭菌物品一定要有专人负责，不合格的灭菌物品不得使用、不得发放，并应分析原因进行改进，直至监测结果符合要求。

典型案例十：未记录灭菌器每次运行的情况，灭菌器运行状况混乱。

违反条例：清洗消毒及灭菌效果监测标准。

根因追踪：消毒供应室工作人员专业知识浅薄，感控投入不足，没有意识到此类问题的重要性。

改进范例：建立健全岗位职责、操作规程、消毒隔离、质量管理、监测、设备管理、器械管理及职业安全防护等管理制度和突发事件应急预案，并全面落实。建立质量管理追溯制度，完善质量控制全过程的相关记录，保证供应的物品安全，对科室关于灭菌物品的意见有调查、有反馈，落实持续改进，并有记录。应该记录灭菌器每次运行情况，包括灭菌日期、灭菌器编号、批次号、装载的主要物品、灭菌程序号、主要运行参数、操作员签名或代号及灭菌质量的监测结果等，并存档。所以，一定要提高消毒供应室工作人员的管理能力。

第四节　医院消毒供应中心案例

典型案例一：某医院未实行消毒供应工作集中管理，其手术部的消毒供应工作由手术室的消毒员完成。

违反条款：WS310.1-2016 医院消毒供应中心第 1 部分 管理规范 4.1.1：应采取集中管理的方式，对所有需要消毒或灭菌后重复使用的诊疗器械、器具和物品由 CSSD 负责回收、清洗、消毒、灭菌和供应。

根因追踪：医院管理制度不够完善，消毒供应中心规模小，复用手术器械配备不足，手术室为了节约复用器械清洗消毒时间，同时为了方便工作，直接在手术室处理复用的手术器械。手术室人员甚至是医院没有认识到手术室器械处理区的用水和建筑布局达不到消毒供应中心的要求，也没有放大镜等质检设备，无法保证清洗消毒灭菌到位，存在安全隐患。

改进范例：所有手术器械由消毒供应中心集中管理，建立健全消毒供应中心岗位职责、操作规程、消毒隔离、质量管理、监测、设备管理、器械管理及职业安全防护等管理制度和突发事件的应急预案。提高院领导及相关职能部门对消毒供应工作重要性的认识，将消毒供应中心纳入本机构的建设规划，使之与本机构的规模、任务和发展规划相适应；将消毒供应中心工作管理纳入医疗质量管理，保障医疗安全。

案例二：供应商在手术开始前才将植入物和外来医疗器械送入使用单位清洗消毒灭菌，手术完毕直接将器械收回。

违反条款：WS310.1-2016 医院消毒供应中心第 1 部分 管理规范 4.1.6：应保证足够的处置时间，择期手术最晚应于手术前日 15 时前将器械送达 CSSD，急诊手术应及时送达。使用后的外来医疗器械，应有 CSSD 清洗消毒后方可交器械供应商。

根因追踪：使用单位未建立外来器械植入物的交接流程和管理制度。器械供应商不了解使用单位消毒供应中心工作的具体流程，未提供器械处理说明；使用单位没有专人负责交接外来医疗器械及植入物，相关职能部门不清楚器械交接过程中的职责。器械供应商及使用单位均未认识到外来器械及植入物管理的重要性，手术结束后双方为了节省时间及工作方便，没有再次清洗消毒器械，由供应商直接收回。

改进范例：建立健全植入物和外来医疗器械的处置及管理制度流程。明确相关职能部门、临床科室、手术室、CSSD 在植入物与外来医疗器械的管理、交接和清洗、消毒、灭菌及提前放行过程中的职责。消毒供应中心应建立植入物与外来医疗器械专岗负责制，人员应相对固定；CSSD 应根据手术通知单接收外来医疗器械及植入物；依据器械供应商提供的器械清单，双方共同清点核查、确认、签名，记录应保存备查；要求器械供应商送达的外来器械植入物及盛装容器清洁。需要加强器械供应商相关知识的培训，应与器械供应商签订协议，要求其提供植入物与外来医疗器械的说明书（内容应包括清洗、消毒、包装、灭菌方法与参数）；应保证足够的处置时间，择期手术最晚应于术前一日 15 点前将器械送达 CSSD，即使急诊手术也要及时送达。使用后的外来医疗器械应由 CSSD 清洗消毒后方可交器械供应商。同时加强相关部门包括采购部、手术室、消毒供应中心、临床科室的培训和督导工作。

案例三：采用第三方消毒灭菌工作的医疗机构，仅设置一间器械回收和发放间，使污染器械和灭菌物品存放在同一房间。

违反条款：WS310.1-2016 医院消毒供应中心第 1 部分 管理规范 7.3：采用其他医院或消毒服务机构提供消毒灭菌服务的医院，应分别设污染器械收集暂存间及灭菌物品交接发放间。两房间应互不交叉、相对独立。

根因追踪：院领导及相关职能部门不重视，医疗机构规模不足，建筑用房受限，无法满足器械回收及发放间独立设置的要求;同时医院认为复用物品不论污染还是灭菌均有外包装,不会存在交叉污染。

改进范例:加强院领导及相关职能部门对消毒供应工作的重视,增设独立房间,使污染器械收集暂存间与灭菌物品交接发放间互不交叉、相对独立、洁污分区。医院应建立诊疗器械、器具和物品交接与质量检查及验收制度,并设专人负责;加强相关部门的培训和督导检查工作。应对提供服务的医院或消毒服务机构的资质(包括具有医疗机构执业许可证或工商营业执照,并符合环保等有关部门管理规定)进行审核;应对其 CSSD 分区、布局、设备设施、管理制度(含突发事件的应急预案)及诊疗器械回收、运输、清洗、消毒、灭菌操作流程等进行安全风险评估,签订协议,明确双方的职责;应定期对其清洗、消毒、灭菌工作进行质量评价;应及时向消毒服务机构反馈质量验收、评价及使用过程存在的问题,并要求落实改进措施。

案例四:手术室进行髋关节置换术后,未做任何处理将器械放入回收桶,待消毒供应中心回收处理。

违反条款:WS310.2-2016医院消毒供应中心第2部分 清洗消毒及灭菌技术操作规范 5.1.2:使用者应在使用后及时去除诊疗器械、器具和物品上的明显污物,根据需要做保湿处理。

根因追踪:器械使用者对器械处理相关知识掌握不足,医疗机构缺少对其相关知识的培训教育,工作人员没有意识到污染物干涸会导致生物膜的产生,造成复用器械的清洗困难和对器械的腐蚀,认为器械最终只要灭菌就是安全的。

改进范例:如果污染的器械不能及时清洗,应该浸泡在被稀释的酶液中,对器械既可保湿,又可提前分解污染物,使更有利于清洗,从而避免污染物干涸造成的清洗困难和对器械的腐蚀。但时间不要过长,否则器械也会变锈,微生物也会生长繁殖。有文献报道,最佳的器械清洗开始时间是使用后 15min 到 1h,长时间的拖延会导致器械着色、腐蚀、生锈、变钝。使用后去除干涸的污渍应先用医用清洗剂浸泡,再刷洗或擦洗。髋关节置换术后的手术器械在凸面、沟缝、孔洞以及关节等部位容易留存血渍和残留物。髓腔扩大器和髋臼锉等有孔洞和突起的地方很容易留有碎骨屑,是手术器械清洗的难点。提示处理器械时要先用手工清除粗大的残留物,能拆开的部件尽量拆开清洗,结构复杂和关节处应利用不同规格的刷子和高压水枪反复刷洗,冲洗干净后再用机器清洗。加强医务人员消毒供应工作相关知识的培训,加强器械清洗质量检查,每月应至少随机抽检 3~5 个待灭菌包内全部物品的清洗质量,检查的内容同日常监测,并记录监测结果。

案例五:认为水温较高时去污效果更好,手工清洗回收的器械时将水温设定 60℃及以上。

违反条款: WS310.2-2016 医院消毒供应中心第 2 部分 清洗消毒及灭菌技术操作规范附录 B 中的 B.1.2.1:手工清洗时水温宜为 15℃～30℃。

根因追踪:工作人员缺乏专业培训,没有掌握清洗、消毒及灭菌等相关参数的意义。器械上的污染物有血液、蛋白质与脂肪,固然脂肪用较高温的水可以增加清洗的效果,但是蛋白质在 60℃以上会逐渐变成蛋白胶,血液在 38℃以上的温水就会凝结,变成蛋白胶的蛋白质或是凝结的血液都会紧紧地附着在器械上,造成清洗困难。

改进范例:器械清洗的水温需符合规范要求,通常将水温设定在 30℃以下,同时注意机械清洗时水温的设定,与手工清洗对水温的使用相同。为避免有机污染物凝结在器械上造成清洗的困难,所以在"预洗"及"加酶清洗"的两个阶段,水温不应该超过 38℃;一般仅认识到蛋白质会在 65℃～80℃变性为蛋白胶凝结在器械上,但实际血液的凝固温度更低,只要温度超过 38℃就可以把血液凝结,必将造成清洗的困难。消毒供应中心工作人员应加强培训教育,对职责内的专业知识做到心中有数,职能部门定期做好督导检查。

第五节　酸性氧化电位水在医疗机构中的应用

酸性氧化电位水是一种来自于水又还原于水的新型绿色环保的高水平消毒剂。其制备原理是将经过软化处理的自来水中加入低浓度的氯化钠(溶液浓度小于 0.1%),在有离子隔膜式电解槽中电解后,从阳极一侧生成的具有低浓度有效氯、高氧化还原电位的酸性水溶液。酸性氧化电位水具有较强的氧化性和杀灭微生物的作用,在 20世纪 80 年代中期发明于日本,1995 年引进中国,具有杀菌谱广、迅速无残留性,使用安全方便、成本低,对人体无毒副作用,利于环保等优点。

一、理化特性

酸性氧化电位水为无色透明、无刺激性和轻微氯味的液体,其氧化还原电位在1100mV 以上,pH 值在 2.0～3.0 之间,有效氯含量为 50～70mg/L。主要生成物为次氯酸、氯气、盐酸、活性氧、活性羟基(・OH)、过氧化氢。酸性氧化电位水对光线敏感,水中所含有效氯浓度会随时间推移而下降,生成后应尽早使用,最好现用现制备。

二、杀菌机理

酸性氧化电位水起杀菌作用的主要成分是次氯酸,次氯酸在反应过程中可产生活性羟基(·OH),·OH 是一种强氧化剂,对细菌的核酸、蛋白和代谢酶具有分解和灭活作用,与生物体内中性粒细胞的杀菌机理非常相似。

酸性氧化电位水的杀菌作用还与氧化还原电位(ORP)有关,高 ORP 值的酸性氧化电位水干扰细菌细胞膜平衡,进而影响细菌的正常新陈代谢及 ATP 合成。有学者使用化学方法模拟的高氧化还原电位溶液,不论是否存在有效氯,都有非常强的杀菌作用,ORP 值越高,杀菌效果越好,杀菌能力与 ORP 呈正相关。在电镜下观察,酸性氧化电位水作用后的细菌细胞的通透性增强,细胞肿胀、内容物溢出导致细菌芽孢被杀灭。杀菌效果能杀灭包括 MRSA、细菌芽孢在内的各种病原微生物。H. Tanaka 等报道酸性氧化电位水可快速杀灭各种细菌繁殖体。

三、杀毒效果

应用悬液试验,酸性氧化电位水对甲氧西林敏感的金黄色葡萄球菌、MRSA、表皮葡萄球菌、大肠杆菌 0157:H7、粪肠球菌、伤寒沙门氏菌、克雷伯氏肺炎球菌、绿脓杆菌、黏质沙雷氏菌、副溶血弧菌的杀灭时间均小于 10s。对单纯疱疹病毒,巨细胞病毒,艾滋病病毒和脊髓灰质炎病毒 1、2、3 型,HBVDNA 及 HBsAg 的抗原性均有很好的灭活和破坏作用。作用 30s 对土曲菌（Aspergillus terreus）、白色念珠菌和毛孢子菌（Trichosporon）的杀灭率均大于 99.90%。在不加有机物的条件下,酸性氧化电位水作用 5min 可杀灭枯草芽孢杆菌。在相同消毒时间条件下,酸性氧化电位水消毒效果优于含氯消毒剂。含氯消毒剂配制时易造成浓度比例不够准确或浸泡不彻底等问题而影响消毒合格率,同时消毒浸泡时间较长,对皮肤黏膜有刺激和腐蚀性,而酸性氧化电位水反应快速,杀菌效果好,节约成本,无污染无腐蚀性,在 40℃ 以上可以还原为普通水。使用酸性氧化电位水流动冲洗或浸泡消毒 2min 即可杀灭细菌、病毒等病原微生物。

在国内外医疗卫生领域,应用酸性氧化电位水可大量供应,随时生成,随时使用,操作简单省时,成本比其他常规消毒剂低,并且杀菌效果好,在国内外医疗领域已用于手消毒、内窥镜的清洗消毒、血液透析装置的消毒、医院环境的消毒等。

（一）消毒供应中心器械消毒

酸性氧化电位水用于器械清洗后灭菌前的消毒,酸性氧化电位水消毒高效、可靠,能节约消毒成本,减少消毒时间,对完整器械无腐蚀性,提高器械的周转效率。酸性氧化电位水消毒30s即可消毒合格。手工清洗后酸性氧化电位水消毒60s的效果好于机器清洗消毒效果,合格率为100%。无论是实体器械还是腔体器械,手工清洗后酸性氧化电位水消毒60s的合格率均为100%,高于或等于机器洗消的合格率。对常用手术器械连续冲洗浸泡24h,未发现对完好的手术器械表面有腐蚀现象,与日本N. Tanaka研究酸性氧化电位水对金属的腐蚀性的结论是一致的。随着其广泛应用,对于防止医院感染,延长手术器械的使用寿命,以及控制大量使用消毒剂造成对环境的污染将发挥积极的作用。

（二）手部卫生清洁与消毒

酸性氧化电位水作为手的清洗消毒液于1997年通过了日本厚生省的认可。洗手消毒时,首先用碱性水冲洗10s去除有机物,然后用酸性氧化电位水冲洗20s消毒,停止3s,最后用碱性水冲洗5s,以达到中和手和下水道表面残留的酸性氧化电位水的作用,防止长期使用造成手部皮肤损伤和下水道腐蚀。此举使医务工作者卫生洗手非常方便,且起到了预防医院感染的作用,同时减少了使用消毒剂造成的对手部皮肤的损害。

（三）创口、创面的消毒

酸性氧化电位水可以较好地控制感染,保持创面清洁,促进肉芽的形成,对于植皮存活比较困难的感染创面进行手术前的消毒处理是非常有效的。酸性氧化电位水作为创口、创面的预防感染的消毒剂,于1994年已获得了世界卫生组织（WHO）的承认,并且在卢旺达维和行动中得到了应用。丁敬美等人研究发现酸性氧化电位水的杀菌能力和促进创面愈合能力明显优于醋酸氯己定溶液和生理盐水,是治疗深II度烧伤创面的重要手段之一。应用酸性氧化电位水处理烧伤创面,可使创面分泌物减少,臭味明显减轻。任慧燕等学者发现在压疮护理中,使用酸性氧化电位水联动去腐生肌膏对患处进行换药，有效提高了压疮的治愈率及好转率，加快了压疮愈合的时间，减轻了患者的负担，提高了患者的生活质量。

（四）内镜消毒

酸性氧化电位水对内窥镜消毒的研究始于 1993 年，并于 1998 年作为内窥镜清洗消毒通过日本厚生省的认可。2007 年美国 APIC 内镜清洗消毒培训手册中已将酸性氧化电位水用于消毒。世界内镜协会也将酸性氧化电位水列入内镜清洗消毒用消毒产品。2002 年卫生部将酸性氧化电位水的应用列入了《消毒技术规范》，用于指导内镜的消毒、洗手消毒、皮肤黏膜和环境物体表面的消毒等。研究表明，酸性氧化电位水对胃镜检查后镜身表面的细菌、人工污染与内镜内腔和外表面的幽门螺杆菌以及 HBV（HBVDNA 阳性血清）有较强的杀灭作用，应用相同的方法酸性氧化电位水消毒作用 3min，其效果优于 2% 的戊二醛消毒作用 10min。

（五）透析机的消毒

使用酸性氧化电位水清洗系统，可节省时间、水资源及消毒剂的花费。根据日本的计算，100L 酸性氧化电位水的花费是 60 日元，可使每个病例每月至少节省费用 2000 日元。此外酸性氧化电位水还有较好的灭活内毒素的作用。胡兆燕等人将其用于透析机消毒，透析机零部件在酸性氧化电位水中浸泡 12h 没有出现腐蚀现象；用酸性氧化电位水消毒程序，对病人使用后的透析机管路进行消毒，可以达到消毒要求。

（六）呼吸机、导尿管、动静脉插管管路消毒

王元芝等使用酸性氧化电位水对经口气管置管、留置导尿管及中心静脉置管进行消毒，每天消毒 2 次，置管患者的感染率仅为 6%，明显低于对照组患者使用生理盐水和聚维酮碘对经口气管置管、留置导尿管及中心静脉置管进行消毒。因此酸性氧化电位水对于危重患者置管感染的预防与控制作用明显。

（七）环境和物体表面的消毒

对桌台面及其他物体表面的消毒，可采用擦拭、浸泡的方法，作用 3～5min。对

金属物品消毒后，应用净水擦拭物体表面，然后用干净抹布擦干，防止生锈。

四、酸性氧化电位水的不足

酸性氧化电位水杀菌作用明显受到有机物影响。沈瑾等学者在检测的 138 条消化内镜中，有 126 条内镜消毒后合格率为 91.30%。酸性氧化电位水消毒效果受有机物影响较大，故在临床使用酸性氧化电位水消毒内镜时，必须在内镜清洗充分的前提下，才能确保消毒效果。有学者用新生产的酸性氧化电位水原液对清洁条件下悬液内枯草杆菌黑色变种芽孢作用 15min，杀灭率为 100%；在有机干扰物存在的条件下作用 60min，平均杀灭率仅为 99.65%。在清洁条件下，对悬液内金黄色葡萄球菌和大肠杆菌作用 30s，杀灭率均达到 100%；但在菌悬液内加入 30g/L 小牛血清白蛋白作用 12min，平均杀灭率分别为 95.06% 和 99.90%。采用激光聚焦显微镜观察的酸性氧化电位水杀菌效果与悬液定量法完全一致。

另外，酸性氧化电位水的理化指标和杀菌效果易受光线、空气、温度、振荡的影响。在室温、密闭、避光的条件下其理化指标较稳定，而在室温暴露的条件下其理化指标不稳定，可自行分解成自来水，故不宜长期保存，最好现用现制备。

总之，酸性氧化电位水是一种起效快、杀菌效果好、成本低、绿色环保、安全无刺激性、无腐蚀性的中水平消毒剂，目前已广泛应用于医疗卫生各领域，具有广泛的应用前景。

第十一章　内镜诊疗中心医院感染管理

案例一：多酶清洗剂为节省开支仅每天更换一次。

违反条款：WS507-2016 软式内镜清洗消毒技术规范 6.2.3（f）：每清洗 1 条内镜后清洗液应更换。

根因追踪：科室认为只要内镜清洗时含有酶的清洗液肉眼可见是清澈的，就可以继续用来清洗下一条内镜，同时还可以节省酶的用量。科室根本没有意识到酶清洗剂对于内镜清洗的重要作用，没有重视清洗质量，另外，这也与医院对感控资金投入不足有直接关系。

改进范例：加强内镜清洗知识培训，提高科室对清洗的认识，没有合格的清洗，就没有合格的消毒。职能科室及科室内感控小组加强对内镜清洗消毒流程的督导检查。同时，加强内镜清洗消毒效果监测，严格按照 GB15982-2012 中软式内镜消毒效果监测方法采样。日常监测酶的使用是否做到每条镜子更换，可以通过调查内镜中心酶清洗液的请领数量和内镜消毒记录，计算每条内镜应使用的酶清洗液用量与实际请领数量是否相符。

案例二：为患者做完内镜后直接将内镜送至清洗消毒室。

违反条款：WS507-2016 软式内镜清洗消毒技术规范 6.2.1 预处理流程如下：

（1）内镜从患者体内取出后，在与光源和视频处理器拆离之前，应立即用含有清洗液的湿巾或湿纱布擦去外表面污物，擦拭用品应一次性使用；

（2）反复送气与送水至少 10s；

（3）将内镜的先端置入装有清洗液的容器中，启动吸引功能，抽吸清洗液直至其流入吸引管；

（4）盖好内镜防水盖；

（5）放入运送容器，送至清洗消毒室。

根因追踪： 临床患者量大、工作人员少、内镜条数配备不足时，医生等诊疗人员在诊疗过程中为了省时省事，取消了床旁预处理操作，这说明诊疗人员没有意识到由于软式内镜操作时内镜进入人体会被大量的微生物污染，内镜的管腔受污染最严重，污染物包括血液、糖类、脂肪类、蛋白质以及一些黏多糖，极易干涸在管腔内壁，且管腔狭窄不易清洗，影响后续的消毒和灭菌效果。

改进范例： 内镜从患者体内取出后，应在床旁立即进行预处理：用含有清洗液的湿巾或湿纱布擦去外表面污物，反复送气与送水至少 10s；将内镜的先端置入装有清洗液的容器中，启动吸引功能，抽吸清洗液直至其流入吸引管；盖好内镜防水盖，放入运送容器，送至清洗消毒室。

案例三： 内镜没有手工清洗直接放入内镜自动清洗消毒机中清洗消毒。

违反条款： WS507-2016 软式内镜清洗消毒技术规范 6.3.1：使用内镜清洗消毒机前应先遵循 6.2.1.、6.2.2.、6.2.3.、6.2.4.的规定对内镜进行预处理、测漏、清洗和漂洗。

根因追踪： 认为内镜清洗消毒机本身就可以完成对内镜的完整处理过程，手工清洗属于重复工作，没有必要。也可以说工作人员过于信任内镜清洗消毒机，虽然内镜清洗消毒机可减少人工数量，减少消毒剂暴露在外面的时间，但是没有内镜清洗刷，无法清洗到内镜的细小管腔，仅仅靠灌流器难以将血液、体液等污染物都冲刷干净，也就是说，内镜清洗消毒机无法取代人工清洗。

改进范例： 使用自动清洗消毒机清洗消毒内镜之前，应彻底进行床旁预处理、测漏、使用内镜清洗刷手工清洗，刷洗时应两头见刷头，并洗净刷头上的污物，反复刷洗至没有可见污染物，漂洗后再将内镜放入自动清洗消毒机中进行清洗消毒。

案例四： 采用浸泡消毒处理的内镜，内镜漂洗后没有完全干燥，直接放入内镜专用消毒剂中浸泡消毒。

违反条款： WS507-2016 软式内镜清洗消毒技术规范 6.2.4 漂洗流程（d）：使用动力泵或压力气枪向各管道充气至少 30s，去除管道内的水分；（e）：用擦拭布擦干内镜外表面、按钮和阀门，擦拭布应一用一更换。

根因追踪： 科室认为漂洗后的内镜不论是否干燥，都需要放入消毒剂中浸泡，故为了节省操作时间，省略干燥环节。说明科室忽视内镜干燥的重要性，没有认识到如果内镜漂洗后没有很好干燥，会稀释后续消毒剂的浓度，从而无法保证消毒效果。

改进范例： 内镜漂洗后使用动力泵或压力气枪向各管道充气至少 30s，去除管道内的水分；用擦拭布擦干内镜外表面、按钮和阀门，擦拭布应一用一更换。应遵循消毒剂的使用说明书进行浓度监测，产品说明书未写明浓度监测频率的，一次性使用的消毒剂或灭菌剂应每批次进行浓度监测，重复使用的消毒剂或灭菌剂配制后应测定一次浓度，每次使用前进行监测，消毒内镜数量达到规定数量的一半后，应在每条内镜消毒前进行测定。如果发现消毒剂浓度降低，分析原因的同时，应重新配制消毒剂或灭菌剂。

案例五：内镜终末漂洗用水使用自来水冲洗。

违反条款：WS507-2016 软式内镜清洗消毒技术规范 6.2.6（c）：用纯化水或无菌水冲洗内镜的外表面、按钮和阀门；（d）：采用浸泡灭菌的内镜应在专用终末漂洗槽内使用无菌水进行终末漂洗。

根因追踪：科室没有意识到清洗用水是保证清洗质量的前提，自来水中微生物比纯化水和灭菌水多很多，若内镜使用自来水做终末漂洗用水后，内镜有再次被自来水中的微生物污染的风险。

改进范例：进入人体无菌组织、器官，或接触破损皮肤、破损黏膜的软式内镜应进行灭菌，采用灭菌水进行终末漂洗；与完整黏膜相接触，而不进入人体无菌组织、器官，也不接触破损皮肤、破损黏膜的软式内镜及附属物品、器具，应进行高水平消毒，采用纯化水进行终末漂洗。纯化水应符合 GB5749 的规定，并应保证细菌总数≤10CFU/100mL，生产纯化水所使用的滤膜孔径应≤0.2μm，并定期更换。无菌水为经过灭菌工艺处理的水。必要时对纯化水或无菌水进行微生物学检测。

案例六：工作人员在进行内镜诊疗操作时没有戴帽子和口罩，内镜清洗消毒室中内镜消毒员没有戴口罩和护目镜进行手工清洗。

违反条款：WS507-2016 软式内镜清洗消毒技术规范 5.3.12：个人防护用品应配备防水围裙或防水隔离衣，医用外科口罩、护目镜或防护面罩、帽子、手套、专用鞋等。下表对内镜诊疗中心（室）不同区域人员的防护着装作了要求：诊疗室工作人员必须佩戴手术帽、口罩、手套，穿工作服，适宜佩戴护目镜或面罩；而清洗消毒室工作人员必须戴护目镜或面罩、手术帽、口罩、手套，穿工作服、防水围裙或防水隔离衣，穿专用鞋。

表 11-1　内镜诊疗中心（室）不同区域人员防护着装要求

区域	防护着装						
	工作服	手术帽	口罩	手套	护目镜或面罩	防水围裙或防水隔离衣	专用鞋
诊疗室	√	√	√	√	△		
清洗消毒室	√	√	√	√	√	√	√

注：√应使用，△宜使用。

根因追踪：工作人员认为不会发生职业暴露，或者即使发生了也不会出现感染，反而认为佩戴防护用品浪费并且麻烦，没有意识到诊疗操作和手工清洗过程中附着在内镜上的污染物会喷溅，导致交叉感染。

改进范例：严格按照上表要求做好防护，加强防护用品储备，科室不能为了节约成本不做好标准预防。院级、科室应建立健全制度流程，加强对内镜中心医护人员职业暴露及标准预防相关知识的培训教育，告知标准预防的重要性，同时加强监督指导，可以通过向采购部门调查内镜中心防护用品的请领数量，督导临床落实到位。也可以从院级角度采取一些奖罚措施，提高防护用品使用率。

案例七：乳管镜处理方法同胃肠镜一样，采用高水平消毒的方法。

违反条款：WS507-2016 软式内镜清洗消毒技术规范 6.1.2（a）：进入人体无菌组织、器官，或接触破损皮肤、破损黏膜的软式内镜应进行灭菌。乳腺是人体的无菌组织，乳管镜诊疗时进入无菌的乳腺管内，应达到灭菌水平。

根因追踪：患者较多，乳管镜成本较高，购买数量不足，无法满足临床使用。没有适合乳管镜的自动清洗消毒机。

改进范例：增加乳管镜数目，可根据乳管镜的出厂说明书中的灭菌方法进行灭菌处理。手工清洗、漂洗、酶洗、灭菌、终末漂洗都在专用的容器中进行，乳管镜终末漂洗应使用无菌水。干燥后放入专用的容器中保存。下次使用前应再次进行灭菌。

案例八：内镜手工清洗时仅使用一条清洗刷，并连续使用，仅在每天工作结束后进行消毒一次。

违反条款：WS507-2016 软式内镜清洗消毒技术规范 6.2.3（g）：将清洗刷清洗干净，高水平消毒后备用。

根因追踪：科室节省成本，内镜清洗刷数量没有与内镜条数相匹配，多条内镜共用清洗刷。没有认识到清洗刷在清洗内镜时会沾染患者血液、体液等污染物，甚至做肠镜的患者在肠道准备不足时，会沾染粪便，如果不消毒清洗刷，会将这些污染物传播到其他内镜。

改进范例：内镜清洗刷需要同内镜一起进行高水平消毒。增加内镜清洗刷的数量，使清洗刷数量与内镜条数相匹配。建立健全内镜清洗消毒灭菌的操作流程，加强培训和督导，使医务人员意识到清洗刷如果不消毒到位，将成为污染源和传播载体，增加内镜交叉污染的风险。

案例九：胃镜和支气管镜的诊疗室设置在同一室。

违反条款：WS507-2016 软式内镜清洗消毒技术规范 5.1.3：不同系统（如呼吸、消化系统）软式内镜的诊疗工作应分室进行。

根因追踪：诊疗区域不足，建筑布局不合理。认为都是内镜，只要不同时操作即可。

改进范例：胃镜为消化系统内镜，支气管镜为呼吸系统内镜，两者是不同系统的软式内镜，在诊疗过程中接触的微生物也不同，如果在一个诊疗区域，可能会造成人体正常的条件致病菌侵入不同部位而造成交叉感染。因此胃镜诊疗区与支气管镜诊疗区应该分室进行。医院应对内镜诊疗中心新建、改建与扩建的设计方案进行卫生学审议，加大资金投入，改善建筑布局，使其符合规范要求。

第十二章　口腔科医院感染管理

典型案例一：某医院口腔科医生因患者量大，为节省时间，处置每一病人间只换手套，不洗手。

违反条款：WS/T 313-2009 医务人员手卫生规范。

根因追踪：医务人员减低医源性感染风险的意识淡薄，没认识到保持手卫生是有效预防控制病原体传播，从而降低医院感染发生率的最基本、最简单且行之有效的手段。

改进范例：重视手卫生是控制医院感染的关键，手卫生是控制医院感染的重要措施，医院应制定相应的手卫生管理制度，并严格执行。应加强对临床、医技部门及其他部门人员的手卫生监督，包括对手卫生设施的管理；应对医务人员加强指导与监督，提高医务人员手卫生的依从性。应加强手卫生效果的监测，对口腔科（门诊及病房）等部门工作的医务人员进行手消毒效果监测；当怀疑医院感染暴发与医务人员手卫生有关时，应及时进行监测，并进行相应的致病微生物检测。

典型案例二：某医院为节约成本，购买劣质手消液。

违反条款：WS/T 313-2009 医务人员手卫生规范。

根因追踪：医院管理层对手卫生重视程度不足，医院层次对手卫生设施配置没做到顶层设计，阻碍了手卫生依从性的提高，感控投入也不足。

改进范例：医院重视手卫生工作，并在财力与物力上大力支持手卫生工作，配备有效、便捷、合乎要求的手卫生设施，为医务人员执行手卫生措施提供必要条件。

典型案例三：某医院为节约成本，未配备医院人员擦手纸，医生洗手后在白大衣上擦干。

违反条款：WS/T313-2009 医务人员手卫生规范。

根因追踪：医院层次对感控投入不足，医院主管部门及相关部门未对手卫生实施做到有效管理，医务人员对感控认知不足。

改进范例

医院加大对手卫生设施的投入，并制定有效的监督检查制度，定期开展手卫生培训，使广大医务人员能掌握必要的手卫生知识和技能，提高其无菌观念和自我保护意识。

典型案例四：某医院医生手指被器械刺破，未经止血处理，便戴手套继续操作。

违反条款：WS/T313-2009 医务人员手卫生规范。

根因追踪：医务人员对手卫生重要性认识不足。手卫生意识差，多数医务人员未认识到手卫生与医院感染的关联性，认为只是一种自我保护行为。医务人员在 WHO 推荐的 5 个时刻（接触病人前、进行无菌操作前、接触病人后、接触病人体液后、接触病人周围环境后）没有按要求执行手卫生，手卫生方法掌握不够，未形成良好的手卫生氛围。

改进范例：全院制度的落实。根据《医务人员的手卫生规范》制定符合实际情况的规章制度，组织大家学习，相互交流，让医务人员体会手卫生的重要性，从而提高手卫生依从性。组织手卫生培训，其主要内容包括手卫生的 5 个时刻、正确的洗手方法及快速手消毒剂使用 3 个方面。提高医务人员自我保护及保护患者的意识，形成洗手的自觉性。

典型案例五：某医院口腔科医生留长指甲，涂指甲油。

违反条款：WS/T313-2009 医务人员手卫生规范。

根因追踪：医务人员手卫生知识不足，自觉性差，医院相关管理部门监督力度不足。

改进范例：加强手卫生的监督及检查。医院感染管理科专职人员通过定期监测手部带菌状况，将监测结果公布。不定期下临床科室、病房查看医务人员手卫生的执行情况，定期考核手卫生知识和六步洗手法，并将考核结果纳入科室质量考评的指标。

典型案例六：某医院工作人员工作期间佩戴戒指、手链等首饰。

违反条款：WS/T313-2009 医务人员手卫生规范。

根因追踪：医院医务人员缺乏手卫生理念，医院领导不够重视医院感染控制工作，监督管理工作不到位。

改进范例：医院加强对感控工作的投入。加强对医务人员手卫生相关知识的培训。很多研究显示，戒指下的皮肤和不戴戒指的手指皮肤比较，细菌定植更严重。医院应制定相关制度规定医务工作中不鼓励戴戒指和其他首饰。

典型案例七：某口腔医院医生手部患渗出性皮炎仍坚持工作。

违反条款：WS/T313-2009 医务人员手卫生规范。

根因追踪：医务人员对手卫生依从性差，感控意识薄弱。对职业安全防护的认知不足，职业安全防护意识薄弱。

改进范例：医院加强对感控工作的投入，加强对医务人员手卫生和职业暴露防护相关知识的培训。

典型案例八：某口腔医生工作服被污染后未及时更换，继续处置其他患者。

根因追踪：医院相关管理部门管理不到位，缺乏相关制度。医务人员缺乏相关感控知识。

改进范例：医院制定相关制度，并加大监督执行力度。白大衣要衣扣齐全，及时清洗，保持干净整洁，无污迹血渍，不得有缺如、残损。操作中发生意外污染时，随时进行消毒处理。离开工作岗位后，不穿岗位服装去食堂就餐、外出办事等。

典型案例九：某基层医院口腔科医生为患者拔牙时未戴口罩。

根因追踪：一些基层医院在医院感染控制工作中存在管理缺陷，不重视医院感染控制工作，医生职业暴露防护意识差。

改进范例：口腔医师应佩戴一次性口罩，且要及时更换，因为一次性口罩的有效保护时间为 30～60min。

典型案例十：某医院口腔科无窗户，无换气装置，通风差。

根因追踪：医院层次对感染控制工作不重视，布局不合理，观念陈旧，缺乏科学管理和统筹设计意识。

改进范例：由于诊室有治疗操作，会有持续的微生物暴露，口腔诊室工作环境必须有有效的通风设备，必须考虑到一些微生物可能通过换气从一个地方吹到另一个地方，因此通风设备应有防止污染空气再循环的装置。应根据季节、室外风力和气温，适时进行通风，保持空气清新，每天应开窗换气 2～3 次，每次不少于 30min。自然通风效果不佳时，应增加排风扇等辅助通风设备，使空气流通。

典型案例十一：某口腔诊所在诊室铺地毯。

根因追踪：诊所负责人对院感控意识薄弱，口腔诊所的布局不合理，不重视感控工作。

改进范例：口腔诊室的装修材料应充分考虑能够简单快捷地进行清洁及消毒，地板最好用无缝连续的硬质乙烯材料，不应使用地毯，以减少难清洁区。

典型案例十二：为节省成本，某医院口腔科诊室治疗过程中所接触到的设备表面使用蓝膜覆盖，一日一换。

根因追踪：医院相关管理部门对感控投入不足，搞形式化感控，不理解真正节约的内涵。

改进范例：重视牙科屏障的防护，治疗过程中所有接触到的设备或物体表面必须要么使用屏障防护技术进行覆盖，要么治疗完成后清洁消毒。屏障防护技术指的是采用一次性的单面粘贴的塑料纸或透明的塑料套管对治疗室那些经常接触但难以清洁和消毒的部位尽量大面积覆盖，每个病人更换一次目的是减少工作区域表面的污染。治疗区的消毒应于每日治疗前及两名病人诊疗之间进行，消毒可用常规含氯消毒液擦拭。

典型案例十三：某医院口腔科诊室保洁员清洁整个诊室及候诊区域时使用同一把拖布。

根因追踪：医院层次对感染控制工作没有达到顶层设计，对感控工作的监督不到位。

改进范例：地板、诊疗边柜表面易受治疗时产生的气溶胶污染，这些表面使用湿式清洁法清洁后，每天至少一次使用含氯消毒液拖地、擦拭，有血液溢出污染时，需立即清洁并消毒。抹布、拖把需分色，按区固定使用，使用后浸泡消毒，洗净消毒液后在隔断处悬挂晾干，避免交叉污染。

典型案例十四：某基层医院口腔科无紫外线消毒设备。

根因追踪：医院管理层对感控投入不足，不重视感控工作。

改进范例：口腔诊室的空气中含有多种病原微生物、消毒剂气体、打磨粉尘等，使空气污染严重。空气消毒多采用空气消毒器和紫外线灯消毒，应每天定时消毒，并做好消毒记录。

典型案例十五： 某医院口腔科护士在为牙科手机手工注油时未做个人防护。

根因追踪： 医院对医务人员感控知识培训不足，相关部门监督管理不力，空有规章制度，但工作人员不执行。

改进范例： 手工注油有气溶胶产生，需做好自身防护，戴好手套、帽子、口罩、护目镜等。

典型案例十六： 某医院口腔科医生治疗前不冲洗管路。

根因追踪： 医务人员对感控知识掌握不足，对感控工作不重视，医院相关部门对感控工作监督不到位。

改进范例： 在口腔诊疗过程中，诊疗椅受到污染的机会很多，接受治疗的病人的口腔内液体直接进入与治疗器械相连接的诊疗椅的水管中，如三用枪、高速涡轮机等。在涡轮机停止转动时，钻机的内部形成负压，将钻针周围的液体吸入水管。此外，口腔诊疗椅水管中的水流停滞不动，造成生物膜持续不断扩散。每天诊疗开始前，独立供水的治疗椅需冲洗管道内腔和供水系统 30min，中央供水治疗椅则需将供水系统排水 2～3min，以冲洗管道。每次治疗结束后需冲洗管路 30s。

典型案例十七： 某医院正畸科手机不能做到一人一机。

根因追踪： 医院层次对感染控制工作监督管理不到位。

改进范例： 牙科手机是临床口腔诊疗中最常用设备，在日常口腔诊疗工作中使用频繁，操作时深入到病人口腔内，接触病人的唾液、血液等，成为造成院内感染的传播途径。必须一人一机一消毒。

典型案例十八： 某基层医院口腔科采用化学消毒剂擦拭法对手机进行消毒。

根因追踪： 医院层次对感染控制工作投入不足，重视不足。

改进范例： 化学消毒剂主要有戊二醛、氯制剂、碘伏和乙醇，但是不论采用哪种消毒剂，擦拭法都只能处理牙科手机表面，不能进入牙科手机内部污染的涡轮腔隙和管道，擦拭处理的牙科手机基本无法达到灭菌标准。因此，消毒剂擦拭法不能用于牙科手机的临床灭菌处理，必须采用其他可靠的消毒灭菌方法，其中高压灭菌是牙科手机的最佳灭菌法。

典型案例十九： 某基层医院口腔科根管治疗器械及手术车针采用化学药物浸泡消毒。

根因追踪：医院层次对感染控制工作投入不足，重视不足。

改进范例：口腔治疗中高危性操作所使用的器械，如拔牙钳、刮治器、超声洁牙机工作尖、根管治疗器械和手术车针等，必须经过严格的全过程灭菌。这包括：预先清洗、冲洗，超声波清洗机清洗，消毒剂消毒，包装，打标签，最后进行严格的高温高压灭菌。

典型案例二十：某医院口腔科从不进行消毒灭菌效果监测。

违反条款：《医疗机构口腔诊疗器械消毒技术操作规范（2005）》

根因追踪：医院层次对感染控制工作没有达到顶层设计，对感控工作的监督不到位。

改进范例：医疗机构应当对口腔诊疗器械消毒与灭菌的效果进行监测，确保消毒、灭菌合格。灭菌效果监测采用工艺监测、化学监测和生物监测。工艺监测包括灭菌物品、洗涤、包装质量合格；灭菌物品放置灭菌器的方法合格；灭菌器的仪表运行正常；灭菌器的运行程序正常。

典型案例二十一：某医院口腔科医生操作完成后戴手套写病历。

根因追踪：医生对手卫生、对感染控制知识掌握不到位，医院层次对预防院内感染工作的监督不到位。

改进范例：规范院内一次性手套的使用，预防医院感染发生。病历书写时不得使用手套。医院感染控制已从过去的监测走向预防，对医务人员手卫生的管理则是最基础也是最有效的预防工作。在两次使用手套之间，很少有医务人员愿意去洗手或者接受手消毒。一些工勤人员往往带着被污染的手套开灯、按电梯，造成了手套上的病原微生物污染环境。

典型案例二十二：某医院口腔科医生在治疗过程中戴手套接打电话。

根因追踪：医生对感染控制知识认知不足，医院层次相应规章制度不健全，对感控工作的监督不到位。

改进范例：口腔科门诊患者较为复杂，很多患者患有传染性疾病或者是某些传染性疾病的无症状携带者，其唾液和血液中含有大量病原微生物。在对口腔科患者进行治疗时，各项操作均在患者口腔内进行，医生在操作过程中与患者口腔内的血液、唾液以及黏膜等组织进行接触，因此医务人员的手有可能成为传播疾病的媒介，应避免交叉污染。医院定期进行交叉感染相关的安全教育，强化医护人员的感染风险意识，使医护人员充分认识到交叉感染的危害以及不良后果，并制定口腔科门诊交叉感染的相关控制制度以及消毒隔离制度，责任到人，成立监督小组。

典型案例二十三：某医院口腔科所用消毒包布有破洞现象。

根因追踪：医院层次对感控工作投入不足，监管不力。

改进范例：在规范化管理的口腔医疗机构，口腔器械的灭菌保存需要科室购置大量专用器械盒，增加了经济成本；此外，购置的器械盒多为金属质地，无内隔层，拿取时易造成器械相互摩擦、碰撞、划损，对于高精度器械尤为不适用。而且随着灭菌使用的次数增多，器械盒侧壁的通气孔开关装置易松动，闭合不严，存放时无法保证器械的无菌状态。因此，采用医用包布自制成口腔器械消毒包，用于器械的消毒和存放，临床应用方便经济，节省耗材，可反复清洗使用，但要注意各种消毒包布要一用一洗一更换，不能出现干硬、发黄、破洞现象。

典型案例二十四：某医院口腔科使用生锈的治疗器械。

根因追踪：医院层次对感控工作投入不足，监管不力。

改进范例：口腔科重复使用的手术器械很多，使用频率高，部分器械使用一段时间后，在其轴节、齿槽和管腔壁等难以清洗的部位常常发生生锈现象，有较大的医院感染隐患。医院需规定各种器械必须清洁光亮，无污，无锈。

典型案例二十五：某医院口腔科诊室使用的麻药启封 24h 后仍在使用。

根因追踪：医院层次对感染控制工作没有达到顶层设计，对感控工作监督不到位。

改进范例：麻药应注明启用日期与时间，启封后使用时间不得超过 24h，现用现抽，尽量使用小包装，抽出的局麻药超过 2h 不得使用。

典型案例二十六：某基层医院口腔科从未进行微生物监测。

根因追踪：医院层次对感染控制工作没有达到顶层设计，对感控工作的监督不到位。

改进范例：每天例行以高温高压显示带测试温度及压力，并做好记录工作。每月以生物培养试剂测试，送供应室培养判读并记录。

典型案例二十七：某口腔诊所将医疗垃圾随意丢弃处理。

违反条款：医疗卫生机构医疗废物管理办法。

根因追踪： 相关部门对感控工作的监督不到位。

改进范例： 设感染性废物收集桶（黄色污物袋）、锐器盒（黄色），容器必须加盖、防渗漏、防锐器穿透，各种污物桶要有明显的警示标志。

医务人员负责垃圾的分类投放、收集、包装密封，污物袋装满 3/4 时即需包装密封，分类投放于暂时贮存地点，并做好交接记录。

典型案例二十八： 某口腔医院医生为患者拔牙后，将拔除的患牙丢弃在感染性废物中，患者向医生索要牙齿，医生将牙齿从医疗废物中找出并交给患者。

违反条款： 医疗卫生机构医疗废物管理办法。

根因追踪： 医务人员对医疗废物的相关法规认识不足，医疗机构缺乏相关制度。

改进范例： 医疗机构应建立健全医疗废物管理责任制，确保医疗废物的安全管理，放入包装物或者容器内的感染性废物、病理性废物、损伤性废物不得取出。

典型案例二十九： 某口腔诊所污水未经处理排放。

违反条款： 医疗机构污水排放要求。

根因追踪： 医疗机构没有感控意识，有关部门对感控工作的监督不到位。

改进范例： 所有医疗卫生机构医疗污水均必须经过消毒处理方可排放。污水处理方法有臭氧消毒法和氯化法，目前大多数医疗机构用氯化法处理污水，常用的消毒剂为液氯、次氯酸钠、二氧化氯等。

按照 2005 发布的《医疗机构水污染排放标准》（GBJ48-83），口腔诊所污水经处理和消毒后应达到的标准：

（1）连续 3 次各取样 500mL 进行检验，不得检出肠道致病菌和结核分枝杆菌。

（2）总大肠菌群数每升不得大于 500 个。

（3）接触池出口总余氯量为 2～8mg/L。

（4）污水与氯接触时间不少于 1h。

（5）口腔科含汞废水应进行除汞处理。

典型案例三十： 某医院口腔科诊室灭菌物品和消毒物品混放。

根因追踪： 医院层次对感染控制工作没有达到顶层设计，对感控工作的监督不到位。

改进范例： 物品分类放置。通常灭菌包应分类为手术器械包类、手术辅料包类、病区通用的无菌包类、专科无菌包类、低温灭菌包类、紧急突发事件和抢救用无菌包类、一次性无菌物品类或贵重物品类等。各类物品均应分架或分开摆放，不应堆放或混放。

典型案例三十一：某医院口腔科所用光固化机使用时不加保护膜。

根因追踪：医疗机构工作人员感控意识不足，医院层次对感控工作的监督不到位。

改进范例：光固化机主要用于口腔科对光固化树脂材料进行固化，光固化机有机会接触到患者的黏膜及唾液等体液。

大部分光固化机头（导光棒）不能高温高压消毒，使用时必须用一次性薄膜套住，并一人一用一丢弃。

使用时光固化机的手柄需消毒，避免交叉感染。每次使用后可用一次性塑料膜贴于手柄，或者用消毒湿巾擦拭。

典型案例三十二：某医院口腔科使用根管长度测量仪后不消毒。

根因追踪：医疗机构工作人员感控意识不足，医院层次对感控工作的监督不到位。

改进范例：根管长度测量仪，由主机、锉夹、管线、唇钩等相关附件组成，主机表面可用消毒剂擦拭消毒，锉夹和唇钩每次使用后先去污，再高水平消毒或灭菌，清洁保存。

典型案例三十三：某医院口腔科使用牙髓活力测试仪后不消毒。

根因追踪：医疗机构工作人员感控意识不足，医院层次对感控工作的监督不到位。

改进范例：牙髓活力测试仪是利用机器产生脉冲电流，对牙神经进行电刺激，同时记录牙神经对电刺激的反应值，从而来判断牙神经的活力的仪器。它最大程度地保证了医生对病人牙髓活力判断的准确性。使用时牙髓活力测试仪的手柄和探头需消毒，避免交叉感染。每次使用后可用一次性塑料膜贴于手柄，或者用消毒湿巾擦拭。

典型案例三十四：某医院口腔科使用热牙胶充填仪后不消毒。

根因追踪：医疗机构工作人员感控意识不足，医院层次对感控工作的监督不到位。

改进范例：热牙胶充填仪用于根管充填治疗，由主机、充填笔和充填枪组成。

（1）手柄与工作尖根管加压手柄、携热器头、充填手柄、隔热罩及热牙胶工作尖均为高度危险器械，每次使用后必须清洁和灭菌处理。

（2）主机及连接线可用中效以上消毒剂擦拭消毒仪表面。

典型案例三十五：某医院口腔科诊室使用根管显微镜后不消毒。

根因追踪：医疗机构工作人员感控意识不足，医院层次对感控工作的监督不到位。

改进范例：根管显微镜主要应用于牙髓根尖周疾病的诊治。

（1）镜头平时应用防尘罩保护。镜头若有积灰，治疗前先用气球吹去表面灰尘或用柔软毛刷刷除；若有污渍，用镜头纸擦拭，或用棉签蘸专用的清洁剂清洁。

（2）显微镜的把手与按键可使用避污膜保护，一用一更换。如有污染，可用对金属无腐蚀性的中效以上的消毒剂擦拭。

典型案例三十六：某医院口腔科诊室使用超声骨刀后不消毒。

因追踪：医疗机构工作人员感控意识不足，医院层次对感控工作的监督不到位。

改进范例：口腔科的超声骨刀主要用于齿槽外科手术，由主机及冷却水支架、冷却水管、手柄支架、手柄、工作头、连接线、脚踏板等附件组成。

（1）超声骨刀附件中需要灭菌的是手柄、工作头、手柄连接线和冷却水管。冷却水管以一次性使用为佳，手术冷却用水为无菌生理盐水，手柄连接线不耐高温，使用时可用一次性无菌器械护套保护。超声骨刀工作头凹槽多，清洗时宜用硬度适宜的尼龙刷刷洗，避免超声清洗，工作头支架清洗后随同工作头包装物理灭菌。

（2）主机及冷却水支架用对金属无腐蚀性的中效以上消毒剂擦拭消毒。

典型案例三十七：某基层医院口腔科医生使用滴瓶内药液时，用棉球直接放入滴瓶内蘸取。

根因追踪：医疗机构工作人员感控意识不足，医院层次对感控工作的监督不到位。

改进范例：滴取型材料有丁香油、碘甘油、黏结剂、脱敏剂等。临床使用时如操作不当，可以引起间接交叉感染

分装于小滴瓶的，用滴瓶配套的滴管蘸取使用，滴管避免接触治疗用棉球。

未分装的可以将每次用量挤出放置于遮光盒内，用小棉球或棉棒蘸取使用，残液不回收。小棉棒一次性使用，遮光盒一用一消毒。滴瓶每次使用后需表面擦拭消毒，每周至少更换消毒两次，更换消毒时瓶内材料不回收。

典型案例三十八：某基层医院口腔科手调氧化锌丁香油糊剂非现用现调，而是事先调好后置于玻璃板上方便取用。

根因追踪：医疗机构工作人员感控意识不足，医院层次对感控工作的监督不到位。

改进范例：手调型材料需用消毒后清洁保存的取粉勺取粉，根据材料需要将粉放置于玻璃板或专用调拌纸，调拌纸一次性使用，玻璃板与调刀一用一更换，取粉勺每

天更换。

使用材料现用现调，调拌后立即用 75%酒精棉球将玻璃板和调刀上的材料擦拭干净，再集中清洗消毒。材料放置于清洁容器中，瓶体每天擦拭消毒一次，遇污染时及时消毒。

典型案例三十九：某医院口腔科医生使用注射型材料时，注射头未更换。

根因追踪：医疗机构工作人员感控意识不足，医院层次对感控工作的监督不到位。

改进范例：口腔科使用的注射型材料，非一次性使用完结的，临床上使用时需规范操作，避免交叉感染。注射头必须一患者一更换，针筒表面使用后擦拭消毒，并放入专用避光盒中清洁保存。

典型案例四十：某医院口腔科医生用操作中使用的器械取用光固化树脂材料。

根因追踪：医疗机构工作人员感控意识不足，医院层次对感控工作的监督不到位。

改进范例：牙胶尖、暂封膏、失活剂、树脂材料等在临床使用时要注意避免交叉感染。材料根据需要使用合适的清洁器械取用，禁止使用治疗操作所用的器械取用材料，取出的材料不可再放回。

典型案例四十一：某医院口腔科医生在为正畸患者粘接托槽时托槽意外掉落，用气枪吹干后直接粘接。

根因追踪：医疗机构工作人员感控意识不足，医院层次对感控工作的监督不到位。

改进范例：正畸患者粘接托槽时，新启用托槽，一人一用，禁止重复使用。拆开包装后用镊子夹取，保持托槽黏结底板清洁，避免污染。如遇污染，用 75%酒精消毒后用气枪吹干。如使用过程中托槽脱落，须将托槽底板喷砂处理至陈旧黏结剂消失，然后放入超声清洗机内用 75%酒精振荡 5min，气枪吹干后粘接。

典型案例四十二：某医院口腔科医生在粘接牵引埋伏牙的托槽时，拆开新托槽的包装直接使用新托槽。

根因追踪：医疗机构工作人员感控意识不足，医院层次对感控工作的监督不到位。

改进范例：手术用托槽及附件在术前必须将托槽与附件包装后高温高压灭菌备用。

典型案例四十三：某医院口腔科医生直接从带环储存盒内取出带环试戴，将正畸患者试戴后不符合要求的带环用消毒湿巾擦拭后放回带环储存盒内。

根因追踪：医疗机构工作人员感控意识不足，医院层次对感控工作的监督不到位。

改进范例：戴带环之前先将带环在寄存模型上试戴，确定规格型号，灭菌后保存，待病人复诊时使用。如对带环的大小不确定可将试戴的前后各一个型号的带环一起灭菌备用。试戴后不符合要求的带环灭菌后按型号放回储存盒内。

典型案例四十四：某医院口腔科医生为正畸患者使用成品包装的弓丝，从包装袋内取出后直接使用。

根因追踪：医疗机构工作人员感控意识不足，医院层次对感控工作的监督不到位。

改进范例：成品包装的正畸弓丝使用前应用 75%酒精消毒。

典型案例四十五：某医院口腔科诊室正畸结扎丝直接放在治疗台上，无消毒包装袋。

根因追踪：医疗机构工作人员感控意识不足，医院层次对感控工作的监督不到位。

改进范例：成品包装的结扎丝，使用前应用 75%酒精消毒。捆扎结扎丝，可按结扎托槽所需要的长度和数量剪取，绞合成股包装，10 根一股或 20 根一股，消毒后清洁袋内保存，根据需要选择使用。

典型案例四十六：某医院口腔科诊室正畸橡皮链直接放在治疗台上，无消毒包装袋。

根因追踪：医疗机构工作人员感控意识不足，医院层次对感控工作的监督不到位。

改进范例：固定正畸用的非金属附件如链圈、结扎圈、分牙圈等，都为非单个包装，注意保存在清洁容器中，避免交叉感染，使用时用持针器夹取，75%酒精消毒后使用。

典型案例四十七：某医院口腔科正畸金属附件消毒后反复使用。

根因追踪：医疗机构工作人员感控意识不足，医院层次对感控工作的监督不到位。

改进范例：正畸用的金属附件，如牵引钩、颊面管、推簧等均为一次性使用，使用前应用 75%酒精消毒，不得消毒后重复使用。

典型案例四十八：某医院口腔科正畸用钳子使用后仅擦拭消毒。

根因追踪：医疗机构工作人员感控意识不足，医院层次对感控工作的监督不到位。

改进范例：正畸用的各类钳子应灭菌或高水平消毒，能耐高温高压的钳子首选物理灭菌，否则须采用高效消毒剂浸泡消毒，使用前彻底冲洗净残留消毒液。

典型案例四十九：某医院口腔科正畸拍照用拉钩及反光镜仅采用擦拭消毒。

根因追踪：医疗机构工作人员感控意识不足，医院层次对感控工作的监督不到位。

改进范例：正畸拍照用反光镜及拉钩尽量采用高温高压灭菌。如拉钩材质不耐高温，应选择高水平化学消毒液浸泡消毒，流动水冲洗后在清洁的储物盒内备用。

典型案例五十：某医院口腔科医生操作中戴手套，用操作中使用的镊子剪取排龈线。

根因追踪：医疗机构工作人员感控意识不足，医院层次对感控工作的监督不到位。

改进范例：排龈线有各种不同的型号，使用前应根据患者游离龈的紧张程度选择排龈线的粗细，再根据冠周长度来剪取排龈线的大致长度。取排龈线时助手打开瓶盖，医生用无菌持针器或镊子夹住线头，抽出所需的长度后助手用消毒剪剪断。

典型案例五十一：某医院口腔科医生操作时戴手套拿取咬合纸使用。

根因追踪：医疗机构工作人员感控意识不足，医院层次对感控工作的监督不到位。

改进范例：洗手或手消毒后用手拿取咬合纸，打开后捏住白色撕取处撕取，避免污染咬合纸外包装引起交叉感染。

典型案例五十二：某医院口腔科比色板从不消毒。

根因追踪：医疗机构工作人员感控意识不足，医院层次对感控工作的监督不到位。

改进范例：比色前先将比色板在流动水下冲洗并略甩干，再将比色板放置到患者的口腔周围，避免接触患者口唇。操作前先洗手或手消毒，以免污染比色板。如遇污染，应将比色板用流动水冲洗，中效及以上消毒液擦拭消毒。

典型案例五十三：某医院口腔科诊室印模制取后不经消毒直接灌注石膏模型。

根因追踪：医疗机构工作人员感控意识不足，医院层次对感控工作的监督不到位。

改进范例：印模制取后先流动水下冲去印模表面的唾液、血液、食物残渣，用干棉球擦干，放入消毒机持续雾化消毒，或用消毒液保湿保存消毒，消毒后流动水冲洗擦干后灌注模型。

典型案例五十四：某医院口腔科使用后橡皮碗与调刀流动水冲洗，不消毒。

根因追踪：医疗机构工作人员感控意识不足，医院层次对感控工作的监督不到位。

改进范例：橡皮碗与调刀一人一用，清洗后浸泡于中效及以上水平消毒液中30min以上。

典型案例五十五：某医院口腔科为节约成本，纸塑袋重复使用。

根因追踪：医院层次对感染控制工作投入不足，重视不足，不理解真正节约的内涵。

改进范例：纸塑包装的注意事项。

（1）正确调试纸塑封口机温度，并且封条宽度超过0.6cm，以保证封口的严密性。

（2）纸塑包装时，应根据各类包的大小，裁剪大小合适的包装纸，同时包的重量不宜超过2kg，锐利器械要注意保护，防止将纸塑袋刺穿，一旦发现纸塑包装破裂，则禁止使用。

（3）物品摆放时注意防潮，并需轻拿轻放，避免拖、拉、推、揉等过多搓摸，以防纸塑袋破损，造成二次污染。

（4）纸塑包装袋放置低温灭菌器时，注意纸面朝一个方向。

（5）包装使用时只需要一层，不可重复使用。

（6）书写物品名称、有效期等信息时，应选在包装袋的两端或使用专用的化学指示胶带，不可写在纸面和透明膜上。

（7）纸塑包装袋不可以折弯使用，应半个竖放在金属篮筐内。

（8）在打开时，不应撕扯，避免造成纸屑或是纤维从而引起污染，应小心均匀地沿着密封处拉开塑料膜和纸。

第十三章　血液透析中心医院感染管理

典型案例一： 在处理瘘体压力较大的患者时仅佩戴普通医用口罩进行操作。

根因追踪： 医务人员因对血液透析院内感染及其危害性认识不足，风险意识低，自我保护意识淡薄，出现不严格遵守消毒、灭菌、隔离制度，不按操作规程进行操作，忽视某些操作细节等问题，自我保护的意识不强，自身职业暴露风险明显增高，易引发针刺伤、被血液（液体）污染、造成自己或者他人误伤等。风险意识低的医护人员往往责任心不强，专业素质低。

改进范例： ①接触患者血液、体液、分泌物、排泄物及污染物品时应戴手套，操作完毕脱手套后要立即洗手，或用快速手消剂进行手卫生。在接触肝炎病毒、多重耐药等患者时，戴手套非常重要。戴手套接触患者或做治疗时，在两个患者之间应当更换手套。②护士在透析中心工作期间应保持着工作服状态，为可能会出现血液、体液喷溅的患者进行治疗操作及接触呼吸道传染病患者时应佩戴一次性帽子、医用外科口罩，必要时应使用护目镜或面屏。因为肺结核、流感等呼吸道传染病可经过飞沫传染途径进行传播，患者飞沫中直径 5μm 以下微小粒子会随咳嗽或讲话喷出，该类微小粒子可飘浮在空气中随气流广泛扩散使空气污染，而直径在 5μm 以上的微粒可以落在 1m 范围内的物体表面或床上，护士在护理患者时极易被直接或间接感染，故做好标准预防与额外防护在控制院内感染方面极为重要。③对新收治的透析患者应要求提供 6 个月以内的病毒标志物检验报告，如不能提供有效检验报告应立即采血送检，在确定患者病毒标志物情况后根据实际安排患者在相应区域进行透析治疗；对于传染病患者应告知关于传染病控制的相关规定，使其知情同意并主动遵照执行，严格执行相应的防护措施，对患者使用过的物品应从严进行处理。

典型案例二： 患者从等待区直接进入透析大厅，缺乏缓冲区域和隔断。

违反条款： 血液透析标准操作规程（2010 版）中透析室建筑布局要求。

根因追踪： 很多医疗机构为了充分利用空间，采用临时性隔断、软隔断等方式对透析中心进行区域划分，因此造成透析中心内部各功能区的划分并不是十分明确，清洁区、半污染区和污染区的界限不清楚，增加了患者发生院内感染的风险。

改进范例：血液透析中心要设有治疗区域、辅助治疗区域、非治疗区域及三个通道。乙型肝炎患者的血液透析必须设立独立的透析间，而丙型肝炎患者需分区。治疗区域与非治疗区域之间应有明显的间隔，可以是内走廊、内门等间隔。应分别设立病员通道、医护人员通道和物品通道。

透析间：①应当达到《医院消毒卫生标准》（GB15982-2012）中规定的III类环境，并保持安静，光线充足。具备空气消毒装置、空调等。保持空气清新，必要时应当使用空气净化器。透析间地面应使用防水、防酸碱材料，并设置地漏。②一台透析机与一张床称为一个透析单元，每个透析单元间距按床间距计算不能小于 0.8m，实际占地面积不小于 3.2m²。每一个透析单元应当有电源插座组、反渗水供给接口、废透析液排水接口、供氧装置、中心负压接口或可移动负压抽吸装置，根据环境条件可配备呼叫系统等。③护士站应设在便于观察、处理病情及设备运行的地方。备有治疗车（内含血液透析操作必备物品及药品）、抢救车（内含必备抢救物品及药品）及抢救设备（如心电监护仪、除颤仪、简易呼吸器等）。

治疗室：①应达到《医院消毒卫生标准》（GB15982-2012）中规定的对III类环境的要求。透析中需要使用的药品，如促红细胞生成素、肝素、鱼精蛋白、抗生素等应当在III类环境中配制。备用的消毒物品，如缝合包、静脉切开包、无菌纱布等应当在治疗室储存备用。透析器、管路、穿刺针等耗材可以在符合《医院消毒卫生标准》（GB15982-2012）中规定的其他III类环境中存放。

水处理间：水处理间面积应为水处理机占地面积的 1.5 倍以上；地面承重应符合设备要求；地面应进行防水处理并设置地漏。水处理间应维持合适的室温并有良好的隔音和通风条件。水处理设备应避免日光直射，放置处应有水槽，防止水外漏。

更衣区：工作人员和患者更衣区要分开，患者更衣区的大小应根据血液透析中心的实际患者数量决定，以不拥挤、舒适为度；建议有条件的医院为患者配备一次性拖鞋和病号服，更换拖鞋和病号服后进入透析大厅。工作人员在更衣区更换工作服、工作帽和工作鞋后方可进入透析治疗间和治疗室。

接诊区：患者应在接诊区称量体重，由医生确定患者本次透析的治疗方案及开具药品处方、化验单等。

医务人员办公室：可根据实际情况配置主任办公室、护士长办公室和医生办公室，有条件的医院可配置会议室和（或）示教室。

典型案例三：无论患者病情轻重，都按照1∶5的比例配备护士巡视。

根因追踪：对患者的透析风险认识不足，对处理透析紧急事件的能力不足。

改进范例：建立层级管理体制。科室组建层级管理小组，小组组长由科室主任以及护士长共同担任，其他责任护士为小组成员。护士长负责病房与血液透析中心的行政以及业务管理工作，根据责任护士的能力与资历，分层次开展业务培训。将责任护士分为高年资和低年资两个层次，高年资护士护理病情较重的患者，低年资护士护理病情较轻患者。每个培训层次设立1名小组长，负责该层次的教学、培训以及护理质量控制、病房管理工作，其余责任护士对自己所负责的患者进行管理，如感染预防、病房护理等，做到分工明确、工作岗位职责到位。同时由科室护士长以及主任进一步对血液透析操作管理的制度进行完善。

根据医院血液透析中心管理制度以及工作流程，结合患者的病情，以医护人员的层级管理小组设置情况为基础，将患者进行分层级管理。对患者进行综合评估后将患者分为Ⅰ～Ⅲ层级，其中Ⅲ层级为重症患者，其病情严重，血液透析静脉留置导管感染风险评估结果较高，选择高年资的专业护理小组进行感染防控工作，护理人员需要严格执行无菌操作流程，选择洗必泰（2%）对导管外露部分进行消毒，并对导管动静口连接处进行正反两次消毒，彻底清除螺旋纹口处存有的血垢，对导管动静脉两端及时抽吸，观察是否通畅，在患者上机后，需要采用无菌纱布对动静脉接口处进行包裹，然后采用治疗巾进行覆盖。结束治疗后，护理人员需要再次对导管接口处以及导管外露部分进行消毒，采用20mL生理盐水脉冲式对动静脉导管进行推注，再用肝素稀释液进行正压推注，最后采用一次性肝素帽封口，封口后用无菌纱布包裹固定。Ⅱ层级患者病情控制效果良好，有一定感染风险，低年资的护理小组主要开展日常护理，高年资护理小组予以辅助配合。护理人员需要严格执行无菌操作流程，加强感染控制力度，在实施血液透析过程中应对各区域实施针对性的感染控制措施。执行标准：手卫生操作，重点对患者讲解感染防控的重要性，讲解手卫生的具体流程，争取患者的配合。Ⅰ层级患者为轻症患者，多为早期发病患者，此时其刚接受血液透析治疗，发生感染的风险较低，低年资护理小组负责其护理工作，主要护理内容应当集中在健康教育以及心理、生活护理方面，以降低患者感染风险发生率。

典型案例四：为了节省时间，护士在处理完一位患者后在没更换手套的情况下帮另一位患者进行下机操作。

根因追踪：医务人员的手作为最容易被污染的部位，也最容易被忽视。临床操作中经常出现手部消毒不到位的情况。尤其是在两名患者之间的操作，常出现不做手卫生、不及时更换手套等现象。另外，手套上残留的医疗污染物有可能带到医疗器械或患者身上，造成交叉感染。医务人员接触患者血液、体液、分泌物及使用过的透析机、血液灌流器等污染物后，没有及时规范洗手，或进行手部的消毒，从而造成环境污染，最终导致血液透析中心院内感染的发生。

改进范例：①操作前：环境清洁，衣帽穿戴要整洁。戴口罩并且口罩须遮住口鼻，修剪指甲、洗手（六步洗手法），戴无菌手套，戴手套时应注意无菌操作步骤和原则，戴手套后如发现破裂，应立即更换。②操作中：a.无菌物品持取：执行无菌技术操作原则；持取无菌物品（非一次性使用无菌物品）必须使用无菌持物钳（镊），手臂和未经消毒的用物不可触及无菌物或跨越无菌区。b.进行无菌操作时：一份无菌物品只能供一个患者使用，避免发生交叉感染。如器械、用物疑有污染或已被污染即不可使用，应更换并送消毒供应中心重新灭菌。c.使用一次性无菌物品时应注意接口部位的无菌，防止发生污染。d.接血与回血操作时以及穿刺、拔针与机器操作时进行配合的两人均应遵守预防感染原则。③操作后：a.无菌物品存取：按管理标准，存放时标明灭菌日期，按类分别放置，定期对无菌物品的有效期进行检查。无菌物品从无菌物品柜中取出时，按照需求取用，物品一旦取出后即使未使用也不可再放回无菌物品柜。b.使用后的医疗废物按医用垃圾处理规定处理，利器放入锐器盒，沾污血液的敷料等物品放入医疗废物（感染性）箱、外包装等归入生活垃圾。c.使用后的透析器与回路封闭后才可从透析机的固定器上摘取，归入医疗废物（感染性）。注意更换压力传感器，避免血液污染传感器。在治疗中如果透析机发生破膜，应当经过消毒处理后方可为下一位患者进行治疗。

典型案例五：透析患者携带自己的床单、被套进入大厅进行透析。

根因追踪：透析中心管理不规范，责任意识和风险意识不强，工作未注意细节。

改进范例：①非工作人员不得入内。②工作人员进入室内应着工作服，戴工作帽，操作时应戴口罩，严格执行无菌操作。③严格执行操作规程，保持室内清洁。④每日清晨及中午患者透析前，开窗通风30min，透析结束后，通风30min，紫外线照射1h，如有需要在患者透析期间使用空气净化器，做好相关登记。⑤每日于透析中、透析后湿式清洁地面各1次。拖布与抹布专用。拖布和抹布消毒法为：用500mg/L的含氯消毒剂浸泡30min，清洗晾干（拖布用后不得放在透析大厅内）；隔离透析区的拖布和抹布应单独清洗，应使用2000mg/L的含氯消毒剂进行浸泡消毒。⑥透析机、床、桌在每日透析结束后用500mg/L的含氯消毒剂擦拭1遍，擦拭的毛巾应专机专用。被血液污染的透析机应用含2000mg/L含氯消毒剂的一次性布擦拭去掉血迹后再用含

500mg/L 的含氯消毒剂的毛巾擦拭机器外部。⑦血压表、袖带、听诊器每日紫外线照射消毒 1 次，每次 1h；建议有条件的医院可以购买一次性袖带套内衬，一人一用。止血钳每日用后用 75%乙醇擦拭消毒，被血液污染后应立即使用 1000mg/L 的含氯消毒剂浸泡 30min，并在流动水下冲洗干净。氧气湿化瓶用 250mg/L 的含氯消毒剂浸泡 30min 后清洗晾干备用，吸氧管每人一根，不可混用，体温计用 500mg/L 的含氯消毒剂浸泡 30min 备用。⑧床单、被套、枕套一人一次一更换，应在清场后更换，如有个别患者暂时不能离开治疗区域，则应进行有效的遮挡，给患者戴上口罩；更换前应先进行手卫生，撤除床单时应从两端向中间折叠，动作务必轻柔、幅度小，避免扬尘；遇有特殊情况，随时更换；建议有条件的医院配备透析专用床单、棉被、床笠。⑨除每日的常规清洁工作并行有效的通风外，每周 1 次大扫除。⑩每月进行 1 次空气培养，对培养结果进行记录，如发生培养结果不合格应立即调查原因并落实整改措施。

典型案例六：采用未经正确处理的水源进行透析。

根因追踪：对相关管理规范理解不到位，未按要求进行整改，对患者的透析安全关注不够。

改进范例：①水处理设备一定要选用有国家监督管理部门颁发注册证的设备，只有这样的设备才能投入临床使用，保障患者的安全。新安装的水处理系统或者怀疑水处理系统有问题时要提高检测频度；若确定水处理设备存在问题而不能及时纠正，要停止使用；如无法及时获取合格的水源则应临时暂停透析治疗直至水处理设备修复并对出水检测合格。②透析使用的透析用水应参照国家对血液透析用水的最新要求进行管理。③要根据设备的要求定期对水处理系统以及供水管路进行冲洗、消毒并登记。发现问题要及时处理并做好记录，保证水处理系统正常运转，每次消毒及冲洗后应测定管路中消毒液残留量，确定在安全范围内（没有涉及的消毒剂请参照生产厂商的说明书）。水路中消毒剂的最大允许残留浓度为：甲醛＜10mg/L、过氧乙酸＜1ppm、游离氯＜0.5mg/L。④透析用水的水质污染物应每年测定 1 次，保证符合质量要求。⑤应每日进行 pH、硬度、总氯测定，游离氯＜0.1mg/L。⑥应每月对透析用水进行细菌培养，在水路末端进入血液透析机的位置收集标本，细菌数不应超出 200CFU/mL，记录检验结果。⑦应每 3 个月对透析用水内毒素进行一次检测，留取标本方法同细菌培养，内毒素不得超过 2EU/mL，记录检验结果。⑧细菌数或内毒素中任意一项超标，应立即暂停透析治疗，迅速分析查找原因，制订并落实整改措施，直至检测合格才可恢复透析治疗。⑨透析用水处理装置（包括管道）至少每 3 个月消毒一次。

典型案例七： 护士给患者进行内瘘穿刺时未充分进行相关消毒操作，如未对患者穿刺处进行清洁、消毒，护士防护用品佩戴不规范等。

根因追踪： 责任护士无菌操作意识淡薄，相关培训不到位。

改进范例： ①指导和帮助患者用肥皂和水洗净内瘘侧肢体，减少穿刺部位微生物数量。②护士洗手和穿戴防护用品（包括防护眼镜、口罩、帽子、外罩等），减少微生物传播机会。③使用无菌技术打开穿刺针包装和准备所需物品。④检查内瘘有无红、肿、感染或血肿，评估内瘘血流状况。⑤在内瘘上选择穿刺点，两个点的距离至少为 5cm，并确认与前几次透析穿刺点位置不同，至少要离开上次穿刺点 1cm 以上，这是确保伤口愈合和预防动脉瘤的重要措施。⑥用皮肤消毒剂消毒穿刺部位，使用无菌技术穿刺；如果需要，可以在内瘘胳膊上使用止血带，但移植内瘘不能使用止血带。⑦穿刺时向下绷紧皮肤，使针头干净利落地刺入血管，如有必要可以先用利多卡因麻醉后再穿刺；穿刺时一般使用 16G 穿刺针，如果要求透析血流率超过 350mL/min 则应该选择 15G 穿刺针；尽量把整个针都刺入血管，避免穿刺针脱落，穿刺时注意穿刺点的选择和进针方向。⑧小心松开穿刺针夹，引出血液或者推入盐水使其充满穿刺针管腔；如果使用了止血带，应在穿刺入血管后立即松开止血带。⑨安全固定穿刺针，避免脱落。

第十四章 急诊科医院感染管理

第一节 典型案例

典型案例一：急诊科医护人员工作繁忙，很注意防护，习惯采用戴 PVC 手套或橡胶手套处置，处置后摘手套，没有摘手套后洗手的习惯。

违反条款：WS/T313-2009 医务人员手卫生规范。

在下列情况下，医务人员应选择洗手或使用速干手消毒剂。

（1）直接接触每个患者前后，从同一患者身体的污染部位移动到清洁部位时。

（2）接触患者黏膜、破损皮肤或伤口前后，接触患者的血液、体液、分泌物、排泄物、伤口敷料等之后。

（3）穿脱隔离衣前后，摘手套后。

（4）进行无菌操作、接触清洁、无菌物品之前。

（5）接触患者周围环境及物品后。

（6）处理药物或配餐前。

根因追踪：感染风险意识淡薄，医务人员对手卫生指征了解不全面，洗手依从性差，存在"形式化"感控的表现。手卫生是影响医院预防和控制的风险因素之一。有效提高医务人员手卫生正确性和依从性迫在眉睫。

改进范例：预防控制医院感染最简单、最经济的措施是手卫生，它是医疗机构患者安全目标实施的有力保障。一部分医务人员受职业预防措施的影响，认为戴手套可以起到完全的防护作用，无论实施无菌操作还是污染操作，只要戴上手套，手就是被保护的，不会被污染。既然戴手套的手是干净的，自然摘手套后也不用洗手了。美国感染控制和流行病协会（APIC）指出手套是辅助临床操作使用的，不能代替洗手。关于手套质量，乙烯手套和橡胶手套均存在不同程度的不可见渗透，不能完全隔断病原微生物，也不能完全起到保护医务人员双手的作用。如果医务人员不加注意，还可能成为病原微生物的搬运工，造成医源性感染。所以，医务人员应严格执行手卫生的指征。科室中由感控小组每月评价每名医护人员的洗手依从性和正确性，院感科对科室医务人员进行抽查。通过进行院科两级的督导，提高医务人员手卫生的正确性和依从性。

典型案例二：在基层医院检查时，发现急诊走廊的扶手上悬挂了 500mL 的手消液，其有效成分主要是酒精和葡萄糖氯己定，悬挂的目的主要是方便患者及家属的手卫生使用。但该急诊患者较少，手消液的使用频次并不高，还剩半瓶。查看瓶上的开启日期，发现该瓶手消液已经开启 50d。询问其原因，管理手消液摆放的护士回答手消液开启后 60d 内有效。

违反条款：GB27950-2011《手消毒剂卫生要求》。

4.2.5 开瓶后使用有效期

4.2.5.1 在使用有效期内消毒剂有效含量不低于成品标示有效含量的下限值。

4.2.5.2 易挥发性的醇类产品开瓶后的使用期不超过 30d。

4.2.5.3 不易挥发的产品开瓶后的使用期不超过 60d。

根因追踪：该医院购置的手消液刚刚更换品种，由双链季铵盐为主要成分的手消液更换为含醇和葡萄糖氯己定为主要成分的手消液，该急诊护士并不清楚两种手消液除了品牌不同，有效成分也不同，甚至开启后的使用时间要求也有不同，没有对手消液进行有效的管理。

改进范例：医院应保障手卫生设备和设施配备齐全，能满足临床需求，包括流动洗手池、非手触式水龙头、洗手液、速干手消毒剂、干手纸等。水池旁贴洗手图。手消毒剂在有效期内使用，使用中消毒剂标明启用时间，在规定时间内使用。本案例中护士在收到新品牌的手消液时没有很好地核对有效成分和使用要求，院感科也并没有在换手消液时给予临床必要的指导。医院更换手消液等消毒剂的种类时均应提请院感科的同意，院感科根据具体情况，进行临床使用科室的指导。针对使用量不大，规定期限内不能使用完的情况，建议更换小包装，这样避免资源的浪费。在医院感染管理重点科室入口、床旁、走廊配备手消液。护士的处置车上应配置手消液，各种转运车配备手消液，医护人员可随身携带手消液。在使用过程中，可根据实际使用量的多少来调换手消液，这样可以保证在有效时间内都可以使用完，避免浪费。

典型案例三：急诊科的输液室承担着全院门诊输液中心的重任，患者人流多，护士工作量大。一次检查时发现，等待输液的患者较多，在排队等候。护士在消毒时取了两个棉签，蘸碘伏消毒液，给穿刺部位消毒两遍后，取出一根干棉签将碘伏消毒液涂擦掉，然后进行静脉穿刺，固定，调节滴数，完成输液。整个过程非常熟练。

违反条款： WS/T367-2012 医疗机构消毒技术规范。

12.皮肤与黏膜的消毒

12.1 皮肤消毒。

12.1.1 穿刺部位的皮肤消毒。

12.1.1.1 消毒方法。

12.1.1.1.1 用浸有碘伏消毒液原液的无菌棉球或其他替代物品局部擦拭 2 遍，作用时间遵循产品的说明书。

产品举例：辽卫消证字（2003）第 0022 号碘伏消毒液在使用范围及方法中标明，注射、手术切口及新生儿脐带部位消毒：用无菌棉签蘸本品原液，擦拭 2 遍，作用时间 3min。

根因追踪： 护士着急为患者进行输液，而碘伏的消毒过程需要待干，潮湿的碘伏会影响静脉穿刺的效果，所以护士就用干棉签擦掉了还没有到作用时间的碘伏消毒液，看上去皮肤的消毒工作做完了，实际上碘伏消毒液在这么短的时间内还没有起到消毒效果。本案例中护士违规操作，违反消毒技术规范要求，使患者感染风险增加。

改进范例： 医院是治病救人的地方。病人来到医院，为的就是改善自己的健康状况，治愈自己的疾病，而不是被动陷入感染其他疾病的风险之中。静脉输液在护理技能考核中是必考项目，它的标准化流程和要求护士均能够熟练掌握，为什么在具体操作时护士会有"多余动作"呢？源于护士对制度的落实不到位，科室感控小组管理有懈怠，碍于情面，不好管理。经过院感科有效强化医院的院感防范意识、规则意识，现在科室将患者安全视为最高目标。经院、科两级培训和定时的督导检查，护士这种不良习惯基本改正了。

典型案例四： 在基层医院检查中发现，急诊输液室里先后来了两位患者。患者把药交给护士后，在输液室等候。护士取药回来发现，两名患者应用的药物是相同的，于是用同一个注射器配制了两瓶药液，被院感科检查督导人员发现。

违反条款： WS/T591-2018《医疗机构门急诊医院感染管理规范》。

8.3 安全注射

8.3.1 医务人员应掌握治疗和用药的指征。

8.3.2 注射应使用一次性的灭菌注射装置。

8.3.3 对患血源性传播疾病的患者实施注射时宜使用安全注射装置。

8.3.4 尽可能使用单剂量注射用药。多剂量用药无法避免时,应保证"一人一针一管一用",不应使用用过的针头及注射器再次抽取药液。

8.3.5 使用后的注射针头等锐器应及时放入符合规范的锐器盒内。

根因追踪:医务人员在临床中同一种药物用同一个注射器进行多人操作配药的事情屡见不鲜,更有甚者是管理者的漠视。其原因是操作者认为注射器并没有接触患者,不会发生污染。同类药品使用同一注射器没有药物配伍应用的考虑,管理者则认为可以节约医疗成本,追根溯源是管理者风险意识淡薄,不能将法律法规落到实处。

改进范例:注射是最常见的卫生保健程序之一。患者愿意接受注射治疗是因为他们认为注射的治疗效果更好也更快,安全的注射没有任何伤害。然而,如果安全控制规范未得到遵守,就可能造成严重感染,从而危及人的生命。不管是多么先进的医疗环境,医务人员对基本知识的忽视终将铸成大错。安全注射是阻断医院感染传播、保障患者安全和医务人员职业安全的基本路径和有效措施。推行安全注射理念和实践,推动法规的有效落实,是我们每个人的责任与义务。为防范习以为常的"惯例"思维,我们可以采取交叉检查的方法,不同的科室定期进行交叉检查,发现问题,警示问题的存在。除常规培训增强质量控制的意识外,还要落实情况监管,严格落实每一项制度、规程、职责。

典型案例五:急诊换药室经常使用的一次性凡士林纱条由于供应商原因出现断货现象,影响部分急诊患者换药治疗。急诊科护士用凡士林加纱条用容器装好,将自制的凡士林纱条送供应中心灭菌,准备灭菌后使用。供应中心护士长检查灭菌物品时发现该物品不符合压力蒸汽灭菌要求,通知科室护士长,并退回。

违反条款:WS/T310.2-2016《医院消毒供应中心第2部分:清洗消毒及灭菌技术操作规程》。

5.8.2 干热灭菌适用于耐热、不耐湿,蒸汽或气体不能穿透物品的灭菌,如玻璃、油脂、粉剂等物品的灭菌。灭菌程序、参数及注意事项应符合 WS/T367 的规定,并应遵循生产厂家使用说明书。

根因追踪:不熟悉不同物品的灭菌要求,急诊科护士在工作中接触经高温蒸汽灭菌物品较多,习惯性地认为高温蒸汽灭菌适用范围是能耐高温的所有物品。但凡士林纱条属油脂类,虽耐得住高温,但蒸汽不能穿透,只能用干热灭菌方式处理。护士对灭菌物品使用的灭菌方法不了解,科室院感知识培训不到位是险些酿成错误的主要原因。

改进范例：加强感控知识的培训。培训包括院级培训和科室培训。培训的内容范围应在制订计划时就设计全面。院、科两级应按时间保质保量完成培训任务，并对医护人员的学习效果进行考核。针对普遍性理解不透、掌握不牢的题目应进行重复讲解。

加强急诊科室监管、监测与指导。本案例中由于供应室护士长的严格认真，才杜绝了凡士林纱布使用高温灭菌的错误。保障临床患者的使用安全。供应中心护士长对于外来的消毒灭菌物品要按照规定详细检查，不符合要求的物品坚决不收，用法规、制度说话。

重点部门应加强监管，强化制度的执行力，针对科室出现的问题及时给予指导意见。

典型案例六：急诊科外科医生患上呼吸道感染，为病人诊疗时未佩戴口罩，科室感控小组科室自查时发现，及时纠正。

违反条款：WS/T591-2018《医疗机构门急诊医院感染管理规范》。

8.7 呼吸道卫生

8.7.4 有呼吸道症状的工作人员在工作期间需戴外科口罩。

根因追踪：医务人员没有把自己作为传染源，忽略了呼吸道传播疾病的途径。医务人员未遵守相关的呼吸道礼仪。

改进范例：呼吸道与外界相通，受各种病原体侵袭的机会较多，由此引起呼吸道传染病的发生。冬春季是呼吸道传染病的高发季节，天气骤变的情况下也易发病。急诊室患者中呼吸道疾病患者具有一定数量，尤其是冬春季节。为普及呼吸道卫生礼仪，在就诊和等候就诊区域张贴呼吸卫生宣传画，发放宣传资料。对有呼吸道症状的患者，当其能够耐受时，应指导其戴口罩。应避免与有呼吸道症状患者的不必要近距离（＜1m）接触。有呼吸道症状的工作人员在工作期间需戴外科口罩。要防止医务人员传染就诊的患者。此项措施是否落实由科室感控小组巡查，发现问题及时指导，合理安排患病医务人员休息，劳逸结合。

典型案例七：院感科检查中发现科室循环风紫外线空气消毒机正在进行空气消毒，室内却开窗通风，查阅消毒机使用设置，累计时数已达 5010h，该型号品牌的消毒机使用说明书上要求 5000h 更换内置紫外线灯管。

本次检查中存在的问题：①循环风紫外线空气消毒机消毒时开窗。②内置紫外线灯管累计时数超出使用时限。

违反条款：WS/T368-2012 医院空气净化管理规范。

5.5 循环风紫外线空气消毒器

5.5.3 使用方法应遵循卫生部消毒产品卫生许可批件批准的产品使用说明，在规定的空间内正确安装使用。

5.5.4 注意事项：

5.5.4.1 消毒时应关闭门窗。

根因追踪：循环风紫外线空气消毒机通过活性炭网过滤，静电除尘，高强度紫外线内部杀菌，有效地杀灭进入消毒机中的细菌，将净化后的空气释放到室内，反复循环自净，从而达到空气消毒的目的。循环风紫外线消毒机的过滤网应定期清洗，内部高强度紫外线灯管应定期测试，及时更换。同时注意开机时房间应密闭，以保证消毒效果。

存在问题：该科室使用该设备的人员不清楚使用要求及注意事项。对消毒设备没有专人管理，并且使用不当。未按要求使用消毒设备进行空气消毒操作，很大程度上会导致消毒失败，增加传播性疾病在医院内传播的风险。

改进范例：成立医院消毒设备管理小组，由感控人员、科室操作人员、维修工程师组成。维修工程师每月定期检查维护设备，与科室的操作人员沟通，了解使用中有无问题。感控人员根据法规要求，结合临床实际与维修工程师、科室操作人员讨论使感控标准落地实施的方案。每季度召开会议，针对频发的主要故障和临床使用方法以及法规落实不到位等问题进行讨论和培训学习。通过加强对消毒设备的日常维护、使用监测、定期检修、督导等工作内容，来确保消毒设备具备良好、安全稳定的运行状态。医院设备管理小组让医院消毒设备管理科学有序，医疗安全得到了有效保障。

典型案例八：急诊护士为一名留观患者急诊采集血标本，采血后叮嘱患者用干棉签按压针眼。随后护士送血，患者按压一段时间后，见采血处已不出血，便把按压的棉签扔入生活垃圾桶。此过程被院感科院内检查人员发现，立即制止，患者不理解，经耐心解释医疗垃圾分类要求后，患者及家属表示理解。

违反条款：《医疗废物管理条例》（2003 年 6 月 4 日国务院第十次常务会议通过。由国务院于 2003 年 6 月 16 日发布并实施）第十四条，禁止任何单位和个人转让、买卖医疗废物。禁止在运送过程中丢弃医疗废物；禁止在非贮存地点倾倒、堆放医疗废物或者将医疗废物混入其他废物和生活垃圾。

根因追踪：急诊患者初次入院，并不了解医院关于医疗垃圾的要求，不清楚什么是医疗垃圾，医疗垃圾需要扔在哪里。护士叮嘱患者用棉签来按压采血点，出血停止后，干棉签无法继续保持在伤口上，只能扔掉。护士对医疗垃圾处置的宣教不到位。患者不清楚医院的要求。

改进范例：医疗废物是指医疗卫生机构在医疗、预防、保健以及其他相关活动中产生的具有直接或者间接感染性、毒性以及其他危害性的废物。医疗废物中可能含有大量的病原微生物，因此规范管理医疗废物是防止引起疾病传播或相关公共卫生问题的重要手段之一。养成良好的医疗废物分类管理习惯是每个医疗卫生机构应尽的职责和不可推卸的责任。医疗机构有义务向广大患者宣传医疗废物分类要求。针对本例出现的问题，急诊科院感管理小组很快制定了整改方案。在留观室设置医疗垃圾桶，在存放区张贴医疗垃圾分类图。对进入留观室的患者进行相关医疗废物管理的介绍。取消棉签按压止血点，选用伤口贴覆盖静脉穿刺处。患者在按压后，伤口贴可以保留在伤口处，加强对穿刺点的保护。后继检查中未发现此类问题出现。

典型案例九：急诊科有一位从基层医院到我院进修的护士，这位护士很勤快，除正常业务实习工作外，还帮助老师收拾环境卫生，很受急诊科带教老师的喜欢。这位进修护士看见输液室桌子的把手坏了，没有报告带教老师，而是自己用输液剩下的输液管做了一个把手来解决问题。同时她还给科室的门钥匙编制了漂亮的钥匙扣，也是利用输液管做的。带教老师回来后，非但没有表扬，还批评了她，告诉她用过的输液管属于医疗废物，是不可以做成生活用品再次应用的。

违反条款：《医疗废物管理条例》（2003年）第二条，医疗废物是指医疗卫生机构在医疗、预防、保健以及其他相关活动中产生的具有直接或者间接感染性、毒性以及其他危害性的废物。第七条，医疗卫生机构和医疗废物集中处置单位，应当建立、健全医疗废物管理责任制，其法定代表人为第一责任人，切实履行职责，防止因医疗废物导致传染病传播和环境污染事故。《医疗废物分类目录》（2003年）提到使用后的一次性使用医疗用品及一次性医疗器械视为感染性废物。

根因追踪：部分城乡地区医院对医疗废物管理不严，医院对进修实习人员未进行相关知识的实习前培训。

改进范例：医疗废物的管理工作常常被认为老生常谈，从法规颁布执行已经十余年，但仍有培训不到位的地方。医疗废物直接影响着我们的生活环境，只有严格处理好每一个细节，才能真正有效地防止病原微生物的传播，避免对环境造成污染。医院接收的进修人员数量较少，时间不固定，常有一定工作经历，所以就忽略了常规培训。与医务部和科教科联合修订制度，凡进修、实习、新入职等人员入科前不分专业，入科前均要参加院感培训，考核合格后方可入科实习或工作。制度的修订从源头普及知识，指导临床工作，避免造成不必要的违规行为发生。

第二节　典型案例

典型案例一：急诊室皂液变色未及时更换。

违反条款：WS/T313-2009 医务人员手卫生规范 4.1：医疗机构应制定并落实手卫生管理制度，配备有效、便捷的手卫生设施。5.1.3：应配备清洁剂。肥皂应保持清洁与干燥。盛放皂液的容器宜为一次性使用，重复使用的容器应每周清洁与消毒。皂液有浑浊或变色时及时更换，并清洁、消毒容器。

根因追踪：急诊室工作繁忙，没有专人负责管理手卫生的设施和设备，工作人员手卫生依从性差。

改进范例：制定并完善手卫生制度，科室管理要有专人负责感控工作，能够及时保证医院感染工作的顺利进行，从而保障医疗安全。应加强医务人员手卫生规范的培训，医务人员能够熟练掌握手卫生知识，提高手卫生的依从性。科室应该明确负责手卫生工作的责任人，及时更换皂液，并间断地进行手卫生依从性的调查，以确保科室工作人员在五个时刻执行手卫生。

典型案例二：为节省时间，急诊医生洗手时未按照六步洗手法洗手。

违反条款：WS/T313-2009 医务人员手卫生规范 6.4：医务人员洗手方法（附录 A）。

根因追踪：急诊医生工作繁忙，不重视手卫生工作，同时培训和考核也不到位。

改进范例：六步洗手法是为了去除手部皮肤污垢、碎屑和部分致病菌，保证了后续为患者诊治的过程中最大程度降低感染的风险。部分医务人员由于工作年头长，逐渐产生了懈怠心理，认为频繁手卫生没有必要，未养成良好的手卫生习惯，仅在检查时做手卫生，配备的手卫生用品也是为了应付检查，部分科室自查力度不够，科室管理者对手卫生的执行重视不足，因此医疗机构需加大监督力度，成立医院感染管理小组，随时和定期对医务人员实施手卫生的情况进行监督和检查。并定期开展手卫生的培训和考核，提高医务人员对手卫生的认知。可以每年开展"世界手卫生日"宣传活动，提高大家的认识，从而进一步提高对手卫生的依从性。科室在设立手卫生设施时要注意放置的位置，要便于医务人员使用，设备要齐全，不可以为了节省经费擅自减少或取消。正确的洗手方法：在流动水下，使双手充分淋湿；取适量肥皂（皂液），均匀涂抹至整个手掌、手背、手指和指缝；认真揉搓双手至少 15s，应注意清洗双手所有皮肤，包括指背、指尖和指缝，具体揉搓步骤见下图；在流动水下彻底冲净双手，擦干，取适量护手液护肤。

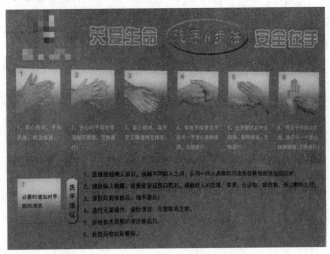

14-2-1　正确洗手方法六步骤

典型案例三：急诊室生活垃圾桶内可见一次性帽子和一次性口罩。

违反条款：中华人民共和国传染病防治法第二十一条：医疗机构承担医疗活动中与医院感染有关的危险因素监测、安全防护、消毒、隔离和医疗废物处置工作。医疗卫生机构医疗废物管理办法（2003 年）第十条：医疗卫生机构应当根据《医疗废物分类目录》，对医疗废物实施分类管理。

根因追踪：急诊工作人员医疗垃圾分类不清，医院感染风险意识淡薄，相关条例培训不到位，未能很好地落实制度。

改进范例：急诊科设立医院感染管理小组，加强医疗废物相关知识的培训，提高认识，做好医疗垃圾分类收集工作。感控人员负责科室医疗垃圾分类的监督和自查工作，同时还要注重患者和家属、保洁人员的宣传和培训。急诊科的患者流动性大，要随时强调医疗垃圾分类收集。《医疗废物分类目录》中明确规定一次性帽子和一次性口罩等为医疗废物中的感染性废物，医疗废物中有许多致病微生物，这些病菌可通过垃圾中存活的生物传染给人类，具有极大的危险性，属于危险性物品。急诊科应该设置医疗废物暂时存放处，应当有医疗废物分类收集方法的示意图或者文字说明。感染性废物、病理性废物、损伤性废物、药物性废物及化学性废物不能混合收集。少量的药物性废物可以混入感染性废物，但应当在标签上注明。隔离的传染病病人或者疑似传染病病人产生的医疗废物应当使用双层包装物，并及时密封。盛装的医疗废物达到专用包装物或者容器的 3/4 时，应当使用有效的封口方式，使包装物或者容器的封口紧实、严密。运送人员每天按照规定的时间和路线运送至内部指定的暂时贮存地点。

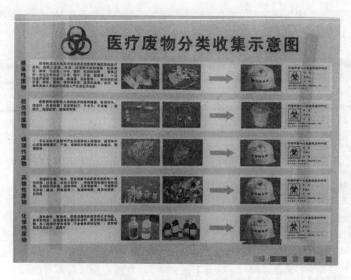

14-2-2　医疗废物分类收集示意图

典型案例四：某急诊医生右手食指有切割伤未痊愈，在为患者处理伤口时未戴手套。

违反条款：WS/T311-2009 医院隔离技术规范 4.3：隔离的实施应遵循"标准预防"和"基于疾病传播途径的预防"的原则。4.5：应采取有效措施，管理感染源，切断传播途径和保护易感人群。医务人员艾滋病病毒职业暴露防护工作指导原则（试行）（2004 年）第五条：医务人员接触病源物质时，应当采取以下防护措施：①医务人员进行有可能接触病人血液、体液的诊疗和护理操作时必须戴手套，操作完毕，脱去手套后立即洗手，必要时进行手消毒。②在诊疗、护理操作过程中，有可能发生血液、体液飞溅到医务人员的面部时，医务人员应当戴手套，戴具有防渗透性能的口罩、护眼镜；有可能发生血液、体液大面积飞溅或者有可能污染医务人员的身体时，还应当穿戴具有防渗透性能的隔离衣或者围裙。③医务人员手部皮肤发生破损，在进行有可能接触病人血液、体液的诊疗和护理操作时必须戴双层手套。

根因追踪：急诊工作人员职业暴露风险意识淡薄，不注重个人防护，存在侥幸心理，且不了解职业暴露的后果。

改进范例：在临床中，各科医生都有可能遇到传染病患者就诊，急诊科医务人员无法判断哪个患者具有传染性，所以要做好标准预防工作。标准预防是基于患者的血液、体液、分泌物（不包括汗液）、非完整皮肤和黏膜均可能含有感染性因子的原则，针对医院所有患者和医务人员采取的一组预防感染措施，包括手卫生，根据预期可能的暴露选用手套、隔离衣、口罩、护目镜或防护面屏以及安全注射。目前艾滋病等传染病患者人数逐年上升，应该加强急诊科医务人员标准预防知识的培训，重视个人防护，以免发生感染。发生职业暴露并且未及时处置时就可能会发生感染，一旦感染将会给个人和家庭带来极大的痛苦。所有医疗机构的工作人员都应该树立正确的职业防护观念，熟练掌握职业暴露的处置应急预案，自觉遵守操作规程，做好个人防护，增强风险意识，从而达到避免传染病感染与传播的目的。

典型案例五：急诊医务人员在手术中不小心被刺伤，立即对伤口处进行局部挤压，未消毒，未报告。

违反条款：血源性病原体职业接触防护导则（2009 年）7.2.2：如有伤口，应当轻轻由近心端向远心端挤压，避免挤压伤口局部，尽可能挤出损伤处的血液，再用肥皂水和流动水进行冲洗。7.2.3：受伤部位的伤口冲洗后，应当用消毒液，如用 70%酒精或者 0.5%碘伏进行消毒，并包扎伤口；被接触的黏膜，应当反复用生理盐水冲洗干净。

根因追踪：急诊工作人员对职业暴露应急处置的方法掌握不到位，平时培训不到位，没有进行应急演练。医务人员对医院感染的防控意识淡薄。

改进范例：医务人员职业暴露，是指医务人员在从事诊疗、护理活动过程中接触有毒、有害物质，或传染病病原体，从而损害健康或危及生命的一类职业暴露。正确预防和处理职业暴露是为了保护医护人员的安全，也是最大限度地保护患者的安全，医院感染管理科和医院感染管理小组应加强对医务人员关于职业暴露方面的培训和应急演练，提高认识，定期考核，做到人人必须会应急处置。发生针刺伤时，不能局部挤压，应当轻轻由近心端向远心端挤压，尽可能挤出损伤处的血液，因为损伤处的血液最容易有病原微生物的入侵，要挤出含有病原微生物的血液，防止病原微生物入血。挤血后冲洗、消毒。处置后要上报科室负责人及院感科，并对职业暴露的风险进行评估。医疗机构应加强标准预防的措施，包括：①配置洗手和洗眼设施；②使用适宜的个人防护用品；③合理安置病人；④制定并遵守环境操作规程，包括医疗废物处理、工作场所的清理清洁和被服清洁；⑤对锐器进行适当的处理和处置；⑥制定适宜的职业安全卫生工作操作规程；⑦保障生物标本的处理与运送安全；⑧配备相应的医疗卫生设备并定期进行清洗、运输和维护。

典型案例六：急诊留观室未做到每日清洁。

违反条款：医院感染管理办法（2006 年）第二十七条：医务人员应当掌握与本职工作相关的医院感染预防与控制方面的知识，落实医院感染管理规章制度、工作规范和要求。工勤人员应当掌握有关预防和控制医院感染的基础卫生学和消毒隔离知识，并在工作中正确运用。WS/T512-2016 医疗机构环境表面清洁与消毒管理规范 6.2 中度风险区域：环境清洁等级为卫生级，清洁消毒方式为湿式卫生，可采用清洁剂辅助清洁，每天清洁消毒频率为 2 次，标准要求达到区域内环境表面菌落总数＜10CFU/cm^2 或自然菌减少 1 个对数值以上。

根因追踪： 相关人员未严格按照规范内容操作，对清洁的理解有局限性，仅注重表面没有污渍即可，忽视了消毒和灭菌，也是在工作中不够认真负责的表现。

改进范例： 急诊科每天要接待各种各样的患者，包括一些患有感染性和传染性疾病的患者，人流量很大，每天也会产生很多垃圾与病原微生物，所以医疗机构的环境中存在着一些易感染的因素，对于医疗机构环境方面的清洁和消毒就显得尤为重要。而急诊留观室属于中度风险区域，每天接待的都是病情急重的患者，患者体液、血液、排泄物、分泌物对环境表面存在潜在污染的可能性。环境表面一旦发生患者体液、血液、排泄物、分泌物等污染时应立即实施污点清洁与消毒。凡开展侵入性操作、吸痰等高度危险诊疗活动结束后，应立即实施环境清洁与消毒。科室医院感染管理小组应该加强监督和自查，院感科应该加强督导，确保医务人员及患者安全。

典型案例七： 急诊科院感自查和培训手册记录不完整，且部分工作人员无法准确回答相关培训内容。

违反条款： 中华人民共和国传染病防治法第十条：医疗机构应当定期对其工作人员进行传染病防治知识、技能的培训。医院感染管理办法（2006 年）第二十五条：医疗机构应当制订对本机构工作人员的培训计划，对全体工作人员进行医院感染相关法律法规、医院感染管理相关工作规范和标准、专业技术知识的培训。WS/T591-2018 医疗机构门急诊医院感染管理规范 5.1.1：门急诊医院感染管理小组应每年制订培训计划，并依据工作人员岗位特点开展有针对性培训。

根因追踪： 科室管理上存在疏忽，对培训不够重视，没有合理安排相关人员进行培训和记录。医院感染管理科对科室培训监督不到位。

改进范例： 院感知识的培训是为了进一步地加强对医院感染防控的管理，从而有效地预防和控制医院感染，提高医疗质量，保证医疗安全，更是学会如何最大程度降低院内感染的风险及如何保护自己。院感科要组织医疗机构的全员培训，院感管理小组要组织科室人员，针对科室相关薄弱环节和风险因素进行培训，以提高科室医院感染防控能力。急诊科的培训内容应该包括：门急诊医疗保健相关感染预防与控制工作的特点；医院感染管理相关制度；基本的感染预防与控制措施，如手卫生、血源性病原体职业防护、个人防护用品的正确选择和使用等标准预防措施以及清洁消毒的方法和频率、医疗废物管理等；并依据国家及地方颁布的法律、法规、标准、规范等及时更新；有疫情发生时，培训内容应包括相应的预防与控制知识及技能；对兼职人员培训还应包括手卫生依从性观察、医疗保健相关感染病例监测、多重耐药菌管理等。每次培训后应进行考核或考查，确保医务人员严格执行医院感染防控措施。

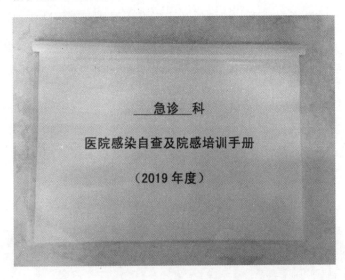

14-2-3　急诊科医院感染自查及院感培训手册

典型案例八：在检查中发现急诊预检分诊处仅配备体温计，并未按照要求配备其他用品。

违反条款：医疗机构传染病预检分诊管理办法（2005年）第二条：医疗机构应当建立传染病预检、分诊制度。WS/T592-2018医疗机构门急诊医院感染管理规范7.5：预检、分诊点（处）应配备体温计（枪）、手卫生设施与用品、个人防护用品和消毒产品等，以便随时取用。

根因追踪：工作人员缺乏责任心，没有认真的工作态度，不能认真落实急诊预检分诊制度。不重视医院感染防控工作，不重视传染病防控工作。

改进范例：预检是接待病人的第一站，也是确保患者及时和准确就诊治疗的重要环节。急诊室的预检分诊应包含传染病的预检分诊，负责本医疗机构传染病的部分分诊工作，因为多数情况，患者会先来到急诊就医。做好传染病的预检、分诊工作，能够有效控制传染病疫情，防止医疗机构内交叉感染，保障人民群众身体健康和生命安全。设立感染性疾病科的医疗机构，可以将疑似或确诊传染病的患者分诊到感染性疾病科就诊，由感染疾病科进行传染病预检工作。预检分诊处应当注意询问病人有关的流行病学史、职业史，结合病人的主诉、病史、症状和体征等对来诊的病人进行传染病的预检。经预检为传染病病人或者疑似传染病病人的，应当将病人分诊至感染性疾病科就诊，同时对接诊处采取必要的消毒措施。预检分诊处应配备体温计（枪）、手卫生设施与用品、个人防护用品和消毒产品等，做好患者登记。从事预检、分诊的工作人员接诊患者时，应采取标准预防的措施。如怀疑其患有传染病时，应依据其传播途径选择并使用适宜的防护用品，并正确指导患者使用适宜的防护用品。对呼吸道等特殊传染病病人或者疑似病人，应该给予患者及家属佩戴医用防护口罩。

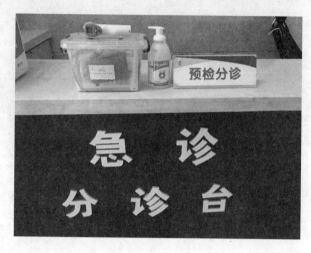

14-2-4　分诊台图

典型案例九：急诊医生在为一位出血患者紧急止血过程中没有戴口罩，造成患者血液喷溅到面部。

违反条款：WS/T592-2018 医疗机构门急诊医院感染管理规范 8.2.2：在进行任何一项诊疗、护理操作之前，工作人员应评估人体被血液、体液、分泌物、排泄物或感染性物质暴露的风险，根据评估结果选择适宜的个人防护用品，注意使用适合个体型号的个人防护用品。医院感染管理办法（2006 年）第十三条：医疗机构应当制定具体措施，保证医务人员的手卫生、诊疗环境条件、无菌操作技术和职业卫生防护工作符合规定要求，对医院感染的危险因素进行控制。WS/T311-2009 医院隔离技术规范 4.3：隔离的实施应遵循"标准预防"和"基于疾病传播途径的预防"的原则。4.5：应采取有效措施，管理感染源、切断传播途径和保护易感人群。

根因追踪：急诊医务人员抢救心切，个人防护意识淡薄，不重视标准预防，监管力度差。

改进范例：应加强对急诊工作人员标准预防的培训，提高认识，在诊疗过程中面对形形色色的患者，不能明确就诊患者是否具有传染性，不能因为自认工作经验丰富就忽略个人防护，对待所有风险要做到"一视同仁"，无论什么时候都要认为患者的血液、体液、分泌物（不包括汗液）、非完整皮肤和黏膜均可能含有感染性因子，这也是标准预防的原则。针对医院所有患者和医务人员采取预防感染措施,根据预期可能的暴露选用手套、隔离衣、口罩、护目镜或防护面屏以及安全注射。急诊医护人员在接诊患者时,一定要做好标准预防,采取必要的个人防护措施,以免发生医院感染。

典型案例十: 急诊科的保洁人员在清洁两个观察室时使用同一个地巾。

违反条款: 中华人民共和国传染病防治法第二十一条:医疗机构必须严格执行国务院卫生行政部门规定的管理制度、操作规范,防止传染病的医源性感染和医院感染。医疗机构应当确定专门的部门或者人员,承担传染病疫情报告、本单位的传染病预防、控制以及责任区域内的传染病预防工作;承担医疗活动中与医院感染有关的危险因素监测、安全防护、消毒、隔离和医疗废物处置工作。WS/T510-2016 病区医院感染管理规范 7.3.6.2:擦拭地面的地巾不同病房及区域之间应更换,用后集中清洗、消毒、干燥保存。WS/T311-2009 医院隔离技术规范 5.7.2.3:急诊观察室应按病房要求进行管理。

根因追踪: 工作人员工作懈怠,医院感染防控意识淡薄,对院感的重视程度不足。

改进范例: 应该建立完善的消毒隔离制度,工作人员培训后上岗,以便于在工作中能够认真落实制度。区域的清洁消毒在日常工作中不受到重视是很常见的问题,除了工作人员本身工作懈怠的问题外,医疗机构的监管力度也不够大,医疗机构应加大培训力度,使工作人员充分认识到医院感染防控工作的重要性,掌握环境清洁与消毒的方法及清洁工具的正确使用。不同区域之间应更换地巾,用后统一集中清洗、消毒、干燥保存。医院感染管理小组要加强对保洁人员的监管。

典型案例十一: 急诊就诊大厅地面有明显血迹,保洁人员仅做了湿式清扫,未对污染地面进行消毒。

违反条款: WS/T367-2012 医疗机构消毒技术规范 13.1.1 地面的清洁与消毒:地面无明显污染时,采用湿式清洁。当地面受到患者血液、体液等明显污染时,先用吸湿材料去除可见的污染物,再清洁和消毒。

根因追踪: 保洁人员不重视医院感染防控,不熟练掌握特殊情况的清洁消毒流程。

改进范例: 院感科应加强对全员保洁人员的培训,并要高度重视这项培训工作,因为保洁人员是否能够很好地落实医院环境卫生的清洁与消毒工作,是与医院感染防控工作密不可分的。通过培训,提高保洁人员对医院感染防控的重视,认真做好医院环境卫生清洁工作,特殊情况要做好消毒工作。急诊科就诊大厅每天要接待形形色色、各种疾病的患者,患者的血液、体液、分泌物、非完整皮肤和黏膜均可能含有感染性因子，非常容易发生交叉感染。当地面有血液喷溅等污染时，不应该忽视地面的清洁消毒，任何一个角落都是重点。应该先将血液等污染物用一次性吸湿巾清理污物，之后用含 500mg/L 有效氯的消毒剂喷洒浸泡 30min，最后清理干净。医院感染管理小组应该加强对科室保洁人员工作的监管，加强指导，做好环境卫生清洁与消毒工作。

典型案例十二：某日因突发事件，留观患者量激增，急诊观察室加床导致床间距不足 1m。

违反条款：中华人民共和国传染病防治法第五十一条：医疗机构的基本标准、建筑设计和服务流程，应当符合预防传染病医院感染的要求。WS/T311-2009 医院隔离技术规范 5.7.1.3：急诊观察室床间距应不小于 1.2m。

根因追踪：急诊留观室面积小，不能满足突发事件时患者的需要，医疗机构缺少应急预案。

改进范例：隔离是采用各种方法、技术防止病原体从患者及携带者传播给他人的措施。医院的建筑布局应具备隔离预防的功能。医院应调整急诊观察室的使用面积，在确保患者可以及时就诊的前提下不违反相关规定，比如增开一间观察室或扩大急诊留观室，医疗机构要有突发事件的应急预案，必要时征用房间做留观室或征用病房做留观室，以应对突发事件，做好医院隔离工作，减少医院感染的发生，杜绝医院感染暴发事件的发生。

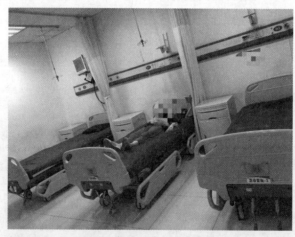

14-2-5　急诊观察室床间距示意

典型案例十三：急诊科某医生在诊治某位呼吸道感染病人时未将口罩完全遮住口鼻。

违反条款：WS/T311-2009 医院隔离技术规范 6.2.1.4：应正确佩戴口罩；附录 A：将口罩罩住鼻、口及下巴，口罩下方带系于颈后，上方带系于头顶中部。

根因追踪：很多医务人员对口罩的正确佩戴方法不清楚，主要根源还是忽视口罩的重要性，个人防护意识不强。

改进范例：口罩是医务工作者在工作中不可或缺的物品，但往往很多医务人员不了解口罩的正确使用方法，比如在检查治疗中没有坚持佩戴口罩或者没有将口罩完全覆盖住口鼻，使用时间超过 4h，口罩潮湿或污染不及时更换，悬挂于脖颈上，先摘口罩后洗手，等等。这些问题都暴露出医务人员对口罩的正确使用方法掌握不到位，态度上不够重视，医疗机构应加大培训力度，熟练口罩的佩戴和摘掉方法及步骤。医院感染管理小组应加大自查力度，随时随地监管工作人员做好个人防护，做好标准预防既是对自己也是对患者负责。一般诊疗活动，可佩戴外科口罩；手术室工作或护理免疫功能低下患者、进行体腔穿刺等操作时应戴医用防护口罩；接触经空气传播或近距离接触经飞沫传播的呼吸道传染病患者时，应戴医用防护口罩；遇有剧烈咳嗽和痰多的患者，可视病情容许且能耐受，指导患者佩戴外科口罩，并执行呼吸道卫生/咳嗽礼仪。

典型案例十四：急诊医生为患者诊治结束后，摘掉手套未洗手。

违反条款：WS/T313-2009 医务人员手卫生规范 6.2：在下列情况下，医务人员应根据 6.1 的原则选择洗手或使用速干手消毒剂：①直接接触每个患者前后，从同一患者身体的污染部位移动到清洁部位时。②接触患者黏膜、破损皮肤或伤口前后，接触患者的血液、体液、分泌物、排泄物、伤口敷料等之后。③穿脱隔离衣前后，摘手套后。④进行无菌操作、接触清洁、无菌物品之前。⑤接触患者周围环境及物品后。⑥处理药物或配餐前。医院感染管理办法（2006 年）第十三条：医疗机构应当制定具体措施，保证医务人员的手卫生、诊疗环境条件、无菌操作技术和职业卫生防护工作符合规定要求，对医院感染的危险因素进行控制。

根因追踪：急诊工作人员未能熟练掌握手卫生知识，错误的将戴手套代替了洗手。

改进范例：医务人员手卫生规范中明确规定，摘手套后洗手，因为戴手套之前没有洗手，手会出汗，戴手套后手上的细菌适合在潮湿的环境下繁殖，而且细菌也会传播，所以戴手套不能代替洗手，摘手套后必须严格做手卫生，以确保标准预防的执行，从而控制医院感染的发生。医疗机构应定期对工作人员开展培训和考核，由医院感染管理小组负责检查，提高工作人员对手卫生的依从性。手卫生是降低医院感染最简单、最有效、最方便的措施，应从根本上提高医务人员的认识才能更好更全面地做好手卫生工作。

典型案例十五：急诊的护士患有呼吸道感染症状，接待患者时使用了一次性医用口罩。

违反条款：WS/T591-2018医疗机构门急诊医院感染管理规范8.7.4：有呼吸道症状的工作人员在工作期间需戴外科口罩。

根因追踪：急诊护士对呼吸道疾病的传播认识不足，对口罩的分类使用掌握不全面。

改进范例：呼吸道疾病的传播主要是飞沫传播，工作人员如何选择正确的口罩至关重要。该工作人员无法正确区分不同口罩的不同作用，说明平日里对口罩的分类使用知识掌握不到位，也说明医疗机构培训不到位，没有给予足够的重视。口罩起到阻挡有害气体、气味、飞沫进出的作用，对于预防和有效阻止院内感染起到至关重要的作用，因此对于口罩的分类使用也应重点加入职业防护的培训内容中，使所有员工可以熟练掌握口罩的分类使用，从而更好地预防院内感染。不仅要防止患者将疾病传染给医护人员，也要防止疾病从医护人员传给患者，这也是标准预防的双向预防。感染管理小组应加强自查和督导，保障医疗安全。

典型案例十六：急诊科未成立医院感染管理小组，未明确专人负责急诊的医院感染管理工作。

违反条款：WS/T591-2018医疗机构门急诊医院感染管理规范4.1.1：医疗机构的门急诊应成立医院感染管理小组，全面负责门急诊的医院感染管理工作，明确小组及其人员的职责并落实。小组由门急诊负责人担任组长，人员应包括医师和护士，小组成员为本区域内相对固定人员，应至少配备医院感染管理兼职人员一名。

根因追踪：医疗机构忽视院感的重要性，风险意识淡薄，不认真落实国家卫健委的文件要求。

改进范例：医院的院内感染必须得到足够的重视，全体医务人员应加强医院院内感染的防控意识，增强自我保护意识和临床的服务意识。医院感染不仅威胁到人们的身体健康，更影响患者的愈后，严重时可导致患者病情加重，延长患者住院时间，也加重了患者的经济负担，所以院内感染防控工作是提高医疗质量的重要工作之一。医疗机构必须按照国家卫健委的要求成立医院感染管理小组，负责急诊的医院感染管理工作，建立相关制度、计划、措施和流程，组织工作人员开展医院感染管理知识和技能的培训及对患者及陪同人员开展相应的宣传教育，并对科室全体工作人员定期考核。急诊医院感染管理小组应接受医疗机构对医院感染管理工作的监督、检查与指导，落实医院感染管理相关改进措施，评价改进效果，做好相应记录，以保证急诊医院感染防控工作顺利进行。认真落实医院感染防控制度，保障医疗安全，保障人民群众的健康。

典型案例十七：急诊科留观室封闭无窗，无法进行自然通风，也没有空气净化消毒设备。

违反条款：医院感染管理办法（2006年）第十三条：医疗机构应当制定具体措施，保证医务人员的手卫生、诊疗环境条件、无菌操作技术和职业卫生防护工作符合规定要求，对医院感染的危险因素进行控制。WS/T368-2012医院空气净化管理规范6.3：儿科病房、母婴同室、妇产科检查室、人流室、注射室、治疗室、换药室、输血科、消毒供应中心、血液透析中心（室）、急诊室、化验室、各类普通病室、感染疾病科门诊及其病房等可选用下列方法净化空气：①通风；②集中空调通风系统；③循环风紫外线空气消毒器或静电吸附式空气消毒器或其他获得卫生部消毒产品卫生许可批件的空气消毒器；④紫外线灯照射消毒；⑤化学消毒；⑥能使消毒后空气中的细菌总数≤4cfu/（5min·直径9cm平皿）、获得卫生部消毒产品卫生许可批件的其他空气消毒产品。

根因追踪：不重视急诊留观室的通风和空气消毒，没有认识到急诊患者以呼吸道疾病居多，没有通风或空气消毒容易造成疾病的扩散。

改进范例：医院急诊室是各种疾病集中的场所，每天都有很多患者出入，室内空气的污染如果严重就很容易造成医院内的交叉感染，所以做好急诊的空气通风消毒工作，是预防院内感染和防止疾病传播的重要保障。医院应根据临床科室的感染风险评估，采取适宜的空气净化措施，使其室内空气质量符合国家相应标准的要求。通风是利用建筑物内外空气的密度差引起的热压或风压，促使空气流动而进行的通风换气，可以作为急诊留观室的首选空气净化方法。如果不能自然通风，医院可以调换其他通风的房间作为留观室，或者安装空气净化装置，急诊留观室经常24h有留观患者，所以最好安装有人时适用的空气消毒器或空气净化屏，使空气中的细菌菌落总数≤4cfu/（5min·直径9cm平皿）。空气净化消毒工作能够有效地切断空气传播的途径，预防医院感染的发生，保障医疗安全。

典型案例十八：急诊科的体温计未做到一人一用一消毒。

违反条款：中华人民共和国传染病防治法第五十一条：医疗机构应当按照规定对使用的医疗器械进行消毒。医院感染管理办法（2006年）第十三条：医疗机构应当制定具体措施，保证医务人员的手卫生、诊疗环境条件、无菌操作技术和职业卫生防护工作符合规定要求，对医院感染的危险因素进行控制。WS/T367-2012 医疗机构消毒技术规范 5.2.1：根据物品污染后导致感染的风险高低选择相应的消毒或灭菌的方法：①高度危险性物品，应采用灭菌方法处理；②中度危险性物品，应采用中水平消毒以上效果的消毒方法；③低度危险性物品，宜采用低水平消毒方法，或做清洁处理；遇有病原微生物污染时，针对所污染病原微生物的种类选择有效的消毒方法。

根因追踪：急诊患者流动性大，体温计经常丢失，为了减少丢失，每个医生只配备一个体温计。医生们为了防止丢失，自己随时将体温计揣在衣服兜里。注重丢失，就忽视了清洁与消毒。

改进范例：急诊科应该建立医院感染管理小组，监督落实消毒管理制度，执行国家有关规范、标准和规定。医院感染管理小组应该开展消毒技术培训，掌握消毒知识，并按规定严格执行消毒隔离制度。体温计作为反复使用的诊疗工具，腋下测温只接触完整的皮肤，属于低度危险物品，每个患者使用后，要进行低水平消毒或清洁处理；舌下测温是接触黏膜，属于中度危险物品，应达到中水平消毒以上效果。如果有病原微生物污染时，要针对所污染病原微生物的种类选择有效的消毒方法。医疗机构应健全制度，加强管理和监督，加强培训，提高医护人员的消毒隔离意识，提高医护人员医院感染防控的意识。急诊应该配备充足的体温计，设置消毒容器，统一配备消毒液，规范做好清洁消毒工作。

典型案例十九：急诊科未设立医院感染报告登记本，医生不知道报告流程。

违反条款：医院感染管理办法（2006 年）第十七条：医疗机构应当按照医院感染诊断标准及时诊断医院感染病例，建立有效的医院感染监测制度，分析医院感染的危险因素，并针对导致医院感染的危险因素，实施预防与控制措施。医疗机构应当及时发现医院感染病例和医院感染的暴发，分析感染源、感染途径，采取有效的处理和控制措施，积极救治患者。WS/T591-2018 医疗机构门急诊医院感染管理规范 6.3.1：发现医疗保健相关感染病例应遵照本机构门急诊医疗保健相关感染病例报告制度进行报告。

根因追踪：急诊医生不重视医院感染病例的上报，误认为只有住院病人才会发生医院感染，不清楚医疗保健相关感染的定义。

改进范例：建立急诊医院感染管理小组，加强医院感染病例报告的培训，特别是要加强医疗保健相关感染病例上报工作的培训。医疗保健相关感染是患者或就诊者在诊断、治疗和预防等医疗保健活动中所获得的感染，是在门诊和急诊的诊疗活动中发生的感染。科室发现医疗保健相关感染病例应填写医院感染登记本，或者网上填写医院感染病例，报告医院感染管理科。工作人员工作期间出现感染症状，也应按照医疗保健相关感染病例报告。急诊短时间内出现 3 例以上的症候群相似的医疗保健相关感染病例时，应及时开展医疗保健相关感染病例的流行病学调查，并采取针对性的控制措施。医疗保健相关感染暴发或疑似暴发时，应按照医院感染暴发报告及处置管理规范和 WS/T524-2016 医院感染暴发控制指南的要求及时报告。

第三节　典型案例

典型案例一：医生为一急诊外伤患者清创缝合，术者未戴帽子和无菌手套。

违反条款：WS/T591-2018 医疗机构门急诊医院感染管理规范 4.2.3：注射、穿刺、治疗、换药、手术、清创等无菌诊疗操作时，应遵守无菌技术操作规程。

根因追踪：培训和监督不到位；医生违反操作规程，无菌观念不强；以病人为中心的职业道德欠缺；防护用品摆放位置不醒目或不方便取用；科室一级质控检查督导不到位。

改进范例：医护人员在有创操作前，应首先评估操作是否接触血液、体液和分泌物及是否会发生喷溅等，根据评估采取有效的标准防护措施。无菌操作医生应佩戴一次性帽子、外科口罩和无菌手套；无菌操作前后，应执行手卫生；防护用品尽可能标识醒目，摆放位置易于取用。应加强医护人员职业道德培训，加强医务人员无菌操作技术原则和标准预防等相关知识培训和考核，强化医务人员预防与控制医院感染的意识。

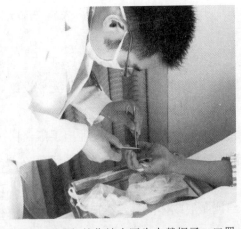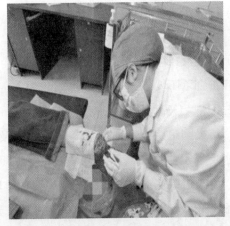

左图　外伤缝合医生未戴帽子、口罩　　　　右图　无菌操作医生规范着装

典型案例二：急诊分诊台护士为患者测量生命体征时未戴一次性口罩，接触患者

前后未执行手卫生。

违反条款：WS/T591-2018医疗机构门急诊医院感染管理规范7.5：预检、分诊点（处）应配备体温计（枪）、手卫生设施与用品、个人防护用品和消毒产品等，以便随时取用。

根因追踪：急诊分诊台备品不足，未配备一次性外科口罩及快速手消液；护士个人防护意识不强；科室对医院感染预防与控制重视不够。

改进范例：加强培训，急诊分诊护士应认真执行传染病的预检分诊制度，根据疾病特点做好标准预防，防止交叉感染，并做好传染病登记工作；分诊护士应掌握预检分诊岗位职责，掌握基本的疾病常识，做到准确分诊，当遇到体温≥38℃、伴有呼吸道症状的病例，应当将病人分诊至发热急诊就诊，同时对预检处采取必要的消毒措施；遇到高热、腹泻拉果冻样带血大便的病例，应当将病人分诊至肠道门诊室就诊。

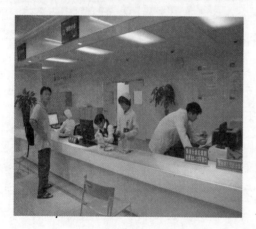
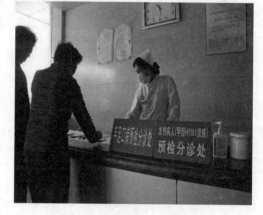

左图　分诊处护士未戴口罩　　　　　右图　分诊处护士规范着装

典型案例三：急诊李医生为患者换药过程不慎无菌手套破损，手指被污染；换药室快速烘干器损坏，无一次性擦手纸，李医生选用快速手消毒剂简单消毒后换无菌手套后继续操作。

违反条款：WS/T591-2018医疗机构门急诊医院感染管理规范8.1.1：手卫生设施应符合以下要求：门急诊每间诊室均应设置手卫生设施，包括流动水洗手设施、洗手液、干手设施或速干手消毒剂。

根因追踪：手部烘干器损坏没有及时维修，换药室未配备一次性擦手纸；医生违反手卫生规范，手被污染，未按照职业暴露处理流程执行；自我防护意识欠缺。

改进范例：科室负责人应对设备质量进行日常检查，发现损坏及时维修，保证设备完好；换药室规范配备手卫生设施；当手部被血液或体液等污染时，应用肥皂液和流动水洗手。接触患者的血液、体液和分泌物后应执行手卫生；不同患者手术之间、手套破损或手被污染时，应重新进行外科手消毒；应定期进行全员手卫生知识培训及考核，知晓率应 100%，提高医务人员手卫生依从性。制作常见操作职业防护图和职业暴露处理流程图上墙，强化标准预防原则和应急处理流程。

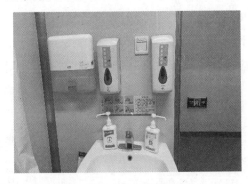

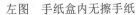

　　左图　手纸盒内无擦手纸

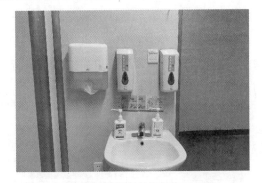

右图　治疗室洗手池上方备有干手纸

　　典型案例四：患者李某因乙肝肝硬化呕血去急诊室就诊，见习护士小孙为其进行留置针静脉输液时，未使用具有防刺伤功能的留置针。

　　违反条款：WS/T591-2018 医疗机构门急诊医院感染管理规范 8.3.3：对患血源性传播疾病的患者实施注射时宜使用安全注射装置。

　　根因追踪：护士在高危操作前未进行有效风险评估，未选用一次性安全型注射和输液装置，职业防护意识不强；科室没有提供具有防刺伤功能的留置针或标识不醒目，摆放位置不方便取用；科室感控负责人培训和督导欠缺。

　　改进范例：操作前应进行充分风险评估，评估患者静脉治疗方案、药物性质等，选择合适的输注途径和静脉治疗工具；有条件的医院可提供用于防针刺伤的产品。如无针头产品、可收缩针头的注射器、锐器收集器、外科医生使用的顶针等。加强职业防护知识的培训，特别是对年轻护士，要把职业防护教育作为岗前的一项重要培训，以提高低年资医护人员的自我防护意识。

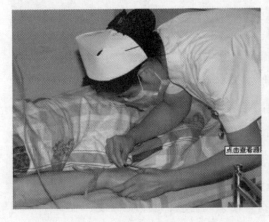

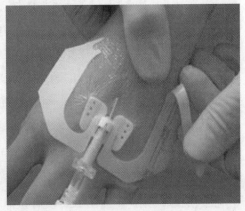

　　左图　未戴乳胶手套，未使用防刺伤留置针　　　　右图　佩戴手套，使用防护性留置针

典型案例五： 患者韩某，急性心梗猝死，护士遵医嘱给予盐酸肾上腺素静注，之后护士用同一只注射器抽取阿托品静脉注射，再抽取多巴胺注射液静注；患者死亡，用过的注射器针头未立即分解处理，放置在处置车上层。

违反条款： WS/T591-2018 医疗机构门急诊医院感染管理规范 8.3.4：尽可能使用单剂量注射用药。多剂量用药无法避免时，应保证"一人一针一管一用"，不应使用用过的针头及注射器再次抽取药液。8.3.5：使用后的注射针头等锐器应及时放入符合规范的锐器盒内。

根因追踪： 护士无菌操作观念不强；科室培训和考核监督机制欠缺，护士不掌握一次性物品一次性使用原则；护士自我防护意识不强；护士不清楚医疗废物分类处理原则；科室一级质控监管不到位。

改进范例： 应加强一次性物品一次性使用原则的培训和考核；全员培训医疗废物分类收集、运送、暂时贮存及注意事项，避免错误习惯导致针刺伤的发生；培训无菌技术操作原则，做到洁污分开；一级质控加强监督和指导，定期组织医护人员进行学习和预案演练，使医护人员能够做到忙而不乱。医疗垃圾桶和锐器盒摆放位置以满足临床使用方便为原则。

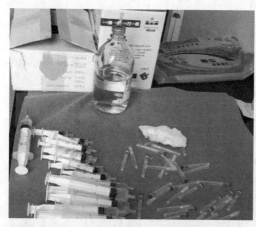

左图　用过的注射器未及时处理

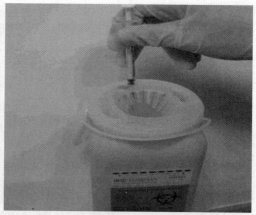

右图　及时规范分离注射器

典型案例六： 医院急救车运送一名甲肝患者到传染病院，返回医院后一名医生未洗手，救护车未做清洁、消毒处理，接着出诊救治一名急性脑出血的患者。

违反条款： WS/T591-2018 医疗机构门急诊医院感染管理规范 8.4.3：按照规定可以重复使用的诊疗器械、器具和物品使用后应按照产品说明书、技术规范等要求选择适宜的方法进行清洁、消毒或灭菌，并符合 WS/T367 要求。

根因追踪： 救护车医护人员没有按照乙类传染病患者的管理原则进行处理，不遵守消毒隔离感染预防规范，安全意识薄弱；科室感控负责人缺乏监管。车辆配备不足；

消毒方式不满足实际使用需求。

改进范例：救护车医护人员要保持车内环境清洁，有血液、体液污染时立即进行清洁消毒处理；每次接送病人后，对车内用品进行清洁消毒，并开窗、开门通风30min；未被血液、体液等污染的物体表面一般采用清洁的方式，被血液、体液等污染采用2000mg/L含氯消毒液消毒；随车抢救用品每次使用后，必须经过规范的清洁消毒或灭菌，方可用于下一个病人；甲类及按甲类管理的乙类传染病患者、不明原因病原体感染的患者，使用后的床上用品及患者尸体等应按照GB19193相关要求处理；工作人员必须经过院感知识培训，掌握必要的个人防护知识和隔离常识，遵守无菌操作规程和手卫生制度，接触病人前后实施卫生手消毒，接触病人血液、体液等污物时，必须戴乳胶手套。针对紧急情况，可采用消毒湿巾解决物体表面擦拭消毒问题，空气消毒可采用喷雾和通风，并有记录。一级质控应加强日常监督和指导。

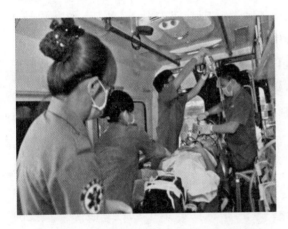 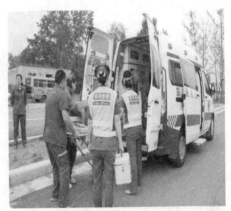

左图　运送感染性患者后急救车未消毒　　　　右图　清洁消毒后接诊患者

典型案例七：患者男，刘某，急诊就诊时咨询分诊台护士，诉近两日咳嗽、咳黄色痰，发热最高达39.4℃，护士未指导其戴上口罩就诊，也未给患者提供一次性口罩。

违反条款：WS/T591-2018医疗机构门急诊医院感染管理规范8.7.2：对有呼吸道症状的患者，当其能够耐受时，应指导其戴口罩。

根因追踪：培训欠缺；护士分诊时未遵守感染管理规范提醒患者戴口罩就诊；分诊台未配备一次性外科口罩；留观室无醒目的宣传画册，护士未尽到宣教告知义务。

改进范例：急诊分诊处应配备体温计、速干手消液、一次性外科口罩等基本物品，以便随时取用；从事预检、分诊的护士接诊患者时，应采取标准预防措施佩戴一次性外科口罩。如怀疑其患有传染病时，应依据其传播途径选择并使用适宜的防护用品，并正确指导患者使用适宜的防护用品；防护用品应符合国家相关标准要求。呼吸道感染患者应佩戴医用外科口罩，在咳嗽或打喷嚏时用纸巾盖住口鼻。医护人员接触呼吸道分泌物后实施手卫生，并与患者保持 1m 以上的距离。

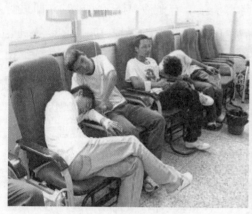 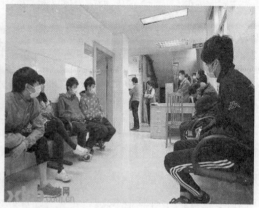

左图　肺炎患者就诊未戴口罩　　　　　右图　肺炎患者就诊佩戴口罩

典型案例八：急诊外科王医生，支原体肺炎，发热、胸痛、咳嗽，工作人员不足坚持值夜班，在给患者外伤换药的过程中王医生间断咳嗽未戴口罩。

违反条款：WS/T591-2018 医疗机构门急诊医院感染管理规范 8.7.4：有呼吸道症状的工作人员在工作期间需佩戴外科口罩。

根因追踪：培训欠缺，医生的标准预防意识不强；科室领导人力调配排班不合理，医生肺部感染不应值班。

改进范例：科室负责人要合理进行人员排班，实行弹性排班制；医护人员患呼吸道感染疾病时不建议继续值班，若必须坚持工作时应按照隔离要求做好标准预防，如佩戴医用防护口罩或医用外科口罩、手套等，严格执行手卫生。加强相关规章制度的培训与学习，让医护人员了解岗位标准及岗位职责。

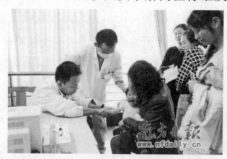 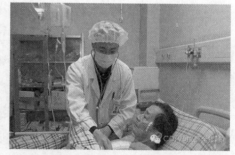

左图　医生患有肺炎，值班未戴口罩　　　右图　医生患有肺炎，值班正确戴口罩

典型案例九：急诊科走廊放置生活垃圾桶，内装黄色塑料袋；换药室放置感染垃圾桶的区域没有醒目标识。

违反条款：WS/T591-2018 医疗机构门急诊医院感染管理规范 10.2：门急诊公共区域应放置生活垃圾桶，内装黑色垃圾袋。但特殊科室如采血室、注射室等患者可能丢弃医疗废物的区域应放置医疗废物桶，内装黄色医疗废物袋。10.4：普通诊室宜放置生活垃圾桶。10.5：放置生活垃圾桶或医疗废物桶的区域应有醒目、清晰的标识。

根因追踪：培训欠缺；保洁员对生活垃圾和医用垃圾分类不了解；保洁员责任心不强；科室配备黑色生活垃圾袋不充足；相关领导监管不到位。

改进范例：加强培训，使科室所有医护人员及保洁员要掌握医疗废物的正确分类管理，医疗废物要定点放置，不能放在无人看管处；感染性医疗废物置于黄色带有危废标识的袋内，医疗废物达到包装物的3/4时，应当有效封口；锐器置于锐器盒内。生活垃圾置于黑色垃圾袋。所有垃圾均都应密闭加盖，不得露天存放。

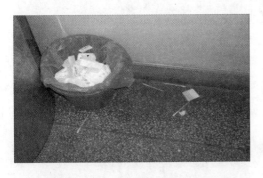 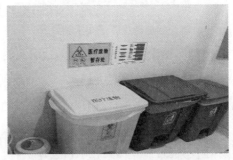

左图　生活垃圾使用黄袋，棉签落地　　　右图　医疗废物的正确分类管理

典型案例十：患者赵某某，乙肝肝硬化，急诊内科向消化内科平车运送住院，过程中患者呕血，污染平车，返回急诊室后保洁员只清洁，未进行彻底消毒处理。

违反条款：WS/T591-2018医疗机构门急诊医院感染管理规范8.4.3：可以重复使用的诊疗器械、器具和物品使用后应按照产品说明书、技术规范等要求选择适宜的方法进行清洁、消毒或灭菌，并符合WS/T367要求。

根因追踪：培训欠缺，急诊室护士、保洁员消毒隔离观念不强，科室感控负责人检查督导欠缺。

改进范例：急诊所使用的平车、轮椅、观察床等每次使用后要清洁消毒，被患者血液、体液、排泄物、分泌物等污染时，应随时清洁并消毒；可设定清洁平车摆放要求，粘贴醒目标识，张贴清洁平车的标准及要求，使保洁员能够及时执行清洁规定；感控负责人应加强对工作人员相关规范的培训，避免发生交叉感染。

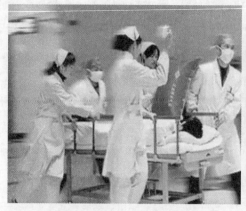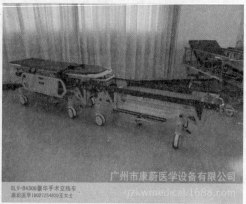

左图　运转患者平车未消毒　　　　　右图　运转患者平车消毒处理备用

典型案例十一：护士小张为一名男性老年呼吸衰竭患者在动脉采血操作时口罩潮湿污染，操作完成后摘下口罩，污染面朝外放在白大衣工作服口袋内；接着为另一名心梗患者做静脉留置针操作，继续戴那个潮湿污染的口罩，而且没有更换手套，未进行手卫生处理。

违反条款：WS/T591-2018 医疗机构门急诊医院感染管理规范 8.2.2：使用个人防护用品的注意事项如下：①摘除个人防护用品时应避免污染工作服和皮肤；②如需戴手套和穿隔离衣，在不同患者诊疗操作间应更换手套和隔离衣；③使用医用防护口罩前应进行密合性测试。

根因追踪：缺乏培训；护士自我防护意识不强，不掌握相关规范；感控负责人缺乏监督指导；防护用品配备不足或摆放位置不方便取用。

改进范例：加强培训；口罩潮湿后，受到患者血液、体液污染后，应立即弃去更换；戴手套前、摘手套后，均应进行手卫生，戴手套不能替代洗手，必要时进行手消毒；感控负责人加强日常工作的督导。配备充足的防护用品，方便工作人员随时取用。

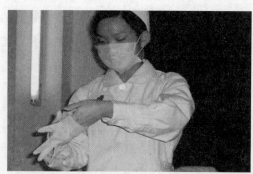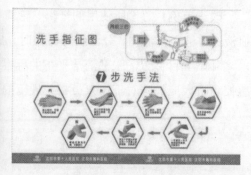

左图　摘手套后未洗手　　　　　　　右图　摘手套后规范洗手

典型案例十二：一男患急性尿潴留，护士遵医嘱为其留置导尿管，操作前未签署同意告知书，未向其家属告知操作并发症及预防感染的防范措施。

违反条款： WS/T591-2018 医疗机构门急诊医院感染管理规范 5.2.4：宜对留置透析导管、经外周静脉穿刺中心静脉置管、导尿管等侵入性装置的患者和家属宣教相应的感染预防和控制措施。

根因追踪： 培训欠缺，护士违反操作规程，未签字告知，没有尽到医院感染预防和控制措施告知义务；护士感染防范意识淡薄。

改进范例： 加强培训和指导；护士在操作时应严格遵守无菌技术操作规程；告知患者家属置管期间预防感染的注意事项：如时间大于 3d 者，宜持续夹闭，定时开放；保持尿液引流系统的密闭性，不应常规进行膀胱冲洗；做好导尿管的日常维护，防止滑脱，保持尿道口及会阴部清洁；保持集尿袋低于膀胱水平，防止返流；长期留置导尿管宜定期更换，普通导尿管 7d～10d 更换，特殊类型导尿管按说明书更换。更换导尿管时应将集尿袋同时更换。科室感控负责人应加强日常工作的检查督导。

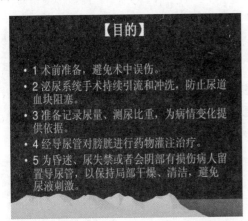

左图　留置导尿管只告知目的，未告知感染预防相关知识　　右图　导尿后讲解感染预防相关知识

典型案例十三： 一怀疑痢疾腹泻的患者到急诊室就诊，急诊室护士告诉他应该到肠道门诊就诊，但是患者及家属没有找到去往肠道门诊的路线。

违反条款： WS/T591-2018 医疗机构门急诊医院感染管理规范 7.8：医疗机构应设置醒目标识、告示、指引牌等，指引需要隔离的确诊或疑似传染病患者至感染性疾病科门诊或分诊点就诊。医疗机构不具备传染病救治能力时，应及时将患者转诊到具备救治能力的医疗机构诊疗。

根因追踪： 医院急诊大门入口处地标指引牌破损；指引牌不清晰；相关责任人不明确，管理人员责任心不强；急诊分诊护士没有进行明确的告知引导。

改进范例： 急诊科应当配有醒目的路标和标识；建立预检分诊制度，发现传染病患者或疑似传染病患者，应分诊到专用隔离诊室或引导至感染疾病科门诊诊治，对可能污染的区域应及时消毒；设专人定期查看路标是否完好，如有破损及时更换；分诊护士执行首问负责制，耐心引导患者到指定区域就诊。

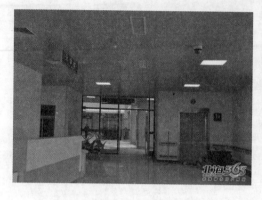 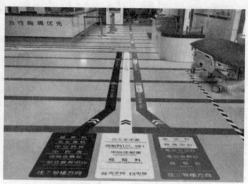

左图　急诊大厅无指引路标　　　　　右图　急诊大厅有醒目的指引路标

典型案例十四：急诊外科治疗室暖气维修，临时借用隔壁诊室做治疗室，室内没有配备一次性擦手纸和干手设施，墙上没有手卫生流程图。

违反条款：WS/T591-2018医疗机构门急诊医院感染管理规范8.1.1：①门急诊每间诊室均应设置手卫生设施，包括流动水洗手设施、洗手液、干手设施或速干手消毒剂；②可能高频率接触血液、体液、分泌物的诊疗室如换药室、皮肤科、烧伤科、耳鼻喉科、妇科、口腔科、感染性疾病科等应设置流动水洗手设施和干手设施。新建、改建的门急诊每间诊室均应设置流动水洗手设施和干手设施。8.1.2：手卫生指征、方法和注意事项应符合WS/T313的要求。

根因追踪：科室负责人不掌握急诊治疗室手卫生的管理要求；对医院感染与控制相关规范不掌握，感控意识薄弱

改进范例：治疗室内应分区明确，洁污分开，配备手卫生设施；包括洗手池、洗手皂液、干手设施等，位置应以取用方便为原则；应设有醒目标识，包括洗手流程图或洗手指征图示等；加强相关知识的培训和指导。一级质控应加强日常检查和管理。

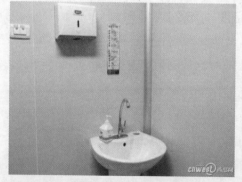 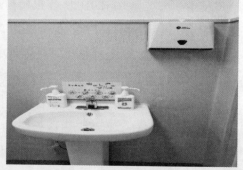

左图　无手卫生标识　　　　　　　右图　设有手卫生标识

　　典型案例十五：急诊外科医生为一名下肢外伤的患者清创缝合，无菌镊子不慎掉落在无菌包外，助手用碘伏消毒后放回无菌包内继续使用。

　　违反条款：WS/T591-2018 医疗机构门急诊医院感染管理规范 8.4.1：进入人体无菌组织、器官、腔隙，或接触人体破损黏膜、组织的诊疗器械、器具和物品应进行灭菌。

　　根因追踪：培训欠缺；助理医生无菌意识淡薄，缺乏消毒隔离常识；备品配备不足；不掌握相关规章制度；对规章制度的执行监管不力。

改进范例：加强培训和考核，医护人员应掌握无菌操作技术原则、消毒隔离制度，规范落实医院感染各项规章制度，考核合格后方可上岗；应开展目标性监测，采取有效预防与控制措施，降低本科室医院感染发病率。备品配备充足，能满足工作需要。

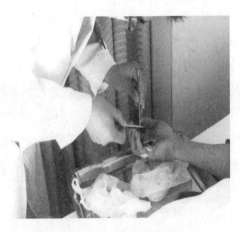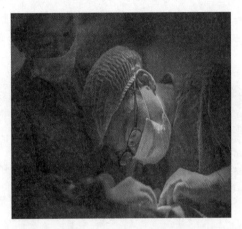

左图　违反无菌操作原则　　　　　　　右图　医生严格无菌操作

　　典型案例十六：急诊内科医生为一名患者听诊肺部后，听诊器没有清洁，接着为下一位患者听诊心音。

　　违反条款：医疗机构门急诊医院感染管理规范 8.4.3：按照规定可以重复使用的诊疗器械、器具和物品使用后应按照产品说明书、技术规范等要求选择适宜的方法进行清洁、消毒或灭菌，并符合 WS/T367 要求。8.4.1：接触完整皮肤、完整黏膜的诊疗器械、器具和物品应进行消毒。

　　根因追踪：培训考核欠缺；医生消毒隔离意识淡薄；科室感控负责人日常监督指导不到位。没有配备易于消毒的产品。

　　改进范例：加强培训和考核；选择方便使用的擦拭产品（如一次性消毒湿巾、含醇速干手喷等）；重复使用的器械、器具和物品如弯盘、治疗碗等，应进行清洗、消毒或灭菌；接触完整皮肤的医疗器械、器具及物品如听诊器、监护仪导联、血压计袖带等应保持清洁，疑被血液、体液污染时应及时清洁与消毒；科室感控负责人应加强日常监督指导。

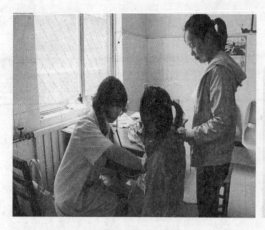 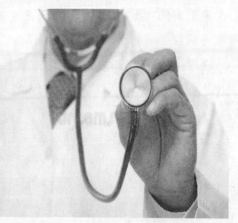

左图　听诊器用后未消毒　　　　　　右图　使用后的听诊器消毒备用

典型案例十七：保洁员用干笤帚打扫急诊留观室地面，然后用治疗室专用拖布擦拭大厅地面；拖布用后没有清洗浸泡消毒处理。

违反条款：WS/T591-2018医疗机构门急诊医院感染管理规范8.5.2：卫生间环境及物体表面的清洁和消毒，工作人员在开始清洁、消毒前，应穿戴好必要的个人防护用品。保持卫生间的环境卫生，至少每日清洁或消毒一次，遇污染时随时清洁和消毒。

根因追踪：培训欠缺，保洁员不掌握病室湿式清扫流程及要求；工作态度消极不认真；急诊室感控负责人与物业公司均缺乏监管。清扫用具不足，不能满足日常工作使用。

改进范例：病室内应定时通风换气，每日空气消毒两次，应湿式清扫，遇污染时即刻消毒；拖布应分区使用，标记清楚，定位放置，用后及时清洁消毒处理，干燥备用；护士长与保洁物业公司应共同加强监督指导；急诊感控小组应定期考核保洁员的医院感染管理相关知识掌握情况，如清洁与消毒、手卫生、个人防护等，并根据其知识掌握情况开展相应的培训与指导。参照病区执行一地一巾，使用后的一地一巾统一回收送往清洗站，统一进行集中清洁消毒干燥，清洁的地巾和布巾统一下送。物业公司应配备充足的清扫用具，满足保洁员工作需要。

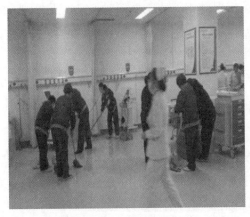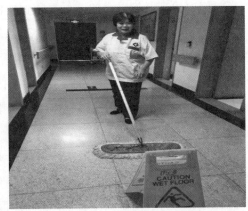

左图　保洁员用干笤帚扫地　　　　　右图　保洁员湿式清扫

典型案例十八：一急诊留观输液患者频繁咳嗽打喷嚏，陪同家属近距离接触未佩戴口罩。

违反条款：WS/T591-2018 医疗机构门急诊医院感染管理规范 3.2：呼吸道感染患者应佩戴医用外科口罩，在咳嗽或打喷嚏时用纸巾盖住口鼻，接触呼吸道分泌物后实施手卫生，并与其他人保持 1m 以上距离。

根因追踪：对患者及家属的宣教不到位；急诊输液室没有配备有效感染预防的宣传措施；护士责任心不强，未及时为患者发放口罩。

改进范例：宜在就诊和等候就诊区域张贴咳嗽咳痰礼仪和手卫生相关的宣传画，发放或播放宣传资料；向疑似或确诊的呼吸疾病患者发放一次性外科口罩；建议家属佩戴，做好自我防护，避免交叉感染；患者床旁配备速干手消液，方便及时进行手卫生。

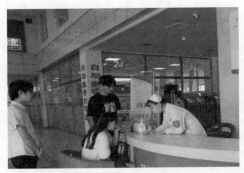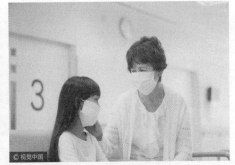

左图　患者感冒未戴口罩　　　　　右图　流感患者及家属戴口罩

典型案例十九：急诊内科收治 4 名高热伴头痛、肌肉酸痛、鼻塞流涕的中学生，他们均来自同一所学校，急诊医生对症治疗处理后，第二天上报相关部门。

违反条款：WS/T591-2018 医疗机构门急诊医院感染管理规范 6.2：医疗机构门急

诊短时间内出现 3 例以上的症候群相似的医疗保健相关感染病例时，应参照 WS/T524 的要求及时开展医疗保健相关感染病例的流行病学调查，并采取针对性的控制措施，在规定时间内上报相关部门。

根因追踪：培训和考核机制欠缺；工作人员不能满足工作量需求，医生忽略了及时上报的重要性；医生不掌握群体性不明原因疾病报告制度。科室一级质控日常督导不到位。

改进范例：应加强医护人员的培训和考核，人员设置满足工作需要；一级质控加强日常工作的指导与监督。医疗单位和责任人应在发现群体性不明原因疾病 2h 内以电话或传真等方式向院内主管部门上报，再由主管部门上报属地卫生行政部门或其指定的专业机构，具备网络直报条件的机构应立即进行网络直报（参照《国家突发公共卫生事件相关信息报告管理工作规范》）。急诊接诊医生要详细报告事件名称、事件类别、发生时间、地点、涉及的地域范围、人数、主要症状与体征、可能的原因、已经采取的措施、事件的发展趋势、下步工作计划等。并按事件发生、发展和控制的过程，收集相关信息，做好初次报告、进程报告和结案报告。

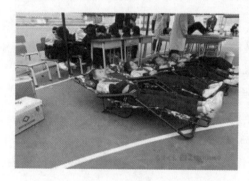 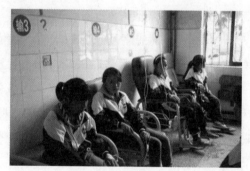

左图　群体性疾病＜2h 未上报　　　　右图　群体性疾病＜2h 上报

第十五章　检验科医院感染管理

第一节　制定检验科医院感染管理制度的意义

一、目的

通过本制度的制定，对实验室人员的行为等进行规范化要求，预防和控制医院感染。

二、适用范围

适用于检验科工作人员及进入检验科的相关人员。

检验科在医院感染管理中的作用。医院感染是一个不可忽视的公共卫生问题，已成为现代医学的重要研究课题。医院感染给医患双方均造成巨大损失，美国每年约210万病人发生医院感染，每人每年医药费需583～4886美元。我国每年医院感染造成的损失约10亿元人民币。国内医院感染发生率可高达5%～10%，虽有报道＜5%的，但多认为存在不同程度的漏报现象。检验人员每天不仅与众多的门诊病人直接接触，而且还要与大量的临床标本接触，部分标本含有各种可以致病的微生物，有着较强的传染性，检验人员的职业风险日趋增大。因此，研究检验科医院感染管理现状，探讨预防控制策略，是保证医疗质量安全的重要环节。检验科在临床诊疗过程中的作用越来越重要。

（一）消毒灭菌监测

《消毒管理办法》第四条规定：医疗机构应定期开展消毒与灭菌效果检测工作；

第八条规定：医疗卫生机构的环境、物品应符合国家有关规范、标准和规定。以上规定涉及的病原菌、条件致病菌的检测都需要检验科的参与。按照《医院消毒卫生标准》规定，消毒灭菌监测涉及空气、物表、医护人员手、医疗用品、使用中的消毒剂等，主要检测项目有细菌总数、致病菌（乙型溶血性链球菌、金黄色葡萄球菌、沙门菌等）。检验科主要协助医院感染管理部门对抽检的标本进行微生物检测。

（二）耐药性监测、分析

负责感染病人相关化验，病原微生物的培养、分离、鉴定、药敏试验及特殊病原体的耐药性监测。由于抗菌药物的广泛使用，全球耐药情况非常严峻，应该说所有细菌都已经有耐药现象出现，对抗菌药物完全敏感的细菌几乎不存在了。根据耐药的严重程度，可以称为超级耐药菌的主要有：耐甲氧西林金黄色葡萄球菌、耐万古霉素肠球菌、耐万古霉素葡萄球菌、多重耐药铜绿假单胞菌、多重耐药结核杆菌等。《医院感染管理办法》第六条规定：医疗机构应当严格按照《抗菌药物临床应用指导原则》，加强抗菌药物临床使用和耐药菌监测管理。检验科开展病原菌耐药性分析可以为感染性疾病治疗提供用药依据，为合理使用抗菌药物提供参考。

（三）危险因素及病例监测

定期总结、分析病原微生物分布及其药敏试验结果，向临床医师和医院感染管理科反馈，并向全院公布。《传染病防治法》第二十一条提到：医疗机构应当确定专门的部门或者人员承担医疗活动中与医院感染有关的危险因素监测等工作；《医院感染管理办法》第十七条提到：应建立有效的医院感染监测制度，分析医院感染的危险因素，分析感染源，分析院感危险因素。检验科可以提供感染性疾病诊断的病原学依据，为医院感染流行病学调查提供支持。

（四）术前检测项目

术前 4 项检查是指手术前对患者进行乙肝、丙肝、艾滋病、梅毒的相关病原学检查，以确诊患者是否患有或感染了这几种病。在临床治疗中，进行术前 4 项检查可以帮助医生针对不同的患者制定不同的治疗方案。同时，也是为了避免医源性感染，保护更多住院病人的安全，切断医源性感染，而且对于医护人员的职业防护也具有重要意义。据调查，医务人员每年受锐器损伤的比例在 60% 以上。医务人员每天接触患者及其体液、血液、分泌物时，遭受感染的几率会增大。因此，术前对患者进行 4 项检查，如果发现阳性患者，可以警示医务人员格外注意。《传染病防治法》第十二条也规定：在中华人民共和国领域内的一切单位和个人，必须接受疾控机构、医疗机构有关传染病的调查、检验、采集样本、隔离治疗等预防、控制措施。在尊重患者知情权、隐私权的前提下，术前检查对于院感管理非常有必要。

（五）检验科自身医院感染控制

检验科本身也是医院感染的高危科室，在标本接收、处理、检测等环节中均易导致医院感染的发生；检验科的环境，如工作台面、地面，甚至检验报告单均可能含有大量病原微生物；检验科产生的医疗废物中病原体的培养基、标本和菌毒种保存液都是高危险废物；检验科开展细菌耐药性分析，需要购进各种标准菌株，菌毒种的保存、使用、销毁等过程可能产生自身感染或者交叉感染。总之，检验科自身感染控制就是院感管理的一个重要环节。检验科已成为医院感染高危科室，在医院感染预防控制上仍存在一些问题。

1. 实验室设置不合理

近年来，检验科大型仪器设备不断增多，而业务用房并未明显增加，多为 30 年前建的旧房，基础设施落后，业务用房不足，建筑流程不合理，感染较强的实验室与其他实验室的布局达不到医院感染管理的要求。建筑设计不符合卫生学要求，有的检验科清洁区和污染区交叉，很容易造成病原微生物传播，甚至导致工作人员感染。

2. 规章制度不健全

国家的有关规范对医院感染的组织、培训、监测、管理都有严格的要求。但一些检验科控制医院感染的措施和规章制度不健全，缺乏预防和控制医院感染的安全管理措施，工作缺乏法规责任约束，监督管理又不到位。现有的制度主要是对检验科医疗废物进行无害化处理，而对科室人员出入、标本处置程序（包括标本的接收、分离、处置、存放）、仪器设备及环境的消毒灭菌、感染后检测等的管理缺乏有效的制度约束，特别缺乏对突发事件如血液或体液的飞溅污染、细菌分离鉴定时的污染、强酸强碱配制时的损伤、玻璃器皿破碎误伤等情况下的消毒和监测管理制度。

3. 医院感染管理不重视

部分医院领导存在重诊疗、轻预防的思想，没有认识到医院感染的危害程度，生物安全问题未引起高度重视。医院感染控制委员会的职能与作用没有发挥，临床科室医院感染管理小组形同虚设。虽然世界卫生组织（WHO）提出了"消毒、灭菌、无菌操作、合理使用抗生素及监测和效果评价等"有效控制医院感染的关键措施，但是多年养成的习惯使某些技师对医院感染管理规定无法适应，甚至把科室消毒剂的保存和配备完全交给临时工管理；没有制定定期室内清扫和消毒制度，有制定的也未很好地落实。

4. 检验人员防护意识不到位

检验标本中不乏各种病毒如乙型肝炎病毒、丙型肝炎病毒、艾滋病病毒、梅毒等及各种微生物如沙门菌、志贺菌、葡萄球菌及各种支原体、衣原体、真菌等，稍有不慎就可能传播疾病。而部分检验人员对医院感染的基本知识如消毒隔离知识，化学消毒剂的性质、配制方法及其应用范围，实验室感染的原因、途径及方式，意外事故可能引起的感染及应采取的预防措施等缺乏了解。

5. 医院感染培训工作不得力

有人调查，检验人员对自己从事的职业危险因素清楚者占 48.3%，对标准预防的认知率清楚者占 24.1%，对检验科属几级生物安全防护清楚者占 17.2%、对哪些操作应在生物安全柜中进行清楚者占 41.4%，对六步洗手法、职业暴露后的处理不清楚者占 14.7%，说明检验人员的岗前培训和继续教育未跟上。有的医院检验人员从 2000 年至 2006 年 7 年间未进行一次医院感染方面的知识培训和学习。

6. 消毒灭菌工作不得当

部分检验人员没有严格的消毒隔离观念，没有高度防护意识和崇高的职业道德，有时为了操作方便，既不保护自己，也不保护病人，多年养成的不良习惯使得消毒隔离和防护措施难以落实。检验科污染环境如仪器设备、容器、工作台面和操作间消毒不经常、不彻底，有的未戴口罩、帽子、手套上岗及工作结束后未及时洗手及进行手的消毒，特别是许多检验科未实现检验报告单的消毒或二次打印，给检验人员、病人及其家属带来医院感染的隐患。

7. 废弃物处理不彻底

总的来说，检验科的废弃物处理是比较严格的，但有时也存在一些问题。如未在污物桶（袋）上写明"危险、污染锋利物、废弃物、焚烧"和单位名称、重量等字样，以提示人们不要接触，避免污染和感染；医疗废物与生活垃圾分类不清，有时将医疗垃圾与生活垃圾混装或乱扔在地上，直接污染医院的环境和物品。有报道称，垃圾分类正确率只有 74.2%。

第二节 检验科在医院感染管理工作中的职责

一、检验科消毒隔离制度

（1）医护人员上班时应衣帽整洁，严格执行无菌技术操作规程，遵守消毒灭菌原则，接触病人前后应及时洗手，进行无菌操作必须戴口罩、帽子。

（2）不要用戴手套的手或已经被污染的手接触门把手、钥匙等物品。

（3）室内布局合理，分区明确，标志清楚。设有流动水洗手设施或备有手消毒设施。

（4）无菌物品及其容器应在有效期内使用，棉签、纱布开启后使用时间不得超过 24h，酒精、碘伏开启后使用时间不得超过一周，消毒凝胶、洗手液、84 消毒液开启后使用时间不得超过一个月。

（5）采血针、吸管等一次性物品不得重复利用，使用合格的一次性检验用品，用后严格按照医疗废物处理。

（6）坚持每日清洁、消毒制度，试验室内应定时通风换气，必要时进行空气消毒；地面应湿式清扫，保持清洁；当有血迹、体液及排泄物等污染时，及时用 500mg/L～1000mg/L 含氯消毒液拖洗，拖洗工具使用后应洗净、消毒、晾干备用。不同的区域应分别设置专用拖布，标记明确，分开清洗，悬挂晾干，定期消毒。

（7）严格执行无菌技术操作规程，静脉采血必须一人一针一管一巾一带；微量采血应做到一人一针一管一片，止血带一人一带一用一清洁消毒。

（8）加强各类仪器设备的清洁与消毒管理。

（9）医疗废物处理严格按《医疗废物管理条例》的要求处理。

（10）对传染病患者及其用物按传染病管理的有关规定采取相应的消毒隔离和处理措施。

（11）血库冰箱定期消毒，室内空气定期消毒。

二、检验科消毒灭菌监测制度

（一）紫外线灯监测

（1）日常监测：灯管应用时间、累计照射时间、使用人签名。

（2）强度监测：每半年一次。

（二）消毒剂监测

消毒剂生物监测每季度一次。

（1）对地面、桌面、仪器表面等，每日消毒 2 次，一般情况下先清洁再消毒，消毒液的浓度为 500mg/L；当受到患者的血液、体液等污染时，先去除污染物，再清洁与消毒，可用 1000mg/L 含氯消毒剂消毒，作用 30min 后再用清水去除残留消毒剂；对经血传播病原体、分枝杆菌和细菌芽孢污染物品的消毒，用含有效氯 2000mg/L（40mL 的消毒液 1000mL 的水）消毒剂擦拭作用 30min，再用清水去除残留消毒剂；特殊感染按消毒灭菌制度执行。

（2）房间每天紫外线照射 1h，每周五用 95%乙醇擦拭灯管，定期进行紫外线照射强度及灭菌效果检测，保证其达到消毒规范要求。

（3）止血带要做到一用一消毒，先清洁再消毒。一般情况下，清洗后用含有效氯 500mg/L 消毒液浸泡 30min；当受到污染时，先去除污染物，再用含有效氯 1000mg/L 的消毒液浸泡 30min。

（4）各仪器产生的废水，要先用 1000mg/L 的消毒液进行消毒处理后才可排放。

（5）样品架、采血盘、脉枕等每周定期进行清洁和消毒。一般情况下，用含有效氯 500mg/L 的消毒液浸泡 30min；当受到污染时，要立即清洁消毒，先去除污染物，再用含有效氯 1000mg/L 的消毒液浸泡 30min。

（6）遇有工作服污染时，应立即处理，防止扩散，并视污染情况向上级报告。抹布和拖把等清洁工具各室专用，不得混用，用后消毒洗净晾干。

（7）病人体液要先用 1000mg/L 的消毒液进行消毒处理后才可处理。

（8）实验室水龙头开关、门把手、电器开关、笔、鼠标、键盘、公共钥匙等接触较多的部位也应定期消毒。

备注：消毒液的配制。

消毒液应现用现配。

有效氯 500mg/L 的配制：10mL84 消毒液配 1000mL 的水（即消毒液与水的比例为 1∶100）；

有效氯 1000mg/L 的配制：20mL84 消毒液配 1000mL 的水（即消毒液与水的比例为 1∶50）；

有效氯 2000mg/L 的配制：40mL84 消毒液配 1000mL 的水（即消毒液与水的比例

为 1：25）。

三、检验科紫外线灯使用管理制度

（1）室内空气消毒：要求每立方米不少于 1.5W，照射时间不少于 30min，检验科规定 1h，灯管距离地面小于 2m。

（2）物体表面消毒：灯管距离物体表面不得超过 1m，应使照射表面受到直接照射，且应达到足够的照射剂量。

（3）使用过程中，应保持灯管表面清洁，一般每两周用 95% 的酒精棉球擦拭一次，发现灯管表面有灰尘、油污时应随时擦拭。

（4）使用紫外线直接照射消毒，必须在无人的情况下进行，医务人员监测时必须注意防护。

（5）空气消毒时，房间内应保持清洁干燥，减少尘埃和水雾，温度、湿度适宜。

（6）紫外线消毒灯，做好使用记录，每半年测定照射强度一次，并有记录。新灯 $\geqslant 90UW/cm^2$ 为合格，使用中 $\geqslant 70UW/cm^2$ 为合格，使用中的高强度紫外线灯照射强度降低到 70% 不能使用。

（7）新紫外线灯厂家必须提供使用 1000h 和照射强度 $\geqslant 90UW/cm^2$ 的说明，使用前必须进行照射强度监测，监测照射强度 $<90UW/cm^2$ 不能使用。

四、检验科工作人员手卫生制度

根据卫生部《医务人员手卫生规范》和有关法律法规及医院感染要求特制定检验科人员手卫生制度。

（一）手卫生的管理与基本要求

（1）所有检验科工作人员加强手卫生的意识，掌握必要的手卫生知识，保证洗手和手消毒达到规定的要求。

（2）严格按照洗手与手消毒指征、手卫生方法认真洗手或手消毒，洗手或消毒后应防止手部的再污染。

（3）静脉穿刺时洗手或用速干手消毒剂消毒双手。

（二）手卫生设施

（1）流动水洗手，非手触式水龙头。

（2）肥皂和皂液。滤水功能肥皂盒；每周清洁，有污染随时清洁；皂液一次性包装。

（3）热风吹干机；

（4）速干手消毒剂。

（三）洗手与手卫生消毒指征

（1）洗手：当手部被血液或其他体液污染时，处理体液标本后；微生物接种、鉴定、药敏前后，要求用肥皂或皂液和流动水洗手。

（2）消毒剂消毒双手代替洗手：操作微机前、静脉穿刺前，使用速干手消毒剂消毒双手，可代替洗手。

（3）洗手与卫生手消毒：在接触患者的血液、体液和分泌物以及被传染性致病微生物污染的物品后，进行洗手与卫生手消毒。

（四）洗手方法和原则

（1）在流动水下，使双手充分淋湿。

（2）取适量肥皂或者皂液，均匀涂抹至整个手掌、手背、手指和指缝。

（3）认真揉搓双手至少 15 是，应注意清洗双手所有皮肤，包括指背、指尖和指缝，具体揉搓步骤为：

1）掌心相对，手指并拢，相互揉搓；

2）手心对手背沿指缝相互揉搓，交换进行；

3）掌心相对，双手交叉指缝相互揉搓；

4）弯曲手指使关节在另一手掌心旋转揉搓，交换进行；

5）右手握住左手大拇指旋转揉搓，交换进行；

6）将五个手指尖并拢放在另一手掌心旋转揉搓，交换进行；

7）在流动水下彻底冲净双手，擦干，取适量护手液护肤。

（五）速干手卫生消毒方法和原则

（1）取适量的速干手消毒剂于掌心；

（2）严格按照洗手方法和揉搓的步骤进行揉搓；

（3）揉搓时保证手消毒剂完全覆盖手部皮肤，直至手部干燥。

（六）手卫生合格的判断标准

卫生手消毒，细菌数应≤10cfu/cm^2。

五、检验科人员职业防护和职业暴露处理管理制度

（1）检验科工作人员严格执行标准预防措施。

（2）当工作人员手部皮肤发生破损时，检验病人血液、体液、分泌物、排泄物、呕吐物时必须戴双层手套。

（3）在抽血过程中，特别注意防止被针头等锐器刺伤或者划伤。

（4）使用后的锐器直接放入利器盒。禁止将使用后的针头重新套上针头套。禁止用手直接接触使用后的针头。

（5）发生职业暴露后的报告处理措施。

1）用肥皂液和流动水清洗污染的皮肤，用生理盐水冲洗黏膜。

2）如有伤口，应当在伤口旁端轻轻挤压，尽可能挤出损伤处的血液，再用肥皂液和流动水进行冲洗；禁止进行伤口的局部挤压。

3）受伤部位的伤口冲洗后，应当用消毒液，如：75%乙醇或者0.5%碘伏进行消毒，并包扎伤口；被暴露的黏膜，应当反复用生理盐水冲洗干净。

4）损伤处理完后首先报告科室医院感染管理小组负责人，负责人立即报告医院职业暴露事故处理工作小组，医院职业暴露事故处理工作小组登记并立即对损伤者抽血备查（在预防药物应用前），12h内送检。

5）对于既往已有免疫，其抗HBsAg>10mIU/mL时，不需要进一步治疗。

6）对于没有免疫力的人，应预防性肌内注射乙肝免疫球蛋白，尽早使用（最好48h内，最迟≤1周）。同时进行乙肝疫苗全程接种：（0、10mg）（1个月、10mg）（第6个月、10mg）三次注射。

7）免疫注射后还应进行血清学追踪调查，以确定是否有了合适的血清学反应。

8）对受伤的医务人员可能感染的病原体，采取有针对性预防与治疗，并追踪监测与观察。

9）对损伤事件进行调查与处理，提出改进措施，开展预防锐器伤的全员教育。

六、检验科一次性医疗用品管理制度

（一）领用管理

（1）由科室向供应室写出领用空针申请，由供应室送到检验科。

（2）由科室向设备科写出领用申请，由设备科送到检验科。

（二）使用管理：

（1）接收后，要检查批号与有效期，发现过期立即退货；

（2）验收合格后，登记在耗材登记本上；

（3）使用过的一次性物品必须按《医疗废物管理条例》的要求进行处理，任何个人不得截留或重复使用，杜绝使用后的一次性物品流入社会危害人民的健康与安全。

七、检验科医疗废物管理制度

（一）医疗废物的分类

医疗废物分感染性医疗废物和损伤性医疗废物两类。

1.感染性医疗废物

病人血液、体液、排泄物、分泌物及所用容器；使用过的空针（不带针头）、棉棒、吸管等物品。

2.损伤性医疗废物

医用针头、采血针、一次性玻璃采血管。

（二）医疗废物的收集、运送与暂时储存

医疗废物按类别分类收集，由卫生工每天下午把废物放入密闭桶内，并贴好标签送到储存处。

（三）医疗废物的交接和登记

卫生工与储存处完成各种相关手续后，把相应的物品登记在记录本上，并签好名字。

（四）实验室产生病原体的处理

实验室产生的病原体的培养基、标本和菌种、毒种保存液等在产生地点进行压力蒸汽灭菌后，再按感染性废物放入医疗废物袋中。其他实验室的血液、血清、分泌物等标本收集于双层黄色医疗废物。做好标识和交接登记送医疗废物暂存处。

八、检验科污水处理制度

（1）检验科污水处理由相关责任人负责，检验科产生的废水不经消毒处理，不准直接排入公共下水道。

（2）相关工作人员每天下午，根据废液量向仪器废液桶内放入足量的消毒片（按1000mg/L有效氯计算）。第二天开机前，处理污水。

（3）涂片染色用污水倒入专用塑料桶内，按量放入消毒片（按1000mg/L有效氯计算），第二天处理。

九、检验科卫生清扫制度

（1）环境要做到清洁、整齐。

（2）保持地面清洁，做到无烟头、无纸屑、无果皮，湿式清扫，每日拖擦地面2次，定期用含氯消毒液拖擦地面。

（3）及时清除病人的呕吐物、排泄物，并对呕吐物、排泄物进行消毒处理。

（4）科室工作人员应在上班前、下班后将各试验室清扫干净。

（5）严格执行消毒隔离制度，桌椅、试验台、仪器用消毒液清洗。

十、检验科消毒隔离制度

根据消毒技术规范和有关法律法规特制定本制度。

（一）区域划分

（1）布局合理，符合功能流程和洁污分开的要求，分为清洁区、潜在污染区和污染区。检验科的工作场所分为清洁区、半污染区和污染区。清洁区包括值班室、仓库；半污染区包括血库、微生物室、缓冲间；污染区包括体液室、临检室、生化室、微生物室、采血室。清洁区包括储藏室、培养基和试剂室等；潜在污染区指卫生通道及更衣室；污染区包括标本存放处理室、临床生化检验室、临床微生物检验室、临床免疫检验室等。

（2）天花板、墙壁、地面无裂隙，表面光滑，排水系统良好，便于清洗和消毒。设有流动水洗手设施，手卫生设施配备完善，有皂液，设干手设施（一次性纸巾），配备快速手消毒剂。配备洗眼器、冲淋装置以备紧急情况下使用。

（二）消毒原则

清洁区、半污染区和污染区应分别进行常规清洁、消毒处理。清洁区和污染区的消毒要求、方法和重点有所不同，若清洁区和污染区无明显界限，按污染区处理。

（1）保持室内清洁卫生。对空气地面、桌面等物体表面，每日消毒2次。一般情况下先清洁再消毒。清洁区若无明显污染，应每天开窗通风换气数次，台面、地面每天湿式清洁；污染区在每天开始工作前及结束工作后，台面、地面用250mg/L的含氯消毒液各擦拭一次，空气紫外线消毒。半污染区环境消毒同污染区，隔离衣定期换洗。所有清洁消毒器材（抹布、拖把、容器）不得与污染区或潜在污染区共用。工作人员每次下班前应认真规范洗手。隔离衣若有致病菌污染，应随时更换，及时进行消毒灭菌。各消毒容器要加盖，有警示表示，含氯消毒液类每次配制完要检测，消毒容器每天清洁消毒处理后备用。

（2）当受到患者的血液、体液等污染时，先去除污染物，再清洁与消毒。当受到患者血液、体液等明显污染（＞10mL）时，先用吸湿材料去除可见的污染物，再清洁与消毒，可用500mg/L含氯或其他符合要求消毒剂消毒，作用30min后再用清水去除残留消毒剂。对经血传播病原体、分枝杆菌和细菌芽孢污染物品的消毒，用含有效氯 2000mg/L 消毒剂擦拭作用 30min，再用清水去除残留消毒剂。特殊感染按消毒灭菌制度执行。遇有工作服污染时，应立即处理，防止扩散，并视污染情况向上级报告。抹布和拖把等清洁工具各室专用，不得混用，用后消毒洗净晾干。

（3）对于明显产生传染性气溶胶的操作，特别是可通过呼吸道传播又含有高度传染性微生物的操作，必须在生物安全柜内进行，做好个人防护。

（4）若离心时出现离心管未密闭、试管破裂、液体外溢的情况，应清洁消毒离心机内部，特别是有可能受肝炎病毒或 HIV 污染时，清洁后用有效氯 2000mg/L 消毒剂擦拭作用 30min，再用清水去除残留消毒剂。

（5）必须做好废弃标本及其容器的消毒处理工作，采集检验标本或接触装有检验标本的容器，特别是装有肝炎和 HIV 检验标本时，应戴一次性手套，并且用后放污物收集袋内，集中烧毁。

（三）检验单的消毒

所有检验报告单都是无菌纸打印，发给病人。

（四）器材消毒

（1）金属器材：①接种环，用酒精灯烧灼灭菌。当接种环上有较多污染物时，应先在火焰上方，把接种环烤干后再缓慢伸入火焰烧灼，以免发生爆裂或溅泼而污染环境；②刀剪污染后不宜烧灼灭菌，可用 1000mg/L 含氯消毒液浸泡 30min 后，洁净水冲洗、沥干，再用干热或压力蒸汽灭菌。

（2）玻璃器材：各种涂片用玻片一用一消毒。

（3）用于微生物培养采样的塑料吸头，压力蒸汽灭菌后备用。

（五）耗材消毒

（1）用于微生物检验的各种耗材，如平板及血培养瓶、鉴定板、药敏板、增菌液、吸管、吸嘴等应压力蒸汽灭菌后集中无害化处理。

（2）用于生化检验或免疫学检验的器材，作为医疗废物一次性处理。

（3）塑料制品严格按照医疗废物进行处理。

（六）重复用物品消毒

（1）橡胶制品：瓶塞、试管塞压力蒸汽消毒。

（2）抹布：一用一清洗，有明显污染时，可随时用 500mg/L 的含氯消毒液浸泡 30~60min。

（七）仪器消毒

贵重仪器可用碱性或中性消毒液擦拭。

（八）手的消毒

工作前、工作后、检验同类标本后再检验下一标本前，均规范洗手，若手上有伤口，应戴手套接触标本。非接触式水龙头；肥皂保持干燥或液体肥皂；洗手后用红外线自动干手机吹干手。

（九）废弃标本消毒及容器处理

（1）处理盛检验标本的尿杯、大便盒、试管，特别是结核病的痰杯，应戴手套，用后连同手套放入黄色塑料袋内，集中无害化处理。

（2）对废弃标本如尿、胸水、腹水、脑脊液、胃液、关节腔液等，用 1000mg/L 含氯消毒液消毒，第二天倒入厕所内。

（3）废弃生化免疫血标本存放 7d 后，封好后集中无害化处理。

第三节　检验科医院感染管理的实施

随着医学科学技术的发展，检验科每个实验室每天都要接触大量的临床标本，工作人员都要直接采集标本，增加了医院感染的可能性。因此，研究医院感染的预防控制策略，提高医院感染管理水平非常重要。

一、加强领导，健全医院感染组织机构

医院领导应高度重视医院感染工作，并按照《医院感染管理规范（试行）》的要求，建立健全医院感染管理体系，明确医院感染管理组织在医院感染监、控、管工作中的职能，在组织建设、人员配备、资金投入、防护用品等方面提供保障。医院应成立医院感染管理委员会和医院感染办公室，检验科应成立医院感染小组，主要负责科室的微生物监测、消毒隔离制度的落实及全院感染工作督促，发现问题，及时采取补救措施。

二、严格管理，建立医院感染法规制度

各医院应根据《医院感染管理》《医院感染诊断标准》《医院消毒技术规范》等标准，结合自身实际，制定医院感染相关法规制度，如《检验科消毒隔离制度》《细菌菌种（毒株）保管制度》《检验科安全管理制度》《实验室生物安全管理制度》《一次性医疗用品管理、处理制度》《锐器伤管理办法》和《医院医疗废物管理制度》等，使工作人员在工作中有章可循、有法可依。

三、注重教育，抓好预防医院感染知识培训

检验科应定期组织全科人员进行医院感染知识、消毒隔离方法、无菌操作技术、职业暴露应急处理措施的学习培训，认真学习《医院感染管理规范》《医院消毒技术规范》《中华人民共和国传染病防治法》《实验室生物安全管理》《实验室生物安全规范》《病原微生物室生物安全管理条例》《医疗机构管理条例》《突发公共卫生事件应急条例》等有关专业知识，重点进行肝炎病毒、艾滋病病毒、结核杆菌等病原体的防护教育，使医院感染知识教育经常化、全面化、制度化。检验人员参加工作之前，必须进行岗前培训和医院感染知识考试，合格后才能上岗。

四、落实措施，提高检验人员个人防护意识

每位检验人员必须充分认识到医院感染工作的重要性，认真贯彻医院感染管理的各项规范和措施，把预防医院感染作为自己永久的工作目标，不断提高自己的防护能力和防护水平。①必须严格执行各项规章制度，做到有法可依、有章可循。②严格执

行无菌技术操作规程。③重点做好手的消毒。有资料表明，医护人员的手传播病菌而造成的医院感染约占 30%，所以控制好手的卫生，有利于降低医院感染率。④严禁在实验室内饮水、进食、会客、吸烟，禁止在实验室的冰箱内存放食品。尽量减少可能导致感染的危害因素，最大限度地降低医院感染发生率。

五、保障安全，改善实验室工作条件

医院领导应该充分认识到医院感染管理工作的好坏直接关系到医院的生存和发展，应该作为一件大事常抓不懈。要加大资金投入，改善实验室的环境和工作条件，使其设计布局更加合理；要保障检验科的业务用房，新建或改建的业务用房必须建立物理危害的屏障结构，改善洗手和手消毒条件，配备生物安全设备，如消毒灭菌和处理医疗废物的设备；勤通风换气，改变工作流程，样品集中处理，减少污染机会。检验科要科学合理安排科室布局，按照实验室管理规范要求，实行人流与物流分开的原则，即将实验室分为清洁区、半污染区及污染区，分别进行管理。

六、重视预防，加强检验科消毒管理

《医院消毒卫生标准》规定，污染物品无论是回收再使用的物品，或是废弃的物品，必须进行无害化处理，不得检出致病性微生物。检验科各类培养物、化验检查残余物、废液中均带有致病性微生物，必须加强消毒与管理。每天对室内空气、墙、门窗、工作台面、地面进行消毒，包括门及柜把手的定期消毒。实验室的仪器、设备、实验器具摆放留有空间，检验时要尽量避免污染，如有污染要立即处理，防止扩散。对于实验器具及时清洗并用高效环保消毒剂进行消毒，要严格金属器械、玻璃器械、塑料橡胶制品和贵重仪器的消毒。特别要注意手和检验报告单的消毒，这是预防医院交叉感染至关重要的措施。

七、防止污染，严格医疗废弃物管理

检验科必须严格按照《医疗废物管理条例》《医疗卫生机构医疗废物管理办法》《检验科医疗废物分类收集、处理程序》等相关法律、法规进行医疗废物处理，生活垃圾与医疗垃圾分开存放。在医疗废物收集过程中，要有警示标识，要确保包装袋无破损和渗漏。固体污物放置大小适宜的塑料桶，内放与之相宜的黄色塑料袋；锐器类废物袋要附加防刺外套，对所有标本都应按传染性标本处理；采用高压灭菌（121℃高压蒸汽灭菌45min）或消毒液浸泡（消毒1～2h后测余氯达4～8mg/L时为合格）后，按感染性废物收集处理。全自动分析仪器分析后的废液用有效氯含量达到2000mg/L的专用塑料桶收集，消毒至少30min。化学废物中批量的废化学试剂、废消毒剂应当交由专门机构处置。盛装医疗废物的包装袋封口后必须贴中文标签，内容包括：医疗废物产生单位、科室、产生日期、类别、数量（或重量）等。

八、健全档案，做好医院感染管理监测

医院感染监测是医院感染控制的基础，是医院感染管理实施的重要内容，是实现"过程管理"的较好手段，是提高医院整体医疗护理质量、促进医院医疗服务内涵建设的重要举措。检验科的病原微生物检验本身就是医院感染病原体的监测项目之一。因此，检验科应担负起医院感染的监测工作，选派有丰富工作经验的人员担任监督员，负责监督和管理医院感染工作，坚持每月对医院使用的消毒剂与灭菌剂、消毒或灭菌后的内镜、无菌的医疗用品、血液净化系统监测1次，对压力蒸汽灭菌器进行生物指示菌监测1次，每季对紫外线灯使用情况和照射强度监测1次，主动为医院感染委员会收集和汇总各种感染监测数据。同时，要建立医院感染监控管理档案，如会议记录、规章制度、工作计划和总结、防治知识培训、考核考评、医院感染相关报表、院内监测记录及监测报告、卫生监督部门的监测报告及评价书、一次性使用医疗用品及消毒药械的进货登记表等资料。

检验科是医院发生医院感染率较高的科室之一，一旦发生医院感染，不仅对医院患者造成影响，同时也会影响医疗工作人员的身体健康，所以降低检验科医院感染发生率十分重要。以往因检验科发展不足，人们管理不到位、管理制度不完善等而难以控制院内感染的发生，给医疗工作人员和患者带来潜在性威胁。随着人们对健康的重视和设备配置水平等的快速发展，医院感染防护保障工作也得到极大改进。医院通过从检验科基础建设开始着手，不断规范检验科区域建设和区域划分，重点对各污染物进行分类标识和处理。加强对工作人员的统一培训，提高其操作技能和自我防护意识，避免医院感染的发生。加强检验科各项规章制度的完善和落实，重视洗手制度的执行，做到从根本上杜绝医院感染的发生。工作中要养成良好的卫生习惯，做到勤洗手，洗手时需严格遵循医院洗手规章制度。关爱医院职工，每年免费为工作人员进行体检，同时为医院检验科工作人员建立健康档案，加强医院感染控制和管理，为临床工作提供保障。

总之，加强检验科医院感染的规范化管理，可有助于医院检验科的建设和发展，

避免医院感染的发生，保障患者和检验科工作人员的生命安全。检验科要开展医院感染控制、管理的目标性监测和前瞻性研究，为科学管理提供可靠和经济的依据，担负起与之相关的医院感染管理责任，不断提高医院感染管理及控制水平。

检验科医院感染管理质量考核标准（2019 年 1 月）

项目	考核标准	扣分标准
科室管理培训	1. 科室成立医院感染管理质控小组，有医院感染计划、总结、感染控制制度与措施。	一项不符合扣 0.2 分
	2. 科室有院感质量控制自查，每月分析汇总。每季度有院感质量分析，有持续改进措施，有记录。	一项不符合扣 0.2 分
	3. 积极参与医院组织的院感知识培训，每缺 1 人（除培训时间段值班、外出开会、培训、请长假人员）扣 1 分。每季院感知识培训一次，有记录。每年院感知识考试四次（院感科组织两次，科室两次）有试卷成绩。	参训人数每缺 1 人扣 1 分。考试成绩 70～79 分扣 0.5 分，60～69 分扣 1 分，60 分以下扣 1.5 分，作弊者每人扣 2 分
无菌操作消毒隔离	1. 布局合理，流程顺畅，分区明确。	一项不符合扣 0.2 分
	2. 卫生用具分区使用，标识清楚。	一项不符合扣 0.2 分
	3. 室内整洁，定时开窗通风。	一项不符合扣 0.2 分
	4. 一次性物品专柜存放，柜内整洁。	一项不符合扣 0.2 分
	5. 冰箱内不得存放个人物品。	一项不符合扣 0.2 分
	6. 洗手间安置非接触水龙头，有洗手图标识。	一项不符合扣 0.2 分
	7. 工作室、操作台，每日清洁消毒 2 次，有污染时随时消毒。	一项不符合扣 0.2 分
	8. 静脉采血时应严格执行无菌操作，做到一人一针一管一巾。	一项不符合扣 0.2 分
	9. 登记紫外线消毒时间，超过 1000h 即更换。每半年监测紫外线强度，不达即更换。	一项不符合扣 0.2 分
	10. 熟悉各种消毒液的浓度、配制及使用方法。按时监测有记录。	一项不符合扣 0.2 分
	11. 每半年反馈细菌培养及药敏结果。	未反馈扣 0.2 分
标准预防	1. 防护用品齐全，正确使用各种防护用品。	一项不符合扣 0.2 分
	2. 工作人员掌握并实施标准预防原则、职业暴露的局部处理措施与职业暴露报告流程。	一项不符合扣 0.2 分
医疗废物	1. 分类放置，标识清楚，垃圾袋、利器盒使用规范。	一项不符合扣 0.2 分
	2. 包装、存放、运送及交接规范，登记完整。	一项不符合扣 0.2 分
	3. 用后的病原体培养基、标本和菌种保存液应就地高压再转交医废回收人员。	一项不符合扣 0.2 分
手卫生	1. 掌握洗手和卫生手消毒应遵循的原则以及七步洗手法。	一项不符合扣 0.2 分
	2. 规范洗手及使用手套。	一项不符合扣 0.2 分

第四节　检验科医院感染管理典型案例

典型案例一：检验科工作人员采血或者进行标本检验时未佩戴手套进行操作。手套破损以后未及时更换。

违反条款：WS/T442-2014 临床实验室生物安全指南附录 A.3.5：戴手套工作，每当污染、破损或戴一定时间后，更换手套；每当操作危险性材料的工作结束时，除去手套并洗手；离开实验间前，除去手套并洗手。严格遵守洗手的规程。不要清洗或重复使用一次性手套。WS/T251-2005 临床实验室安全准则 1.5：服装和个人防护装备除要求符合实验室工作需要的着装外，工作服应干净、整洁。当工作中有危险喷溅到身上的可能时，应使用一次性塑料围裙或防渗外罩。有时还需要佩戴其他防护装备如手套、护目镜、披肩或面罩。

根因追踪：对医院感染工作意识淡薄，预防感染意识差，不重视标准预防。没有意识到手卫生在医院感染预防和控制当中的重要性。

改进范例：标准预防是针对医院所有患者和医务人员采取的一组预防感染措施。包括手卫生，根据预期可能的暴露选用手套、隔离衣、口罩、护目镜或防护面屏，以及安全注射。也包括穿戴合适的防护用品处理患者环境中污染的物品与医疗器械。标准预防基于患者的血液、体液、分泌物（不包括汗液）、非完整皮肤和黏膜均可能含有感染性因子的原则。进入实验室工作时，应佩戴手套工作，尤其在操作具有致病性的生物标本时应佩戴双层手套进行防护。每当有污染、破损或佩戴一定时间以后，应当及时更换手套。每当操作具有一定危险性材料的工作以后，应及时除去手套并洗手。严格遵循洗手的流程。不要清洗和重复使用一次性手套。同时应进一步加强医务人员标准预防知识的培训，增强自我防护的意识。

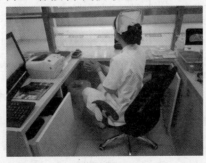

相关图示

典型案例二：检验科人员在为患者进行采血时佩戴手套，在连续工作为患者采血时，未进行手部消毒，或为了节约成本采集2～3个患者才进行一次手部消毒。

违反条款：WS/T313-2009医务人员手卫生规范6.2：在下列情况下，医务人员应选择洗手或使用速干手消毒剂：①直接接触每个患者前后，从同一患者身体的污染部位移动到清洁部位时。②接触患者黏膜、破损皮肤或伤口前后，接触患者的血液、体液、分泌物、排泄物、伤口敷料等之后。③穿脱隔离衣前后，摘手套后。④进行无菌操作、接触清洁、无菌物品之前。⑤接触患者周围环境及物品后。⑥处理药物或配餐前。

根因追踪：医务人员认为戴手套可以代替洗手。对手卫生的相关概念认识不清。对手卫生的操作流于形式，并未认识到手卫生操作的重要性。

改进范例：医疗机构应定期开展手卫生的全员培训，医务人员应掌握手卫生相关知识和正确的手卫生方法，保障洗手与手消毒的效果。医疗机构应加强对医务人员手卫生工作的指导与监督，提高医务人员手卫生的依从性。医务人员手卫生消毒操作应该严格遵循六步洗手法，即取适量的速干手消毒剂于掌心，均匀涂抹至手部，认真揉搓双手至少15s。应注意清洗双手所有皮肤，包括指背、指尖和指缝。

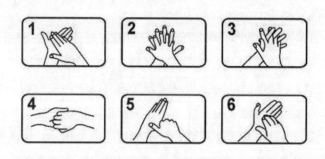

手消毒六步骤示意

典型案例三：检验科人员在操作过程中出现针刺伤等造成的职业暴露时，未能够及时按流程登记上报。

违反条款：医务人员艾滋病病毒职业暴露防护工作指导原则（试行）第八条：医务人员发生艾滋病病毒职业暴露后，应当立即实施局部处理措施。第九条：医务人员发生艾滋病病毒职业暴露后，医疗卫生机构应当对其暴露的级别和暴露源的病毒载量水平进行评估和确定。第十五条：医疗卫生机构应当对艾滋病病毒职业暴露情况进行登记。WST592-2018医院感染预防与控制评价规范3.17：接触后预防。在接触可能感染血源性病原体的血液或其他体液之后，应立即采取一整套预防控制措施，包括应急处理、对接触源的评价、对接触者的评价和接触后的预防措施、咨询与随访等。

根因追踪：医务人员未认识到职业暴露的危害，对职业暴露防护不够到位，在出现职业暴露以后，对后续处理流程不熟悉，不能做到及时处理，立即上报。

改进范例：医务人员在被血液、体液污染的针头或其他锐器刺伤后，应立即用力捏住受伤部位，从近心端向远心端挤出伤口的血液，不可来回挤压或者进行伤口的局部挤压，挤压后再用流动水冲洗伤口，受伤部位伤口冲洗以后使用碘伏或75%乙醇消毒，不要包扎。出现职业暴露以后应该及时填写《锐器伤登记表》，并请科室负责人签字后分别送交相关部门，医生报告医务科，护士报告护理部，同时报告感染管理科，并及时作HIV、HBV、HCV等的基础水平检查。医院感染管理科评估职业暴露情况并指导处理。发现HIV阳性患者出现的职业暴露，及时报告疾控部门，及早干预用药。

典型案例四：病房每天送检大量临床标本至检验科，同时门诊采血室及患者亦送检样本至标本接收处。送检的过程当中出现标本管盖子未拧紧、未使用密封容器进行送检的情况。

违反条款：WS/T442-2014临床实验室生物安全指南8.20.4：临床样本的运输应遵循以下原则：所有临床样本应以防止污染工作人员、患者及周围环境的方式进行运输；样本的运输人员应了解样本对身体健康的各种潜在危害，并接受过如何采用正确的防护原则的培训，尤其是针对样本容器破碎或泄露时的处理方法的培训；样本在医疗机构内运输时应遵守医疗机构安全运输的规定。

根因追踪：工作人员未重视临床标本存在的潜在污染性与致病性，对于标本送检未制定相关制度。或者制定相关制度，但对送检人员的培训不到位，且监管不到位，标本送检制度的执行效果差。为了节省人力，门诊标本均让患者自行送至检验科，患者不了解临床样本送检过程中的注意事项，且医院对于患者送检样本很难做到监管。每个科室均配备标本送检箱，却不使用。

改进范例：医疗机构应该制定完善的标本送检制度和流程，并对相关工作人员进行培训考核后上岗。①医院若采用人工送检的方式，在临床样本的运输环节应有专业的人员进行送检，送检人员应当了解样本对身体健康的各种潜在危害，并接受过如何采用正确的防护原则的培训，尤其是针对样本溢洒或盛放样本的容器破损时的处理方法培训。送检样本应有送检记录、严格的标本交接登记，避免出现标本遗失。运送标本时应固定行走路线。门诊患者留取的标本要详细告知患者留取后拧紧样本管盖子，存放在特定位置，由专业人员定时取走标本。除护工送检的方式外，亦可采用气动物流的方式或者在短距离运输血液标本时采用密封轨道送检来代替护工送检。②标本送检过程中应该使用被批准的、安全的、防漏密封的容器，容器中应有样本架保证样本直立，标本管应确认拧紧无渗漏后再进行送检。医院内的送检箱应该统一配置且不可以运送除临床样本以外的物品。容器上应该有相应的生物危险标识且该容器能耐高温灭菌或耐受化学消毒剂的作用。容器盖应有垫圈、密封、防水、防漏，并定期清除污染。

典型案例五：医院使用气动物流送检代替人工送检，在传输过程中，标本包装不严密，或使用棉布包裹标本管。标本管出现溢洒情况。

违反条款：WS/T442-2014临床实验室生物安全指南8.20.4b：样本在医疗机构内运输时，应置于被批准的、安全的、防漏的容器中运输，容器中的样本架应能使样本保持直立，容器应可耐高压灭菌或耐受化学消毒剂的作用。

根因追踪：临床对于样本送检监管不到位，对于样本送检包装未引起足够重视。临床采集样本过程中存在将真空采血管开盖的情况，开盖以后的真空采血管密封不严极易造成溢洒。其他体液标本瓶盖未拧紧也极易造成溢洒。送检前用棉布包裹送检样本，棉布不具有防渗漏的作用，标本一旦溢洒，极易污染气动物流传输瓶。

改进范例：医疗机构应该制定完善的标本送检流程，并对相关工作人员进行培训和考核，加强工作人员对标本安全运送重要性的认识。标本送检前应将真空采血管的盖子拧紧，必要时用胶带密封好。使用真空采血管进行采血也应注意采集量。采集量过大也容易造成采血管盖子弹开。其他体液标本应拧紧瓶盖。在保证标本管完好无渗漏后，清点标本的个数，将送检的标本放置于防水的包装袋中。防止标本出现渗漏污染传输瓶。如有特殊传染性的标本送检，该标本应有三层包装，内层容器装载标本，第二层包装为吸水性材料，第三层包装为保护第二层包装免受物理性损坏的包装。

典型案例六：样本在运送过程中，经常会有溢洒情况发生，溢洒标本处理不及时或者出现在清理过程中防护措施做得不到位的现象。标本溢洒到地面或者台面时，医院物业人员进行处理时，只做到清洁表面而没有进行消毒。

违反条例：WS/T512-2016医疗机构环境表面清洁与管理规范6.4：被患者体液、血液、排泄物、分泌物等污染的环境表面应先采用吸附性材料将其清除，再根据污染病原体特点选择合适的消毒剂进行消毒。WS/T442-2014临床实验室生物安全指南8.20.4c：临床样本的运输人员应了解样本对身体健康的各种潜在危害，并接受过如何采用正确的防护原则的培训，尤其是针对样本容器破碎或泄露时的处理方法的培训。医疗机构消毒技术规范5.1.4：环境与物体表面，一般情况下先清洁，再消毒；当受到患者的血液、体液等污染时，先去除污染物，再清洁与消毒。

根因追踪：工作人员对临床标本的潜在感染性认识不够深刻，物业人员医院感染防控意识淡薄。

改进范例：医疗机构应该对相关物业人员进行培训和考核，提高物业人员对医院感染防控重要性的认识，严格按照工作流程进行清洁和消毒。每一份临床标本都应被视作感染性标本，应该对标本送检及接收人员进行严格培训及监督。院内标本运送时，未完全密封的标本中的致病微生物极可能通过经口、经黏膜等方式传播。标本采集时发生的泄露、溢洒导致容器外表面污染而具有潜在感染风险。当出现由各种原因导致的气溶胶污染时，若样本中携带高致病性微生物，高致病微生物极易通过气溶胶扩散造成感染。加强培训物业人员在出现标本溢洒时怎样进行清洁与消毒。在标本接收处应配备有溢洒处理用品，包括对感染性物质有效的消毒液。消毒液需要按使用要求定期配制，注意使用的有效期。配备足够的布巾、纸巾或其他适宜的吸湿材料，配备用于盛放感染性溢洒物以及清理物品的专用收集袋或容器。溢洒处理用品应放置在特定位置且方便使用。在标本运输过程中一旦出现溢洒，应在发现后实施清洁与消毒处理前放置醒目的警示标识。清洁前做好个人防护措施，穿防护服，佩戴口罩及手套。根据污染程度用消毒剂浸湿的纸巾（或其他吸收材料）覆盖溢洒物，小心从外围向中心倾倒适当量的消毒剂，使消毒剂与溢洒物混合并作用一定的时间。应注意按消毒剂的说明确定使用浓度和作用时间，到作用时间后，小心将吸收了溢洒物的纸巾（或其他吸收材料）连同溢洒物收集到专用的收集袋或容器中，并反复用新的纸巾（或其他吸收材料）将剩余物质吸净。如果漏出物中含破碎的玻璃或其他物体，不得直接用手取走或弃置，可用硬纸板或带推板的一次性塑料铲作为"推送工具"和"收集工具"处理该类物体；也可用镊子或钳子处理。这些用具应与所处理物一并弃置于适当的耐扎生物危险物容器中。用清洁剂和消毒剂清洁被污染的表面。所处理的溢洒物以及处理工具（包括收集锐器的镊子等）全部置于专用的收集袋或容器中并封好。用消毒剂擦拭可能被污染的区域，作用一定时间。脱去手套，将暴露部位向内折，置于专用的收集袋或容器中并封好后进行洗手。清除溢洒物过程中形成的所有废物按照医疗废物分类处理。

典型案例七：实验室每天会产生包括使用过的注射器、采血针、废弃的采血管、载玻片、一次性吸管等不同种类医疗废弃物。实验室内仅配备医疗垃圾桶，未进行严格无害化处理。医疗废物在丢弃的过程中未严格分类，实验室人员处理垃圾过程中未佩戴手套，出现垃圾分类不正确、混合放置的情况。

违反条款：WS/T249-2005临床实验室废物处理原则4.3感染性废物的处理：操

作感染性或任何有潜在危害的废物时，必须穿戴手套和防护服。对有多种成分混合的医学废料，应按危害等级较高者处理。处理含有锐利物品的感染性废料时应使用防刺破手套。4.3.2 锐利物：针或刀应保存在有明显标记、防泄漏、防刺破的容器内。关于进一步加强医疗废物管理工作的通知：严格按照《医疗废物分类目录》进行收集，感染性废物必须用具有标识的黄色塑料袋盛装，且盛装量不得超过 3/4。一次性使用的医疗用品外包装袋未被污染的不属于医疗废物。锐利性废物须使用锐器盒，载玻片、玻璃试管、玻璃安瓿等损伤性废物须放置在锐器盒内。

根因追踪： 科室对于医疗废弃物的分类不够明确，对医疗废物分类丢弃没有得到有效落实。科室对医疗废弃物的分类缺乏培训。实验室人员不了解医疗废物处理与院内感染的相关性。

改进范例： 科室应该重视对医疗垃圾的分类处理，定期对医疗垃圾分类进行培训，了解医疗废物的种类。各种废弃的医学标本，被病人血液、体液等污染的物品（包括使用过的棉签、一次性使用的医疗用品等），病原体的培养基，毒种保存液，标本与菌种，废弃的血液和血清均属于感染性废物。一次性使用的玻璃试管、载玻片、医用针头、注射器等属于损伤性废物。废弃的消毒液和实验室废弃的试剂等属于化学性废物。使用具有符合一定防渗漏和防撕裂强度性能要求标识的黄色塑料袋盛装，且盛装量不得超过 3/4。锐利性废物须使用锐器盒。玻片、玻璃试管等损伤性废物须放置在锐器盒内。利器盒整体为硬质材料制成，封闭且防刺穿，以保证在正常情况下利器盒内盛装物不撒漏，并且利器盒一旦被封口，在不破坏的情况下无法被再次打开。医疗废物不得丢在走廊上，放置在固定地点由专人负责回收，并做好双签名。在医疗废物处理的操作过程中工作人员应穿防护服，佩戴口罩、手套。若出现玻璃管破碎的情况，应使用镊子夹起碎片放入锐器盒中丢弃。

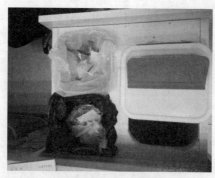

医疗废弃物分装图

典型案例八： 实验室工作人员在样本离心过程中样本管盖子未盖紧，或离心后直接打开盖子，稀释混匀样本时采用吹吸混匀的方式或打开样本管盖子用力过猛。工作人员不重视气溶胶的危害。

违反条款： WS/T251-2005 临床实验室安全准则 1.18.1：离心过程中应控制气溶胶的产生。1.18.3：装标本（血、尿、痰）或易燃液体的离心管，只能在管塞密封后方可离心。1.18.4：所有能够产生气溶胶进行播散的生物制品或标本，都应使用密封的离心管，并在盖紧的离心头或转头中进行。WS/T442-2014 临床实验室安全指南 A.3.11：按规程小心操作，避免发生溢洒或产生气溶胶。

根因追踪： 工作人员不清楚哪些操作会产生气溶胶，忽视气溶胶对人体产生的危害，日常操作不规范，缺乏监管与纠正措施。

改进范例： 实验过程中产生的气溶胶可在实验室环境中长期存在。气溶胶是固态或液态微粒在空气中的悬浮体系，其大小为 $0.001\sim100\mu m$，人可以吸入，甚至气溶胶具有传染性。在实验室中为了避免气溶胶对空气造成污染，实验室设计应该将感染性物质局限在一个尽可能封闭的空间内进行操作，比如设置生物安全柜。使感染性标本不与人体直接接触，并与空气进行隔离，避免人的暴露。

对于生物安全三级以上的实验室，在建设时应该保持定向气流，实验室周围的空气向实验室内部流动，实验室内被污染的空气不应向外扩散。实验室内部空气流动的方向为清洁区的空气流向操作区流动，不应存在逆流的情况。轻污染区的空气应向重污染区流动。

在人员操作方面使用装有样本的管子开盖前应先离心，打开试管或离心管盖子应在生物安全柜内进行。离心过程中应盖紧塑料试管或离心管盖子，使用有盖的离心机进行离心，离心完成后尽量沉淀一段时间以后再打开盖子。打开盖子、吸液、弃液时动作应缓规范，振荡、开盖、加样等尽量在生物安全柜内进行操作。生物化学检验可采用流水线进行检测。流水线可以分成样本前处理系统、标本检测区、标本存放区。流水线包括了标本脱帽、离心、分杯、上机检测、标本存放至冰箱。整个流水线可以处于完全封闭的状态，可以防止气溶胶的扩散。

应加强培训，了解气溶胶的产生，重视气溶胶对人体的危害，实验室工作人员及仪器维修的工程师都应该佩戴口罩工作，做好个人防护，规范操作，防止吸入气溶胶而产生感染。

典型案例九： 实验室内出现标本溢洒情况时，实验室人员直接用抹布或者一次性草纸擦拭受污染的台面及地面。未使用消毒剂对污染台面进行消毒，并且人员处理不及时。

违反条款： WS/T442-2014 临床实验室生物安全指南 B.5.2：判断污染程度，用消毒剂浸湿的纸巾（或其他吸收材料）覆盖溢洒物，小心从外围向中心倾倒适当量的消毒剂，使消毒剂与溢洒物混合并作用一定的时间。应注意按消毒剂的说明确定使用浓度和作用时间。B.5.3：用清洁剂或消毒剂清洁被污染的表面。所处理的溢洒物以及处理工具（包括收集锐器的镊子等）全部置于专用的收集袋或容器中并封好。B.5.4：用消毒剂擦拭可能被污染的区域。

WS/T367-2012 医疗机构消毒技术规范 C10.2.2.3：对一般污染的物品表面，用含有效氯 400mg/L～700mg/L 的消毒液均匀喷洒，作用 10min～30min；对经血传播病原体、结核杆菌等污染表面的消毒，用含有效氯 2000mg/L 的消毒液均匀喷洒，作用＞60min。喷洒后有强烈的刺激性气味，人员应离开现场。

根因追踪：实验室人员对标本溢洒可能出现的潜在感染存在侥幸心理。对于标本溢洒后常规操作处理流程不够了解。科室对于标本溢洒的处理相关培训不够重视。

改进范例：实验室人员应将所有患者的标本都视为感染性标本，当发生样本溢洒时，应当立即进行处理。遵循先清洁后消毒的原则。当出现标本溢洒的情况时应根据标本的性质选择合适的消毒剂及消毒剂的浓度；对于可能含有细菌繁殖体、结核杆菌、真菌、含脂类病毒、污染的环境表面，可选择 400mg/L～700mg/L 的含氯消毒剂进行消毒，作用时间大于 10min；或者 100mg/L～250mg/L 的二氧化氯进行消毒，作用时间为 30min。对于所有细菌（含芽孢）、真菌、病毒污染的环境表面可选择 2000mg/L～5000mg/L 的含氯消毒剂进行消毒，作用时间大于 30min；或者 1000mg/L～2000mg/L 的过氧乙酸进行消毒，作用时间大于 30min；或者选择 1000mg/L～2000mg/L 的季铵盐类进行消毒，作用时间为 15～30min。

典型案例十：实验室中设置洗手池和标本处理实验专用的水池，工作人员混用两个水池。洗手池离标本处理实验专用的水池距离太近，水流太大时有喷溅的情况发生。

违反条款：WS/T249-2005 临床实验室废物处理原则 4.7.3：处理大量废物时，工作人员应有防护措施。倾倒感染性废物的下水道不得用于洗手。

根因追踪：对于实验室标本的处理流程执行效果差，没有形成把每一份实验室废弃标本当作感染性废物处理的理念。标本处理时没有遵守相关的文件和程序。实验室人员对于洗手池与标本处理池的使用未引起重视。

改进范例：科室应建立实验室废液倾倒的相关规定，定期对员工进行培训。提高员工废物处理的相关意识。在实验室设置上，实验室采血室与实验室操作区均应安装洗手池。洗手池应该安装在实验室出口处，以便于提醒实验室人员离开实验室前必须洗手。洗手池和实验室标本处理、实验专用的水池应该分开设置，不可以共用一个水池。实验专用的水池尽量远离洗手池,防止倾倒实验室产生的废液时迸溅到洗手池造成污染。所有的感染性废物在经过无害化处理后可倾倒入标本处理池,但绝对不允许倾倒至洗手池。

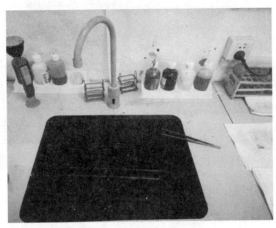

实验室配置图

典型案例十一:实验室设计中缺少安装洗眼器装置或者设置洗眼器的位置离样本操作区较远,当出现标本溢洒喷溅入眼的情况时,实验室人员不能够及时处理。

违反条款:WS/T442-2014临床实验室生物安全指南7.1.12:若操作刺激或腐蚀性物质,应在30m内设洗眼装置,必要时应设紧急喷淋装置。7.2.4:应在实验室工作区配备洗眼装置。

根因追踪:医务人员对于医院感染的风险意识差。标本溢洒、喷溅等事件不能够引起足够重视。科室设置洗眼器只是为了在形式上符合院感相关要求,不注重实际应用的可操作性。

改进范例:检验科负责人要重视医院感染的防控工作,加强人员的培训,保证每个工作人员都会操作洗眼器。当实验室人员接触刺激或者腐蚀性物质时,应在操作区30m内的地方设置洗眼器,必要时应设置紧急喷淋装置。指定专人定期(每周)检查洗眼器是否可以正常使用,出现问题应及时报修。要确保医务人员出现液体喷溅到眼睛时能够及时处理。处理后及时上报院感科等相关部门。

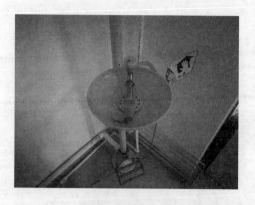

紧急喷淋装置

典型案例十二：由于检验科设置只有一个进出口，人员、标本、污物均共用一个通道，有时产生的医疗垃圾直接堆放在清洁区等待处理。

违反条例：中华人民共和国传染病防治法第五十一条：医疗机构的基本标准、建筑设计和服务流程，应当符合预防传染病医院感染的要求。WS/T311-2009 医院隔离技术规范 4.1：在新建、改建与扩建时，建筑布局应符合医院卫生学要求，并应具备隔离预防的功能，区域划分应明确，标识清楚。5.1.2.1：应明确服务流程，保证洁、污分开，防止因人员流程、物品流程交叉导致污染。

根因追踪：医疗机构不重视医院感染防控工作，在实验室建设中忽视布局流程的重要性。医疗垃圾处理人员未认识到医疗废物存在的潜在感染风险。

改进范例：实验室的建设，应按照传染病防治法和医院隔离技术规范的要求，做到洁污分开，人流和物流防控，不交叉，不逆流，应该分别设立工作人员通道、标本运送通道和污物运送通道，分别设立清洁区（工作人员更衣、休息、学习、就餐）和污染区（工作区域），区域划分明确，标识清楚。

加强工作人员培训，加强对医疗废物规范化处理的意识，同时应加强监督、管理。废弃物装载不超过容器的 3/4，包装袋应有标识，包扎完好，不易泄漏，同时应做好登记。医疗废物的暂存应有专用的位置，且距产生废物的实验室区域不宜过远。医疗垃圾暂存区应封闭，不对公众开放，而不是随意堆放在清洁区。产生的医疗垃圾应及时送往医疗废物暂存处，科室工作人员与医疗废物运送人员要做好双签字。运送时应有专用路线。每天至少处理一次实验室产生的垃圾。医疗废物的转运应有专用的电梯和通道，不能出现患者、医生与医疗废物转运共用电梯与通道的情况。

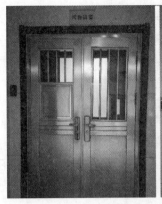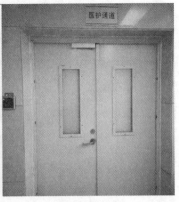

污物通道与医护通道分区域设置

典型案例十三：实验室所使用的加样枪、吸耳球、显微镜等长时间不进行消毒。加样器吸头、酶标仪等仪器设备以及检验设备等不常规进行表面擦拭消毒。

违反条例：WS/T367-2012医疗机构消毒技术规范4.3 b）：接触完整皮肤、完整黏膜的诊疗器械、器具和物品应进行消毒。5.2.2：根据物品上污染微生物的种类、数量选择消毒或灭菌方法：a）对受到致病菌芽孢、真菌孢子、分枝杆菌和经血传播病原体（乙型肝炎病毒、丙型肝炎病毒、艾滋病病毒等）污染的物品，应采用高水平消毒或灭菌。b）对受到真菌、亲水病毒、螺旋体、支原体、衣原体等病原微生物污染的物品，应采用中水平以上的消毒方法。c）对受到一般细菌和亲脂病毒等污染的物品，应采用达到中水平或低水平的消毒方法。d）杀灭被有机物保护的微生物时，应加大消毒药剂的使用剂量和（或）延长消毒时间。e）消毒物品上微生物污染特别严重时，应加大消毒药剂的使用剂量和（或）延长消毒时间。

根因追踪：实验室对于物品清洁的制度实施不到位，缺乏监管制度。存在实验室人员不了解实验室物品的清洁与消毒的方式及步骤的现象，对于医院感染防护不够重视。

改进范例：应该加强岗位培训，认真落实消毒隔离制度，做好实验室的环境物表消毒工作，以便做好医院感染防控工作。实验室所使用的加样枪、洗耳球等物品接触医务人员的完整皮肤，且有感染的风险，应该使用含500mg/L有效氯的消毒剂进行每天擦拭消毒，考虑有特殊感染时，应该按照医疗机构消毒技术规范的要求进行消毒或灭菌。仪器设备表面应根据说明书，使用75%乙醇或其他消毒剂进行每天擦拭。

典型案例十四：使用的消毒剂未注明开封日期及使用效期。存在消毒液失效仍使用的情况。在进行消毒操作时，选用的消毒剂达不到消毒要求的标准。

违反条例： WS/T367-2012医疗机构消毒技术规范7.7.4：碘伏、复合碘消毒剂、季铵盐类、氯己定类、碘酊、醇类皮肤消毒剂应注明开瓶日期或失效日期，开瓶后的有效期应遵循厂家的使用说明，无明确规定使用期限的应根据使用频次、环境温湿度等因素确定使用期限，确保微生物污染指标低于100cfu/mL。连续使用最长不应超过7d；对于性能不稳定的消毒剂如含氯消毒剂，配制后使用时间不应超过24h。

根因追踪： 对于院内感染的细节监督不到位。存在人员了解院内感染相关防护措施但执行力差的情况。实验室人员缺乏责任心，对于院内感染控制操作流于形式。

改进范例： 检验科应建立医院感染管理小组，负责科室的医院感染防控工作，感控工作人员应该专人专干，随时监督、抽查科室的医院感染防控工作，通过自查和培训，加强工作人员的医院感染防控意识，做到人人参与医院感染防控工作。开封的消毒剂应注明开封时间及有效期。每个实验室人员应熟知过期的消毒剂不能达到有限的消毒作用。对于可能含有细菌繁殖体、结核杆菌、真菌、含脂类病毒污染的环境表面，可选择400mg/L～700mg/L的含氯消毒剂进行消毒，作用时间大于10min；或者100mg/L～250mg/L的二氧化氯进行消毒，作用时间为30min。对于所有细菌（含芽孢）、真菌、病毒污染的环境表面可选择2000mg/L～5000mg/L的含氯消毒剂进行消毒，作用时间大于30min；或者1000mg/L～2000mg/L的过氧乙酸进行消毒，作用时间大于30min；或者选择1000mg/L～2000mg/L的季铵盐类进行消毒，作用时间为15～30min。消毒剂的使用应符合医疗机构消毒技术规范的要求。

典型案例十五： 污染区、清洁区中间未设有缓冲区，导致两个区域不能够明显分开，增加医源性感染的机会。病原微生物实验室的设置与清洁区太近，没有缓冲的区域，平时为了方便，隔离门处于开放的状态。

违反条款： WS/T251-2005临床实验室安全准则1.16.1：清洁区与非清洁区根据实验室的具体工作情况由主任选择并确定"清洁"和"非清洁"工作区，在清洁区和非清洁区之间设"缓冲室"。WS/T442-2014临床实验室生物安全指南6.5：临床实验室的设计应保证对生物、化学、辐射和物理等危险源的防护水平控制在经过评估的可接受程度内，并防止对关联的办公区和邻近的公共空间造成危害。6.15：临床实验室应参照二级生物安全实验室实现分区及分流。

根因追踪： 医院检验科面积狭小，未留出合适的空间设置缓冲区。临床实验室人员为了方便行走，隔离门不常规关闭。

改进范例： 实验室的布局流程设计要遵守洁污分开原则，不交叉，不逆行。微生物室的设置应远离生活区等常有人员行走的地方。实验室的清洁区和污染区之间设置缓冲间，可以保证洁污分开，防止病原微生物的传播，从而防止医院感染的发生。临床实验室管理层应对所有员工、来访者、合同方、社区和环境的安全负责。管理者应主动告知所有员工、来访者、合同方可能面临的生物安全风险。应保证临床实验室设施、设备、个体防护装备、材料等符合国家有关的安全要求，并定期检查、维护、更新，确保不降低其设计性能。对于实验室主入口的门、放置生物安全柜实验间的门应可自动关闭。隔离门应保持常闭状态，才能够做到洁污分开。

典型案例十六：在实验室内有吸烟、咬手指、吃东西、喝水的现象。同时，实验室人员将食物放置于存放试剂的冰箱中。实验室设置的传递窗有时用于传输个人用品，尤其是送餐人员送来的餐盒亦放置于传递窗内。

违反条款：WS/T251-2005临床实验室安全准则 1.2：实验工作区内不得有食物、饮料及存在"手—口"接触可能的其他物质。实验室工作区内的冰箱禁止存放食物。专用存放食物的冰箱应放置在允许进食、喝水的休息区内。实验室应制定禁止在同一个冰箱内存放食物和标本的专项制度。

根因追踪：实验室人员对院感相关制度落实不到位，工作人员医院感染防控意识淡薄。

改进范例：加强工作人员培训，提高医院感染防控认识。每个实验室都应该进行风险评估，建立相应的用户安全手册。手册应该明确写出已知的和潜在的危害并定义特殊的操作来规避这种危害。建立相应的实验室生物安全级别，同时应加强对实验室人员的监督与培训。实验室设置的传递窗双向不得同时打开，主要用于传输感染性物品。传递窗不得传输其他生活物品以免感染性标本对其他生活物品污染，造成人员出现感染情况。实验室的冰箱使用也应注意，不能认为试剂、质控品等物品是非感染性标本，就将食品冷冻至该冰箱。对于检验科操作区和生活区的用品应有严格管控。操作区的物品严禁带入生活区，生活区的物品亦不应存放于操作区。

典型案例十七：微生物实验室设置了可直接打开的门窗，有实验室人员直接打开窗户，导致微生物室产生的有污染的气溶胶直接排入大气，对空气造成污染。

违反条款：WS/T442-2014临床实验室生物安全指南 7.2.7：应按产品的设计要求安装和使用生物安全柜。如果生物安全柜的排风在室内循环，室内应具备通风换气的条件；如果使用需要管道排风的生物安全柜，应通过独立于建筑物其他公共通风系统的管道排出。

根因追踪：医疗机构未重视气溶胶对环境造成的污染，缺乏生物安全意识。

改进范例： 一般的微生物实验室属于二级实验室，应设有排风系统，而不应使用可打开的窗户换气，以免具有传染性的气溶胶造成大气污染，造成疾病的传播和暴发。排风系统应为独立排风系统，控制实验室内气流方向及压强强度。微生物实验室使用时，室内空气除了通过排风管道经高效过滤后排出外，不得通过其他方式排放。通风口和排风口设置应将实验室内的死空间降低到最低。通风空调系统应为直排系统，不得采用部分回风系统。相对于实验室外部，实验室内部应为负压。为确保实验室内空气从洁净区到污染区的方向流动，实验室内不得使用双侧均匀分布的排风口布局，不应该使用上送上排的通风设计。由生物安全柜排放的经高效过滤系统过路的空气可通过系统的排风管道直接排放至大气，也可送入建筑物的排风系统。同时，应确保生物安全柜与排风系统的压力平衡。实验室的进风应经过初、中、高效三级过滤。实验室的排风必须高效过滤或经其他方式处理后才可以排放。排放的风速应大于 12m/s 的速度向空中排放。该排风口应该远离系统进风口的位置。处理后的排风也可排入建筑物当中的排风口，但不能进入建筑物中的其他部位。进风和排风的高效过滤器必须安装在实验室设置围护结构的风口里，以避免污染风管。实验室的通风系统中在进风口和排风口处应装有气密型调节阀，必要时完全封闭以进行化学蒸熏消毒。

典型案例十八： 工作人员院感意识差，有穿工作服进入清洁区或者未穿工作服进入污染区的行为，进出清洁区没有洗手的习惯。实验室外来人员如厂家工程师经常直接进入实验室，未穿白大衣、戴手套，不做手卫生。

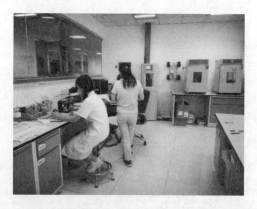

实验室不规范行为表现举例

违反条款： WS/T442-2014 临床实验室生物安全指南 A.3.2：进入临床实验室实验应进行洗手、淋浴（适用时）等个人日常清洁和消毒。WS/T251-2005 临床实验室安全准则 1.16.1：被指定为"非清洁"的区域，允许戴手套接触所有物品（如电话、门柄、计算机终端和其他物品），所有这些物品的表面都认为是不清洁的。未戴手套的人员如果使用该区域内的电话、计算机终端或其他设备，应该戴上手套，或在使用后立即彻底洗手。为避免使用电话时的"手—脸"接触，最好采用扬声器电话。

根因追踪：实验室管理不够严格，工作人员未认识到工作区的污染性，医院感染防控意识淡薄。

改进范例：医院感染管理小组应该加强科室的院感相关工作的管理及监督，规定实验室人员进出实验室更换衣物和换鞋的区域，定期对实验室工作人员进行培训。工作中不断提高工作人员的医院感染防控意识，注意个人防护，重视手卫生。对于实验室外来人员进出应做好登记，并在更衣室准备好外来人员进入实验室更换的白大衣。在换鞋处应备好鞋套，监督指导做好手卫生。在进出清洁区的位置应设有洗手池，同时加强对医务人员手卫生知识的培训，在出实验室时应进行手卫生。在接触患者前、无菌操作前、接触体液后、接触患者后、接触患者环境后这五种情况下医护人员都应做到洗手消毒。

第十六章　静脉药液配制中心医院感染管理

典型案例一： 操作者在配制输液用肿瘤药物时，未戴内层的 PVC 手套，只戴了外层的乳胶手套。

违反条款： 违反了 WS/T433-2013 静脉治疗护理技术操作规范 8.2.3：配药时操作者应戴双层手套（内层为 PVC 手套，外层为乳胶手套）

根因追踪： 操作者在主观上自我防护意识淡薄；科室负责人对职业安全防护的培训不到位；防护用品配备不足或摆放位置标识不醒目或不方便取用；科室负责人监督指导不到位。

改进范例： 科室需要加强职业安全防护的培训教育工作，可以通过制作宣传板或以专题讲座的方式加以宣教，降低职业暴露的风险；不断强化操作者自我防护意识，对新入职人员加强相关培训；操作者按照要求佩戴双层手套，考核合格后方可上岗。手套破损时应及时更换；配制肿瘤化疗药物的工作人员每周轮换工作岗位一次。科室感控负责人加强监管，对工作人员每年进行一次健康体检。抗肿瘤药物外溢时按以下步骤进行处理：①操作者应穿戴个人防护用品；②应立即标明污染范围，粉剂药物外溢应使用湿纱布垫擦拭，水剂药物外溅应使用吸水纱布垫吸附，污染表面应使用清水清洗；③如药液不慎溅在皮肤或眼睛内，应立即用清水反复冲洗；④记录外溢药物名称、时间、溢出量、处理过程以及受污染的人员。

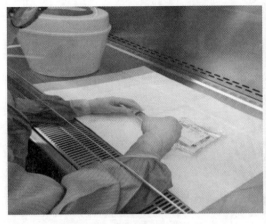 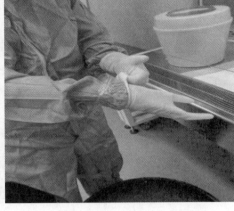

左图 配制肿瘤药未戴 PVC 手套　　　　右图 配制肿瘤药戴双层手套

典型案例二：依据医师处方或用药医嘱经药师适宜性审核后生成的标签，应当有患者和病区基本信息，此输液标签中缺少加药人和审核人信息。

违反条款：违反了卫办医政发〔2010〕62号静脉用药集中调配质量管理规范第十一条（四）：医师用药医嘱经药师适宜性审核后生成输液标签，标签应当符合《处方管理办法》规定的基本内容，并有各岗位人员签名的相应位置。书写或打印的标签字迹应当清晰，数据正确完整。

根因追踪：未遵守静脉用药集中调配质量管理规范中相关规定；工作人员缺乏本专业操作的能力；责任心不强；管理不到位。

改进范例：摆药前药师应当仔细阅读、核查输液标签是否准确、完整，如有错误或不全，应当告知审方药师校对纠正。经药师审核处方或用药医嘱的适宜性后，自动生成输液标签及备份输液标签或采用电子处方信息系统记录，上述标签或记录均应当有各道工序操作人员的信息；规范各岗位职责，落实质量监控措施；树立工作人员的服务理念，加强操作培训和考核以提高工作人员的专业技术水平。建立差错事故登记本并召开全体工作人员会议分析发生问题原因并制定相应的整改措施，以提高工作人员填写输液标签中相应内容的完整性和准确性，确保所执行的操作过程准确无误，保障每一位患者的安全；利用射频识别信息技术使静脉药物中心配液的工作流程更加合理和规范。利用便携式读写器 PDA 手台的扫描，由目视核对药品信息到透过条码与RFID 资料自动搜寻和查对，以直观的桌面显示使核对流程简单明了，不仅提高了工作效率，还降低了不安全的危险因素，是提高医疗服务水平的真实体现。

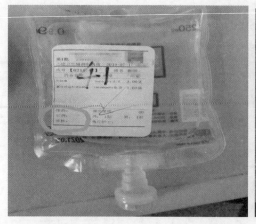 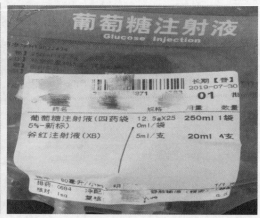

左图　输液标签中无加药人和审核人信息　　　右图　输液标签中有加药人和审核人信息

典型案例三：当班人员完成摆药并擦拭清洁后，未在专门区域拆除外包装即上架。

违反条款：违反了卫办医政发〔2010〕62号静脉用药集中调配操作规程附件，静脉用药集中调配操作规程五、贴签摆药与核对操作规程（五）摆药准备室补充药品2.补充的药品应当在专门区域拆除外包装，同时要核对药品的有效期、生产批号等，严防错位，如有尘埃，需擦拭清洁后方可上架。

根因追踪：当班人员违反了摆药准备室补充药品的管理流程规定；工作人员的责任心不强；缺乏监管。

改进范例：每日完成摆药后，应当及时对摆药准备室短缺的药品进行补充，并应当校对；补充的药品应当在专门区域拆除外包装，同时要核对药品的有效期、生产批号等，严防错位，如有尘埃，需擦拭清洁后方可上架；补充药品时，应当注意药品有效期，按先进先用、近期先用的原则。作为科室管理人员应将存在的问题告知责任人立即整改；培训并考核摆药准备室补充药品的管理流程规定。目前我国在医疗机构中取药机器人的应用比较普遍，智能存取机器人是以垂直旋转运动进行认址为工作原理。机器人的系统接收信息后可以自动定位并智能存取，实现了高效准确的摆药模式，而且还可以记录药品的入出时间。机器人通过射频技术拆除药品外包装，并对各种针剂数量进行自动清点，能使库存管理达到事半功倍的作用。

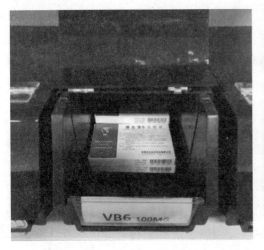
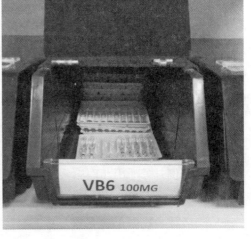

左图　未在专门区域拆除外包装即上架　　　　右图　在专门区域拆除外包装后上架

典型案例四：在摆药准备室中进行补充药品时，未对氯化钾注射液这一药品粘贴高危警示标识。

违反条款：违反了卫办医政发〔2010〕62号静脉用药集中调配质量管理规范附件：静脉用药集中调配操作规程五、贴签摆药与核对操作规程（五）摆药准备室补充药品4.对氯化钾注射液等高危药品应当有特殊标识和固定位置。

根因追踪：操作者对高危药品的管理制度不掌握；工作责任心不强；培训考核不到位；缺乏安全监管。

改进范例：加强配液中心药品管理，保证氯化钾等高危药品与普通药品分开放置，并有醒目的高危药品标识，防止出现差错事故；培训并考核贴签摆药与核对操作规程，认真落实岗位工作职责，管理人员做好监管工作；此外可以应用由休哈特博士提出的PDCA这一管理模式进行质量管理，会起到事半功倍的作用。

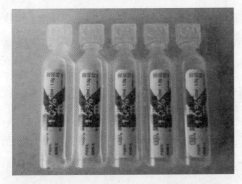
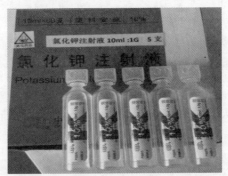

左图　未粘贴高危标识并放置固定位置　　　右图　已粘贴高危标识并放置固定位置

典型案例五： 操作者在摆药核对过程中将输液标签粘贴在输液袋上，并错误地将原始标签覆盖。

违反条款： 违反了卫办医政发〔2010〕62号静脉用药集中调配质量管理规范附件：静脉用药集中调配操作规程五、贴签摆药与核对操作规程（六）摆药核对操作规程1.将输液标签整齐地贴在输液袋（瓶）上，但不得将原始标签覆盖。

根因追踪： 操作者违反了摆药核对操作规程；在操作过程中严格查对的意识不强；工作经验不足。

改进范例： 医师用药医嘱经药师适宜性审核后生成输液标签，标签应当符合《处方管理办法》规定的基本内容，并有各岗位人员签名的相应位置；书写或打印的标签字迹应当清晰，数据正确完整，并正确粘贴在输液袋上没有原始标签的一面；培训并考核相关操作规程；确定各岗位职责，明确分工；配制中心所有工作人员均应在接受过验证、培训考核合格后方可上岗，并根据情况每半年或一年强化一次。

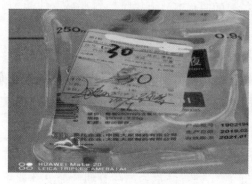 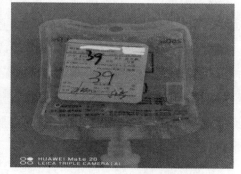

左图　将输液袋上原始标签覆盖　　　　右图　未将输液袋上原始标签覆盖

典型案例六： 操作者在配制输液用药时未将针尖斜面与注射器刻度处于同一方向。

违反条款： 违反了卫办医政发〔2010〕62号静脉用药集中调配质量管理规范附件：静脉用药集中调配操作规程六、静脉用药混合调配操作规程（四）调配操作程序1.选用适宜的一次性注射器，拆除外包装，旋转针头连接注射器，确保针尖斜面与注射器刻度处于同一方向。

根因追踪： 操作者违反了静脉用药集中调配操作规程；科室培训考核不到位；工作人员安全意识淡薄；科室负责人缺乏监管。

改进范例： 操作者应当规范性选择一次性注射器，并正确使用，确保针尖斜面与注射器刻度处于同一方向；培训并考核调配操作程序，加强监管力度；利用PDCA的管理模式进行质量提升。

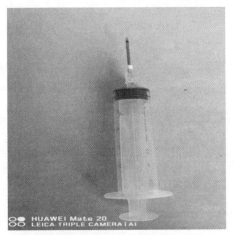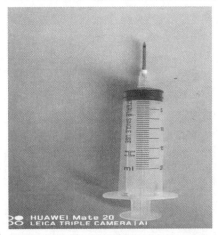

左图　未将针尖斜面与刻度同一方向　　　右图　针尖斜面与注射器刻度同一方向

典型案例七：操作者在静脉用药混合调配操作中错误地用 0.5%碘伏消毒输液袋的加药口处。

违反条款：违反了卫办医政发〔2010〕62 号静脉用药集中调配质量管理规范附件：静脉用药集中调配操作规程六、静脉用药混合调配操作规程（四）调配操作程序 2. 用 75%乙醇消毒输液袋（瓶）的加药处。

根因追踪：操作者在调配加药消毒时违反操作流程；不掌握相关规范的细节要求；工作人员缺乏慎独精神；科室感控负责人缺乏监管。

改进范例：感控管理人员应做好培训和考核工作，并做好监管。应用 75%乙醇消毒，消毒的部位可速干，不易与药物接触而发生反应，并且酒精的药液性状为无色透明，有脱脂、去污作用且不易沾染；0.5%碘伏易与所加药物发生反应而降低药效；碘伏表面含有表面活性剂，碘伏液擦拭安瓿后，在消毒剂未完全干燥的情况下操作者手持时容易滑脱且易沾染着色。

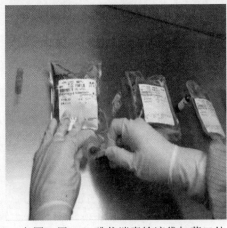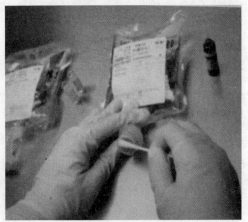

左图　用 0.5%碘伏消毒输液袋加药口处　　　右图　用 75%酒精消毒输液袋加药口处

典型案例八：操作者在静脉用药混合调配操作中抽取药液时，将注射器针尖斜面朝下。

违反条款：违反了卫办医政发〔2010〕62号静脉用药集中调配质量管理规范附件：静脉用药集中调配操作规程六、静脉用药混合调配操作规程（四）调配操作程序4.抽取药液时，注射器针尖斜面应当朝上，紧靠安瓿瓶颈口抽取药液，然后注入输液袋（瓶）中，轻轻摇匀。

根因追踪：操作者不掌握静脉用药混合调配操作规程；责任心不强；科室感控负责人缺乏培训和监管。

改进范例：医护人员在静脉用药混合调配操作过程中应严格遵循操作规程，保证静脉用药的剂量和安全性；在配制输液用药的过程中抽取药液时，注射器针尖斜面应当朝上，紧靠安瓿瓶颈口抽取药液，然后注入输液袋（瓶）中，轻轻摇匀；使用过滤针头抽取药液，不应将药物结晶、未溶解的颗粒以及药物安瓿胶塞碎屑带入输液瓶内；对负责配制静脉输液的工作人员每年评估操作技术能力水平一次，不合格人员及时调换工作岗位。

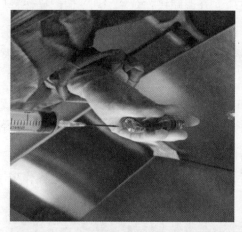 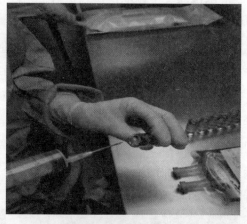

左图　抽取药液时注射器针尖斜面朝下　　　右图　抽取药液时注射器针尖斜面朝上

典型案例九：操作者在成品输液的核对操作规程中对成品输液未进行挤压试验，只是用摇匀的方式观察输液袋有无渗漏现象，尤其是加药口处。

违反条款：违反了卫办医政发〔2010〕62号静脉用药集中调配质量管理规范附件：静脉用药集中调配操作规程七、成品输液的核对、包装与发放操作规程（一）成品输液的检查、核对操作规程2.进行挤压试验，观察输液袋有无渗漏现象，尤其是加药处。

根因追踪：操作者不掌握成品输液检查、核对的操作规程；工作人员责任心不强；

科室培训不到位；院感负责人监督检查力度不够。

　　改进范例：要求操作者认真检查输液袋有无裂纹，沉淀、变色和异物等并进行挤压试验，观察输液袋有无渗漏现象，尤其是加药处；科室负责人应加强静脉用药集中调配操作规程的培训和考核工作，考核合格后方可上岗；加强工作人员的责任心教育以提高工作效率和质量。

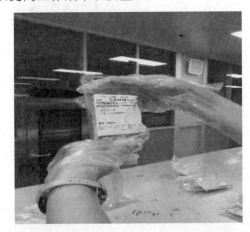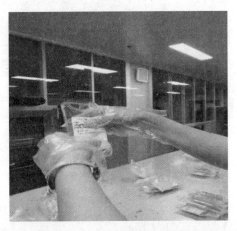

　　左图　成品输液的检查未进行挤压试验　　　　右图　成品输液的检查进行挤压试验

　　典型案例十：在工作人员进入十万级洁净区规程（一更）时没有按要求戴好发帽，裸露大量毛发。

　　违反条款：违反了卫办医政发〔2010〕62号静脉用药集中调配质量管理规范附件：静脉用药集中调配操作规程十、静脉用药调配中心（室）人员更衣操作规程（二）进入十万级洁净区规程（一更）2.穿好指定服装并戴好发帽、口罩。

　　根因追踪：操作者违反了静脉用药调配中心（室）人员更衣操作规程，责任心差；无菌观念不强；感控人员监管不到位。

　　改进范例：重视个人清洁卫生，进入洁净区的操作人员不应化妆和佩戴饰物，应当按规定和程序进行更衣；工作服的材质、式样和穿戴方式，应当与各功能室的不同性质、任务与操作要求、洁净度级别相适应，不得混穿，并应当分别清洗；要求操作者按管理要求进出洁净区，必须严格按照洁净区的要求和程序更衣。进入控制区配置中心工作人员首先在更衣室内换上工作衣和工作鞋方可进入控制区，戴上一次性口罩，发帽必须盖住所有头发，穿好经灭菌的洁净鞋。头帽必须整齐，尽量减少毛发、裸露皮肤的暴露；将存在问题立即告知责任人整改；加强院感相关知识培训并考核；配制中心所有工作人员均应在接受过培训、验证合格后方可上岗，并根据实际情况每半年或一年强化培训并考核一次。

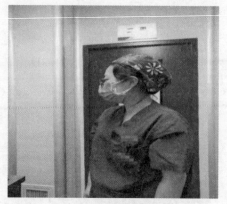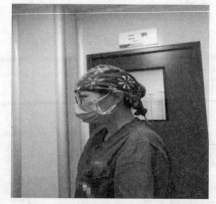

左图　帽子没有罩住头发　　　　　　　右图　按要求戴好发帽

典型案例十一：在操作台上较大物品之间的摆放距离超过 15cm。

违反条款：违反了卫办医政发〔2010〕62 号静脉用药集中调配质量管理规范附件：静脉用药集中调配操作规程十三、水平层流洁净台操作规程（三）水平层流洁净台的操作与注意事项 2.应当尽量避免在操作台上摆放过多的物品，较大物品之间的摆放距离宜约为 15cm。

根因追踪：操作者不掌握水平层流洁净台操作规程；责任心不强；科室负责人监管力度不够。

改进范例：物品在水平层流洁净台的正确放置与操作，是保证洁净台工作质量的重要因素。从水平层流洁净台吹出来的空气是经过高效过滤器过滤，可除去 99.99% 直径 0.3mm 以上的微粒，并确保空气的流向及流速；尽量避免在操作台上摆放过多的物品，并且保证较大物品之间的摆放距离宜约为 15cm；培训静脉用药集中调配操作规程，并定期考核；加强工作人员责任心教育工作；感控负责人做好弹性排班，避免工作人员因疲劳工作，产生负性情绪而影响工作质量。

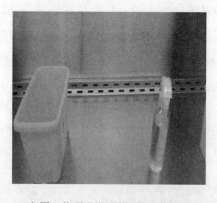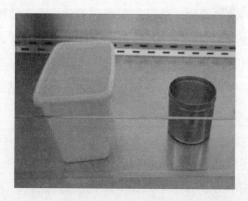

左图　物品之间的摆放距离超过 15cm　　　右图　物品之间的摆放距离未超过 15cm

典型案例十二：重复使用的容器未每周清洁与消毒，皂液变色时未及时更换。

违反条款：违反了 WS/T313-2009 医务人员手卫生规范 5.1.3：应配备清洁剂。肥皂应保持清洁与干燥。盛放皂液的容器宜为一次性使用，重复使用的容器应每周清洁与消毒。皂液有浑浊或变色时及时更换，并清洁、消毒容器。

根因追踪：工作人员对减低医源性感染风险的意识淡薄，责任心不强；科室负责人监管不力，没有认识到做好手卫生工作是医院预防和感控能力的重要体现；医院层次上对手卫生设施配置没做到顶层设计，感控工作存在"形式化"表现，投入不足，阻碍了职工对做好手卫生工作的重视高度。

改进范例：科室做好洗手与卫生手消毒的相关知识的培训工作；应用临床真实案例讲解不注意手卫生所致严重后果，以提高工作人员对注意手卫生工作的重视程度，提高工作人员对院内感染发生风险的意识。医院层面每年加大对感染控制资金的投入。按照有效、便捷的原则配置手卫生消毒的设施。应在诊疗区域均配备非手触式水龙头；手卫生应贯穿于医疗工作的全过程，提高全院医务人员和患者及患者家属手卫生意识与知识水平。制定操作性强的手卫生制度，加强监管、监测与指导，使手卫生工作制度真正得到落实。

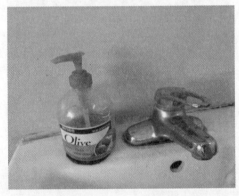
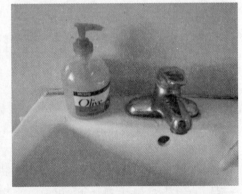

左图　皂容器脏，变色未及时更换　　　　　右图　皂容器清洁，变色及时更换

典型案例十三：未按要求避光存放注射药物，未保证药品质量，致使维生素 K1 药液变色。

违反条款：2002 年 1 月 21 日卫生部、国家中医药管理局关于印发《医疗机构药事管理暂行规定》的通知附件，医疗机构药事管理暂行规定第 5 章药品供应与管理第 23 条：药学部门应制定和执行药品保管制度。定期对贮存药品质量进行抽检。药品仓库应具备冷藏、防冻、防潮、避光、通风、防火、防虫、防鼠等适宜的仓储条件，保证药品质量。

根因追踪：工作人员违反了医疗机构药事管理暂行规定；不掌握药品的性状及存储的相关要求；科室负责人培训考核工作不到位。

改进范例：药品的贮存与养护应当严格按照医疗机构药事管理法规实施。静脉用药调配所用的注射剂应符合中国药典静脉注射剂质量要求；静脉用药调配中心（室）应当建立健全各项管理制度、人员岗位职责和标准操作规程。凡对药品质量有质疑、药品规格数量不符、药品过期或有破损等，应当及时与药品科（库）沟通，退药或更换，并做好记录；倡导工作人员共同参与，使员工共同学习，提升员工共同发现问题的能力并给予解决；培训并考核工作人员关于医疗机构药事管理暂行规定中药品供应与管理方面的知识。学习相关药品的性状、特征、储存方法等内容；做好监管工作。此外还可以利用品管圈这一管理模式提升静脉用药的安全质量调配工作，确保患者安全用药。

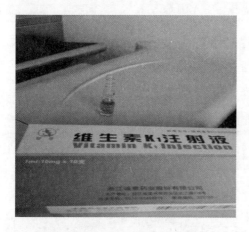 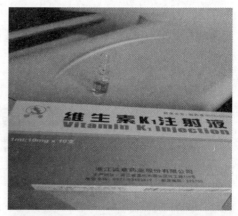

左图　未按要求存放，药物变色　　　　　　右图　按要求存放，药物未变色

典型案例十四：配液中心工作人员在审核用药时发现医师未按照有关规定开具了不合理输液用药 0.9%生理盐水 100mL 加薄芝糖肽注射液 4mL。

根因追踪：医生不掌握药品的用药剂量和浓度；工作精力不集中；护士执行医嘱未认真核对。

违反条款：违反了卫办医政发〔2010〕62 号静脉用药集中调配质量管理规范十一：医疗机构应当制定相关规章制度与规范，对静脉用药集中调配的全过程进行规范化质量管理。医师应当按照《处方管理办法》有关规定开具静脉用药处方或遵医嘱。

改进范例：与临床医生加强沟通；药师在静脉用药调配工作中，应遵循安全、有效、经济的原则，参与临床静脉用药治疗，宣传合理用药，为医护人员和患者提供相关药物信息与咨询服务；药师应当按《处方管理办法》审核医嘱所列静脉用药混合配伍的合理性、相容性和稳定性，对不合理用药应当与医师沟通，提出调整建议。对于用药错误或不能保证成品输液质量的处方或用药医嘱，药师有权拒绝调配；通过严格执行查对制度，提高医务人员对所配置液体查验的准确性，确保所执行的操作过程准确无误，保证每一位患者的安全；加强培训，使临床医护人员对药品或剂型或外观等相似或相近的药品具有识别技能。

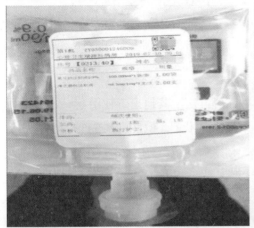 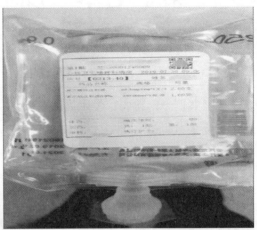

左图　错误的输液用药医嘱　　　　　　　右图　正确的输液用药医嘱

第十七章　皮肤医院感染管理

典型案例一：粉刺针使用后用75%酒精消毒后再次给其他患者使用。

违反条款：GB15982-2012 医院消毒卫生标准（代替 GB15982-1995）4.3.1：高度危险性医疗器材应无菌。《医疗机构消毒技术规范》WS/T367-20123.13：高度危险性物品进入人体无菌组织、器官、脉管系统，或有无菌体液从中流过的物品或接触破损皮肤、破损黏膜的物品，一旦被微生物污染，具有极高感染风险，如手术器械、穿刺针、腹腔镜、活检钳、心脏导管、植入物等。4.3：医疗机构使用的诊疗器械、器具与物品，应符合以下要求：①进入人体无菌组织、器官、腔隙，或接触人体破损皮肤、破损黏膜、组织的诊疗器械、器具和物品应进行灭菌；②接触完整皮肤、完整黏膜的诊疗器械、器具和物品应进行消毒。75%酒精属于醇类消毒剂，属于中水平消毒。

根因追踪：医护人员对医源性感染风险意识淡薄，医务人员未遵守无菌技术操作规程，特别是在实施各种侵入性操作时，应当严格执行无菌操作技术和标准操作规程，避免患者受到感染。高度危险性医疗器材应无菌，痤疮粉刺脓包中存在痤疮杆菌等细菌，所以粉刺针应按灭菌处理。

改进范例：医护人员应认真学习国家相关法律法规及技术规范标准，使用符合操作标准要求的器械和器具。对临床使用的医疗器械、器具的有效监管是医院感染管理部门的重要职责之一，应对诊疗器械的消毒灭菌进行监督、检查、指导。根据GB15982-2012医院消毒卫生标准，耐湿、耐热的医疗器材应首选压力蒸汽灭菌。进入人体组织、无菌器官的医疗器械、器具和物品必须灭菌；耐热、耐湿的手术器械，应首选压力蒸汽，不应采用化学消毒剂浸泡灭菌。所以粉刺针首选压力蒸汽灭菌。

典型案例二：皮肤科门诊遇到感染气性坏疽的患者，对于诊疗环境不进行消毒隔离，继续开诊。

违反条款： WSIT311-2009 医院隔离技术规范 4 隔离的管理要求 4.5：应采取有效措施，管理感染源、切断传播途径和保护易感人群。《医疗机构消毒技术规范》WS/T367-201211：朊病毒、气性坏疽和突发不明原因传染病的病原体污染物品和环境的消毒。

根因追踪： 对医院感染各种严重传染病的传播危害及防控认识不足，感染风险意识淡薄。医院感染管理工作复杂、艰巨，要求医务人员有责任心，不断学习院感相关知识，才能有能力去应对解决临床工作中遇到的问题。

改进范例： 按照《医疗机构消毒技术规范》11.2 气体坏疽病原体的消毒方法：伤口的消毒采用 3% 过氧化氢溶液冲洗，伤口周围皮肤可选择碘伏原液擦拭消毒。诊疗器械的消毒：应先消毒，后清洗，再灭菌。消毒可采用含氯消毒剂 1000mg/L～2000mg/L 浸泡消毒 30min～45min，有明显污染物时应采用含氯消毒剂 5000mg/L～10000mg/L 浸泡消毒 ≥60min，然后按规定清洗，灭菌。物体表面的消毒：手术部（室）或换药室，每例感染患者之间应及时进行物体表面消毒，采用 0.5% 过氧乙酸或 500mg/L 含氯消毒剂擦拭。环境表面消毒：手术部（室）换药室、病房环境表面有明显污染时，随时消毒，采用 0.5% 过氧乙酸或 1000mg/L 含氯消毒剂擦拭。终末消毒：手术结束、患者出院、转院或死亡后应进行终末消毒。终末消毒可采用 3% 过氧化氢或过氧乙酸熏蒸，3% 过氧化氢按照 $20mL/m^3$ 气溶胶喷雾，过氧乙酸按照 $1g/m^3$ 加热熏蒸，温度 70%～90%,密闭 24h;5% 过氧乙酸溶液按照 $2.5mL/m^3$ 气溶胶喷雾，温度为 20%～40%。患者用过的床单、被罩、衣物等单独收集，需重复使用时应专包密封，标识清晰，压力蒸汽灭菌后再清洗。患者宜使用一次性器械、器具和物品。医务人员应做好职业防护，防护和隔离应遵循 WS/T311 的要求；接触患者时，应戴一次性手套，手卫生应遵循 WS/T313 的要求。接触患者创口分泌物的纱布、布垫等敷料、一次性医疗用品、切除的组织如坏死肢体等双层封装，按医疗废物处理。医疗废物应遵循《医疗废物管理条例》的要求进行处置。

典型案例三： 皮肤科医院接诊疑似麻疹或麻疹患者时与普通患者一样接诊治疗，医生只戴口罩。

违反条款： WSIT311-2009《医院隔离技术规范》4.5：应采取有效措施，管理感染源、切断传播途径和保护易感人群。麻疹为空气传播、飞沫传播和接触传播的病原体，应按照相应传播途径采取相应防护措施。

根因追踪： 未及时采取有效控制措施，管理感染源、切断传播途径和保护易感人群；未树立标准预防概念。皮肤科医生对传染病的传播途径和防护措施掌握不全面。

改进范例： 麻疹医院感染预防与控制措施。门诊设立预检分诊：在麻疹流行期间，预检分诊应增加询问皮疹的情况。发现疑似麻疹或麻疹患者，应引导患者至发热门诊或感染病科就诊。患者安置：①如有条件，应将患者安置于负压病室。②如未设负压病室，疑似或确诊患者单间隔离，隔离病室门应保持关闭，病室门口有明显的警示标识。③患者活动应限制在隔离病室内，隔离至出疹后 5d。隔离要求：应严格流程和三区的管理。各区之间界线清楚，标识明显。病室内应有良好的通风设施。各区应安装适量的非手触式开关的流动水洗手池。不同种类传染病患者应分室安置。疑似患者应单独安置。受条件限制的医院，同种疾病患者可安置于一室，两病床之间距离不少于 1m。④减少非必要的转运，如确需转运，转运前必须通知所接收科室，并明确接收科室有能力收治该患者。转运宜选择负压转运车，如无负压转运车，转运途中应保持通风良好，并在患者病情允许时佩戴医用外科口罩。⑤免疫功能低下、怀孕以及儿童不宜探视。⑥宜专人诊疗护理。职业防护：①直接接触患者或处于患者周围环境时应穿戴隔离衣和清洁手套。②进入隔离病室，应佩戴医用防护口罩，如果有血液或体液喷溅的可能，应佩戴防护面屏或护目镜。手卫生参照《医务人员手卫生规范》。诊疗设备：①尽量使用一次性诊疗器械，使用后作为感染性医疗废物处置。②低度危险性诊疗器械应专人专用。③尽量减少病室内的医疗设备数量。④浴盆、坐浴器、淋浴等公共设施使用后应清洁并消毒。环境清洁与消毒：①使用 500mg/L 的含氯消毒剂或其他有效消毒剂对病室环境进行清洁消毒，至少消毒每日 2 次。②患者出院后，应进行终末消毒。③环境及物体表面被患者的血液、体液污染后，应先使用吸湿材料擦拭去除污染物，再用含氯消毒制擦拭消毒。④所有织物均按照感染性织物管理。盛装织物的包装袋外都应标识清楚。职业暴露的预防：①不应安排孕妇、免疫功能低下的工作人员为确诊或疑似麻疹患者进行诊疗。②无麻疹免疫力的工作人员暴露后可尽快注射麻疹疫苗或免疫球蛋白。呼吸道防护/咳嗽礼仪：①应鼓励患者在咳嗽、打喷嚏或者擦鼻涕时用纸巾遮掩口鼻。接触分泌物后及时洗手。②患者病情允许时应佩戴医用外科口罩，除非患者佩戴氧气面罩。医疗废物：所有产生的废物，包括生活垃圾均作为医疗废物处置。

典型案例四：皮肤科医院接诊手足口病患儿后，继续对其他患者诊治，未做其他处理。

违反条款：WSIT311-2009《医院隔离技术规范》4.5：应采取有效措施，管理感染源、切断传播途径和保护易感人群。医护人员应根据传播途径采取相应的防护措施。

根因追踪：未及时采取有效控制措施，管理感染源、切断传播途径和保护易感人群；未树立标准预防概念。

改进范例： 手足口病是由肠道病毒感染引起的一种儿童常见传染病，5 岁以下儿童多发。主要致病病原体包括柯萨奇病毒、埃可病毒和肠道病毒 71 型等，其中以 CV-A16 型和 EV71 型最为常见。肠道病毒各型之间无交叉免疫力。患儿和隐性感染者为主要传染源。预检分诊：手足口病流行季节在皮肤科门诊设置手足口病专用室或接诊台，尽早分流患儿。流行高峰季节一般为 5～7 月。患者管理：①应采取标准预防+飞沫预防的隔离措施。②疑似患者单间隔离。③确诊患者应尽量单间隔离；如无法单间隔离，轻症患者可同室安置，重症患者应单间隔离。④病室外设立隔离标志。⑤患者及陪护家属应注意个人卫生，重点包括手卫生和呼吸道卫生/咳嗽礼仪。患儿应避免接触其他患儿。说明：肠道病毒各型之间无交叉免疫力，因此，机体可先后或同时感染多种不同血清型和亚组病毒。防护用品的使用：①在实施可能接触患者分泌物、排泄物的操作时应戴手套，必要时穿戴隔离衣。②当实施可能发生黏膜暴露的操作时应佩戴外科口罩、面罩等防护用品。③患者病情允许的情况下应佩戴医用外科口罩。④保洁人员对卫生间进行保洁时，应做好个人防护，佩戴手套、医用外科口罩，必要时穿防渗透隔离衣。手卫生：①无论是否佩戴手套，接触患者分泌物或排泄物后应立即使用流动水+皂液洗手。②含醇类的手消毒剂对肠道病毒无效。环境和诊疗器械的清洁消毒：①诊室、病室应保持良好通风，可采取机械通风，也可采用自然通风。②增加候诊及就诊等区域物体表面的清洁频次，采用湿式清洁。③增加高频接触物体表面的清洁消毒频次。④患儿的玩具等物品应彻底清洁消毒。⑤增加卫生间清洁消毒频次。说明：①环境表面、地面应选择中水平或高水平消毒剂如 500mg/L 含氯消毒液、0.5%过氧乙酸溶液等。②75%乙醇和 5%来苏儿对肠道病毒无效。疫苗接种：儿童接种 EV71 疫苗，应对接种后的发病风险或偶合发病的可能性进行充分告知。说明：EV71 疫苗只对 EV7I 感染引起的手足口病具有保护作用，不能预防 CV-A16 或其他肠道病毒引起的手足口病。不推荐的措施：①预防性应用抗病毒药物。②常规采用喷洒消毒剂的方法对室内空气进行消毒。

典型案例五： 皮肤病住院患者实行中药灌肠治疗，可以在处置室进行操作。

违反条款：《中医医疗技术相关性感染预防与控制指南（试行）》中医灌肠类技术相关性感染预防与控制指南（试行）：灌肠治疗室应独立设置，不应与换药室等共用，面积应与诊疗活动相适宜，应有地面排水口，方便地面清洁卫生工作。应划分准备区及操作区。应配备卫生间或设置于临近卫生间方便病人。

根因追踪： 医护人员不了解灌肠治疗室设置相关规范和要求。

改进范例： 灌肠治疗室应独立设置，不应与换药室等共用，面积应与诊疗活动相适宜，应有地面排水口，方便地面清洁卫生工作。应划分准备区及操作区。应配备卫生间或设置于临近卫生间方便病人。准备区应配置手卫生设施及用品、更衣柜、帽子、口罩、医用一次性手套、隔离衣和防水隔离衣、水靴、橡胶手套等。治疗区有诊疗床、治疗车、无菌物品存放柜等。治疗室应具备良好的通风、采光条件。应根据季节、室内外风力和气温，适时进行自然通风和（或）机械通风保证诊疗场所的空气流通和换气次数。每日诊疗活动结束后，或接诊呼吸道传染病患者后，应进行空气消毒。遵循《医院空气净化管理规范》的要求，环境清洁消毒遵循先清洁、再消毒的原则，采取湿式卫生的方法。抹布等清洁工具使用后应及时清洁与消毒，干燥保存；或采用清洁、消毒"一步法"完成的产品，如消毒湿巾，要求达到干净、干燥、无尘、无污垢、无碎屑、无异味。诊桌、诊椅、诊床、地面等无明显污染时采用清水清洁为主，每天2次。发生血液、体液、排泄物、分泌物等污染时应先用可吸附的材料将其清除，再采用有效氯400mg/L～700mg/L的含氯消毒液擦拭，作用30min。床单、枕巾、椅垫（罩）等直接接触患者的用品应每人次更换，亦可选择使用一次性床单。被血液、体液、分泌物、排泄物等污染时立即更换。床褥与床单之间应有防水垫，以防排泄物污染床褥。被芯、枕芯、褥子、床垫等间接接触患者的床上用品，应定期清洗与消毒；被污染时应及时更换、清洗与消毒。

典型案例六：银屑病患者进行中药药浴治疗时，可以将所有银屑病患者共用一个熏洗药桶，保持清洁即可。

违反条款：中医医疗技术相关性感染预防与控制指南（试行）中医敷熨熏浴类技术相关性感染预防与控制指南（试行）8.2：敷熨熏浴类诊疗操作中使用的医疗器械、器具等应保持清洁，遇到污染应及时先清洁，后采用中、低效的消毒剂进行消毒。消毒方法和消毒剂选用应符合国家标准。8.8.2：药浴液及内置一次性塑料袋应一人一用一更换，不可重复使用。

根因追踪：部分银屑病有皮损及脓疱、破溃，易感染细菌、真菌及病毒，所以不能让所有银屑病患者共用一个熏洗药桶，以免造成交叉感染，引起院内感染暴发。

改进范例：盛装药液的容器一人一用一清洁一消毒。患者每次使用过的熏蒸床以500mg/L含氯消毒溶液擦拭，与患者直接接触的熏蒸锅定时用0.5%过氧乙酸溶液喷洒消毒，熏蒸室每晚紫外线照射1h，紫外线灯应按国家相关规范安装和使用，定期进行辐照强度监测。药浴容器内应套一次性清洁塑料套，盛装药浴液供患者浸泡药浴。药浴液及内置一次性塑料袋应一人一用一更换，不可重复使用。药浴容器一人一用一清洁，使用后清洗和消毒。使用后将一次性清洁塑料套连同药浴液一并去除，避免药浴液遗撒容器内。清水冲刷容器，去除残留的液体污渍。药浴容器污染后用含有效氯500mg/L的消毒剂，消毒刷洗药浴容器。消毒后的药浴容器应清洗后干燥保存。注意事项：在明确病原体污染时，可参考《医疗机构消毒技术规范》WS/T367提供的方法进行消毒。一次性塑料袋应使用符合相关标准要求的产品，一人一用一废弃，按医疗废物处理，直接放入黄色垃圾袋，严禁重复使用。

典型案例七：湿疹患者住院治疗过程中，患者急性期皮损较多，中药湿敷时使用清洁纱布浸湿中药，敷患处即可。

违反条款：中医医疗技术相关性感染预防与控制指南（试行）中医敷熨熏浴类技术相关性感染预防与控制指南（试行）8.5：中药冷敷技术直接接触皮肤的纱布、毛巾应一人一用一更换，使用后清洗和消毒，若患处皮肤有破损，上述用品应一人一用一丢弃，如复用应达到灭菌水平。中医微创类技术相关性感染预防与控制指南（试行）9.3：微创治疗中使用的医疗器械、微创器具、敷料等医疗用品必须达到灭菌水平

根因追踪：湿疹常伴有皮损破溃，失去皮肤保护屏障，易感染细菌、真菌及病毒，中药湿敷时使用的纱布直接贴敷皮损，为避免感染，所以必须使用无菌纱布。

改进范例：中药湿敷时使用的纱布直接接触破损皮肤，应一人一用一更换，为避免感染，必须使用无菌纱布，如复用应达到灭菌水平。

典型案例八：带状疱疹患者住院治疗时与大疱性类天疱疮患者安排一个病室。

违反条款：《经空气传播疾病医院感染预防与控制规范》要求疑似患者宜单人间安置，确诊的同种病原体感染的患者可安置于同一病室，床间距不小于1.2m。WIST311-2009《医院隔离技术规范》要求感染性疾病患者与非感染性疾病患者宜分室安置。受条件限制的医院，同种感染性疾病、同种病原体感染患者可安置于一室，病床间距宜大于0.8m。

根因追踪：医生对医院感染防控风险认识不足，带状疱疹患者与大疱性类天疱疮患者为非同种病原体感染。水痘—带状疱疹病毒借飞沫经呼吸道或接触感染进入机体；大疱性类天疱疮患者一般认为是自身免疫性疾病，好发于60岁以上老年患者，常使用免疫抑制剂，所以与带状疱疹患者安排一个病室，易获得水痘—带状疱疹病毒感染。

改进范例：感染性疾病患者与非感染性疾病患者宜分室安置，对免疫功能低下、有严重疾病或有多种基础疾病的患者应采取保护性隔离措施，疑似患者宜应单人间安置，确诊的同种病原体感染的患者可安置于同一病室，床间距不小于1.2m。一种疾病可能有多重传播途径时，应在标准预防的基础上，采取相应传播途径的隔离与预防；

诊治疑似或确诊经空气传播疾病患者时，应在标准预防的基础上，根据疾病的传播途径采取空气隔离的防护措施。经空气传播的疾病是由悬浮于空气中、能在空气中远距离传播（＞1m），并长时间保持感染性的飞沫核传播的一类疾病，包括专性经空气传播疾病（如：开放性肺结核）和优先经空气传播疾病（如：麻疹和水痘），所以医生应尽量与患者保持1m以上的距离。医疗机构工作人员防护用品选用应按照分级防护的原则，进入确诊或疑似空气传播疾病患者房间时，应佩戴医用防护口罩或呼吸器；根据暴露级别选戴帽子、手套、护目镜或防护面罩，穿隔离衣。工作人员个人防护用品使用的具体要求和穿脱个人防护用品的流程与操作应遵循WS/T311的要求，确保医用防护口罩在安全区域最后脱卸。使用后的一次性个人防护用品应遵循《医疗废物管理条例》的要求处置；可重复使用的个人防护用品应清洗、消毒或灭菌后再用。应根据疫情防控需要，开展工作人员的症状监测，必要时应为高风险人群接种经空气传播疾病疫苗。

典型案例九： 多形红斑患者中药封包治疗中，封包中药多人共用一桶药膏。

违反条款： WIST311-2009《医院隔离技术规范》5.1.2.1：应明确服务流程，洁污分开，防止因人员流程、物品流程交叉导致污染。7.2：接触传播的隔离与预防。接触经接触传播的疾病，如肠道感染、多重耐药菌感染、皮肤感染等患者，在标准预防的基础上，还应采用接触传播的隔离与预防措施。

根因追踪： 多形红斑特征性皮损多有不同程度黏膜损害，封包中药治疗时多人共用一桶药膏，易引起交叉感染，造成多重耐药菌等病原体定植，继而院感病例暴发。

改进范例： 应明确服务流程，洁污分开，防止因人员流程、物品流程交叉导致污染。接触经接触传播的疾病如皮肤感染的患者，在标准预防的基础上，应采用接触传播的隔离与预防措施。封包中药治疗时，若患处皮肤有破损，盛装药液的容器一人一用一清洁一消毒（参照"中药泡洗技术"有关药浴容器的清洁消毒方法）。盛装药液的容器污染后用含有效氯500mg/L的消毒剂消毒刷洗容器。消毒后的容器应清洗后干燥保存。注意事项：在明确病原体污染时，可参考《医疗机构消毒技术规范》WS/T367提供的方法进行消毒。也可使用符合相关标准要求的一次性容器，一人一用一废弃，按医疗废物处理，直接放入黄色垃圾袋，严禁重复使用。

第十八章　产房、人流室医院感染管理

一、产房、人流室医院感染的现状

随着社会生活水平的提高，医学事业也随之不断发展，妇科中产房和人流病房的建立，产科和人流室医院感染的发病率和病死率明显下降。但是由于产妇是一种特殊的群体，她们在整个孕期及生产过后一段时间免疫功能较正常人低下，抵抗力差，易发生医院感染以及重大的感染暴发事件，不仅给病人带来极大的精神负担，还会给家庭带来巨大的经济负担。因此做好科室的预防及控制措施，加强产房及人流室消毒隔离管理，提高工作人员的消毒隔离意识，让科室的工作人员掌握如何预防感染的知识，了解控制感染的基本原则，严格执行各项消毒隔离制度，加强各级人员的消毒隔离意识，建立切实可行的规章管理制度并落实到各级医院，从根源上降低产房、人流室医院感染的发生。

二、监测目的

在产房、人流室的医院感染管理方面，除了病房基础感染管理，为了有效地防止医院感染，还应该在建筑布局设备制度、消毒隔离制度、探视陪护制度、医务人员的素质以及相关法律法规等方面严格要求，有效预防并控制产房、人流室以及相关病房医院感染的发生。

三、监测对象

产房、人流室所有进行诊断和治疗、妊娠、提前终止妊娠的产妇。

四、制度要求

根据国家卫生部发布实施的《军队医院感染管理规定》和《医院感染管理技术规范 WSB46-2001》中相关要求，产房、人流室应当加强医院感染管理，建立并落实医院感染预防与控制相关规章制度和工作规范，并按照医院感染控制原则设置工作流程，降低医院感染风险。产房与母婴同室和新生儿室相邻近，布局合理，周围无污染物，无菌区，加强产房与人流室消防安全管理，安全使用和妥善保管易爆设备、设施，防止发生火灾事故。工作人员入室前必须消毒、更衣，严格执行手卫生，如遇医院感染暴发、流行时，工作人员应具备及时妥善处理的业务能力并严格执行分组护理的隔离技术。

五、产房、人流室的管理要求

（一）建筑布局设备制度的管理

（1）产房应与手术室、人流室和婴儿室相邻近，产房的环境必须清洁无污染源，安静、舒适整洁，无卫生死角，三级甲等医院可根据情况配备隔音设备，室内阳台最好装玻璃窗，给产房和进行提前终止妊娠的产妇提供良好的产后护理环境，并可形成便于管理的相对独立区。

（2）产房内无菌区为正常分娩室、人流分娩室、刷手间、无菌物品存放间；清洁区内设置待产室、隔离待产室、器械室、医务人员临时办公室；非清洁区为产妇接收区、更衣室、卫生间、车辆转换处。三区划分清楚，区域之间设立明显的分界标志。卫生工具专用，卫生员经过专业培训上岗。

（3）产房的房间要求每间占地面积在 $18\sim20m^2$，产房每张床的使用面积不应少于 $5.5\sim6.5m^2$。每位婴儿应有一张婴儿床位，占地面积不应少于 $0.5\sim1m^2$。每个分娩室内最多设两张床，床位之间保持一定距离，每张产床的占地面积必须超过 $16m^2$。

（4）产房包括婴儿（床）室、人流室的环境，应随时保持清洁，空气新鲜流通，室温保持在摄氏 $22\sim24℃$，每周清洁消毒。母婴出院后，其床单、床垫、保温箱应彻底终末消毒或灭菌符合国家卫生安全标准后才可重复使用。

（5）分娩室须分设生理待产室及分娩室、隔离待产室及分娩室。分娩室每间使用面积不应小于 $22m^2$，若同时设置有剖宫产手术间和提前终止妊娠手术室，则使用面积不应小于 $28m^2$。

（二）消毒隔离的管理

（1）要求房间内应宽敞，光线充足，通风条件好，陈设简单实用；墙壁、天花板无裂隙，不易落尘，便于清洁消毒；环境清洁，空气清新，地面光滑，有良好的排水系统。有条件的医院可设家庭化母婴同室病房，增加洗手或卫生间等设施。

（2）室内陈设、母婴床、窗台座椅等物体表面用清水或清洁剂湿抹，每日1次；地面用拖把擦拭每日1～2次；每日上、下午各开窗通风1次，每次15～30min；每周彻底清洁、消毒大扫除1次。产房、人流室卫生工具专用，擦桌布、拖布每个房间配备一个，用后清洗消毒灭菌后，可重复使用。

（3）待产床、产床等床上用品每次使用后必须更换新物品，床上用品使用紫外线照射1次，每次60min，配奶间每日紫外线消毒1次，每次60min。每周需进行常规床单位消毒一次。

（4）产前检查室应配有流水洗手装置；在待产期间，产妇的检查必须严格执行无菌操作，尽量减少阴检和肛检次数，如需阴检和肛检，必须严格无菌操作，戴无菌手套，手套涂以无菌润滑剂，消毒外阴部；产妇及新生儿出院后，产房应进行终末消毒。

（5）产妇需要留置导尿管时，应严格执行留置导尿的查对制度和无菌操作技术原则，在操作过程中注意采取适当的措施防止产妇着凉，插管时应仔细观察避免误入阴道，如误入，应及时更换无菌导尿管重新插管。

（6）产后会阴拆线前，先用高锰酸钾等消毒液冲洗外阴部并擦洗肛门，再用温生理盐水冲洗外阴部，每日2次。严重撕裂或较大较深的切口需每次大便后冲洗，观察侧切口愈合情况，时刻注意局部伤口清洁，如有红肿痛发热、化脓渗出等异常情况应及时处理。

（7）产妇哺乳前应洗手，用温水清洗乳头，弃去最初1～2滴乳汁后再哺乳，以防病菌经口传播给新生儿。新生儿出生后必须及时清理口腔和上呼吸道内吸入物，以预防吸入性肺炎。

（8）婴儿用的奶瓶、扑粉、洗发水、沐浴、浴巾、被褥、治疗用品等，均应一婴一用一消毒并妥善保存。观察新生儿脐部情况，严格遵守脐部护理技术，有脓性分泌物者，用3%过氧化氢的棉签擦拭，再用干棉签擦拭后涂碘伏。分泌物应及时做微生物培养及药敏试验，以指导治疗。遇有暴发流行时，应严格执行分组护理的隔离技术。

（9）对患有或疑有传染性疾病的孕产妇，在进行护理和助产操作时仍按护理操作常规。但所有物品与正常产妇物品需分开，单独处理、严格消毒。用后的一次性用品及胎盘必须放入黄色塑料袋内密闭运送，无害化处理；房间进行终末消毒处理；急诊产妇应收至隔离待产室待产，隔离产房分娩，并按隔离感染控制的操作技术规程。产妇在传染病急性期需暂停哺乳，严格执行相关疾病的隔离技术以防感染扩散。产房、人流室的隔离室内的一切物品器具必须专人专用，单独消毒灭菌，隔离室患者出院后，应严格终末消毒。遇有医院感染流行或感染性较强的疾病，如病毒性肝炎、鹅口疮等应严格执行分组护理的隔离技术。

（10）当母婴一方有感染性疾病时，应分别送入隔离病房护理。如产妇发生急性呼吸道感染、病毒性肝炎、单纯疱疹、肺结核、水痘、风疹、化脓性感染、沙门菌感染等，应及时与正常母婴隔离。

（三）探视陪护的管理

（1）应严格限制非工作人员进入，非卫生专业技术人员不得进入无陪护病区、医疗区。

（2）严格探视制度，加强对产妇家属的管理，严格限制探视时间和探视人数，探视时间为上午 11:00-14:00，下午 16:00-20:30，探视者需在规定的时间内探视；患感染性疾病者禁止探视，只允许一健康人探视；探视者应着洁净服装，穿隔离衣，带鞋套、帽子，洗手，避免婴儿接触脏手及脏衣服；探视人员不得随意触摸新生儿及将新生儿抱出室外，以防医院感染的发生；每次探视结束后，应开窗通风并进行相应的清洁消毒。

（3）探视和陪护人员发生传染性疾病，如呼吸道感染、皮肤感染及其他传染病者，一律不得入室，在感冒、腹泻等疾病流行季节，禁止探视，避免或最大程度控制患者感染的发生。

（4）探视和陪护者必须遵守医院规章制度，不可私自带患者外出，不得在病室内谈论有碍患者恢复和治疗的事宜，不擅自离开患者，不干涉医疗工作，不私自翻阅病例或在不经院方允许的情况下私自请院外人员会诊。

（5）在医生查房及治疗检查时，陪护人员不应打断医生与产房的谈话，如想了解情况，查房结束后可向医护人员询问。

（6）保持病房内安静、清洁，给产房提供良好的治疗休养环境，减少患者的心理压力，探视和陪护人员不得在病室内吸烟，大声喧哗，不随地吐痰，不做与探视无关的事，保持室内卫生，保管好自己的贵重物品，爱护医院内公物。

（7）医护人员应做好产妇的思想工作，鼓励产妇安心养胎，配合医生治疗。不要说影响产妇情绪的刺激性语言。

（8）探视和陪护人员应尊重同产房的产妇，和谐相处，并且注意安全，不得在房间内使用电磁炉、电热毯、电饭锅等高耗能电器，以防止火灾的发生。

（四）医务人员的管理

（1）产房、人流室应严格执行消毒隔离制度、探视制度，医务工作人员进入产房、人流室内要求衣帽整洁，穿完全消毒的产房、人流室专用服、专用拖鞋，做好消毒隔离、无菌操作及养成良好的洗手习惯。工作服保持清洁，如不慎污染应立即更换。

（2）产房、人流室工作人员需保障个人身体健康，无传染性疾病。如有发现急性呼吸道感染、胃肠炎、乙型肝炎病毒表面抗原阳性者、活动性疱疹病毒感染者、开放性或引流性皮肤病变者、健康带菌（如伤寒杆菌、沙门氏菌、痢疾杆菌）者以及其他传染性疾病，应立即暂停在产房、人流室的一切医务护理工作，最大程度上避免医院感染的发生。

（3）工作人员应需进行常规健康体检每年1次，鼻咽拭子监测每3个月1次，工作人员在孕期应监测对风疹病毒的敏感性，必要时接种风疹疫苗。

（4）工作人员进入产房隔离室、人流隔离室，必须穿戴隔离衣、帽子、口罩。

（5）医务工作人员接触体液、分泌物、排泄物、血液等操作时应当穿防护服、戴口罩、手套，进行可能产生喷溅的诊疗操作时，应戴护目镜或防护面罩，穿防护服。操作结束后应当立即脱掉防护服、口罩、手套并洗手。护理婴儿前后应洗手，着专用服装。

（6）严格执行产房实习、参观和陪护制度，限制进出人数，尽可能减少不必要的人员流动。分娩中的预防措施：产房的工作人员必须树立严肃、认真、一丝不苟的工作态度，严格的无菌观念，认真执行各项操作规程和质量标准，熟知消毒灭菌方法。

（7）增强医护人员的医院感染意识，定期对产房、人流室的医务人员进行医院感染知识的学习，对产房、人流室医院感染管理者进行规范化培训，认真执行对各个科室院感工作的监督、管理，定期检查和考核产房、人流室的消毒质量。

（8）医护人员发现医院感染病例后，必须及时按照相关规定程序上报医院感染管理科，并按照医院管理的要求及时处理感染病例，防止医院感染的暴发和流行，做好相应的治疗和预防措施。

（9）建立健全并严格遵守执行各项规章制度、岗位职责和相关诊疗技术规范、操作流程，保证医疗服务质量及医疗安全。产妇如出现生病体征不稳定、病情危重需要重症监护者，应进行必要的抢救后，及时转入重症监护病房。

（10）室内应积极采取措施对有感染高危因素的产妇进行病原学检查，预防医院感染的发生；如有高危产妇，有传染病或疑似传染病的产妇，有多重耐药菌感染其检测结果呈阳性的产妇，为避免院内感染，应当采取隔离措施并做标识。

（五）医疗器械和设备的管理

（1）产房、人流室内医疗器械、设备应当定期检查保养，保持性能良好。产科诊察室的床应每个患者使用后，及时用清水及消毒剂擦拭，以防止交叉感染。

（2）室内应当加强消防安全管理，安全使用和妥善保管易燃易爆设备、设施，防止发生火灾事故。制定并完善各类突发事件应急预案和处置流程，快速有效应对意外事件，提高防范风险的能力，确保医疗安全。

（3）产房、人流室内一次性使用物品应当符合国家有关规定，不得重复使用。一旦使用后放入指定存放地点进行销毁，如吸痰管一次性使用或一用一灭菌。新生儿复苏设备如重复使用需进行彻底消毒和灭菌。

（4）产妇和新生儿使用的床单、被褥、衣物、浴巾以及其他个人物品，必须经过灭菌处理。

六、案例分析

（一）某院产房新生儿鼠伤寒沙门菌医院感染暴发

2019年4月20日，锦州医科大学附属第一医院产科病房生产的一个新生儿严重腹泻，该患儿腹泻6~7d，伴发热1d，厌食，呕吐，体温38~40℃，大便每天3~5次，为黄绿色稀水样便，全身中毒症状重。发现该严重腹泻情况后，该院立即与普外科胃肠外科会诊，并做腹腔穿刺进行细菌培养，报告为肺炎克雷伯菌，未做大便培养，给予青霉素、头孢曲松等治疗，病情无好转，出现中毒性肠麻痹、麻痹性肠梗阻，于不久死亡。

4月26~31日，该院先后有10例患儿出现腹泻，4月28日该院检验科对10例患儿的大便进行细菌培养，结果显示有6例患儿大便中分离到鼠伤寒沙门菌，随后腹泻患儿逐日增多，至 5 月 1 日发生腹泻的患儿增至 14 例，大便培养阳性增至 9 例。该院从 5 月 10 日开始停止收治新患儿，同时院检验科对产房内相关部位和 28 位患儿大便全部进行细菌培养检查，结果显示共计 22 例患儿大便培养鼠伤寒沙门菌阳性。调查过程中发现起因为一名产妇在入院前为鼠伤寒沙门菌带菌者，在妊娠过程中通过胎盘将病原菌传染给新生儿，由于未做好产前住院的详细信息调查，没有消毒隔离工作，导致同产房的其他婴儿感染而暴发。

分析：鼠伤寒沙门菌是一种重要的人畜共患病原菌，其发病率居沙门菌感染的首位，多见于婴幼儿，而产妇是鼠伤寒沙门菌的无症状带菌者，在入院前，产科医务工作人员未做充足的信息调查，而产妇和家属大多没有这方面的医疗知识，最终导致医院感染的发生。

措施：发现病例后，立即对医护人员的工作服、手、拖鞋、产妇和新生儿的手、衣物、被褥、婴儿的浴巾、洗澡浴巾、沐浴露、婴儿车、婴儿枕、婴儿被套、产妇的房间及手术室进行彻底的消毒和灭菌，对已经感染的婴儿分组收入传染病隔离病房并进行规范治疗，暂停接收新患者。各个患儿有独立的配奶室和洗浴室，婴儿物品单独使用。严格执行探视制度，防止医院感染继续扩大。在长期措施中，医务人员应重视病人的入院检查，加强医务人员消毒、隔离，对首发患儿及时采取隔离措施。加强医务工作者手卫生意识，在对患儿进行诊疗前后都要严格执行八步洗手法。在产房中，积极落实预防和控制医院感染的各项规章制度，保证工作质量和产房、新生儿医疗护理安全，防止医院感染暴发。

（二）某院产房新生儿金黄色葡萄球菌医院感染暴发流行

某市三级甲等医院发生一起新生儿感染的暴发流行事件，该院检验科对产房的发病新生儿的分泌物进行金黄色葡萄球菌流行病学调查和实验室检测。结果：采集产房标本 45 例，分离出 23 例金黄色葡萄球菌株，其中因金黄色葡萄球菌死亡婴儿 4 例，病情流行历时 15d。病情来势凶猛、病死率高，主要临床表现是持续性发热、腹泻、恶心呕吐，婴儿皮肤出现弥漫性红疹，全身有水泡等烫伤样皮肤综合征的表现。

分析：引起感染暴发的原因，主要为产、婴室环境卫生条件差，布局不合理，无防护设施，也与该院消毒隔离管理制度不落实和医护人员无菌观念不强有关，产、婴室空气细菌总数超标严重，医护人员金黄色葡萄球菌带菌率高。

措施：医院感染暴发事件发生后，马上得到了医院上级领导的重视，在处理该次事件时警惕性很高，疫情报告和处理非常及时，及时发现病原菌并进行药敏试验，临床根据病原菌及药敏试验及时应用抗生素,因而及时使用效果好的抗生素,控制住了病情的继续扩散。

第十九章　医疗废物医院感染管理（包括污水）

第一节　医疗废物管理的现状

　　医院污物包括医疗垃圾和生活垃圾，据世界卫生组织报告，实际只有15%左右的医院垃圾真正属于具有传染性、毒性或其他危害性的医疗废物，需要特殊处理。其他大部分为生活垃圾。医疗废物主要包括：传染性废物、病理性废物、损伤性废物、药物注射废物、细胞性废物和放射性废物。医疗废物的危害性：医疗废物中可能存在传染性病菌、病毒、化学污染物及放射性等有害物质，具有极大的危险性和极强的传染性、腐蚀性和生物毒性，医疗废物管理工作不严格或处理不当，被风扬失或被雨水淋湿，造成对大自然中大气、水体、土壤的污染，如果保洁人员没有做好防范工作，可能造成对人体的直接危害。采取堆存或填埋，不仅侵占土地面积，也污染土壤环境，对水环境和大气环境也会造成不良影响，所以，对于医疗废物的妥当处理应该引起全世界的广泛关注和重视。

第二节　医疗废物的分类

　　医疗垃圾是医疗机构在医疗、预防及其他相关活动中产生的具有感染性、毒性以及其他危害性的废物，具体包括感染性、病理性、损伤性、药物性、化学性废物，所以做好医疗垃圾的分类和处理是十分必要的。

一、医疗垃圾概念

　　什么是医疗垃圾？医疗垃圾是指医疗机构在医疗、预防、保健以及其他相关活动中产生的具有直接或间接感染性、毒性以及其他危害性的废物，具体包括感染性、病理性、损伤性、药物性、化学性废物。这些废物含有大量的细菌性病毒，而且有一定的空间污染、急性病毒传染和潜伏性传染的特征，如不加强管理、随意丢弃，任其混入生活垃圾、流散到人们生活环境中，就会污染大气、水源、土地以及动植物，造成疾病传播，严重危害人的身心健康。所有医疗垃圾与生活垃圾绝对不可以混放。在我们的生活中，哪些属于医疗垃圾呢？如使用过的棉球、纱布、胶布、废水、一次性医疗器具、术后的废弃品、过期的药品等，都属于医疗垃圾。据国家卫生部门的医疗检测报告表明，由于医疗垃圾具有空间污染、急性传染和潜伏性污染等特征，其病毒、病菌的危害性是普通生活垃圾的几十、几百甚至上千倍。如果处理不当，将造成对环境的严重污染，也可能成为疫病流行的源头。

二、医疗垃圾五大分类方法

　　医疗垃圾成分复杂，根据《医疗废物分类目录》，医疗垃圾主要包括：

（一）感染性废物

　　感染性废物是指携带病原微生物具有引发感染性疾病传播危险的医疗废物。

　　（1）被病人血液、体液、排泄物污染的物品，包括：①棉球、棉签、引流棉条、纱布及其他各种敷料。②使用后的一次性使用卫生用品、一次性使用医疗用品及一次性医疗器械。③废弃的被服；④其他被病人血液、体液、排泄物污染的物品。

（2）医疗机构收治的隔离传染病病人或者疑似传染病病人产生的生活垃圾。

（3）病原体的培养基、各种废弃的医学标本和菌种、毒种保存液。

（4）废弃的血液、血清。

（二）病理性废物

病理性废物是指诊疗过程中产生的人体废弃物和医学实验动物尸体等。

（1）手术及其他诊疗过程中产生的废弃的人体组织、器官等。

（2）医学实验动物的组织、尸体。

（3）病理切片后废弃的人体组织、病理蜡块等。

（三）损伤性废物

损伤性废物是指能够刺伤或者割伤人体的废弃的医用锐器。

（1）医用针头、缝合针。

（2）各类医用锐器，包括解剖刀、手术刀、备皮刀、手术锯等。

（3）载玻片、玻璃试管、玻璃安瓿等。

（四）药物性废物

药物性废物是指过期、淘汰、变质或者被污染的废弃的药品。

（1）废弃的一般性药品，如抗生素、非处方类药品等。

（2）废弃的细胞毒性药物和遗传毒性药物，包括：①致癌性药物，如硫唑嘌呤、苯丁酸氮芥、萘氮芥、环孢霉素、环磷酰胺、苯丙胺酸氮芥、司莫司汀、三苯氧氨、硫替派等；　②可疑致癌性药物，如顺铂、丝裂霉素、阿霉素、苯巴比妥等；③免疫抑制剂。

（3）废弃的疫苗、血液制品等。

（五）化学性废物

化学性废物是指具有毒性、腐蚀性、易燃易爆性的废弃的化学物品。

（1）医学影像室、实验室废弃的化学试剂。

（2）废弃的过氧乙酸、戊二醛等化学消毒剂。

（3）废弃的汞血压计、汞温度计。

第三节　医疗机构对医疗废物的管理

根据中华人民共和国卫生部在 2003 年 10 月 15 日发布实施的第 36 号《医疗卫生机构医疗废物管理方法》和《医疗废物管理条例》，为规范医疗卫生机构对医疗废物的管理，积极预防和控制医疗废物对环境和人体健康的危害，县级以上人民政府卫生部门对本行政区域卫生机构医疗废物管理工作实施监督。

（1）医疗卫生机构和医疗废物集中处置的单位负责健全和落实医疗废物管理责任制，医疗机构的法人代表人作为第一责任人，积极配合相关部门履行其职责，县级以上各级人民政府有关部门在各自的职责范围内负责与医疗废物处置有关的监督管理工作。

（2）医疗机构和医疗废物集中处置的各环节均需要有明确切实可行的计划，制定与医疗废物安全处置的规章制度和在发生意外事故时的应急方案，设置监控部门或者专职人员，负责检查、督促、落实本单位医疗废物的管理工作。对医疗废物进行登记，登记内容应当包括医疗废物的来源、分类、重量或者数量、交接时间、处置方法、最终去向以及经办人签名等项目，资料至少保存 3 年，以防止重要信息丢失。

（3）根据医疗废物处置《医疗废物管理条例》中的相关规定，医疗卫生机构、计划生育技术服务机构以及科研机构等单位所产生的医疗废物应从产生、分类、收集、密闭包装到收集、转运、贮存、处置所有环节进行全程跟踪监督管理。

（4）医疗卫生机构作为医疗废物的产生单位，负责医疗废物产生后的分类收集管理。

医疗废物集中处置单位负责从医疗废物产生单位收集转运到医疗废物集中处置地的存储和处置的管理。按照国家有关规定，医疗废物集中处置单位处置医疗废物向医疗卫生机构收取医疗废物处置费用，医疗卫生机构照规定支付医疗废物处置费用，这部分费用可以纳入医疗成本。

（5）医疗卫生机构应根据就近集中处置的原则，及时将医疗废物交由医疗废物集中处置单位处置，对医疗废物集中处置能达到基本的环境保护和卫生要求，各地区应利用和改造现有的固体废物处置和其他设施。县级以上地方人民政府负责组织建设医疗废物集中处置设施。

（6）根据《医疗废物管理条例》，医疗废物在集中处置过程中，应实现无害化、资源化，对医疗废物分类收集、尽快集中、妥善处置。禁止医疗废物与生活垃圾混合回收，提倡资源的再利用和医疗废物的资源化，对必须进行焚烧处置的医疗废物，确保无害化和无二次污染。回收可利用资料，减少焚烧量，降低对环境的风险，降低处理成本。

（7）医疗垃圾应当按照类别，分置于防渗漏、防遗撒、防锐器穿透的专用包装物或者密闭的容器物中，其表面有明显的警示标示和警示说明，如医疗废物警示标识（见下图）。盛装感染性废物的包装袋上要加注"感染性废物"字样，医用针头等利器在盒体侧面注明"损伤性废物"。医疗卫生机构应当使用防渗漏、防遗撒、防蚊蝇、防蟑螂、防盗和预防儿童接触等安全措施的医疗废物专用运送工具，按照本单位确定的内部医疗废物运送时间、路线，将医疗废物收集、运送至暂时贮存地点。

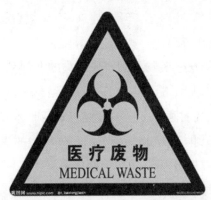

19-3-1 医疗废物警示标识

（8）医疗卫生机构和医疗废物集中处置单位禁止任何单位和个人转让、买卖医疗废物；禁止邮寄医疗废物；禁止将医疗废物与旅客在同一运输工具上运载；禁止在饮用水源保护区的水体上运输医疗废物。

第四节　医疗废物处置

医疗废物分类收集、运送与暂时贮存的方法包括：

（1）医疗卫生机构根据《医疗废物分类目录》对医疗废物实施分类管理。医疗人员在工作中产生医疗废物后，对医疗废物包装袋或容器检查，确保无破损、渗流和其他缺陷后，严格按分类目录进行分类，放入不同的包装袋或容器内。

（2）医疗废物（黄色包装袋或容器）、重金属（小瓶）、医疗锐器（黄色锐器盒）、放射性垃圾（红色包装袋或容器）、可回收垃圾（蓝色包装袋或容器）、生活垃圾（黑色包装袋或容器），将垃圾分类后分别放入指定的包装袋和容器，便于保洁人员或废物管理工作人员收集和处置。

（3）盛装医疗废物的每个包装袋或容器均应有警示标识和警示说明，并且应该注明医疗废物的分类、生产单位和生产日期，如有特殊情况，须详细备注，以防污染环境和损坏工作人员的身体健康。

（4）利器盒收集易损伤包装物的利器、污染的血制品、重金属废物、血尿标本等，要求硬质、密封，封口后不能被再次打开。转运箱是盛装经密封包装的医疗废物的专用硬质容器，使经包装的医疗废物不直接和车辆厢体接触或直接暴露于外环境，或在发生包装袋破损时起到防止废物污染车厢和外环境的作用；同时，该容器也用于医疗废物医院内收集转运。转运箱要求每个临床科室配备两个，由科室人员装好医疗废物，再由保洁人员或专人收集后运至暂存处。

（5）具有住院病床的医疗卫生机构应建立专门的医疗废物暂时贮存库房，不得露天存放医疗废物；可用冷藏柜（箱）作为医疗废物专用暂时贮存柜（箱）；也可用金属或硬制塑料制作，要具有一定的强度，可防渗漏；有明显警示标识和警示说明；医疗废物的暂时贮存时间不得超过 2d。

（6）医疗废物暂存处的设施要求。

1）必须与生活垃圾存放地分开，有防雨淋的装置，地基高度应确保设施内不受雨洪冲击或浸泡。

2）必须与医疗区、食品加工区和人员活动密集区隔开，方便医疗废物的装卸、装卸人员及运送车辆的出入。

3）应有严密的封闭措施，设专人管理，避免非工作人员进出和儿童接触，能够防鼠防蚊蝇。

4）地面和1.0m高的墙裙须进行防渗处理，产生的废水应采用管道直接排入医疗卫生机构内的医疗废水消毒、处理系统。

（7）医疗废物中病原体的培养基、标本和菌种、毒种保存液等高危险废物，要求必须在医疗废物产生科室先进行灭菌处理后，装入黄色包装袋，再送至暂存处。

第五节　典型案例

医疗废物是指医疗卫生机构在医疗、预防、保健以及其他相关活动中产生的具有直接或者间接感染性、毒性以及其他危害性的废物。医疗废物列入《国家危险废物名录》。医疗废物含有大量的致病菌、病毒、放射性物质以及较多的化学毒物，具有极强的传染性、生物病毒性和腐蚀性，其病毒、病菌的危害性是普通生活垃圾的几十、几百甚至上千倍，对医疗废物的疏忽管理、处置不当，不仅会污染环境，会造成对水体、大气、土壤的污染，而且可能导致传染性疾病的流行，直接危害人们的人体健康。在医疗机构内，由于携带大量病菌，种类繁多，具有空间传染、急性传染、交叉传染和潜伏传染等特征，处理不当，容易发生医院感染。2013年非典发生以来，为加强医疗废物管理工作，国家卫生、环保等部门相继出台了一系列法律法规章和规范性文件，比如《中华人民共和国传染病防治法》（中华人民共和国主席令第17号）、《中华人民共和国固体废物污染环境防治法》（中华人民共和国主席令第58号）、《医疗废物管理条例》（国务院2003第380号令）、《医疗卫生机构医疗废物管理办法》（卫生部2003第36号令）、《医疗废物管理行政处罚办法》（卫生部、国家环保总局第21号令）、《医疗废物集中处置技术规范》（环发〔2003〕206号）、《医疗废物专用包装物、容器标准和警示标识规定》（环发〔2003〕188号）、《医疗废物分类目录》（2003年版）、《医疗废物专用包装袋、容器和警示标志标准》（HJ421-2008）、《卫生部办公厅关于对医院输液容器处理问题的复函》（卫办医函〔2004〕338号）、《卫生部关于明确医疗废物分类有关问题的通知》（卫办医发〔2005〕292号）、《卫生部关于产妇分娩后胎盘处理问题的批复》（卫政法发〔2005〕22号）、《卫生部办公厅关于山东省济宁医学院附属医院丢弃婴儿遗体事件的通报》（卫办医发〔2010〕60号）、《卫生部办公厅关于加强医疗机构废弃药品包装处置管理工作》（卫办医政函〔2012〕681号）、《医疗机构新生儿安全管理制度（试行）》

（国卫办医发〔2014〕221号）、《国家危险废物名录》（2016年版）、《关于在医疗机构推进生活垃圾分类管理的通知》（国卫办医发〔2017〕30号）、《医院消毒卫生标准》（GB15982-2012）、《医疗机构水污染物排放标准》（GB18466-2005）、《医疗机构污水处理技术指南》（环发（2003）197号）等。这些文件的出台对推动医疗废物规范化管理发挥了重要作用，医疗机构要学会弄懂医疗废物管理的相关规定，落实医疗机构管理主体责任。医疗机构要进一步建立健全医疗废物管理责任制，落实主体责任，加强组织领导，健全组织架构，完善工作机制，建立规章制度，落实岗位职责，配备专门人员负责检查、督促，落实医疗废物管理工作要求。医疗卫生机构法定代表人为本机构医疗废物管理第一责任人。实行后勤服务社会化管理的医疗机构，更要增强主体意识，落实主体责任，加强对提供相应服务社会机构的管理监督、检查指导，并提供规范化培训。各级各类医疗机构要充分认识医疗废物管理工作的长期性和艰巨性，增强责任感和紧迫感，以对人民群众生命健康和环境安全负责的态度，全面落实医疗废物管理责任，规范医疗废物分类收集、内部转运、暂时贮存和处置的全过程管理。

典型案例一：注射室将针头等损伤性废物和感染性废物放置于同一黄色专用包装袋内。

违反条款：《医疗废物管理条例》第十六条第一款，《医疗卫生机构医疗废物管理办法》第十条、第十一条：医疗机构应当根据《医疗废物分类目录》，对医疗废物实施分类管理，并按照类别分置于防渗漏、防锐器穿透的专用包装物或者密闭的容器内。

根因追踪：对医疗废物分类管理的认知不深刻，损伤性废物是针刺伤职业暴露的重要原因，对此重视不够。

改进范例：首先，正确认识医疗废物分类。按照《医疗废物分类目录》，医疗废物分为五类，分别是：感染性废物，病理性废物，损伤性废物，药物性废物，化学性废物。其次，医疗机构应当根据《医疗废物分类目录》有关感染性、病理性、损伤性、药物性和化学性医疗废物的规定进行分类收集。按照类别分别置于不同的包装物或容器内，感染性废物、病理性废物、损伤性废物、药物性废物及化学性废物不能混合收集。少量的药物性废物可以混入感染性废物，但应当在标签上注明；废弃的麻醉、精神、放射性、毒性等药品及其相关废物的管理，依照有关法律、行政法规和国家有关规定、标准执行；化学性废物中批量的废化学试剂、废消毒剂应当交由专门机构处置；批量的含有汞的体温计、血压计等医疗器具报废时，应当交由专门机构处置。第三，传染病医院、传染病病房、传染病留观病房、传染病门诊的传染病病人或者疑似传染病病人产生的生活垃圾（如瓜壳、纸张、一次性饭盒等）作为感染性废物管理。第四，要教育广大医务人员树立医疗废物分类意识，自觉进行医疗废物分类。医疗废物产生地点的医疗废物分类收集是医疗废物处置工作的起点，做好分类收集工作非常重要，因此要高度重视，教育广大医务人员尤其是护士增强意识。医疗机构内医疗废物产生地点应当有医疗废物分类收集方法的示意图或者文字说明，提示和指导医务人员分类放置医疗废物。

典型案例二：感染性废物放置于同一黑色垃圾袋内，损伤性废物放置于纸盒中。

违反条款：《医疗废物管理条例》第十六条第一、二、三款，《医疗卫生机构医疗废物管理办法》第十一条：医疗机构应当将医疗废物按照类别分置于防渗漏、防锐器穿透的专用包装物或者密闭的容器内。

根因追踪：对专用包装物和容器理解不到位，对"专门"二字片面理解，认为只要是包装物或容器，只要是存放医疗废物而不放其他废物即可；医疗机构为了节约成本而不使用符合国家要求的专用包装物或者容器。

改进范例：一是正确认识什么是医疗废物专用包装物和容器。医疗废物专用包装物、容器，应当有明显的警示标识和警示说明，包装物、容器应当符合《医疗废物专用包装袋、容器和警示标志标准》（HJ421-2008）。所谓包装袋是用于盛装除损伤性废物之外的医疗废物初级包装，并符合一定防渗和撕裂强度性能要求的软质口袋，实践中主要用于盛放感染性废物、病理性废物和部分药物性废物。包装袋在正常使用情况下，不应出现渗漏、破裂和穿孔；采用高温热处置技术处置医疗废物时，包装袋不应使用聚氯乙烯材料；容积大小应适中，便于操作，配合周转箱（桶）运输；颜色为淡黄，颜色应符合 GB/T3181 中 Y06 的要求，包装袋的明显处应印制警示标志和警告语；外观质量：表面基本平整、无皱褶、污迹和杂质，无划痕、气泡、缩孔、针孔以及其他缺陷。利器盒是用于盛装损伤性医疗废物的一次性专用硬质容器。利器盒整体为硬质材料制成，封闭且防刺穿，以保证在正常情况下，利器盒内盛装物不撒漏，并且利器盒一旦被封口，在不破坏的情况下无法被再次打开；采用高温热处置技术处置损伤性废物时，利器盒不应使用聚氯乙烯材料；整体颜色为淡黄，颜色应符合 GB/T3181 中 Y06 的要求；利器盒侧面明显处应印制警示标志和警告语。二是要购买符合要求的专用包装物和容器，应当严格按照上述规定购买，不能购买没有警示标志和警告语，包装袋是黄色但是非常薄，容器是黄色但是纸质的这样不符合要求的产品。三是要在诊疗活动中正确使用，不能因为节约成本而不使用，或者是反复使用一个利器盒。四是包装物或者容器的外表面被感染性废物污染时，应当对被污染处进行消毒处理或者增加一层包装，隔离的传染病病人或者疑似传染病病人产生的医疗废物应当使用双层包装物，并及时密封。五是产生地点应配置与医疗废物包装袋配合使用的专用容器，该容器应最好采用脚踏式或者感应式易于开启的封闭硬质容器，防止发生针刺伤或者其他感染，容器整体应防液体渗漏，应便于清洗和消毒，箱（桶）体侧面明显处应有警示标志和警告语；表面光滑平整，完整无裂损，没有明显凹陷，边缘无毛刺，具有防滑功能。包装袋或容器在使用前应当检查是否破损、渗漏或其他缺陷，如果出现破损、渗漏或其他缺陷应该丢弃或者再加一层。

典型案例三： 医疗机构将未被体液血液污染的输液瓶、输液袋和感染性废物放置专用包装物内。一些医疗机构将废弃的药品包装也放入黄色包装袋内和医疗废物一起回收处置。

违反条款：《关于明确医疗废物分类有关问题的通知》（卫办医发〔2005〕292号）、卫生部办公厅关于对医院输液容器处理问题的复函（卫办医函〔2004〕338号）：使用后的输液瓶不属于医疗废物。

根因追踪： 医疗机构医务人员为了省去不必要的麻烦，将其和医疗废物一起收集，由于输液瓶、输液袋回收渠道不畅，索性医疗机构就规定全部按医疗废物处理。医疗机构对废物减量化、资源化没有概念，对医疗机构垃圾分类的相关要求执行不到位。

改进范例： 医疗机构不能将医疗废物混入生活垃圾，同样的生活垃圾或者其他废物也不能混入医疗废物，这是每个医疗机构、每个医务人员必须牢牢记住的，因为垃圾处理涉及生态环境承载能力，垃圾分类处理已经摆上重要的议事日程，引起全世界的普遍重视。使用后的各种玻璃（一次性塑料）、输液瓶（袋）、青霉素及头孢类抗生素的废弃瓶，未被病人血液、体液、排泄物污染的，不属于医疗废物，不必按照医疗废物进行管理，但这类废物回收利用时不能用于原用途，用于其他用途时应符合不危害人体健康的原则。各医疗机构要按照当地环保等部门的要求，将输液瓶、输液袋交由有资质的公司进行处理，要签订合同，做好记录。关于麻醉药品和精神药品的废弃包装处置，要严格按照《麻醉药品和精神药品管理条例》《医疗机构麻醉药品、第一类精神药品管理规定》（卫医发〔2005〕438号）等有关规定：患者使用麻醉药品、第一类精神药品注射剂或者贴剂的，再次调配时，应当要求患者将原批号的空安瓿或者用过的贴剂交回，并记录收回的空安瓿或者废贴数量；医疗机构内各病区、手术室等调配使用麻醉药品、第一类精神药品注射剂时应收回空安瓿，核对批号和数量，并作记录；收回的麻醉药品、第一类精神药品注射剂空安瓿、废贴由专人负责计数、监督销毁，并作记录；患者不再使用麻醉药品、第一类精神药品时，医疗机构应当要求患者将剩余的麻醉药品、第一类精神药品无偿交回医疗机构，由医疗机构按照规定销毁处理。对于医疗过程中产生的按生活垃圾处理的其他废弃药品包装特别是贵重药品废弃包装，应当尽量在使用前进行毁形，不易毁形的要进行破坏性标记，并将此类废弃药品包装统一收集后，交由有资质的回收机构统一处理。医疗机构应当统一处置本单位产生未经患者血液、体液、排泄物等污染的输液瓶（袋）、塑料类包装袋、包装盒、包装箱、纸张、纸质外包装物等可回收物，交由再生资源回收单位处置，并做好交接、登记和统计工作，实现可回收物的可追溯。医疗机构要高度重视可回收物的处置管理工作：一是建立健全规章制度，明确专门部门或指定专人负责本机构废弃药品包装处置管理，定期开展检查，做到责任到人；二是要对临床医护人员、相关管理人员和临时收集人员开展教育培训工作，确保废弃药品包装分类处置规范到位；三是医疗机构要根据可回收物的种类和产生量，设置专门的容器和临时储存空间，定点存放和保存，必要时专人分类打包，并做明显标识。需要指出的是，存在下列情形的输液瓶（袋），即使未被患者血液、体液和排泄物等污染，也不得纳入可回收生活垃圾管理：在传染病区使用，或者用于传染病患者、疑似传染病患者以及采取隔离措施的其他患者的输液瓶（袋）应当按照感染性医疗废物处理；输液涉及使用细胞毒性药物（如肿瘤化疗药物等）的输液瓶（袋），应当按照药物性医疗废物处理；输液涉及使用麻醉类药品、精神类药品、易制毒药品和放射性药品的输液瓶（袋），应当严格按照相关规定处理。

典型案例四：医疗机构抽血室、检验科、体检科、输液室等外走廊生活垃圾桶内发现带血棉签、棉球等医疗废物。

违反条款：《医疗废物管理条例》第十四条第二款，《医疗卫生机构医疗废物管理办法》第二十六条第二款：禁止将医疗废物混入其他废物和生活垃圾。

根因追踪：一般的，大型医疗机构中在生活垃圾桶内发现有医疗废物，绝大多数原因是患者或者患者家属随意投放造成的，他们对医疗废物的收集基本上是一无所知，随手就将这些带血的医疗废物放入生活垃圾桶。另外很重要的一方面在于医疗机构没有提供便捷的医疗废物存放容器，对患者的提示教育和人性化管理需要进一步加强。

改进范例：医疗机构有义务教育和指导患者或者其家属进行正确的医疗废物分类，提高他们的依从性。要观察研究患者能够丢弃医疗废物的常见的位置，设置脚踏式或者感应式医疗废物容器方便患者投放医疗废物。在公共区域的医疗废物和生活垃圾存放处设计张贴分类存放的友情提示语，尤其是在生活垃圾存放地要有不得丢弃医疗废物的警告用语。医疗机构要统一作出规定，要求工作人员在收集公共区域生活垃圾时应注意观察有无医疗废物混入生活垃圾，及时将医疗废物存放于医疗废物容器内。

典型案例五：医疗机构产科病房外有人买卖胎盘。

违反条款：《卫生部关于产妇分娩后胎盘处理问题的批复》（卫政法发〔2005〕22号）、《卫生部办公厅关于山东省济宁医学院附属医院丢弃婴儿遗体事件的通报》（卫办医发〔2010〕60号）、《医疗机构新生儿安全管理制度（试行）》（国卫办医发〔2014〕221号）：严禁医疗机构及其人员买卖或非法处置胎儿附属物。

根因追踪：医疗机构相关人员或者是外来身份不明人员受利益驱使，在医疗机构内有的与医务人员交易，有的与产妇家属私下交易。有的医疗机构法制观念不强，没有建立健全相关管理制度，如果不严格执行国家规定，有可能发生纠纷。同时也没有意识到，如果流入社会，会给一些不法分子谋取私利的机会。

改进范例：制定胎盘、死胎、死婴处置管理的规章制度，严禁医疗机构及其人员买卖或非法处置胎儿附属物，在产科醒目位置张贴相关宣传材料，保证患者知情权。医疗机构要禁止医疗机构医务人员、其他工作人员参与买卖胎盘，同时对可疑人员也要及时发现及时清理，禁止其在医疗机构内发生买卖胎盘的行为。国家规定：胎儿附属物归产妇所有。产妇放弃或捐献胎盘的，可以由医疗机构进行处置。如果胎盘可能造成传染病传播的，医疗机构应当及时告知产妇，按照《传染病防治法》《医疗废物管理条例》的有关规定进行消毒处理，并按照医疗废物进行处置。据此，产妇处置本人胎盘的方式有：①自行处置本人胎盘；②自愿放弃或者捐献本人胎盘，由接产医疗机构处置；③如胎盘具有传染性或者感染性，胎盘由接产医疗机构按照《传染病防治法》和《医疗废物管理条例》的有关规定，进行消毒处理，并按医疗废物进行处置。为了做好胎盘管理工作，杜绝买卖，保护产妇合法权益，在产妇分娩前应与产妇或家属办理胎盘处理手续，填写书面委托书，经产妇（授权委托人）签字、医务人员签字后，由接产医疗机构随病史归档备查。对于产妇要自行处置的，接产医疗机构应当在其分娩后及时将胎盘放置在产妇自备的经消毒的器皿内，交给产妇或其家属带回；对于捐献的，医疗机构要根据内部处理程序进行处理，做好去向记录；对于属于按医疗废物处理的情形，按照医疗废物处置，做好医疗废物收集、交接登记和处置。另外，在实践中，医疗机构常会遇到死胎和死婴的情形，也必须填写《死胎、死婴处理知情同意书》，经产妇（授权委托人）签字、医务人员签字后，由接产医疗机构随病史归档备查。产妇自行处理的经产妇或其委托人签字确认后自行带回深埋处理。委托医疗机构处理的，应按照《殡葬管理条例》处理。可能感染传染性疾病的，不得交由产妇带回，应按规定进行无害化处置后，再按《殡葬管理条例》处理。环节交接记录必须完整，并由当事各方签字确认。

典型案例六：医疗机构在楼道、厕所等非贮存地点堆放医疗废物，没有安全防范措施。

违反条款：《医疗废物管理条例》第十四条第二款，《医疗卫生机构医疗废物管理办法》第二十六条第二款：禁止在非收集、非暂时贮存地点倾倒、堆放医疗废物。

根因追踪：大型医疗机构一些科室产生医疗废物的量很大，科室房屋又非常紧张，收集人员一时无法及时到科室收集，造成医疗废物在科室堆积，只能暂时堆放在一些空余地方。有的小型医疗机构管理不到位，随意将封口的医疗废物包装袋放在楼道角落里。另外，医疗机构对于医疗废物易于流失警惕性不高、责任心不强，没有对暂时存放的医疗废物采取防范措施

改进范例：医疗机构禁止在楼道、厕所、候诊大厅等公共区域非暂时贮存地点堆放医疗废物。医疗机构应该在重点科室设置污物存放的房屋或设施。对于临时存放医疗废物可以设置医疗废物分类收集点：医疗废物产生较多的门、急诊，应当在各自的门、急诊单独设置分类收集点；医疗废物产生较少的门、急诊，可按照距离最近原则，同层楼面合并设置分类收集点；传染病门诊应单独设置分类收集点；检验科、放射科、病理科、手术室等医技部门应当单独设置分类收集点；医疗废物产生较少的其他科室的分类收集点可参照前款医疗废物产生较少的门、急诊要求设置；普通病房按同层楼面以病区为单位设置分类收集点；传染病病房应当按同种传染病病区为单位设置分类收集点。医疗废物分类收集点应当符合以下要求：相对独立且易于管理，有安全防范措施；方便医疗废物的收集、运送；有标明医疗废物分类收集方法的示意图和有关文字说明；盛放包装袋或者利器盒的容器应当是密封的硬质容器且不能随意打开。对于一时无法设置的，可以采取多次及时收集的方式进行，但是应当避免人流高峰期和人群聚集区。在医疗机构楼外道路、停车场等楼外公共区域非暂时贮存地点也禁止倾倒、堆放医疗废物。

典型案例七：医疗废物包装袋盛放的医疗废物过满，封口不严。

违反条款：《医疗卫生机构医疗废物管理办法》第十三条、十五条，包装物和容器应当使用有效的封口方式，使包装物或者容器的封口紧实、严密。

根因追踪： 医疗机构科室为节约成本，不愿意将还没装得很满的包装袋和利器盒换掉；也有的是因为医务人员工作繁忙，没有时间进行更换，这样导致包装物或者容器内的医疗废物过满，医疗机构没有配备封口的器具，有的勉强用胶带等缠上，不能有效封口。

改进范例： 当盛装的医疗废物达到包装物或者容器的 3/4 时，应当使用有效的封口方式，使包装物的封口紧实、严密，可以采用扎带封口，扎带设计有止退功能，只能越扎越紧，不会松口，因而不会遗撒，已放入包装袋或容器的医疗废物不得取出。封口后在每个包装物、容器上应当系中文标签，中文标签的内容应当包括：医疗废物产生单位、产生日期、类别及需要的特别说明等，采用不干胶条设计中文标签，便于粘贴和标注相关信息，不推荐用黑笔直接在袋子上或容器上标注相关信息。

典型案例八： 医疗废物收集、运送人员到科室将医疗废物直接运走，没有交接。

违反条款：《医疗废物管理条例》第十二条，《医疗卫生机构医疗废物管理办法》第二十四条：应当对医疗废物进行登记。

根因追踪： 医疗废物收集运送已经成为惯性工作，收集、运送人员和医务人员已经很熟，忽视双方责任履行，因此对交接签字不重视，有的代签或者几天才签一次。

改进范例： 医疗废物收集运送人员到科室收集医疗废物应当履行以下程序：一是检查，检查医疗废物分类收集是否使用专用包装袋、利器盒，检查医疗废物的包装袋、利器盒有无破损，封口是否严密，发现不符合时应提出改正要求，改正符合要求后方可运送。二是称重，对医疗废物按类别进行称重，应进行准确称重而不是估计一个数字。三是贴签，每个医疗废物包装袋、利器盒上是否标有中文标签，标签的内容包括医疗废物产生单位、产生日期、类别及需要的特别说明。四是登记，登记内容应当包括医疗废物的来源、种类、重量或者数量、交接时间、处置方法、最终去向以及经办人签名等项目，要求交接双方当场签字确认，双方确认签字非常关键，必须本人签字，不得代签。五是消毒，医疗废物每次转交后，对医疗废物产生地点、分类收集点和使用的设施、容器进行清洁消毒。

医疗机构内部医疗废物收集和交接工作按照以下流程进行：各医疗岗位每次医疗活动产生的医疗废物，由本岗位医务人员按医疗废物不同类别分别置放于专用包装袋或利器盒内，并负责移送到本部门设置的医疗废物分类收集点；各部门负责医疗废物分类收集管理的人员，将已分类收集的医疗废物按规定要求交接给本医疗机构负责运送医疗废物的人员；医疗卫生机构负责运送医疗废物的人员，按照本单位规定的时间和路线将各部门分类收集的医疗废物运送到本单位指定的医疗废物暂时贮存场所，交接给本单位负责医疗废物暂时贮存管理的人员；医疗卫生机构负责医疗废物暂时贮存管理的人员，将本单位暂时贮存的医疗废物交接给经环保部门许可的集中处置单位的收集人员。流程中所涉及的不同岗位为同一人负责的，不需要交接。

典型案例九：医疗废物收集人员在人流高峰时期到科室收集医疗废物。

违反条款：《医疗废物管理条例》第十八条，《医疗卫生机构医疗废物管理办法》第十六条：按照确定的内部医疗废物运送时间、路线，将医疗废物收集、运送至暂时贮存地点。

根因追踪：医疗机构没有相关的制度要求和路线安排，或者有相关的要求没有严格执行，没有意识到未按规定路线和时间运送医疗废物产生的风险。

改进范例：医疗机构应当结合医院各科室和通道布局，划定具体的运送路线，比如手术室—外科病区—内二病区—康复病区（内三）—妇产科病区内—四病区—内一病区—门诊三楼—门诊二楼—门诊一楼—急诊室—肝肠门诊—洗衣房—暂时贮存处，运送路线应当以人流、物流最少或较偏僻且符合院感要求为原则。时间定在早、中、晚，或是根据日常患者流量高峰、低峰确定收集运送时间，总之要尽量避开诊疗高峰和人流密集时段。运送人员每天按照规定的时间和路线从医疗废物产生地点将分类包装的医疗废物运送至内部指定的暂时贮存地点。为了保证科室医疗废物及时转运，又符合运送路线和时间要求，对大型医疗机构建议增加运送人员和运送车辆。

典型案例十：运送过程中医疗废物收集运送人员只提着盛满医疗废物包装袋子直接将医疗废物由产生地点（分类收集点）运送至医疗废物暂存处。

违反条款：《医疗废物管理条例》第十八条，《医疗卫生机构医疗废物管理办法》第十九条：医疗机构应使用防渗漏、防遗撒、无锐利边角、易于装卸和清洁的专用运送工具运送医疗废物。

根因追踪：医疗废物运送工具国家规定得很笼统，医疗机构没有合适的参照，个别医疗机构没有配备专用的运送工具。医疗机构对运送过程中可能产生的直接和间接危害估计不足，没有按规定定做符合要求的医疗废物运送工具。产生量较小的单位嫌麻烦，不愿将医疗废物放在运送工具里运送。

改进范例：医疗废物运送工具根据医疗机构产生医疗废物的量的大小可以是手提容器或者运送车辆。运送车辆箱体采用不锈钢或者耐腐蚀塑料为宜，边角为弧形，防渗漏、密封防遗撒；手提式医疗废物运送工具必须是有盖硬质盛器，防渗漏，密封防遗撒，实践中一些小型医疗机构使用经清洁消毒的周转箱作为运送工具也是一个选择。运送工具外表面处印（喷）制醒目的医疗废物警示标识和文字说明。每天运送医疗废物工作结束后对运送工具进行清洁和消毒，不使用时进行封闭化管理，医疗废物专用运送工具应当专用，不得运送生活垃圾。

典型案例十一：医疗废物暂时贮存设施门敞开，设施内有苍蝇。

违反条款：《医疗废物管理条例》第十七条，《医疗卫生机构医疗废物管理办法》第二十条、第二十一条、第二十二条，《医疗废物集中处置技术规范（试行）》2.1：医疗机构应当建立医疗废物暂时贮存设施、设备，不得露天存放医疗废物，暂时贮存设施应当符合要求。

根因追踪：对城市医疗机构而言，能够找到合适的地方建立医疗废物暂存设施并满足现实需要的确很困难，这是一个客观存在的原因，不能回避。但是，很多情况下医疗机构建立的暂时贮存设施相关的功能不能达到要求。究其原因，一方面投入不足，房屋非常简陋，另一方面对相关规定要求还不能很好地掌握，也就是说设施建了，但是没有按照要求去建。

改进范例：①暂存设施的建立。具有住院病床的医疗机构应建立专门的医疗废物暂时贮存库房，并应满足下述要求：暂存设施面积应当和医疗废物产生量相适应，要保证至少存放两天医疗废物的量，有条件的医疗机构最好能设置单独的工具、车辆存放间、工作人员更衣和防护用品存放间；设施必须与生活垃圾存放地分开，应保持一定的距离，不能紧挨着，避免医疗废物混入或者"污染"生活垃圾；暂存设施应当有防雨淋的装置，地基高度应确保设施内不受雨洪冲击或浸泡；必须与医疗区、食品加工区和人员活动密集区隔开，方便医疗废物的装卸、装卸人员及运送车辆和运送工具的出入；应有严密的封闭措施，设专人管理，避免非工作人员进出，以及防鼠、防蚊蝇、防蟑螂、防盗以及预防儿童接触等安全措施，防鼠设施可以是挡鼠板、老鼠夹、防鼠药，防蝇设施为纱门、纱窗、灭蝇灯等，防盗设施可以安装防盗门，也可以加锁；地面和1.0m高的墙裙应当进行防渗处理，地面有良好的排水性能，易于清洁和消毒，产生的废水应采用管道直接排入医疗机构内的医疗污水处理系统，禁止将产生的废水直接排入外环境；库房宜设有供水龙头，以供暂时贮存库房的清洗用；避免阳光直射库内，应有良好的照明设备和通风条件；库房内应张贴"禁止吸烟、饮食"的警示标识；在库房外的明显处同时设置危险废物和医疗废物的警示标识，材料、颜色、标识和文字样式和大小应当符合《医疗废物集中处置技术规范（试行）》附录 A 的要求。不设住院病床的医疗机构，如门诊部、诊所、医疗教学、科研机构，当难以设置独立的医疗废物暂时贮存库房时，应设立专门的医疗废物专用暂时贮存柜（箱），并应满足下述要求：医疗废物暂时贮存柜（箱）必须与生活垃圾存放地分开，并有防雨淋、防扬撒措施，同时符合消防安全要求；将分类包装的医疗废物盛放在周转箱内后，置于专用暂时贮存柜（箱）中。柜（箱）应密闭并采取安全措施，如加锁和固定装置，做到无关人员不可移动，外部应按照 GB15562.2 和附录 A 要求设置警示标识；可用冷藏柜（箱）作为医疗废物专用暂时贮存柜（箱）；也可用金属或硬制塑料制作，具有一定的强度，防渗漏，防偷盗，设置警示标识。②存放要求。回收后的医疗废物应当放置于周转箱内，加盖保存，应配备足够数量的周转箱，医疗废物不得就地存放。对于暂时贮存病理废物应当配备低温储存冰箱或者其他防腐设备。实践中，如果在病理性废物产生地点有低温保存设施，设施有明显标识，在集中处置单位回收时随即将病理性废物转交集中处置单位，医疗废物暂时贮存地可以不配备低温储存冰箱或其他防腐设备。③暂存设施的卫生要求。医疗废物暂时贮存库房每天应在废物清运之后消毒冲洗，冲洗液应排入医疗卫生机构内的医疗废水消毒、处理系统，空气消毒可用安装紫外线灯进行消毒；医疗废物暂时贮存柜（箱）应每天消毒一次。周转箱应当由集中处置单位清洗消毒后供给医疗机构使用。④暂时贮存时间。应防止医疗废物在暂时贮存库房和专用暂时贮存柜（箱）中腐败散发恶臭，尽量做到日产日清。确实不能做到日产日清，且当地最高气温高于 25℃时，应将医疗废物低温暂时贮存，暂时贮存温度应低于 20℃，时间最长不超过 48h。医疗废物集中处置单位有义务每 2d 到医疗机构收集一次医疗废物，在集中处置单位不能按时收集时，可打电话催促或者向环保部门报告，请求按时收集医疗废物。⑤无关人员不得出入医疗废物暂时贮存场所，严禁在暂时贮存场所内进行与医疗废物管理、处置无关的活动，如吸烟、饮食等。

典型案例十二：医疗废物运送人员在运送医疗废物时未戴手套，防护不到位。

违反条款：《医疗废物管理条例》第十条、《医疗卫生机构医疗废物管理办法》第三十一条、《医疗废物集中处置技术规范（试行）》4.5.2：应当采取有效的职业卫生防护措施。

根因追踪：工作人员对医疗废物对人体健康的危害性认识不足，或者医疗机构没有配备足够数量符合要求的防护用品，尤其是在天气较热的时候，按规定穿戴防护用品的依从性不高。

改进范例：医疗机构应当根据接触医疗废物种类及风险大小的不同，为医疗废物收集、运送、暂时贮存、处置等工作的人员和管理人员采取适宜、有效的职业卫生防护措施。为医疗机构内从事医疗废物分类收集、运送、暂时贮存和处置等工作的人员和管理人员配备足够、必要的防护用品，主要的防护用品包括工作衣、防渗透隔离衣

/围裙、胶鞋、口罩、乳胶、橡胶手套以及手消毒剂等，应配备防刺伤手套。加强教育，使其了解医疗废物对环境和健康的危害性，以及坚持使用个人卫生防护用品的重要性和必要性，提高使用防护用品的自觉性。运送人员在收集、运送、暂存和处置过程中须穿戴防护手套、口罩、工作服、靴等防护用品，如有液体或熔融物溅出危险时，还须佩戴护目镜，穿戴隔离衣或防水围裙，在重大传染病疫情期间，收集、运送、暂存和处置人员的防护要求应达到卫生部门规定的一级防护要求，即必须穿工作服、隔离衣、防护靴、戴工作帽和防护口罩，近距离处置废物的人员还应戴护目镜；防护用品有破损时应当及时予以更换，一次性使用的防护用品应当做到一次性使用，不得反复使用，其他防护永平应当保持清洁，防护用品在操作中被感染性废物污染时，应当及时对污染处进行消毒处理，防护用品使用后应当定位存放；每次收集、运送或处置操作完毕后立即进行洗手和卫生手消毒，并做好个人卫生如洗澡、更换衣物等。定期进行健康检查，检查项目以经血感染项目为主，岗前应进行体检，以后每年体检一次，有条件半年体检一次，对于有感染经血传播疾病的工作人员应当及时调离工作岗位，对于需要接种的要进行免疫接种，防止其受到健康损害。

典型案例十三：医疗废物运送人员不知晓暂时贮存设施地消毒方法。

违反条款：《医疗废物管理条例》第九条、《医疗卫生机构医疗废物管理办法》第九条：对本单位从事医疗废物收集、运送、暂存、处置等工作的人员和管理人员，进行相关法律和专业技术、安全防护以及紧急处理等知识的培训。

根因追踪：负责医疗废物收集、运送、暂存、处置人员多数为临时工作人员，得不到及时的培训，另外他们文化素质较低，掌握的知识比较慢，医疗机构培训又不到位，培训知识面不够。

改进范例：医疗机构要制订全体工作人员（包括医务人员、管理人员、具体负责收集、运送、暂存、处置人员）岗前、岗中培训计划并组织实施，提高全体工作人员对医疗废物管理工作重要性的认识。培训内容包括相关法律、法规、规章和规范性文件、本单位医疗废物管理规章制度、医疗废物各处置环节的工作方法、流程、质量指标、职业卫生防护、注意事项，发生医疗废物流失、泄漏、扩散和意外事故时的紧急处理措施。通过培训，使工作人员特别是负责收集、运送、暂存、处置工作人员要达到以下要求：熟悉有关的法律法规规章和有关规范性文件的规定，掌握医疗废物管理的规章制度、工作流程和各项工作要求，熟知本岗位的职责。熟悉医疗废物分类与包装标识要求，掌握收集、运送、暂存、处置各环节医疗废物专用包装物或容器（如包装袋、利器盒等）、周转箱（桶）的正确操作程序。掌握运送工具、周转箱（桶）、贮存设施及其他有关的物品表面、环境消毒方法：使用 0.2%过氧乙酸溶液或有效氯含量为 1000mg/L～2000mg/L 的消毒液进行喷洒、喷雾或擦拭，作用 60min 后冲洗干净；地面消毒：使用 500mg/L～1000mg/L 的二氧化氯，或有效氯或有效溴含量为 1000mg/L～2000mg/L 的消毒液进行喷洒消毒。掌握医疗废物分类中的安全知识、专业技术、职业卫生安全防护知识和卫生防护用品正确使用方法，掌握处置过程中预防被医疗废物刺伤、擦伤等伤害的措施及发生后的处理措施。掌握发生医疗废物流失、泄漏、扩散和意外事故情况时的紧急处理措施和报告流程。定期不定期进行考核。

典型案例十四：医疗废物交由没有资质的个人处置。

违反条款：《医疗废物管理条例》第十一条、第二十二条：从事医疗废物集中处置活动的单位，应当向县级以上人民政府环境保护行政主管部门申请领取经营许可证；未取得经营许可证的单位不得从事有关医疗废物集中处置的活动。

根因追踪：医疗机构不知法、不懂法、不守法。

改进范例：医疗废物应当交由取得医疗废物经营许可证的单位进行处置；化学性废物中批量的废化学试剂、废消毒剂，批量的含有汞的体温计、血压计等医疗器具报废时，应当交由专门机构处置，不得自行随意处置。在交由具有经营许可证的单位处置前，应当查验并索取该单位的相关资质材料，并与该单位签订处置合同，医疗废物集中处置单位应承诺以下内容：按相关法律、法规安全处置医疗废物；每次转交给医疗卫生机构的周转箱是经过严格清洁消毒并完好无损的；到医疗卫生单位收取医疗废物时间间隔不超过 48h。医疗卫生在与医疗废物集中处置单位进行医疗废物交接时，应当依照《中华人民共和国固体废物污染环境防治法》的规定，执行危险废物转移联单管理制度，填写转移联单，转移联单每月一张，应保存 5 年。

典型案例十五：医疗废物没有按规定申报登记。

违反条款：《中华人民共和国固体废物污染环境防治法》第三十二条、第五十条：国家实行工业固体废物申报登记制度。

根因追踪：医疗废物申报是环保的要求，有相当一部分医疗废物产生量较少的小型医疗机构还不知晓该规定，所以没有按规定进行医疗废物申报登记。

改进范例：产生工业固体废物的单位必须按照国务院环境保护行政主管部门的规定，向所在地县级以上地方人民政府环境保护行政主管部门提供工业固体废物的种类、产生量、流向、贮存、处置等有关资料。前款规定的申报事项有重大改变的，应当及时申报。医疗机构应当每年登陆"辽宁省危险废物处置利用平台"进行申报。申报时应当汇总前一年医疗废物产生量,包括每一种类医疗废物的产生量,要求医疗机构日常做好登记并保存好记录,申报的医疗废物产生量应该与交给集中处置单位总量一致。

典型案例十六:医疗废物管理制度中没有对相关设施、设备清洁消毒的要求。

违反条款:《医疗废物管理条例》第七条、第八条,《医疗卫生机构医疗废物管理办法》第四条、第五条。

根因追踪:制度是管理的核心,以制度管人、以制度管事才是管理的真谛。医疗机构忽视制度建设,导致相关制度不健全,有的是年久未改,不适于现在的要求,发挥不了应用的作用。

改进范例:首先,建立医疗废物管理责任制。医疗机构法定代表人或者主要负责人为医疗废物管理第一责任人,应切实履行职责,负责组织制定完善医疗废物管理相关制度文件,医疗废物的安全管理决策;医疗废物内部处置流程所涉及各部门(医务部门、护理部门、后勤部门、感染管理部门、临床各科室、各辅助科室)的负责人是医疗废物管理的部门责任人,对本部门医疗废物的安全履行管理职责;负责医疗废物分类收集、运送、暂时贮存等工作的专(兼职)工作人员或管理人员对医疗废物的安全处置和管理履行相应职责;医务人员对本岗位产生的医疗废物的安全处置履行相应职责;委托物业公司进行内部收集、运送、暂存的应当明确物业公司医疗废物管理责任。其次,设置负责医疗废物管理的监控部门或者专(兼)职人员,履行以下职责:指导、检查医疗废物分类收集、运送、暂时贮存及机构内处置过程中各项工作的落实情况;负责指导、检查医疗废物分类收集、运送、暂时贮存及机构内处置过程中的职业卫生安全防护工作;负责组织医疗废物流失、泄漏、扩散和意外事故应急演练和发生时的紧急处理工作;负责组织有关医疗废物管理的培训工作;负责有关医疗废物登记和档案资料的管理;负责检查医疗废物分类收集点的物体、医疗废物运送工具、与医疗废物暂时贮存有关的设施设备的清洁消毒工作;负责及时分析和处理医疗废物管理中的其他问题。第三,根据医疗废物分类、收集、运送、暂存的各环节制定具体的管理制度,包括:医疗卫生机构内医疗废物各产生地点对医疗废物分类收集方法和工作要求;医疗卫生机构内医疗废物的产生地点、暂时贮存地点的工作制度及从产生地点运送至暂时贮存地点的工作要求;医疗废物在医疗卫生机构内部运送及将医疗废物交由医疗废物处置单位的有关交接、登记的规定;医疗废物分类收集、运送、暂时贮存过程中有关工作人员的职业卫生安全防护;医疗废物流失、泄漏、扩散和意外事故的应急方案。

典型案例十七：在医疗机构院外垃圾桶内发现手术切下的肢体，未按规定报告。

违反条款：《医疗废物管理条例》第十三条、第八条，《医疗卫生机构医疗废物管理办法》第五条、第七条、第八条、第二十八条：防止发生医疗废物流失。

根因追踪：医疗废物闭环管理制度落实存在漏洞。

改进范例：预防为主，必须严格制定医疗废物管理规章制度。这是一起医疗废物流失事件，属于应急事件。对于应急事件一般遵循以下程序：第一，制定医疗废物流失、泄漏、扩散和意外事故应急处置方案，每年定期组织应急演练，借以检验、修订应急方案的可操作性。第二，医疗卫生机构发生医疗废物流失、泄漏、扩散和意外事故时，应当立即启动应急方案，按照以下要求采取紧急处理措施：确定流失、泄漏、扩散医疗废物的类别、数量，事故发生时间、影响范围及严重程度；组织有关人员按照应急方案，对发生医疗废物泄漏、扩散的现场进行处理；对被医疗废物污染的区域进行处理时，应当尽可能减少对病人、医务人员、其他现场人员及环境的影响；采取适当的安全处置措施，对泄漏物及受污染的区域、物品进行消毒或者其他无害化处置，必要时封锁污染区域，以防扩大污染；对感染性废物污染区域进行消毒时，消毒工作从污染最轻区域向污染最严重区域进行，对可能被污染的所有使用过的工具也应当进行消毒；工作人员应当做好卫生安全防护后进行工作；如发生因医疗废物管理不当导致传染病传播或有证据证明传染病传播的事故有可能发生时，应当配合所在地卫生行政部门采取临时控制措施，暂停导致或可能导致传染病传播的作业。第三，发生医疗废物流失、泄漏、扩散和意外事故时，应当依法进行报告：在48h内向所在区县卫生行政主管部门和环境保护行政主管部门报告；导致1人以上死亡或者3人以上健康损害，需要对致病人员提供医疗救护和现场救援的重大事故时，应当在12h内向所在区县卫生行政主管部门报告；导致3人以上死亡或者10人以上健康损害，需要对致病人员提供医疗救护和现场救援的重大事故时，应当在2h内向所在区县卫生行政主管部门报告。报告内容包括：事故发生的时间、地点及简要经过；流失、泄漏、扩散的医疗废物类型、数量，意外事故发生的可能原因；事故造成的危害和影响；已采取的应急处理措施和处理结果。第四，应急事件结束后，医疗机构应当对事件进行分析总结，查明原因、提出建议，避免类似事件发生。

典型案例十八：19张以下（含19张）的医疗机构产生的医疗废物的收集活动不按危险废物管理，医疗废物可以随意处理。

违反条款：《国家危险废物名录》第三条、第五条：危险废物，在所列的豁免环节，且满足相应的豁免条件时，可以按照豁免内容的规定实行豁免管理。

根因追踪：没有真正理解豁免的真正含义。

改进范例：医疗废物属于危险废物。医疗废物分类按照《医疗废物分类目录》执行。《国家危险废物名录》规定，从事床位总数在 19 张以下（含 19 张）的医疗机构产生的医疗废物的收集活动，其收集过程不按危险废物管理。这个"收集过程不按危险废物管理"应当理解为收集企业不需要持有危险废物收集经营许可证或危险废物综合经营许可证，医疗机构内部的分类收集仍应按照《医疗废物管理条例》的相关规定执行。按照《医疗废物管理条例》，医疗废物应当交给取得经营许可证的单位或者个人收集、运送、贮存、处置。但在实践中，由于集中处置单位收集成本问题，不能及时到产生量较小的医疗机构收集医疗废物，而这些医疗机构产生的医疗废物又不能长期贮存。为了解决这一问题，全国很多地方探索"小箱进大箱"的问题，也就是村卫生室将医疗废物送至乡镇卫生院，社区站将医疗废物送至社区服务中心，个体诊所、医务室、卫生所将医疗废物送至附近大型医疗机构，由医疗机构代收。在"小箱进大箱"过程中，涉及医疗废物的外部运送，即由下级医疗机构使用运输工具运送至上级医疗机构，但是按照条例的规定，必须取得经营许可，但这是不可能实现的。为了解决"小箱进大箱"转运过程中的法律瓶颈，《国家危险废物名录》对这一环节资质予以豁免。这是从医疗废物收集的实际出发，做出的重大政策调整。但在这个收集环节中必须引起重视的有四点：一是在上送过程中，禁止邮寄医疗废物，有陆路通道的，禁止通过水路运输医疗废物，禁止将医疗废物与旅客在同一运输工具上载运（不能乘坐公共交通工具），禁止在饮用水源保护区的水体上运输医疗废物；二是必须具备防渗漏、防遗撒运送工具，在运送过程中要确保医疗废物安全，防止发生流失；三是在双方交接过程中，必须做好交接登记；四是要签订相关合同，明确双方责任义务。

典型案例十九：医疗机构医疗污水处理设施未正常运转，没有对产生的污水进行消毒处理，排入市政管网。

违反条款：《医疗废物管理条例》第二十条、《医疗卫生机构医疗废物管理办法》第十一条、《医院消毒卫生标准》5.8：医疗卫生机构产生的污水、传染病病人或者疑似传染病病人的排泄物，应当按照国家规定严格消毒；达到国家规定的排放标准后，方可排入污水处理系统。

根因追踪：医疗卫生机构建立较早，污水处理设施未设置或年就失修不能正常运转，而且改造难度较大。污水处理设施 24h 运转，发生故障在所难免，主要是没有定期进行检修，医疗机构负责医疗污水处置的人员认识不到位，没有估计到污水不及时处理，有可能造成传染病发生，排入管网和水体可能发生环境污染。医疗机构管理不到位。

改进范例：医疗机构污水处理十分重要，尤其是近年来全国环保大督察大检查，医疗机构污水处理是重点，也是薄弱环节。医疗机构必须保障医疗污水及时有效的消毒，在发生故障或者定期进行检修时，保证污水暂停排入市政管网，在处理设备正常运转后或者采取其他消毒处理方式达到排放标准后才能排放。医疗机构污水消毒处理要做到以下几个方面：①把握医疗机构要进行消毒处理的污水范围：指医疗机构门诊、病房、手术室、各类检验室、病理解剖室、放射室、洗衣房、太平间等处排出的诊疗、生活及粪便污水。当医疗机构其他污水与上述污水混合排出时一律视为医疗机构污水。②根据《医疗机构管理条例实施细则》，设置医疗机构必须具有合理的污水、污物、粪便处理方案。根据《医院消毒卫生标准》《医院污水处理技术指南》，建设医疗机构污水处理系统选择的工艺原则为：传染病医疗机构和结核病医疗机构污水处理宜采用二级处理+消毒工艺或深度处理+消毒工艺；综合医疗机构污水排放执行排放标准时，宜采用二级处理+消毒工艺或深度处理+消毒工艺执行；执行预处理标准时宜采用一级处理或一级强化处理+消毒工艺；对于经济不发达地区的小型综合医院，条件不具备时可采用简易生化处理作为过渡处理措施，之后逐步实现一级处理或二级处理。20张床位以下的基层医疗机构产生的污水、传染病病人或者疑似传染病病人的排泄物，应当按照国家规定严格消毒，达到国家规定的排放标准后方可排放。③消毒要求。传染病医疗机构和综合医疗机构的传染病房应设专用化粪池，收集经消毒处理后的粪便排泄物等传染病废物，其他医疗机构隔离的传染病病人或者疑似传染病病人产生的具有传染性的排泄物应当按照国家规定严格消毒后排入污水处理系统。进入污水处理系统的污水经物理或生化处理等程序后，进入消毒池进行消毒处理。④消毒处理方法。常见的消毒方法有次氯酸钠消毒、二氧化氯消毒、臭氧消毒和紫外线消毒。

次氯酸钠消毒是利用商品次氯酸钠溶液或现场制备的次氯酸钠溶液作为消毒剂，利用其溶解后产生的次氯酸对水中的病原菌具有良好的杀灭效果，对污水进行消毒。次氯酸钠发生器，利用电解食盐水（或海水）制取次氯酸钠水溶液。这种发生器的优点是结构简单、自动化程度高、电耗低、耗盐量小，生产的次氯酸钠可达10%～12%（有效氯含量）。其缺点是在电极表面易形成钙镁等沉积物，需要经常清洗电极。漂白粉及漂粉精消毒，漂白粉为白色粉末状，具有强烈气味，化学性质不稳定，易分解而失效，能使大部分有机色彩氧化褪色或漂白；漂粉精是较纯的次氯酸钙，有效氯含量为65%～70%，是一种较稳定的氯化剂，密封良好时能长期保存（1年左右），漂粉精用于医疗机构污水消毒可以直接使用粉剂投加到医疗机构污水中，既可用于干式投加法，也可以将漂粉精溶解在水里，制成溶液投加到污水中，称湿式投加。还有一种方法是漂粉精制成片剂用消毒机投加。氯消毒接触池，医疗机构污水消毒按运行方式可分为连续消毒和间歇消毒两种方式,接触消毒池的容积应满足接触时间和污泥沉积的要求。传染病医疗机构污水接触时间不宜小于 1.5h,综合医疗机构污水接触时间不宜小于 1.0h;连续式消毒的接触池有效容积为污水部分容积和污泥部分容积之和;间歇式消毒时,接触池的总有效容积应根据工作班次、消毒周期确定,一般宜为调节池容积的 1/2;接触消毒池一般分为两格,每格容积为总容积的一半。池内应设导流墙(板),避免短流。导流墙(板)的净距应根据水量和维修空间要求确定,一般为 600~700mm。接触池的长度和宽度比不宜小于 20:1。接触池出口处应设取样口。

二氧化氯具有高效氧化剂、消毒剂以及漂白剂的功能。作为强氧化剂,它所氧化的产物中无有机氯化物,作为消毒剂,它具有广谱性的消毒效果。现场制备二氧化氯的方法主要为化学法和电解法。化学法制备二氧化氯消毒工艺是以氯酸钠、亚氯酸钠、次氯酸钠和盐酸等为原料,经反应器发生化学反应产生二氧化氯气体,再经水射器混合形成二氧化氯水溶液,然后投加到被消毒的污水中进入消毒接触池消毒。该工艺要注意:二氧化氯消毒系统设计和发生器选型应根据医疗机构污水的水质水量和处理要求确定,并考虑备用;因原料为强氧化性或强酸化学品,储存间必须考虑分开安全储放;储存量为 10~30d 的用量;二氧化氯溶液浓度应小于 0.4%,其投加量应与污水定比或用余氯量自动控制;应设计二氧化氯监测报警和通风设备。电解法制备二氧化氯消毒工艺是以饱和食盐水为原料通过电解产生二氧化氯、氯气、过氧化氢、臭氧的混合气体,用于消毒。混合气体的协同作用,具有广谱的杀菌能力,其消毒效果远强于任何单一的消毒剂。该工艺要注意:电解法制备二氧化氯设备主要由电解槽、电源、水泵和水射器组成,电解槽使用 6V 或 12V 两种直流电源;电解法制备二氧化氯设备的溶盐装置一般与发生器一体化,但因二氧化氯为混合消毒气体,为了能定比投氯,必须设置溶液箱;二氧化氯是由水射器带出并溶于水的,所以设备间必须有足够的压力自来水,如水压不够 0.2MPa,需加设管道泵;应注意设备排氢管的设计,及时排除在设备运行过程中产生的可爆炸气体。

臭氧,分子式为 O_3,具有特殊的刺激性臭味,是国际公认的绿色环保型杀菌消毒剂。臭氧在水中产生氧化能力极强的单原子氧(O)和羟基(OH),羟基(OH)对各种致病微生物有极强的杀灭作用,单原子氧(O)具有强氧化能力,对各种病毒、细菌均有很强的杀灭能力。臭氧消毒具有反应快、投量少、适应能力强的特点,在 pH5.6~9.8、水温 0~37℃范围内,臭氧消毒性能稳定,无二次污染;能改善水的物理和感官性质,有脱色和去嗅去味作用。但缺点是无持续消毒功能,只能现场生产使用。臭氧消毒法设备费用较高,耗电较大。在选择臭氧发生器时,要根据污水水质及处理工艺确定臭氧投加量,再根据臭氧投加量和单位时间处理水量确定臭氧使用量,按每小时使用臭氧量选择臭氧发生器台数及型号。臭氧与污水接触方式一般采用鼓泡法，气泡分散越小，臭氧利用率越高，消毒效果越好。因此要选择气水混合效果好的臭氧进气装置。具体来说，一级处理臭氧加投量 30～50mg/L，接触时间 30min，二级处理臭氧加投量 10～20mg/L，接触时间 5～15min。

消毒使用的紫外线是 C 波紫外线，其波长范围是 200～275nm，杀菌作用最强的波段是 250～270nm。紫外线消毒技术是利用特殊设计的高功率、高强度和长寿命的 C 波段紫外光发生装置，产生的强紫外光照射流水，使水中的各种细菌、病毒、寄生虫、水藻以及其他病原体受到一定剂量的紫外 C 光辐射后，其细胞组织中的 DNA 结构受到破坏而失去活性，从而杀灭水中的细菌、病毒以及其他致病体，达到消毒杀菌和净化的目的。紫外线杀菌速度快，效果好，不产生任何二次污染，属于国际上新一代的消毒技术。但要求水中悬浮物浓度较低，以保证良好的透光性。采用紫外线消毒时要求被处理的水中悬浮物浓度＜10mg/L，在此条件下推荐的照射强度为 25～30uw/cm^2，照射时间＞10s。紫外线消毒系统可采用明渠型或封闭型，相对而言，明渠型比封闭型更容易监测和维护，对水流阻力小。紫外系统内还应包括清洗设施。医疗机构污水应设置自动清洗装置。紫外系统用于医院污水处理过程中排放的气体消毒时，采用循环式紫外空气消毒装置。在使用过程中，要特别注意对紫外线灯管辐照度值进行测定，使用的紫外线灯，新灯的辐照强度不得低于 90uw/cm^2，使用中紫外线的辐照强度不得低于 70uw/cm^2，凡低于 70uw/cm^{2}者应及时更换灯管。紫外线消毒的最适宜温度范围是 20～40℃，温度过高过低均会影响消毒效果。在使用过程中，应保持紫外线灯表面的清洁，一般每两周用酒精棉球擦拭一次，发现灯管表面有灰尘、油污时应随时擦拭。

医疗机构应明确医疗机构污水管理工作的职能部门，并设专（兼）职人员负责，明确职责；制定和完善医疗机构污水管理规章制度，将医疗机构污水消毒工作纳入医院质量管理。有专人从事医疗机构污水消毒工作，对工作人员要进行岗前培训，使其熟练掌握污水消毒的工作要求。建立健全医疗机构污水处理设施运行台账，如实填写运行记录，并妥善保存。建立消毒产品进货采购查验制度，使用的消毒剂应符合国家有关规定，并索取相应的证件材料（消毒产品卫生安全评价报告、标签说明书、检验报告结论页、生产企业卫生许可证等）。

典型案例二十： 医疗机构没有开展医疗机构污水效果监测。

违反条款： 《消毒管理办法》第四条、第八条，《医院消毒卫生标准》4.8：医疗机构应当执行国家有关规范标准和规定，定期开展消毒与灭菌效果检测工作。

根因追踪： 医疗机构管理人员对医疗机构污水消毒效果监测的意义认识不足，医疗机构对污水监测的项目和频次没有具体规定，且本单位没有污水监测微生物的检验能力是造成医疗机构违反《医院消毒卫生标准》的原因。

改进范例： 医疗机构要严格制定国家有关标准，主要是《医疗机构水污染物排放标准》，定期开展相关监测工作。①监测对象，包括污水、污泥和污水站产生的废气。②监测项目，包括环保指标和消毒指标。传染病和结核病医疗机构污水排放一律执行《医疗机构水污染物排放标准》中传染病、结核病医疗机构水污染物排放限值（日均值）的规定，县级及县级以上或 20 张床位及以上的综合医疗机构和其他医疗机构污水排放执行《医疗机构水污染物排放标准》中综合医疗机构和其他医疗机构水污染物排放限值（日均值）的规定，其中，直接或间接排入地表水体和海域的污水执行排放标准，排入终端已建有正常运行城镇二级污水处理厂的下水道的污水，执行预处理标准。污泥执行《医疗机构水污染物排放标准》中医疗机构污泥控制标准。废气执行《医疗机构水污染物排放标准》中污水处理站周边大气污染物最高允许浓度标准。③监测频率。污水的监测频率：粪大肠菌群数每月监测不得少于 1 次。采用含氯消毒剂消毒时，接触池出口总余氯每日监测不得少于 2 次（采用间歇式消毒处理的，每次排放前监测）。肠道致病菌主要监测沙门氏菌、志贺氏菌。沙门氏菌的监测，每季度不少于 1 次；志贺氏菌的监测，每年不少于 2 次。其他致病菌和肠道病毒按 6.1.3.3 规定进行监测。当执行预处理标准时对肠道致病菌不做硬性要求。结核病医疗机构根据需要监测结核杆菌。收治了传染病病人的医院应加强对肠道致病菌和肠道病毒的监测。同时收治的感染上同一种肠道致病菌或肠道病毒的甲类传染病病人数超过 5 人、或乙类传染病病人数超过 10 人、或丙类传染病病人数超过 20 人时，应及时监测该种传染病原体。理化指标监测频率：pH 每日监测不少于 2 次，COD 和 SS 每周监测 1 次，其他污染物每季度监测不少于 1 次。采样频率：每 4h 采样 1 次，一日至少采样 3 次，测定结果以日均值计。污泥的监测频率，清掏前监测，一般为 1 年清掏一次。废气的监测频率，每季度监测一次，每 2h 采样一次，共采集 4 次，取其最大测定值。④检测机构。医疗机构可以按照要求自行监测，如果医疗机构不具备检验条件，可以委托有资质的检验机构进行上述检验。⑤医疗机构应当记录并保存好检测结果，备查。

结语：

医疗废物管理是医疗机构的责任，经过十几年的实践，医疗废物管理工作得到了长足发展，朝着法制化、规范化的目标不断迈进。但是医疗废物管理还存在着较为普遍的问题：一是医疗废物收集时的称重环节随意性较大，多数为人工估计数，不能准确称重；二是医疗废物交接比较烦琐，医疗废物产生地点人员与负责收集运送人员交接签字、收集运送人员与暂时贮存地点人员交接签字，环节较多，比较烦琐，交接签字多为纸质，字迹不清，难以辨认，记录不规范，且不易保管；三是数据统计十分困难，无法实时统计，收集统计的数量往往与交由集中处置单位处置的数量不吻合；四是缺乏有效的收集、运送过程监管，容易造成医疗废物流失。这些问题用传统的医疗废物管理方式不能有效地予以解决。

随着互联网、物联网技术的发展，近些年来，一些医疗机构和研发公司合作，建立了基于物联网技术的医疗废物管理信息平台，整个系统实现了医疗废物全生命周期、全过程管理。该信息平台主要有信息采集系统和后台服务系统两部分组成。信息采集系统包括称重设备、手持机（带扫描功能）、打印机以及医疗废物运送工具识别信息、医疗废物产生地点（分类收集点）识别信息（二维码）和工作人员身份识别信息（二维码）、收集运送人员和医疗废物暂存地识别信息（二维码）和工作人员身份识别信息（二维码）。一个完整的收集、运送、暂时贮存流程为：医疗废物收集运送人员扫描个人身份信息二维码和运送工具识别信息二维码确认收集运送工作开始，按照医疗机构规定的运送路线开始到第一个医疗废物产生地点（分类收集点）进行收集；扫描该医疗废物产生地点（分类收集点）识别信息（二维码），然后电子称重，手持机自动保存上传数据，打印机打印中文标签、贴签，整个操作完成后扫描该医疗废物产生地点（分类收集点）工作人员身份识别信息（二维码）确认收集完成，随即形成医疗废物回收登记记录；收集运送人员按照路线至下一个医疗废物产生地点（分类收集点）直至全部收集完成或者运送工具装满后将医疗废物运送至暂时贮存地点，扫描医疗废物暂存地识别信息（二维码）后进行入库，入库核对后，扫描医疗废物暂存地工作人员身份识别信息（二维码）确认入库。整个过程数据实时保存并上传系统，收集运送人员运送路线也在互联网监控中。这个过程实现了收运设备智能化、采集数据实时化、现场操作自动化、处置交接规范化。在收集运送过程中，后台医疗废物管理系统通过网络技术对收运过程进行实时监控，实时接收医疗废物收集的数据，通过设定条件达到预警功能。医疗废物管理信息化是大势所趋，随着物联网技术的发展，也必将成为医疗废物管理的新模式，而逐步取代传统的管理模式，实现医疗废物管理的便捷、有效和安全。

总之，医疗废物管理工作需要医疗机构主要负责人的重视和支持，需要全体医务人员的共同努力，需要后勤人员的真抓实干，需要管理部门的督促检查与指导。只有大家同心协力，才能将医疗废物管理工作做好。

第六节 典型案例

典型案例一：医疗废物袋或利器盒盛装过满。

违反条款：《医疗卫生机构医疗废物管理办法》第十三条：盛装的医疗废物达到包装物或者容器的 3/4 时,应当使用有效的封口方式,使包装物或者容器的封口紧实、严密。

根因追踪：医护人员职业防护意识薄弱；病房为控制成本。

改进范例：医疗废物袋或利器盒盛装容积的 3/4 时进行封口。

典型案例二：医疗垃圾与生活垃圾混放。

违反条款：《医疗卫生机构医疗废物管理办法》第十条：医疗机构应当根据《医疗废物分类目录》,对医疗废物实施分类管理。

根因追踪：医护人员对医疗垃圾分类不重视；对部分医疗废物分类界定不清楚；护士给患者做完注射或治疗后,对患者的宣教及指引做得不到位；垃圾桶配置不足。

改进范例：医院是产生医疗垃圾的主要源头,医务人员是从源头上做好医疗废物分类管理的关键。加强医务人员关于医疗废物相关知识的培训；加强相关知识的宣传力度,将医疗废物分类目录张贴在宣传墙、病区垃圾间及病房卫生间,加强患者及陪员的宣教；加强患者及陪员的宣教,将存放医疗废物的储存地点、容器告知患者及陪员；增加病区内盛装垃圾装置来提高垃圾分类正确处理率。

典型案例三：医疗废物袋或利器盒未封口或不严密,在运输过程中易发生垃圾散落,造成污染周围环境及针刺伤的发生。

违反条款：《医疗卫生机构医疗废物管理办法》第十三条：盛装的医疗废物达到包装物或者容器的 3/4 时,应当使用有效的封口方式,使包装物或者容器的封口紧实、严密。

根因追踪：医疗废物管理涉及较多部门,各自的职能分工不清晰,在医疗废物管理方面存在不科学的情况；医护人员不知晓包装袋的封口方式。

改进范例：医院健全医疗废物管理责任制,落实各级人员医疗废物管理职责,制定医疗废物管理各环节的规章制度、工作流程等；医护人员学会有效的封口方式,如可使用"鹅颈式"封扎：①将医疗废物袋近开口端部分进行扭转。②牢固扭转后对折。

③紧握已扭转部分。④把封扎带套在医疗废物袋反折下部。⑤将封扎带拉紧形成有效的密封。⑥封扎后的医疗废物袋形成"鹅颈结"。⑦粘贴标签。

典型案例四：用纸盒盛放损伤性医疗废物。

违反条款：《医疗废物管理条例》第十六条：医疗卫生机构应当及时收集本单位产生的医疗废物，并按照类别分置于防渗漏、防锐器穿透的专用包装物或者密闭的容器内。

根因追踪：医护人员职业防护的意识薄弱；医疗机构或病房为控制成本，没有足够的储存容器，医护人员在进行完医疗操作后不按照规定把医疗垃圾放入指定的医疗废物容器中。

改进范例：将使用过的一次性注射器针头、输液器针头、手术刀片等锐利器具均放在利器盒内，避免锐器伤的发生；病房内准备足够的利器盒供使用。

典型案例五：重复使用利器盒。

违反条款：《消毒管理办法》第四十一条：医疗废物管理亦是消毒隔离制度的重要要求，重复使用利器盒，即未严格执行消毒隔离制度。

根因追踪：医护人员职业防护的意识薄弱；医疗机构或病房为控制成本。

改进范例：利器盒为一次性使用物品，不可重复利用；当利器盒达到容器的 3/4 满时，使用有效的封口方式进行封闭。

典型案例六：医疗废物存放在公共场所，如配液间、走廊、治疗室等。

违反条款：《医疗废物管理条例》第十七条：医疗废物的暂时贮存设施、设备，应当远离医疗区、食品加工区和人员活动区以及生活垃圾存放场所。

根因追踪：医务人员医院感染防范意识及法律观念不强；病房内没有医疗垃圾暂时存放的地点。

改进范例：医院定期实施医院感染知识培训，学习相关法律法规，知晓医疗垃圾流入社会的危害；病房内设有用于存放医疗垃圾的专用房间。

典型案例七：盛装医疗废物的垃圾桶不清洁，未定期消毒和清洁。

违反条款：《医疗废物管理条例》第十七条：医疗废物的暂时贮存设施、设备应当定期消毒和清洁。

根因追踪：缺乏完善的医疗废物管理制度，分工不明确；消毒隔离观念淡薄。

改进范例： 病区内设专人管理，定期对盛装医疗废物的垃圾桶消毒和清洁。

第七节　医院污水处理及典型案例

一、净化处理

医院污水净化处理的目的在于改善污水的物理、化学及生物学指标，减轻水体负担，提高消毒效率，节省消毒剂的使用。医院污水净化处理就其工艺流程来说，一般可分为一级处理、二级处理与三级处理和其他处理。

（1）一级处理也称物理处理，是指经过过滤或沉淀方法去除污水中的悬浮物、有机物、病原体等的物理净化方法，如设置化粪池或沉淀池。经过一级处理后，污水悬浮物去除可达 40%左右，附着于悬浮物的有机物去除 30%左右，细菌去除 2.5%～7.5%，病毒去除 3%左右。

（2）二级处理也称生化处理，是利用生物氧化法净化污水，其原理是利用需氧微生物群自身新陈代谢过程，使污水中有机物分解，氧化成无机物，去除污水中呈胶体和溶解状态的有机物和病原体。经二级处理，可去除有机物 50%～80%，细菌 90%～95%，病毒 90%～96%，从而使污水得到净化。

（3）三级处理主要是处理降解的有机物、磷和氮等能够导致水体富营养化的可溶性无机物等。应用活性炭吸附、离子交换法、电渗析法和混凝沉淀法等物理化学净化方法使之无害化。三级处理只用于排放条件要求很高的医院污水处理。

（4）其他处理包括：普通病房等一般生活污水先经化粪池处理；厨房食堂的污水应经设隔油设备处理；传染病门急诊和病房的污水应单独收集处理；放射性废水应单独收集处理等。

二、常用消毒方法

医院污水经净化处理后微生物含量仍超过污水排放标准，因此仍需要进行消毒处理。常用的消毒方法有加热消毒法、紫外线消毒法、加氯消毒法、臭氧消毒法以及其他消毒法等。

（1）加热消毒法。此法不需要特殊设备，方法简单，可用于少量污水的消毒，但此法浪费能源，费用高，产生臭味大，不宜常规应用。

（2）紫外线消毒法。此法设备操作方便、卫生，紫外线对一般细菌、病毒均有杀灭作用。此法没有往水中加入化学物质，所以对水质要求高，对细菌芽孢一般无效，消毒效果不甚理想。

（3）加氯消毒法。此法是近年来医院广泛使用的一种处理污水的方法，具有高效性、安全性、稳定性、持续性等多方面的优势，目前常用的有二氧化氯、液氯、次氯酸钠等，此法不仅可以将污水中的微生物消灭，还可以氧化水中的某些金属离子，同时能够降低水溶液的浑浊度、颜色和异味。虽然液氯价格便宜，使用方便，但此法毒性较大，若管理不善，缺少防护措施，容易泄露，易发生危险。二氧化氯消毒效果可靠，经济费用不高，适用于医院污水消毒。

（4）臭氧消毒法。此法消毒效率高，无残留物，没有二次污染，操作简便，原料来源方便，但设备投资费用较高。本法是一种有前途、较理想的消毒方法。

（5）其他消毒法。如用钴辐射消毒，碘、溴、重金属离子消毒等。

三、经典案例选编

典型案例一： 医疗废物暂存处的警示标识放置位置不够明显。

违反条款： 医疗废物管理条例第三章第十七条：医疗卫生机构应当建立医疗废物的暂时贮存设施、设备，不得露天存放医疗废物；医疗废物暂时贮存的时间不得超过2d。医疗废物的暂时贮存设施、设备，应当远离医疗区、食品加工区和人员活动区以及生活垃圾存放场所，并设置明显的警示标识和防渗漏、防鼠、防蚊蝇、防蟑螂、防盗以及预防儿童接触等安全措施。

根因追踪： 医院投入不足，重视不够，没有把医疗废物管理工作放在医院工作的重要位置，对医疗废物管理不善可增加医院感染的风险，造成医院环境的污染的意识不足。且没有认识到加强医疗废物处置各环节的管理，不仅可以有效控制医院感染的发生，预防交叉感染，同时也是保护医务工作者及相关人员的有效措施。

改进范例： 医院建立完善的规章制度，严格按照《医疗废物管理条例》的相关规定，加强医护人员以及医疗垃圾暂存处人员关于医疗废物相关知识的培训工作，提高医疗废物管理的认识以及投入，建立医疗废物的暂时贮存设施、设备，统一对医疗废物进行收集存放，不露天存放医疗废物；医疗废物暂时贮存的时间不超过2d。医疗废物的暂时贮存设施、设备，应当远离医疗区、食品加工区和人员活动区以及生活垃圾存放场所，并设置明显的警示标识和防渗漏、防鼠、防蚊蝇、防蟑螂、防盗以及预防儿童接触等安全措施。并且对医疗废物暂存设施以及设备定期消毒和清洁。

典型案例二：处置公司收集间隔时间长，间隔十天或半个月。

违反条款：医疗废物管理条例第二十五条：医疗废物集中处置单位应当至少每 2d 到医疗卫生机构收集、运送一次性医疗废物，并负责医疗废物的贮存、处置。

根因追踪：医疗机构领导对于医疗废物的管理工作不够重视，得过且过，敷衍了事。医疗废物收集过程中监管不严格，与处置公司签订的合同未明确收集时限，或者处置公司管理制度不清晰，没能在规定时间内到医疗机构收集医疗废物。

改进范例：医疗废物管理源头是重中之重，医疗机构的责任重大，医院强化医疗废物的管理工作，制定医疗废物的管理制度、分类收集制度，以及与处置公司签订有效且符合规范的合同，并设置专门的科室（或者专人）如总务科、保卫科进行监管工作。医院与医疗废物处置单位采取有效措施，防止医疗废物流失、泄露、扩散情况的发生。处置公司在规定时限内对医疗废物进行收集处理，医院设置交接登记，随时记录与处置公司的交接时间。若处置单位再次发生收集间隔时间长的现象，可根据《医疗废物管理条例》第四十五条的规定，向卫生行政部门反映情况，对处置公司进行相应的罚款。

典型案例三：医疗机构内设置负责医疗废物管理的监控部门但职责不明确。

违反条款：医疗卫生机构医疗废物管理办法第六条：医疗卫生机构应当设置负责医疗废物管理的监控部门或者专（兼）职人员，履行以下职责：

（1）负责指导、检查医疗废物分类收集、运送、暂时贮存及机构内处置过程中各项工作的落实情况；

（2）负责指导、检查医疗废物分类收集、运送、暂时贮存及机构内处置过程中的职业卫生安全防护工作；

（3）负责组织医疗废物流失、泄漏、扩散和意外事故发生时的紧急处理工作；

（4）负责组织有关医疗废物管理的培训工作；

（5）负责有关医疗废物登记和档案资料的管理；

（6）负责及时分析和处理医疗废物管理中的其他问题。

根因追踪：医疗机构对医疗废物管理工作重视程度不够，认为医疗废物管理是一项耗费资金的工作，没有收入，因此没有把此项工作提高到一个全院重视的位置，敷衍了事。医疗机构内部负责医疗废物管理的专（兼）职人员对于医疗废物管理方面的知识缺乏，培训不足，造成医疗废物处理过程中很容易出现疏忽。医疗机构内医疗废物管理制度不健全、不规范。

改进范例：医疗废物管理关系到医院的形象、行业的形象，也同时关系到医院医疗水平和医疗安全。根据《医疗废物管理条例》和《医疗卫生机构医疗废物管理办法》等法律法规的相关要求，制定医疗废物管理相关制度，设置负责医疗废物管理的监控部门或者专（兼）职人员，严格按照职责划分责任，切实落实到实际工作中，提升医疗废物管理的力度，强化管理的意识，保障医疗安全。

第二十章 营养部医院感染管理

第一节 典型案例

典型案例一： 食堂餐用具清洗不彻底。

违反条款：《餐饮服务食品安全操作规范》10.1 餐用具清洗消毒标准。

根因追踪： 手工清洗时，由于清洗人员层次、素质及接受的培训不足等原因，导致对餐用具清洗不到位、不彻底；机器清洗时，由于操作人员接受的培训不足，导致对机器清洗的步骤和原理并不十分明确，对于餐用具清洗效果缺乏判断依据和能力，导致餐用具清洗不到位。

改进范例： 遵照《推荐的餐用具清洗消毒方法》进行餐用具的清洗消毒，鼓励开展定期餐用具清洗消毒自我评价、评比和监测。餐用具清洗人员必须经过培训并考核合格后，方能上岗从事餐用具清洗工作。餐用具使用后应及时洗净，餐饮具、盛放或接触直接入口食品的容器和工具使用前应消毒。清洗消毒方法参照《推荐的餐用具清洗消毒方法》，宜采用蒸汽等物理方法消毒，因材料、大小等原因无法采用的除外。餐用具消毒设备（如自动消毒碗柜等）应连接电源，正常运转。定期检查餐用具消毒设备或设施的运行状态。采用化学消毒的，消毒液应现用现配，并定时测量消毒液的消毒浓度。从业人员佩戴手套清洗消毒餐用具的，接触消毒后的餐用具前应更换手套。手套宜用颜色区分。消毒后的餐饮具、盛放或接触直接入口食品的容器和工具，应符合 GB14934《食品安全国家标准消毒餐（饮）具》的规定。宜沥干、烘干清洗消毒后的餐用具。使用抹布擦干的，抹布应专用，并经清洗消毒后方可使用。不得重复使用一次性餐饮具。

推荐的餐用具清洗消毒方法

1.清洗方法

采用手工方法清洗的，应按以下步骤进行：

（1）刮掉餐用具表面的食物残渣；

（2）用含洗涤剂的溶液洗净餐用具表面；

（3）用自来水冲去餐用具表面残留的洗涤剂。

采用洗碗机清洗的，按设备使用说明操作。

2.消毒方法

物理消毒：

（1）采用蒸汽、煮沸消毒的，温度一般控制在 100℃，并保持 10min 以上；

（2）采用红外线消毒的，温度一般控制在 120℃以上，并保持 10min 以上；

（3）采用洗碗机消毒的，消毒温度、时间等应确保消毒效果满足国家相关食品安全标准要求。

化学消毒：

主要为使用各种含氯消毒剂消毒，在确保消毒效果的前提下，可以采用其他消毒剂和参数。

方法之一：

使用含氯消毒剂（不包括二氧化氯消毒剂）的消毒方法：

（1）严格按照含氯消毒剂产品说明书标明的要求配制消毒液，消毒液中的有效氯浓度宜在 250mg/L 以上；

（2）将餐用具全部浸入配制好的消毒液中 5min 以上；

（3）用自来水冲去餐用具表面残留的消毒液。

方法之二：

使用二氧化氯消毒剂的消毒方法：

（1）严格按照产品说明书标明的要求配制消毒液，消毒液中的有效氯浓度宜在 100mg/L～150mg/L；

（2）将餐用具全部浸入配制好的消毒液中 10～20min；

（3）用自来水冲去餐用具表面残留的消毒液。

3.保洁方法

（1）餐用具清洗或消毒后宜沥干、烘干。使用抹布擦干的，抹布应专用，并经清洗消毒方可使用，防止餐用具受到污染；

（2）及时将消毒后的餐用具放入专用的密闭保洁设施内。

典型案例二：食堂垃圾分类及管理不到位。

违反条款：《餐饮服务食品安全操作规范》废弃物管理标准。

根因追踪：食堂制备食品，群众到食堂就餐时，均会产生以厨余垃圾为主的大量垃圾。其中，厨余垃圾多包含汤水、油污等，不易处理，且打包转运过程中易造成二次污染，盛放厨余垃圾的容器清理不及时、不彻底；除厨余垃圾外，食堂每日也会产生如玻璃瓶、纸箱、一次性餐具、纸巾等非厨余垃圾，难以落实分类。

改进范例：遵照《餐饮服务食品安全操作规范》进行废弃物的管理和处置。应对不同区域产生的垃圾种类和数量进行预先调查，并根据种类和数量设置垃圾暂存设施。对食堂工作人员、前来就餐人员进行培训和宣教，引导群众自主进行垃圾分类。废弃物处置应设有登记表格，同时与有资质的第三方签订转运协议。根据《沈阳市生活垃圾分类试行办法》要求，食堂垃圾应分两类，即厨余垃圾和其他垃圾，引导患者及家属进行主动分类。建立食堂废弃物管理与初处置规范。

食堂废弃物管理

1. 废弃物存放容器与设施

（1）食品处理区内可能产生废弃物的区域，应设置废弃物存放容器。废弃物存放容器与食品加工制作容器应有明显的区分标识。

（2）废弃物存放容器应配有盖子，防止有害生物侵入、不良气味或污水溢出，防止污染食品、水源、地面、食品接触面（包括接触食品的工作台面、工具、容器、包装材料等）。废弃物存放容器内壁光滑，易于清洁。

（3）在餐饮服务场所外适宜地点，宜设置结构密闭的废弃物临时集中存放设施。

2. 废弃物处置

（1）餐厨废弃物应分类放置、及时清理，不得溢出存放容器。餐厨废弃物的存放容器应及时清洁，必要时进行消毒。

（2）应索取并留存餐厨废弃物收运者的资质证明复印件（需加盖收运者公章或由收运者签字），并与其签订收运合同，明确各自的食品安全责任和义务。

（3）应建立餐厨废弃物处置台账，详细记录餐厨废弃物的处置时间、种类、数量、收运者等信息。

典型案例三： 食堂场所清洁不到位。

违反条款： 《餐饮服务食品安全操作规范》场所清洁标准。

根因追踪： 由于食堂人流量大，食品造成的污迹多为油污，如不及时清理容易形成污块。一些使用频率较低的位置容易遗留卫生死角。卫生间使用频率高，容易造成清洁不及时。食堂场所清洁人员素质、层次不均，责任心不强等。

改进范例： 遵照《餐饮服务食品安全操作规范》进行场所清洁。根据《推荐的餐饮服务场所、设施、设备及工具清洁方法》对相关部位进行清洁，保证清洁频次、效果和质量；卫生间需有清洁记录表格。具体如下：

1. 场所清洁

食品处理区清洁：

（1）定期清洁食品处理区设施、设备。

（2）保持地面无垃圾、无积水、无油渍，墙壁和门窗无污渍、无灰尘，天花板无霉斑、无灰尘。

2. 就餐区清洁

（1）定期清洁就餐区的空调、排风扇、地毯等设施或物品，保持空调、排风扇洁净，地毯无污渍。

（2）营业期间，应开启包间等就餐场所的排风装置，包间内无异味。

3. 卫生间清洁

（1）定时清洁卫生间的设施、设备，并做好记录和展示。

（2）保持卫生间地面、洗手池及台面无积水、无污物、无垃圾，便池内外无污物、无积垢，冲水良好，卫生纸充足。

（3）营业期间，应开启卫生间的排风装置，卫生间内无异味。

20-1-1　推荐的餐饮服务场所、设施、设备及工具清洁方法

场所、设施、设备及工具	频率	使用物品	方法
地面	每天完工或有需要时	扫帚、拖把、刷子、清洁剂	1. 用扫帚扫地 2. 用拖把以清洁剂拖地 3. 用刷子刷去余下污物 4. 用水冲洗干净 5. 用干拖把拖干地面
排水沟	每天完工或有需要时	铲子、刷子、清洁剂	1. 用铲子铲去沟内大部分污物 2. 用清洁剂洗净排水沟 3. 用刷子刷去余下污物 4. 用水冲洗干净
墙壁、门窗及天花板（包括照明设施）	每月一次或有需要时	抹布、刷子、清洁剂	1. 用干抹布去除干的污物 2. 用湿抹布擦抹或用水冲刷 3. 用清洁剂清洗 4. 用湿抹布抹净或用水冲洗干净 5. 用清洁的抹布抹干/风干
冷冻（藏）库	每周一次或有需要时	抹布、刷子、清洁剂	1. 清除食物残渣及污物 2. 用湿抹布擦抹或用水冲刷 3. 用清洁剂清洗 4. 用湿抹布抹净或用水冲洗干净 5. 用清洁的抹布抹干/风干
排烟设施	表面每周一次，内部每年2次以上	抹布、刷子、清洁剂	1. 用清洁剂清洗 2. 用刷子、抹布去除油污 3. 用湿抹布抹净或用水冲洗干净 4. 风干
工作台及洗涤盆	每次使用后	抹布、刷子、清洁剂、消毒剂	1. 清除食物残渣及污物 2. 用湿抹布擦抹或用水冲刷 3. 用清洁剂清洗 4. 用湿抹布抹净或用水冲洗干净 5. 用消毒剂消毒 6. 用水冲洗干净 7. 风干

续表：

场所、设施、设备及工具	频率	使用物品	方法
餐厨废弃物存放容器	每天完工或有需要时	刷子、清洁剂、消毒剂	1.清除食物残渣及污物 2.用水冲刷 3.用清洁剂清洗 4.用水冲洗干净 5.用消毒剂消毒 6.风干
设备、工具	每次使用后	抹布、刷子、清洁剂、消毒剂	1.清除食物残渣及污物 2.用水冲刷 3.用清洁剂清洗 4.用水冲洗干净 5.用消毒剂消毒 6.用水冲洗干净 7.风干
卫生间	定时或有需要时	扫帚、拖把、刷子、抹布、清洁剂、消毒剂	1.清除地面、便池、洗手池及台面、废弃物存放容器等的污物、废弃物 2.用刷子刷去余下污物 3.用扫帚扫地 4.用拖把以清洁剂拖地 5.用刷子、清洁剂清洗便池、洗手池及台面、废弃物存放容器 6.用消毒剂消毒便池 7.用水冲洗干净地面、便池、洗手池及台面、废弃物存放容器 8.用干拖把拖干地面 9.用湿抹布抹净洗手池及台面、废弃物存放容器 10.风干

典型案例四： 食堂工作人员个人卫生情况不合格。

违反条款：《餐饮服务食品安全操作规范》14.3 个人卫生标准。

根因追踪： 食堂从业人员素质参差不齐，层次相对较低，对于个人卫生及食堂从业人员个人卫生要求的概念容易混淆不清。在从业一段时间后，放松对个人卫生的要求，出现散发、涂指甲油、佩戴首饰、化浓妆、不按要求佩戴口罩和手套，不按照要求执行手卫生等。

改进范例：遵照《餐饮服务食品安全操作规范》执行个人卫生。食堂管理人员要经常性对从业人员个人卫生进行监督检查，及时纠正不良个人卫生行为。对全体从业人员在就业前必须进行个人卫生相关培训，考核合格后方能上岗工作。从业人员应按照《餐饮服务从业人员洗手消毒方法》严格执行手卫生要求。要求如下：

1. 个人卫生

（1）从业人员应保持良好的个人卫生。

（2）从业人员不得留长指甲、涂指甲油。工作时，应穿清洁的工作服，不得披散头发，佩戴的手表、手镯、手链、手串、戒指、耳环等饰物不得外露。

（3）食品处理区内的从业人员不宜化妆，应戴清洁的工作帽，工作帽应能将头发全部遮盖住。

（4）进入食品处理区的非加工制作人员，应符合从业人员卫生要求。

2. 口罩和手套

（1）专间的从业人员应佩戴清洁的口罩。

（2）专用操作区内从事下列活动的从业人员应佩戴清洁的口罩：

1）现榨果蔬汁加工制作；

2）果蔬拼盘加工制作；

3）加工制作植物性冷食类食品（不含非发酵豆制品）；

4）对预包装食品进行拆封、装盘、调味等简单加工制作后即供应的；

5）备餐。

（3）专用操作区内从事其他加工制作的从业人员，宜佩戴清洁的口罩。

（4）其他接触直接入口食品的从业人员，宜佩戴清洁的口罩。

（5）如佩戴手套，佩戴前应对手部进行清洗消毒。手套应清洁、无破损，符合食品安全要求。手套使用过程中应定时更换，出现要求重新洗手消毒的情形时，应在重新洗手消毒后更换手套。手套应存放在清洁卫生的位置，避免受到污染。

3. 手部清洗消毒

（1）从业人员在加工制作食品前，应洗净手部，手部清洗宜符合《餐饮服务从业人员洗手消毒方法》。

（2）加工制作过程中，应保持手部清洁。出现下列情形时，应重新洗净手部：

1）加工制作不同存在形式的食品前；

2）清理环境卫生、接触化学物品或不洁物品（落地的食品、受到污染的工具容器和设备、餐厨废弃物、钱币、手机等）后；

3）咳嗽、打喷嚏及擤鼻涕后。

（3）使用卫生间、用餐、饮水、吸烟等可能会污染手部的活动后，应重新洗净手部。

（4）加工制作不同类型的食品原料前，宜重新洗净手部。

（5）从事接触直接入口食品工作的从业人员，加工制作食品前应洗净手部并进行手部消毒，手部清洗消毒应符合《餐饮服务从业人员洗手消毒方法》。加工制作过程中，应保持手部清洁。出现下列情形时，应重新洗净手部并消毒：

1）接触非直接入口食品后；

2）触摸头发、耳朵、鼻子、面部、口腔或身体其他部位后；

3）其他需重新洗净手部的情形。

4.工作服

（1）工作服宜为白色或浅色，应定点存放，定期清洗更换。从事接触直接入口食品工作的从业人员，其工作服宜每天清洗更换。

（2）食品处理区内加工制作食品的从业人员使用卫生间前，应更换工作服。

（3）工作服受到污染后，应及时更换。

（4）待清洗的工作服不得存放在食品处理区。

（5）清洁操作区与其他操作区从业人员的工作服应有明显的颜色或标识区分。

（6）专间内从业人员离开专间时，应脱去专间专用工作服。

餐饮服务从业人员洗手消毒方法

1.洗手程序

（1）打开水龙头，用自来水（宜为温水）将双手弄湿。

（2）双手涂上皂液或洗手液等。

（3）双手互相搓擦20s（必要时，以洁净的指甲刷清洁指甲）。工作服为长袖的应洗到腕部，工作服为短袖的应洗到肘部。

（4）用自来水冲净双手。

（5）关闭水龙头（手动式水龙头应用肘部或以清洁纸巾包裹水龙头将其关闭）。

（6）用清洁纸巾、卷轴式清洁抹手布或干手机干燥双手。

2.标准的清洗手部方法

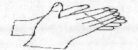 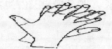 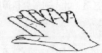

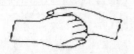 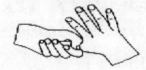 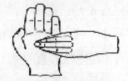

（1）掌心对掌心搓擦；

（2）手指交错掌心对手背搓擦；

（3）手指交错掌心对掌心搓擦；

（4）两手互握互搓指背；

（5）拇指在掌中转动搓擦；

（6）指尖在掌心中搓擦。

3.标准的消毒手部方法

消毒手部前应先洗净手部，然后参照以下方法消毒：

取适量的含醇类或非醇类速干手消毒剂于掌心，按照标准的清洗手部方法充分搓擦双手20~30s，每次不少于3mL，搓擦时保证手消毒剂完全覆盖双手皮肤，直至干燥。

典型案例五： 食堂管理制度不健全、未落实到位。

违反条款： 《餐饮服务食品安全操作规范》13 食品安全管理。

根因追踪： 公立医院食堂，无论是外委单位还是本单位自营食堂，均为辅助性单位，本身并不具备医疗能力或诊疗管理职能，因而文件制度建设是弱项，管理相对薄弱，各项规章制度经常不健全、不落实。

改进范例： 遵照《餐饮服务食品安全操作规范》进行食品安全管理，完善各项食品安全管理制度和文件，建立规范的管理体系。如：根据《食品安全管理制度》，设立食品安全管理机构并配备专职或兼职食品安全管理人员。食品安全管理人员应按规定参加食品安全培训。明确各岗位的食品安全责任，强化过程管理。确定高风险的食品品种和加工制作环节，实施食品安全风险重点防控。制订从业人员健康检查、食品安全培训考核及食品安全自查等计划。定期开展从业人员健康检查、食品安全培训考核及食品安全自查，及时消除食品安全隐患。依法处置不合格食品、食品添加剂、食品相关产品。建立健全食品安全管理档案等。还需建立的制度有《食品安全管理人员制度》《从业人员培训考核制度》《食品安全自查制度》《食品进货查验记录制度》《食品添加剂使用制度》《餐厨废弃物处置制度》《场所及设施设备（如卫生间、空调及通风设施、制冰机等）定期清洗消毒、维护、校验制度》《有害生物防治制度》等。定期修订并完善各项食品安全管理制度，及时对从业人员进行培训考核，并督促其落实。

第二节　典型案例

典型案例一：营养科未独立设置，与病房走廊相通。

违反条款：综合医院建筑设计规范 GB51039-2014 医院建筑设计 5.21.1 营养厨房位置与平面布置应符合以下规定：自成一区，宜邻近病房，并与之有便捷联系通道。WS/T311-2009 医院隔离技术规范 5.1.2.2：关于医院建筑布局分区的要求，同一等级分区的科室相对集中，高危险区的科室宜相对独立，宜与普通病区和生活区分开。

根因追踪：营养部设置存在缺陷，不重视医院感染防控工作。

改进范例：医院食堂选址和建筑布局应该有利于医院感染的防控，要求不得设在易受到污染的区域，不能和病房相通。医院食堂的设置选址应遵从洁污分开的原则，远离病区，应选择地势干燥、有给排水条件和电力供应的区域。应距离粪坑、污水池、垃圾场站、旱厕等污染源 25m 以上，并应设置在粉尘、有害气体、放射性物质和其他扩散性污染源的影响范围之外。应同时符合规划、环保和消防的有关要求。营养厨房应设置主食制作、副食制作、主食蒸煮、副食洗切、冷荤熟食、回民灶、库房、配餐、餐车存放、办公和更衣等用房。

典型案例二：餐厅内未设置洗手设施。

违反条款：医院感染管理办法（2006 年）第十三条：医疗机构应当制定具体措施，保证医务人员的手卫生、诊疗环境条件、无菌操作技术和职业卫生防护工作符合规定要求，对医院感染的危险因素进行控制。WS/T313-2009 医务人员手卫生规范 4.1：医疗机构应制定并落实手卫生管理制度，配备有效、便捷的手卫生设施。

根因追踪：营养部设置存在缺陷，医疗机构不重视手卫生，不重视医院感染防控工作。

改进范例：为了方便医务人员就餐前做好手卫生，应该在餐厅内设置足够数量的手卫生设施，并配备相应的清洗、消毒用品和干手用品或设施，以保证饮食卫生和饮食安全。医疗机构不仅要在病区重视手卫生，对医务人员的生活卫生也要重视，防止医务人员通过手传播疾病，造成感染。

典型案例三：就餐人员穿白大衣等工作服就餐，将听诊器等诊疗用具带入食堂（见下图）。

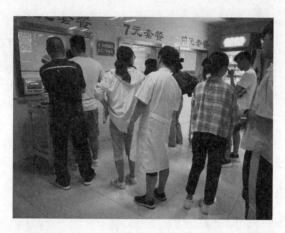

图 20-2-1

违反条款：医院感染管理办法（2006 年）第二十七条：医务人员应当掌握与本职工作相关的医院感染预防与控制方面的知识，落实医院感染管理规章制度、工作规范和要求。WS/T311-2009 医院隔离技术规范 5.1.2.1：应明确服务流程，保证洁、污分开，防止因人员流程、物品流程交叉导致污染。

根因追踪：制度不健全，工作人员防控感染的意识淡薄，监督检查力度不够。

改进范例：建立健全制度，加强培训，提高医务人员医院感染防控的意识。在营养科入门处设置挂工作服的提示语，对全院医务人员、工勤人员进行普及培训，提高医院感染防控意识。听诊器等诊疗用具是接触患者的物品，是低度危险物品，应该在病区或门诊使用，不能带入食堂，防止疾病传播。营养部应加强制度落实和日常监督。

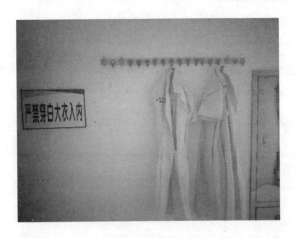

图 20-2-2

典型案例四：订餐人员、送餐人员不注重手卫生。

违反条款：医院感染管理办法（2006 年）第十三条：医疗机构应当制定具体措施，保证医务人员的手卫生、诊疗环境条件、无菌操作技术和职业卫生防护工作符合规定要求，对医院感染的危险因素进行控制。WS/T313-2009 医务人员手卫生规范 6.1 洗手与卫生手消毒应遵循的原则：接触患者周围环境及物品后，处理药物或配餐前。

根因追踪：工作人员缺乏相关培训，外聘人员多，工作人员自身素质、卫生习惯参差不齐，感染防控意识淡薄，监管不到位。

改进范例：订餐人员和送餐人员在病区内走动，接触患者的周围环境和物品，同时还接触入口食品。应该加强订餐人员和送餐人员的岗前培训和考核，加强手卫生依从性。在下列时点应做好个人手卫生：①在餐车上；②处理弄污的设备或饮食用具后；③咳嗽、打喷嚏或擤鼻子后；④触摸耳朵、鼻子、头发、口腔或身体其他部位后；⑤从事任何可能会污染双手的活动（如处理货物、执行清洁任务）后；⑥离开病区后，进入下一个病区前。

典型案例五：营养部工作人员工作服脏，未系纽扣。

违反条款：医院感染管理办法（2006 年）第二十五条：医疗机构应当制定对本机构工作人员的培训计划，对全体工作人员进行医院感染相关法律法规、医院感染管理相关工作规范和标准、专业技术知识的培训。食品安全法（2015 年）第三十三条（八）：食品生产经营人员应当保持个人卫生，生产经营食品时，应当将手洗净，穿戴清洁的工作衣、帽等。销售无包装的直接入口食品时，应当使用无毒、清洁的容器、售货工具和设备。

根因追踪：未建立食堂人员管理规章制度，管理不到位。

改进范例：建章立制，加强管理。员工工作时，工作衣帽应穿戴整洁、干净，在规定位置佩戴工牌号和工作证。工作服只能在工作区域或相关地点穿戴，不得进入作业区域以外的地点，必须按规定围腰带操作，不得拖拽；不得裸背敞胸、穿便装，上班时间应穿工作鞋，不得穿拖鞋、水鞋、凉鞋。做好个人卫生，衣装整洁才有利于做好饮食卫生，保证饮食安全，防止发生医院感染事件。

典型案例六：营养部工作人员存在不良的卫生习惯（工作时吸烟、长指甲、戴戒指等）。

违反条款：医院感染管理办法（2006 年）第二十七条：工勤人员应当掌握有关预防和控制医院感染的基础卫生学和消毒隔离知识，并在工作中正确运用。食品安全法（2015 年）第三十三条（八）：食品生产经营人员应当保持个人卫生，生产经营食品时，应当将手洗净，穿戴清洁的工作衣、帽等。销售无包装的直接入口食品时，应当使用无毒、清洁的容器、售货工具和设备。

根因追踪：工作人员对食品安全法不了解，缺乏相关培训，卫生习惯不良。

改进范例：工作人员要有卫生健康证，应该具备疾病防控意识。工作时要穿工作服、戴帽子，严禁上班时吸烟；勤剪指甲、勤洗澡、勤理发，不要随地吐痰，勤换衣服，脏污时随时更换；勤洗手，医院感染病原菌最重要的媒介是污染的手，因此要加强正确洗手方法的落实，特别是养成干活前先洗手的习惯（六步洗手法）。干活时手不要东摸西摸，避免让手接触或沾染成品食物与器具。尽量利用夹子、勺子等取用食物，发饭时戴口罩，不要让患者围在饭车周围，手指不要伸入碗的内面，盖子应内面朝上。餐具用后应立即洗净沥干后放入固定容器内，不要面向食品说话、咳嗽，不准用手直接抓拿出售食品。工作中必须自查食物是否变质、变味，发现问题及时处理。

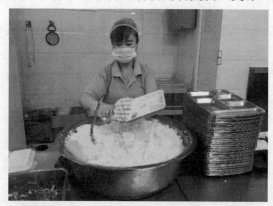

图 20-2-3

典型案例七：未建立感染规章制度及工作规范。

违反条款：医院感染管理办法（2006 年）第十三条：医疗机构应当制定具体措施，保证医务人员的手卫生、诊疗环境条件、无菌操作技术和职业卫生防护工作符合规定要求，对医院感染的危险因素进行控制。

根因追踪：医院负责领导及医院感染管理委员会未能督促营养部建立相关制度，营养部负责人未承担起岗位职责。

改进范例：加强组织领导，重视营养餐厅的医院感染预防与控制，贯彻落实《食品卫生法》《饮食建筑设计规范（JGJ64-89）》《卫生部关于推行食品卫生监督量化分级管理制度的通知》和《医院感染管理办法》等法律、规章、标准的规定，并结合本院实际情况健全规章制度。如：卫生管理制度、奖罚制度、消毒制度、食品采购制度、食品保管制度、个人卫生制度等。指定专人负责监督和检查各项管理制度的落实，医院感染管理科不定期抽查。

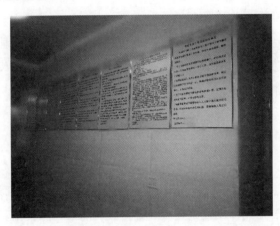

图 20-2-4

典型案例八：餐厅功能分区不明确，生熟不分。

违反条款：中华人民共和国传染病防治法第五十一条：医疗机构的基本标准、建筑设计和服务流程，应当符合预防传染病医院感染的要求。WS/T311-2009 医院隔离技术规范 4.1：在新建、改建与扩建时，建筑布局应符合医院卫生学要求，并应具备隔离预防的功能，区域划分应明确、标识清楚。5.1.2.1：应明确服务流程，保证洁、污分开，防止因人员流程、物品流程交叉导致污染。

根因追踪：营养部规划及建设成立时，未考虑到合理布局。

改进范例：营养餐厅的建设和设计应符合医院感染防控的要求，应具备隔离预防的功能，流程要严格执行"生进熟出一条龙"的布局要求，更加注重卫生要求，使各功能间相对独立、封闭，功能区分明确合理，确保卫生和饮食的安全。凉菜间设有缓冲间，有更衣、洗手、制冷和消毒设施，洗切间将洗切蔬菜、水果与洗切肉禽类和水产品等生食的水池、刀、板、案蹲等分开设置。克服食品制作相互间容易交叉污染的结构弊端，每个功能区域有实际物理屏障和明显标志，并有"五防"（防蝇、防尘、防鼠、防毒、防潮）措施，从源头和根本上解决饮食安全管理问题。

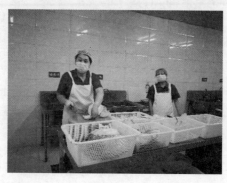

图 20-2-5

典型案例九：环境卫生未按时进行清洁。

违反条款：WS/T512-2016 医疗机构环境表面清洁与消毒管理规范 3.12：低度风险区域，基本没有患者或患者只作短暂停留的区域。6.2：不同风险区域应实施不同等级的环境清洁与消毒管理，低度风险区域，环境清洁是清洁级，采取湿式卫生方式，每天 1～2 次。

根因追踪：制度不健全，营养部负责人未督察到位，工勤人员清洁消毒落实不到位，培训不到位。

改进范例：制定营养部清洁制度，环境要清洁、通风。营养部属于低度风险区域，采取湿式卫生的清洁方式，并做到定人、定工具（清洁、污染工具分区使用、放置）、定时间、定质量，分片包干，做到清洁保洁，无垃圾污物、无异味、无蚊蝇、无鼠害。按照设备分工和划分的卫生区域，经常打扫、洗刷。做到每日清洁 1～2 次，工作厨台、橱柜下内侧及厨房死角应特别注意清扫，防止残留食物腐蚀，达到区域内环境干净、干燥、无尘、无污垢、无碎屑、无异味等，确保厨房环境卫生。

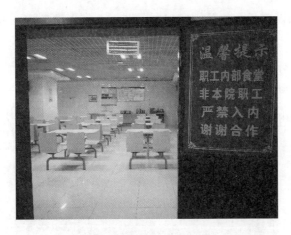

图 20-2-6

典型案例十：营养部工作人员不知道什么是医院感染。

违反条款：中华人民共和国传染病防治法第十条：医疗机构应当定期对其工作人员进行传染病防治知识、技能的培训。医院感染管理办法（2006 年）第二十五条：医疗机构应当制定对本机构工作人员的培训计划，对全体工作人员进行医院感染相关法律法规、医院感染管理相关工作规范和标准、专业技术知识的培训。医院感染管理办法（2006 年）第二十七条：医务人员应当掌握与本职工作相关的医院感染预防与控制方面的知识，落实医院感染管理规章制度、工作规范和要求。工勤人员应当掌握有关预防和控制医院感染的基础卫生学和消毒隔离知识，并在工作中正确运用。

根因追踪：工勤人员医院感染相关知识培训不到位。

改进范例：为有效控制医院感染，医院各类人员均应接受医院感染相关知识的培训。后勤人员应掌握消毒、灭菌、隔离基本知识和消毒剂的选择、洗手知识。医院各类物体表面的消毒和废物分类、运转、储存与处理。定期学习食品安全法与医院感染有关知识教育，新进人员上岗前培训，以后每年进行不少于 2 次知识更新的培训。提高营养部工作人员职业和专业素质，提高医院感染防控意识，以便及时有效地发现工作中的各种问题和薄弱环节，有针对性地进行改进，避免医院感染的发生。

典型案例十一：生与熟、成品与半成品、食品与杂物、食品与天然冰未按区域分开放置。

违反条款：食品安全法（2015 年）第三十三条（一）：食品生产经营应当符合食品安全标准，并符合下列要求：具有与生产经营的食品品种、数量相适应的食品原料处理和食品加工、包装、贮存等场所，保持该场所环境整洁，并与有毒、有害场所以及其他污染源保持规定的距离。

根因追踪： 未设置相关物品固定放置区域，工作人员未按要求放置相关物品。

改进范例： 应加强营养部的管理和监管，严格落实法规和制度。食品应按未处理品、半成品、成品分别放置，生、熟食品分开。冷藏室和常温室应有防毒、防鼠、防蝇、防虫和控制温度、湿度的设施，保持室内清洁卫生和空气流通，严禁污染、变质食品入库。营养科内布局合理，厨房与辅助用房应分区设置，厨房内布局应做到生进熟出一条龙。

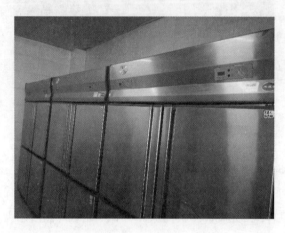

图 20-2-7

典型案例十二： 直接入口的食品与食品原料未分库冷藏。

违反条款： 中华人民共和国传染病防治法第二十一条：医疗机构必须严格执行国务院卫生行政部门规定的管理制度、操作规范，防止传染病的医源性感染和医院感染。医院感染管理办法（2006年）第二十七条：工勤人员应当掌握有关预防和控制医院感染的基础卫生学和消毒隔离知识，并在工作中正确运用。食品安全法（2015年）第三十三条（四）：具有合理的设备布局和工艺流程，防止待加工食品与直接入口食品、原料与成品交叉污染，避免食品接触有毒物、不洁物。

根因追踪： 营养部负责人督促不到位，冷库分类制度不明确，工作人员防病意识欠缺，未按要求分类存放食品。

改进范例： 明确冷库分类制度，加强督察及检查力度，采取不间断检查方式，对冷库分类情况进行监督管理，发现问题时立即当面针对问题与食堂管理人员讨论，积极引导，防范隐患，限期修改。加强监督和管理，同时加强工作人员培训，提高防病意识，预防医院感染。

典型案例十三： 未消毒餐具与消毒餐具未分开放置，无明显标志。

违反条款： 医院感染管理办法（2006年）第二十七条：工勤人员应当掌握有关

预防和控制医院感染的基础卫生学和消毒隔离知识，并在工作中正确运用。食品安全法（2015 年）第五十六条：餐饮服务提供者应当定期维护食品加工、贮存、陈列等设施、设备；定期清洗、校验保温设施及冷藏、冷冻设施。餐饮服务提供者应当按照要求对餐具、饮具进行清洗消毒，不得使用未经清洗消毒的餐具、饮具；餐饮服务提供者委托清洗消毒餐具、饮具的，应当委托符合本法规定条件的餐具、饮具集中消毒服务单位。

根因追踪：医院未建立规章制度，布局不合理，没有建立未消毒餐具与消毒餐具区域标识。

改进范例：医院建立健全管理规章制度，建立合理的区域布局，分别设置未消毒餐具放置区和消毒餐具放置区，并设立警示的标识；营养部负责人加强督察及指引，使用餐的人员能够养成良好的习惯。消毒食（饮）具应有专门的存放柜，避免与其他杂物混放，并对存放柜定期进行消毒处理，保持其干燥、洁净。有条件的单位应配备消毒设备，并严格按操作规程使用。

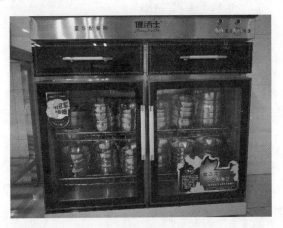

图 20-2-8

典型案例十四：操作间、厨房未设置洗手装置。

违反条款：医院感染管理办法（2006 年）第十三条：医疗机构应当制定具体措施，保证医务人员的手卫生、诊疗环境条件、无菌操作技术和职业卫生防护工作符合规定要求，对医院感染的危险因素进行控制。食品安全法（2015 年）第三十三条（二）：具有与生产经营的食品品种、数量相适应的生产经营设备或者设施，有相应的消毒、更衣、盥洗、采光、照明、通风、防腐、防尘、防蝇、防鼠、防虫、洗涤以及处理废水、存放垃圾和废弃物的设备或者设施。

根因追踪：医院营养部设置存在缺陷，不重视医院感染防控工作。

改进范例：按照管理要求进行增添操作间、厨房的洗手装置，加强培训，提高手卫生意识，从而提高手卫生依从性。洗手消毒设施要求：①食品处理区内应设置足够数量的洗手设施，其位置应设置在方便员工的区域。②洗手消毒设施附近应设有相应的清洗、消毒用品和干手用品或设施。员工专用洗手消毒设施附近应有洗手消毒方法标识。③洗手设施的排水应具有防止逆流、有害动物侵入及臭味产生的装置。④洗手池的材质应为不透水材料，结构应易于清洗。⑤水龙头宜采用脚踏式、肘动式或感应式等非手触动式开关，并宜提供温水。中央厨房专间的水龙头应为非手触动式开关。⑥就餐场所应设有足够数量的供就餐者使用的专用洗手设施。

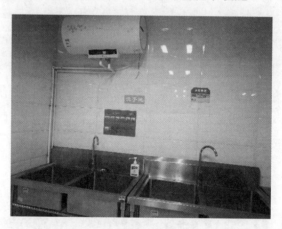

图 20-2-9

典型案例十五：医院送餐车与生活垃圾、医用垃圾共用一个通道、一部电梯。

违反条款：WS/T311-2009 医院隔离技术规范 5.1.2.1：应明确服务流程，保证洁、污分开，防止因人员流程、物品流程交叉导致污染。食品安全法（2015 年）第三十三条（六）：贮存、运输和装卸食品的容器、工具和设备应当安全、无害，保持清洁。防止食品污染，并符合保证食品安全所需的温度、湿度等特殊要求，不得将食品与有毒、有害物品一同贮存、运输。饮食建筑设计规范 JGJ64-89 第 2.0.2 条：饮食建筑严禁建于产生有害、有毒物质的工业企业防护地段内；与有碍公共卫生的污染源应保持一定距离，并须符合当地食品卫生监督机构的规定。第 2.0.3 条：饮食建筑的基地出入口应按人流、货流分别设置，妥善处理易燃、易爆物品及废弃物等的运存路线与堆场。

根因追踪：医院布局不合理，未设立专用通道；或工作人员为外聘人员，没有经过培训就上岗，为了方便不走送餐车专用梯。

改进范例：医院设置专用的清洁货梯，或者按时间段设置专用送餐电梯，以保证食品卫生和食品安全。做到洁、污分开，制定送餐的流程和规章制度，对送餐工作人员进行岗前培训，加强督察，保证流程和制度的落实。

典型案例十六： 盛放饭菜的餐具不清洁，餐具有可见污渍。

违反条款： 医院感染管理办法（2006年）第二十七条：工勤人员应当掌握有关预防和控制医院感染的基础卫生学和消毒隔离知识，并在工作中正确运用。食品安全法（2015年）第三十三条（五）：餐具、饮具和盛放直接入口食品的容器，使用前应当洗净、消毒，炊具、用具用后应当洗净，保持清洁。（七）：直接入口的食品应当使用无毒、清洁的包装材料、餐具、饮具和容器。餐具消毒卫生标准3.1：物理消毒（包括蒸汽、煮沸等热消毒）。食（饮）具必须表面光洁、无油渍、无水渍、无异味。3.2：化学（药物）消毒。食（饮）具表面必须无泡沫、无消毒剂的味道，无不溶性附着物。

根因追踪： 工作人员对餐具清洁不彻底，营养科监管不到位，工作人员防控感染的意识淡薄。

改进范例： 消毒餐具的卫生标准是清洁、干爽、无油腻、无油垢、无水渍、无异味、无洗消剂的味道、无不溶性附着物，应制定食品加工设备及工具清洗和消毒制度，配餐用具使用后应及时洗洁，定位存放，保持清洁。加强培训，提高认识，制定惩罚制度，加强监管。

典型案例十七： 医院营养部个别工作人员未取得健康证。

违反条款： 食品安全法（2015年）第四十五条：食品生产经营者应当建立并执行从业人员健康管理制度。患有国务院卫生行政部门规定的有碍食品安全疾病的人员，不得从事接触直接入口食品的工作。从事接触直接入口食品工作的食品生产经营人员应当每年进行健康检查，取得健康证明后方可上岗工作。餐饮服务食品安全操作规范〔2011〕395号第九条（三）：组织从业人员进行健康检查，依法将患有有碍食品安全疾病的人员调整到不影响食品安全的工作岗位。

根因追踪： 医院领导不重视医院感染防控工作，监管不到位，执行《食品安全法》力度不够，未建立相关制度。

改进范例： 医院营养部新入职人员经身体检查合格后，由当地疾病预防控制中心或经卫生行政部门审批承担预防性健康检查的医疗机构颁发健康证后，才可上岗。医院建立规章制度，并建立工作人员健康证展示板（见下图）。坚决杜绝传染病人做营养部的工作，以防造成传染病的传播，从而发生医院感染暴发。

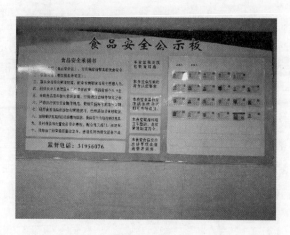

图 20-2-10

典型案例十八：医院营养部食品储存杂乱，有过期食品未及时清理丢弃。

违反条款：食品安全法（2015 年）第五十四条：食品经营者应当按照保证食品安全的要求贮存食品，定期检查库存食品，及时清理变质或者超过保质期的食品。食品安全法（2015 年）第四十七条：食品生产经营者应当建立食品安全自查制度，定期对食品安全状况进行检查评价。生产经营条件发生变化，不再符合食品安全要求的，食品生产经营者应当立即采取整改措施；有发生食品安全事故潜在风险的，应当立即停止食品生产经营活动，并向所在地县级人民政府食品安全监督管理部门报告。

根因追踪：营养部未建立相关制度，或制度落实不到位，人员配备不足，工作繁忙。

改进范例：应完善相关制度，食品应当分类、分架存放，距离墙壁、地面均在10cm 以上并定期检查。使用应遵循先进后出的原则，变质和过期食品应及时清除。配备工作人员数量要满足工作需要，加强制度落实和日常监管。

典型案例十九：医院食堂采购的散装食品无标识。

违反条款：食品安全法（2015 年）第五十四条：食品经营者应当按照保证食品安全的要求贮存食品，定期检查库存食品，及时清理变质或者超过保质期的食品。食品经营者贮存散装食品，应当在贮存位置标明食品的名称、生产日期或者生产批号、保质期、生产者名称及联系方式等内容。

根因追踪：采购人员未落实相关制度，食品安全意识淡薄。

改进范例：采购时应索取购货凭据并记录，便于溯源，批量采购食品时，还应索取食品卫生许可证、检验合格证明等。提高安全意识，防止发生群体性感染事件。采购的符合要求的散装食品应盛装于容器内，加盖密封并张贴标识。

典型案例二十：营养部未做到定期检查冰箱、冷藏室及冷冻室温度。

违反条款：食品安全法（2015年）第五十六条：餐饮服务提供者应当定期维护食品加工、贮存、陈列等设施、设备；定期清洗、校验保温设施及冷藏、冷冻设施。

根因追踪：制度不完善，工作人员未按要求落实工作。

改进范例：完善管理制度并落实制度，每日专人负责检查食品冷藏、冷冻贮藏的温度，最好设立登记制度，领导加强检查及督促，以确保食物新鲜。

典型案例二十一：烹调用的操作面、切菜板、菜刀未分类使用。

违反条款：中华人民共和国传染病防治法第二十一条：医疗机构必须严格执行国务院卫生行政部门规定的管理制度、操作规范，防止传染病的医源性感染和医院感染。医院感染管理办法（2006年）第二十七条：工勤人员应当掌握有关预防和控制医院感染的基础卫生学和消毒隔离知识，并在工作中正确运用。

根因追踪：食堂工作人员均为外聘人员，其自身学历浅，个别工作人员未经过正规培训和学习即上岗。因此，对由于与饮食不洁造成的不良后果认知不足，对由此给患者造成的危害观念模糊。

改进范例：制定明确的分类使用制度，针对上岗人员培训到位，落实制度。凡烹调用的操作面、切菜板、菜刀等，应分蔬菜用、水产类用、肉食类用三种。并应做到生、熟分开，冰箱应每周清洁一次，公用食具用后必须消毒。

典型案例二十二：工作人员患有化脓性皮肤病，未调离岗位。

违反条款：医院感染管理办法（2006年）第二十七条：工勤人员应当掌握有关预防和控制医院感染的基础卫生学和消毒隔离知识，并在工作中正确运用。食品安全法（2015年）第四十五条：食品生产经营者应当建立并执行从业人员健康管理制度。患有国务院卫生行政部门规定的有碍食品安全疾病的人员，不得从事接触直接入口食品的工作。从事接触直接入口食品工作的食品生产经营人员应当每年进行健康检查，取得健康证明后方可上岗工作。安全操作规范〔2011〕395号第九条（三）：组织从业人员进行健康检查，依法将患有有碍食品安全疾病的人员调整到不影响食品安全的工作岗位。安全操作规范〔2011〕395号第九条（四）：餐饮服务提供者应建立每日晨检制度。有发热、腹泻、皮肤伤口或感染、咽部炎症等有碍食品安全病症的人员，应立即离开工作岗位，待查明原因并将有碍食品安全的病症治愈后，方可重新上岗。

根因追踪：营养部负责人对工作人员管理不到位，食堂工作人员对制度不了解或对于自己身体出现的问题隐瞒不报。

改进范例：工作人员必须经过从业前的体格检查，建立个人健康档案，每年体检一次。对有传染病、化脓性皮肤病和肝炎病毒携带者应调离工作岗位。有腹泻、皮肤伤口或者感染、咽部炎症等有碍食品卫生病症的，应该立即脱离工作岗位，待查明原因或者治愈后，方可重新上岗。加强培训，提高认识，使工作人员树立正确的观念；对由于与自身带病工作造成的不良后果要有足够的认识。做到主动报告，及时报告，并暂时调离工作岗位。

典型案例二十三：餐具未消毒。

违反条款：医院感染管理办法（2006 年）第二十七条：工勤人员应当掌握有关预防和控制医院感染的基础卫生学和消毒隔离知识，并在工作中正确运用。食品安全法（2015 年）第五十六条：餐饮服务提供者应当按照要求对餐具、饮具进行清洗消毒，不得使用未经清洗消毒的餐具、饮具；餐饮服务提供者委托清洗消毒餐具、饮具的，应当委托符合本法规定条件的餐具、饮具集中消毒服务单位。

根因追踪：消毒设备与餐具配备不足，未制定食品加工设备及工具清洗和消毒制度，工作人员消毒意识淡薄，未按要求落实消毒制度。

改进范例：应制定食品加工设备及工具清洗和消毒制度，上岗培训，配备充足的消毒设备，保障做到餐具一用一清洗消毒。严格处置清洗消毒不合格餐具，发现清洗消毒不合格的餐具，要立即重新清洗消毒。必须保证餐具清洗消毒合格，加强监管，以控制由于清洁消毒不合格造成的隐患，防止疾病感染事件的发生。

典型案例二十四：未进行食堂工作人员感染知识培训。

违反条款：《中华人民共和国传染病防治法》第十条：医疗机构应当定期对其工作人员进行传染病防治知识、技能的培训。《医院感染管理办法（2006 年）》第二十五条：医疗机构应当制定对本机构工作人员的培训计划，对全体工作人员进行医院感染相关法律法规、医院感染管理相关工作规范和标准、专业技术知识的培训。

根因追踪：医院主管领导未重视，医院感染科未组织相关培训。

改进范例：医院感染管理部门要制定营养部的医院感染知识培训计划，以讲课、座谈、观看宣传教育片、网上学习等形式培训，以现场讲课为主，图文并茂，现场演示，每年组织不少于 2 次的培训，人员调动时，要重新进行培训，培训考核合格方可上岗。培训的内容应包括：①预防和控制感染发生的目的、意义；②预防和控制感染的基础卫生学；③消毒隔离基础知识；④相关餐具、洁具及清洁用具、清洁物品的正确使用；⑤清洁程序及清洁方法；⑥手卫生；⑦职业安全和个人防护；⑧医院废物管理；⑨相关法律、法规及规范的知识。

典型案例二十五：工作人员未掌握餐具消毒标准。

违反条款：医院感染管理办法（2006 年）第二十七条：工勤人员应当掌握有关预防和控制医院感染的基础卫生学和消毒隔离知识，并在工作中正确运用。

根因追踪：营养科未建立餐具消毒标准，对营养科工作人员培训不到位。

改进范例：建立完善的餐具消毒制度和标准，做好岗前培训，以便工作人员很好地落实餐具消毒标准，使餐具消毒合格。刀架、食品机械设备、砧板使用热水（至少90℃）冲洗 1min；不锈钢容器使用含氯消毒剂 250mg/L 擦拭，作用时间 30min 后清水冲洗干净，或采用开水浸泡的方法，其他用具如刀、铲、勺、厨具使用煮沸消毒。热力消毒包括煮沸、蒸汽、红外线消毒等。煮沸、蒸汽消毒保持 100℃作用 10min；红外线消毒一般控制温度 120℃，作用 15～20min；洗碗机消毒一般水温控制 85℃，冲洗消毒 40s 以上。用于食（饮）具消毒剂如含氯制剂，一般使用含有效氯 250mg/L 的浓度，餐（饮）具全部浸泡入液体中，作用 5min 以上。

典型案例二十六：工作人员在食品加工区域内缝补工作服。

违反条款：WS/T311-2009 医院隔离技术规范 5.1.2.1：应明确服务流程，保证洁、污分开，防止因人员流程、物品流程交叉导致污染。

根因追踪：营养部未建立相关管理制度，工作人员未掌握及落实工作制度。

改进范例：制定明确的管理制度，对各食堂管理人员及全体工作人员采取有针对性的培训方式，并通过培训提出合理性改进措施，面对面进行食品卫生法知识的宣教；用于食品加工操作的设备及工具，不可用作于食品加工无关的用途；个人衣物及私人物品不得带入食品处理区；食品处理区内不得有抽烟、饮食及其他可能污染食物的行为；食品加工区加强督察及检查力度；对工作人员的问题给予正确引导，建立奖惩制度。

典型案例二十七：切配区域与原料区域区分不明确，位置不合理，加工工具及容器未区分。

违反条款：中华人民共和国传染病防治法第二十一条：医疗机构必须严格执行国务院卫生行政部门规定的管理制度、操作规范，防止传染病的医源性感染和医院感染。医院感染管理办法（2006 年）第二十七条：工勤人员应当掌握有关预防和控制医院感染的基础卫生学和消毒隔离知识，并在工作中正确运用。食品安全法（2015 年）

第三十三条（四）：具有合理的设备布局和工艺流程，防止待加工食品与直接入口食品、原料与成品交叉污染，避免食品接触有毒物、不洁物。食品安全法（2015年）第三十三条（五）：餐具、饮具和盛放直接入口食品的容器，使用前应当洗净、消毒，炊具、用具用后应当洗净，保持清洁。

根因追踪：营养部管理规章制度不健全，工作人员对医院感染防控意识淡薄。

改进范例：建立健全管理规章制度，并做好岗前培训，提高工作人员的医院感染防控意识，重视食品卫生和食品安全。切配好的半成品应避免污染，与原料分开存放，并应根据性质分类存放；切配好的食品应按照加工操作规程在规定时间内使用；已盛装食品的容器不得直接置于地上以防止食品污染；生熟食品的加工工具及容器选用不同款式以区分使用；加强监督管理，发生问题时立即当面针对问题与食堂管理人员讨论，积极引导，防范隐患。对严重问题写成书面反馈单，反馈给食堂主管领导，要求限期整改，确保食品安全。

典型案例二十八：烹调加工卫生不符合要求。

违反条款：中华人民共和国传染病防治法第十条：医疗机构应当定期对其工作人员进行传染病防治知识、技能的培训。医院感染管理办法（2006年）第二十五条：医疗机构应当制定对本机构工作人员的培训计划，对全体工作人员进行医院感染相关法律法规、医院感染管理相关工作规范和标准、专业技术知识的培训。第二十七条：工勤人员应当掌握有关预防和控制医院感染的基础卫生学和消毒隔离知识，并在工作中正确运用。

根因追踪：工作人员未遵守食堂管理规章制度，食堂工作人员均为外聘人员，其自身学历浅，个别工作人员未经过正规培训和学习即上岗。因此，对由于与饮食卫生造成的不良后果认知不足，对由此给患者造成的危害观念淡薄。

改进范例：医院感染管理部门要制订营养部的医院感染知识培训计划，以讲课、座谈、观看宣传教育片、网上学习等形式培训，以现场讲课为主，图文并茂，现场演示，提高工作人员的医院感染防控意识。加强清洁工作和消毒工作，重视食品卫生和食品安全，腐败变质或者其他感官性状异常的不得进行烹调加工，不得将回收后的食品（包括辅料）经烹调加工后再次供应，需要熟制加工的食品应当烧熟煮透，其加工时食品中心温度应不低于70℃。加工后的成品或半成品原料分开存放，需要冷藏的熟质品应尽快冷却后再冷藏。

典型案例二十九：发生疑似消化道感染暴发事件，短期内多位住院患者因为饮食不洁而腹泻，其腹泻为水样便，大便次数每日 3～5 次。在患者发生腹泻后，进行食堂相关餐饮具、操作台及工作人员手的采样，结果显示：大量细菌生长，如肺炎克雷伯菌、鲁氏不动杆菌、嗜水气单胞菌、阴沟肠杆菌等。

违反条款：中华人民共和国传染病防治法第二十一条：医疗机构必须严格执行国务院卫生行政部门规定的管理制度、操作规范，防止传染病的医源性感染和医院感染。医院感染管理办法（2006 年）第二十七条：工勤人员应当掌握有关预防和控制医院感染的基础卫生学和消毒隔离知识，并在工作中正确运用。

根因追踪：食堂环境卫生差，食堂工作人员均为外聘人员，其自身学历浅，个别工作人员未经过正规培训和学习即上岗。因此，对由于与饮食不洁造成的不良后果认知不足，对由此给患者造成的危害认识模糊，医院对营养科工作人员的培训效果不佳。

改进范例：医院领导重视，全面整改，率领相关部门亲临现场观察状况，指导工作，并召开医院感染管理委员会会议，讨论解决问题的方法。医院感染管理科向院领导提出建设性建议，对食堂进行新建并增添消毒设备，使用不锈钢餐具以便于清洗消毒，并加强对就餐环境的卫生处置。对各食堂管理人员及全体工作人员采取有针对性的培训方式，并通过培训提出合理性改造措施，如面对面进行食品卫生法知识的宣教，强调购进新鲜食蔬的重要性，强化洗手观念和方法等，收到了较好的效果。加强督察及检查力度，医院采取不间断检查方式，即每月由主管领导与医院感染管理科主要人员组成专项检查组，对各个食堂工作情况进行监督管理，主要检查健康证、时蔬肉类情况及购进台账、餐饮具、保洁柜、消毒柜、工作人员自身卫生的情况，特别是洗手设施设备、手卫生、操作台案、生熟台案分开使用状况等，以及各项规章制度的落实情况，重点是消毒情况。发生问题时立即当面针对问题与食堂管理人员讨论，积极引导，防范隐患，立即整改。

典型案例三十：工作人员将个人物品带入食品处理区。

违反条款：餐饮服务食品安全操作规范（2011）395 第十二条（五）：不得将私人物品带入食品处理区。

根因追踪：营养部未建立相关管理制度，工作人员未落实工作制度。

改进范例：营养部设立更衣间，工作人员上岗前更换工作服，将个人衣物储存于个人物品柜内，更衣处宜按全部工作人员男女分设，每人一格更衣柜，其尺寸为 0.50m×0.50m×0.50m。不得将私人物品带入食品处理区，建立相关奖罚制度。

典型案例三十一：营养部采购的肉类来源不明，未见检疫标识。

违反条款：食品安全法（2015年）第三十四条（八）：经营未按规定进行检疫或者检疫不合格的肉类，或者生产经营未经检验或者检验不合格的肉类制品。

根因追踪：监管不到位；采购人员未重视食品采购质量。

改进范例：禁止采购以下食品：①腐败变质、油脂腐败、霉变、生虫、污秽不洁、混有异物或者其他感官性异常，含有毒、有害物质或者被有毒、有害物质污染的食品。②未经兽医卫生检验或者检验不合格的肉类及其产品。③超过保质期限或不符合食品标签规定的定型包装食品。④其他不符合食品卫生标准和要求的食品。加强培训，采买人员提高意识，营养科有健全的监管制度。

第三节　典型案例

典型案例一：医院营养科将买来的菜、肉等原材料随意堆在走廊，医护人员、患者、转运垃圾的车都能从该走廊经过。

违反条款：《中华人民共和国食品安全法》第三十三条：食品生产经营应当符合食品安全标准，并符合下列要求：①具有与生产经营的食品品种、数量相适应的食品原料处理和食品加工、包装、贮存等场所，保持该场所环境整洁，并与有毒、有害场所以及其他污染源保持规定的距离；②具有与生产经营的食品品种、数量相适应的生产经营设备或者设施，有相应的消毒、更衣、盥洗、采光、照明、通风、防腐、防尘、防蝇、防鼠、防虫、洗涤以及处理废水、存放垃圾和废弃物的设备或者设施；③有专职或者兼职的食品安全专业技术人员、食品安全管理人员和保证食品安全的规章制度；④具有合理的设备布局和工艺流程，防止待加工食品与直接入口食品、原料与成品交叉污染，避免食品接触有毒物、不洁物。

根因追踪：营养科卫生意识差，管理混乱，导致原材料储存不够卫生，易造成食源性疾病的广泛传播。

改进范例：严格执行《食品安全法》，将食品原材料单独保存，并保证储存环境的整洁卫生。采取相应的防范和消毒措施将食品储存场所与污染源隔离，并配备专业人员监督。

典型案例二：医院营养科的食品生产人员在生产食品时穿着与外面活动时相同，且没有佩戴帽子。

违反条款：《中华人民共和国食品安全法》第三十三条：食品生产经营应当符合食品安全标准，并符合下列要求：食品生产经营人员应当保持个人卫生，生产经营食品时，应当将手洗净，穿戴清洁的工作衣、帽等；销售无包装的直接入口食品时，应当使用无毒、清洁的容器、售货工具和设备。

根因追踪：医院营养科没有遵循《食品安全法》的要求，对食品生产人员的监管不到位。也没有为食品生产人员订购专门的衣帽，并监督其在生产食品时穿戴整齐。

改进范例：营养科采购工作服、帽子等，并监督食品生产者必须穿戴整齐才能进入食品生产区。设置专人监督其卫生状况，必要时，可将后厨视频实时公开以供监督。

典型案例三：医院营养科为了节省时间，提升效率，购买的蔬菜没有认真洗净，在检测时被发现农药残留超标。

违反条款：《中华人民共和国食品安全法》第三十四条：禁止生产经营致病性微生物，农药残留、兽药残留、生物毒素、重金属等污染物质以及其他危害人体健康的物质含量超过食品安全标准限量的食品、食品添加剂等。

根因追踪：营养科管理不善，没有对蔬菜的清洗过程进行监督，确保其洗净、农药残留低于国家标准。营养科的失职有可能对医院员工的身体健康造成不利影响。

改进范例：进一步加大力度学习《食品安全法》，确保采买、洗菜等环节流程规范，制定规范，严格规定蔬菜的清洗次数，保证将农药残留降到最低值。

典型案例四：医院营养科的面包过期了两天，营养科员工认为问题不大，将面包稍微加工后用作早餐原料。

违反条款：《中华人民共和国食品安全法》第三十四条：禁止生产经营下列食品、食品添加剂、食品相关产品：用超过保质期的食品原料、食品添加剂生产的食品、食品添加剂。

根因追踪：营养科没有充分重视食品安全法的规定，没有将院内食品安全和卫生摆在首要位置，容易造成院内大范围的食品安全问题。

改进范例：按照《食品安全法》的要求，超过保质期的原材料禁止用于进一步生产加工，应及时处理、扔掉，防止被其他员工误食。

典型案例五：医院营养科由于饭菜味道不佳，收入逐渐减少。为了吸引更多员工前来就餐，营养科员工在菜品中使用了大量添加剂来增添菜品的色、香、味。

违反条款：《中华人民共和国食品安全法》第三十四条：禁止生产经营下列食品、食品添加剂、食品相关产品：超范围、超限量使用食品添加剂的食品。

根因追踪：营养科对于利润的重视程度大于对安全的重视程度。营养科没有严格遵照《食品安全法》的要求，控制添加剂的使用量。添加剂的过量使用会对就餐者的身体健康产生不利影响。

改进范例：根据《食品安全法》，营养科应严格控制食品添加剂的购买和使用，在购买食品添加剂时必须经过上级相关部门审批，并对购买和添加的量加以规定和限制。此外，也鼓励厨师提升自身水平，依靠真正的技能做出美味的饭菜。

典型案例六：医院营养科的土豆由于存放时间过久霉变生芽，营养科员工认为将霉变部分削掉，剩下的土豆仍然可以食用，因此，没有将土豆扔掉。

违反条款：《中华人民共和国食品安全法》第三十四条：禁止生产经营下列食品、食品添加剂、食品相关产品：腐败变质、油脂酸败、霉变生虫、污秽不洁、混有异物、掺假掺杂或者感官性状异常的食品、食品添加剂。

根因追踪：营养科本质上缺乏对《食品安全法》的了解。霉变的食品是严格禁止生产经营的，肉眼可见的腐烂变质部分去掉之后，仍可能有毒素残留。这一做法可能会导致食源性疾病在院内的暴发。

改进范例：按照《食品安全法》的规定，营养科应该将霉变食物统一处理、扔掉，并加强对于员工的教育，使其认识到霉变食物的危害，以及食用霉变食物可能造成的严重后果。另外，也要加大力度控制食品源头，购买新鲜菜品，当日购买当日吃完，避免长时间储存。

典型案例七：医院营养科的食品生产经营许可证已经过期。但是由于最近人手不够，没有腾出时间办理新的许可证。营养科决定等过几天招上新的人手之后再去办理食品经营许可证。

违反条款：《中华人民共和国食品安全法》第三十五条：国家对食品生产经营实行许可制度。从事食品生产、食品销售、餐饮服务，应当依法取得许可。但是，销售食用农产品，不需要取得许可。

根因追踪：营养科对《食品安全法》的重视力度不足。没有食品生产经营许可证是严格禁止经营食品生产的。在这一点上，营养科不能以时间紧、人手不够为借口，否则营养科的正常生产经营会存在隐患。

改进范例：营养科应该严格执行《食品安全法》。必须在取得生产经营许可后才能从事食品生产活动。营养科应该在食品生产经营许可证过期之前再次办理，或将之前的许可证续期。在没有许可证期间不得从事相关的食品生产活动。

典型案例八：最近流感暴发，营养科以"增强免疫力"为噱头，吸引员工前去就餐，实际上在食品中偷偷添加了板蓝根等药品。

违反条款：《中华人民共和国食品安全法》第三十八条：生产经营的食品中不得添加药品，但是可以添加按照传统既是食品又是中药材的物质。按照传统既是食品又是中药材的物质目录由国务院卫生行政部门会同国务院食品药品监督管理部门制定、公布。

根因追踪：营养科缺乏食品安全意识。根据《食品安全法》的规定，生产经营的食品中严格禁止添加纯药品，营养科的做法有过度营销的成分。

改进范例：营养科需认真学习《食品安全法》，生产的食品中仅仅能够添加既是食品又是中药材的物质，不能在生产的食品中添加药品。

典型案例九：由于营养科缺乏对食品安全的培训制度，且没有配备相关的食品安全管理人员，为了应付检查，营养科临时让负责洗菜的员工承担这项工作。检查结束之后，这位员工重新回到本职工作。

违反条款：《中华人民共和国食品安全法》第四十四条：食品生产经营企业应当建立健全食品安全管理制度，对职工进行食品安全知识培训，加强食品检验工作，依法从事生产经营活动。食品生产经营企业的主要负责人应当落实企业食品安全管理制度，对本企业的食品安全工作全面负责。食品生产经营企业应当配备食品安全管理人员，加强对其培训和考核。经考核不具备食品安全管理能力的，不得上岗。食品药品监督管理部门应当对企业食品安全管理人员随机进行监督抽查考核并公布考核情况。监督抽查考核不得收取费用。

根因追踪：营养科缺乏对《食品安全法》的重视。《食品安全法》要求配备专门的人员进行食品安全管理。营养科不但没有对职工进行食品安全培训，而且缺乏专人进行食品安全监督，并试图在检查时蒙混过关。这一举动长期来看是营养科的安全隐患，不规范的监督可能成为食源性疾病暴发的隐患。

改进范例：营养科要进一步重视《食品安全法》的规定，不但应该对职工进行专门的食品安全知识培训，而且要设立监督人员，并考核其食品监督管理资质，考核合格后方能上岗。营养科全体职工都要不断学习，进一步提升对于食品安全的重视程度。

典型案例十：医院营养科一个员工生病了，营养科人员不足，为了解决工作需要，立即从市场招录了一个临时工，当天就上岗工作了。

违反条款：《中华人民共和国食品安全法》第四十五条：食品生产经营者应当建立并执行从业人员健康管理制度。患有国务院卫生行政部门规定的有碍食品安全疾病的人员，不得从事接触直接入口食品的工作。从事接触直接入口食品工作的食品生产经营人员应当每年进行健康检查，取得健康证明后方可上岗工作。

根因追踪：营养科领导法律意识薄弱，对食品安全法理解不到位，对可能发生的食品安全问题没有警惕性，容易造成食源性疾病在医院内播散。

改进范例：严格执行《食品安全法》，在招录食品生产人员时，先做好相关体检工作，等待体检合格后才可上岗工作，防止由于营养科工作人员隐形感染食源性疾病，引起医院感染的暴发。

典型案例十一：医院营养科生产经营条件变化，不再符合食品生产经营要求。但是一旦停止经营，将会导致医院员工就餐困难，因此营养科决定继续经营，并不再对食品安全状况进行评价。

违反条款：《中华人民共和国食品安全法》第四十七条：食品生产经营者应当建立食品安全自查制度，定期对食品安全状况进行检查评价。生产经营条件发生变化，不再符合食品安全要求的，食品生产经营者应当立即采取整改措施；有发生食品安全事故潜在风险的，应当立即停止食品生产经营活动，并向所在地县级人民政府食品药品监督管理部门报告。

根因追踪：营养科对《食品安全法》的学习不到位，不能因为短期的利益而忽视安全隐患。营养科这一做法长期可能会存在安全隐患，酿成更严重的后果。

改进范例：根据《食品安全法》的要求，一旦营养科的生产经营条件发生变化，需要立即进行停业整改。等待整改合格之后方可继续经营。在这一过程中，营养科领导应时刻关注营养科的食品安全状况，维持对食品安全自查制度的履行和监督，防止食品安全问题的发生。

典型案例十二：医院营养科的采购人员贪图便宜、节约成本，从没有合格证的供应商处购买半成品肉类，将肉类加工后给全院职工食用。

违反条款：《中华人民共和国食品安全法》第五十三条：食品经营者采购食品，应当查验供货者的许可证和食品出厂检验合格证或者其他合格证明。

根因追踪：营养科缺乏对采购人员的培训，采购人员对《食品安全法》了解不到位，一旦购买的肉类有安全隐患，将导致院内食源性疾病的暴发。

改进范例：根据《食品安全法》，加强对于医院采购人员的教育，使其每次购买食品时检验供货商的许可证，并建立食品供货检验记录制度，如实记录食品供货商和购买数量、时间等信息。

典型案例十三：医院营养科在就餐高峰期时餐具供应不足，将其他已经就餐完毕的人刚刚使用完的碗筷简单清洗之后便用于为后面的人盛装饭菜。

违反条款：《中华人民共和国食品安全法》第五十六条：餐饮服务提供者应当定期维护食品加工、贮存、陈列等设施、设备；定期清洗、校验保温设施及冷藏、冷冻设施。餐饮服务提供者应当按照要求对餐具、饮具进行清洗消毒，不得使用未经清洗消毒的餐具、饮具；餐饮服务提供者委托清洗消毒餐具、饮具的，应当委托符合本法规定条件的餐具、饮具集中消毒服务单位。

根因追踪：医院营养科没有对餐具进行消毒，简单清洗可能导致病菌的残留。这一问题本质上也是营养科管理不当，对《食品安全法》重视力度不够导致。

改进范例：营养科要认真学习并遵守《食品安全法》，餐具必须严格清洗、消毒后提供给就餐人员使用。营养科领导也要加强对于员工的监督，使其从本质上认识到食品安全的重要性，不为了贪图方便而节省关键步骤。

典型案例十四：医院营养科在为医院职工提供就餐服务的同时也提供销售散装熟食的服务。但是散装熟食并未标明生产日期，需要询问相关销售人员才能了解到食品生产日期。

违反条款：《中华人民共和国食品安全法》第六十八条：食品经营者销售散装食品，应当在散装食品的容器、外包装上标明食品的名称、生产日期或者生产批号、保质期以及生产经营者名称、地址、联系方式等内容。

根因追踪：营养科没有严格遵循《食品安全法》，在销售散装熟食时没有提供食品的生产日期。仅仅依赖询问销售人员获知的信息可能有误，销售人员也可能存在记忆偏差，这一行为不仅可能会降低医院职工对于营养科的信赖程度，也有可能因为销售人员的疏忽将过期食品销售给医院职工，造成食源性疾病。

改进范例：《食品安全法》规定散装食品必须注明食品的生产日期。因此营养科在销售散装食品时注意食品的包装，并写好产品的生产日期、保质期、生产者等内容，使得消费者可以溯源，放心购买，增加医院职工对于营养科的信赖度。

第二十一章 医用织物医院感染管理

第一节 医院医用织物洗涤消毒典型案例

案例一：某医疗机构洗衣房的污染区和清洁区在同一室，中间放置一屏风作为两区隔断。

违反条款：WS/T508-2016 医院医用织物洗涤消毒技术规范中 4.3.1.2（d）：分别设有污染区和清洁区，两区之间应有完全隔离屏障。

根因追踪：医疗机构用房受限，无法提供独立房间导致洗衣房建筑布局不合理，院领导和相关职能部门领导未重视复用医用织物清洁消毒不到位的严重性，若污染区与清洁区没有做到完全隔离，感染性织物在分拣过程中，病原微生物会随气溶胶向周围环境扩散，蔓延到清洁区，污染到已经消毒的医用织物。

改进范例：洗衣房的污染区是使用后未经洗涤消毒处理医用织物的接收、分拣、洗涤、消毒的区域，以及织物周转库房内用于脏污或感染性织物的接收、暂存的区域。清洁区是洗衣房内用于经洗涤消毒后医用织物的暂存、整理、烘干、熨烫、储存、发放的区域，以及织物周转库房内用于清洁织物的储存、发放的区域。所以洗衣房污染区和清洁区之间应设置全封闭式、实质性隔断，除分别开设通道门供人员进出和物品由污到洁运送外，两区之间空气不能对流。

案例二：某医疗机构选择社会化洗涤服务机构为其提供织物洗涤服务，设置一间房间作为织物回收和发放房间。

违反条款：WS/T508-2016 医院医用织物洗涤消毒技术规范：选择社会化洗涤服务机构的医院应设置织物周转库房，并应分别设有不交叉、相对独立的使用后医用织物接收区域和清洁织物储存发放区域，标识应明确。

根因追踪：医疗机构规模不足，建筑用地不够，满足不了临床工作需要。院领导及相关职能部门不重视，为节省用房，认为只要建立交接制度即可，不需要将医用织物接收区域和清洁织物储存发放区域分开设置。

改进范例：加强院领导及相关职能部门对消毒供应工作的重视，增设织物周转库房，使用后医用织物接收区域和清洁织物储存发放区域独立设置，标识应明确。

选择社会化洗涤服务机构，应对其资质（包括工商营业执照，并符合商务、环保等有关部门管理规定）、管理制度（含突发事件的应急预案）及医用织物运送、洗涤消毒操作流程等进行审核。对社会化洗涤服务机构进行风险评估，签订协议书，明确双方的职责。评估内容包括：识别可能存在的生物污染风险；确立评估与生物污染风险相关的关键控制点，如医用织物分类收集、运送、洗涤（温度与时间）环节和相关洗涤设备、人员、环境，以及清洁织物质量标准等；对生物污染风险识别和控制过程中存在的问题进行反馈，并提出可持续改进措施。应与社会化洗涤服务机构建立医用织物交接与质量验收制度。要求社会化洗涤服务机构分别配置运送使用后医用织物和清洁织物的专用车辆和容器，采取封闭方式运送，不应与非医用织物混装运送；对运送感染性织物后的运输工具一用一清洗消毒。其他非感染性织物运输工具根据污染情况定期清洗消毒。

案例三：某医疗机构洗衣房将婴儿织物、手术室织物、感染性织物混放在一起洗涤。

违反条款：WS/T508-2016 医院医用织物洗涤消毒技术规范：根据医用织物使用对象和污渍性质、程度不同，应分级或分批洗涤、消毒。新生儿、婴儿的医用织物应专机洗涤、消毒，不应与其他医用织物混洗。手术室的医用织物（如手术衣、手术铺单等）宜单独洗涤。

根因追踪：医疗机构资金投入不足，没有配置足够数量的织物洗消机；工作人员培训不到位，缺乏医用织物清洗消毒知识，认为都是洗涤，为了省时省力，不同的织物不需要分开洗涤。

改进范例：加强院领导及相关职能部门对消毒供应工作的重视，加大资金投入，增加洗消机数量，做到医护人员、手术室、感染性织物、新生儿、婴儿的医用织物专机洗涤消毒。加强对医用织物洗涤消毒工作人员的培训，建立医用织物洗涤消毒工作流程、分类收集、洗涤消毒、卫生质量监测检查、清洁织物存储管理、安全操作、设备和环境卫生保洁及从业人员的岗位职责、职业防护制度。对所有工作人员进行岗前培训，熟练掌握清洗消毒知识技能。并设立质量管理督查检验员，进行清洗消毒织物的抽检。

案例四：某医疗机构对不耐热的感染性织物和脏污织物的处理方法是混放在一起先低温清洗再消毒。

违反条款：WS/T508-2016医院医用织物洗涤消毒技术规范中6.1.2.5：对不耐热的感染性织物宜在预洗环节同时进行消毒处理。

根因追踪：培训不到位，工作人员对医疗织物洗涤相关知识掌握不熟练或未掌握，没有将感染性织物与脏污织物分开清洗，没有意识到感染性病原体在低温条件下不会被杀灭，会传播给其他织物。医疗机构没有建立完善的不同材质医用织物的清洗消毒流程。

改进范例：应将洗衣房医用织物洗涤消毒工作纳入医院质量管理，制定和完善洗衣房医院感染管理和医用织物洗涤消毒的各项规章制度并认真落实。

感染性织物如果耐高温，首选热洗涤方法，不宜手工洗涤，采用机械洗涤消毒时可以洗涤和消毒同时进行。但是对于不耐热的感染性织物宜在预洗环节同时进行消毒处理。如果被朊病毒、气性坏疽、突发不明原因传染病的病原体或其他有明确规定的传染病病原体污染的感染性织物，以及多重耐药菌感染或定植患者使用后的感染性织物，若需重复使用应先消毒后洗涤。

应有专人从事医用织物洗涤消毒工作。职能部门定期培训考核医用织物洗涤消毒工作人员，定期反馈存在问题，提出可持续改进措施。

案例五：医用织物工作人员收集病房脏污织物时，在病房走廊清点数目。

违反条款：WS/T508-2016医院医用织物洗涤消毒技术规范：应按本标准对脏污织物和感染性织物进行分类收集。收集时应减少抖动。

根因追踪：医疗机构未设置医用织物收集区，未建立医用织物回收流程；另外，医用织物回收人员为了工作方便，在病区清点完第一时间与产生科室完成交接记录。相关工作人员缺少消毒隔离相关防控知识，在病房走廊清点脏污织物的数目时，动作幅度较大，没有意识到脏污织物中病原体会通过气溶胶感染周围环境和空气。

改进范例：加强医用织物清洗工作人员的培训，内容包括标准预防、消毒隔离、清洗消毒流程及方法、职业暴露后处理流程等。建立完善医用织物管理制度及发放回收流程。脏污织物的收集、分拣需要在洗衣房的污染区进行，同时做好标准预防。

确认的感染性织物应在患者床边密闭收集。盛装使用后医用织物的包装袋应扎带封口，包装箱（桶）应加盖密闭。用于盛装使用后医用织物的专用布袋和包装箱（桶）应一用一清洗消毒，科室使用一次性专用塑料包装袋盛装，包装袋和包装箱（桶）应有文字和颜色标识。使用后的一次性专用塑料包装袋应按医疗废物处理。

职能部门定期反馈存在问题，提出可持续改进措施。

案例六：疥疮患者使用后的被服选择的是洗涤—消毒—再洗涤程序。

违反条款：WS/T508-2016 医院医用织物洗涤消毒技术规范中 6.1.2.6：被朊病毒、气性坏疽、突发不明原因传染病的病原体或其他有明确规定的传染病病原体污染的感染性织物，以及多重耐药菌感染或定植患者使用后的感染性织物，若需重复使用应先消毒后洗涤。

根因追踪：工作人员对感染性织物概念不清，未掌握感染性织物清洗消毒规范要求。

改进范例：加强培训，明确疥疮患者使用后的被服属于感染性织物，知晓疥虫在离开人体后可存活约两周时间，因此受疥虫感染的被服在两个星期内依然会是传播媒介。

日常对疥疮患者使用后的被服，应床旁收集并禁止抖动，应使用有"感染性织物"标识的包装袋收集，收集袋宜为橘红色；有条件的医疗机构可使用水溶性包装袋收集，装载量不应超过容积的 2/3，且应在保持密闭的状态下直接放入洗涤设备中。对无法及时进行洗涤处理的医疗机构，建议使用一次性被服或将使用后的被服收集后保持密闭状态放置两周以上时间再进行下一步处理。

收集后的织物应采取先消毒再洗涤的程序，消毒可采用煮沸或蒸汽（100℃，时间≥15min）的方法。

第二节　有关医院洗衣房典型案例

典型案例一：洗衣房没有健全的医院感染管理制度。

违反条款：WS/T508-2016 医院医用织物洗涤消毒技术规范 4.1.1.2：制定和完善洗衣房医院感染管理和医用织物洗涤消毒的各项规章制度并认真落实。4.1.2.1：应建立医用织物洗涤消毒工作流程、分类收集、洗涤消毒、卫生质量监测检查、清洁织物储存管理、安全操作、设备与环境卫生保洁以及从业人员岗位职责、职业防护等制度。

根因追踪：医疗机构不重视洗衣房的医院感染管理工作，忽视医用织物会造成疾病的传播。

改进范例：医院洗衣房作为重要的后勤部门，多数医院管理过程中仅关注洗涤消毒任务是否完成，而未能开展有效的管理、监督等，各项规章制度均缺少规范性和完整性。医院洗衣房主要是洗涤与消毒各类被服、工作服及手术敷料等，由于患者众多、污染类型复杂、污染物繁重，容易增加医院内感染，因此，应该按照《医院医用织物洗涤消毒技术规范》的要求，在医院内制定科学的、规范的医用织物清洗、消毒操作规程及标准，制定医院洗衣房相关医院感染管理制度，加强洗衣房工作人员的医院感染防控意识和个人防护意识。

典型案例二：洗衣房的清洁区和污染区没有严格界定，没有设置屏障。

违反条款：中华人民共和国传染病防治法第五十一条：医疗机构的基本标准、建筑设计和服务流程，应当符合预防传染病医院感染的要求。WS/T508-2016 医院医用织物洗涤消毒技术规范 4.3.1.2 工作区域的建筑布局应符合下列要求：d）分别设有污染区和清洁区，两区之间应有完全隔离屏障。清洁区内可设置部分隔离屏障。

根因追踪：洁污概念不清，未做到洁污分开，医院感染防控意识淡薄。

改进范例：污染区是洗衣房内用于使用后未经洗涤消毒处理医用织物的接收、分拣、洗涤、消毒的区域，以及织物周转库房内用于脏污或感染性织物的接收、暂存的区域。清洁区是洗衣房内用于经洗涤消毒后医用织物的暂存、整理、烘干、熨烫、储存、发放的区域，以及织物周转库房内用于清洁织物的储存、发放的区域。污染区的医用织物可能被患者或感染性疾病患者的血液、体液、分泌物等污染，具有传播疾病的危险。完全隔离屏障是指全封闭式、实质性隔断，除分别开设通道门供人员进出和物品由污到洁运送外，两区之间空气不能对流。洗衣房污染区与清洁区之间应设置完全隔离屏障，才能有效地防止疾病的接触传播或空气传播，从而保证清洗消毒后的医用织物的清洁，有效地控制医院感染的发生。

典型案例三：患者服、床单被套、工作服、手术铺单等使用同一台机器洗涤消毒。

违反条款：WS/T508-2016 医院医用织物洗涤消毒技术规范 6.1.1.2：根据医用织物使用对象和污渍性质、程度不同，应分机或分批洗涤、消毒。6.1.1.4：手术室的医用织物（如手术衣、手术铺单等）宜单独洗涤。

根因追踪：医院洗衣房条件有限，受空间、设备等条件所限，对医用织物未能做到分机清洗，医院感染防控意识淡薄。

改进范例：医疗机构应加强洗衣房建设，增加设备，并对每一个工作人员进行岗前培训，使其熟练掌握洗涤、消毒技能；并了解洗涤和烘干等相关设备、设施，同时还要熟练掌握消毒隔离与感染控制基础知识、常用消毒剂使用方法等。要加强医院感染防控的意识，加强个人防护意识。医用织物应该按照清洁和污染程度分开洗涤，医护人员的工作服和患者服应分机洗涤，患者服和床单被套也应分机洗涤。手术铺单可能会沾染患者的血液、体液、分泌物等，可能具有传染性，应该先消毒再洗涤，单独洗涤，不能和其他医用织物一起混洗。

典型案例四： 清洗后的医用织物和未清洗的医用织物共用一个库房存放。

违反条款： WS/T508-2016 医院医用织物洗涤消毒技术规范 5.3.1：使用后医用织物和清洁织物应分别存放于使用后医用织物接收区（间）和清洁织物储存发放区（间）的专用盛装容器、柜架内，并有明显标识。

根因追踪： 忽视使用后医用织物的感染存在，未遵守洁污分开原则，存在侥幸心理。

改进范例： 医用织物可通过与住院患者直接接触，或通过医务人员的手间接接触而在感染传播过程中发挥一定的作用，因此应加强医用织物的洗涤消毒管理，力求保障医用织物洗涤消毒的质量。清洗后的医用织物和未清洗的医用织物共用一个库房存放，可能会造成清洗后的医用织物在未使用前就出现污染，患者使用后织物可通过接触传播造成感染，严重时会引起医院感染暴发。因此，应分别设立清洁库房和污染库房，使用后医用织物的暂存时间不应超过 48h；清洁织物存放时间过久，如发现有污渍、异味等感官问题应重新洗涤。使用后医用织物每次移交后，应对其接收区（间）环境表面、地面进行清洁，并根据工作需要进行物表、空气消毒。清洁织物储存发放区（间）环境受到污染时应进行清洁、消毒。医疗机构应增加库房设置，降低医院感染发生率。

典型案例五： 多重耐药菌感染患者的床单被套和普通患者的床单被套混放在一起，没有单独放置和标注。

违反条款： WS/T508-2016 医院医用织物洗涤消毒技术规范 5.1.2：确认的感染性织物应在患者床边密闭收集。多重耐药菌医院感染预防与控制技术指南（试行）（2011年）二（二）：严格实施隔离措施。医疗机构应当对所有患者实施标准预防措施，对确定或高度疑似多重耐药菌感染患者或定植患者，应当在标准预防的基础上，实施接触隔离措施，预防多重耐药菌传播。

根因追踪： 不熟悉多重耐药菌感染的预防控制措施，工作不认真负责，忽视医院感染的发生。

改进范例： 多重耐药菌引起的感染呈现复杂性、难治性等特点，近年来，多重耐药菌已经成为医院感染重要的病原菌。有效地预防和控制多重耐药菌感染，可以降低发生医院感染的风险，保障医疗质量和医疗安全。多重耐药菌多数可以通过接触造成传播，做好标准预防，切断传播途径，是预防和控制多重耐药菌感染的必要措施。多重耐药菌感染患者使用的医用织物，可能会被患者的排泄物、血液及体液等感染，具有一定的传染性，为了控制多重耐药菌的感染和传播，应该床旁收集医用织物，并使用橘红色收集袋盛装，标注感染性织物。有条件的医院可使用专用水溶性包装袋，在密闭状态下直接投入洗涤设备内。不宜手工洗涤，宜采用专机洗涤、消毒，首选热洗涤方法；有条件的宜使用卫生隔离式洗涤设备。感染性织物每次投放洗涤设备后，应立即选用有效消毒剂对其设备舱门及附近区域进行擦拭消毒。

典型案例六：工作人员在污染区不穿工作服，不注重手卫生，不清楚医院感染的存在。

违反条款：医院感染管理办法（2006年）第二十七条：工勤人员应当掌握有关预防和控制医院感染的基础卫生学和消毒隔离知识，并在工作中正确运用。WS/T508-2016医院医用织物洗涤消毒技术规范4.1.2.2：应对工作人员进行岗前培训，使其熟练掌握洗涤、消毒技能，并了解洗涤和烘干等相关设备、设施及消毒隔离与感染控制基础知识、常用消毒剂使用方法等。

根因追踪：因医疗机构未及时对上岗人员进行岗前培训，医院洗衣房工作人员未树立医院感染预防控制、自我防护等意识。

改进范例：医疗机构应结合自身洗衣房的特点，选聘适合的工作人员，入职前应为其提供系统的培训与教育，使其树立医院感染防控和自我防护意识，并完善其知识体系，考核合格后上岗。日常工作中应定期培训、交流，使其掌握最先进的技术洗涤与消毒方法，并纠正其不良的习惯，规范洗手等。通过提高洗衣房工作人员的医院感染防控意识，降低医院感染的发生。

典型案例七：未对清洗的织物进行微生物监测。

违反条款：WS/T508-2016医院医用织物洗涤消毒技术规范7.1.3清洁织物微生物指标：细菌菌落总数≤200CFU/100cm^2，不得检出大肠菌群、金黄色葡萄球菌。

根因追踪：不重视医用织物的清洗质量，认为医用织物不会造成医院感染的发生。

改进范例：医用织物清洗质量不达标，患者使用后，因患病期间机体抵抗力低下，抗病能力弱，可以通过接触传播，发生医院感染，甚至引起医院感染的暴发，所以要重视医用织物的清洗质量。应定期对清洁织物进行微生物监测，细菌菌落总数

≤200cfu/100cm²，不得检出大肠菌群、金黄色葡萄球菌。根据工作需要或怀疑医院感染暴发与医用织物有关时，应进行菌落总数和相关指标菌检测。清洁织物洗涤质量的感官指标应每批次进行检查。pH 值应根据工作需要进行测定。清洁织物的暂存也很重要，为了避免发生二次感染，应该每半年对物体表面进行一次微生物监测，同时要注意工作人员的手卫生，应该每半年对工作人员的手进行一次微生物监测。使用后医用织物和清洁织物收集、交接时，应有记录单据，记录内容应包括医用织物的名称、数量、外观、洗涤消毒方式、交接时间等信息，并有质检员和交接人员签字；记录单据宜一式三联。从事医用织物洗涤服务的社会化洗涤服务机构还应有单位名称、交接人与联系方式并加盖公章，供双方存查、追溯。日常质检记录、交接记录应具有可追溯性，记录的保存期应≥6 个月。

典型案例八：只配备一辆运送车，既下送清洗后的清洁织物，又回收使用后的医用织物，并且不能常规清洗消毒。

违反条款：WS/T508-2016 医院医用织物洗涤消毒技术规范 5.2.1：医院洗衣房应分别配置运送使用后医用织物和清洁织物的专用运输工具，不应交叉使用。专用运输工具应根据污染情况定期清洗消毒；运输工具运送感染性织物后应一用一清洗消毒。5.1.7：用于盛装使用后医用织物的专用布袋和包装箱（桶）应一用一清洗消毒；医用织物周转库房或病区暂存场所内使用的专用存放容器应至少一周清洗一次，如遇污染应随时进行消毒处理。

根因追踪：忽视标准预防，不注重医院感染防控工作，意识淡薄。

改进范例：使用同一辆运送车，既下送清洗后的清洁织物，又回收使用后的织物，可能会通过接触传播，造成清洁织物的二次感染。医疗机构应分别配备运送使用后医用织物的专用运输工具，和运送清洁织物的专用运输工具，不应交叉使用，并且密闭运送，以保持清洁和防止污染，也避免使用后医用织物对环境造成污染，引发医院感染。盛装使用后医用织物的专用运送工具应一用一清洗消毒，保证清洁。

典型案例九：用于转运的一次性专用塑料包装袋，清洗消毒后反复使用。

违反条款：医院感染管理办法（2006 年）第十二条：一次性使用的医疗器械、器具不得重复使用。WS/T508-2016 医院医用织物洗涤消毒技术规范 5.1.7：使用后的一次性专用塑料包装袋应按医疗废物处理。

根因追踪：为了节省成本，提高科室绩效，一次性用品反复使用，忽视医院感染的重要性。

改进范例： 用于转运的一次性专用塑料包装袋清洗消毒后，不能保证达到清洁标准，容易残留感染，再运送医用织物时，容易造成感染传播，引起医院感染的发生。医疗机构院感科应加强对洗衣房的监管，一次性物品不能重复使用。

典型案例十： 分拣、洗涤等区域只作清洁，从不消毒。

违反条款： WS/T508-2016 医院医用织物洗涤消毒技术规范 6.2.2.1：每天工作结束后应对污染区的地面与台面采用有效消毒剂进行拖洗/擦拭，消毒方法参照 WS/T367 执行；清洁区的地面、台面、墙面应每天保洁。

根因追踪： 缺乏医院感染防控意识，不注重消毒隔离，制度不健全，落实不到位。

改进范例： 医疗机构应健全洗衣房的医院感染预防控制制度，加强工作人员培训，保证制度的落实。污染区应该每天工作结束后对台面和地面进行清洁和擦拭消毒，当台面和地面有明显血液、体液或分泌物等污染时，应及时用吸湿材料去除可见的污染物，再清洁和消毒。当工作环境受到明确传染病病原体污染时，应选用有效消毒剂对环境空气和物体表面进行终末消毒。清洁区的地面、台面应每天清洁处理。

典型案例十一： 工作人员既负责清洗消毒，也负责烘干、整理，不同区域都是穿一套工作服。

违反条款： WS/T508-2016 医院医用织物洗涤消毒技术规范 4.2.1：在污染区和清洁区穿戴的个人防护用品不应交叉使用。4.2.2：在污染区应遵循"标准预防"的原则，按照 WS/T311 的隔离要求，穿戴工作服（包括衣裤）、帽、口罩、手套、防水围裙和胶鞋，并按 WS/T313 要求进行手卫生。4.2.3：在污染区根据实际工作需要可选穿隔离衣。4.2.4：在清洁区应穿工作服、工作鞋，并保持手卫生。4.2.5：在清洁区可根据实际工作需要戴帽和手套。

根因追踪： 洗衣房工作人员医院感染防控意识淡薄，个人防护知识缺乏。

改进范例： 完善医院洗衣房的医院感染相关制度，加强工作人员的医院感染相关知识培训，加强管理和监督，认真落实制度。污染区和清洁区应分别安排人员进行工作，总体排班或固定排班，保证每个工作人员在固定的时间做固定一个区域的工作，做好该区域的个人防护，污染区的工作人员要做好标准预防。污染区和清洁区的防护用品不能交叉使用。

典型案例十二： 选择社会化洗涤的医疗机构未设置周转库房。

违反条款： WS/T508-2016 医院医用织物洗涤消毒技术规范 4.3.2.1：选择社会化

洗涤服务机构的医院应设置织物周转库房。4.3.2.2：应分别设有不交叉、相对独立的使用后医用织物接收区域和清洁织物储存发放区域，标识应明确。

根因追踪：医疗机构忽视清洁医用织物的再感染，忽视使用后医用织物的接触传播。

改进范例：因医疗机构条件有限，空间有限，无法设置符合规范要求的洗衣房。为了做好医用织物的清洗消毒工作，顺应我国卫生系统后勤社会化改革的要求和趋势，医疗机构选择委托具有医用织物洗涤资质的社会化洗涤服务机构进行清洗消毒。社会化洗涤服务机构一般不负责医用织物的收集和发放工作，医院工作人员在收集使用后医用织物时，要将医用织物放到指定的固定污染库房暂存，等待洗涤服务机构转运，并在转运后，要对库房进行清洁和消毒，以控制医院感染的发生。洗涤服务机构要将清洁织物放入指定的固定清洁库房暂存，防止发生二次感染，由医院工作人员将清洁织物发放到临床科室。

典型案例十三：医疗机构没有条件设置洗衣房，选择委托社会化洗涤服务机构，该机构的营业范围是洗涤宾馆用品。

违反条款：WS/T508-2016医院医用织物洗涤消毒技术规范4.1.1.4：如选择社会化洗涤服务机构，应对其资质（包括工商营业执照，并符合商务、环保等有关部门管理规定）、管理制度（含突发事件的应急预案）及医用织物运送、洗涤消毒操作流程等进行审核。

根因追踪：医疗机构不重视医用织物的清洗，医院感染防控意识淡薄。

改进范例：在公立医院越来越强调后勤业务外包的背景下，医用织物集中洗涤供配将是医院和企业的双赢，这有利于合作双方发挥各自的优势。作为医院，能够集中精力做好医院的医疗和科研工作；作为企业，由于有多年的清洗经验，再加上采用规模化、科学化的运作和管理，能够达到盈利的目的。因为医用织物可能被患者或感染性疾病患者的血液、体液、分泌物等污染，具有传播疾病的危险，不能和宾馆衣物一同清洗，并且医用织物中的感染织物需要消毒处理，有医院织物的专用洗涤消毒流程，所以要求洗涤服务机构具有医用织物洗涤的资质，具备相应的设备，清洗流程符合规范要求，做到洁污分开，保证医用织物的清洗质量。医院感染管理部门应该先行对社会化洗涤服务机构进行现场考察，确定清洗消毒流程符合医院医用织物洗涤消毒技术规范的要求，再签订委托合同。

第二十二章　超声科、新功能科、神经功能科医院感染管理

典型案例一：超声探头未做到一人一用一清洁消毒/灭菌。

违反条款：违反了超声探头应做到一人一用一清洁消毒/灭菌的规定。

根因追踪：认为超声探头一般接触的都是完整皮肤，不需要每个患者使用后都进行清洁消毒。根本原因是预防交叉感染的意识淡薄，缺乏对相关知识的学习。

改进范例：探头清洁时可选择季铵盐类的消毒湿巾或不脱毛的软布蘸清水擦拭，也可在流动水下冲洗，冲洗时应注意探头面朝下，电缆线在上，避免探头内部进水；清洁后及时使用吸水纸或清洁布巾擦干探头；如果使用消毒剂浸泡或者擦拭探头后，应使用清水或无菌水去除消毒剂残留；除去探头保护套或保护膜时应注意不能污染探头；所有探头都应禁止使用碘酊、有机汞或酸性液、碱性液清洁消毒，除极个别探头可使用≥75%乙醇消毒外，其他探头不推荐使用≥75%乙醇消毒。

典型案例二：B超机及探头清洁消毒程序简化。

违反条款：《医疗机构消毒技术规范（2012）》；《医院感染管理办法（2006）》第三章预防与控制。

根因追踪：医技科室工作人员医源性感染风险意识不强。病人多，工作量大，致使简化工作流程。感控投入不足，科室承担成本大。培训不到位，质控督导力度不够。

改进范例：物品准备：擦拭巾和纸巾数块、消毒型医用耦合剂、500mg/L含氯消毒剂等。操作者准备：穿工作服、戴手套。每日对B超机外表面，重点为频繁接触的按键部位进行擦拭。采用具有消毒功能的医用耦合剂对超声探头消毒。接触患者破损皮肤、黏膜或经食管、阴道、直肠等体腔进行超声探查的探头，检查时采用薄膜隔离技术，一用一更换，并使用消毒型医用超声耦合剂。探头使用后，用清洁纸巾去除探

头上的耦合剂（超声凝胶）。从超声系统上拔下探头，去除所有附件，使用软布清洁剂溶液蘸除探头、连线、插头上的体液。使用探头专用消毒湿巾清洁消毒探头。对超声探头等进行彻底清洁消毒处理，干燥保存，检查探头无损后安装使用。

典型案例三：阴式 B 超探头属于"亚高危"危险品，按中度危险品消毒处理。

违反条款：《医院消毒卫生标准》GB15982-20123.2 医疗器材的消毒处理。

根因追踪：未结合具体工作实际分析风险，缺乏感染风险评估意识。

改进范例：

不同水平的消毒：①低水平消毒（LLD）：清除大多数细菌、部分真菌和病毒。②中水平消毒（MLD）：清除包括分枝杆菌的大多细菌、大多数真菌和部分病毒，但不包括细菌芽孢。③高水平消毒（HLD）：清除所有可存活的病原体，包括细菌芽孢。④灭菌：杀灭包括细菌和芽孢在内的所有微生物，这通常是通过高压蒸汽或高温实现，因此它不适合超声探头。目前灭菌方法并不会灭活朊毒体。将医疗器械暴露于过氧乙酸、次氯酸等化学消毒剂有可能杀灭朊毒体，但化学消毒剂有可能导致探头损坏。另外大多数化学灭菌剂很可能通过直接接触或吸入对病人和工作人员造成健康危害。

接触阴道等有菌部位完整黏膜的超声检查，在斯伯丁分类中被分为"亚高危"，也就是"中危"。通常大家都认为对高危操作时超声探头需要高水平消毒（HLD）或灭菌，但黏膜的完整性并不是绝对的，接触阴道等有菌部位完整黏膜的超声检查在检查过程也可能会造成微损伤，建议按"高危"处理更安全。故阴式探头应达到"高水平消毒+保护套/膜包裹"。不同厂家探头的材质与防水性存在差异，应遵循生产商提供的标准方法。但需注意：探头保护套不能代替探头的清洁消毒。

典型案例四：超声探头不需要常规做细菌监测。

违反条款：《医疗机构消毒技术规范》WS/T367-2012。

根因追踪：医务人员医源性感染风险的意识淡薄；忽视对超声探头的监测管理，感控专职人员督导力度不够；培训不到位，专业防控知识掌握不足。

改进范例：超声探头须至少每 3 个月监测一次，并做好监测记录。①接触完整皮肤探头表面细菌菌落总数不得超 10cfu/件。②接触黏膜探头表面细菌菌落总数不得超 5cfu/件。③进入人体无菌组织的探头表面须达无菌水平，不能有菌落产生。超声探头消毒效果监测方法：①采样方法：按照卫生部《消毒技术规范》物体表面采样方法。②采样时间：超声探头消毒后、使用前，且探头须保持干燥。常规采样部位：超声探头。监测方法：采用《消毒技术规范》的方法检验。

典型案例五：超声科医务人员使用超声探头接诊患者后，超声探头未经任何处理，直接接诊下一位患者。

违反条款：WS/T367-2012医疗机构消毒技术规范4.3：医疗机构使用的诊疗器械、器具与物品，应符合以下要求：①进入人体无菌组织器官、腔隙或接触人体破损皮肤、破损黏膜、组织的诊疗器械、器具和物品应进行灭菌；②接触完整皮肤、完整黏膜的诊疗器械、器具和物品应进行消毒。

根因追踪：超声科医务人员对医院感染知识掌握贫乏，医院感染管理监督未到位，医务人员在工作中未做到对关键环节医院感染防控措施的落实，具有较大的医院感染风险。

改进范例：医院及科室充分做好对B超室医务人员医院感染知识的培训，制定培训计划，定期进行培训及考核。对于科室医院感染防控的关键环节，B超室应进行理论与技能双培训方式，保证人人掌握医院感染关键环节的防控措施。对于仅接触完整皮肤，在完整皮肤上进行诊断扫描的普通腹部超声诊断，超声探头采取低度危险性防控管理：清洁探头+低水平消毒；对于接触黏膜或者不完整皮肤，如经阴道或直肠的超声检查，或对感染、创伤处进行的超声检查，超声探头采取中度危险性防控管理：高水平消毒探头+无菌保护套/膜+无菌耦合剂；对于接触无菌组织器官或者无菌医疗操作区域，如超声引导下的中央静脉置管、组织活检、手术等，超声探头采取高度风险性管理：灭菌或高水平消毒探头+无菌保护套/膜+无菌耦合剂，医院感染管理部门对关键环节重点督查，避免问题出现。

典型案例六：超声科医务人员接诊多重耐药菌感染或定植患者后，未采取任何措施，直接检查下一位患者。

违反条款：卫办医政发（2011）5号多重耐药菌医院感染预防与控制技术指南（四）：加强清洁和消毒。医疗机构要加强多重耐药菌感染患者或定植患者诊疗环境的清洁、消毒工作，要使用专用抹布等物品进行清洁和消毒；WS/T313-2009医务人员手卫生规范。

根因追踪：多重耐药菌防控措施落实未做到无缝隙衔接，医院多重耐药菌整体流程管理顶层设计未做到细节控制，基础诊查科（室）对多重耐药菌相关知识掌握欠缺，科室之间沟通不及时，对患者病情了解不充分，未落实多重耐药菌病例防控措施包括手卫生、环境清洁消毒及超声探头使用处理。

　　改进范例：医院制定多重耐药菌病例防控的标准 SOP，对于易忽视环节重点予以强调落实，多重耐药菌相关知识的培训应覆盖医院各个部门（病区、门诊、医技科室、后勤部门等），做到知识人人知晓，对于多重耐药菌感染或定植患者，科室之间需要及时沟通，有文字沟通内容（可体现在检查单上），B 超室工作人员检查多重耐药菌感染或定植患者后，立即行手卫生，同时对室内环境进行清洁消毒处理，对于超声探头应使用探头保护套/膜，并做好清洁消毒。

第二十三章 一次性无菌物品库医院感染管理

典型案例一：一次性无菌物品库房综合管理不规范。

违反条款：医院消毒供应中心第一部分管理规范 WS310.1-2016。

根因追踪：无菌意识淡薄，未认识到一次性无菌物品规范管理的重要性。库房管理相关制度不健全，导致无法规范执行。库房综合管理知识匮乏。日常监管督导不到位。

改进范例：医院设置一次性使用无菌医疗用品库房，建立出入库登记制度。按失效期的先后存放于阴凉干燥、通风良好的物架上，禁止与其他物品混放。不得将标识不清、包装破损、失效、霉变的产品发放到临床使用。若发现包装标识不符合标准、产品质量可疑、包装有破损、过有效期和产品有不洁等情况及时处理。保存环境应清洁、明亮、通风，照明光线充足；每日清洁，物体表面及地面湿式擦拭，建立擦拭记录；接触无菌物品前洗手，清点物品时以目测为主，减少触摸；存放的位置相对固定，标识清晰，物品存放距地面≥20cm，距墙壁≥5cm，距天花板≥50cm。

典型案例二：透析室内各种消毒液和一次性无菌物品放同一库房。

违反条款：《危险化学品安全管理条例（2011版）》《危险化学品目录（2015版）》。

根因追踪：设计规划透析室空间时，往往会遗漏各类消毒液应分开存储的需求；透析室消毒液种类繁杂，有易燃易爆易挥发等特性，常被工作人员忽视；存放的消毒柜缺少抗酸碱腐蚀、防火防爆功能。

改进范例：应在库房中规划出一处易燃易爆危险区域，周边禁放易燃易爆危险品。存放区域应避光、通风，或者空调新风下配备灭火系统。消毒液入库前必须检查其密闭性，避免破损消毒液进入库房。严禁在库房拆箱配制消毒液。消毒液储存柜可采用检验科的防火防爆通风柜，通风柜可采用隔断带门带锁柜，将区分开的消毒液分别放置。科室消毒液应实行双人双锁管理，危险品标识清楚，做好领用和库存实时记录。

第二十四章　无生命环境消毒灭菌方法正确应用

第一节　无生命环境消毒灭菌方法正确应用案例

典型案例一：医务人员仅仅只使用清水清洗医疗器具及器械。

违反条款：WS310.3 医院消毒供应中心第 3 部分：清洗消毒及灭菌效果监测标准。

根因追踪：医务人员未严格按照医院消毒供应中心文件清洗医疗器械。医院对于清洗医疗器具清洗不彻底，会导致消毒的失效，从而引发感染，造成严重后果。

改进范例：对于表面污垢可采用流动水清洗。对于有污染的器具就应采用对应的化学清洗剂清洗。对于带有感染性的，如黏液、脓包等医疗器械一定要先消毒后进行清洗。所以医院必须配备具有消毒和清洗的机器。医院对于医疗器械的清洗应采用相对应的操作流程。

典型案例二：集中空调的清洗不及时。

典型案例三：集中空调的冷却水与冷凝水没有定期进行消毒。

典型案例四：集中空调通风系统清洗消毒记录不规范。

违反条例：违反《公共场所集中空调通风系统清洗消毒规范》。

根因追踪：对于空调的冷却水与冷凝水未按照规定进行及时的消毒处理，一些单位只是对空调的出风口擦拭清理，而个别单位甚至从未清洗过集中空调，从而管道内积存的灰尘严重，而在经过冬天的暖风以及夏天的冷风环境的影响下，未进行及时的清洗消毒，从而造成细菌的大量滋生。

改进范例：对集中空调系统包括空调的风管、风口、冷凝水管以及表面等使用专用的清洗消毒设备进行及时的清洗消毒。根据不同的部位要使用不同的方式进行清洗，如对于风机盘管清洗应该采用湿式的清洗方式，而对于那些没有办法进行有效清洗的部件，则需要进行拆卸后再清洗。消毒也需要根据不同部件采取不同的消毒方式与消毒剂。如对于冷凝水管比较适用于物理消毒法或是含氯的消毒剂进行消毒，而对于风口、空气处理机组以及表冷器等的处理，应当先进行清洗，然后使用擦拭或是喷含季铵盐类消毒剂的方式来进行消毒。对集中空调的清洗，在清洗后要将所有清洗过程制成影像，影像资料中应该含有区分不同的清洗区域的标识。

典型案例五： 新生儿暖箱污染严重，消毒不彻底。

典型案例六： 对新生儿用品未进行及时彻底消毒，甚至是多个婴儿共用一个奶瓶喂奶。

典型案例七： 吸氧湿化瓶未进行及时更换。

典型案例八： 新生儿病房的空气不流通。

违反条例： 2009 年卫生部关于印发《新生儿室建设和管理指南（试行）》的通知。

根因追踪： 医院对院内感染控制工作的重视不够，内部管理不严，对诊疗的规范性以及感染的控制等工作的制度执行力度不够，医护人员的责任心较弱，在事故发生以后，也未按照规定及时报告。

改进范例： 医院要对感染防护工作予以足够的重视，建立科学有效的感染监测制度，以及独立的医院感染部门，从而及时发现可能暴发感染的迹象，并采取有效的措施进行控制。新生儿使用过的奶瓶与奶嘴在使用完毕以后均要进行消毒，穿过的衣物以及使用过的床单都需要保持清洁干净。对于不同的新生儿，暖箱要进行每日清洁，同一名新生儿进行长期使用的暖箱，则在每周都需要至少消毒一次。对医护人员的医院感染防控相关知识以及无菌观念的培养要加强，并定期开展培训工作。新生儿病室要进行每天至少两次 15～20min 的通风，要使空气能够保持流通与新鲜，如果有条件，则可以使用专门的设备对空气进行净化。

典型案例九： 医疗器械生产企业未按有关标准进行检验。

典型案例十： 部分医疗器械产品出厂没有合格证。

典型案例十一： 没有按照规定办理医疗器械生产企业许可证变更手续。

典型案例十二： 违反医疗器械生产质量管理有关要求。

违反条例： 违反《医疗器械管理条例》第二十六条。

根因追踪:为了避免烦琐的流程以及对自身产品的不自信,一些医疗器械生产企业缺乏法律法规意识,甚至是明知自身产品不过关而不按标准进行检验,不对医疗器械的许可证进行办理与变更,从而造成部分医疗器械生产企业生产不过关的现象。

改进范例:医疗器械生产企业需要严格依据医疗器械生产质量管理的各项要求与规范,建立健全质量管理体系,并且要确保该质量管理体系能够有效地运行;组织生产需要严格遵守那些已经进行注册或是已经备案的产品技术的相关要求,确保出厂的医疗器械能够符合强制性标准以及已经进行注册或者备案的产品技术要求。质量管理体系的运行情况需要各大医疗器械生产企业能够定期进行自查,并且要将自查报告提交给所在地省、自治区、直辖市人民政府食品药品监督管理部门。

典型案例十三:从事第一类医疗器械生产的企业未按规定进行备案。

典型案例十四:在没有经过许可的生产场地擅自进行医疗器械的生产。

典型案例十五:医疗器械生产企业在连续停产超过一年后,没有提前向药品监督管理部门书面告知就自行恢复生产。

典型案例十六:对有关情况进行隐瞒、提供虚假材料或是拒绝提供能够反映该企业真实活动情况的材料,违反《医疗器械管理条例》中医疗器械注册与备案条例。

根因追踪:一些医疗器械生产企业为了盈利而作假,或是拒绝提供能够反映该企业真实活动情况的材料。

改进范例:从事第一类医疗器械生产的企业,要按照具体的要求将材料提交给市级人民政府的食品药品监督管理部门并进行备案。而从事第二、三类医疗器械的生产企业也需要根据医疗器械生产的相关要求提交材料。而对于已经进行注册的第二类、第三类的医疗器械产品,当它们的设计、原材料以及使用方法等具有实质性的变化,并且这种变化有可能影响该医疗器械安全与有效时,注册人就需要向之前的注册部门申请办理注册变更手续;如果没有发生实质性变化,对该医疗器械安全以及有效性不造成影响的,也需要将该器械发生的变化情况向原注册部门备案。当企业的医疗器械生产许可证的有效期满五年后需要进行延续的,需要按照有关法律规定去办理延续手续。

典型案例十七:呼吸机配备少,出借频繁。

典型案例十八:护理人员对呼吸机的相关操作存在不规范现象。

典型案例十九:呼吸机的应急措施不到位。

典型案例二十:应用呼吸机的患者缺乏专人护理。

违反条例：《呼吸机临床应用 WS392-2012》。

根因追踪：一方面是由于护士掌握的关于包括呼吸模式、机械通气会引发的感染的危害以及如何防治这些危害的知识以及呼吸机的故障处理等相关知识不足，另一方面存在包括呼吸机的配备、护理人员的培训、应急方案处理预案、制度未得到严格落实以及人员管理不到位等问题。

改进范例：针对护士对于呼吸机功能掌握不足的问题，各科室可以定期办理呼吸机应用培训班，并请一些专业的教授来进行授课，对新护士要进行上岗考核培训。医院所有呼吸机应该由设备科室统一调配、保修与检查，要规范呼吸机的操作流程，并且要增强机械通气各个环节的安全管理。

典型案例二十一：呼吸机的清洗与消毒存在不规范现象。

典型案例二十二：呼吸机的保养和维护未按要求进行。

违反条例：呼吸机临床应用 WS392-20122012.9.4。

根因追踪：为了能够防止发生呼吸机相关炎症，延长呼吸机的寿命，要对呼吸机进行及时的清洗与消毒、保养与维修。目前，有些医护人员关于呼吸机的消毒保养意识不足，缺乏正确的清洗与保养知识；医院对呼吸机及相关医护人员的管理也存在缺陷。

改进范例：呼吸机不论一次使用了多长时间都要进行清洁消毒和维护保养，要依据说明书进行调试与矫正。呼吸机在经过一个患者使用后就要及时进行调试与相关参数的矫正，以便及时发现、解决问题。呼吸机在停机之后要按步骤及时进行呼吸机管路的拆洗，呼吸机的清洗包括呼吸机管路的清洗，尤其要注意管道中残留物的清洗；主机内外部的清洗、原件的清洗以及空气过滤网的清洗，都需要按照不同的要求进行清洗与消毒。

典型案例二十三：部分重症医学科的布局存在问题。

典型案例二十四：部分重症医学科的医疗设置设备不符合标准。

典型案例二十五：抢救车的部分急救药品存在放置不合理的现象。

违反条例：2009 年 2 月 13 日卫生部印发的《重症医学科建设与管理指南（试行）》第七条。

根因追踪：一些医院重症医学科空间不足，隔离病房起不到隔离的作用，医疗设备未及时购买到位。

改进范例：医院的相关职能部门要按照《重症医学科建设与管理指南》所指定的

标准，保证床位的数量符合实际需要收治的重症病患者的数量以及本院的功能任务，科室要位于便于患者转运、检查与治疗的区域，对隔离病房进行重新规划和设置，及时购买包括呼吸机在内的抢救设备。

典型案例二十六： 部分重症医学科的患者收住不符合指征。

典型案例二十七： 医院的交班本存在填写不规范现象。

典型案例二十八： 重症医学科的医疗安全事件无责上报制度未落实。

典型案例二十九： 护理员、保洁员没有接受过相关知识的培训。

违反条例： 2009 年 2 月 13 日卫生部印发的《重症医学科建设与管理指南（试行）》相关内容。

根因追踪： 重症科室的管理人员对医护人员以及保洁员的培训教育工作关注度不高，重症医学科自身对于制度流程、治疗常规、技术规范没有进行彻底的学习与执行，管理也存在不到位情况；对于核心制度缺乏学习，医院的网络不支持对不良事件的报告；并且有关职能部门对于这些医疗安全事件没有进行相应的监管。

改进范例： 医院要组织重症医学科科主任、护士长以及业务骨干到上级医院进行学习，加强对科室的管理，对全院管理制度、技术规范等的学习要加强，并要求护士长对护理员和保洁员进行相关的知识培训。对核心制度要进行严格的规范执行，从而使医疗行为得到规范。要建立健全医疗安全网络直报系统，并要求各科室人员严格认真地予以落实。

典型案例三十： 重症医学科病房存在空气污染问题。

典型案例三十一： 探视非感染患者时未穿防护服。

典型案例三十二： 侵入性手术实施时存在不规范现象。

违反条例： 《重症医学科建设与管理指南》中医院感染管理规定。

根因追踪： 重症医学科的保洁人员对于重症病房清洁存在不到位的现象，护理人员缺乏相关的感染防控意识，探视制度不够完善；实施侵入性手术时由于认识不足，态度不严谨，存在感染的风险。

改进范例： 重症医学科的病房内必须要保持拥有清新的空气，除了需要定期进行通气与换气之外，还可以安装多功能的动态杀菌和排风扇。在触碰被患者污染过的一些医疗器械、物品时，要加强常规的预防观念，对相关的防护具要能够正常使用，并且对科室内的相关工具与设备要及时进行清洗与消毒，医疗设备要保证专人专用。要将感染患者和非感染患者分开，隔离护理。要尽可能地减少探视非感染患者的时间与次数，并要求在进行探视时需要穿戴全套的防护服，以防造成携带病菌从而感染其他患者。医疗机构要强化对于医护人员的管理，要保证医护人员的手部保持清洁，在进行治疗中要尽量避免侵入性的操作。在操作时，要严格无菌控制，并且在进行侵入性操作时，一定要对患者的情况实时密切检测，避免患者发生感染。

典型案例三十三：医院对新生儿未设置专用的洗澡与配奶区域。

典型案例三十四：医院新生儿室的布局不合理。

典型案例三十五：医院新生儿室的配套设施不完善。

典型案例三十六：新生儿室拥挤。

违反条例：2009 年卫生部关于印发《新生儿室建设和管理指南（试行）》的通知。

根因追踪：一些医院出于经济上的考虑，对新生儿所需的设备以及居住条件未进行建设与完备，并且有些医院对新生儿病室的建设与管理的认识存在不足。

改进范例：新生儿病室在二级以上的综合医院内的儿科病房就应该设置，并且要为新生儿的洗澡与配奶区域进行专门的设置，对新生儿科室的建筑布局的设计以及工作流程的安排要进行优化，将人流和物流分开，让它能够与医院感染预防与控制的相关规定相符合，减少交叉感染。新生儿室通常需要配备暖箱，安装新生儿监护仪以及氧浓度监护仪等基本设备，并且新生儿室要配备必需的清洁与消毒设施。为新生儿室安排足够的床位，并要按照床位来配置足够数量的医护人员。此外，还要加强《新生儿病室建设和管理指南》在各级医院的执行落实，对医院管理人员以及各科室进行新生儿病房建设和管理的重要性的相关培训。

典型案例三十七：携带病毒的产妇在进入医院时将病毒带入，从而使其婴儿受到感染并且对与她同居一室的产妇和新生儿造成感染。

违反条款：2009 年卫生部关于印发《新生儿室建设和管理指南（试行）》的通知第二十三条。

根因追踪：医院相关部门没有按要求对医院的感染工作进行管理，对感染病人未进行隔离。

改进范例：医院的领导及上级主管部门要对感染工作予以高度重视，并严格按照相关文件对感染工作进行检查，对探视的相关制度、科室的各项制度以及隔离制度要进行完善并严格落实，为分娩室与婴儿室建立一套行之有效的消毒制度，并对监测手段进行完善，对消毒效果进行正确的判定。医院要设立专门负责感染工作的部门和人员，对医护人员的消毒知识定期进行培训与指导，对管理人员也要进行相应的专门训练。

典型案例三十八：血液透析室配备的医生数量不足。

典型案例三十九：护理人员未经过培训就上岗，未达到护理的要求。

典型案例四十：技师缺乏设备管理知识以及监测知识。

违反条例：2010 年 3 月 23 日卫生部关于印发《医疗机构血液透析室管理规范》的通知。

根因追踪：我国的医护人才存在短缺现象，医生数量难以支持各科室的配备要求。一方面由于医院的管理制度存在缺失，疏忽关于护理人员的培训工作，另一方面也存在凭人情上岗的现象。

改进范例：设置血液透析室的医疗机构应当制定并落实对本机构血液透析室工作人员的培训计划，在进行医务人员的配备与选择时要进行专业培训，并进行考核，对于未达到护理要求的，不能让其上岗。要使工作人员具备与本职工作相关的专业知识，对于技师要进行设备管理以及检测知识的培训，落实相关管理制度和工作规范。国家要重视卫校的教育工作，也要提升医护人员的待遇，增加对医护人员的保障措施，加大对医护职业的宣传，鼓励学生选择医护行业，增加人员的储备量。

典型案例四十一：医护人员的通道和病人的通道没有进行区分，存在交叉区域。

典型案例四十二：污物通道与医务人员通道共用。

典型案例四十三：清洁区存放污物。

违反条例：2010 年 3 月 23 日卫生部关于印发《医疗机构血液透析室管理规范》的通知第二十五条。

根因追踪：对于医疗机构血液透析室管理布局规范未进行贯彻落实，医院对于血液透析室的建设认识不足。

改进范例：血液透析室要进行合理的布局，每个区域要明确区分，并进行清楚地标识；布局要符合清洁区域与污染区域分开的基本要求；血液渗透室可以分为办公区域、工作区域以及治疗区域，其中工作区域包括水处理间、配液间以及库房的清洁工作区域。不同区域执行各自的职能，不能混合使用。

典型案例四十四：水处理设备的每日保养记录、水处理设备及输水管道消毒记录不完善或失实。

典型案例四十五：水处理间的环境存在问题。

违反条例：2010 年 3 月 23 日卫生部关于印发《医疗机构血液透析室管理规范》的通知第三十一条。

根因追踪：血液透析室的保洁人员以及医务人员对于水处理间的清洁工作以及记录工作的了解不充分，缺乏水处理间的相关知识。

改进范例：水处理间应当保持干燥，水和电要分开。水处理间的地面应进行防水处置并且要设置相应的地漏装置。室温要保持合适的状态，要具有良好的隔音效果以及通风条件。水处理间还需要避免日光的直接照射，如果有储水箱，则应该检查储水箱的材料和结构，并且要做到每周至少清洗和消毒一次。对水处理设备的每日保养需要进行详细的记录。对相关医务人员要进行定期培训，使医务人员明了自己的职责。

典型案例四十六：容器盖污染，未每周对配制桶和浓缩液容器进行消毒并标记。

典型案例四十七：配液记录不及时，无核对人签名。

典型案例四十八：配制间有杂物、鞋、消毒剂等。

典型案例四十九：成品浓缩物保存和使用不当。

违反条例：2010 年 3 月 23 日卫生部关于印发《医疗机构血液透析室管理规范》的通知。

根因追踪：配制桶未每日冲洗，血液透析室的配制间管理不严，制度执行不力，科室人员缺乏配制间环境以及成品浓缩物的使用等相关知识。

改进范例：对于配液间应当要保持周围没有污染源的存在，使环境能够清洁干净，每班都要用紫外线进行一次消毒，配制桶也要保持清洁卫生，每天都需要使用透析用水进行冲洗，每周至少要消毒一次，并且需要确认是否还残留有消毒液。在进行消毒时，需要在桶外进行消毒警示牌的悬挂，每周都需要对容器进行一次更换或者是消毒，并且还要有标注。产品和浓缩液一旦开封后就不能储存起来继续使用，而是应该一次性使用完。存放时要避免阳光直接照射，要将其放置在通风良好的地方，并要与有毒害、有污染或是有不良气味的物品进行分开放置。所有正在使用中的消毒剂容器上都应该有配制的时间、配制的浓度以及消毒作用的时间、配制人的签名等各种标识，消毒容器盖应当进行严格的加密。

典型案例五十：传染病人没有进行分区治疗，护理人员并不固定，进行了交叉护理。

典型案例五十一：未按照一人一床一更换的标准执行。

典型案例五十二：传染病未进行相关审查或审查不严格。

违反条例：2010 年 3 月 23 日卫生部关于印发《医疗机构血液透析室管理规范》的通知第二十七条、二十九条、三十四条。

根因追踪：血液透析室医务人员对医院感染的问题未予以高度重视。

改进范例：对于床单、被套以及枕套等物品，在经过血液透析患者使用之后，要进行及时更换，切实按照一人一用一更换的原则。血液透析室应当为那些需要进行隔离的患者设置专门的隔离透析治疗间或者是设置一个独立的隔离透析治疗区，并为该区域配备专门的治疗工具与用品，以及安排相对固定的工作人员，避免那些需要隔离的患者在进行血液透析治疗时形成交叉感染。而对于一些携带了不同病毒的患者，应该分别安排在各自的隔离透析室进行治疗，或者是使用专用血液透析机进行治疗，血液透析机不论是在治疗间还是在治疗区，都不能相互交叉混用。

典型案例五十三：渗透机消毒记录不规范或者是消毒不到位。

典型案例五十四：环境物表的消毒不到位，存在明显的血迹。

典型案例五十五：遇到经血传播疾病的污染时消毒方法不正确。

典型案例五十六：消毒剂缺乏卫生相关证明。

违反条例：2010年3月23日卫生部关于印发《医疗机构血液透析室管理规范》的通知。

根因追踪：血液透析室的保洁员清洁消毒知识缺乏，不了解在不同的情况下应选择哪种消毒方式，无法正确处理特殊的污染。

改进范例：可以使用机械通风的方式，使空气能够保持流通状态，空气中微生物的密度能够得到降低，对准备室、透析治疗区以及治疗室每天都需要定时用空气消毒剂进行消毒处理。办公区域应该保持清洁状态，通常使用清水擦拭墙面和门窗就可以，但是当环境物表有明显的血迹和体液的污染时，应该要先使用吸湿的材料将可见的污染物去除，然后再进行清洁。对于血液透析各区域的地面每天都应使用清水或清洁剂进行湿式拖擦，不同的房间应该使用不同的消毒工具，并对有血迹和体液等污染的地方，先使用吸湿材料将污染物去除，再用消毒剂对该地进行消毒处理。消毒剂的选择是否正确、严格，会直接影响到消毒效果的好坏，一定要选择符合相关要求的消毒剂。

典型案例五十七：血液透析室的医疗器具消毒工作不规范。

违反条例：《医疗机构血液透析室管理规范》第二十九条。

根因追踪：血液透析室的医务人员对医疗器具的消毒工作存在懈怠的思想，以及对消毒工作的规范不清晰。

改进范例：血液透析室必须要严格对医疗器械器具的消毒工作规范执行，对于那些在工作中需要进入患者组织无菌器官的医疗器械、器械和物品，一定要能够达到灭菌水平。对接触病人皮肤和黏膜的医疗器械和物品，必须达到消毒水平。用于注射、穿刺等侵入性操作的各种医疗器械必须使用过一次就要进行一次消毒。血液透析室使用的消毒设备、一次性医疗设备和器具应符合国家有关规定，一次性医疗设备和器具不得进行回收重复使用。要对医务人员加强消毒工作规范的培训。

典型案例五十八：医护人员在进入血液透析室各区域时未按要求进行装备。

违反条例：《医疗机构血液透析室管理规范》第三十二条。

根因追踪：一些医护人员对血液透析室的不同区域了解不足，这些医护人员有着工作服的意识，但认识较浅，对不同区域、不同情况下应选择如何装配还不是很熟悉。

改进范例：医护人员在进入透析治疗区时，应当穿工作服，换工作鞋，保持服装的清洁，不建议穿常规的隔离衣，但当接触如HIV感染者和处置可能会出现血液体液、分泌物以及排泄物的喷溅的特殊病人时，需要穿上隔离衣。如果在进行操作时工作衣被血液、体液污染，应当及时进行更换。血透病人不论是在进行上机和下机时还是在进行无菌操作时，都应该佩戴一次性外科口罩。如果口罩有潮湿或者是被污染的时候，就应该立即进行更换，血透病人上机和下机时需戴防护眼罩。进入血透室时需要换鞋或是使用鞋套。要加强对于相关医护人员的细致培训，经验较浅的应该多和经验丰富的员工进行交流。

典型案例五十九：对医疗器具的消毒不彻底，存在污染残留。

典型案例六十：对于环境与物体表面的消毒不彻底。

典型案例六十一：对于物品的消毒和灭菌的方式选取不正确。

典型案例六十二：物品的清洗不干净。

违反条例：《医疗机构消毒技术规范》WS/T367-20122012.4.5。

根因追踪：医疗机构未根据本单位的实际情况，制定相应的消毒灭菌制度与程序，医护人员掌握的消毒灭菌知识不足。

改进范例：对于重复使用的医疗器具以及环境与物体表面，应当先进行清洁，然后再进行消毒处理。在进行消毒前，如果受到了患者的血液或是体液等污染时，应当先将污染物去除，然后再进行清洁与消毒。对于消毒灭菌方法的选择，可以按照物品在经过感染之后可能会引发的感染风险的高低，来进行相应的消毒和灭菌方式的选择，也可以按照物品上受到污染的微生物的种类、数量或者是按照物品的性质来选择合适的消毒与灭菌方式。具体的物品在进行清洗时，应该要按照物品的实际要求来进行清洗，比如如果是在清洗管腔和表面不光滑的物品时，就应该选择先使用清洁剂浸泡一段时间，然后再仔细地进行刷洗或者是选择使用超声进行清洗，对于那些复杂物品如果可以进行拆卸，应该要先拆开之后再进行清洗。医疗机构应当根据本单位的实际情况，并结合《医疗机构消毒技术规范》制定相应的消毒灭菌秩序程序，并进行落实。要求医护人员严格按照流程与消毒灭菌的原则，进行医疗器械以及物品和环境表面的消毒工作。

典型案例六十三： 医务人员在进行消毒时，未选择相应的防护措施。

违反条例： 《医疗机构消毒技术规范》WS/T367-20122012.4.5。

根因追踪： 医务人员对消毒过程中可能产生的危险状况没有给予重视，对消毒中可能带来的危害认识不足。

改进范例： 医务人员应该根据选择的不同消毒与灭菌方式，来进行职业防护措施的选择。对于那些被污染过的诊疗器械、器具以及物品，在进行回收和清洗的过程中，应该尽量让医务人员做好个人防护，避免发生职业暴露。要对医务人员消毒过程中有可能会引发的危险状况知识进行普及，提高医务人员在处理消毒与灭菌过程中的防范意识。

典型案例六十四： 消毒剂的选择不正确。

典型案例六十五： 消毒剂的浓度配制不正确。

违反条例： 《医疗机构消毒技术规范》WS/T367-20122012.4.5。

根因追踪： 由于一些医院选择无标签的消毒剂，从而导致医务人员在配备消毒剂时出现了浓度配制的错误。对不同种类消毒剂与不同浓度的消毒剂的作用认识存在不足，从而导致消毒剂的选择与浓度配制不正确。

改进范例： 加强对医务人员消毒剂选择与浓度配制的培训，有专门的部门进行消毒剂的统一购置，对不同的医疗器械与物品和环境需要选择不同的消毒剂。如诊疗器械的选择，通常采用含氯的消毒剂进行浸泡消毒。而对于环境表面，则通常采用过氧乙酸或是含氯的消毒剂进行擦拭。当然，对于不同消毒剂的选择，还要注意浓度，不同的浓度适用于不同的消毒需要。

典型案例六十六： 对于皮肤与黏膜的消毒不正确。

违反条例： 《医疗机构消毒技术规范》WS/T367-20122012.4.5。

根因追踪： 皮肤与黏膜的消毒十分复杂，对于不同的部位、不同的创面，需要进行不同的操作流程，选择不同的消毒方式，使用不同的消毒剂进行消毒，部分医务人员难以记住与区分不同情况下皮肤与黏膜的消毒方式，也缺乏对相关人员的知识培训。

改进范例：医院应当定期举办关于皮肤与黏膜消毒的培训，详细讲解在不同的情况下应该要选择什么样的消毒剂、用什么样的方式来进行消毒。比如在对穿刺部位的皮肤进行消毒时，应该要选择浸有碘伏消毒液原液的无菌棉球或者是其他的一些代替物在局部进行擦拭两遍，亦或者是使用复方季铵盐消毒剂原液皮肤擦拭消毒，当然，也可以选择其他的一些合法的、有效的皮肤消毒产品。

典型案例六十七：对于清洁、消毒与灭菌的效果未进行及时的监测。

违反条例：《医疗机构消毒技术规范》WS/T367-20122012.4.5。

根因追踪：医院缺乏相应的监测管理制度，对于清洗消毒与灭菌的检测不予重视，忽略重要环节。

改进范例：医院应当建立相应的监测管理制度，对诊疗器械、器具和物品的清洗、消毒与灭菌效果进行监测，及时发现该过程中存在的问题。对于不同的清洗消毒灭菌方式需要进行不同的监测，比如干热灭菌的效果监测则需要根据 WS3103 的要求进行物理监测法、化学监测法以及生物监测法进行监测。而对于紫外线消毒的效果监测，则可以使用紫外线辐射计测量法和紫外线强度照射指示卡监测法进行监测。

典型案例六十八：医疗机构卫生间的环境差。

典型案例六十九：医疗机构卫生间的设备不完备。

典型案例七十：医疗机构手卫生设施未按照要求进行配置。

典型案例七十一：医疗机构卫生间保洁人员的数量不足。

违反条例：2013 年 7 月 12 日国家卫生计生委办公室关于加强医疗机构卫生间管理工作的通知。

根因追踪：各医疗机构对于卫生间管理的认识不足，重视不够，要严格按照医疗机构卫生间管理相关卫生标准执行。

改进范例：医疗机构的卫生间应当保持整洁有序与干净卫生，对于卫生间内包括门窗、洗手池等设施设备要保证没有积水、积污、血迹等污染，保持设备的清洁卫生，洗手间内要没有异味，要每天进行定时的卫生与消毒。卫生间内的设施设备应当要配备齐全，能够正常使用，卫生间要设置醒目的指示牌与引导牌，采取有效的措施，以满足患者手卫生的需要，按照实际情况为卫生间配备洗手液以及卫生纸，对于清洗消毒用品应当及时进行补充。应该根据医疗机构的实际情况，为卫生间配备足够数量的保洁人员。

典型案例七十二: 对于医疗废物未进行分类放置。

典型案例七十三: 医疗废物随手丢弃。

典型案例七十四: 进行医疗废物的买卖。

典型案例七十五: 将医疗废物与生活垃圾进行混放。

典型案例七十六: 将不属于医疗废物的物品与医疗废物放置在一起。

违反条例: 《医疗废物管理条例》以及《医疗卫生机构医疗废物管理办法》。

根因追踪: 医院缺乏对医务人员医疗废品处理的管理,相关医务人员对于医疗废物分类不清楚,缺乏对医疗废物的处理意识。

改进范例: 医疗废品的环境风险很大,涉及病人、医疗机构与普通民众。一方面,医院自行处理医疗废物在当前情况下尚不现实,要尽量让规模较大的医疗废物处理单位来进行处置,由于大型的上市公司或是国有企业具有更强的社会责任感,因此,医疗废物处理可以让这些单位来做,同时,地方政府也要制定一些关于用地、税收等方面的扶持政策,加大对医疗废物处理单位的政策支持,使它们处理医疗废物能够更好、更安全。另一方面,要加强对医院各科室医护人员相关法律法规的学习,并严格执行相应的处罚条款。此外,对于不符合规范处理医疗废物的情况应当进行相应处罚,以儆效尤。

典型案例七十七: 对医用织物进行混洗、混放。

典型案例七十八: 在污染区和清洁区进行个人防护用品的交叉使用。

违反条例: 国家卫生计生委关于印发《医用织物清洗消毒技术规范》WS508-200162016.12.27 的通知。

根因追踪: 相关的医务人员对医用织物的区分认识不足,对于污染的防范意识不强。

改进案例: 医院要加强对于医护人员医用织品的识别,并定期进行考核审查,加强医护人员的污染防护意识,对于清洁区与污染区的个人防护用品,不允许进行交叉使用。在污染区域,工作服、帽子、口罩等应按照标准预防的原则进行穿戴,并按要求进行手卫生。工作服和工作鞋在清洁区域需要进行完整穿着,并且需要保持手卫生,帽子和手套也可以根据实际工作需要进行选择。

典型案例七十九: 在洗衣房中,污染区域和清洁区域之间没有完全隔离屏障,工作流程交叉逆行。

典型案例八十: 医用织物的周转库房环境不符合要求。

典型案例八十一：医用织物洗涤用水不符合要求。

典型案例八十二：医用织物的设备以及用品不符合国家的有关规定与工作需求。

违反条例：国家卫生计生委关于印发《医用织物清洗消毒技术规范》WS508-200162016.12.27 的通知。

根因追踪：医院对于医用织物建筑设施没有按要求严格实施，对于医用织物的混放、混洗可能带来的后果认识不足。

改进范例：要严格要求医院配备完善的医用织物建筑设施，对医用织物的洗衣房、周转库房进行合理布局，对洗衣房内的清洁区与污染区进行严格区分，并且要保证两个区域之间具有完全的隔离屏障，工作流程不能够逆行，也不能够交叉。要为工作人员以及医用织物的接收与发放建立专门的渠道，保持工作区域的干净卫生。织物的周转房应当保持通风。清洁区地面与墙面要平整，并且要拥有防尘、防虫等设施。医用织物的洗涤用水应当严格按照 GB5749 的卫生质量要求，相关的用品以及设备也要满足工作的需要，消毒剂、洗涤剂以及消毒器械的选择应当符合国家的相关规定。

典型案例八十三：感染性织物未进行封闭收集。

典型案例八十四：对医用织物的运输收集进行交叉使用，混运混装。

典型案例八十五：医用织物的暂存时间过久。

典型案例八十六：医用织物在进行移交之后没有对接收区进行清洁消毒。

违反条例：国家卫生计生委关于印发《医用织物清洗消毒技术规范》WS508-200162016.12.27 的通知。

根因追踪：医院以及医务人员对于医用织物的分类放置与储存的重视程度不够，认识不足，医院缺乏相关的制度管理。

改进范例：医院应当建立医用织物的分类收集以及运输和储存制度，并严格要求相应的医务人员执行，对感染织物必须要进行封闭收集，感染织物与未感染织物进行分别运输，储存时应分开暂存且不能放置时间过久，如果放置时间过长，产生异味等应当进行再次清洗，在进行医用织物的移交之后，应该要对接收区进行清洗。

典型案例八十七：医疗机构内生活垃圾存在混放现象。

违反条例：《关于在医疗机构推进生活垃圾分类管理的通知》。

根因追踪：医疗机构对于生活垃圾的分类放置未进行严格的规定，医务人员对于生活垃圾的分类意识不足。

改进范例：医疗机构要加强机构内生活垃圾的管理，不允许将医疗垃圾混入生活垃圾之中。医院要加强对医务人员开展生活垃圾分类投放与处置的培训，要求各部门人员按照要求进行垃圾的投放与处置，对于特殊物品要进行特殊处置。并且，医疗机构还要加强宣传与引导，确保最后收到好的效果。

典型案例八十八：医务人员的洗手率低。

典型案例八十九：医务人员手的再次污染。

典型案例九十：医务人员手卫生存在误区。

违反条例：WS/T313-2009 医务人员手卫生规范。

根因追踪：医务人员的洗手知识薄弱，缺乏对于交叉感染的控制意识，洗手设施的配备不完善，管理不到位。

改进范例：医疗机构应该为手卫生制定相应的管理制度，并要严格地贯彻落实，在各区域内都要配备完整且有效的手卫生设施，医疗机构要定期组织全体成员开展关于手卫生的培训，并且要求医务人员能够正确地掌握手卫生的相关知识与方法，还要对医务人员手卫生的工作加强指导与监督，切实提高医务人员手的清洗与消毒效果。医疗机构要为各重点部门配置非手触式水龙头，如果条件允许，就应该在各区域内都要配备非手触式水龙头，同时也需要配备干手的相关物品与设施，避免造成二次污染，还需要配备合格的速干手消毒剂。

典型案例九十一：对于不同种类的患者未进行分开放置。

典型案例九十二：隔离病房安排人数过多。

典型案例九十三：隔离病房空气质量低。

典型案例九十四：未对感染性病人进行严格审查，使其与未感染患者同居一室。

典型案例九十五：未设置专门的感染疾病门诊挂号与候诊区域。

违反条例：WS/T313-2009 医务人员手卫生规范。

根因追踪：一些医院由于接受的患者人数过多，因此，对不同类型的感染病患者未进行分类放置，安排病人数量不符合规定，有少数医疗机构仅是出于经济的考量便不按规定安置感染病人，保洁人员以及相关的医护人员的清洁消毒知识缺乏，医疗结构关于感染病人的看诊与处置尚未成熟。

改进范例：政府要给予医疗机构更多的帮助与支持。医疗机构要将不同种类的感染性疾病患者安置在不同的病房内；每间病室内的人数不宜过多，一般不应该超过四个人。病房需要保持良好的通风环境，借助自然通风或是机械通风保证病房内的空气清新。医疗机构还需要建立预检与分检制度，如果在检查过程中发现了传染病患者或是疑似传染病的患者，应该将他们带到专门的隔离诊室，或者将他们引导到感染疾病科门诊进行诊治，对于可能会受到污染的区域应及时消毒。

典型案例九十六： 医护人员佩戴口罩随意，更换清洁不及时。

典型案例九十七： 医护人员没有在进行有可能发生液体的喷溅的诊疗与护理操作时使用护目镜与防护面罩。

典型案例九十八： 医护人员佩戴手套随意，甚至是在需要的场合不佩戴手套。

典型案例九十九： 医护人员隔离衣与防护服有混穿现象。

典型案例一百： 医护人员在特定区域穿戴鞋套，在离开该区域时未及时脱掉。

典型案例一百零一： 医护人员的防水围裙、帽子未进行及时的更换与清洁。

根因追踪： 由于医护人员缺乏关于防护措施的认识，对于防护用具的分类以及功能认识不足。

改进范例： 医院要加强对于隔离病房相关医护人员安全防护意识与知识的培训，医护人员明白在不同的场合下应当选择哪一种防护用具，什么时候应该进行清洗与更换，什么时候应该装备，什么时候应该脱下等知识，避免发生感染。比如对于一般的诊疗活动，则戴纱布口罩或者是外科口罩就足以了，而对于那些可以借助空气传播的感染患者或是通过近距离接触而经飞沫传播造成感染的呼吸道传染病患者，在诊疗时，就一定要进行医用防护口罩的佩戴，而对于那些进行诊疗、护理操作，可能会发生感染病患者的血液、体液、分泌物等液体喷溅时，就需要佩戴护目镜或者是防护面罩，避免造成感染。

典型案例一百零二： 对于一些重大医院感染事件未进行及时报告。

违反条例： 医院感染监测规范 WS312-20092009.4.1。

根因追踪： 一些医院缺乏医院感染的检测与通报制度，还有部分医院是为了减小事情带来的影响，避免医院因此受到惩罚、名誉受到损害而选择隐而不报。

改进范例： 医院应该建立起有效的医院感染报告制度，当发生 5 例以上的医院感染暴发事件时，要在 12h 内向所在地的县级地方人民政府卫生行政部门报告，并同时向所在地疾病预防控制机构报告。而当发生 10 例以上的医院感染暴发事件时，要在 2h 内进行报告。

典型案例一百零三： 中医针刺类诊所的空气质量低。

典型案例一百零四： 中医针刺类诊所的环境不卫生。

典型案例一百零五：中医针刺类诊所的诊室手卫生设施不完善。

违反条例：《中医针刺类技术相关性感染预防与控制指南（试行》。

根因追踪：中医针刺类诊所忽视了诊所的环境质量，对于日常的清洁工作产生懈怠与随意性。

改进范例：应该加强对于中药针刺类诊所的相关检查，要求诊室内保持良好的通风与采光条件，每天都需要通风与常规紫外线或是空气消毒机的消毒，在对呼吸道急诊病病人进行接诊之后，要立即对空气进行消毒。对诊所的桌椅以及地面应该进行每天两次的清水清洁，当有血液、体液等污染时，应该先使用吸附材料清除后再用消毒剂进行擦拭清除。在每间诊室都配备完善的洗手设施。

典型案例一百零六：中医针刺类诊所针具包装时有破损，长时间放置后继续使用。

典型案例一百零七：中医针刺类诊所对可重复使用针具的处理流程简单。

典型案例一百零八：棉球多部位使用。

典型案例一百零九：对于一次性的针具重复使用。

典型案例一百一十：在进行针具清洗时徒手拿针。

违反条例：《中医针刺类技术相关性感染预防与控制指南（试行）》。

根因追踪：中医针刺类诊所未对针具进行仔细的检查，对于空气污染的认识不足，偷懒不换棉球，为了节省成本对一次性的针反复使用，针具的处理意识不强，操作不规范。

改进范例：在进行施针前应该仔细地对针具进行检查，查看是否存在破损现象，若是包装破损应及时更换或是消毒处理后再进行使用。棉球在使用时应该要一穴一换，一次性的针具应该要一人一用一废弃，避免因重复使用而导致的感染。对可重复针具的处理应先进行冲洗去除表面污染物，再进行洗涤、漂洗等步骤。在这个过程中，一定要注意不能徒手去抓针。

典型案例一百一十一：医院消毒供应室在经过各区域时存在逆行现象。

典型案例一百一十二：医院消毒供应室没有独立的工作人员更衣室。

典型案例一百一十三：医院消毒供应室的人员未经培训便上岗。

典型案例一百一十四：医院消毒供应室的设备不齐全。

违反条例：卫生部发布的《医院消毒供应室验收标准（试行）》。

根因追踪：医院缺乏健全的相关制度，医院消毒供应室的空间不足，对消毒供应室所需要的设备了解不全面。

改进典型：医院要严格建立健全岗位责任制度、物品包装洗涤制度、灭菌制度等，医院要分设不同的组别，对于已消毒区与未消毒区一定要进行严格的分开。对于供应室的人员要严格进行上岗培训，并进行考核，考核通过之后方可上岗，该人员上岗后还需要进行监督与管理，以使其能更好地适应岗位。

典型案例一百一十五：对于医疗废物专用的包装袋选择不规范。

典型案例一百一十六：包装袋未印制警告语。

典型案例一百一十七：利器盒容易刺穿。

典型案例一百一十八：周转桶无法进行密封。

违反条例：2003 年《医疗废物专用包装袋、容器和警示标志标准》HJ421-20082008.2.27。

根因追踪：医院对于医疗废物的处理较为随意，没有严格按照要求进行，采购包装时考虑不周。

改进范例：医院要对医疗废物的包装袋安排专门的人员进行统一的采购，要选择大小适中的包装袋，并在使用中应当进行仔细检查，不允许出现渗漏、破裂与穿孔的现象。包装袋的外观要保证基本平整，没有褶皱与污渍等缺陷，并且包装袋应该印有明显的警示标志与警告用语。利器盒要封闭且防刺穿，也需要印有警示标识。周转桶能够整体密封，外观表面平滑完整，尺寸合适。

典型案例一百一十九：从事内镜诊疗和内镜清洗工作的医务人员的专业知识不足。

违反条例：《内镜清洗消毒技术操作规范》。

根因追踪：医疗机构忽视了内镜的清洗与消毒工作，有关的医务人员缺乏相应的培训。

改进范例：各大医疗机构都应该提升对于内镜消毒工作的重视程度，并且要将内镜消毒质量作为医疗质量以及安全管理工作要求中的一种纳入其中。要使医疗机构加强关于《内镜清洗消毒技术操作规范》的学习和培训工作。对于一些具有内镜诊疗条件的医疗机构，一定要积极地组织相关人员认真学习和全面贯彻《内镜清洗消毒技术操作规范》，所有的医院感染管理有关人员、从事内镜诊疗和内镜清洗消毒工作的相关医务人员都应该参加相应的培训，从而让他们能够对内镜的清洗以及消毒灭菌技术正确地掌握。各个级别的卫生行政部门都需要加强关于医疗机构内镜消毒工作的监督与管理，对于那些内镜诊疗工作没有达到本《规范》要求的医疗机构，应该责令其不得开展相应的内镜诊疗业务。

典型案例一百二十：内镜的消毒室与诊疗室未进行区分。

典型案例一百二十一：对于不同部位内镜的诊疗工作在同室进行。

典型案例一百二十二：内镜及附件的数量不足。

典型案例一百二十三：内镜的基本清洗消毒设备不完备。

违反条例：2004 年 4 月 1 日卫生部关于印发《内镜清洗消毒技术操作规范（2004年版）》。

根因追踪：医院缺乏内镜的消毒应与诊疗工作分开的意识，忽视了不同部位的内镜诊疗工作在同室进行可能带来的感染，内镜及附件以及基本清洗消毒设备的购买数不足。

改进范例：要求医院重视内镜的清洗消毒工作，并分别设置单独的清洗消毒室与内镜诊疗室。不同部位内镜的诊疗工作应当分部位进行。要及时进行内镜及附件的购买，要配备基本的清洗消毒设施，避免出现因设施配备不齐全而导致的混用和消毒不彻底现象。

典型案例一百二十四：对于腹腔镜、膀胱镜等进入人体无菌腔室的内镜及附件未进行灭菌。

典型案例一百二十五：内镜及附件使用完后未进行及时的处理。

典型案例一百二十六：医疗机构使用的消毒剂及消毒设备不符合规定。

典型案例一百二十七：内镜及附件的清洗、消毒以及灭菌不及时。

违反条例：2004 年 4 月 1 日卫生部关于印发《内镜清洗消毒技术操作规范（2004年版）》。

根因追踪：医务人员对于内镜及附件的消毒知识缺乏，灭菌无菌意识薄弱，医疗机构购买消毒剂以及消毒设备时未经过严格审查。

改进案例：要严格遵从内镜及附件的清洗、消毒或是灭菌的原则，对进入人体不同部位的内镜及附件在使用前、使用后均要按照规定时间进行不同的处理。医疗机构对于清洗内镜及附件的消毒剂以及消毒设备应统一进行购买，对于相关医务人员要进行内镜及附件的清洗、消毒以及灭菌知识的培训，对于不同的部件应采用不同的方式与时间进行清洗，还要注意避免职业暴露。

典型案例一百二十八：内镜消毒剂使用时间超过说明书的使用期限。

典型案例一百二十九：消毒或灭菌后的内镜没有按时进行生物学监测，并做记录。

典型案例一百三十：内镜消毒效果的监测方式不规范。

违反条例：《内镜清洗消毒技术操作规范》。

根因追踪：医院对于消毒剂的浓度没有做好每日的定时监测与记录，缺乏内镜消毒与灭菌的监测管理制度，对内镜的消毒效果应该采用何种方式进行检测以及监测的具体流程不明确。

改进范例：医院应该每天都要对消毒剂的浓度做好监测记录，确保消毒剂能够切实地达到消毒效果，对于那些超过说明书规定使用期限的消毒剂不能再继续使用，避免对消毒效果造成影响。消毒后的内镜需要每过一个季度就进行一次生物学监测，并做好监测记录，对于灭菌后的内镜每个月都要进行监测和记录。医院要将内镜消毒与灭菌的监测制度贯彻落实好，严格要求相关医务人员做好检测管理。此外，还要根据不同的检测需求，选择合适的监测方式。

典型案例一百三十一：发生手足口病聚集性和暴发疫情时，未及时上报。

典型案例一百三十二：对于感染聚集性疫情的患儿，经过他们触碰或是使用过的物品和活动的场所没有进行消毒处理。

典型案例一百三十三：一些出现聚集性和暴发疫病较为严重的托幼机构仍然在开放。

违反条例：2012 年 6 月 21 日发布的《手足口病聚集性和暴发疫情处理工作规范（2012 版）》。

根因追踪：托幼机构以及学校等集体单位，缺乏关于手足口病聚集性和暴发疫情的防范与管控意识，有时为了能够不降低声誉，减少舆论关注，而未进行及时上报。

改进范例：要增强医疗机构、托幼机构以及小学等单位手足口病聚集性和暴发疫情的预防管理和控制意识，并且要定期开展相应的培训与教育活动，在发现手足口病聚集性暴发时应当在 24h 之内向当地的县级疾病预防控制机构上报。在发生过手足口病聚集性暴发的区域，应当进行清洁与消毒处理，患儿所使用和触碰过的物品，应当全部进行消毒处理。

典型案例一百三十四：口腔诊疗器械消毒存在问题，消毒质量不佳。

典型案例一百三十五：从事口腔诊疗器械消毒工作的医务人员未经培训就上岗。

典型案例一百三十六：口腔诊疗器械的消毒方式或是灭菌方式的选择不正确。

典型案例一百三十七：对于那些接触病人或是进入到人体无菌组织的口腔诊疗器械没有按照要求进行消毒或灭菌。

违反条例：2005 年 3 月 3 日卫生部关于印发《医疗机构口腔诊疗器械消毒技术

操作规范》的通知。

根因追踪：医护人员对相应的口腔诊疗器械的消毒知识掌握不足。医疗机构不重视口腔诊疗器械的消毒工作，没有对从事口腔诊疗器械消毒工作的医务人员进行严格的选取录用。

改进范例：各级各类医疗机构应当加强对于口腔诊疗器械消毒工作的重视程度，在医疗安全与质量管理的工作中纳入关于口腔诊疗器械的消毒工作，建立健全有关口腔诊疗器械消毒的各项制度并认真贯彻落实，切实保证医务人员能够按照要求对口腔诊疗器械进行消毒，预防和控制由于口腔器械的消毒存在问题，从而造成医院感染与医源性感染的情况。要加强医务人员关于医疗机构口腔诊疗器械消毒技术操作规范的相关学习与培训工作，认真组织相关人员全面学习与贯彻落实该规范。对于那些进入人体口腔内的所有医疗器械，都应该按照所接触的具体部位来进行消毒与灭菌方式的选择。

典型案例一百三十八：牙科综合治疗台和它的配套设施没有每天都进行清洁消毒，面对脏污时清洁与消毒不及时。

典型案例一百三十九：医务人员的手卫生在进行口腔诊疗操作时不过关。

典型案例一百四十：口腔诊疗区与诊疗器械的清洗消毒区未进行区分。

典型案例一百四十一：口腔诊疗区的环境不佳。

典型案例一百四十二：对于口腔诊疗器械消毒与灭菌的效果没有进行及时的检测。

典型案例一百四十三：医护人员在对口腔诊疗器械进行清洗、消毒和灭菌工作时，没有做好个人防护工作。

违反条例：《医疗机构口腔诊疗器械消毒技术操作规范》。

根因追踪：医务人员缺乏口腔诊疗的手卫生意识与医疗器械消毒灭菌的安全防范意识，医院对于口腔诊疗区的环境缺乏管理，没有严格执行口腔诊疗器械消毒与灭菌的监测制度。

改进范例：医疗机构的口腔诊疗科要建立与健全口腔诊疗器械消毒工作的监测制度，并进行贯彻落实，要定期开展关于口腔医疗器械清洗消毒和灭菌的安全防护宣传。医院对口腔的诊疗区域与医疗器械的清洗消毒区应当进行严格区分，不仅要布局合理，而且还要能满足诊疗工作和口腔诊疗器械清洗消毒工作的基本要求。牙科的综合治疗台以及配套设施需要每日都进行清洁和消毒，当有污染的情况时，要及时对污渍进行清洁和消毒。口腔诊疗区域的环境需要保持干净整洁，每天都要对口腔诊疗以及清洗和消毒区域进行清洁与消毒，并且每天都需要定时对诊疗室内进行通风或是空气净化，对于那些可能造成医疗环境表面污染的要进行及时的清洁与消毒处理。医务人员在对口腔诊疗器械进行清洗消毒或者灭菌工作时，一定要做好自身的防护措施。医务人员不论是在进行口腔诊疗的工作之前还是工作之后，都必须严格执行手卫生，医务人员在需要佩戴手套开展工作时，每次在治疗完一个病人之后就需要进行手套的更换，并且要对手进行清洗或是消毒。

典型案例一百四十四： 口腔诊疗器械在清洗之后没有进行维护与保养。

典型案例一百四十五： 口腔诊疗器械在经过消毒与灭菌后进行包装时没有注明消毒日期和有效期。

违反条例： 《医疗机构口腔诊疗器械消毒技术操作规范》。

根因追踪： 医疗机构口腔诊疗相关医务人员关于口腔医疗器械的维护与保养意识薄弱，对于灭菌与消毒后的口腔诊疗器械的管理也存在不足。

改进范例： 口腔诊疗器械在进行清洗之后，需要维护与保养口腔诊疗器械，并且需要对口腔诊疗器械的使用性能进行检查。要按照灭菌与消毒的不同方式，来包装口腔医疗器械，并且要在包装外面标注清楚消毒的日期与有效期。医院要加强口腔诊疗器械消毒与灭菌工作的管理，不仅要让口腔诊疗器械的消毒与灭菌工作规范，还要规范口腔诊疗器械的包装与维护保养工作。

典型案例一百四十六： 疫苗生产与批发企业提供的疫苗运输资料不全。

典型案例一百四十七： 在接收或者购进疫苗时，疾病预防控制机构、接种单位、疫苗批发企业，没有进行材料的索取以及验收过程简化。

典型案例一百四十八： 在疫苗的运输过程中，疾病预防控制机构、疫苗生产机构、疫苗批发企业没有进行温度监测与记录。

典型案例一百四十九： 对储存的疫苗，疫苗的生产与批发企业、疾病预防控制机构与接种单位没有进行定期的检查和记录。

违反条例： 《疫苗储存和运输管理规范》。

根因追踪： 疫苗生产企业、疫苗批发企业、疾病预防控制机构、接种单位相关的接收以及采购人员对工作疏忽大意，懈怠，相关企业以及单位疏于管理。

改进范例： 疫苗生产企业与疫苗批发企业应该加强对工作人员的管理，要按照要求提供疫苗相关文件，包括疫苗的名称、数量以及疫苗运输等各方面资料。疾病预防控制机构、接种单位也要加强对相关工作人员的管理，在进行疫苗接收时要求工作人员提供完整的资料，以及进行完整的验收，对于未按要求进行材料提供与验收的工作人员应当施行一定的惩罚，要严格要求相关企业对疫苗的运输过程以及储存条件进行监测与记录。对工作人员定期开展培训，使其认识到疫苗验收过程的重要性。

典型案例一百五十：疾病预防控制机构、接种单位使用过期失效的疫苗。

典型案例一百五十一：疫苗生产和批发企业、疾病预防控制机构在使用冷藏设备和冷藏车进行疫苗运输的过程中，温度条件不符合疫苗储存的条件。

典型案例一百五十二：疾病预防控制机构、接种单位、疫苗批发企业对疫苗进行混放。

典型案例一百五十三：疫苗的储存条件不符合规范。

违反条例：《疫苗储存和运输管理规范》。

根因追踪：疾病预防控制机构与接种单位医疗人员缺乏规范使用疫苗意识，在使用疫苗前没有进行严格的审查，工作人员缺乏对疫苗的分类放置意识，对不同的疫苗进行混放，疫苗的储存与运输条件不符合，导致疫苗失效。

改进范例：疾病预防控制机构、接种单位的业务人员在使用前应当对疫苗进行审查，查看疫苗是否在生产日期内，有无过期与失效。对于过期与失效的疫苗，不应再继续使用。在疫苗的存储运输过程中，应当对疫苗进行分类放置，并且要求储存的条件与疫苗的储存条件相匹配。

典型案例一百五十四：微创治疗室的空气质量差。

典型案例一百五十五：微创治疗室物体表面有污染残留、异味。

典型案例一百五十六：微创治疗室的床单、被罩等未进行及时更换。

典型案例一百五十七：微创诊疗室手卫生设施缺乏。

典型案例一百五十八：无窗包装存在破损，开包放置长时间之后继续使用。

典型案例一百五十九：进行微创处理时操作不规范，存在职业暴露风险。

违反条例：《中医微创类技术相关性感染预防与控制指南（试行）》。

根因追踪：微创治疗室对于环境与物表清洁不重视，一些微创治疗室人流量大，工作繁忙，从而没有对微创治疗室的床单以及被罩等接触患者皮肤的用品进行更换。还有些微创治疗室为了节省成本，不使用一次性的床单、被罩等，也不及时进行更换。

改进范例：应当宣传微创治疗室环境与物表清洁的重要性，加强对微创治疗室环境与物表清洁的重视程度，要对微创治疗室及时进行通风与消毒，时刻保持空气的流通。对于物体表面要进行及时的清洗消毒，保证环境空气新鲜、洁净卫生。在每一天的诊疗活动结束之后，都应该对微创治疗室的桌椅、床、地面等在清洁的基础上进行消毒。对于治疗室中患者直接接触的用品及时进行更换，或者是选择使用一次性的物品。手卫生设施与中医针刺类要求相同。在诊疗前要进行诊疗器械、微创针具以及埋线器具包装等的检查，确认其是否完整无损。在进行微创器具的处理时要注意个人防护，避免职业暴露引发的危害。

典型案例一百六十：洁净手术室频繁开启，甚至敞开门做手术。

典型案例一百六十一：进入洁净室的工作人员携带的工具以及材料不符合洁净室污染控制的要求。

典型案例一百六十二：进出洁净室时没有更换衣物。

典型案例一百六十三：手术室工作人员的衣物清洁消毒不彻底。

违反条例：GB50333-2013 中华人民共和国住房和城乡建筑部《医院洁净手术部建筑技术规范》。

根因追踪：进入洁净室的工作人员缺乏洁净室诸如构造、功能维护与清洁等的知识。

改进范例：对于进入洁净室的医务人员的数量应当进行严格控制，尽量越少越好。对进入洁净室的工作人员，应当事先讲解洁净室的管理要求，包括安全对策、无菌衣的穿着以及维护和清洁等。工作人员带入洁净室的工具以及各种材料应该进行严格的控制审查。

典型案例一百六十四：洁净区内所使用的各项配套设备与洁净室内使用物品的要求不相符。

典型案例一百六十五：洁净区内的空气质量不高

典型案例一百六十六：洁净室内的墙壁以及各个死角、地面等处存在灰尘堆积。

典型案例一百六十七：洁净室内医疗器械、物品消毒灭菌不力。

违反条例：GB50333-2013 中华人民共和国住房和城乡建筑部《医院洁净手术部建筑技术规范》。

根因追踪：医务人员在进行洁净手术室的打扫时没有进行彻底的清理，对于与洁净手术室相关的知识的知晓度还不高，大多数的医院没有或是很少对医务人员进行洁净室相关知识培训，经过一段时间的使用之后，一些医院的洁净手术室也就成了了传统的手术室了。

改进范例：医疗机构需要定期开展关于洁净室相关知识的培训，使医务人员的洁净室知识能够掌握得更深、更牢靠，对于一些实习生以及进修生，应该使他们从一开始就确立正确的医院感染和无菌操作的观念，并对他们开展相关知识技能的培训，通过考核之后才能正式开始工作。要加强洁净手术室内部的管理，对洁净室清扫工具的选择，有条件的可以使用包括集中式或便携移动式的真空清扫设备，如果经济条件较差，那么也可以运用不掉纤维的材料进行擦拭，避免尘埃堆积。

  典型案例一百六十八：洁净室的管理人员缺乏相应的知识。

  典型案例一百六十九：空气过滤器的灰尘过多。

  典型案例一百七十：净化空调系统的风管和静压箱之间软连管道破损，通风管道漏风，皮带松动。

  典型案例一百七十一：净化空调系统的换气次数不足。

  典型案例一百七十二：对高效过滤器拆除随意。

  违反条例：GB50333-2013 中华人民共和国住房和城乡建筑部《医院洁净手术部建筑技术规范》。

  根因追踪：洁净室的管理人员缺乏相关知识的培训，对净化空调系统未进行定期的审查与清洗工作。

  改进范例：对洁净室负责管理的医务人员，需要具备洁净室的相关知识与经过长期积累而成的丰富经验，并且要安排专职的工程技术人员对全部的工程技术进行负责，要对净化空调系统的各项设备和设施及时进行检查、维修和保养，并且要定期清洁和更换高中低效过滤器。室内空气过滤网以及净化空调箱内部都需要及时进行清洗，并要定期对各项指标开展检测，以保证空调净化系统能够正常运转，这是使洁净室清洁度能够达到标准的重要手段。

第二节　典型案例

  典型案例一：环境表面检出多重耐药菌后按照普通方法进行清洁消毒。

  根因追踪：对特殊情况的环境清洁消毒方法及流程不掌握。

  改进范例：如环境表面检出多重耐药菌，应实施强化清洁与消毒策略：增加清洁与消毒频率（比常规频率增加 1 倍以上），更换消毒剂，针对性选择高水平消毒剂（根据病原体类型选择消毒剂），落实接触传播、飞沫传播和空气传播的隔离措施，加强对保洁人员和护理人员的培训，确保各项清洁消毒方法都符合规范要求。

典型案例二：普通棉布材料包装的灭菌物品有效期计算不准确，导致过期使用。

违反条款：《医院消毒供应中心第一部分：管理规范》WS310.1-20165.9 储存。

根因追踪：感染管理标准理解不透彻；使用科室无菌物品管理不规范；未做到无菌物品柜/库专人管理；科室感控小组督导培训不到位。

改进范例：①普通棉布材料在无菌物品库存放应符合存放条件，无菌物品存放区环境要求：有效温度≤24℃；相对湿度≤70%；换气次数 4～10 次/h。②无菌物品存放区环境温、湿度达到 WS310.1 的规定时，使用普通棉布材料包装的无菌物品有效期宜为 14d；未达到标准要求时使用普通棉布材料包装的无菌物品有效期宜为 7d。③使用普通棉布材料包装的无菌物品有效期计算方法：使用时限未跨月计算公式：失效日期＝灭菌日期＋使用效期；使用时限跨月计算公式：失效日期＝灭菌日期＋使用效期－当月天数。

典型案例三：临床使用手消毒剂消毒环境物体表面，取代物用消毒产品。

违反条款：《手消毒剂卫生标准》《普通物体表面消毒剂的使用要求》。

根因追踪：①临床使用的手消毒剂大多为含醇类消毒剂，有一定的消毒效果。②从工作方便来讲，速干手消毒剂随处可见，不需要现配，方便了使用，从而被大多业务人员采纳。③培训不到位，导致工作人员不清楚皮肤消毒剂和物用消毒剂的本质区别，故将两类消毒产品混用。

改进范例：①严格执行《手消毒剂卫生标准》和《普通物体表面消毒剂的使用要求》，并组织学习、掌握皮肤消毒剂和物用消毒剂的本质区别，确保在理解含义的基础上执行。②为提升医务人员使用医疗用品消毒的依从性，可采用一次性消毒湿巾取代其他物用消毒剂的消毒方式。因消毒湿巾即拿即用，依从性好，不需要清除消毒剂残留，清洁、消毒一步完成。

典型案例四：使用医用棉签进行手和环境物体表面采样。

违反条款：《医疗机构消毒技术规范》WS/T367-2012。

根因追踪：①对医疗机构环境卫生学监测标准、方法掌握不清。②使用医用棉签方便且节约成本导致。③采样过程监管不到位，不能及时发现存在的问题。

改进范例：①严格执行手卫生和物体表面监测要求，按环境类别规范采样。②监测方法正确，包括采样时间、方法、面积、中和剂使用，确保送检及时。③明确检验方法和结果汇报时间，掌握结果合格的判断标准，发现有问题及时反馈，整改并复检。④用于手和物体表面的棉签不能作为医用棉签，因为医用棉签大部分为注射消毒用，

擦拭面积仅仅为 $1 \sim 2 cm^2$，而手监测需要擦拭 $60 cm^2$，物体表面需要 $100 cm^2$，导致监测结果不准确，失去监测的意义。

典型案例五： 简易呼吸器储氧袋及硅胶面罩使用含氯消毒剂浸泡消毒。

违反条款： 《医疗机构消毒技术规范》WS/T367-2012。

根因追踪： 消毒剂使用范畴不明确；日常监管、督导、培训不到位。

改进范例： （1）因为含氯消毒剂具有一定的刺激性、腐蚀性以及消毒后可能产生致癌物（三卤甲烷、卤乙酸）等，故不适于硅胶面罩及储氧袋的消毒。

（2）目前在高水平消毒这个层面，可以用过氧乙酸、过氧化氢与二氧化氯等替代含氯消毒剂。因为过氧乙酸、过氧化氢与二氧化氯相对于含氯消毒剂，在同等消毒水平下，对人体、对环境更加友好。

（3）在中水平及低水平消毒这个层面，可以选用其他合适的替代品，如季铵盐消毒剂、醇类消毒剂、胍类消毒剂以及这类消毒剂的复合配方。储氧袋及硅胶面罩适于采取中、低水平消毒剂消毒处理，如乙醇擦拭消毒。

典型案例六： 每日一次清洁擦拭消毒回风口格栅外表面。

违反条款： 《医院空气净化管理规范》WS/T368-20125.3.2.5。

根因追踪： 国家相关规范落实不到位；缺乏感染防控意识，单纯执行医疗机构环境物体表面清洁消毒规范。

改进范例： 执行《医院空气净化管理规范》WS/T368-20125.3.2.5，规范要求："定期检查回风口过滤网，宜每周清洁一次，每年更换一次。如遇特殊污染，及时更换，并用消毒剂擦拭回风口内表面。"

洁净室回风口日常维护流程：

（1）每日清洁擦拭一次回风口格栅，无血液、体液污染时用清洁液擦拭。顺序为由上到下。由里到外。一个回风口使用一块抹布，使用后的抹布放入污染桶内。

（2）如有血液、体液污染，小量溅污可先清洁，再用消毒液擦拭，大量溅污应用吸湿材料去除可见污染物，然后再清洁和消毒。

（3）每周对回风口滤网进行拆卸清洗。拆卸回风口时关闭通风系统，将滤网用密闭容器转运至清洗间刷洗滤网表面污染物，吹干或晾干。

（4）按上述方法对回风口格栅内、外边面及夹墙内表面进行清洁擦拭或消毒。

（5）将回风口格栅、滤网组装到回风口上，每次清洗及维护后做记录。

典型案例七： 开放式储槽用于灭菌物品包装容器。

违反条款： 《最终灭菌医疗器械包装（2015版）》GB/T--19633。

根因追踪： 开放式储槽为老式的带盖容器，容量大，周身、底部有孔，可开启和关闭，密闭性差，难以保证在规定时间内用完，可造成灭菌物品浪费或过期使用。

改进范例： 开放式储槽因为侧壁的滑动挡板可移动，与内壁之间存在空隙，不符合无菌物品密闭保存条件，所以不建议作为灭菌物品包装容器。如医疗机构使用，且用于无菌伤口，需有应对措施，即可在储槽外面加一层外包装，开启后4h内使用；或储槽内灭菌物品采用独立包装，储槽开启后24h内有效。

典型案例八： 医用无纺布手术器械包连续两次压力蒸汽灭菌，增强灭菌效果。

违反条款： 《医院消毒供应中心第二部分：清洗消毒及灭菌技术操作规范》WS310.2-2016。

根因追踪： 违背医用无纺布只能一次性使用的要求，盲目强调灭菌效果；反复灭菌会增加湿包危险。

改进范例： ①医用无纺布用于灭菌物品的最终包装，只能一次性使用。②用于灭菌物品包装的无纺布以50g/m2加减5g为宜。③医用无纺布经过高温灭菌，其内部结果会发生变化，影响灭菌介质的穿透和阻菌性能，因此医用无纺布不得重复灭菌使用。④医用无纺布在包装手术器械时，采用闭合式包装方法，应由2层无纺布分2次包装，反复折叠可形成较长的弯曲路径，防止微生物进入灭菌包内，不能2层无纺布做1次包装。⑤由于无纺布的疏水性能，过多过重的金属器械经过高温灭菌，冷却过程中有冷凝水形成，容易产生湿包。因此在大器械包内应垫吸水材料，适当降低灭菌器的载重量，灭菌包之间留有空隙，适当延长干燥时间，避免产生湿包。⑥外来手术器械无需长时间存储，流动性大，不建议使用医用无纺布包装，棉质材料包装更安全，灭菌效果更佳。

典型案例九： 手术室无菌器械包重量达到10kg，敷料包重量达到7kg，无菌敷布包体积40cm×40cm×60cm。

违反条款： WS310.2-2016医院消毒供应中心清洗消毒及灭菌技术。

根因追踪： 消毒供应中心人员包装应用压力蒸汽灭菌器灭菌的无菌器械、无菌敷料包，未按照国家对无菌物品的重量及大小要求进行包装及包装后的检查，包装重量及体积明显大于国家规范要求范围，而后进行灭菌，无菌器械及无菌敷料包灭菌效果明显受到影响，难以保证无菌物品使用的安全可靠。

改进范例：消毒供应中心严格遵循 WS310.2-2009 医院消毒供应中心清洗消毒及灭菌技术操作规范对灭菌包重量要求：压力蒸汽灭菌器灭菌用器械包重量不宜超过 7kg，敷料包重量不宜超过 5kg；灭菌包体积要求：下排气压力蒸汽灭菌器不宜超过 30cm×30cm×25cm，预真空压力蒸汽灭菌器不宜超过 30cm×30cm×50cm。消毒供应中心人员做好无菌物品包装重量及体积的检查，达不到要求不能予以灭菌。手术科室在使用无菌器械包、无菌敷料包过程中发现超大无菌物品包必须立即撤下，停止使用，及时报告消毒供应中心进行处理。医院感染管理专职人员在对重点科室检查过程中，关注此问题，及时督导。

典型案例十：骨科用植入物与外来器械由供应商消毒灭菌后直接送到手术室进行使用。

违反条款：WS310.1-2016 医院消毒供应中心第 1 部分管理规范 4.1.6 医院对植入物与外来器械的处置及管理应符合以下要求：①应以制度明确相关职能部门、临床科室、手术室、CSSD 在植入物与外来医疗器械的管理、交接和清洗、消毒、灭菌及提前放行过程中的责任。②使用前应由本院 CSSD 遵照 WS310.2 和 WS310.3 的规定清洗、消毒灭菌与监测；使用后应经 CSSD 清洗消毒方可交还。WS310.2-2016 医院消毒供应中心第 2 部分清洗消毒及灭菌效果监测。4.7 外来医疗器械及植入物的处置应符合以下要求：CSSD 应根据手术通知单接收外来医疗器械及植入物。

根因追踪：医院人员过度相信植入物与外来手术器械灭菌来源的可靠性，对于植入物与外来手术器械的清洗消毒灭菌流程不够重视，外来手术器械结构复杂，精密度高，大小零件多，无形中提高了对外来手术器械清洗的难度，消毒供应中心承担相应工作需要付出大量心力、人力；消毒供应中心人员对植入物与外来手术器械的性能、材质不够熟悉，难以掌握植入物与外来器械灭菌的标准操作规程；植入物与外来器械市场价格高，医院消毒供应中心对于器械发生损坏的赔偿心理估价不足。

改进范例：医院制定外来器械管理相关制度，明确相关职能部门、临床科室、手术室、CSSD 在植入物与外来医疗器械的管理、交接和清洗、消毒、灭菌及提前放行过程中的责任，并严格按照工作流程执行。植入物与外来器械必须在本院消毒供应中心清洗、消毒、灭菌后才能送往医院手术室开展手术。医院消毒供应中心在清洗植入物与外来器械前必须提前向器械供应商索要植入物与外来器械清洗、消毒说明书，严格依据说明书要求对外来器械进行拆卸、清洗、消毒。根据器械结构、精密度等特点选择手工清洗或机械清洗、超声波清洗等。

第二十五章 皮肤黏膜正确消毒方法

第一节 典型案例

典型案例一：急诊接收一位因不慎摔倒导致口腔黏膜挫裂伤患者，医生在对伤口消毒处理时，使用75%乙醇消毒。

违反条款：WS/T367-2012医疗机构消毒技术规范12.2.1.1：使用含有效碘1000mg/L～2000mg/L的碘伏擦拭，作用到规定时间。12.2.1.2：使用有效含量≥2g/L氯己定-乙醇（70%，体积分数）溶液局部擦拭2～3遍，作用时间遵循产品的使用说明。12.2.1.3采用1000～2000mg/L季铵盐，作用到规定时间。

根因追踪：医生对乙醇消毒剂的使用范围不清楚，对黏膜消毒方面知识掌握不透彻，培训不到位。

改进范例：消毒是指采用各种物理、化学或生物学的方法清除或杀灭外界环境中的病原微生物及其他有害微生物的防护措施，只有及时正确的消毒才能有效地阻断疾病的传播、蔓延和扩散，而黏膜消毒更是为下一步诊治打好重要基础。乙醇有破坏细胞的作用，且具有较强的刺激性，所以不能用于破损部位和眼、鼻、口等黏膜部位消毒。应使用碘伏消毒剂，杀菌作用速度快，毒性低，对皮肤和黏膜无刺激。医疗机构应成立医院感染管理小组，针对科室的医院感染相关工作做好定期培训，并且采用不定期抽查的方式随时随机对工作人员进行考核、督导，确保工作人员可以熟练地掌握相关消毒知识，从根本上避免"旧病未去，又添新病"。

典型案例二：急诊某医生为患者皮肤做清洁消毒时使用碘酊原液后未进行脱碘。

违反条款：WS/T367-2012医疗机构消毒技术规范：使用碘酊原液直接涂擦皮肤表面2遍以上，作用时间1～3min，待稍干后再用70%～80%乙醇（体积分数）脱碘。

根因追踪: 医生对碘酊的使用方法未完全掌握, 相关规范不了解, 医疗机构监管不到位。

改进范例: 医院感染管理小组应该加强科室消毒隔离工作相关知识的培训, 加强监督和管理, 确保科室消毒工作能够正确地落实。碘酊具有强大的杀灭病原体的作用, 可用来治疗许多皮肤病, 如细菌性、病毒性皮肤病等, 但是具有一定的刺激性, 如果不脱碘会烧伤皮肤, 医务人员如果不按照规范操作, 就会给患者在原有的基础上带来更多的病痛。

典型案例三: 急诊护士为患者操作中心静脉导管穿刺时, 消毒皮肤面积不足 5cm×5cm。

违反条款: 医院感染管理办法(2006 年)第二十七条: 医务人员应当掌握与本职工作相关的医院感染预防与控制方面的知识, 落实医院感染管理规章制度、工作规范和要求。WS/T367-2012 医疗机构消毒技术规范 12.1.1.2: 肌肉、皮下及静脉注射、针灸部位、各种诊疗性穿刺等消毒方法主要是涂擦, 以注射或穿刺部位为中心, 由内向外缓慢旋转, 逐步涂擦, 共 2 次, 消毒皮肤面积不小于 5cm×5cm。中心静脉导管如短期中心静脉导管、PICC、植入式血管通路的消毒范围直径应＞15cm, 至少应大于敷料面积(10cm×12cm)。

根因追踪: 培训不到位, 护士的消毒常规流程掌握不扎实, 对待工作不够认真负责。

改进范例: 皮肤的消毒是预防和控制医院感染的有效措施之一, 中心静脉导管穿刺的皮肤消毒面积不同于普通的皮肤注射或穿刺消毒面积。穿刺部位的皮肤消毒如果不符合要求, 可能会引起导管相关血流感染或皮肤局部感染。穿刺技术方面的相关知识是医护人员必须完全掌握的, 任何治疗前所做的消毒都是后续操作的基础, 不论是消毒面积、消毒次数、消毒顺序、消毒方法都是应知应会的内容。科室医院感染管理小组应该加强对 WS/T367-2012 医疗机构消毒技术规范和其他相关院感知识的培训, 提高护士对消毒的重视, 增强风险意识, 加强责任心, 为每一位患者进行皮肤消毒时都要严格遵守操作规程, 只有对穿刺部位的皮肤消毒达到足够的范围, 实施安全有效的护理消毒操作规程, 才能确保消毒的效果, 避免后续因消毒不当造成感染, 降低感染的发生率, 提高无菌操作和治疗效果。

典型案例四: 医生手术前为患者清洁消毒皮肤时, 仅在切口附近皮肤范围清洁消毒, 消毒面积大约 5cm×5cm。

违反条款: 医院感染管理办法(2006 年)第二十七条: 医务人员应当掌握与本

职工作相关的医院感染预防与控制方面的知识，落实医院感染管理规章制度、工作规范和要求。WS/T367-2012 医疗机构消毒技术规范 12.1.2：手术切口部位的皮肤消毒应在手术野及其外扩展≥15cm 部位，由内向外擦拭。

根因追踪： 医生对于消毒知识的掌握不到位，医院感染防控意识淡薄，科室监管不到位。

改进范例： 手术室是医院感染的高风险区，不同因素导致的感染会造成较为严重的术后并发症，为了预防手术感染，不仅要重视手术的过程，术前的消毒也是一个不可或缺和不可忽视的重要环节。而皮肤作为机体的有效保护屏障，表面存在着各种有害的暂居菌或长期浅表菌群，因此一旦皮肤受损，细菌就可乘虚而入，造成局部或者全身的感染，所以保证皮肤的消毒效果尤为重要，是预防手术部位切口感染的有效措施之一。科室医院感染管理小组应加强术前消毒环节的监管，严格按照操作流程进行皮肤清洁和消毒，从而更好地避免切口感染等并发症，把手术可能带来的感染控制在最小范围内，减少患者的痛苦和负担，以保证医疗安全。手术切口部位的皮肤消毒面积不同于皮肤注射或穿刺的消毒面积，皮肤消毒应在手术野及其外扩展≥15cm 部位，由内向外擦拭。

典型案例五： 一位患者皮肤破溃、流脓，护士在消毒时使用了乙醇。

违反条款： 医院感染管理办法（2006 年）第二十七条：医务人员应当掌握与本职工作相关的医院感染预防与控制方面的知识，落实医院感染管理规章制度、工作规范和要求。WS/T367-2012 医疗机构消毒技术规范 C.11.1：醇类消毒剂（含乙醇、异丙醇、正丙醇或两种成分的复方制剂）适用于手、皮肤、物体表面及诊疗器械的消毒。

根因追踪： 护士对各种消毒剂的适用证未完全掌握，不重视皮肤消毒工作。

改进范例： 在临床中，消毒的方式和方法有很多种，而在面对不同患者的不同病情时如何能根据不同情况选择适合的消毒方式和消毒剂尤为重要。由于消毒剂的种类繁多，患者的病情也因个体差异而处理方式不同，乙醇虽可以消毒杀菌，可以应用于皮肤消毒，但是对已破坏的细胞有较强的刺激性，会造成患者皮肤破溃处的异常刺痛，无法忍受，因此破损皮肤的消毒不能使用醇类消毒剂，建议使用对皮肤和黏膜无刺激的碘伏，可以增加患者的舒适度，是比较理想的皮肤黏膜消毒剂。因此科室应根据相关法规和操作规程定期集中培训各类消毒剂的使用方法，定期考核，使工作人员可以熟练掌握各类消毒剂的知识，降低工作人员在操作中出错的概率，并提高护士的风险意识。医院感染的管理工作是贯穿整个诊疗过程的，任何一个环节都不允许被忽视，必须把监管和培训做到位，从而可以进一步为降低医院感染的发生打下坚实的基础。

典型案例六： 护士为一位左上肢皮肤擦伤的患者进行消毒处理时，使用了碘酊消毒。

违反条款： 医院感染管理办法（2006年）第二十七条：医务人员应当掌握与本职工作相关的医院感染预防与控制方面的知识，落实医院感染管理规章制度、工作规范和要求。WS/T367-2012医疗机构消毒技术规范C.12.2.3.1：碘酊不宜用于破损皮肤、眼及口腔黏膜的消毒。

根因追踪： 护士不能掌握消毒规范里各种消毒剂的适用证。

改进范例： 皮肤擦伤是最常见的创伤之一，预后良好，但是一旦处理不好，容易出现伤口疤痕、局部的色素沉着，甚至关节功能受到影响。而擦伤创面的治疗主要在局部创面的处理和用药的选择。常用的外用药物品种类繁多，医务人员在选择上要慎重，要根据创伤的特点、部位等情况决定使用哪类消毒剂。碘酊的局部刺激性较大，如果使用后未进行脱碘，会灼伤皮肤，特别是不能用于破损的皮肤、口腔黏膜和眼部等。对于各式各样繁杂的消毒剂，护士要做到的就是熟练掌握各种消毒剂的区别，在面对不同情况的患者时，可以正确及时地选择适合患者的消毒剂。

典型案例七： 院感科在例行考核中发现，有的护士对静脉输液患者皮肤消毒方面知识掌握不熟练。

违反条款： 消毒管理办法（2018年修订）第五条：医疗卫生机构工作人员应当接受消毒技术培训，掌握消毒知识，并按规定严格执行消毒隔离制度。医院感染管理办法（2006年）第二十五条：医疗机构应当制定对本机构工作人员的培训计划，对全体工作人员进行医院感染相关法律法规、医院感染管理相关工作规范和标准、专业技术知识的培训。第二十七条：医务人员应当掌握与本职工作相关的医院感染预防与控制方面的知识，落实医院感染管理规章制度、工作规范和要求。工勤人员应当掌握有关预防和控制医院感染的基础卫生学和消毒隔离知识，并在工作中正确运用。

根因追踪： 护士在培训时没有掌握相关知识，责任心不强，科室监管不到位，培训流于形式化。

改进范例： 各个医院每年都投入大量的人力物力到培训当中，工作人员也比较认真积极地参与，但是效果往往不够理想，其中主要原因还是医务人员在认知上没有得到提高，对培训存在随意性和盲目性，类似消毒方面的培训，往往不受重视，认为培训是走形式，学习态度不够端正。在日常检查中经常出现消毒待干时间不到位、消毒面积不够和消毒剂选择错误等问题，这就需要科室医院感染管理小组制定培训计划并且按时实施，主动引导，调查医务人员在实际工作中遇到的问题和困难，比如在培训中让大家知道消毒后如果没有足够的待干时间，消毒后立即穿刺，就减少了消毒液发挥作用的时间，达不到理想的效果，如果皮肤表面的消毒液随着穿刺针进入到皮下或血管内，会加重疼痛感，严重时甚至会引起化学性静脉炎等。让护士知道自己每次培训是来"学什么"，提高护士的责任心，不可随意简化流程，从根本上提高院内感染的风险意识，时刻保持"警钟长鸣"。

典型案例八： 护士在为患者进行 PICC 前使用有效含量≥2g/L 氯己定-乙醇擦拭消毒，仅擦拭一次。

违反条款： 医院感染管理办法（2006 年）第二十七条：医务人员应当掌握与本职工作相关的医院感染预防与控制方面的知识，落实医院感染管理规章制度、工作规范和要求。WS/T367-2012 医疗机构消毒技术规范 C.13.2.2.1：手术部位及注射部位皮肤和伤口创面消毒，用有效含量≥2g/L 氯己定-乙醇（70%，体积比）溶液局部擦拭 2～3 遍，作用时间遵循产品的使用说明。

根因追踪： 护士不熟练掌握氯己定-乙醇消毒剂的使用方法，工作不认真负责，未按照说明书及操作规程操作。

改进范例： 氯己定-乙醇与碘伏相比，其杀菌效果更好，而且着色度比碘伏浅，干燥速度快，在穿刺时视野更清晰，有助于提高护士静脉穿刺的成功率和患者的满意度。在擦拭次数上，有实验表明，仅擦拭一次的细菌培养阳性率明显高于 2 次组，在使用时一定要遵照产品说明书，对皮肤消毒次数达到 2～3 次，注意使用的方式方法，护士长应带头组织科室护士每月进行与穿刺有关的操作培训，特别是不同消毒剂的使用方法，不可在操作中擅自取消操作步骤，只重视静脉输液的风险，而认为消毒即使不规范也没有太大影响，自认工作年限久而降低了风险意识。医疗机构的院感小组应随时监督检查，时刻提醒工作人员务必遵守操作规程，提高职业素养，从而保证认真高效地完成工作。

典型案例九： 护士在为患者进行鼻黏膜消毒时使用了灌洗法。

违反条款： 医院感染管理办法（2006 年）第二十七条：医务人员应当掌握与本职工作相关的医院感染预防与控制方面的知识，落实医院感染管理规章制度、工作规范和要求。GB27954-2011 黏膜消毒剂通用要求 6.3：鼻黏膜消毒用棉拭子擦拭。

根因追踪： 护士混淆不同位置黏膜的消毒方式，相关操作规程不熟悉，科室培训不到位。

改进范例： 不同的黏膜位置消毒方式是截然不同的，如果错用了消毒方式将会给患者增加痛苦，也达不到有效的消毒效果，因此工作人员对于不同位置的黏膜消毒方法应熟练掌握。口腔黏膜消毒使用棉拭子擦拭、含漱；阴道黏膜消毒使用棉拭子擦拭、灌洗法；鼻黏膜消毒使用棉拭子擦拭；外生殖器消毒使用棉拭子擦拭、冲洗。科室应加强培训,可以集思广益总结出一套利于记忆的口诀来帮助工作人员快速准确地掌握相关知识,定期进行考核和培训,提供演练场景,帮助工作人员将理论与实际结合,从而更好地掌握消毒方面的知识,可以更好地为患者服务。

典型案例十:医生在为患者使用醇类消毒剂涂擦消毒时,作用不到1min即开始下一步操作。

违反条款:WS/T367-2012医疗机构消毒技术规范C.11.2.2:皮肤消毒使用70~80%(体积比)乙醇溶液擦拭皮肤2遍,作用3min。GB/T26373-2010乙醇消毒剂卫生标准6.2:皮肤消毒,将消毒剂均匀喷雾皮肤表面或涂擦于皮肤表面2遍,作用3min。医院感染管理办法(2006年)第二十七条:医务人员应当掌握与本职工作相关的医院感染预防与控制方面的知识,落实医院感染管理规章制度、工作规范和要求。

根因追踪:护士在工作中态度不认真,无人监督即违反操作规程,医疗机构监管不到位。

改进范例:医院内每天要接待大量的患者,是传染源和易感人群集中的地方,工作量大时往往就会为了节省时间而减少消毒时间,皮肤消毒的目的是把皮肤表面潜在的有害微生物去除。如果工作人员在无人监督的情况下就不按照操作规程进行规范操作,极易发生感染,给患者带来痛苦和危害,大大提高院内感染的风险。由于医院内工作繁忙,大多数时间都是单独操作,医疗机构要加强培训力度,严格管理,培养工作人员的"慎独"精神,只有在医疗活动中遵守各项法律法规,不抱有侥幸心理,自我约束,防微杜渐,确保每一个环节的质量,才能保证高质量的医疗服务,才能从根本上保证医院感染管理工作的顺利进行。

第二节　皮肤黏膜正确消毒方法

消毒与灭菌技术是现代外科学的三大支柱之一。外科学是随着麻醉学、消毒学和抗生素应用三方面的发展而逐步完善起来的。消毒技术中对皮肤、黏膜和伤口的清洗消毒对于预防和控制手术感染起着至关重要的作用。用于皮肤、黏膜和伤口的消毒剂需要具有以下基本特征:①消毒效果确切,消毒后能达到所需要求。②毒性小,使用之后无刺激和致敏反应。③用于深部伤口的消毒剂不产生气泡,防止形成气栓。

为防止病人感染,需要对医护人员的手进行消毒处理,不同科室和不同工作岗位手的细菌污染对病人的危害不同,因此卫生部制定了相应的标准,医护人员需采用不同的消毒方法。

一、手的微生物污染与卫生标准

手的消毒根据目的可分为卫生手消毒和外科手消毒。手的微生物污染有时相当严重,往往成为感染性疾病的传播媒介。手的消毒在保证产品质量、防止疾病传播、降低手术感染和住院感染发病率方面都具有非常重要的意义。美国疾病控制中心明确规定了医护人员在什么情况下应该洗手。中国卫生部颁发的《消毒技术规范》对手消毒效果的鉴定试验、医务人员手的消毒方法都做了明确规定。

不同场合对手表面的卫生标准是不一样的。一次性使用医疗用品和一次性使用卫生用品生产工人手表面细菌菌落总数应≤300cfu/每只手。医疗单位医护人员手细菌菌落总数卫生标准见下表。

表 25-2-1 医护人员手细菌菌落总数卫生标准

环境类别	范围	允许检出值 cfu /cm^2
Ⅰ 类	层流洁净手术室、层流洁净病房	≤ 5
Ⅱ 类	普通手术室、产房、婴儿室、早产儿室、普通保护性隔离室、供应室无菌区、烧伤病房、重症监护病房	≤ 5
Ⅲ类	儿科病诉、妇产科检查室、注射室、换药室、治疗室、供应室洁区、急诊室、化验室、各类普通病房和房间	≤ 10
Ⅳ 类	传染病科及病房	≤ 15

医护人员手不得检出溶血性链球菌、金黄色葡萄球菌及其他致病性微生物。在可疑污染情况下进行相应指标的检测。母婴同室、早产儿室、婴儿室、新生儿及儿科病房医护人员手上不得检出沙门氏菌。

二、皮肤消毒

(一)穿刺部位的皮肤消毒

消毒方法:

（1）用浸有碘伏消毒液原液的无菌棉球或其他替代物品局部擦拭 2 遍，作用时间遵循产品的使用说明。

（2）使用碘酊原液直接涂擦皮肤表面 2 遍以上，作用时间 1～3min，待稍干后再用 70%～80%乙醇（体积分数）脱碘。

（3）使用有效含量≥2g/L 氯己定-乙醇（70%，体积分数）溶液局部擦拭 2～3遍，作用时间遵循产品的使用说明。

（4）使用 70%～80%（体积分数）乙醇溶液擦拭消毒 2 遍，作用 3min。

（5）使用复方季铵盐消毒剂原液皮肤擦拭消毒，作用时间 3～5min。

（6）其他合法、有效的皮肤消毒产品，按照产品的使用说明书操作。

（二）消毒范围

肌肉、皮下及静脉注射、针灸部位、各种诊疗性穿刺等消毒方法主要是涂擦，以注射或穿刺部位为中心，由内向外缓慢旋转，逐步涂擦，共 2 次，消毒液皮肤面积应≥5cm×5cm。中心静脉导管如短期中心静脉导管、PICC、植入式血管通路的消毒范围直径应＞15cm，至少应大于敷料面积 10cm×12cm。

（三）病原微生物污染皮肤的消毒

（1）彻底冲洗。

（2）消毒采用碘伏原液擦拭作用 3～5min，或用乙醇、异丙醇与氯己定配制的消毒液等擦拭消毒，作用 3～5min。

（四）黏膜、伤口创面消毒

1.擦拭法

（1）使用含有效碘 1000mg/L～2000mg/L 的碘伏擦拭，作用到规定时间。

（2）使用有效含量≥2g/L 氯己定-乙醇（70%，体积分数）溶液局部擦拭 2～3遍，作用时间遵循产品的使用说明。

（3）采用 1000mg/L～2000mg/L 季铵盐，作用到规定时间。

2.冲洗法

（1）使用有效含量≥2g/L 氯己定水溶液冲洗或漱洗，至冲洗液或漱洗液变清为止。

（2）采用 3%（30g/L）过氧化氢冲洗伤口、口腔含漱，作用到规定时间。

3.注意事项

（1）其他合法、有效的黏膜、伤口创面消毒产品，按照产品的使用说明书进行操作。

（2）如消毒液注明不能用于孕妇，则不可用于怀孕妇女的会阴部及阴道手术部位的消毒。

三、地面和物体表面的清洁与消毒

（一）清洁和消毒方法

1.地面的清洁与消毒

地面无明显污染时，采用湿式清洁。当地面受到患者血液、体液等明显污染时，先用吸湿材料去除可见的污染物，再清洁和消毒。

2.物体表面的清洁与消毒

室内用品如桌子、椅子、凳子、床头柜等的表面无明显污染时，采用湿式清洁。当受到明显污染时，先用吸湿材料去除可见的污染物，然后再清洁和消毒。

3.其他

感染高风险的部门，如手术部（室）、产房、导管室、洁净病房、骨髓移植病房、器官移植病房、重症监护病房、新生儿室、血液透析病房、烧伤病房、感染疾病科、口腔科、检验科、急诊等病房与部门的地面与物体表面，应保持清洁、干燥，每天进行消毒，遇明显污染随时去污、清洁与消毒。地面消毒方法采用 400mg/L～700mg/L 有效氯的含氯消毒液擦拭，作用 30min。物体表面消毒方法同地面，或采用 1000mg/L～2000mg/L 季铵盐类消毒液擦拭。

（二）注意事项

地面和物体表面应保持清洁，当遇到明显污染时，应及时进行消毒处理，所用消毒剂应符合国家相关要求。

四、清洁用品的消毒

（一）手工用品的消毒

（1）擦拭布巾清洗干净，在 250mg/L 有效氯消毒剂（或其他有效消毒剂）中浸泡 30min，冲净消毒液，干燥备用。

（2）地巾清洗干净，在 500mg/L 有效氯消毒剂中浸泡 30min，冲净消毒液，干燥备用。

（3）房屋清洗器内的布巾、地巾等物品，按照清洗器产品的使用说明进行清洗与消毒，一般程序包括水洗、洗涤剂洗、清洗、消毒、烘干，取出备用。

（二）注意事项

布巾、地巾应分区使用。

第三节　手术区皮肤消毒

皮肤表面常有各种微生物，包括暂居菌群和常居菌群，特别是当术前备皮不慎损伤皮肤时，更易造成暂居菌寄居而繁殖，成为术后切口感染的因素之一。皮肤消毒的目的主要就是杀灭暂居菌，最大限度地杀灭或减少常居菌，避免术后切口感染。因此，严格进行手术区皮肤消毒是降低切口感染的重要环节。

一、手术区皮肤消毒原则

（1）充分消毒区域，尽量将患者衣服脱去，充分暴露消毒范围。

（2）消毒顺序以手术切口为中心，由内向外，从上到下，若为感染伤口或肛门区消毒，则应由外向内。已接触边缘的消毒纱球，不得返回中央涂搽。

（3）消毒范围以切口为中心向外 20cm。

（4）消毒液干燥后，方可铺巾。

二、消毒方法

（1）检查消毒区皮肤清洁情况。

（2）手臂消毒后（不戴手套），用无菌海绵钳夹持纱球（1个纱球蘸3%碘酊，两个纱球蘸70%酒精）。

（3）先用3%碘酊纱球涂擦手术区皮肤，待干后，再用70%酒精纱球涂擦两遍，脱净碘酊。每遍范围逐渐缩小，最后用酒精纱球将边缘碘酊擦净。

因碘酊的杀菌作用是由碘升华过程的游离碘对细菌起杀灭作用，其对皮肤的刺激性也很大，所以待碘酊干燥对细菌产生杀灭能力后，应再用70%酒精纱布以同样方式涂擦两次将碘酊脱除。这样不仅发挥了碘酊产生游离碘的强大杀菌力，而且又能克服碘酊对皮肤的损害。操作的关键是涂擦均匀，严密无漏，待碘酊干燥后再脱碘。

欧美和日本等国家手术区皮肤消毒，已经很少采用碘酊酒精消毒法，普遍用0.5%PVP-碘进行手术区皮肤消毒。因为该消毒剂有与碘酊相同的杀菌能力，又无碘酊对皮肤的刺激性。用此剂消毒时只按上法涂擦两次，不用脱碘即可。

三、消毒方式

（1）环形或螺旋形消毒：用于小手术野的消毒。

（2）平行形或迭瓦形消毒：用于大手术野的消毒。

（3）消毒原则：

1）离心形消毒：刀口皮肤消毒应从手术野中心部开始向周围涂擦。

2）向心形消毒：感染伤口或肛门、会阴部的消毒，应从手术区外周清洁部向感染伤口或肛门、会阴部涂擦。

（4）不同手术部位所采用的消毒溶液由于手术病人年龄和手术部位不同，手术野皮肤消毒所用的消毒剂种类也不同。

1）婴幼儿皮肤消毒、会阴部、面部等处手术区，可用1∶1000的新洁尔灭或者1∶200的洗必泰，0.3%或0.5%碘伏消毒。

2）颅脑外科、骨外科、心胸外科手术区皮肤消毒：用3%～4%碘酊消毒，待干后，用70%酒精脱碘。

3）普通外科手术皮肤消毒：用3%～4%碘酊消毒，待干后，用70%酒精脱碘。

或用1%（有效碘）碘伏消毒2遍，无需脱碘。

4）会阴部手术消毒：会阴部皮肤黏膜用1%碘伏消毒2遍。

5）五官科手术消毒：面部皮肤用70%酒精消毒2遍；口腔黏膜、鼻部黏膜消毒用0.5%碘伏或2%红汞消毒。

6）植皮术对供皮区的皮肤消毒：用70%酒精涂擦2～3遍。

7）皮肤受损沾染者的消毒：烧伤清创和新鲜创伤的清创，用无菌生理盐水反复冲洗，至创面基本上清洁时拭干。烧伤创面按其深度处理。创伤的伤口内用3%过氧化氢和1：10碘伏浸泡消毒，外周皮肤按常规消毒。创伤较重者在缝合伤口前还需重新消毒铺巾。

（5）手术野皮肤消毒范围：

1）头部手术皮肤消毒范围：头及前额。

2）口、唇部手术皮肤消毒范围：面唇、颈及上胸部。

3）颈部手术皮肤消毒范围：上至下唇，下至乳头，两侧至斜方肌前缘。

4）锁骨部手术皮肤消毒范围：上至颈部上缘，下至上臂上1/3处和乳头上缘，两侧过腋中线。

5）胸部手术皮肤消毒范围：侧卧位，前后过中线，上至肩及上臂1/3，下过肋缘，包括同侧腋窝；仰卧位，前后过腋中线，上至锁骨及上臂，下过脐平行线。

6）乳腺根治手术皮肤消毒范围：前至对侧锁骨中线，后至腋后线，上过锁骨及上臂，下过肚脐平行线。如大腿取皮，则大腿过膝，周圈消毒。

7）上腹部手术皮肤消毒范围：上至乳头，下至耻骨联合，两侧至腋中线。

8）下腹部手术皮肤消毒范围：上至剑突，下至大腿上1/3，两侧至腋中线。

9）腹股沟及阴囊部手术皮肤消毒范围：上至肚脐线，下至大腿上1/3，两侧至腋中线。

10）颈椎手术皮肤消毒范围：上至颅顶，下至两腋窝连线。

11）胸椎手术皮肤消毒范围：上至肩，下至髂嵴连线，两侧至腋中线。

12）腰椎手术皮肤消毒范围：上至两腋窝连线，下过臀部，两侧至腋中线。

13）肾脏手术皮肤消毒范围：前后过中线，上至腋窝，下至腹股沟。

14）会阴部手术皮肤消毒范围：耻骨联合、肛门周围及臀，大腿上1/3内侧。

15）四肢手术皮肤消毒范围：周圈消毒，上下各超过一个关节。

（6）注意事项：

1）面部、口唇和会阴部黏膜、阴囊等处，不能耐受碘酊的刺激，宜用刺激性小的消毒液来代替。如用2%红汞或0.5%碘伏液消毒，以上两种消毒剂都不能与碘接触或混用。

2）涂擦各种消毒溶液时，应稍用力，以便增加消毒剂渗透力。

3）皮肤消毒时，用两把无菌敷料钳分别夹持碘伏纱球，以免消毒过程中污染。

4）碘伏皮肤消毒，应涂搽2遍，作用3min。

5）清洁刀口应以切口为中心向四周消毒；感染伤口或肛门处手术，则应由手术区外周开始向感染伤口或肛门处消毒。已接触消毒范围边缘或污染部位的消毒纱布不能再返擦清洁处。

6）消毒范围要包括手术切口周围15～20cm区域，如有延长切口的可能，则应扩大消毒范围。

7）消毒腹部皮肤时，先在脐窝中滴数滴消毒溶液，待皮肤消毒完毕后再擦净。注意脐、腋下、会阴等皮肤皱褶处的消毒

8）碘伏液不可浸蘸过多，以免消毒时药液流向患者其他部位造成皮肤烧伤。脱碘必须干净。

9）在消毒过程中，消毒者双手勿与病人皮肤或其他未消毒物品接触，消毒用钳不可放回手术器械桌。

10）消毒过程中床单浸湿，应更换床单或加铺一层干的，再铺无菌巾，以免长时间接触浸有消毒液的床单，造成灼伤。

11）实施头面部、颈后路手术时，应在消毒前用防水眼贴保护双眼，防止消毒液流入眼睛，损伤角膜。

第四节　常用消毒剂的正确配制和使用

消毒：清除或杀灭传播媒介上病原微生物，使其达到无害化处理。

消毒剂：用于杀灭传播媒介上病原微生物，达到消毒要求的制剂。

灭菌：杀灭或清除医疗器械、器具和物品上一切微生物的处理。

灭菌剂：能杀灭一切微生物（包括细菌芽孢），并达到灭菌要求的制剂。

一、消毒剂应用原则

根据物品污染后的危害程度选择消毒剂。

（1）凡是高度危险的物品，必须选用灭菌剂，以期收到灭菌效果。即灭菌过程

必须使灭菌对象上微生物的存活概率减少到 10^{-6}（100 万件只允许一件）。

（2）凡中度危险性物品，达到消毒即可。可选择中效或高效的消毒剂，要求消毒后微生物的存活率为 10^{-3}。

（3）凡低度危险性物品，一般可选用低效消毒剂。

（一）根据污染微生物的种类选择消毒剂

（1）对受到致病性芽孢菌、真菌孢子和抵抗力强、危险程度大的病毒污染的物品，选用高效的消毒剂和灭菌剂。

（2）对受到致病性细菌和真菌、亲水病毒、螺旋体、支原体污染的物品，选用中、高效消毒剂。

（3）对受到一般性细菌和亲脂病毒污染的物品，选用中效或低效消毒剂。

（二）根据所消毒物品的性质选择消毒剂

（1）畏热畏湿的物品应选用甲醛或环氧乙烷气体消毒或灭菌。

（2）器械浸泡灭菌，应选择对金属基本无腐蚀的灭菌剂。

（3）光滑物体表面，可选用液体消毒剂擦拭，多孔表面应选择喷雾消毒剂。

（4）皮肤黏膜消毒应选择对皮肤刺激损害小、安全的消毒剂。

（5）化学消毒剂应按照用多少配多少、何时用何时配的原则。

（三）防止消毒剂的污染

（1）配制正确。

（2）达到足够的溶度。

（3）存放容器要清洁，并加盖。

（4）放入物品要干燥，不能带水分。

（5）应按期使用、按时更换，不过期使用。

（四）各种浓度之间的换算关系

（1）百分浓度与百万分浓度的换算：

百分浓度（%）＝百万分浓度÷10000

百万分浓度（ppm）＝百分浓度×10000

（2）百分浓度与毫克升浓度的换算：

毫克升浓度（mg/L）＝百分浓度×10000

百分浓度（%）＝毫克升浓度÷10000

（3）稀释倍数与百分浓度的换算：

稀释倍数＝原药浓度÷稀释后浓度

稀释后的百分浓度＝原药浓度÷稀释倍数

（五）各种浓度的计算配制方法

（1）用稀释浓度计算方法，即药物总含量在稀释前与稀释后其绝对多数不变。

公式为：$C_1×V_1＝C_2×V_2$

C_1为原液浓度（%），C_2为稀释浓度，V_1为原液容量（mL），V_2为稀释液的容量。

例：配制 0.3%的过氧乙酸 1000mL，需 15%的过氧乙酸多少毫升？加水多少毫升？

$15\%×V_1＝1000×0.3\%$

$V_1＝1000×0.3\%÷15\%$

$V_1＝20$ 毫升

需加水 1000-20＝980 毫升。

二、化学消毒剂的使用方法

（1）消毒剂溶液浸泡、擦拭、喷洒或进行气溶胶雾。

（2）熏蒸。主要有甲醛、过氧乙酸以及含氯消毒剂。

（3）直接用药物粉剂处理，主要为含氯消毒剂。

三、消毒药液配制、使用流程

（一）消毒药液配制流程

（1）配制消毒药液者按要求对药品名称、剂量、有效期进行核对。

（2）配制消毒药液者按要求做到自身防护。

（3）配制消毒药液者配制前，按要求先在塑料容器中盛放适量水。

（4）配制消毒药液者（2%戊二醛、含氯制剂），待完全溶解，测试浓度（比色）。

（5）配制消毒药液者（2%戊二醛、含氯制剂），待完全溶解，再放置物品。

（二）注意事项

（1）需在容器盖上贴有药品名称、剂量、溶剂和溶质。

（2）按《消毒技术规范》进行微生物监测。

（3）消毒药液微生物监测（+）作跟踪采样、调查、整改。

（4）过期药液退回领药处，不得随意丢弃。

（5）医院感染管理兼职人员进行集中管理。

（6）二元消毒药液一旦放置 AB 包，容器外写明配制时间（即进入使用天数倒计时）。

四、临床常用消毒剂使用

（一）醛类

1. 戊二醛

（1）特征。

戊二醛是第三代化学灭菌剂的代表，被称为冷灭菌剂。

1）具有广谱、高效、低毒、对金属腐蚀性小、受有机物影响小，稳定性好等特点，缺点是作用较慢。

2）适用于不耐热诊疗器械、器具与物品的浸泡消毒与灭菌。

（2）使用方法。

1）诊疗器械、器具与物品的浸泡消毒与灭菌。

a. 将洗净、干燥的诊疗器械、器具与物品放入 2% 的戊二醛中完全浸没，并应除去器械表面的气泡，容器加盖，温度 20～25℃，消毒作用到产品使用说明的规定时间，灭菌作用 10h。

b. 灭菌后物品以无菌方式取出后用无菌水反复冲洗干净，再用无菌纱布等擦干后使用。

2）内镜的消毒或灭菌。

a. 使用不低于 2%的戊二醛消毒液。

b. 内窥镜浸泡消毒，浸泡消毒胃、肠和十二指肠镜作用时间大于 10min，支气管镜作用时间大于 20min，分枝杆菌等特殊感染作用时间大于 45min。

c. 一般医疗器械和内窥镜浸泡灭菌作用时间大于 10h。

（3）注意事项。

1）诊疗器械、器具与物品消毒前应彻底清洗干燥。新启用的诊疗器械、器具与物品先除去油污及保护膜，再用清洁剂清洗去除油脂，干燥后及时消毒灭菌。

2）戊二醛对人体有毒性，应在通用良好的环境中使用，使用时应注意个人防护。不慎接触，应立即用清水连续冲洗，必要时就医。

3）戊二醛不应用于物体表面的擦拭或喷雾消毒、室内空气消毒、手和皮肤黏膜的消毒。

4）用于浸泡灭菌的容器，应洁净，密闭，使用前应先经灭菌处理。

5）在 20～25℃温度条件下，加入 pH 调节剂和亚硝酸钠后的戊二醛溶液连续使用时间应小于 14d。

6）戊二醛浓度要符合产品使用说明要求。

7）戊二醛要密封，避光，置于阴凉、干燥通风的环境中保存。

2. 邻苯二甲醛（OPA）

（1）特征。

1）新型高效消毒剂。对繁殖体、病毒和分枝杆菌消毒速度快效果好。

2）适用于不耐热诊疗器械、器具与物品的浸泡消毒。

（2）使用方法。

1）将待消毒的诊疗器械、器具与物品完全浸泡于含量为 5.5 克每升，pH 为 7.0～8.0，温度为 20～25℃的邻苯二甲醛溶液中浸泡，消毒容器加盖，作用 5～10min。

2）用于内镜的消毒应遵循国家有关要求。

3）与戊二醛相比主要特点是：刺激性气味小，毒理学安全，不需要活化，但是很贵。

（二）氯类—含氯消毒剂

凡是能溶于水产生次氯酸的消毒剂统称含氯消毒剂。它属于高效的消毒剂，是一种古老的消毒剂，至今仍是一种优良的消毒剂。分为：

（1）无机化合物类：次氯酸盐为主，作用较快，不稳定。

（2）有机化合物类：氯胺类为主，性质稳定，但是作用较慢。

（3）通常所说的含氯消毒剂中的有效氯，并非指氯的含量，而是消毒剂的氧化能力，相当于多少氯的氧化能力。

1.特点

（1）优点：

1）杀菌谱广，作用迅速，杀菌效果可靠。

2）毒性低。

3）使用方便，价格低廉。

（2）缺点：

1）水剂不稳定，有效氯易散失。

2）对织物有漂白作用，对金属有腐蚀性。

3）易受有机物、pH 值的影响。

2.使用方法

（1）浸泡法：将物品放入装有含氯消毒剂溶液的容器中，加盖。对细菌繁殖体污染物品，用含有效氯 500mg/L，10min 以上。

（2）擦拭法：消毒所用药物浓度和作用时间同浸泡法。

（3）喷洒法：对一般污染表面，用 400~700mg/L 的消毒液均匀喷洒，作用 10~30min。对肝炎病毒和结核杆菌污染的表面，用 2000mg/L 的消毒液喷洒，作用 60min 以上。

（4）干粉（漂白粉）消毒法：对分泌物、排泄物消毒，用含氯消毒剂干粉 10000mg/L 加入其中，搅拌后作用 2h 以上；对医院污水，按有效氯 50mg/L 用量加入其中，并搅均匀，作用 2h 以上后排放。

3.使用注意事项

（1）应置有盖容器中保存，并及时更换。

（2）勿用于手术器械的消毒灭菌（有腐蚀性）。

（3）浸泡消毒时，物品勿带入水分。

（4）勿用于被血、脓、粪便等有机物污染表面的消毒。物品消毒前，应将表面黏附的有机物清除。

（5）勿用于手术缝合线的灭菌（有腐蚀性）。

（6）用含氯消毒剂消毒纺织品时，消毒后立即用清水冲洗。

（三）醇类-乙醇

为中效消毒剂，能杀灭细菌繁殖体、结核杆菌及大多数真菌和病毒，但不能杀灭细菌芽孢，短时间不能灭活乙肝病毒。

浓度为60%~80%时，乙醇杀菌效果最强，浓度低于50%时仅有抑菌作用。主要用于皮肤消毒。

1.特点

（1）优点。

1）具有中效、速效的杀菌作用。

2）无毒、无刺激，对金属无腐蚀性。

（2）缺点：

受有机物影响大；易挥发，不稳定。

2.注意事项

（1）应置于有盖容器中保存，并及时更换。

（2）勿用于手术器械的消毒灭菌。

（3）勿用于涂有醇溶性涂料表面的消毒。

（4）浸泡消毒时，物品勿带水分。

（5）勿用于被血、脓、粪便等有机物污染表面的消毒。物品消毒前，应将表面黏附的有机物清除。

（四）碘类-碘伏消毒液

是由碘、碘化钾与作用为载体和助溶剂的聚醇醚或聚维酮合制成的不定型络合物，为中效消毒剂，能杀灭细菌繁殖体、结核杆菌及真菌和病毒，但不能杀灭细菌芽孢。适用于皮肤黏膜的消毒。

1.特点

（1）优点：

1）中效、速效、低毒，对皮肤无刺激，黄染较轻。

2）易溶于水，兼有消毒、洗净两种作用。

3）用碘伏消毒使用方便，可以消毒、脱碘一次完成，勿需碘酊消毒、乙醇脱碘。

（2）缺点：

1）受有机物影响大。

2）对铝、铜、碳钢等二价金属有腐蚀性。

2.使用方法

适用范围：适用于手、皮肤、黏膜及伤口的消毒。

（1）擦拭法：

1）皮肤、黏膜擦拭消毒：用浸有碘伏消毒液原液的无菌棉球或其他替代物品擦拭被消毒部位。

2）外科手消毒用碘伏消毒液原液擦拭揉搓作用至少 3min。

3）手术部位的皮肤消毒，用碘伏消毒液局部擦拭 2～3 遍，作用至少 2min。

4）注射部位的皮肤消毒，用碘伏消毒液原液局部擦拭 2 遍，作用时间遵循产品使用说明。

5）口腔黏膜创面消毒，用含有效碘 1000～2000mg/L 消毒液擦拭，作用 3～5min。

（2）冲洗法：

1）对阴道黏膜及伤口黏膜创面的消毒，用含有效碘 500mg/L 的消毒液冲洗，作用到使用产品的规定时间。

2）使用时用无菌水配制。

（五）其他消毒剂

1. 双胍类-洗必泰（氯己定）

低效消毒剂，用于手、皮肤、黏膜的消毒。

2. 季铵盐类

如新洁尔灭，适用于皮肤黏膜和环境物品的消毒。

3. 生物消毒剂

（1）生物酶，如溶菌酶杀菌、防感染。蛋白酶、脂肪酶和淀粉酶清洗除菌，洗洁噬菌体，嗜菌净化水体。

（2）光触媒：利用锐钛二氧化钛经纳米技术处理使其成纳米级二氧化钛，具有光触媒性质。光触媒在紫外线或自然光作用下产生光还原能力，使微生物和化学物质分解为二氧化碳和水，达到对环境微生物和化学物质的净化作用。

第五节　典型案例

典型案例一：给患者静脉穿刺治疗，消毒液棉签擦拭一遍后，就可以穿刺。

违反条款：《医疗机构消毒技术规范》WS/T367-2012 规定的皮肤与黏膜消毒中

的穿刺部位的皮肤消毒方法。

根因追踪：操作者对消毒技术规范中皮肤黏膜的消毒方法掌握不全面，或工作量大，求快，就减少操作步骤。

改进范例：用浸有碘伏消毒液原液的无菌棉球或其他替代物品局部擦拭 2 遍，作用时间遵循产品的使用说明。使用碘酊原液直接涂擦皮肤表面 2 遍以上，作用时间 1～3min，待稍干后再用 70%～80%乙醇（体积分数）脱碘。使用有效含量≥2g/L 氯己定-乙醇（70%，体积分数）溶液局部擦拭 2～3 遍，作用时间遵循产品的使用说明。使用70%～80%（体积分数）乙醇溶液擦拭消毒 2 遍，作用 3min。使用复方季铵盐消毒剂原液皮肤擦拭消毒，作用时间 3～5min。其他方法、有效的皮肤消毒产品，按照新产品的使用说明书操作。

典型案例二：中医针灸治疗时，可以使用一个棉签擦拭所有治疗穴位后再针刺，给患者静脉穿刺治疗，碘伏棉签擦拭一遍后，就可以穿刺。

违反条款：《医疗机构消毒技术规范》WS/T367-2012 规定的皮肤与黏膜消毒中的穿刺部位的皮肤消毒方法。《中医针刺类技术相关性感染预防与控制指南（试行）》。

根因追踪：操作者对中医针灸治疗会引发医院感染认识不足，对医院感染管理相关规范掌握不足，对正确的消毒方法不明确，或旧的习惯，知识更新不及时。

改进范例：执行《中医针刺类技术相关性感染预防与控制指南（试行）》的规定，皮肤消毒可选用下列方法之一：浸有碘伏消毒液原液的无菌棉球擦拭 2 遍。碘酊原液擦拭 2 遍，作用 1～3min，稍干后 75%乙醇脱碘。用 75%乙醇溶液擦拭 2 遍，作用 3～5min。有效含量≥2g/L 氯己定-乙醇 70%溶液擦拭 2 遍。其他合法、有效的皮肤消毒产品，遵循说明书使用。皮肤消毒范围：以针刺部位为中心，以涂擦为主，由内向外缓慢旋转，逐步涂擦，共 2 次，消毒皮肤面积应≥5cm×5cm，消毒棉球应一穴一换，不得使用同一个消毒棉球擦拭两个以上部位。

典型案例三：手术前的皮肤消毒，消毒面积为手术野大小就可以了。

违反条款：《医疗机构消毒技术规范》WS/T367-2012 规定的皮肤与黏膜消毒中的穿刺部位的皮肤消毒方法。

根因追踪：医生对术野消毒不正确引发的手术切口感染的重要性认识不足，对相关规范掌握不全面，工作中存在侥幸心理和图省事的情形。

改进范例：严格执行《医疗机构消毒技术规范》的要求：手术部位的皮肤应先清

洁；对于器官移植手术和处于重度免疫抑制状态的患者，术前可用抗菌或抑菌皂液或20000mg／L葡萄糖酸氯己定擦拭洗净全身皮肤。使用浸有碘伏消毒液原液的无菌棉球或其他替代物品局部擦拭2遍，作用≥2min。使用碘酊原液直接涂擦皮肤表面，等稍干后再用70%～80%乙醇(体积分数)脱碘。使用有效含量≥2g／L氯己定-乙醇（70%，体积分数）溶液局部擦拭2～3遍，作用时间遵循产品的使用说明。其他合法、有效的手术切口皮肤消毒产品，按照产品使用说明书操作，应在手术野及其外扩展≥15cm部位由内向外擦拭。对病原微生物污染皮肤的消毒首先要彻底冲洗，然后再采用碘伏原液擦拭作用3～5min，或用乙醇、异丙醇与氯己定配制成的消毒液等擦拭消毒，作用3～5min。

典型案例四：黏膜和创面的消毒与皮肤消毒可以使用同一种消毒液和消毒方法。

违反条款：《医疗机构消毒技术规范》WS/T367-2012规定的皮肤与黏膜消毒方法。

根因追踪：医护人员对消毒技术规范掌握不全面，理解不透彻，对黏膜和皮肤使用消毒剂消毒方法不明确。

改进范例：按照《医疗机构消毒技术规范》的要求执行：黏膜、伤口创面消毒，使用含有效碘1000mg～2000mg／L的碘伏擦拭，作用到规定时间。使用有效含量≥2g／L氯己定-乙醇（70%，体积分数）溶液局部擦拭2～3遍，作用时间遵循产品的使用说明。采用1000mg～2000mg／L季铵盐，作用到规定时间。使用有效含量≥2g／L氯己定水溶液冲洗或漱洗，至冲洗液或漱洗液变清为止。采用3%（30g／L）过氧化氢冲洗伤口、口腔含漱，作用到规定时间。使用含有效碘500mg／L的消毒液冲洗，作用到规定时间。其他合法、有效的黏膜、伤口创面消毒产品，按照产品使用说明书进行操作。如消毒液注明不能用于孕妇，则不可用于怀孕妇女的会阴部及阴道手术部位的消毒。

典型案例五：中医针刀治疗和穴位埋线等微创治疗的消毒按照静脉注射的消毒方式方法就可以。

违反条款：《中医微创类技术相关性感染预防与控制指南（试行）》，本指南适用于针刀技术、带刃针技术、铍针技术、水针刀技术、刃针技术、钩针技术、长圆针技术、拨针技术、银质针技术及穴位埋线技术等的感染预防与控制。

根因追踪：操作医师对此操作需要遵循的标准不明确，所有的微创类操作按照手术类操作进行管理。

改进范例：皮肤消毒可选用下列方法之一：浸有碘伏消毒液原液的无菌棉球擦拭

2 遍。碘酊原液擦拭 2 遍，作用 1～3min，稍干后 70%～80%乙醇脱碘。有效含量≥2g/L 氯己定-乙醇 70%溶液擦拭 2 遍。其他合法、有效的皮肤消毒产品，遵循说明书使用。皮肤消毒范围：以穿刺部位为中心，由内向外缓慢旋转，逐步涂擦，共 2 次，消毒皮肤范围直径应≥15cm。遵循微创诊疗操作规范，尽量减少创伤及出血。微创治疗结束后清理创口的血渍，按压数分钟止血，应使用无菌敷料覆盖，并且叮嘱患者避免沾水等预防感染措施。

典型案例六：采集手指血测血糖之前使用碘伏消毒皮肤。

违反条款：碘伏中的碘可以与血糖测试纸中的酶发生反应，产生误差。

根因追踪：医护人员对标准操作规程不了解，操作不符合规程。

改进范例：测血糖前的皮肤准备可用 75%酒精棉签消毒，或推荐使用温水和皂液清洗手指（美国糖尿病协会推荐），使用这两种方式测血糖前，还要注意保证手指的干燥状态，才能保证测量结果的准确性。

典型案例七：皮肤黏膜使用的消毒剂碘伏和酒精，开封后只要在有效期内，就可以一直使用。

违反条款：《基层医疗机构医院感染管理基本要求》中重点环节的安全注射要求。

根因追踪：科室考虑成本，对开封后的消毒剂不能按照规定时间报废，没考虑到消毒剂会随着使用时不断开关容器盖导致消毒剂有效浓度降低，从而使消毒剂不能达到消毒效果。

改进范例：严格执行《基层医疗机构医院感染管理基本要求》的规定，盛放用于皮肤消毒的非一次性使用的碘酒、酒精的容器等应密闭保存，每周更换 2 次，同时更换灭菌容器。一次性小包装的瓶装碘酒、酒精，启封后使用时间不超过 7d。

第二十六章　多重耐药菌防控措施

典型案例一：患者痰培养显示耐碳青霉烯类鲍曼不动杆菌（CR-AB），无感染症状，主治医生按照正常患者处理。

违反条款：《多重耐药菌医院感染预防与控制技术指南》中指出常见的多重耐药菌包括耐甲氧西林金黄色葡萄球菌（MRSA）、耐万古霉素肠球菌（VRE）、产超广谱β-内酰胺酶（ESBLs）的细菌、耐碳青霉烯类抗菌药物肠杆菌科细菌（CRE）（如产 I 型新德里金属β-内酰胺酶[NDM-1]或产碳青霉烯酶[KPC]的肠杆菌科细菌）、耐碳青霉烯类抗菌药物鲍曼不动杆菌（CR-AB）、多重耐药/泛耐药铜绿假单胞菌（MDR/PDR-PA）和多重耐药结核分枝杆菌等。

根因追踪：医护人员未掌握多重耐药菌感染患者的防控措施，认为该患者无感染症状，就不需要对其进行隔离防护。

改进范例：医疗机构应当高度重视多重耐药菌医院感染的预防和控制，针对多重耐药菌医院感染的诊断、监测、预防和控制等各个环节，结合本机构实际工作，制定并落实多重耐药菌感染管理的规章制度和防控措施。加强医务人员和保洁员培训，内容包括多重耐药菌防控知识及患者周围环境物表的消毒浓度、清洁消毒方法等。

多重耐药菌感染/定植患者隔离预防措施：①主治医生应下"接触隔离"医嘱，对患者应尽量单间安置，没有单间时，可将相同病原体患者安置在同一房间或进行床旁隔离，使用屏风将患者局限在房间的角落。②对患者床头、病历夹及腕带设立接触隔离标识，患者的诊疗用品应专人专用，例如血压计、听诊器、体温计等低度危险性物品，不能专用的物品如轮椅、担架等物品，每次使用后需消毒。③医护人员对患者进行诊疗操作时应采取标准预防，落实好手卫生，正确使用防护用品。④患者转院、转科或离开病房做辅助检查时应当通知接诊科室，采取相应防控措施。⑤患者原则上应隔离到感染症状好转或治愈，如此案例，需连续两次培养阴性方可解除隔离医嘱。

职能部门加强多重耐药菌感染防控措施的督导检查工作。

案例二：护士小王在为多重耐药菌感染患者测量血压后，又为同室的其他患者测血压。

违反条款：《多重耐药菌医院感染预防与控制技术指南》："与患者直接接触的相关医疗器械、器具及物品如听诊器、血压计、体温表、输液架等要专人专用，并及时消毒处理。轮椅、担架、床旁心电图机等不能专人专用的医疗器械、器具及物品要在每次使用后擦拭消毒。""多重耐药菌感染或者定植患者严格实施隔离措施。"

根因追踪：医疗机构未建立多重耐药菌感染/定植患者防控制度，医护人员缺乏相关知识，将感染/定植患者与普通患者安置在同室，物品没有做到专人专用。

改进范例：①对多重耐药菌感染/定植患者应尽量单间安置，没有单间时，可将相同病原体患者安置在同一房间或进行床旁隔离，使用屏风将患者局限在房间的角落。②患者的医疗设备、仪器和诊疗器械、用品应专人专用或者一用一清洁消毒。③加强患者周边环境的清洁消毒，尤其是窗栏杆、床头桌、呼叫器等高频接触表面。④多重耐药菌感染患者的医疗废物应用双层黄色医疗废物袋包裹。加强清洁和消毒工作。⑤出现多重耐药菌感染暴发或者疑似暴发时，应当增加清洁、消毒频次。

案例三：将动静脉插管的患者与 MARS 感染患者安置在同一间病房。

违反条款：《多重耐药菌医院感染预防与控制技术指南》中"不宜将多重耐药菌感染或者定植患者与留置各种管道、有开放伤口或者免疫功能低下的患者安置在同一房间"。

根因追踪：医疗机构用房受限，患者多，床位周转不能满足临床需要；科室医护人员院感意识差，缺乏消毒隔离知识，没有意识到留置各种管道的患者由于管道开放了体内通道，更易受到病原菌的感染，而多重耐药菌感染患者可以成为其交叉感染的感染源。

改进范例：医疗机构建立完善多重耐药菌感染/定植患者的防控制度，提高医务人员对多重耐药菌医院感染预防与控制认识，强化多重耐药菌感染危险因素、流行病学以及预防与控制措施等知识培训，确保医务人员掌握正确、有效的多重耐药菌感染预防和控制措施。对确诊多重耐药菌感染或定植患者，必须严格落实防控措施。

案例四：患者痰培养汇报耐甲氧西林金黄色葡萄球菌，管床医生小李认为此患者培养出感染的金黄色葡萄球菌仅对甲氧西林耐药，不需要按照多重耐药菌进行管理。

违反条款：《多重耐药菌医院感染预防与控制技术指南》指出，多重耐药菌（Multidrug-Resistant Organism, MDRO），主要是指对临床使用的三类或三类以上抗菌药物同时呈现耐药的细菌。常见的多重耐药菌包括耐甲氧西林金黄色葡萄球菌（MRSA）、耐万古霉素肠球菌（VRE）、产超广谱β-内酰胺酶（ESBLs）细菌、耐碳青霉烯类抗菌药物肠杆菌科细菌（CRE）（如产Ⅰ型新德里金属β-内酰胺酶[NDM-1]或产碳青霉烯酶[KPC]的肠杆菌科细菌）、耐碳青霉烯类抗菌药物鲍曼不动杆菌（CR-AB）、多重耐药/泛耐药铜绿假单胞菌（MDR/PDR-PA）和多重耐药结核分枝杆菌等。

根因追踪：医护人员对多重耐药菌概念掌握不清，缺乏对常见菌的了解。

改进范例：耐甲氧西林金黄色葡萄球菌简称 MRSA，一旦患者培养出此细菌，均应按照多重耐药菌管理。尽管名称上此金黄色葡萄球菌似乎仅对甲氧西林耐药，但实际 MRSA 除了对甲氧西林耐药外，对其他所有青霉素类和头孢类、头霉素类及含酶抑制剂抗生素均耐药，完全符合对三类以上的抗生素耐药即为多重耐药菌的定义，因此，应该按照多重耐药菌进行管理。

第二十七章　泌尿道感染

案例：患者入院数日后查尿常规，红细胞高，管型高，诊断为泌尿道感染。

违反条款：医院感染诊断标准（试行）七。

根因追踪：对泌尿系统医院感染的诊断标准掌握不准确。

改进范例：加强对临床医生医院感染诊断标准的培训，特别是泌尿系统感染的诊断，因为泌尿系感染患者分布在全院的各个科室。医院感染管理部门加强监管，对预防泌尿道感染措施落实情况加大检查督导力度，对执行不到位的科室给予相应的处罚，并开展一对一的培训，直至考核合格为止。

临床诊断：

患者出现尿频、尿急、尿痛等尿路刺激症状，或有下腹触痛、肾区叩痛，伴或不伴发热，并具有下列情况之一：

（1）尿检白细胞男性≥5个/高倍视野，女性≥10个/高倍视野，插导尿管患者应结合尿培养。

（2）临床已诊断为泌尿道感染，或抗菌治疗有效而认定的泌尿道感染。

病原学诊断：

在临床诊断基础上，符合下述四条之一即可诊断。

（1）清洁中段尿或导尿留取尿液（非留置导尿）培养革兰阳性球菌菌数≥104cfu/mL，革兰阴性杆菌菌数≥105cfu/mL。

（2）耻骨联合上膀胱穿刺留取尿液培养细菌菌数≥103cfu/mL。

（3）新鲜尿液标本经离心应用相差显微镜检查（1×400），在每30个视野中有半数视野见到细菌。

（4）无症状性菌尿症：患者虽然无症状，但在近期（通常为1周）有内镜检查或留置导尿史，尿液培养革兰阳性球菌浓度≥104cfu/mL，革兰阴性杆菌浓度≥105cfu/mL，应视为泌尿系统感染。

第二十八章　医院菌血症

一、概述

菌血症是指外界的细菌经由体表入口或是感染部位入口进入血液系统后，在人体血液内繁殖并随血流至全身播散。出现菌血症的患者往往发生急性多个器官转移性感染。

二、典型症状

（1）骤起高热，可到 40℃～41℃，或低温，起病急，病情重，发展迅速；

（2）头痛，头晕，恶心，呕吐，可有意识障碍；

（3）心率加快，脉搏细速，呼吸急促或困难；

（4）肝脾可肿大，重者出现黄疸、皮下出血斑等。

典型案例一： 内镜食管静脉曲张结扎术导致菌血症。

违反条例： 卫生部关于印发《内镜清洗消毒技术操作规范（2004 年版）》的通知，第二章第十二条。

根因追踪： 医务人员责任心不强，消毒工作存在问题，无法实施严格的消毒，对感染及预防控制规范认识不足，从而导致患者感染的发生。

改进范例： 严格执行使用无菌医疗器械的管理制度，凡进入人体无菌组织、器官或者经外科切口进入人体无菌腔室的内镜及附件，如腹腔镜、关节镜、脑室镜、膀胱镜、宫腔镜等，必须达到灭菌水平。穿破黏膜的内镜附件，如活检钳、高频电刀等，必须灭菌。进入人体消化道、呼吸道等与黏膜接触的内镜，如喉镜、气管镜、支气管镜、胃镜、肠镜、乙状结肠镜、直肠镜等，内镜及附件用后应当立即清洗、消毒或者灭菌。消毒或者灭菌时间应当使用计时器控制。禁止使用非流动水对内镜进行清洗。

典型案例二：进行无菌操作前医务人员未进行洗手。

典型案例三：护士协助医生做处置后为患者静脉输液。

典型案例四：医务人员手的再次污染后为烧伤患者做处置。

典型案例五：收拾处置车后又立即为患者静脉输液。

典型案例六：护士在给前一个人抽完血后没有进行消毒液洗手，也没有更换一次性手套。

违反条例：WS/T313-2009《医务人员手卫生规范》6：洗手与卫生手消毒。

根因追踪：手部卫生较差是微生物传播的主因，对降低医源性感染风险意识较差。

改进范例：洗手与卫生手消毒应遵循：手部有血液或其他体液等肉眼可见的污染时，应用肥皂（皂液）和流动水洗手。当手部没有肉眼可见污染时，可直接使用速干手消毒剂消毒双手代替洗手。直接接触每个患者前后，从同一患者身体的污染部位移动到清洁部位时，接触患者黏膜、破损皮肤或伤口前后，接触患者的血液、体液、分泌物、排泄物、伤口敷料等之后应当洗手或使用速干手消毒剂。

典型案例七：急性尿潴留患者前列腺穿刺活检致菌血症。

典型案例八：手术人员在进行手术时未进行外科手消毒或消毒不彻底。

违反条例：WS/T313-2009《医务人员手卫生规范》5.2外科手消毒设施。

根因追踪：医务人员的手术部位感染预防意识与知识不足，对外科手术部位感染的检测管理不严。医院对外科手消毒设施配置不合理。未能充分认识到外科手消毒设施对预防多种并发症的重要性。外科手消毒设施管理制度不完善。

改进范例：应配置洗手池，设置在手术间附近，水池大小、高矮适宜，能防止洗手水溅出，池面应光滑无死角易于清洁。洗手池应每日进行清洁、消毒。还应配备清洁剂、清洁指甲用品、手卫生的揉搓用品并定期进行检查，及时剔除不合格手刷。手消毒剂应取得卫生部卫生许可批件，在有效期内使用。手消毒剂的出液器应采用非手触式。消毒剂宜采用一次性包装，重复使用的消毒剂容器应每周清洁与消毒。应配备干手物品。干手巾应每人一用，用后清洁、灭菌，盛装消毒巾的容器应每次使用后清洗、灭菌。

典型案例九：包皮环切术时护士手套破损未及时更换。

违反条例：WS/T313-2009《医务人员手卫生规范》7外科手消毒。

根因追踪：医务人员没有遵守手消毒规范，手套为一次性使用品，手套破损易提高感染发生率。

改进范例：感染控制，关键在手。不同患者手术之间、手套破损或手被污染时，应重新进行手消毒后再重新更换手套。冲洗双手，取适量手消毒剂于手心，掌心相对，手指并拢相互均匀揉搓后进行六步洗手法，再取适量涂抹至双手的每个部位、前臂和上臂下 1/3，并认真揉搓 2～6min，用流动水冲净双手、前臂和上臂下 1/3，无菌巾彻底擦干。手术医师在戴手套前，应用醇类手消毒剂消毒双手后再戴手套。用免冲洗手消毒方法时，取适量的免冲洗手消毒剂涂抹至双手的每个部位、前臂和上臂下 1/3，并认真揉搓直至消毒剂干燥。如用手消毒剂，可取液量、揉搓时间、使用的方法应遵循产品的使用说明进行消毒。

典型案例十：未带无菌手套为手术后患者换药。

典型案例十一：同时为一位患者做处置，护士未更换手套进行插管操作。

违反条例：WS/T313-2009《医务人员手卫生规范》。

根因追踪：医务人员没有卫生防范意识，没有相应掌握基本知识和职业防护技能。

改进范例：患者做各种处置操作时，必须戴手套。一副手套不能用于不同的患者，一副手套也只能使用一次，在操作过程中如手套破损要立即更换，脱手套后仍需立即彻底洗手。

从职业防护的角度来说，如果手被体液或人体组织污染，安置患者后，应立即用医用洗手液清洗，必要时用消毒液泡手。当怀疑医院感染暴发与医务人员手卫生有关时，应及时进行监测，并进行相应致病性微生物的检测。定期进行院感知识的培训与考核。

典型案例十二：对于经过浸泡消毒或灭菌的器械在使用前未进行无菌水冲洗。

违反条例：国家卫生计生委关于印发《医疗机构口腔诊疗器械消毒技术操作规范》的通知 WS506-200162016.12.27 第三章"消毒工作程序及要点"。

根因追踪：消毒程序不规范造成患者感染的发生。存在清洗消毒方面的不彻底不到位，这些不足将严重影响医疗质量。

改进范例：口腔诊疗器械使用后，应当及时用流动水彻底清洗，其方式应当采用手工刷洗或者使用机械清洗设备进行清洗。有条件的医院应当使用加酶洗液清洗，再用流动水冲洗干净，对结构复杂、缝隙多的器械，应当采用超声清洗。

典型案例十三： 病房区域有不明病原体污染。

典型案例十四： 物体表面存在污染未清洁打扫。

违反条例： 国家卫生计生委关于印发《医疗机构环境表面清洁与消毒管理规范》的通知 WS512-20012016.12.27"清洁与消毒原则"。

根因追踪： 出现这些不规范行为的原因与医护人员意识淡薄、对医疗环境的疏忽有关，由于医院人员具有流动性，医疗环境往往存在传播感染的风险，可能会对患者带来极大影响。

改进范例： 无明显污染时应遵循先清洁再消毒的原则，采用消毒湿巾进行清洁与消毒，清洁病房或诊疗区域时，应有序进行清洁、消毒，由上面下，由里到外，由轻度污染到重度污染。对高接触、易污染、难清洁与消毒的表面，可采取屏障保护措施。对于医院环境尤其是医患频繁接触的物体表面进行定期充分消毒，阻断感染的传播

典型案例十五： 病房区域有明确的病原体污染。

典型案例十六： 治疗车有患者液体污染。

违反条例： 医疗机构消毒技术规范 2012WS/T367-2012。

根因追踪： 医院周围环境污染都影响着医疗质量，易造成院内感染等医疗事故，甚至带来不必要的麻烦。

改进范例： 根据物品污染后导致感染的风险高低选择相应的消毒或灭菌的方法，遇有病原微生物污染时，针对所污染病原微生物的种类选择有效的消毒方法。当环境与物体表面受污染时，一般情况下先清洁再消毒。当受到患者的血液、体液等污染时，先去除污染物后再进行清洁、消毒。

典型案例十七： 跨院医疗就诊。

典型案例十八： 已受污染的医疗用品。

典型案例十九： 医务人员受污染的手。

典型案例二十： 受污染的医疗器械。

违反条款： 2011卫生部办公厅关于印发《多重耐药菌医院感染预防控制技术指南（试行）》三个技术性文件的通知。

根因追踪： 存在侵入性手术、伤口黏膜等感染，临床上给予相应的干预措施，目的是减少多重耐药性感染的风险。

改进范例： 多重耐药菌感染或定植者，应预防耐药菌传播。采用接触性隔离制度，将病人安置单独房间，也可将同类多重耐药菌感染或定植患者安置在同一房间

内，应当进行床旁隔离。必要时穿隔离衣、戴手套接触病人，相关医疗器械或物品应专用，不能专用的物品，用后应严格消毒。在隔离期间需要定期检测耐药菌情况，宜每3天1次。

典型案例二十一： 进入病人口腔内的诊疗器械混用。

典型案例二十二： 接触病人的伤口、血液、破损黏膜或者进入人体无菌组织的各类口腔诊疗器械，没有进行消毒处理后继续使用。

典型案例二十三： 患者龋齿进行根管治疗，根管治疗器械未进行灭菌。

典型案例二十四： 种植牙修复中医务人员手触摸与治疗不相关的器具。

典型案例二十五： 外科手术拔牙引发菌血症。

典型案例二十六： 接触病人体液正畸模型等物品在操作前未进行处理。

典型案例二十七： 牙周炎患者手术后发生菌血症。

典型案例二十八： 牙科综合治疗台遇污染未及时清洁、消毒。

典型案例二十九： 器械未进行严格消毒就开展种植义齿手术。

违反条例： 国家卫生计生委关于印发《医疗机构口腔诊疗器械消毒技术操作规范》的通知 WS506-200162016.12.27 第二章。

根因追踪： 口腔中存在着细菌，当进行口腔诊疗过程时细菌可能进入血液。口腔科是医院感染的高危科室，口腔器械无疑是口腔临床上造成感染最具危险性的器械之一，牙科器械结构复杂，腔隙多，不容易清洗消毒。口腔科开展诊疗项目日益增多且大多是侵入性的操作，牙科治疗对使用的器械没有严格的消毒灭菌规定，未经过规定的温度、压力、时间或规定的化学试剂浸泡消毒，导致致病细菌和病毒侵入。

改进范例： 医疗机构的口腔诊疗科需要建立健全口腔诊疗器械使用规范、与消毒工作有关的各项规章制度，以及消毒管理的责任制，并进行贯彻落实，从而使医务人员能够恪守本位，对自身的职责进行切实的履行，以使得消毒工作的效果与质量有保证。对于那些从事口腔诊疗工作及口腔诊疗器械消毒工作的相关医务人员，都应该要求他们严格遵守关于口腔诊疗器械消毒相关的各种规章制度。医疗机构要按照口腔诊疗器械所具有的不同的危险程度和它的材质的不同特点，对消毒以及灭菌方法能够进行合理正确的选择。要保证口腔诊疗区域内的环境干净卫生，每天都要对口腔诊疗区以及清洗和消毒区域进行清洁、消毒；每天都要定时进行室内通风或者对空气进行净化；对一些诊疗环境表面的污渍，应当进行及时的清洁与消毒。并且每周都要对环境进行一次完整彻底的清洁、消毒。对于一些不耐湿热并且能够充分在消毒液中进行浸泡的医疗器械消毒与灭菌的工作，可以采用化学方法对器械进行浸泡，但是医护人员在进行对器械的使用之前，需要使用无菌水对器械上残留的消毒液进行冲洗。

典型案例三十：医务人员没有进行手卫生就接触患者手术切口。

典型案例三十一：手术器械、器具及物品等消毒不彻底。

典型案例三十二：消毒前未对手术切口及周围皮肤进行彻底消毒。

典型案例三十三：在为患者更换切口敷料时没有进行无菌操作。

违反条例：2011 卫生部办公厅关于印发《外科手术部位感染预防与控制技术指南（试行）》第三个技术文件的通知。

根因追踪：医疗机构尚未建立外科手术部位感染与防控的相关制度与规范，手术导致侵袭性操作多了，手术部位长时间暴露，增加了伤口污染。无菌观念不强，手术期间沟通了皮肤与外界环境的直接联系，增加了医院感染的机会。

改进案例：医疗机构需要为外科手术部位感染制定与完善预防与控制相关规章制度和工作规范，并进行严格落实。要对临床医师、护士、医院感染管理专业人员加强培训，让各人员都准确地掌握外科手术部位感染预防工作中的重要方面。还需要对外科手术部位感染开展目标性监测，并积极采取行之有效的举措逐步减少感染的发生。严格遵从抗菌药物合理使用的有关规定，要正确、合理地使用抗菌药物。对患者发生手术部位感染进行危险因素评估，做好各项防控工作。

典型案例三十四：无菌导尿包的外包装破损以及过期等。

典型案例三十五：导尿管的大小以及材质等的选择不合适。

典型案例三十六：医务人员在实施导尿术时未严格进行手卫生。

典型案例三十七：医务人员在进行留置导尿管时动作粗鲁。

典型案例三十八：在进行留置导尿管时没有对尿道口进行充分的消毒。

典型案例三十九：集尿袋接触地面。

典型案例四十：对集尿袋中的尿液进行清洗时出口碰到收集容器。

典型案例四十一：对于大便失禁的患者仅进行简单的清洗。

典型案例四十二：患者进行沐浴或擦身时不小心将导管浸入水中。

典型案例四十三：导尿管不慎脱出时直接进行再次留置。

典型案例四十四：导管有裂痕。

典型案例四十五：不必要的留置导管时间过长。

违反条例：《国家卫生计生委办公厅关于印发基层医疗机构医院感染管理基本要求的通知》。

根因追踪：医疗机构对于导尿管引起的尿路感染的防控制度缺乏，医务人员对留置导尿管的相关操作缺少专业的培训，缺乏对于导尿管相关的尿路感染的检测管理。

改进范例：医疗机构需要建立健全各项规章制度以及预防和控制导尿管相关尿路感染的工作规范和操作规程，并保证这些制度与规范能够得到落实，对于各个部门及其相关人员的岗位职责要进行明确。医疗机构还需要定期组织开展关于无菌操作技术、导尿操作流程、留置导尿管维护和预防导尿管相关尿路感染的培训以及教育工作，并且对相关操作规程要进行熟练地掌握。医疗机构应该对导尿管相关尿路感染有目的地开展监测，并根据实际情况持续地进行改进，从而使感染率能够有效降低。

典型案例四十六：在静脉置管操作中同一部位反复穿刺。

典型案例四十七：通过烧伤的部位插管。

典型案例四十八：导管的内壁附有血凝块或是纤维素。

典型案例四十九：长时间静脉导管留置。

典型案例五十：在处理管道接口时未进行无菌操作。

典型案例五十一：选择的导管不合适。

典型案例五十二：透析时导管混用。

违反条例：国家卫生计生委办公厅关于印发《基层医疗机构医院感染管理基本要求》的通知。

根因追踪：医务人员深静脉置管工作专业性不足，对于特殊情况无法进行准确判断、及时处理，深静脉置管的感染防控意识不强，清洁消毒知识与无菌操作原则掌握不够。

改进范例：对导管进行正确的选择是避免导管感染的重要方式之一，必须要选用一次性的导管，一次性的导管不得重复使用。在做静脉穿刺前医务人员应该用紫外线消毒方式对空气进行消毒，要尽量减少人员走动和清扫地面，手术人员需要配备无菌手套帽子和口罩，选择用来作插管的部位应该进行有效的消毒准备，要正确地铺设无菌巾形成无菌区。医护人员在进行深静脉穿刺以及置管时，要严格按照无菌操作的原则进行。因为大多数血管内的感染都是来自静脉穿刺点，或是导管插入部位的细菌造成逆行性感染。如果在穿刺过程中不小心穿入动脉要立即将穿刺针拔出，避免因为形成皮下血肿从而造成后期感染。透析时导管需要做到专管专用，在透析期间不应该用导管来进行输液、采血，要注意避免形成交叉感染及血行感染。医疗机构要定期加强对于相关医务人员深静脉置管工作的培训，提升他们的专业技能与感染防控意识。

典型案例五十三： 医务人员在进行脓肿切开引流时未进行无菌操作。

典型案例五十四： 脓肿切开引流时损伤血管。

违反条例：《国家卫生计生委办公厅关于印发基层医疗机构医院感染管理基本要求的通知》。

根因追踪： 相关的医务人员经验不足，无菌操作知识与意识薄弱。

改进案例： 医疗机构要加强医务人员关于脓肿切开引流专业知识与无菌操作原则的培训，医务人员在操作前需要向患者详细询问他的病史与体检情况，在脓肿切开引流的过程中，切口的方向需要根据脓肿的部位，与股动、静脉以及其他的主要血管、神经方向平行，要对切口部位及周围进行严格的无菌消毒，避免引发感染。

典型案例五十五： 肾衰竭行血液透析治疗时导管感染导致血症发生。

典型案例五十六： 血液透析机消毒不规范。

典型案例五十七： 血液净化临时性中心静脉导管引发菌血症。

违反条例： 卫生部关于印发《血液净化标准操作规程（2010版）》的通知（卫医管发〔2010〕15号）。

根因追踪： 不规范的消毒无疑会加重污染，医务人员无法实施严格的灭菌消毒，医务人员不能自觉地进行无菌操作，透析液也未能做到无菌配制，血透机未定期消毒，血液透析设备的含水环境中有一些革兰氏阴性水生细菌并活跃地繁殖，存在透析液及水处理系统污染，导致患者感染的发生。

改进范例： 加强无菌操作，医疗护理过程中应严格执行无菌技术操作规程，操作时戴口罩，为每位患者操作前后必须洗手，手术应进行消毒并铺手术巾，医务人员戴一次性无菌手套检查。诊室设感应式洗手盆，可以防止洗手时的二次污染。进入病人口腔内的所有诊疗器械，必须达到"一人一用一消毒或者灭菌"的要求。提高医护人员的预防意识，采取积极有效的预防措施是口腔科预防和控制医院感染的重要任务。

典型案例五十八： 切开皮肤所用的刀、镊又用于深部部位手术后导致菌血症。

典型案例五十九： 手术期间等待病理冰冻切片报告，手术需暂停时，切口暴露在空气中，术后引发菌血症。

典型案例六十： 胆囊切除+胆总管探查术污染了周围组织未进行及时处理，导致菌血症发生。

典型案例六十一： 手术操作完毕后，所用器械又用于处理其他组织导致菌血症的发生。

典型案例六十二：在对肠破裂患者进行手术期间，手套破裂未及时更换。

典型案例六十三：术前应用质子泵抑制剂对内镜超声引导下细针穿刺所致菌血症。

违反条款：2009年9月18日卫生部关于印发《医院手术部(室)管理规范(试行)》的通知。

根因追踪：医务人员疏忽，无菌概念不强。医务人员往往忽略手术周围的环境。

改进范例：严格管理，做好手术室感染控制是降低医院感染率的主要环节。无菌手术在术后发生切口感染的原因并非单在手术期间，手术台上的无菌器械受空气中细菌的污染仍然是一个不可忽视的环节。应控制手术间人员流动，手术过程中要经常擦拭器械上的血迹，应保护好切口，受污染的器械应及时去掉。医疗机构应加强医务人员交叉感染知识的培训。

典型案例六十四：肺癌患者突然出现寒战发热，按输液反应处理好转后再发，静脉留置针处红肿疼痛，后诊断为针口感染引起菌血症。

典型案例六十五：非抗生素封管在血液透析长期导管后引起菌血症。

典型案例六十六：长期深静脉留置双腔导管血液透析有污染。

典型案例六十七：患者血滤多次后，临时股静脉埋针引发菌血症。

违反条例：国家卫计委《静脉治疗护理技术操作规范(WS/T 433-2013)》。

根因追踪：在日常静脉输液过程中，因疏忽或消毒不彻底，在导管接头处的细菌容易随药液进入导管，或用同一注射器多次加药都可能导致患者感染发生。

改进范例：为提高临床患者静脉输液安全性，应做到全面控制输液质量，医院组织学习有关输液反应及感染的相关控制措施，从而控制感染的发生。严格无菌技术操作规程，同时也加强导管接头的消毒。PICC穿刺和PICC、CVC、PORT维护时，宜使用专用护理包。

第二十九章　其他医院感染

第一节　内镜室的医院感染管理

一、内镜室基本设施的要求

（1）建筑面积应与内镜诊疗工作量相匹配，布局合理，符合功能流程，室内通风设施符合规范要求。

（2）应设立办公区、患者候诊区、诊疗室、清洗消毒室、内经储藏室、库房等。

（3）配备手卫生装置，采用非手触式水龙头。

（4）镜柜或镜库的内表面应光滑，无缝隙，便于清洁和消毒。镜库应通风良好，保持干燥。镜柜或镜库应每周清洁消毒 1 次，遇污染时应随时清洁消毒。保持诊室内清洁，每日清洁擦拭地面、桌面、机器，每周大扫除 1 次。

（5）内镜的清洗消毒应当与内镜的诊疗工作分室进行。

（6）不同部位内镜的诊疗工作应分室进行；如胃镜、肠镜的诊疗工作不能分室进行的，也可分时间段进行。每个诊疗单位净使用面积不得少于 20 ㎡。

（7）不同部位内镜的清洗消毒工作的设备应当分开。

（8）灭菌内镜的诊疗应当在达到手术标准的区域内进行，并按手术区域要求进行管理。

（9）工作人员清洗消毒内镜时，应当穿戴必要的防护用品，包括工作服、防渗漏围裙、口罩、帽子、手套等。

（10）内镜及附件如活检钳等的数量，应与接诊病人数相适应，以保证做到一患一灭菌。

（11）清洗消毒室应按照《WS506-2016 软式内镜清洗消毒技术规范》的要求配

备基本清洗消毒设备及物品，必须配备内镜清洗消毒设备（槽）至少为 4～5 槽（水洗槽、酶洗槽、清洗槽、消毒槽加盖、冲洗槽）、全管道灌流装置（宜采用自动灌流器）、一次性注射器、各种内镜专用毛刷、压力水枪、压力气枪、负压吸引器、超声清洗器、计时器、内镜及附件运送装置。

（12）不同部位内镜的清洗消毒设备（槽）、储镜柜应分开设置和使用；应有冷、热水源，根据需要配备灭菌水或过滤水。

（13）内镜清洗工作应严格执行《WS506-2016 软式内镜清洗消毒技术规范》要求，进行预处理、测漏、水洗、酶洗、清洗、消毒灭菌、冲洗、干燥、储存等操作规程。

二、内镜室的基本管理要求

（1）负责内镜清洗的工作人应严格按照卫生部 2017 年颁发的《内镜清洗、消毒技术操作规范》要求，认真好内镜的清洗、消毒、储存及管理工作，保证医疗质量和医疗安全。

（2）从事内镜诊疗和内镜清洗消毒工作的人员必须接受相关的医院感染管理知识培训，熟悉掌握内镜的清洗消毒技术操作规范。

（3）工作人员在诊疗清洗消毒过程中，要增强防护意识，戴好防护用品，严格按照标准预防原则进行各项操作。

（4）建立各类内镜清洗消毒登记本，登记内容齐全，并按要求定期做好消毒灭菌效果监测、消毒液浓度监测，并做好各项监测记录。

（5）院感科负责对全院内镜的清洗消毒质量及储存方法进行监督管理。

（6）每日工作结束后，必须按《内镜规范》要求对内镜清洗消毒的设备、物品和环境进行彻底清洗消毒，待备用。

三、内镜及附件的清洗、消毒或灭菌的原则

（1）所有诊疗使用后的内镜均视为具有感染性，使用后应立即进行清洗消毒处理。

（2）内镜诊疗或清洗消毒时，应遵循标准预防原则和《医院隔离技术规范》的要求做好个人防护，穿戴必要的防护用品，如工作服、防渗透围裙、口罩、帽子、手套、护目镜等。

（3）凡进入人体无菌组织、器官或者经外科切口进入人体无菌腔室的内镜及附件，如腹腔镜、关节镜、脑室镜、膀胱镜、宫腔镜等必须灭菌。

（4）凡穿破黏膜的内镜附件如活检钳、高频电刀等必须灭菌。

（5）凡进入人体消化道、呼吸道等与黏膜接触的内镜如喉镜、气管镜、胃肠镜等应按照《消毒技术规范》的要求进行高水平消毒。

（6）内镜及附件用后应立即清洗、消毒或者灭菌，清洗消毒、灭菌时间应当使用计时器控制。

（7）禁止使用非流动水对内镜进行清洗。

四、内镜及附件的清洗、消毒或灭菌流程

（一）软式内镜的清洗消毒方法与步骤

软式内镜的清洗步骤、方法及要点包括：

（1）使用后立即用清洗液去除附着于内镜的污染物，再用流动水彻底清洗，除去血液、黏液等残留物质，并擦干。

（2）将擦干后的内镜置于多酶洗液中浸泡刷洗，时间遵照使用说明。

（3）彻底清洗内镜各部件，管腔应当用高压水枪彻底冲洗，可拆卸部分必须拆开清洗，并用超声清洗器清洗 5～10min。

（4）器械的轴节部、弯曲部及管腔内用软毛刷彻底刷洗，刷洗时注意避免划伤镜面。

（二）软式内镜的消毒、灭菌方法及要点

（1）适用于压力蒸汽灭菌的内镜或者内镜部件应当采用压力蒸汽灭菌，注意按内镜说明书要求选择温度和时间。

（2）环氧乙烷灭菌方法适用于各种内镜及附件的灭菌。

（3)不能采用压力蒸汽灭菌的内镜及附件可以使用 2%碱性戊二醛浸泡 10h 灭菌。

（4）达到消毒要求的硬式内镜，可用消毒 20min 的方法。

（5）用消毒液进行消毒、灭菌时，有轴节的器械应当充分打开轴节，带管腔的器械腔内应充分注入消毒液。

（6）采用其他消毒剂、消毒器械必须符合《消毒管理办法》的规定，具体操作方法严格按使用说明。

（7）采用化学消毒剂浸泡消毒的硬式内镜，消毒后应当用流动水冲洗干净，再

用无菌纱布擦干，干燥保存。

（8）灭菌后的内镜及附件应当按照无菌物品储存要求进行储存。

五、内镜消毒灭菌效果的监测

（1）消毒剂浓度必须每日定时监测并做好记录，保证消毒效果。

（2）消毒后的内镜应当每月进行生物学监测并做好监测记录。消毒后的内镜合格标准为：细菌总数＜20cfu/件，不能检出致病菌；灭菌后内镜合格标准为：无菌，检测合格。

（3）采样方法：检测采样部位为内镜的腔面。用无菌注射器抽取10mL含相应中和剂的缓冲液，从待检内镜活检口注入，用15mL无菌试管从活检出口收集，及时送检，2h内检测。

（4）使用酸性氧化电位水全自动消毒机时必须在氧化还原电位（orp）≥1100mV，酸性水pH值≤2.7及酸性氧化电位水中含有2560mg/L有效氯的条件下进行操作。

六、内镜室护士工作职责

（1）负责指导和监督内镜室工作人员严格执行标准预防的原则，正确防护，有效预防医务人员职业暴露的发生。

（2）熟悉掌握内镜清洗、消毒、储存的工作程序及要求，熟练掌握内镜清洗消设备的操作规程、程序、性能及注意事项，确保内镜安全使用。

（3）工作中正确掌握内镜持镜和悬挂法，对内镜和附件要轻拿轻放，避免意外损害。

（4）负责使用、维护、管理好清洗、消毒的各种设施及设备，定期检查保养，设备出现故障要及时检修。

（5）做好各类内镜的清洗、消毒登记工作，登记内容包括：就诊病人姓名、使用内镜的编号、清洗时间、消毒时间以及操作人员姓名等事项。

（6）按《内镜规范》要求每月对消毒后的内镜进行生物学监测：每月对灭菌后的内镜进行生物学监测；消毒剂的浓度必须每日定时监测并做好各项监测记录，保证消毒效果。

（7）每日工作结束后，必须对吸引瓶、吸引管、清洗槽、冲洗槽等按《内镜规范》要求清洗消毒；每日对室内环境进行彻底清洁和消毒，地面和物品用500mg/L含氯消毒剂进行拖擦。

第二节 血液透析室医院感染管理制度

一、基本要求

（1）布局合理、分区明确、标识清楚，符合功能流程合理和洁污分开的基本要求。

（2）每个透析单元使用面积≥3.2㎡，单元间距≥0.8m。

（3）治疗室和透析区应通风良好，保持空气清新干燥。

（4）配备便捷、有效的手卫生设施；每个透析单元配备方便取用的速干手消毒剂。

（5）隔离患者使用的设备和物品应专用，且标识明显，不得和普通透析患者混用。

（6）禁止重复使用一次性透析器（滤器）。

（7）使用后的一次医疗用品按照《医疗废物管理制度》执行。

二、医务人员管理

（1）上岗前接受医院感染防控知识培训。

（2）患有血源性传播疾病的医务人员，在进行所有侵入性操作时、接触黏膜组织和破损皮肤、接触患者有戴手套指征时，均应戴双层手套。

（3）每年一次健康体检，包括 HBV、HCV、HIV 等血源性传播疾病病原体相关标志物检查，并给予疫苗预防注射。

（4）遵循标准预防原则，禁止用同一注射器向不同的患者进行深静脉置管肝素封管。

（5）禁止重复使用一次性使用透析器、透析管路及穿刺针等。

（6）严格遵守《手卫生管理制度》《个人防护用品使用规范》。

（7）发生职业暴露时，按照《医务人员职业暴露处置规程》处置，并向院感办报告。

（8）护理人员应固定，护理乙肝或丙肝阳性患者的护理人员不能同时护理乙肝和丙肝阴性的患者。

三、患者管理

（1）对于第一次开始透析的新入患者或由其他医疗机构转入的患者必须在治疗前进行 HBV、HCV、HIV 和梅毒螺旋体等感染标志物检查。

（2）对长期透析的患者应每 6 个月检查 HBV、HCV 病毒标志物 1 次，每年监测 HIV 和梅毒感染标志物，保留原始记录并登记。

（3）如患者在透析过程中出现 HBV、HCV 感染标志物阳性时，应立即对密切接触者进行 HBV、HCV 感染标志物检测。

（4）对有 HBV 或 HCV 暴露，怀疑可能感染的患者，如输血等，如果病毒感染标志物检测阴性，在 1～3 月后重复检测病毒标志物。

（5）对于伴有发热的透析患者，应提供口罩、手消毒剂，尽可能安排单间隔离透析。

（6）建议对乙肝阴性患者进行乙肝疫苗接种。

（7）告知患者血液透析可能带来血源性传染性疾病，要求患者遵守血液净化室消毒隔离制度、定期监测等，并签署透析治疗知情同意书。

四、环境物品保洁管理

（1）空气：治疗室、透析区、物体表面应达到《医院消毒卫生标准》（GB15982-2012）中规定的Ⅲ类环境要求，并保持安静和空气清新。

（2）墙面、地面：保持清洁、干燥的环境，每日透析结束后，用清水湿式擦拭；透析过程中发生血液、体液污染时，应立即采取清洁、消毒处理。

（3）不同区域使用的清洁工具应分开放置，用后分开清洗、消毒，悬挂晾干。

（4）每一位患者透析结束，应更换床单、被套及枕头，患者使用过的物品做到一人一用一更换或消毒，有污染时应及时更换或消毒。

（5）隔离透析患者使用的物品应标识明确、单独使用，如透析机、治疗车、病历、血压计、听诊器、血糖仪等。每次透析结束后，应使用消毒剂擦拭，再用清水擦拭。

（6）护士站桌面、电话按键、电脑键盘、鼠标等保持清洁，必要时使用消毒剂擦拭消毒。

五、水处理管理要求

（1）水处理间保持干燥和合适的室温，水、电分开，良好的通风；水处理设备避免日光直射。

（2）每一台水处理设备应建立独立的工作档案，记录水处理设备的运行状态，包括设备使用的反渗水产水量、水质电导度和各工作点的压力范围等。每半年应对水处理系统进行技术参数校对。

（3）水处理设备的滤砂、活性炭、树脂、反渗膜等需按照生产厂家要求或根据水质检测结果进行更换。

（4）每天应对水处理设备进行维护与保养，确保安全范围，保证透析供水。做好维护保养记录。

（5）纯水的 pH 值应维持在 5～7 的正常范围。

（6）化学污染物情况至少每年测定 1 次，软水硬度及游离氯检测至少每周进行 1 次。

（7）处理水细菌培养每月一次，要求细菌菌落数不超过 200cfu/mL；内毒素检测至少每 3 个月 1 次，水处理装置的输出端的细菌内毒素应不超过 2EU/mL；在血液透析装置入口的输送点上的细菌内毒素＜2EU/mL。

六、透析机维护与消毒

（1）血液透析机要有国家食品药品监督管理局颁发的注册证、生产许可证等。

（2）血液透析机应该处于良好工作状态，每一台血液透析机应当建立独立的运行档案记录，每半年应该对血液透析机进行技术参数的校对。

（3）每次透析前应该校准血液透析机的工作参数，每次透析后按照生产厂家的要求进行化学消毒或热消毒。

（4）每次透析结束后应对机器内部管路进行消毒。透析过程如发生破膜、传感器渗漏，在透析结束后应立即对透析机消毒，消毒后方可再次使用。

（5）每次透析结束后，用 500mg/L 含氯消毒剂或消毒湿纸巾擦拭消毒透析机表面，如被血液污染时，用 1000mg/L 含氯消毒剂消毒。

（6）每次透析治疗完成后，拆除所有的管路系统和传感器保护罩，仔细检查每个压力传感器是否干净，确认无任何异物或血渍沾附在表面，并使用含氯消毒剂或消毒纸巾擦拭消毒操作人员手接触的部位，如按键、旋钮、泵门等。

（7）每日对机器的外部表面进行消毒时，所使用消毒剂种类及浓度需按厂家机器说明书进行，了解有关消毒剂产品用途、操作浓度、应用领域以及使用安全性方面等内容。

（8）连续性肾脏替代治疗机及血浆置换机的维护与保养：

1）连续性肾脏替代治疗机及血浆置换机要有国家食品药品监督管理局颁发的注册证、生产许可证等。

2）为保障治疗正常进行，每隔12个月必须对机器进行技术安全性检查，其维护和维修须由厂家指定的专业工程师来完成，维护内容参见厂家说明书。

3）本单位专业技师可参与完成日常维护操作，建立独立的运行档案记录。

七、透析液配制管理

（1）浓缩液配制室应保持环境清洁，周围无污染源。

（2）配液前洗手，佩戴口罩、帽子；湿式擦拭桌面、台面；紫外线照射进行空气消毒，并记录。

（3）浓缩液配制桶标有容量刻度，保持配制桶和容器清洁，配制桶每日用透析用水清洗1次；每周用消毒剂进行消毒1次，并用测试纸确认无残留消毒液。

（4）浓缩液配制桶滤芯每周至少更换1次。

（5）容器应符合中华人民共和国药典中对药用塑料容器的规定。用透析用水将容器内外冲洗干净，并在容器上标明更换日期，每周至少更换1次或消毒1次。

（6）购进的浓缩液和干粉，应具有国家相关部门颁发的注册证、生产许可证或经营许可证、卫生许可证。由培训合格人员实施透析液配制工作，做好配制记录，并有专人核查并记录。

（7）浓缩A液为厂家生产的原装桶，开启后注明开启日期，有效期7d（厂商规定）。

（8）浓缩B液为厂家生产的原装桶，开启后注明开启日期，有效期24h（厂商规定）。

八、监测要求

（1）每月对透析室空气、物体、机器表面及医务人员手进行病原微生物的培养监测；空气培养细菌≤4cfu/皿（5min），物品表面细菌数≤10cfu/cm²，卫生手消毒细菌数≤10cfu/cm²。有污染随时监测，并保存资料。

（2）每月对反渗水和透析液细菌培养,反渗水及透析液细菌菌落数＜100cfu/mL；采样部位为反渗水输水管路的末端。内毒素检测每 3 个月 1 次，内毒素＜2EU/mL；采样部位同上。

（3）透析液的细菌、内毒素监测每台透析机至少每年检测 1 次。

九、相关文件

（1）《血液净化标准操作规程》〔M〕2010 年版。

（2）WS/T367-2012《医疗机构消毒技术规范》。

第三节　口腔科医院感染管理制度

一、口腔科手机清洗消毒

（一）预处理

（1）牙科手机应做到"一人一用一灭菌"。每次治疗结束后及时踩脚闸冲洗手机管腔 30s，减少回吸污染。

（2）若不能立即清洗，可冲洗后放入密闭容器内。

（二）回收清洗

（1）由消毒供应人员回收使用过的手机，采用手工刷洗或自动清洗机清洗。

（2）污染严重时使用加酶洗液清洗，再用流动水冲洗干净。

（3）若不能及时清洗时，可暂存在有水的容器内，防止污染之血液或唾液干燥。

（三）注油润滑

清洗后的手机用软布擦干，注入适量专用润滑剂。

（四）包装

用软布将清洗注油后的手机擦拭干净，采用专用纸塑复合包装袋包装，严密封口，包装袋外注明灭菌日期与失效日期。

（五）灭菌

采用压力蒸汽灭菌或快速卡式压力蒸汽灭菌。

二、口腔科小器械清洗消毒

（一）预处理

口腔科医生将使用过的车针、扩大针、拔髓针、根管锉、砂石磨头等小器械上的根管糊剂等物去除后放入综合治疗台上的不锈钢小杯内，做好污染物品标志。

（二）回收清洗

（1）消毒供应人员将小器械盒连同不锈钢小杯一起回收，集中进行处理。

（2）超声波清洗：不锈钢杯连同小器械经自来水初步冲洗以去除大的污物，然后放入超声清洗器加酶清洗，清洗时间 20min，清洗温度为 40℃。

（3）清洗完毕，用软化水彻底冲净，用软布擦干，将小器械分类、对号排入器械盒内，打开盒盖，连同不锈钢杯盛装入托盘内。

（三）灭菌

托盘连同小器械盒、不锈钢杯放入灭菌器进行压力蒸汽灭菌；灭菌完毕，待冷却后关上盒盖。

三、口腔科其他诊疗器械清洗消毒

（一）拔牙器械、手术治疗器械、牙周治疗器械等高度危险性口腔诊疗器械

（1）预处理：使用后冲去血液，湿放在容器中。

（2）回收清洗：由消毒供应人员回收，采用手工刷洗擦干或自动清洗机清洗。

（3）灭菌：压力蒸汽灭菌。

（二）口镜、探针、牙科镊子、印模托盘等

中度危险性口腔检查器械使用一次性无菌物品。

（三）修复、正畸模型

可以采用紫外线消毒或消毒剂喷洒。

（四）牙科综合治疗台及其配套设施

应每日清洁，用含氯消毒剂擦拭消毒，遇污染应随时清洁、消毒，每次诊疗前后管路出水 30s。

第三十章　安全注射

典型案例一：某一女性患者，长期使用胰岛素治疗，造成脂肪增生。

根因追踪：胰岛素为生长因子，因为没有轮换注射部位，总在同一区域注射，导致脂肪增生，影响胰岛素吸收；一次性针头重复使用。

改进范例：注意注射部位的轮换，每次注射距上一次注射点间隔至少一指距离，可遵循腹部定位卡；笔用针头应一次一换。

典型案例二：患者王某在某医院住院接受开颅手术。患者住院期间，家属偶然发现患者曾被注射过一瓶过期三个多月的甘油果糖氯化钠注射液。

违反条款：安全注射技术规范。

根因追踪：该医院没有完整的监管体系；过期药物未及时下架处理；药物下放到科室时未进行核对；医务人员操作时未进行严格的三查七对。

改进范例：及时将过期药品下架，避免调剂人员误拿，药房在审核处方后向护士发放药物前核对药物有效期；医护人员在给患者进行治疗前，反复核对患者姓名、药品名称与有效期等。

典型案例三：某科护士在给患者拔针后，针头掉落在地上，护士捡起针头时不慎被刺伤。

根因追踪：对针刺伤的风险评估不足，徒手接触针头时不够谨慎小心。

改进范例：科室应继续加强"医务人员职业暴露预防及应急处置"的培训及演练，提高全员防范意识。要求每个人都熟知职业暴露防护措施以及应急处置方法；加强新进人员、低年资护士的规范化培训，提高操作技能；加强标准预防的培训，做到安全注射，规范操作。对患者进行操作时做好沟通，避免操作过程中出现意外事件而导致发生职业暴露。

　　典型案例四：某社区为儿童注射疫苗，由于不安全注射对儿童造成 HBsAg 阳性率的占 63.3%，经调查未做到一人一针一管。

　　违反条例：1997－2000 年全国预防接种安全注射规范。

　　根因追踪：为节约成本，未做到一人一针一管，这是不正确的消毒和注射行为，根源在于无菌观念淡薄。

　　改进范例：加强医护人员无菌观念，严格执行安全注射规范，加强预防接种人员对安全注射的认知，提高接种人员的责任心，大力普及使用自毁型注射器，广泛宣传不安全注射的危害。

第三十一章　医院病房清洁消毒流程

案例：保洁员在对病房进行清洁消毒时，未按标准流程执行。

违反条款：WS/T512-2016 医疗机构环境表面清洁与消毒管理规范 5.6：清洁病房或诊疗区域时，应有序进行，由上而下，由里到外，由轻度污染到重度污染；有多名患者共同居住的病房，应遵循清洁单元化操作。

根因追踪：保洁员普遍文化水平比较低，对纯理论的培训内容理解不到位，势必导致执行起来存在偏差。

改进范例：针对保洁员普遍文化水平比较低的情况，采取视频教学和现场示范的方式进行培训，首先是所有保洁员在一起观看教学视频（病房清洁消毒流程），由老师进行讲解，之后分组到病区进行示范培训，培训人员现场示范病房内清洁消毒具体流程，并要求保洁员进行实际操作，指出不足，重复示范，直至每个保洁员都能过关为止。科室负责人要高度重视病区内保洁工作，派专人负责督导检查保洁员的工作，并对患者进行宣教，要求其监督保洁员的工作。

第三十二章　预防工作人员感染

典型案例一：急诊科医生在工作中脚被地面不知何时掉落的针头刺伤。进行局部处置后，来感染管理科上报，在感染性疾病科就诊，进行针刺伤上报和血源性病原体检验。

违反条款：《医疗废物管理条例》（2003 年）第三章：医疗卫生机构对医疗废物的管理；第十六条：医疗卫生机构应当及时收集本单位产生的医疗废物，并按照类别分置于防渗漏、防锐器穿透的专用包装物或者密闭的容器内。

根因追踪：医务人员工作繁忙时对掉落的针头没有及时进行分类整理，忽略了针头对医务人员的危害。不严格遵守医疗垃圾管理制度，将增加医务人员职业风险。门急诊的就诊病人通常不进行血源性疾病的筛查，不确定其是否携带了某些传染性病原体。在就诊、治疗过程中，如果出现医务人员的职业暴露，对于被动的感染预防工作存在着相当大的难度。

改进范例：医疗垃圾分类是老生常谈的问题，分类问题出错就是执行者的态度不认真。医疗废物的处理是一项连续性较强的工作，任何一个环节出现问题均会导致医务人员的职业暴露和周围环境的污染。科室感染管理小组尝试从共情理论出发，提出每个人都要设身处地认同和理解别人的处境和感情，让每一名医务人员站在别人的立场上，用他们的角度来看待针刺伤事件，设身处地地理解受伤人员的心理感受。在科室院感会议上科主任提出以"尊重他人健康，我用双手护航"为题进行集中讨论，确定相应解决措施与方法，完善医疗废物处理的规范流程。通过完善规范流程，不但约束医务人员对医疗废物的分类行为，而且还能够指导医务人员正确处理医疗废物，使其按照规范流程进行工作。通过讨论，科室内医务人员认识到了工作中存在的职业暴露安全隐患，为了自身和他人的安全，必须统一操作，纠正不良行为。每一名医护人员都在积极改变现状，严格按照标准流程执行医疗废物分类，医务人员对制度的执行力大大提升。

典型案例二：临床实习生跟随带教老师出门诊，诊察病人时所戴口罩仅遮住口，未遮住鼻，经指导后纠正。

违反条款：医院隔离技术规范 WS/T311-20096 医务人员防护用品的使用 6.2.4：应正确佩戴口罩。

外科口罩的佩戴方法：

（1）将口罩罩住鼻、口及下巴，口罩下方带系于颈后，上方带系于头顶中部。

（2）将双手指尖放在鼻夹上，从中间位置开始，用手指向内按压，并逐步向两侧移动，根据鼻梁形状塑造鼻夹。

（3）调整系带的松紧度。

根因追踪：实习医生未养成佩戴口罩的习惯，长时间佩戴后，觉得鼻部没有遮挡呼吸更舒适，殊不知已经失去了佩戴口罩的意义。

改进范例：呼吸道传染病由于经过空气或飞沫传播，临床医护人员佩戴口罩是简单有效的呼吸道隔离方法，既可以保护医务人员也可以保护患者，在预防医院呼吸道传染病的传播中具有重要意义。口罩正确使用是呼吸道传染病在医院感染预防控制中的关键措施，对于急诊、门诊、儿科、呼吸科等高风险科室的医务人员尤其如此，实习学生在入科前进行培训，并在入科前小组讨论会上进行职业风险的评估。除了输入式的培训，更要求学生要有输出式的思考，这样才有利于学生在工作中培养慎独的职业素养，自觉提高防护意识。通过培训和督导，提高了口罩使用的正确性和依从性。

典型案例三：神经内科某N1级护士，为一位意识不清、昏迷、躁动病人进行输液处置，请家属协助固定左上肢，遂为患者解开左上肢约束带。护士进行静脉留置针操作，操作成功后固定。整理用物时护士双手回套针芯。由于进针及输液的刺激，患者出现肢体抬高和躲避动作。家属没有固定好患者手臂，护士被针芯刺伤、出血，经过及时初步处理后，按照针刺伤上报感染管理科。

违反条款：GBZ/T213-2008 血源性病原体职业接触防护导则 6.4.8 职业安全卫生一般操作规程：禁止弯曲被污染的针具，禁止双手回套针帽，禁止用手分离使用过的针具和针管，禁止重复使用一次性医疗用品。以下两种情况除外：①用人单位有理由说明没有其他方法，或这种行动是由于特殊医疗需要；②使用专用机械设备或单手操作技术。

根因追踪：主要有以下方面：临床工作繁忙，护士少，工作时无其他护士协助。患者躁动不安，操作配合不到位；护士年资低，职业防护意识薄弱，采用错误的方式处理锐器，造成针刺伤。

改进范例：护士长在科室感染管理小组例会中与该名 N1 级护士做了访谈，梳理出护士发生针刺伤的原因。通过剖析原因，落实了职业防护制度，加强了自我职业防护意识。通过对此次职业暴露护理不良事件的分析及整改，护理人员由过去的消极旁观者转变为积极参与者，全科成员共同参与到职业安全管理中来。经大家的提议，更换科室套管针为安全型留置针。护理人员是发生针刺伤的高危职业人群，应用安全型留置针，拔出针芯时针尖安全装置会自动闭锁凸出，退出的针芯不能再回复至原位。使用安全型静脉留置针可以降低职业暴露，降低针刺伤的发生率，对血液性疾病传播风险有一定的控制作用。通过对神经内科职业暴露护理不良事件的原因进行分析并制定整改措施，使得科室护理人员职业防护意识提高，在治疗护理中能正确地选择治疗用具及防护工具，一年来科室中未出现新发的针刺伤事件。科室的做法已在全院推广。

典型案例四：心外科手术术中，血液引流管突然脱开，血液直接喷进麻醉师与体外转流护士眼中，该患者为丙肝抗体阳性，但情况紧急，必须尽力抢救患者，直至患者生命体征平稳，麻醉师和体外转流护士才下台洗眼，进行局部处理。

违反条款：GBZ/T213-2008 血源性病原体职业接触防护导则附录减少眼睛和其他面部接触的措施：①使用护目镜保护眼睛黏膜免受污染。护目镜可以防止溅洒伤害（包括侧面溅洒）而不造成视力损失和不适。如果手术过程中存在血液溅洒的风险，包括气溶胶或其他潜在的传染性物质时，应当考虑使用面罩。也可选用同时保护眼睛和面部的个人防护用品。②应当准备洗眼站，以备发生事故时使用，在洗眼之前应取下隐形眼镜。

根因追踪：麻醉师和体外转流护士没有识别到职业风险，没有佩戴防护用品，由于情况紧急，能配合手术的人员少，黏膜暴露后未能进行及时的局部处理，增加了感染风险。

改进范例：在手术室操作需要执行标准化的预防管理，为相关人员配备有效的个人防护用品，包括隔离衣、手套、眼罩、面罩等。通过增加风险提示环节和改进处理流程，降低了医务人员的血源性暴露的危险。巡回护士在手术开始前，针对本次手术，将感染风险对参加手术人员进行警示，督促其使用防护用品，采用规范的操作。在处理流程上，增设机动的轮换人员，一旦术中出现问题，可以立即将职业损伤的人员替换下来，进行局部处理，又不影响患者手术的进行。最大限度地从预防到处理流程上来体现预防感染和减少感染的目标。

典型案例五：老年病房内新入一名男性患者，90 岁，诊断为多发性脑梗死，下呼吸道感染，发热，咳嗽，咳痰。在社区长时间接受抗生素治疗，不见好转而来我院。患者表情淡漠，无自主生活能力，既往病历提示 MRSA 病人。院感科检查中发现该病人虽然住在单人房间，实施单间隔离，但护士在进行护理操作时不注意防护，未穿着隔离衣。院感科检查人员上前询问，当班护士表示自己休假后上班，并不了解患者是 MRSA 病人，才出现违规情况。

违反条款：医院隔离技术规范 WS/T311-2009 隔离衣与防护服的使用：应根据诊疗工作的需要，选用隔离衣或防护服。防护服应符合 GB19082 的规定，隔离衣应后开口，能遮盖住全部衣服和外露的皮肤。

下列情况应穿隔离衣：

（1）接触经接触传播的感染性疾病患者如传染病患者、多重耐药菌感染患者等时。

（2）对患者实行保护性隔离时，如大面积烧伤患者、骨髓移植患者等患者的诊疗、护理时。

（3）可能受到患者血液、体液、分泌物、排泄物喷溅时。

根因追踪：护士对多重耐药菌传播风险认知不足，医护沟通不到位。多重耐药菌是接触传播，隔离衣可以防止医源性的感染传播，也可以最大限度地保护医护人员免受感染，隔离是保障患者和医务人员安全的基本手段。

改进范例：医护未进行有效的沟通，导致责任护士不知晓患者有MRSA感染／定植，在护理过程中未采取相应的接触隔离措施，非常容易造成MRSA交叉传播。加强对接触隔离医嘱的监督，明确医护责任分工（如MRSA感染／定植患者未进行接触隔离措施，若医生未下达隔离医嘱，则责任为主管医生；如隔离医嘱已下达，但无接触隔离措施，则责任为主管护士），并将责任与考核直接相关。通过有效的医嘱行为，使医生与护士、护士与护士之间的沟通规范化、责任具体化，杜绝院内多重耐药菌的传播风险。

典型案例六：院感科在院内巡视过程中发现运送医疗废物的转运工没穿戴防护用品，走近一看，发现换人了，遂打电话询问保洁物业经理。经理解释说，医疗废物转运工有1人，最近家里有事，请假两天，就找了其他保洁员代替原医疗废物转运工的工作，因为时间较短，两天时间，就没有跟院感科汇报这件事。

违反条款：医疗废物管理条例（2003 年）第十条：医疗卫生机构和医疗废物集中处置单位，应当采取有效的职业卫生防护措施，为从事医疗废物收集、运送、贮存、处置等工作的人员和管理人员配备必要的防护用品，定期进行健康检查；必要时，对有关人员进行免疫接种，防止其受到健康损害。

根因追踪：保洁公司节省成本，只雇佣一名医疗废物转运工，当工人有事情不能上班时，选用其他保洁人员替补，殊不知医疗废物管理条例中对医疗废物转运人员防护和体检是有严格要求的。

改进范例：医疗废物是指医疗卫生机构在医疗、预防、保健以及其他相关活动中产生的具有直接或者间接感染性、毒性以及其他危害性的废物。医疗废物通常携带大量致病微生物，具有高危险、高污染、高致病性的特点，被我国《国家危险废物名录》列为头号危险废物。物业管理人员对医疗废物知识认知程度较低，职业防护意识薄弱，没有对临时替班人员配备防护用品和体检。与物业公司协商，配备 2 名医疗废物转运工人，同时参加培训、考核、体检，配备防护用品。既可以机动灵活地安排工作，又保障了转运工人的职业安全。

典型案例七：在检查供应中心器械清洗工作中，发现护士在使用超声波清洗机时并没有将机器盖关闭。询问护士原因，护士回答超声清洗机的盖子损坏，已经报修，但工程师迟迟没来维修，为了不影响器械的清洗进度，暂时开放式清洗。

违反条款：医院消毒供应中心第 2 部分清洗消毒及灭菌技术操作规范WS310.2-2016 附录 B2.2.2：清洗时应盖好超声清洗机盖子，防止产生气溶胶。

根因追踪：供应中心护士年龄偏大，多为临床转岗来供应室工作。老护士工作认真负责，担心器械的清洗速度跟不上会影响下一步的包装灭菌程序，延误临床使用。她的出发点是为了工作的顺利完成，而忽略了自身的职业防护。这种行为习惯，使众多工作人员也暴露在风险之中。另外也体现出护士对清洗设备的注意事项掌握不足，不能识别工作中的职业风险因素。

改进范例：气溶胶是指固态或液态微粒悬浮在气体介质中的分散体系。根据微粒状态分为固态气溶胶和液态气溶胶。据统计，每年全球因微生物气溶胶引起的呼吸道感染发生率高达 20%；经气溶胶传播的致病微生物至少有百余种，占全部传播途径的首位。气溶胶与医务人员和患者的健康密切相关，吸入微生物气溶胶粒子不仅会引起感染性疾病，还会引起哮喘、神经退行性疾病等非感染性疾病。长期以来，各医疗机构对气溶胶污染状况、分布、组成和风险的评估不够。采取的改进措施：新员工入科前必须进行职业防护的培训。清洗设备旁注明使用方法和注意事项，对轮转护士有提示作用。在对应区域增设防护着装提示。经整改，护士操作规范，气溶胶风险降低，使工作环境安全得到保证。

典型案例八：保洁员在工作中不小心被患者使用过的输液器针头划伤，面对突发事件忘记如何处理，找到护士试图用创可贴粘贴伤口。护士询问情况后，立即指导其进行正确的伤口处理。

违反条款：BZ/T213-2008 血源性病原体职业接触防护导则。

接触后的应急处理：发生血源性病原体意外职业接触后，应立即进行局部处理，包括：

（1）用肥皂液和流动水清洗被污染的皮肤，用生理盐水冲洗被污染的黏膜。

（2）如有伤口，应当由近心端向远心端轻轻挤压，避免挤压伤口局部，尽可能挤出损伤处的血液，再用肥皂水和流动水进行冲洗。

（3）受伤部位的伤口冲洗后，应当用消毒液，如用 70%乙醇溶液或者 0.5%聚维酮碘溶液进行消毒，并包扎伤口；被接触的黏膜，应当反复用生理盐水冲洗干净。

根因追踪：保洁物业人员认为医院如同其他公共场所一样，干净整洁，工作环境中没有风险，因此对入职培训的院感知识并不在意，对针刺伤的应急处理也不熟悉，突发事件出现时不能正确处理伤口，不能及时上报，在第一时间失去了专业性预防与指导。

改进范例：保洁物业人员作为医院的特殊群体，她们为患者和医务人员营造了一个清洁、适宜、安全的康复和工作环境。保洁物业人员工作中会接触患者体液、血污染制品及各种医疗废物，是职业暴露的高危人群。她们学历水平不高，血源性传播疾病防护知识缺乏，防护意识差，是影响这个群体自身健康的安全隐患。加强保洁物业人员的职业防护教育是减少职业损伤的有效措施。各医院后勤体制改革，环境清洁工作都基本委托给保洁公司进行。保洁物业公司管理层缺乏医学知识，保洁物业人员流动性大，也是造成培训效果差、防护措施执行不到位的原因。与保洁物业公司沟通，每年要进行保洁物业人员的院感知识培训，新入职人员必须经培训后才能上岗。感染管理科与保洁物业公司联合管理，建立血源性职业暴露后的处置、监测等工作，提高对职业损伤、血源性职业暴露的防范能力和处理能力。半年后随访，保洁物业人员关注职业防护的管理，已掌握基本知识。

典型案例九：急诊入院一名多发伤病人，疑有肝脾破裂，休克状态，进行紧急手术。由于手术难度较大，时间较长，巡台护士提示医生术中应更换手套，再进行手术，这样可以降低术中手套破损与渗漏造成的风险。手术医生觉得自己在手术中手套没有破损的情况，没有必要更换。

违反条款：BZ/T213-2008 血源性病原体职业接触防护导则 8.3 E.3 降低血液与皮肤直接接触风险的措施：

①如果怀疑或确认手套被刺破，如可能则擦洗，一旦安全容许应尽快更换手套。

②外科手术延长时，即使没有怀疑或确认手套被刺穿，手术人员及其助理也应定期更换手套。③应保护身体、眼睛和面部，免受职业接触的风险。

根因追踪：医生全力抢救病人，忽略术中手套不可见渗漏的风险，医生对预防切口感染的措施不全面，对防护意识淡漠，职业风险识别能力低。

改进范例：随手术时间的延长，手套破损几率增加，SSI的增加与手套的微穿孔发生率呈正相关，医护人员接触患者血液和其他体液的几率也会增加，为有效预防医患双方在术中发生交叉感染，手术时间延长或术中发现手套破损应及时更换。手术室感控管理小组召开会议修订相关的管理流程。①加强采购管理流程，做好质量把控。规范存储环境，保持清洁干燥。②术前要了解手术医生手术的术式，准备合适的尺码和足够数量的手套。③加强医护培训，提高医护人员手术安全风险意识，规避手术风险。④器械巡回护士应加强术中手套完整性的监督。通过科室小组的督导、检查、培训，加深了医务人员对手套使用的认识。有效地保护了医护人员免受患者的血液、体液、分泌物等感染；也保护了患者的健康安全，确保手术的无菌操作以及降低术后感染等不良事件的发生概率。

第三十三章　感染控制隔离

典型案例一：呼吸道传染（结核病）病房分区不明确，半污染区与污染区之间未设缓冲间。

违反条款：WS/T311-2009 医院隔离技术规范 3.15：缓冲间指进行呼吸道传染病诊治的病区中清洁区与潜在污染区之间、潜在污染区与污染区之间设立的两侧均有门的小室，为医务人员的准备间。

根因追踪：院感科的人员没有经过相关职业培训，对相关规范不掌握；医院领导对传染病病区布局流程缺乏足够重视，施工前期未经院感部门审核布局流程图，也未报请上级部门审核，院领导医院感染预防与控制的意识较薄弱；受环境限制后期改造困难。

改进范例：院感科工作人员应遵照 WS/T525-2016 医院感染管理专业人员培训指南，参加相关专业培训做到持证上岗。院感科应定期组织召开医院院感委员会议，将存在且需多部门合作解决的问题提交院感委员会，使院领导及时掌握国家下发的与医院感染预防与控制有关的法律法规。通过举例子、讲风险等形式，强化领导的感控意识。

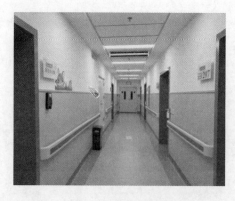 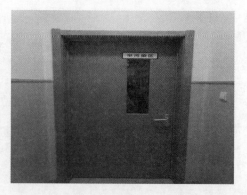

左图　结核病区分区不清　　　　　右图　结核病区分区明确

典型案例二：医护人员进入结核病区未佩戴医用防护（N95）口罩。

违反条款：WS/T511-2016 空气传播疾病医院感染预防与控制规范 10.2：医疗机构工作人员防护用品选用应按照分级防护的原则，进入确诊或疑似空气传播疾病患者房间时，应佩戴医用防护口罩或呼吸器；根据职业暴露级别选戴帽子、手套、护目镜或防护面罩，穿隔离衣等。

根因追踪：缺乏相关的培训与考核；未对新入职员工和在职工作人员每年进行一次医用防护口罩适合性试验；医护人员对经呼吸道医院感染的认识程度不高，缺乏自我防护意识，一级质控监督指导不够，健康教育指导欠缺。

改进范例：对所有新入职人员和在职工作人员每年组织一次医用防护口罩适合性试验；向员工宣教医用防护口罩的作用原理、佩戴方法和注意事项，提高医护人员医用防护口罩佩戴的依从性。

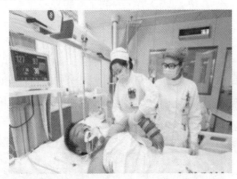 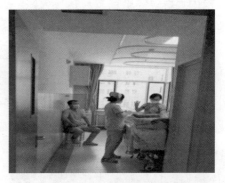

左图　医护在结核病区未戴医用防护口罩　　右图　医护在结核病区戴医用防护口罩

典型案例三：诊治呼吸道传染（结核病）病房的医护人员上下班与患者共用一部电梯。

违反条款：WS/T311-2009 医院隔离技术规范 3.14：两通道是指进行呼吸道传染病诊治的病区中的医务人员通道和患者通道。医务人员通道、出入口设在清洁区一端，患者通道、出入口设在污染区一端。

根因追踪：医护通道电梯维修，个别医护人员不愿意走楼梯，未考虑方便的同时可能存在的风险；医护人员对经空气传播疾病的感控意识薄弱；医院对经空气传播疾病的感控培训与指导欠缺；一级质控未及时发现和给予指导。

改进范例：建议相关部门在电梯维修期间，贴出醒目标示和告知；培训与考核医护人员对经空气传播疾病的感控知识，使医护人员明确通道区分的目的；加强日常工作的监督与指导；一级质控要及时发现并给予指正，强化医护人员对呼吸道疾病传播的感染防控意识。

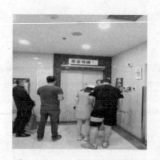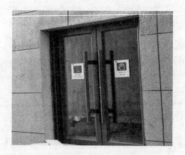

左图　结核病院医患共用一部电梯　　　右图　医护、患者通道分开

典型案例四： 呼吸道传染（肺结核）病患者在病房内未佩戴一次性外科口罩。

违反条款： WS/T511-2016 空气传播疾病医院感染预防与控制规范 3.4：呼吸道感染患者佩戴医用外科口罩。

根因追踪： 健康宣教与指导欠缺，患者不清楚佩戴医用外科口罩的意义；经济困难的患者考虑口罩费用的问题；患者消极心态导致消极情绪。

改进范例： 加强对患者及家属的宣教，让患者清楚为何要佩戴医用外科口罩和佩戴口罩的目的及意义；对确实经济困难的患者，医院申请专项基金免费向患者发放医用外科口罩。招募患者健康志愿者，让结核患者现身说法，增强患者战胜疾病的信心和勇气，使其积极治疗，提高患者外科口罩佩戴的依从性。

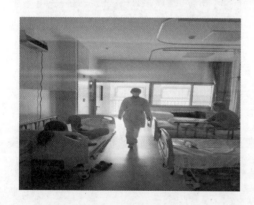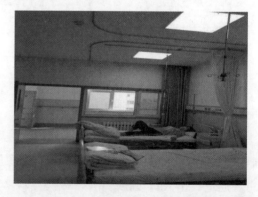

左图　结核患者未佩戴外科口罩　　　右图　结核患者佩戴外科口罩

典型案例五： 医护人员进入结核病区佩戴医用防护（N95）口罩不规范。

违反条款： WS/T591-2018 医疗机构门急诊医院感染管理规范 8.2.2 使用个人防护用品的注意事项如下：①工作人员应掌握个人防护用品使用方法和注意事项，具体穿脱方法参照 WS/T311 执行；②在进行任何一项诊疗、护理操作之前，工作人员应评估人体可能被血液、体液、分泌物、排泄物或感染性物质暴露的风险，根据评估结果选择适宜的个人防护用品，注意使用适合个体型号的个人防护用品。

佩戴医用防护口罩的人员应进行适合性试验和培训,培训内容包括:选择、使用、维护、保管(储存)和处理,并选择合适的医用防护口罩。面部特征发生明显变化时应重新进行适合性测试。每次佩戴时都要进行密合性测试。

根因追踪: 未对新入职人员和在职员工每年进行一次医用防护口罩适合性试验;医护人员对经呼吸道医院感染的认识程度不高,自我防护意识不强;一级质控监督指导不够。加强健康宣教,讲解医用防护口罩与普通外科口罩的区别,指导员工每次佩戴医用防护口罩都要进行紧密性试验。提高医护人员的职业防护意识。

改进范例: 培训员工 WS/T311-20093.9.3 医用防护口罩的原理:能阻止经空气传播的直径≤5μm 感染因子或近距离(<1m)接触经飞沫传播的疾病而发生的感染;佩戴时应双手对称沿鼻梁轻轻按压金属鼻夹,使口罩紧贴面部,口罩应完全覆盖口鼻和下巴。新入职人员上岗前和在职员工每年进行一次医用防护口罩适合性试验,让员工知晓怎样佩戴才符合要求,才能达到防护的最好效果。

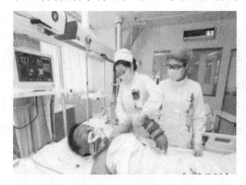 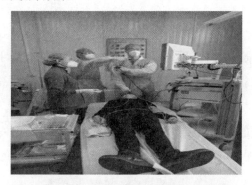

左图　医护未规范佩戴医用防护口罩　　　　右图　医护规范佩戴医用防护口罩

典型案例六: 分诊台护士未向患者提供外科口罩。

违反条款: WS/T511-2016 经空气传播疾病医院感染预防与控制规范 5 患者识别要求 5.2:预检分诊应重点询问患者有无发热、呼吸道感染症状、流行病学史等情况,必要时应对疑似患者测量体温。对疑似经空气传播疾病患者发放医用防护外科口罩,并指导患者正确佩戴,指导患者适时正确实施手卫生。

根因追踪: 护士经常轮转,未落实交接班制度。新护士不清楚口罩的管理要求;口罩配备数量不足;口罩未摆放在方便取用的位置。

改进范例: 分诊护士上岗前应熟悉岗位职责,一级质控加强监督和指导;配备充足的医用外科口罩,满足门诊患者的发放;摆放在醒目及方便取用的位置。加强对患者的健康宣教,有效降低门诊空气中感染性飞沫核的密度。

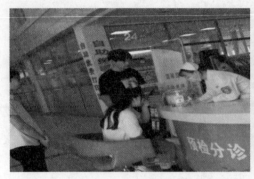 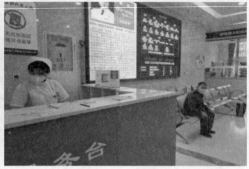

左图　分诊护士未给患者发放外科口罩　　　　　右图　分诊护士给患者发放外科口罩

典型案例七：结核病区患者密集，床间距不足 1.2m。

违反条款：WS/T511-2016 经空气传播疾病医院感染预防与控制规范 7.4：疑似患者应单人间安置，确诊的同种病原体感染的患者可安置于同一病室，床间距不小于 1.2m。

根因追踪：结核患者较多，加床现象比较严重。医院只考虑经济效益，病区环境未及时给予改善。缺乏相关法律规范的学习，科室医院感染预防与控制的风险意识薄弱。

改进范例：通过管理手段将患者分区管理，将排菌和非排菌患者绝对分开，避免相互交叉感染；加快患者的周转，规范医院相关制度的规范实施；指导临床要适时进行风险评估，做好患者的健康宣教指导。加强环境的通风，降低感染性飞沫核在空气中的浓度。

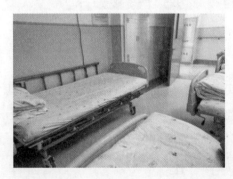 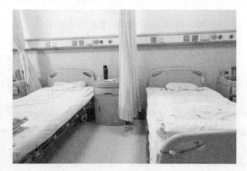

左图　结核病区患者床间距＜1.2m　　　　　右图　结核病区患者床间距＞1.2m

典型案例八：结核患者的生活垃圾未按医疗废物处理，只采用单层垃圾袋包装。

违反条款：《医疗卫生机构医疗废物管理办法》第三章分类收集、运送与暂时储存第十一条：医疗卫生机构应当按照以下要求，及时分类收集医疗废物：①隔离的传染病病人或者疑似传染病病人产生的具有传染性的排泄物，应当按照国家规定严格消毒，达到国家规定的排放标准后方可排入污水处理系统。②隔离的传染病病人，或疑似传染病病人产生的医疗废物，应当使用双层包装袋并及时密封。

根因追踪：培训和考核欠缺，工作人员对传染病人产生的垃圾分类不明确；院内日常监督和指导欠缺；一级质控检查督导不到位。

改进范例：加强医疗废物分类管理的培训和考核；制作图文并茂的医疗垃圾分类图标粘贴在病区垃圾暂存处，提醒工作人员对垃圾进行正确分类管理。认真落实院内日常监督和指导，加强一级质控检查和督导。

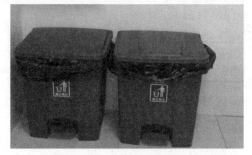 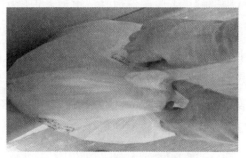

左图　结核患者垃圾未按医疗垃圾处理　　　右图　结核患者垃圾按照医疗垃圾处理

典型案例九：肺结核患者使用后的输液瓶未按医疗废物处理。

违反条款：医疗机构医疗废物的分类与收集：医疗机构收治的传染病病人或疑似传染病病人产生的生活垃圾，按照医疗废物进行管理和处置。被传染病病原体污染的医疗废物，如传染病病房、发热门诊等隔离的传染病病人或疑似传染病病人产生的医疗废物，应使用双层包装物，并及时密封。

根因追踪：对《医疗机构医疗废物监管指南》培训不及时，工作人员不掌握相关规定；培训与考核机制不健全。缺乏日常工作的指导和监督。一级质控责任心不足。

改进范例：对国家下发的医疗机构医疗废物监管指南及时组织院内学习，加强培训和考核；制作图文对应的医疗垃圾分类图指导正确分类处理。加强院内日常监督和指导；加强一级质控检查和督导。

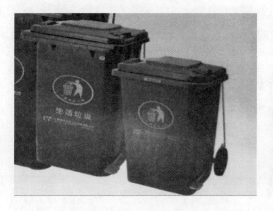 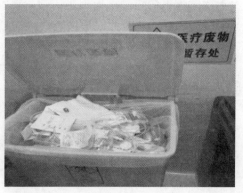

左图　结核患者输液废瓶按可回收垃圾处理　　　右图　结核患者输液废瓶按医疗垃圾处理

典型案例十：结核患者外出检查时未佩戴医用外科口罩。

违反条款：WS/T311-2009 医院隔离技术规范 7.9.1.3：限制患者活动范围，离开隔离病房或隔离区域时，应佩戴外科口罩。

根因追踪：医护人员健康宣教不到位，患者不清楚戴外科口罩的目的；外科口罩材质影响患者佩戴舒适性；主观意识原因，不愿意佩戴。

改进范例：医护人员采取患者能够接受的方式进行宣教，利用手机、互联网等通讯手段进行广泛宣传，使患者及家属掌握口罩佩戴的方法和意义。建议厂家生产对皮肤刺激性小和亲肤性好的医用外科口罩，降低因皮肤过敏而无法佩戴的影响。了解患者不愿意佩戴的原因，对症宣教，最终达到患者主动佩戴的目的。招募医护志愿者，日常对患者进行宣教和指导。促进结核患者外科口罩佩戴依从性的提高。

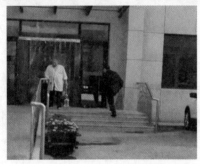 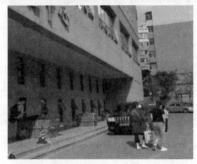

左图　结核患者外出未戴外科口罩　　　右图　结核患者外出戴外科口罩

典型案例十一：结核病患者手术，手术通知单上未注明"结核病患者"。

违反条款：中国结核感染控制标准操作程序：对结核病患者手术要填写通知单，手术前提前通知手术室，并在通知单上注明"结核病患者"。

根因追踪：对法律法规的培训与考核欠缺，医护人员对传染病防治法不掌握；科室工作缺少审核机制，申请单未经科主任签字审核。

改进范例：对医护人员加强法律法规的培训与考核，科室各项工作应建立审核核对机制，减少误差的发生；加强信息对接，对特殊患者身份信息有效提醒。院感科实现信息共享，实现手术患者进入手术室后全程追溯，及时发现和纠正问题。

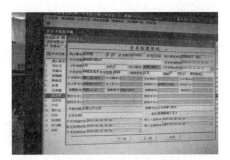

左图 手术通知单未注明结核病患者　　　右图 手术通知单已注明结核病患者

典型案例十二： 结核患者手术，隔离手术室只设 1 名巡回护士。

违反条款： 2012 版中国结核感染控制标准操作程序：隔离手术室内外各设 1 名巡回护士，所需物品均由室外护士传递，手术间的物品在术中严禁拿出室外，手术期间禁止参观。手术中未使用的物品使用清洁包布集中打包，由手术间外护士使用清洁污衣袋收纳，标明感染种类后，按照相应规程处理。

根因追踪： 护士人力配置不足，不能满足工作需要；护士长对经空气传播疾病的风险评估不足，感控意识不强；日常监督指导欠缺；信息化程度不高。

改进范例： 配置能够满足工作需要的医护人员，降低手术室感染的风险；加强对《经空气传播疾病的医院感染预防与控制规范》和《2012 版中国结核感染控制标准操作程序》的培训与考核，掌握相关管理要求；可重复使用的医疗器械、器具和物品应严格遵循《WS310.2-2009 医院消毒供应中心》的相关规范处理。放置加盖密闭周转箱，送消毒供应中心进一步消毒灭菌处理。手术标本转运应使用生物安全转运容器，并粘贴感染性标示。

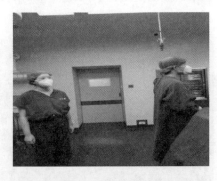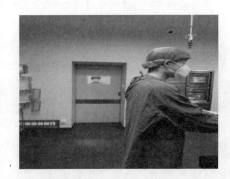

左图 肺结核手术只设 1 名巡回护士　　　右图 肺结核手术设 2 名巡回护士

典型案例十三： 结核隔离间未安装持续消毒设施。

违反条款： WS/T511 - 2016 经空气传播疾病医院感染预防与控制规范：应遵循 WS/T311 的要求，做好疑似或确诊呼吸道传染病患者的隔离工作；应遵循 WS/T367 的要求，做好接诊和收治疑似或确诊呼吸道传染病区域的消毒工作。

根因追踪：缺乏相关法律法规的培训与考核；领导对经呼吸道传播疾病的环境管理不够重视；考虑经济因素导致投入不足。

改进范例：加强包括领导在内的全员法律法规的培训与考核，让领导明确紫外线空气消毒机对经空气传播疾病控制的有效性。医院设立院感专项经费，用于设备物资的补充。

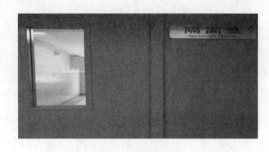 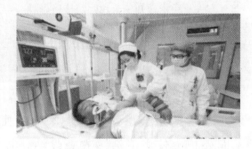

左图　结核隔离间未安装持续消毒设施　　　右图　结核隔离间内安装有持续消毒设施

典型案例十四：结核患者留取痰标本后，室内未及时进行消毒。

违反条款：2012版中国结核感染控制标准操作程序：采痰结束后，应注意现场的清洁、通风和消毒。

根因追踪：未设立专职负责人，导致责任不清无人管理；人员不足不能及时进行清洁消毒；清洁消毒的方式不便于及时完成。一级质控缺乏日常检查和督导。

改进范例：应明确负责人，并提出质量要求；建议根据工作需要配备人员，以满足各种需要；建议清洁消毒采用一次性消毒湿巾，方便快捷易于实施。一级质控加强日常工作的检查与指导。

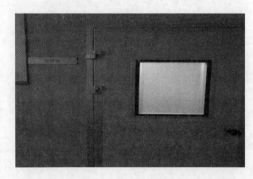 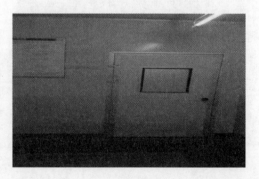

左图　结核患者留痰后室内未及时消毒　　　右图　结核患者留痰后室内及时消毒

典型案例十五：结核患者手术后，终末处理护士只对回风口过滤网进行清洁，未进行消毒。

违反条款：2012 版中国结核感染控制标准操作程序：回风口过滤网应使用 500～1000mg/L 含氯制剂清洗。

根因追踪：缺乏相关法律法规的培训与考核；缺乏日常工作的监督机制；工作质量没有审核机制；定期监测不及时。

改进范例：加强相关法律法规的培训与考核；加强日常工作的监督和指导；每项工作都有执行者、审核者；定期对回风口采样监测，及时发现和纠正不足。

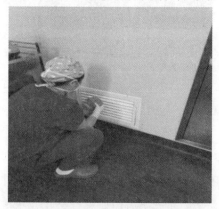 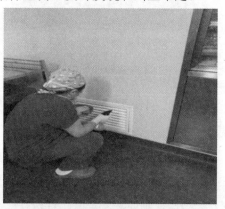

左图　结核术后终末处理护士只对回风口过滤网进行清洁　　　　右图　结核术后终末处理护士对回风口过滤网进行清洁消毒

典型案例十六：结核患者在普通术间手术，术后护士未对术间进行空气消毒即进行终末处理。

违反条款：中国结核感染控制标准操作程序（2012）：①普通手术室（正压手术室），按常规进行空气消毒。可选用 0.5% 过氧乙酸喷雾，用量为 20～30mL/m³，作用 30min；或 1500mg/L 含氯制剂喷雾，用量为 20～30mL/m³，作用 30min；或紫外线灯照射消毒，30～60min/次。空气消毒后密闭 24h，彻底通风，进行空气、物体表面等微生物培养，检测合格后方可再次使用。②负压手术室，手术结束后负压循环应继续运转至少 30min，再擦拭消毒。

根因追踪：相关培训与考核欠缺，科室医护人员不掌握结核患者术后空气及物体表面清洁消毒的要求。风险评估意识薄弱。

改进范例：在结核术后进行终末处理，并对手术间进行空气消毒。

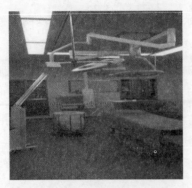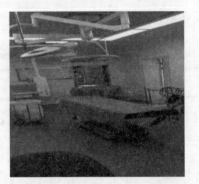

左图　结核术后终末处理，护士　　　右图　结核术后终末处理，护士
　　　未对术间进行空气消毒　　　　　　　对术间进行空气消毒

　　典型案例十七：呼吸道隔离（肺结核）病房门口未挂标志牌，医院对家属探视未做限制。

　　违反条款：2012 版中国结核感染控制标准操作程序，结核病患者的隔离与分开：①在病房门口挂标志牌，提示医务人员、患者和探视者：此病房为传染区域，并限制探视人数和探视时间。②禁止儿童探视隔离患者，并在病房门口悬挂禁止儿童进入标志牌。

　　根因追踪：缺乏相关法律法规的培训与考核；缺乏日常工作的监督机制；工作质量没有审核机制。精细化管理有待进一步提高。

　　改进范例：组织相关法律法规的培训与考核；按照传染病布局流程及分区要求，制作清晰的标识牌，起到警示提醒的作用。

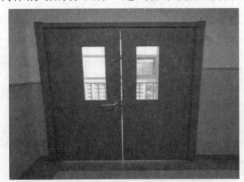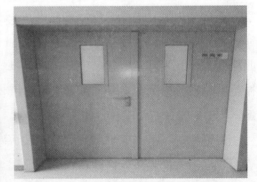

左图　结核隔离病室未挂标志牌　　　　右图　结核隔离病室挂有标志牌

　　典型案例十八：呼吸道隔离（肺结核）病房，家属探视及陪护人员未戴医用防护（N95）口罩。

　　违反条款：2012 中国结核感染控制标准操作程序：规范探视者和陪护人员的行为，探视者和陪护人员应佩戴医用防护（N95）口罩，探视者应遵守医院感染预防与控制的相关规定。

根因追踪：缺乏相关法律法规的培训与考核，医护人员不掌握传染病应限制家属探视的要求；缺乏对患者及家属进行传染病预防与控制知识的宣教，家属不清楚口罩佩戴的重要性。

改进范例：加强相关法律法规的培训与考核，使医护人员掌握相关规范，依据规范加强对传染病患者及家属的健康宣教，让家属能够积极配合医院的管理；招募结核志愿者团队，加大宣传力度和影响力，做好传染病的防控工作。制作动画片通过滚动屏以寓教于乐的方式进行宣教。通过微信对在家治疗的患者给予行为指导，强化自我防护意识。

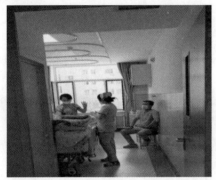 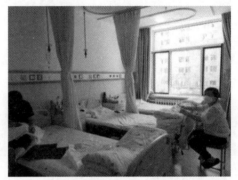

左图　探视者未戴医用防护口罩　　　　右图　探视者佩戴医用防护口罩

典型案例十九：新入职人员进入结核病区前未进行医用防护（N95）口罩适合性实验。

违反条款：2012 中国结核感染控制标准操作程序第一章感染控制措施：对于初次佩戴医用防护（N95）口罩者需要做适合试验，以便确保口罩的密封性，根据面部变化情况，一般每半年至一年做一次适合试验。

根因追踪：缺乏相关的培训与考核；未对新入职员工和在职工作人员每年进行一次医用防护口罩适合性试验；医护人员对经呼吸道传播疾病医院感染的认识程度不高，知识缺乏，自我防护意识不强；一级质控监督指导不够，健康教育指导欠缺。

改进范例：对所有新入职人员和在职工作人员每年至少组织一次医用防护（N95）口罩适合性试验；向员工宣教医用防护口罩的作用原理、佩戴方法和注意事项，提高医护人员医用防护口罩佩戴的依从性。医用防护口罩密闭性虽好，但使用者普遍感觉舒适性差，期待未来能够在头部周围形成一个 20cm 半径的清洁区，通过不断释放消毒因子杀灭近距离的细菌和病毒，医护人员和患者都不必再受口罩的约束，未来可期。

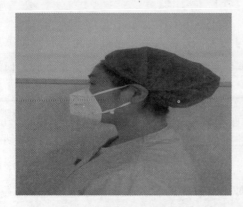 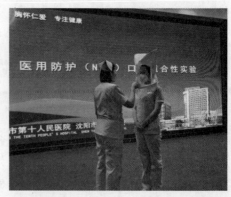

左图　未进行口罩适合性试验，护士错误佩戴 N95 口罩　　　右图　做口罩适合性试验

第三十四章　医院感染管理教育

第一节　医院感染管理教育（一）

医院感染：指住院病人在医院内获得的感染，包括在住院期间发生的感染和在医院内获得出院后发生的感染，但不包括入院前已开始或者入院时已处于潜伏期的感染。医院工作人员在医院内获得的感染也属医院感染。广义地讲，医院感染的对象包括住院病人、医院工作人员、门急诊就诊病人、探视者和病人家属等，这些人在医院的区域里获得感染性疾病均可以称为医院感染，但由于就诊病人、探视者和病人家属在医院的时间短暂，获得感染的因素多而复杂，常难以确定感染是否来自医院，故实际上医院感染的对象主要是住院病人和医院工作人员。

管理教育：指管理者通过组织协调教育队伍，充分发挥教育人力、财力、物力等信息的作用，利用教育内部各种有利条件，高效率地实现教育管理目标的活动过程。同时，管理教育也是国家对教育系统进行组织协调控制的一系列活动。

管理教育要从提高干部的自身素质入手。以下几个方面是普遍需要关注的问题：①管理者的影响力。为了不断扩大自己在组织和群体中的影响力，就必须从自己是否善于正确地使用权力、自己的智能结构完善程度和本人的品德修养等方面来研究和改进。②管理者的类型。③管理者智能结构。大致有五个方面：概念的能力、决策论证和可行性分析的能力、沟通和协调的能力、组织实施能力、自我反省和评价的能力。

第二节 医院感染管理教育（二）

一、管理者的影响力

作为管理者，要想形成卓越的影响力，必须具备六方面的能力，即远见卓识、宽广胸怀、博学睿智、真挚情感、高尚人格和工作政绩。

（一）远见卓识

身为管理者，要具备远见的卓识，鼠目寸光的人始终无法形成强大的号召力。管理者看问题要有"种子识"，只有能捉住问题的关键，让听众有醍醐灌顶般的感觉，才能赢得员工的尊敬与信任。思想的高度决定人生的高度，眼界决定人的境界。管理者在工作之余，要经常旅游，开阔眼界、陶冶情操。走过的路越多，境界自然就越高。

（二）宽广胸怀

在现实生活中，比天空更高远的是人的情怀。管理者要拥有博大的胸襟，只有以宽容的态度处理员工的过失，以欣赏的眼光对待才华横溢的下属，才能收获尊敬与认可。

（三）博学睿智

博学是指学识渊博，睿智是指拥有智慧的思想。管理者除了具备专业的行业知识和技能之外，还要广泛阅览文史哲方面的书籍，充盈学识，提升内涵，让下属从与众不同的谈话方式中，感受到领导独特的韵味和魅力。

（四）真挚情感

在管理中，管理者必须具备真挚的情感。用假情假意欺骗下属总是会被揭穿的。

管理者只有真心付出，才能获得下属的爱戴与拥护。

（五）高尚人格

情感真挚的前提是具有高尚的人格。身为管理者，在必要的时候，要为下属做出一些牺牲，这种牺牲需要高尚的人格作支撑。把所有的荣誉都揽给自己，把责任都推给员工的管理者，最终只会被孤立。

在实际工作中，或许根本不会出现需要流血牺牲的场面，管理者只要真诚地为下属做一些力所能及的事情，就可以让下属感到欣慰。

（六）工作政绩

业绩才是硬道理，管理者只有拿出好的工作业绩，才能让人尊敬、佩服。

二、院感委员会人员组成

医院感染管理委员会由医院感染管理部门、医务部门、护理部门、临床科室、消毒供应室、手术室、临床检验部门、药事管理部门、设备管理部门、后勤管理部门及其他有关部门的主要负责人组成，主任委员由医院院长或者主管医疗工作的副院长担任。

三、管理者智能结构

（一）概念的能力

指综观全局、认清为什么要做某事的能力，也就是洞察企业与环境相互影响之复杂性的能力。具体地说，概念技能包括理解事物的相互关联性从而找出关键影响因素的能力，确定和协调各方面关系的能力以及权衡不同方案优劣和内在风险的能力，等等。管理者的概念技能是指管理者将自己的观点提出来并且经过加工处理将关系抽象化、概念化的能力。具有概念技能的管理者他会把自己的组织看成是一个统一的整体，并且能够熟悉各个小组之间的关系，能够正确地运用自己的各种技能来处理组织中出现的问题，能正确地行使管理的七种职能，将自己的组织问题细分化，各个击破实现企业的目标。具有很强的概念技能的管理者能够认识到组织中问题的存在，能够正确地分析组织出现的问题，并且拟定正确的解决方案加以实施。从这里我们可以看出，管理者的概念技能对于高级的管理者最重要，中级的管理者次之。

（二）决策论证

决策者决策过程按研究→论证→决策的程序进行。

政策研究工作具有一定的工作程序：

（1）决策前，政策研究部门根据同级科室领导的决策意图，选定调研题目，先行一步调查研究。对一些事关全局而又比较复杂的政策性问题，审慎地搞好先行试点。

（2）决策中，政策研究部门认真履行参与决策或提供决策咨询的职责，就重要科室所要做出的决策认真发表意见，既客观全面地提供事实材料，又缜密求实地就决策问题进行细致论证，还提供可供选择或评估的拟行方案。

（3）决策后，政策研究部门对决策执行情况进行跟踪调查，及时总结经验，纠正决策实施过程中出现的偏差，补充完善决策措施。

（三）可行性分析的能力

作为决策前必不可少的关键环节，可行性分析报告是在前一阶段的项目建议书获得审批通过的基础上，主要对项目市场、技术、财务、临床、经济和环保等方面进行精确系统、完备无遗的分析，完成风险计算、论证和评价，选定最佳方案，依此就是否应该研究该项目以及如何可持续，或就此终止研究还是继续研究等给出结论性意见，为发展决策提供科学依据，并作为进一步开展工作的基础。对项目进行详细可行性分析，详细的编制参考依据主要有：

——国家有关的发展规划、计划文件。包括对该行业的鼓励、特许、限制、禁止等有关规定；

——项目主管部门对项目建设要请示的批复；

——项目审批文件；

——项目承办单位委托进行详细可行性分析的合同或协议；

——企业的初步选择报告；

——主要技术和科研的技术资料；

——拟建现状资料等。

（四）组织实施能力

组织管理是管理活动的一部分，也称组织职能。组织管理能力是指为了有效地实现目标，灵活地运用各种方法，把各种力量合理地组织和有效地协调起来的能力。包括协调关系的能力和善于用人的能力等等。

组织管理能力是一个人的知识、素质等基础条件的外在综合表现。现代社会是一个庞大的、错综复杂的系统，绝大多数工作往往需要多个人的协作才能完成，所以，从某种角度讲，每一个人都是组织管理者，承担着一定的组织管理任务。包括：

沟通能力：和患者沟通，让患者了解医院的实力和能力，获得患者的信任和对治疗的支持。对患者沟通要有层次和技巧，不同身份的社会层次，采取不同的策略，沟通表达的重点不同。但在总体上，推进医院发展的策略是一致的，说话的口径是一致的。

沟通能力还包括内部的协调资源、获取同事支持的能力。

策划能力：如何培养客户关系，如何获得订单，如何推进一个项目，如何获得客户的支持和理解，是需要精心策划和设计的，这需要经验和对人事关系的深刻理解。用户有喜怒哀乐，资源有紧张充裕，士气有低落高涨，竞争环境有好有坏，我们需要充分考虑这些条件，仔细选择做事的方式、方法，这就需要策划。策划是方法论，是寻找最佳做事方式的过程。

设计能力：设计能力就是能既紧贴应用现状，又化繁为简，既支持应用，又提高效率，既体现管理规则，又体现管理创新的能力。设计者必须一贯地站在应用的角度，站在管理者的角度，站在运营商的角度思考。

技术能力：选择和使用最有效的技术，而不是最新的、最先进或者最时髦的技术，这是一个基本原则。选择的时候要考虑到多种因素：应用环境、技术基础、学习成本、客户的趋向等。

实施能力：不言而喻，把好的设计变成现实，并且让患者心悦诚服承认，这的确是最好的治疗，这里牵涉很多专业的知识，对计划的管理，对质量的管理，对风险的管理，对人员的激励等等。

业务能力：做业务管理软件，不熟悉业务，无疑是盲人骑瞎马，夜半临深渊。我们要经常问问自己：知道你在做什么吗？你做的东西对患者有价值吗？有什么价值？

管理能力：管理能力包含两个层面，"管"就要积极主动任事，勇于承担责任，不拖延、不推诿，职责所在，不畏困难，勇往直前。"理"就是把事情理顺，要理清楚事情轻重缓急、先后顺序，然后落实计划，认真执行。

（五）自我反省和评价的能力

自我反思是自己做了一些事情，要时常反思自己做的这些事产生了什么效果或影响。在这个过程中自己做得好的地方有哪些，有待提高的地方有哪些。自我反思更多的是根据外在的一些联系、现象所做的一种寻找根源的过程。当我们和一些优秀的人在一起时，我们会反思，自己在某些方面有欠缺，自己该怎么做，我的优势是什么，不足是什么，我该如何去做以扬长避短。以及自己面对一些事情的思考方式和行为习惯，该如何发挥自己性格的优势，避免性格中的劣势。

第三节　医院感染管理教育（三）

一、加强医院感染的管理教育

由于环境污染的加剧，各种罕见的感染性疾病和新的病种接踵而来，尤其是严重的急性呼吸综合征（SARS）的暴发和流行，医院感染已成为全球医学界的重要研究课题。新形势下医院感染管理工作在提高医疗护理质量、控制院内感染的发生起着重要的作用。医院感染管理科根据卫生部颁发的《消毒管理办法》《消毒技术规范》《医院感染管理规范》等文件的要求，结合本院消毒隔离特点，制定了各种消毒方法、隔离防护技术、环境卫生学及消毒灭菌效果监测、抗菌药物应用原则、医疗废物处理、医院感染病例监测等制度。在医院感染管理工作中，探索总结出了适合我院实际情况的工作方法，总结如下。

（一）环境微卫生学及消毒灭菌效果监测

1. 加强医院重点部门的监测力度

做好医院感染管理工作，务必落实各项监测制度。落实各项监测制度是做好医院感染管理工作的关键。监测制度要做到人人皆知，科室质控员把关。每月医院感染管理科派专人和检验科人员对全院各病区重点科室的空气培养、物体表面、医护人员手及致病菌进行监测。如供应室、手术室、化验室、血液净化室、发热门诊、肠道门诊、胃镜室、HIV 检测室、细胞室等科室进行监测,并做好原始记录,保存好化验单。对监测结果认真总结和分析,发现问题及时通知相关科室,并提出限期改进措施。每季度将评估监测结果进行综合分析和判断,将汇总资料向全院公布。

2.加强消毒灭菌效果的监测

对医院新购进的每批次消毒剂进行浓度监测,监测结果不达标立即退回更换。对医院新进的紫外线灯管辐照强度进行监测,照射强度低于 $100W/cm^2$ 退回厂家。对各科室使用中的紫外线灯管进行日常监测,照射强度每 0.5 年监测 1 次,并记录,低于 $70W/cm^2$ 的紫外线灯管,发放医院感染监测督导表,限期更换新灯管。对各科室使用中的消毒剂和灭菌剂染菌量进行监测,含氯消毒剂每日进行监测,戊二醛每周监测 1 次,对监测不合标准的科室立即更换消毒液,并要求限期整改。

3.准确掌握各种消毒灭菌剂的使用浓度和配制方法

各科室在使用消毒剂的过程中,浓度要符合要求,消毒方法选择正确,消毒液配制规范。注射给药一人一针一管,止血带、体温计一用一消毒,操作间手消毒要正确规范。发现问题及时报告医院感染管理科。

(二)加强对医疗用品和医疗废物分类管理

1.加强一次性使用医疗用品的管理

对一次性使用医疗用品由药械科统一招标采购,按规定进货时严格核对"三证"。每次采购必须验收,验收热原监测报告单,核对包装是否严密及包装灭菌的有效期;凡请领的一次性无菌物品必须双人把关,一人验收,一人核对,并抽样进行细菌检测,合格后方能发放临床科室;一次性物品应放在阴凉、干燥、通风处;护士长定期或不定期抽查,防止因一时疏忽而造成不可设想的后果。

2.加强医疗废物分类管理

加强各科室医疗垃圾分类管理,收集的容器和储存场所符合要求、分类明确。使用后的一次性医疗用品不得随意丢弃,无重复使用现象。医疗垃圾经过分类处理包装后由供应室运送人员每天统一回收存放暂存点,并详细登记,资料保存 3 年。医院感染管理科专职人员每周 2 次下科室督导检查工作,发现问题及时解决,对管理不规范、垃圾分类不清的科室进行经济处罚。

（三）加强合理使用抗生素的管理

1.建立严格的管理制度

为了提高临床合理用药率，医院感染管理委员会专门成立以主管副院长为组长的抗菌药物合理应用管理组，主要负责临床用药咨询、监督和管理。定期参加临床感染性疾病的会诊、查房，协助临床制订抗感染药物的用药方案，从而促进临床合理用药。

2.定期进行抗菌药物讲座和培训

不合理地使用抗菌药物是造成医院感染发生的主要原因之一，通过定期举办合理应用抗菌药物的讲座和培训，召开抗感染研讨会，公布科室抗菌药物的应用品种、天数、金额，使医务人员严格掌握抗生素的剂量和疗效，避免产生耐药菌株。通过讲座和培训，提高全院医务人员合理使用抗菌药物的认识，促进医院合理用药整体水平的提高。

3.健全感染质量管理督查制度是控制感染措施的关键

根据抗感染药物使用原则，结合医院实际情况，制定医院感染质量控制及考核标准。医院感染管理科专职人员通过每月定期抽查、每周2次督导检查等方式，采用现场督察笔录、反馈、《医院感染专刊》、院周会通报等形式向有关科室反馈，同时，根据医院"三化"管理考核标准，由医院感染管理科扣除相关科室当月相应分值的奖金，并提出限期整改措施，以此促进医院感染发病率逐渐下降。

（四）加强医院感染病例的监测

1.加强医院感染的培训力度，提高医院感染诊断水平

医院感染管理工作直接或间接地涉及医务人员的行为，而医院内各类人员的行为都可能对医院感染管理产生正面或负面的影响。医院感染控制是全院人员都必须参与的整体活动，通过知识讲座、观看录像、岗前培训，向全院职工宣传医院感染的重要性和必要性，并将医院感染管理规范、医院感染的基本概念及诊断标准、抗感染药物的使用手册，下发到科室人手一份，大大提高了填报医院感染报告卡的自觉性和及时性，减少了漏报率。

2.加强医院感染监测力度

我们在实际工作中以前瞻性、回顾性和目标性监测相结合的方法进行常规监测。对总感染率、部位感染率、科室感染率进行分类统计。医院感染病例由医院感染管理科专职人员每周下病房收集，并定期到细菌室查看细菌培养结果、抗菌药物使用情况，

以便及时发现问题，采取控制措施。

（五）加强医务人员的自身防护

制定了医务人员个人防护制度，医护人员严格掌握洗手指征，采用正确的洗手方法。当医务人员在接触 HIV 感染者、艾滋患者的血液、体液时，按规定穿隔离衣，戴手套，如有职业暴露，严格按照职业暴露后的处理原则进行处理。发生职业暴露后，尽可能在 2h 进行预防性用药，最好不超过 24h，但即使超过 24h，也要采取正规的预防性用药。具体的做法为基本用药和强化用药，疗程为服药 28d，同时组织专家进行评估，隔离观察一定时间，并对职业暴露者的情况进行登记汇总。

（六）制定标准，落实制度，总结经验，改进工作

为确保医院感染管理工作贯穿于医疗活动的全过程，各科成立了医院感染管理小组，对每个科室制定了质量控制标准，医院感染管理人员每周两次深入科室督导检查质控标准落实情况，做到了操作有制度，质量有标准，检查考核有依据。对易引起交叉感染和病原微生物的种类进行调查研究，有效地切断了传播途径。每月收集、汇总、分析各科室医院感染病例资料，写出调查报告，总结经验改进工作。

（七）全员培训是做好医院感染管理工作的前提

要搞好医院感染管理工作，就要重视全员的培训。通过持续的培训教育，以及有效的考核机制，增强全院人员医院感染控制的意识和对有关法律法规的认识。根据具体情况进行分层次的培训，每年举办两次，通过观看 VCD、录像、专题讲座、试题答卷等各种形式进行培训和教育，使全院工作人员提高了医院感染意识，普及率达到98%。

二、加强感染源的管理

（一）加强领导，建立和完善医院感染管理体系

医院感染管理工作贯穿于医疗活动的全过程，涉及面广，包括临床科室、医技科室、行政后勤等部门，加强领导，建立健全管理机构，完善管理体系是做好医院感染

管理工作的基础。因此，建立了由医院感染管理委员会、感染管理科和科室感染管理小组组成的医院感染管理三级监控网络：感染管理委员会由分管副院长担任主任委员，相关部门领导任副主任委员，委员均由各重点科室主任、护士长和辅助科室主任担任；感染管理科设专职人员 3 名。健全的医院感染管理体系，使医院感染管理工作各司其职，从而确保了感染管理质量控制总目标的实现。

（二）完善管理制度，责任落实到人

根据医院分级管理及卫生部《医院感染管理规范试行》要求，并结合医院的具体情况，完善了各级管理制度，制定了《预防院内感染的规定》《院内感染控制教育制度》《合理使用抗生素制度》《传染病疫情管理工作制度》《医院感染奖惩制度》等11 项制度，使医院感染管理工作做到有章可循，并层层落实相应职责。坚持每季度召开一次医院感染委员会会议制度，使医院感染控制方面存在的问题得以及时研究落实，对经检查不合格的科室或个人，根据奖惩办法给予批评，限期改正，并实行奖金挂钩。在年终总结时对执行好的科室或个人给予表彰奖励。现在我院的医院感染管理工作已成为职工的自觉行动，从而使各项管理控制措施得以认真贯彻执行，提高了医疗质量，增强了患者的安全感。

（三）加强基础培训，提高医务人员防控医院感染的知识水平

根据医院实际情况制订医院感染预防知识的培训计划和实施方案，根据不同对象开展不同层次和不同侧重点的教育。采用多种多样的教育形式，如邀请专家来院授课，举办专题讲座，外出参加学术会议和培训班，定期印发学习资料并下发科室学习等。对新进人员进行岗前教育，学习《医院感染管理规范》《传染病防治法》《医疗机构消毒技术规范》《医疗机构医疗废弃物管理办法》和《当代护理管理学》等相关的法律、法规，使其初步掌握感染的预防和控制方法，确保其进入工作岗位后能重视并主动配合感染管理工作。同时，根据医院不同工作性质的人员，分别进行有针对性的专业基础知识培训。医生的培训内容主要涉及医院感染的诊断治疗、抗菌药物的合理使用、传染病报告等。护理人员在医院感染管理中占据重要位置，加强对护理人员的培训，主要以增强无菌观念和提高消毒隔离操作技术为主。工勤人员大都文化程度较低，缺乏基本的医学知识，故可采用通俗易懂的方式，比如制作宣传栏、宣传画、发放宣传手册等方式宣传医院感染和传染病的防治知识，对其进行基础卫生学和消毒隔离培

训，使其掌握必要的知识。通过培训，增强了医务人员控制医院感染的意识，提高了其工作的主动性和自觉性，使各项预防措施得以贯彻执行，保证了医疗质量。

（四）加强消毒灭菌管理，控制外源性医院感染

消毒灭菌工作是预防和控制医院感染的重要手段。加强消毒灭菌工作的质量控制，是医院感染管理工作的首要任务。为此，医院必须严格规范无菌医疗用品的管理：一是严把消毒产品质量关，采购订货时认真审查"三证"，杜绝不合格产品进入医院；二是对使用中的消毒剂和设备进行监测，实施过程监控，确保消毒质量；三是加强消毒供应室的管理。在满足基本硬件的条件下，严格内部质量控制与管理；四是规范医院垃圾管理，实行医疗垃圾及生活垃圾分类装运，污染垃圾由病区保洁员送医院焚烧炉进行焚烧处理。医院垃圾规范化管理，减少了医院环境污染和患者、医务人员发生医院感染的机会。

（五）加强医院感染质量监控，有效控制医院感染

院感科在医院感染病例监测、环境卫生监测以及日常管理工作中，如一次性医疗用品的使用与处理、科室医院感染的诊断与报告、抗生素的合理使用、洗手制度的执行、无菌技术的操作、消毒灭菌技术的落实、消毒剂的正确使用、终末消毒、医疗废物的管理处置等方面，都会发现一些医务人员或后勤人员的不正确或非规范医疗行为，对于这些医院感染隐患，我们一方面及时予以指出和指导或共同查找原因；另一方面，对于带有普遍性的问题或是涉及两个以上科室的问题则积极与有关职能部门、临床科室和辅助科室进行协调沟通，而这种协调与沟通往往起着至关重要的作用。协调是另一种形式的控制，医院工作是多专业、多学科的有机整体，要做好这项工作必须步调一致、密切配合。院感科通过与科主任、护士长沟通交流以及有关会议等形式，提出合理化的建议，协调各部门之间的工作，使之不发生矛盾和冲突，通过协调工作和人际关系等，来保持整体的平衡，为达到控制医院感染，保证医疗安全，实现医院感染管理的总目标而努力。

三、开展医院感染的监测教育

（一）制定切实可行的目标监测计划

在全面综合性监测基础上对全院的感染情况和存在的问题有了基本了解后，寻找

易发生医院感染的高危科室、高危人群、高危因素和医院感染中存在的问题及隐患，确定结合本医院实际情况的监测项目。常见的目标性监测有：①ICU 医院感染监测（包括成人和儿童 ICU）。②高危新生儿医院感染监测。③外科手术部位感染监测。④细菌耐药性监测。⑤临床抗菌药物使用监测。

（二）开展目标性监测之前做好的准备工作

（1）提前准备，看看将要开展的目标性监测在预防感染控制方面还有哪些需要改进的工作，比如在手卫生、口腔护理、吸痰操作及其他一些感染预防措施等方面现在还存在什么问题，以及如何改进。

（2）确定监测目标后，要广泛阅读有关监测目标的文章，看看有些什么高危因素，同时到临床去看看具体的操作，并与临床沟通，再设计相应监测表格。

（3）与分管领导或分管院长沟通或请示，取得支持。

（4）与科室主任、护士长沟通，召开相关科室的专题会议，对监测内容、感染病例的诊断标准、报告要求等进行培训。

（5）做好工作分工，确定本科室及临床科室各负责哪些工作。

四、主要监测内容

基本资料（监测月份、住院号、科室、床位、姓名、性别、年龄、疾病诊断、疾病转归）、医院感染情况（感染日期、感染诊断、感染与侵入性操作相关性、医院感染培养标本名称、送检日期、检出病原体名称、药物敏感结果）。

五、调查登记方法

（1）医院感染监控专职人员每天到病房了解患者情况，每个感染患者均需填写"感染监测登记表"（由各医院根据本院情况制定，可参照中华人民共和国卫生行业标准《医院感染监测规范》），该调查表由医院感染监控专职人员填写。

（2）监测表格信息来源：患者的一般信息可根据入院记录、病程记录和三测单，手术信息根据麻醉记录单和手术记录单，抗菌药物使用情况根据医嘱获得的信息，以及专职人员现场和追踪调查所得的信息。

（3）在调查中要特别注意患者发热是否＞38℃，手术切口是否发红、有无分泌物，切口敷料变化情况，应用抗菌药物的情况。着重注意住院时间长、病情严重、免疫力下降和接受侵入性操作的患者。

六、数据的整理、分析、比较及反馈

（1）专人负责，认真填写，避免遗漏，及时整理完善数据。

（2）如发现数据缺失，及时查找和分析原因（人的因素、概念、流程、方法），并采取改善措施。

（3）每季度总结分析，不断提高监测数据收集的准确性，将调查数据向有关人员汇报。

（4）分析感染发生的可能因素以及感染率的变动趋势，并确定下一步工作目标。

七、加强临床抗菌药物的管理教育

明确二级以上综合医院感染性疾病科要在 2020 年以前设立以收治细菌真菌感染为主要疾病的感染病区或医疗组。各级卫生健康行政部门和各医疗机构要建立规范合理的培训考核制度，经本机构培训并考核合格的医师，才能授予相应的抗菌药物处方权，不得单纯依据医师职称授予处方权限。

合理调整抗菌药物供应目录。医疗机构要落实抗菌药物供应目录遴选和评估制度，综合考量新药和新技术应用情况，对抗菌药物供应目录进行科学合理的动态调整。将耐药率高、不良反应多、循证医学证据不足、违规使用突出的药品清退出供应目录，避免长时间不调整供应目录。目录调整周期原则上为 2 年，最短不少于 1 年。同时，供应目录应满足临床感染性疾病诊疗需要，杜绝违规目录外用药或外购用药情况发生。

将继续对碳青霉烯类抗菌药物及替加环素实行专档管理，而且专档管理要覆盖处方开具、处方审核、临床使用和处方点评等各环节。鼓励医疗机构对耐药率较高的含酶抑制剂复合制剂等抗菌药物进行重点监控，纳入专档管理。同时，减少预防使用和不合理静脉输注。

各医疗机构要制定系统的、可操作的抗菌药物管理技术规范并认真落实，重点针对疑难感染性疾病加强重症医学、感染性疾病、临床药学、临床微生物等学科的联系协作，做好医院感染预防与控制。同时，研究建立多学科诊疗的工作机制和标准化操作流程，医疗机构主要负责人要切实履行抗菌药物管理第一责任人的职责。

八、加强医院消毒灭菌的监督管理教育

（一）划分合理工作环境

供应室是无菌物品储存、供应的中心，也是污染物品回收、清洁、消毒灭菌的场所。合理的区域划分是确保无菌物品安全有效、控制医院感染的关键。医院在建设中充分考虑到了供应室在医院工作中的重要性，把供应室设在受供单位中心。其外环境宽敞、干净，交通方便，水、电、气供给充足，墙壁及地面均铺设瓷砖，易擦洗。房间布局为污染区、一般工作区、清洁区及无菌区，各区之间均有隔离屏障。并设置供应室专用电梯通道，实现了物品由"污"到"净"的流水作业方式。

（二）重视人员培训

培养一支高素质的队伍是做好消毒灭菌工作的保证。首先，要学好消毒灭菌知识。如：定期开展专科知识讲课，组织工作人员进行无菌操作技术培训，派出人员参加省、市举办的医院感染消毒培训班学习等。其次，对新调入科的同志需严格要求，让熟练人员进行专业指导，使他们尽快熟悉掌握质量标准和各种操作技术，如器械的识别、清洗、保养和如何打包消毒等。

（三）重视清洗、包装质量

首先，清洗是消毒灭菌必要的前期工作，是决定消毒灭菌质量的关键。对于回收的器械等物品，先根据污染程度、类别等进行分类，严格执行冲洗、浸泡、清洗烘干、上油保养和检查等操作流程，使清洗后的玻璃、金属物品光亮清洁、无污物，腔管类物品表面光滑、管腔通畅。其次，在包装前认真检查各类物品，保证质量，做到包装后物品规格齐全，数量准确，包裹尺寸规范（体积≤30cm×30cm×50cm），包外标志清楚，有灭菌有效期、灭菌标志、包裹名称和责任人签名。不达标不能进行灭菌处理。

（四）正确的灭菌方法

供应室所用的灭菌方法有多种，如：热力灭菌、电离辐射灭菌、紫外线灭菌、微波灭菌等。目前，医院供应室使用的是预真空高压蒸汽灭菌器，有灭菌可靠、消毒时间短、效率高、对物品损坏程度轻和操作室内温度正常等优点，为保证灭菌物品的灭菌质量起到了重要作用。工作中需严格执行灭菌操作规程，把握物品包的大小、分类，物品包要竖式摆放，各包之间留有间隙，玻璃瓶等开口向下或侧放以利于蒸汽进入和空气排出。同时，保持装载量在柜式容积的 10%～90% 之间。灭菌过程中注意灭菌温度、时间、饱和蒸汽等三大要素，确保消毒质量。

（五）完善检测制度

医院供应室有质量监控小组，定期对高压蒸汽灭菌器进行检查、校验，保持各种仪表功能良好和准确。同时，定期采用化学、物理、B-D 试验测试图等方法对物品灭菌效果进行监测，并定期对供应室空气消毒效果进行监测，总结经验，指导供应室消毒灭菌日常工作，确保自供应室发放物品的合格率为 100%。

（六）消毒后保存

灭菌后的物品均放入无菌间柜内，并按有效日期的先后顺序分类固定放置。实行专室专用，专人负责。无菌物品储存柜及运送无菌物品的工具每日用含氯消毒液擦拭 2 次。无菌间每日清洁并保持干燥，每日紫外线消毒 2 次，每次 30min，温度保持在 18℃～22℃，相对湿度 35%～50%，以防止无菌区物品再污染。

九、加强医务人员手的清洁与消毒教育

（一）清洁洗手是保障外科手消毒效果的前提

通常将皮肤上的细菌分为暂居菌和常居菌两类。部分暂居菌是致病菌或条件致病菌，通过机械清洗如皂液洗手或刷手，可以将它们清除约 98%。常居菌的种类和数量相对固定，这类细菌多为非致病菌，机械清洗不易将它们去除。

（二）揉搓与刷洗手效果

揉搓与刷洗手两种清洁洗手的方法均可获得同样的洗手效果。

（三）刷洗对手部皮肤影响

采用了刷洗法的受试对象试验后手部皮肤的感觉、外观、完整性等方面的得分较试验前均明显降低，频繁用刷子或海绵机械性擦洗皮肤时，因去除了外层表皮的上皮组织易导致皮肤干燥，皮肤深层常居菌聚集繁殖和释放加速，手部微生物数量增加，更易引起医院感染。

（四）洗手与卫生手消毒效果比较

目前多数医院由于病房洗手设备不足,洗手次数过多对手部皮肤的损伤及护士对洗手重要性认识不足等原因，造成手卫生依从性不强，或时间过短及干手措施不良，而达不到手卫生质量控制要求。使用无水手消毒法可避免往返时间消耗，便于在床边进行，作用迅速，比肥皂洗手方便且易于接受，且对手的刺激性较小，所以卫生手消毒依从性的实施优于洗手。

（五）实习护士对手卫生的认知

1. 实习护士对洗手或卫生手消毒指证的认知欠缺

调查发现实习护士普遍自我保护意识较强，但控制院内感染的意识薄弱。手消毒没有贯彻到实际行动中，尚未建立起知—信—行的链条。

2. 重视实习护士手卫生教育

为有效地控制医院感染的发生，对实习护士进行正确手卫生的相关知识教育尤为重要，目的是逐步提高并强化实习护士自觉手卫生的意识，充分认识其重要性及必要性。可见，拥有正确、科学的知识乃是预防和控制感染最基本最必要的前提。

（六）医护人员手消毒状况分析与对策

1. 分析

医护人员对手是医院内感染传播的主要途径之一认识不足。①多数人认为，医疗物品污染才是造成患者感染的主要原因，而事实上经手直接传播的感染占相当比例。②对工作中手部带菌情况了解不够。多数人认为只要未接触患者的分泌物、排泄物，手即是清洁的。③预防为主的观念不强。平时无明确传染病流行时不重视预防隔离，未认识到接触患者后需洗手的必要性。④未把手的卫生与行医道德联系来。⑤洗手方法不规范。

2. 对策

加强医务人员无菌意识的教育，应建立必要的洗手制度和监测制度。①正确掌握洗手和手消毒指征，严格按照"六步洗手法"洗手。②正确使用手消毒剂。③加强对手卫生的重视，提高医护人员手卫生的遵守率。如进行全院的手卫生知识培训，张贴宣传资料，安装足够的洗手池，提供擦手毛巾或一次性纸巾，提供可随身携带的酒精类擦手剂和病床边可压取式酒精盒等措施。

（七）小结

综上所述，医院感染在医院管理中占据了重要的地位。要制定严格的制度，医院感染委员会、医院感染管理科要督促执行，并定期对医护人员的手带菌情况进行监测，及时反馈监测结果，针对存在问题制定整改措施，努力减少或杜绝手传播疾病的发生。

十、加强医院卫生学监测教育

（1）各科室（部门）对此项监测工作，按规定的要求开展监测项目，严格遵守规定的监测时限，真实规范采样，完整填写申请单，按时（每月底前）做好报表工作。

（2）各科室（部门）对每月监测结果要进行效果评价并将资料妥善保管。对不合格项目要进行原因分析并制定改进措施，达到不断持续性改进的目的。

（3）各科室（部门）对此项监测工作，要务真求实，对不合格项目应如实上报。避免单纯追求合格率，而虚报、闹假、走形式。经核实将按奖罚条例进行重奖、重罚。

（4）检验科（细菌室）保证对全院各科室（部门）监测所需合格采样试管、培养皿的供应，并每月做无菌试验。按要求做到培养时限准确、中和剂添加正确、报告结果规范。

（5）检验科（细菌室）对各科室（部门）送检的采样标本有不合格、采样不规范、申请单填写不符合要求的，有权拒绝出示报告结果。

（6）感染控制科对全院重点科室（部门）的消毒灭菌效果、环境卫生学监测工作负责监督，并开展随机抽查采样监测。各科室应积极主动配合，对在随机抽查采样中态度不端正、找借口、推诿等影响工作正常进行的，将按奖罚条例进行扣罚。

十一、加强医源性传播因素的监测与管理教育

（一）医院感染突发事件的报告

（1）出现医院感染暴发流行趋势时，临床科室医生立即报告科主任，同时上报院感科。

（2）经调查证实发生以下情形时：5 例以上疑似医院感染暴发；3 例以上医院感染暴发。应于 12h 内报告县卫生局，并向县疾控中心报告。

（3）证实发生以下情形时：10 例以上的医院感染暴发事件；发生特殊病原体或者新发病原体的医院感染；可能造成重大公共影响或者严重后果的医院感染。应按照《国家突发公共卫生事件相关信息报告管理工作规范》要求进行报告。

（4）确诊为传染病的医院感染，按传染病防治法的有关规定进行报告。

（二）出现医院感染暴发事件时，应采取下列感染控制措施

（1）院感科接到报告后，应及时到达现场进行调查处理，采取有效措施，并将调查证实发生的医院感染暴发事件报告院领导。主管院长接到报告后，迅速组织人员开展感染控制及流行病学调查工作，并从人、财、物等方面予以保证，使感染控制有序、高效展开，将受到感染人群缩小到最低范围。

（2）医务科负责组织专家进行会诊，协助临床科室查找感染源及传播途径，隔离相关病人，防止感染源的传播及感染范围的扩大。

（3）护理部负责协调护理人员协助做好各项消毒、隔离及病人安置工作。

（4）检验科负责各种病原学检测。

（5）药剂科、器械科、总务科负责应急物资、药品的准备和发放工作。

（6）感染管理科负责流行病学调查：

1）证实医院感染突发事件，对怀疑患有同类感染病例进行确诊。

2）查找感染源：对感染病人、接触者、可疑传染源、环境、物品、医务人员及陪护人员等进行病原学检查。

3）查找引起感染的因素，对感染病人及周围人群进行详细流行病学调查。

4）制定和组织落实有效的控制措施，包括对病人做适当的治疗，进行正确的消毒隔离处理，必要时隔离病人甚至暂停接收新病人。

5）分析调查资料，对病例在科室的分布、人群分布和时间分布进行描述；分析原因，推测可能的感染源、感染途径或感染因素，结合实验室检查结果和采取控制措施的效果综合作出判断。

6）出具调查报告，总结经验，制定防范措施。

（三）医院感染暴发的预防措施

（1）开展医院感染的监测，及早发现医院感染流行暴发的趋势，及时采取控制措施。

（2）加强临床抗菌药物应用的管理，尤其是某些特殊抗菌药物的应用。

（3）加强医院消毒灭菌效果的监督监测。

（4）强化医务人员手卫生依从性。

（5）加强医源性传播因素的监测和管理，如消毒及无菌操作、消毒产品的管理等。

（6）加强重点部门、重点环节、高危人群与主要感染部位的医院感染管理。

（7）及时汇总和反馈临床上分离的病原体及其对抗菌药物的敏感性。

（8）做好卫生应急物资储备，包括医疗救护的药品及器械、消毒药械、个人防护用品等，以保障卫生应急工作进行。

十二、严格探视与陪护制度教育

（一）探视陪伴制度

（1）探视病人应严格遵守探视时间。每次探视不得超过两人。

（2）学龄前儿童不得带入病房，传染病人一般不得探视和陪伴。抢救病人的探视应服从治疗需要，危重病入禁止探视。

（3）陪伴应保持病房整洁、安静，不准吸烟和随地吐痰。

（4）探视和陪护人员必须遵守院规，听从医护人员指导，不得擅自翻阅病历和其他医疗记录。遇查房或进行诊疗工作时，陪护应退出病房，不得谈论有碍病员健康事宜。不得私自将病员带出院外。

（5）探陪人员要爱护医院公物，节约水电。凡损坏医院设施、物品者应照章赔偿。

（6）探视和陪护人员只准到所探视和陪护的病房，不得乱串其他病房。

（二）探视、陪护管理制度

（1）应当按医院规定探视病人。监护室、隔离病房谢绝探视。特殊情况应按规定穿着探视。传染病病员不得陪护（儿童除外）。

（2）陪护人员必须遵守院规，文明礼貌，服从医院人员的管理。不得翻阅医疗文书及资料，遇查房或进行诊疗工作时，陪护应退出病房，不得谈论有碍病人健康的事宜，不得乱串其他病房。不得在病人的床上坐、卧和在病区大声谈笑。爱护公物，节约用水、用电，保持病房的清洁整齐，不得在病房内吸烟和随地吐痰。

十三、加强临床使用一次性无菌医疗用品的管理教育

（1）成立了感染委员会，由预防保健科和医务科、护理部负责医院感染管理日常工作，负责对医院一次性使用后器具的采购、使用管理及回收处理。为了有效控制医院感染，预防保健科组织全院职工进行感染管理知识培训，并定期举办宣传专栏，提高全院职工对院内感染控制的意识。加强无菌观念，严格执行正确的无菌技术操作，以达到有效预防的目的。

（2）对一次性使用无菌医疗用品实行招标采购，建立了一次性使用无菌医疗用品采购、验收制度，做到推销人员证件与销售产品的生产企业证件相一致，订货合同上的供货单位与生产企业相一致，发货地点与生产企业所在地相一致，货款汇寄账号与生产企业账号相一致。

（3）建立登记账册。记录每次到货的时间、生产或经营企业名称、产品名称和规格、产品数量和单价、生产批号、灭菌批号、出厂日期、有效期、卫生许可证号、生产许可证号、医疗器械注册证号、供需双方经办人姓名等，并保留原始订货合同，以备出现产品质量问题时追查。

（4）质量验收，检查每箱（包）产品的检验合格证、生产日期、灭菌日期、出厂日期、产品灭菌标识和有效期等，进货时由药械科把关。

（5）严格保管，库房存放一次性使用无菌医疗用品实行专屋存放、专人保管、定期消毒并置于阴凉干燥、通风良好的物架上，距地面＞200cm，距墙壁＞5cm，发现包装破损、超过灭菌有效期以及包装上未注明出厂日期和有效期的一次性医用器具，不得发放至科室用于临床。供应室每周到科室收集产品信息反馈，对产品有质量问题的，由药械科负责退回厂家。

（6）使用时若发生热源反应、感染或有关医疗事件，必须按规定登记发生时间、种类、受害者临床表现、结局、所涉一次性器具的生产单位、生产日期、批号及供货单位、供货日期等，并及时上报。

（7）一次性使用无菌医疗用品的使用管理措施：

1）各科室领取的一次性使用无菌医疗用品，应存放于清洁、温湿度适宜、通风良好的货架上，拆除外包装后，应分类放置于无菌物品存放间。一次领用不宜过多，并按日期先后顺序排列使用。

2）医务人员在使用一次性医疗用品前，应仔细检查小包装是否破损、失效，产品是否洁净、霉变，标识是否清楚。如发现质量可疑产品时，立即停止使用，并及时报告卫生行政部门和药品监督管理部门。

3）在使用一次性无菌医疗用品过程中，严格按照无菌操作规程进行，临时开启，立即使用，避免放置时间过长；在操作中一次性用品疑被污染或已经被污染，应立即更换；禁止重复使用，防止因消毒灭菌及安全问题没有检测，用后给患者带来安全隐患。

4）一次性使用无菌医疗用品的发放严格实行以旧换新制度，发放与回收应保持一致，账物相符。

5）一次性使用无菌医疗用品的用后管理：

A. 各科室使用一次性无菌医疗用品后应做好登记，登记内容：姓名、物品名称、型号规格、灭菌批号、生产批号、有效期、生产企业、名称、使用数量、销毁使用日期、消毒毁形方法、经办人。严格实行一人一份一物一用一消毒，用后的一次性废用医疗用品立即毁形、浸泡，供应室每日清点、回收已毁形浸泡数，收多少，发多少，并签字存档，对不符合规定者，回收人员及时与相关科室交换意见，职能科室协助管理、检查、监督，严格管理，控制了使用后的一次性用品的流失。严禁不毁形浸泡、乱丢弃。每月回收处理站集中回收，并记录每次回收的时间、重量，实行交物人、收物人签名，严禁交给其他非指定的单位或随意丢弃。

B. 浸泡一次性医疗废物的消毒液每日更换，注明消毒液的名称、浓度以及更换日期，并加盖浸泡。

C. 任何科室和个人不得将使用后的一次性医疗用品丢弃、出售、赠送，也不得混入普通生活垃圾中。

（8）督查：预防保健科、医务科、护理部采取不定期抽查，列入考核内容，抽查不合格的科室，和科室目标管理奖挂钩。经过一年多的宣传、教育、督促、检查，使广大医务人员基本上能够自觉遵守一次性无菌医疗用品的使用管理条例和办法，严格执行《中华人民共和国传染病防治法实施办法》，杜绝了院内感染和可能造成的疾病传播。

十四、加强重点部门、重点环节、高危人群与主要感染部位的医院感染管理教育报告

（一）医院感染散发的报告

当出现医院感染散发病例时，经治医师应及时报告本科室医院感染管理小组负责人，并于 24h 内在院内网上填写《医院感染病例报告卡》，报告医院感染管理科，医院感染管理科应对上报病例进行核实，并与临床医师、护士共同查找感染原因。

（二）医院感染暴发的报告

（1）医院发现以下情形时，应当于 12h 内向区卫计委、医院感染监控中心和疾控中心报告。

5 例以上疑似医院感染暴发；

3 例以上医院感染暴发。

（2）医院发现以下情形时，应当于 2h 内向区卫计委、医院感染监控中心和疾控中心报告。

10 例以上的医院感染暴发；

发生特殊病原体或者新发病原体的医院感染；

可能造成重大公共影响或者严重后果的医院感染。

（3）发生的医院感染属于法定传染病的，应当按照《中华人民共和国传染病防

治法》等的规定进行报告。

（三）责任报告单位和责任报告人

1.责任报告单位

各临床科室向感染管理科报告，感染管理科向区卫计委、医院感染监控中心和疾控中心报告。法定传染病同时上报保健科，保健科向区卫计委和疾控中心报告。

2.责任报告人

各临床科室的科主任、护士长及医务人员；检验科微生物室检验员。

十五、对易感人群实行保护性隔离教育

（一）基本要求

（1）感染患者与非感染患者分开安置。

（2）不同传播途径疾病的患者分开安置。

（3）耐药菌感染或定植患者与留置导管、有开放性创口、免疫力低下患者分开安置。

（4）同种病原体感染病人可同住一室。

（5）疑似病人单间安置。

（二）根据不同传播途径疾病实施的隔离

（1）空气传播疾病隔离。

（2）飞沫传播疾病隔离。

（3）接触传播疾病隔离。

（4）免疫力低下病人实施保护性隔离。

（三）隔离标识

黄色：空气传播隔离（活动性肺结核）。

粉色：飞沫传播隔离（甲流）。

蓝色：接触传播隔离（多重耐药菌）。

（四）空气传播疾病的隔离与预防（如结核、麻疹、水痘等）

（1）隔离标识为黄色。

（2）病人安置在单间，同种病原体感染的病人可同住一室。疑似病人一人一间，禁止病人互串病房，关闭房门。遇到无条件收治的疾病时，应尽快转移到有条件收治的医疗机构，转运过程中注意个人防护。

（3）按照区域流程，划分清洁区、潜在污染区、污染区；在不同的区域，穿戴不同的防护用品，离开时按要求摘脱，并正确处理使用后物品。

（4）进入确诊或可疑传染病患者房间时，应戴帽子、医用防护口罩；进行可能产生喷溅的诊疗操作时（如进行吸痰、气管切开、气管插管），应戴护目镜或防护面罩，穿防护衣，当接触患者及其血液、体液、分泌物、排泄物等物质时应戴手套。

（5）检查、治疗每一病人前、后必须洗手和手消毒。

（6）加强病房自然通风对流，保持室内外空气交换。每日进行空气消毒，可采用动态空气消毒设备进行空气消毒。

（7）呼吸机治疗装置在使用后应及时清除污染物，预处理后清洗干净再进行灭菌或高水平消毒。

（8）病情允许时应戴口罩；病人不能擅自离开病房；运送病人做各项检查时，应先通知有关部门做好防护准备，病人应戴好口罩。

（9）正确处置污染物品，加强环境的清洁与消毒。

（五）接触传播疾病的隔离与预防（如肠道感染、多重耐药菌感染、皮肤感染等）

（1）隔离标识为蓝色。

（2）病人安置在单间，同种病原体感染的病人可同住一室。限制病人活动范围。

（3）接触病人时戴手套，与病人或可能被污染的物体大面积接触时应穿隔离衣。离开病人房间之前必须脱去手套、隔离衣并洗手。隔离衣每天更换、清洗消毒。一次性隔离衣按感染性废物处理。

（4）检查、治疗每一病人前、后必须洗手和手消毒。

（5）病人使用后的医疗器械及时清洗、消毒、灭菌。

（6）正确处置污染物品，加强环境的清洁与消毒。

（六）飞沫传播疾病的隔离与预防（SARS、禽流感、甲型流感等）

（1）隔离标识为粉色。

（2）病人安置在单间，同种病原体感染的病人可同住一室。

（3）接触病人戴防护口罩，接触污物戴手套。

（4）检查、治疗每一病人前、后必须洗手、手消毒。

（5）对病人进行吸痰、气管切开气管插管时，医务人员应戴护目镜或护面罩。

（6）加强病房自然通风对流，保持室内外空气交换。每日进行空气消毒，可采用动态空气消毒设备进行空气消毒，每次 60min。

（7）病人不能擅自离开病房，需离开病房时病人应戴好口罩。

（8）正确处置污染物品，加强环境的清洁与消毒。

第三十五章 医院感染管理文化

第一节 医院感染

一、医院感染概述

医院内感染又称医院获得性感染或医院感染，其定义是发生在医院内的一切感染。医院内感染为患者在住院期间发生的感染，住院前获得的感染、住院时正值潜伏期或于住院后发病者不能作为医院内感染；反之，住院期内获得的感染，出院后才发病者，应为医院内感染。新生儿通过产道时发生的感染，如 B 族链球菌感染，为医院内感染；经胎盘传播的胎儿感染，如先天性梅毒、风疹、巨细胞病毒感染、单纯疱疹、弓形虫病等皆属院外感染。住院时已存在的感染在住院期间有所扩展或发生并发症者皆不能视为医院内感染，除非其病原菌有所改变。住院时已有的感染，根据流行病学资料说明此感染与以前的住院有关，此种情况应为医院内感染；潜伏期不明的感染和发生于住院后 48~72h 内者，应视为院内感染，除非流行病学和临床资料能说明此感染系在院外获得者。

二、病因

（一）细菌

绝大多数的医院内感染为细菌所致，其中大部分为革兰阴性杆菌，主要为大肠杆菌、肺炎杆菌、变形杆菌等肠杆菌科细菌、绿脓杆菌和不动杆菌属。聚团肠杆菌污染输液后引起败血症的情况近年来时有报道，新生儿病房、鼠伤寒杆菌及痢疾杆菌感染的暴发流行也偶有发生。引起医院内感染的病原菌常对多种抗菌药物耐药。

（1）金黄色葡萄球菌（金葡菌）、表皮葡萄球菌（表葡菌）等凝固酶阴性葡萄球菌和肠球菌是医院内感染常见的革兰阳性球菌。

（2）嗜肺军团菌和其他军团菌属为医院内肺部感染的常见病原菌，据报道嗜肺军团菌肺炎的发病率约占医院内获得性肺炎的 3%～10%，可在心脏手术后造成胸骨骨髓炎、心包炎和心内膜炎，以及其他外科手术伤口感染和肌肉注射引起的感染，胎儿弯曲杆菌为腹泻的致病菌之一。

（3）类杆菌为厌氧菌感染最常见的病原菌，可引起胃肠道和妇科手术后的腹腔和盆腔感染，梭杆菌属、消化球菌和放线菌属等可引起口腔及呼吸系统的感染，如吸入性肺炎、坏死性肺炎、肺脓肿、脓胸等，由类杆菌、丙酸杆菌所致的败血症和心内膜炎并非少见，抗生素应用后发生的肠炎系由难辨梭菌所致，后者可在医院内散播。

（二）真菌

念珠菌、曲菌和某些其他条件致病性真菌为二重感染的常见致病菌，多发生于应用抗生素和皮质激素的患者以及粒细胞减少的患者，念珠菌属中大部分为白色念珠菌。近年来热带念珠菌、克柔念珠菌有增多趋势。念珠菌除为医院内肺部感染和消化道感染的病原菌外，也可在静脉保留插管时引起败血症和免疫缺陷患者造成黏膜皮肤念珠菌病。曲菌为急性非淋巴细胞白血病患者感染中常见的致病菌之一，曲菌肺部感染亦并非少见。此外在免疫缺陷患者中隐球菌性脑膜炎也可发生。

（三）病毒

病毒也是医院内感染的重要病原体，常见的毒性院内感染有呼吸道合胞病毒和副流感病毒所致的呼吸道感染、流感、风疹、病毒性肝炎等。新生儿对鼻病毒最易感，柯萨奇病毒 B 可引起新生儿感染并形成流行。由轮状病毒和诺瓦克因子所致的腹泻多发生于婴儿和老年人。单纯疱疹病毒、巨细胞病毒和疱疹-水痘病毒皆可在医院内形成流行。

（四）衣原体和支原体

沙眼衣原体所致的结膜炎和肺炎见于新生儿，尿支原体和 Gardnerella vaginalis 可寄殖于肾移植患者，后者也易感染肺孢子虫和弓形虫。输血时可传播疟疾等。阿米巴原虫、犬弓首蛔虫和粪类圆线虫感染常见于精神病患者或智能低下儿童，类圆线虫也可借器官移植而散播。

三、临床表现

（一）泌尿道感染

48h 后菌尿症可见于大部分患者；有闭式消毒收集装置者，菌尿症仅见于少部分患者，感染发生率随导尿管放置时间而增加。

（二）外科伤口感染

金葡菌为伤口感染的重要致病菌，感染一般于术后 3～8d 发生，手术期间接触传染较空气传播重要。革兰阴性杆菌所致的伤口感染较多见，包括绿脓杆菌、大肠杆菌等；除外源性病原菌外，寄殖于患者肠道、呼吸道等处的细菌也可作为伤口感染的致病菌，如胃肠道手术和腹部穿刺伤后腹腔内和伤口感染，即主要为内源性的脆弱类杆菌和需氧革兰阴性杆菌引起，类杆菌等厌氧菌也是妇科手术后感染的常见致病菌。

（三）下呼吸道感染

据国内报告，肺部感染占医院内感染的 15%～54%，其发病率介于 0.5%～5%之间。肺部感染多见于重症监护室患者或有严重原发疾病患者，病死率高。肺部感染多数由吸入口咽部的细菌或其他微生物引起。体液免疫功能低下时易引起有荚膜细菌（流感杆菌、肺炎球菌）所致肺炎。细胞免疫功能低下患者易引起曲菌、念珠菌属、卡氏肺孢子虫、巨细胞病毒、带状疱疹病毒、沙眼衣原体、非典型分枝杆菌属、嗜肺军团菌等肺部感染。昏迷、休克等患者可因吸入口腔分泌物而发生厌氧菌（消化球菌、消化链球菌、梭杆菌属等）或厌氧菌与需氧菌混合感染。呼吸道合胞病毒为 2 周岁内婴幼儿下呼吸道感染最重要的病原体，其发病率和病死率均高。

（四）败血症

医院内败血症的发病率为 0.3%～2.8%，原发性败血症（原发感染的病灶不明显或由静脉输液，血管内检测及血液透析引起的败血症）约占败血症的半数，其他则来源于尿路外科伤口、下呼吸道和皮肤等感染。

（五）消化系统感染

①假膜性肠炎；②病毒性肝炎；③胃肠炎。

（六）皮肤感染

医院内皮肤感染占全部医院内感染的 5%左右，包括金葡菌所致的脓皮病、疖病、脓疱疮等，溶血性链球菌脓皮病以及带状疱疹等。金葡菌所致的皮肤感染发病率较高，常造成流行。

（七）中枢神经系统感染

中枢神经系统感染常于颅脑手术及脑脊液分流术后发生，病原以肠杆菌科细菌、绿脓杆菌、金葡菌、表葡菌及不动杆菌属为多见，偶可为白色念珠菌，病死率高。

四、检查

主要做病原体检查培养及药敏实验。

五、诊断

下列情况属于医院感染：

（1）无明显潜伏期的感染，规定入院 48h 后发生的感染为医院感染；有明确潜伏期的感染，自入院起超过平均潜伏期后发生的感染为医院感染。

（2）本次感染直接与上次住院有关。

（3）在原有基础上出现其他部位新的感染（除外脓毒血症迁徙灶），或在原感染已知病原体基础上又分离出新的病原体（排除污染和原来的混合感染）的感染。

（4）新生儿在分娩过程中和产后获得的感染。

（5）由于诊疗措施激活的潜在性感染，如疱疹病毒、结核杆菌等的感染。

（6）医务人员在医院工作期间获得的感染。

六、治疗

根据不同的病原体进行相应的治疗，最好根据药物敏感试验结果，选择有效的药物，以求消灭院内感染源。治疗原则：

（1）怀疑病毒性疾病或病毒性疾病不使用抗生素。

（2）发热待查者不用抗生素，以免影响病原体的检出或影响临床表现而延误诊断。

（3）使用抗生素必须有严格的指征，联合用药应能达到协同或相加的治疗效果，可减少药量，减少毒性，防止或延缓耐药菌株产生，但不可无根据地随意联合用药，避免产生拮抗作用，并可以加重副作用及导致耐药菌株的生长。

（4）严格控制抗生素的预防感染：禁止无针对性地以广谱抗生素作为预防感染的手段，外科手术预防用药的指征，主要用于手术感染率高或若发生感染后对预后有严重影响的手术。一般在术前 2h 左右给药，若手术时间长可在手术中再重新给药一次。

七、预防

医院应建立预防和管理院内感染的专门机构，制定预防方案和措施，并监督方案的实施。对院内各级人员进行经常的预防院内感染的培训。要对院内感染进行监测，一旦发生，应研究原因，制定对策。

此外，医院内应建立严格的消毒隔离制度，包括合理的建筑及病区设置、患者入院的清洁和出院的终末消毒、传染患者的隔离、污染物品及患者排泄物的消毒处理、接触患者者（包括医生、护士、卫生员和探视者）的处理等，并须对献血员进行严格的筛选。防止滥用抗生素，以防耐药菌的产生等。

第二节　医院感染发展史

一、国外医院感染发展历史

通过查阅文献发现，国外医院感染发展的历史主要分为两个阶段，即抗生素前时代和抗生素后时代。虽然在有医院感染的那一天起，医院感染就同时存在，但认识到医院感染的问题，并且开展医院感染的监测却是始于 19 世纪。

（一）抗生素前时代

19 世纪早期，辛普森（J. Y Simpson），一名普通的外科医生对病人截肢后感染死亡率进行监测，在比较城市大医院（超过 300 张病床）和私人开业医院截肢死亡率后，发现大医院截肢死亡率较私人开业医院高 4 倍。他通过截肢死亡率的进一步分析发现：感染是导致死亡的重要原因，医院规模越大，发生感染的机会越多。辛普森通过对截肢死亡率的监测发现了医院感染的存在，并且其发病率与医院规模有较大的相关性。

19 世纪中期，现代医院流行病学之父塞麦尔·韦斯（Semmel Weiss）通过对产褥热的研究奠定了现代医院感染检测方法的基础。时任奥地利维也纳大学附属医学院的产科医师塞麦尔·韦斯注意到，由医师负责的产科病房产褥热的发生率比助产士负责的病房高 9 倍，由产科医生和医学生接生的产妇（I 部）因产褥热而死亡的死亡率为 8.3%，而由助产士（II 部）接生的产妇其死亡率仅为 2%。通过调查，他否定了 I 部死亡率高是由瘴气、社会经济条件、食物、水、拥挤程度、季节、被服和通风等因素所致的假设，因为两部的情况十分接近。随后他从一位朋友的死亡中得到启发，他朋友在做尸解时因其学生不小心刺破了他的手，继而感染死亡。其尸解结果与产妇死亡的尸解结果相似，故而认为 I 部死亡率高是由于尸解所致。因 I 部的医生和医学生做尸解，而 II 部的助产士不做尸解。因此，他要求 I 部的医生做尸解后必须用漂白粉认真洗手，直到手上无尸体味为止。通过这个干预措施，I 部的死亡率明显下降。

1847年维也纳某医院产科Ⅰ部产妇产褥热病死率

月份	产妇数	死亡数	病死率(%)
4	312	57	18.3
5 a	294	36	12.2
6	268	6	2.4
7	250	3	1.2
8	264	5	1.9
9	262	12	5.2
10	278	11	3.9
11	246	11	5.0
12	273	8	2.9

a:开始使用漂白粉洗手

维也纳某医院 1784—1848 产妇病死率

年份	医学教学	产妇数	产妇死亡数	病死率(%)
1784—1822	尸解前	71395	897	1.2
1823—1846	尸解后	28429	1509	5.3

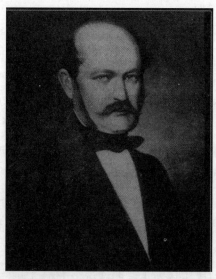

塞麦尔·韦斯（Semmel Weiss, 1818.7.1-1865.8.13）

1867 年，英国外科医生李斯特（Joseph Lister，1827-1912），首先阐明了细菌与感染之间的关系，并提出消毒的概念，灭菌技术开始发展。

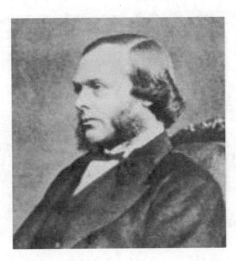

英国外科医生李斯特（Joseph Lister，1827-1912）

李斯特，英国维多利亚时代的外科医师，外科消毒法的创始人之一。1867 年他发表论文公布了这一成果，不到 10 年就使手术后死亡率从 45%降到 15%，挽救了亿万人的生命。在格拉斯哥皇家医院，李斯特主持新外区病房工作，他深为这里出现的术后高死亡率而感到惊恐不安。随后在 1865 年，李斯特读到了法国微生物学家路易·巴斯德的一篇论文，认识了疾病细菌学说。这给李斯特提供了关键的思想。如果感染是由细菌造成的，那么防止术后感染的最好办法是在细菌进入暴露的伤口之前就将其消灭。李斯特用石炭酸作灭菌剂，建立了一套新的灭菌法。他不仅在每项手术前认真洗手，而且还确保要使用的器皿和敷料都做彻底的卫生处理。实际上他在一个时期里甚至向手术室空中喷洒石炭酸，结果术后死亡率有了戏剧性的下降。从 1861 年到 1865 年期间，男性急诊病房中的术后死亡率为 45%，到 1889 年减少到 15%。

（二）抗生素时代

到了 1928 年，英国的细菌学家弗莱明（Alexander Fleming，1881.8.6-1955.3.11）首先发现了世界上第一种抗生素——青霉素，而后青霉素被广泛用于预防和治疗感染，医院感染进入了一个崭新的时代——抗生素时代。

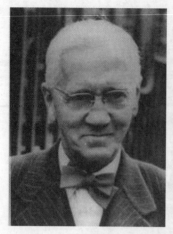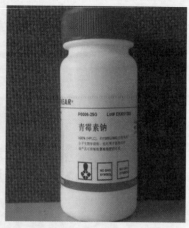

亚历山大·弗莱明和他发现的青霉素

1928 年 9 月的一天，弗莱明突然发现一只过期的培养皿，这只金黄色葡萄球菌培养皿的盖子没盖好，空气中的霉菌潜入使培养基发霉了，长出了一团青绿色的霉花。东西发霉这本是一种非常常见的现象，人人都见过无数次，实在不足为奇。但有着敏锐观察力的弗莱明却注意到一个奇怪的现象：在霉花的周围出现了一圈清澈的环状带，也就是说在霉花周围原先黄色的葡萄球菌神秘地失踪了！这激起了弗莱明的好奇心，他将培养皿拿到显微镜下观察，证实在霉花附近的葡萄球菌确实已经都死掉了。他马上着手对这种霉菌进行研究，证实它的确具有很强的杀菌能力，即使稀释到 1000 倍后，仍具有杀菌的能力。1929 年 6 月，弗莱明将他的发现写成论文发表在《实验病理学》杂志上，在文中，他将青霉菌分泌的这种极具杀菌力的物质起名为"盘尼西林"，即"青霉素"。

到了 1946 年，青霉素已经被广泛应用于临床，有效地预防与控制了感染性疾病，但是由于抗生素的大量应用导致耐药菌的出现。

20 世纪 50 年代，美国出现的 MRSA（耐甲氧西林金黄色葡萄球菌）流行就是一个典型。当时美国的 CDC 针对此事开展了专题会议，分析了感染暴发的原因，并且制定了感染暴发的整套措施，有效控制了 MRSA 的流行，由此 CDC 也认识到了流行病学方法在控制医院感染中的重要作用。1970 年美国 CDC 建立了国家医院感染监测系统（NNIS），通过监测，全面了解医院感染的流行病学特点，包括医院感染的基准发病率、不同人群、不同科室的医院感染发病率、医院感染的高危因素、医院感染的时间特点、医院感染的发病部位、引起医院感染的主要病原体和其对抗菌药物的耐药特点等，为医院感染的防控提供了科学依据。在此基础上，美国 CDC 在 1986 年推出了医院感染的目标性监测，主要包括成人和儿童 ICU 的监测、新生儿医院感染的监测和外科手术部位感染的监测等。与此同时，美国 CDC 开展医院感染防控的学术交流，出版一系列指南和修订医院感染诊断标准等，对医院的医院感染工作给予指导和反馈，工作经验和方法为其他国家开展医院感染管理工作提供了借鉴和参考。

二、国内医院感染的发展历史

我国正是学习和借鉴以上先进的理念和工作方法的国家之一，在 20 世纪 80 年代我国才开始研究医院感染，起步相对较晚。中国医院协会医院感染控制专业委员会副主任胡必杰教授将我国的医院感染发展历程分为 3 个阶段。

第一阶段，医院感染起始阶段。

1986 年，在卫生部医政司的领导下，成立了医院感染监控协调小组，负责全国医院感染监控工作的组织、指导和监督管理，并成立了由 17 所医院和 8 所防疫站组成的医院感染监控系统。1989 年成立了全国医院感染监测管理培训基地（中南大学湘雅医院）。

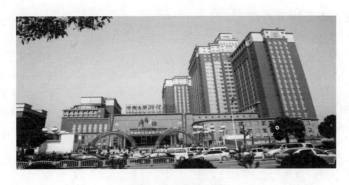

中南大学湘雅医院

第二阶段，医院感染预防和控制探索阶段。

1994 年，成立中华医院管理学会医院感染管理专业委员会，即现在的中国医院协会医院感染专业委员会，协助卫生行政部门拟定有关医院感染管理的标准和规范。同年卫生部出台了《医院感染管理规范（试行）》，它的贯彻标志着我国医院感染管理工作逐步向规范化及标准化方向发展。1998 年，卫生部委托全国医院感染培训管理基地负责全国医院感染监控网的日常工作。

当时的湘雅医院主要承担了以下 4 个方面的工作：

（1）负责医政司院感监控网的日常工作，包括监测资料的收集、统计、分析和向有关部门按时上报；进行现患率调查和监测结果的发布。例如《全国医院感染监控网 1998—1999 年监测资料分析》《全国医院感染监控网五年工作报告》。

（2）及时向各监测单位进行信息反馈，并提出指导性意见和建议；每季度编印

《医院感染监控信息》，反馈全国医院感染监控资料，介绍先进管理经验，受到卫生部殷大奎副部长的称赞。

（3）负责各地和医院感染监控网单位医院感染管理动态信息收集，并提供技术指导和咨询；按有关规定编制和发放"医院感染管理信息"，促进交流。1996 到 2009 年共计发表论文 150 余篇，部分参加了国际交流。

（4）为卫生行政主管部门制定有关医院感染管理政策提供咨询和依据。

第三阶段，医院感染循证控制和科学规范管理阶段。

2000 年卫生部修订了《医院感染管理规范》，2006 年颁布《医院感染管理办法》，2009 年卫生部又发布了如《医务人员手卫生规范》《医院隔离技术规范》《医院消毒供应中心管理规范》等 6 项技术标准，我国的医院感染的监测、预防和控制也将更趋科学合理，也更具有可操作性。

2000 年，修订了《医院感染管理规范》。

2001 年，《医院感染诊断标准（试行）》。

2002 年，《消毒管理办法》。

2003 年，《医疗废物管理条例》。

2003 年，《医疗卫生机构医疗废物管理办法》。

2003 年，《医疗废物分类目录》。

2003 年，《医疗废物专用包装物、容器标准和警示标识规定》。

2004 年，《医疗废物管理行政处罚办法（试行）》。

2004 年，《中华人民共和国传染病防治法》。

2004 年，《抗菌药物临床应用指导原则》。

2004 年，《内镜清洗消毒技术操作规范》。

2004 年，《医务人员艾滋病病毒职业暴露防护工作指导原则（试行）》。

2005 年，《医疗机构口腔诊疗器械消毒技术操作规范》。

2005 年，《血液透析器复用操作规范》。

2005 年，《医疗机构传染病预检分诊管理办法》。

2006 年，《医院感染管理办法》。

2006 年，《艾滋病防治条例》。

2008 年，卫生部办公厅《关于加强多重耐药菌医院感染控制工作的通知》。

2009 年，《医院感染暴发报告及处置管理规范》。

2009 年，《医院消毒供应中心管理规范》。

2009 年，《医院消毒供应中心清洗消毒及灭菌技术操作规范》。

2009 年，《医院消毒供应中心清洗消毒及灭菌效果监测标准》。

2009 年，《医务人员手卫生规范》。

2009 年，《医院隔离技术规范》。

2009 年，《医院感染监测规范》。

2011 年，《临床护理实践指南》。

三、国内暴发过的严重院内感染事件

（一）1999 深圳市妇儿医院发生严重医院感染事件

1998 年 4 月至 5 月，深圳市妇儿医院发生了严重的医院感染暴发事件，给病人带来痛苦和损害，造成重大经济损失，引起社会各界和国内外的强烈反响。

该院 1998 年 4 月 3 日至 5 月 27 日，共计手术 292 例，至 8 月 20 日止，发生感染 166 例，切口感染率为 56.85%。事件发生后，深圳市妇儿医院未及时向上级卫生行政部门报告，在自行控制措施未果、感染人数多达 30 余人的情况下，才于 5 月 25 日报告深圳市卫生局。

此次感染是以龟型分枝杆菌为主的混合感染，感染原因是浸泡刀片和剪刀的戊二醛因配制错误未达到灭菌效果。该院长期以来，在医院感染管理和控制方面存在的严重缺陷，是这次感染人数多、后果严重的医院感染暴发事件发生的根本原因。综合起来，有以下几点：

（1）医院领导对医院感染管理工作缺乏认识，医院感染管理组织不健全，责任不落实，工作不到位。

（2）对有关医院感染管理的各项规定执行不力。该院的医院感染预防意识淡薄，在医院感染监测和控制措施等环节存在严重疏漏，违反了卫生部颁布的《医院感染管理规范》中关于消毒剂配制、有效浓度监测、消毒灭菌效果监测的规定。

（3）有关工作人员严重缺乏对病人负责的精神。戊二醛用于手术器械灭菌浓度应为 2%，浸泡 4h，而该院制剂员将新购进未标明有效浓度的戊二醛（浓度为 1%）当作 20% 浓度稀释 200 倍供有关科室使用，致使浸泡手术器械的戊二醛浓度仅为 0.005%，且长达半年之久未能发现。由于有关人员对病人极端不负责任，直接导致这起医院感染暴发事件的发生。

（4）部分医护人员违反消毒隔离技术的基本原则。6 月份现场调查发现，手术室浸泡手术刀片、剪刀的消毒液近两周尚未更换，明显违背有关规定。此外，深圳市惠泽公司 JL-强化戊二醛的使用说明书不标有效浓度、消毒与灭菌概念不清等问题，也是导致深圳市妇儿医院制剂员错配消毒剂引发严重医院感染暴发事件的重要因素。

（二）2006 安徽省宿州市市立医院恶性医疗损害事件

2005 年 12 月 11 日，安徽省宿州市市立医院发生 10 例接受白内障手术治疗的患者眼球医源性感染，其中 9 名患者单侧眼球被摘除的恶性医疗损害事件。经调查，该起恶性医疗损害事件是由于宿州市市立医院管理混乱，违法、违规与非医疗机构合作，严重违反诊疗技术规范，造成手术患者的医源性感染所致。该事件性质恶劣，后果严重，社会影响极坏。

该医院主要违法、违规问题如下：

（1）医院与非医疗机构合作，为非法行医提供场所。宿州市市立医院违规与上海舜扬春科技贸易有限公司签订协议，合作开展白内障超声乳化手术。根据协议，公司组织眼科医师和护士、提供超声乳化仪和进口人工晶体，到宿州市市立医院开展手术，医院负责组织患者和提供手术室、消毒设施等。2005 年 12 月 11 日，上海舜扬春科技贸易有限公司安排上海市第九人民医院医师徐庆和不具备行医资格的眭国荣、眭国良在医院为 10 例患者实施白内障超声乳化手术。经食品药品监督管理部门的初步调查，上海舜扬春科技贸易有限公司没有取得上海市食品药品监督管理局颁发的《医疗器械经营企业许可证》，所使用的进口人工晶体未经注册。

（2）医师违规，擅自外出执业。上海市卫生局对外出执业的上海市第九人民医院医师徐庆进行了调查，经查实，该医师未经所在医院和科室同意，擅自应公司邀请，在执业注册地点以外开展执业活动，违反了国家卫生部部长令《医师外出会诊管理暂行规定》，违反了上海市卫生局《关于加强上海市公立医疗机构医师外出执业管理的规定》。

（3）医院管理混乱，诸多环节存在医疗安全隐患。医院主要领导法制观念淡薄，违规与非医疗机构签订合作协议。医院的规章制度不健全，缺少必要的技术操作规范、工作流程和工作记录。医院手术室布局、流程、环境、设施等不符合开展无菌手术的基本要求，手术器械的消毒和灭菌工作没有达到基本标准，术中微创手术器械不能做到一人一用一灭菌。

（4）当地卫生行政部门监管不力。宿州市市立医院自 2003 年 9 月开始违规与非医疗机构合作，宿州市卫生局对医院存在的非法行医活动长期失察，管理不严，监督不力，不能及时发现并纠正。宿州市卫生局知悉宿州市市立医院发生重大医疗过失行为后，未按《医疗事故处理条例》及国家卫生部《重大医疗过失行为和医疗事故报告制度的规定》上报。

宿州市市立医院发生的这起恶性医疗损害事件，反映出医院管理者和医务人员法律意识淡薄，忽视制度建设，管理混乱，纪律松弛，过度追求经济收益；也反映出当地卫生行政部门管理不严，监督不力，对非法行医活动长期不能检查纠正。各级卫生行政部门和医疗机构要从该事件中吸取教训，引以为戒，采取坚决措施，进行全面的检查和整改。

（三）2006 年吉林省德惠市人民医院经输血传播艾滋病事件

2005 年 12 月 2 日，吉林省德惠市人民医院发生一起经输血传播艾滋病的严重医源性感染事件，有关情况如下：

2005 年 9 月 28 日，吉林省卫生厅接待了德惠市 1 名艾滋病患者，该患者称是在德惠市人民医院输血感染的。随后，吉林省卫生厅立即进行了追踪调查。经查发现，给该患者提供手术输血的 3 名供血者中，有 1 名有偿供血者于 2005 年 10 月 20 日经吉林省疾控中心艾滋病筛查实验室确认为艾滋病病毒感染者。该供血者曾于 2003 年 1 月至 2004 年 7 月期间在德惠市人民医院中心血库有偿供血 15 次，接受其血液的受血者共有 25 人。25 人中：6 人于调查前死亡；18 人被确认为艾滋病病毒感染者（现已有 2 人死亡，16 人为艾滋病病毒携带者）；1 人艾滋病病毒抗体阴性。该供血者的 2 名性伴及其中 1 名性伴的丈夫也被确认为艾滋病病毒感染者。

造成经输血传播艾滋病疫情的主要原因是：德惠市人民医院中心血库在开展采供血工作期间，存在短间隔采血、漏检、未按试剂说明书要求检测、未进行室内质控、工作记录不规范等严重违反有关法律、法规和技术规范的行为和问题。

德惠市人民医院中心血库违反有关规定造成严重的医源性艾滋病感染事件，后果十分严重，社会影响极其恶劣，反映出目前仍有一些地区的血站和医疗机构人员法律观念薄弱，血液安全意识淡薄，有法不依，有章不循，地方卫生行政部门管理不严、监督不力。此次案件的发生再次给我们敲响了警钟。血液安全关系到人民群众的身体健康、生命安全和社会安定，各级卫生行政部门必须从实践"三个代表"重要思想、维护人民群众生命安全和预防控制重大传染病的高度，把血液管理工作作为加强公共卫生管理的一项重要职责常抓不懈；血站必须强化血液安全意识，警钟长鸣，认真贯彻《中华人民共和国献血法》和《血站管理办法》，积极推动无偿献血，严格执行各项技术规范和操作要求，保证临床用血的质量和安全。

（四）2008 年西安交通大学医学院第一附属医院发生严重医院感染事件

2008 年 9 月，西安交通大学医学院第一附属医院发生严重医院感染事件。该事件后果严重，影响恶劣。有关情况如下：

（1）事件发生情况。西安交通大学医学院第一附属医院新生儿科 9 名新生儿自 9 月 3 日起相继出现发热、心率加快、肝脾肿大等临床症状，其中 8 名新生儿于 9 月 5 日至 15 日间发生弥漫性血管内凝血相继死亡，1 名新生儿经医院治疗好转。经专家组调查，认为该事件为医院感染所致，是一起严重医院感染事件。

（2）调查中发现该院存在的问题：

一是医院管理工作松懈，医疗安全意识不强。该院对《医院感染管理办法》及有关医院管理的规定执行不力，医院管理工作松懈，在医疗安全保障方面存在纰漏；医院感染管理的规章制度不健全，没有全面落实诊疗技术规范和医院感染管理的工作制度；部分医务人员工作责任心不强，思想麻痹。

二是忽视医院感染管理，未尽感染防控职责。该院对预防和控制医院感染工作不重视，未按照《医院感染管理办法》的规定建立医院感染管理责任制，尚未建立独立的医院感染管理部门并履行相应的职责。该院的感染控制工作隶属于医务部，削弱了医院感染管理的力度，加之医院感染管理人员配置不足，难以高质量完成预防和控制医院感染的各项管理、业务工作，难以保证对医院感染的重点部门和环节实施监督检测、检查和指导。

三是缺失医院感染监测，瞒报医院感染事件。该院没有按照《医院感染管理办法》的规定建立有效的医院感染监测制度，不能及时发现医院感染病例和医院感染暴发，更没有分析感染源、感染途径，无法采取有效的处理和控制措施。医院新生儿科在短时间内连续发生多起感染和死亡病例，医院未予报告，存在瞒报重大医院感染事件的事实。

四是感染防控工作薄弱，诸多环节存在隐患。发生严重医院感染事件的新生儿科在建筑布局、工作流程、消毒隔离等方面存在明显缺陷。新生儿科建筑布局和工作流程不合理，人流与物流相互交叉；对部分新生儿使用的物品和器具采用了错误的消毒方法；医务人员没有规范地进行手卫生；用于新生儿的肝素封管液无使用时间标识等。据对部分医务人员的手、病房物体表面、新生儿使用的奶瓶和奶嘴、新生儿暖箱注水口等进行检测，发现细菌超标严重，有金黄色葡萄球菌、肺炎克雷伯杆菌的明显污染。

（五）2009 年安徽省霍山县医院血液透析患者感染丙肝事件

2009 年 12 月 8 日，安徽省霍山县医院发生血液透析患者感染丙肝事件。

1.事件发生情况

经调查，2009 年以来共有 70 名患者在霍山县医院进行血液透析治疗，当时仍在该院透析治疗的 58 名患者中，28 名患者诊断为丙肝感染者，其中 9 名明确为入院透析前已感染丙肝，其余 19 名确定为与血液透析有关的丙肝感染，是一起医院感染事件。调查中发现霍山县医院存在违反《医院感染管理办法》和《血液透析器复用操作规范》的问题，具体表现在：

一是血液透析室的管理不规范。该院血液透析室预防和控制医院感染的规章制度、工作规范和技术规程不完善，无血液透析操作流程，透析器复用登记不规范，特别是在透析机的消毒、丙肝阳性患者的隔离及透析器复用的管理方面无具体要求。

二是消毒隔离措施不落实。无论是阴性患者还是阳性患者，未能做到对透析机的一用一消毒，甚至未能做到每天消毒；使用未经许可的消毒液；未对使用中的消毒液进行浓度监测，部分透析机使用的消毒液浓度仅为标准浓度的 50%；未对直接用于患者的动静脉内瘘穿刺针进行灭菌，易导致交叉感染。

三是存在其他隐患。该院还存在血液透析室的布局不合理，医院感染监控不到位，缺乏对相关人员医院感染知识的培训，医务人员防控医院感染的意识淡薄、知识欠缺，以及手卫生不能保证等隐患。

2.暴露出的问题

霍山县医院发生的血液透析感染事件，暴露出地方卫生行政部门监管不力、监督检查工作流于形式的问题，也暴露出医疗机构，特别是基层医疗机构的管理者和医务人员对预防和控制医院感染工作重视不够，措施不落实，对医院感染的重点部门和重点环节管理不力的问题。各级卫生行政部门和各级各类医疗机构要从霍山县医院血液透析感染事件中吸取教训、引以为戒，加强医院管理，保障医疗安全，杜绝类似事件再次发生。

（六）2009 年山西省太原公交公司职工医院、山西煤炭中心医院发

生患者因血液透析感染丙肝事件

2009 年山西省太原公交公司职工医院、山西煤炭中心医院发生患者因血液透

析感染丙肝的事件。

1. 事件发生情况

山西省卫生厅于 2009 年 2 月 27 日接到太原公交公司职工医院 6 名患者投诉，反映在该院进行血液透析感染丙肝。山西省卫生厅立即责成太原市卫生局组织进行调查。经调查，有 47 名患者在太原公交公司职工医院进行血液透析，2008 年 12 月至 2009 年 1 月，医院对 47 名患者进行检测的结果表明，20 名患者丙肝抗体阳性。20 名丙肝阳性患者中有 14 名患者曾在山西煤炭中心医院进行血液透析。经对太原公交公司职工医院和山西煤炭中心医院的现场检查，两所医院违反了《医院感染管理办法》《血液透析器复用操作规范》，存在血液透析患者感染丙肝的隐患。主要问题包括：

一是缺失有关规章制度。两所医院违反了《医院感染管理办法》的规定，没有针对血液透析感染管理制定并落实相应的规章制度、工作规范和技术规程。特别是太原公交公司职工医院血液透析室的管理十分混乱。

二是重复使用一次性血液透析器。两所医院均存在重复使用一次性血液透析器的问题。太原公交公司职工医院不仅重复使用一次性血液透析器，而且重复使用一次性血液透析管路。

三是存在诸多交叉感染的隐患。两所医院违反了《血液透析器复用操作规范》，对血液透析器的处理过程不规范，不进行测漏试验和质量监测，消毒方法不正确。特别是太原公交公司职工医院对丙肝抗体阳性患者不能实施专机血液透析和专区处理血液透析器，并使用工业用过氧乙酸对血液透析器进行消毒，存在交叉感染和安全隐患。

2. 存在的问题

山西太原公交公司职工医院、山西煤炭中心医院发生的血液透析感染事件，暴露出两医院在依法执业、建章立制、规范管理等方面存在诸多薄弱环节；医院管理者和医务人员的医疗安全意识淡薄，对预防和控制医院感染的工作措施执行不力；基层医疗机构、企业医院仍存在监管漏洞。各级卫生行政部门和各级各类医疗机构要从中汲取深刻教训，增强医疗安全意识，切实采取有效措施，保障医疗安全。

（七）2009 年天津市蓟县妇幼保健院新生儿医院感染事件

2009 年 3 月，天津市蓟县妇幼保健院发生新生儿医院感染事件，6 例重症感染患儿中有 5 例患儿死亡。该事件后果严重，造成不良社会影响。

1.事件发生情况

2009年3月18日、19日，天津市蓟县妇幼保健院有6例重症患儿转到北京市儿童医院治疗，其中，3例患儿诊断为新生儿败血症，血培养结果均为阴沟肠杆菌阳性。因怀疑为医院感染所致，北京市儿童医院、北京市卫生局迅速反应，及时上报国家卫生部。接到报告后，国家卫生部立即成立卫生部专家组，与天津市卫生局组派的调查组抵达天津市蓟县妇幼保健院进行调查。经过调查，确定该事件是由于天津市蓟县妇幼保健院新生儿室管理混乱并存在严重医疗缺陷造成的一起严重的新生儿医院感染事件。调查中发现以下问题：

一是漠视工作要求，存在安全隐患。蓟县卫生局对卫生部关于加强医院管理及医疗安全的工作要求置若罔闻，熟视无睹，对所辖医疗机构的医疗安全隐患排查不力，对蓟县妇幼保健院存在的问题视而不见，见而不管，监管不到位。

二是责任意识淡化，管理工作松懈。蓟县妇幼保健院不重视医疗质量和医疗安全管理，未从西安交通大学医学院第一附属医院新生儿严重医院感染事件中汲取教训、引以为戒，没有按照卫生部工作要求开展自查自纠，有令不行、有禁不止。主要负责人医疗安全意识淡薄，管理松懈，该院规章制度不健全不落实，对临床诊疗、安全用药及医院感染防控等制度执行不力，存在医疗安全隐患。该院新生儿科的部分病室收治儿童和成人脑瘫康复患者，部分病室空床租给家属留宿，患儿家属自由出入病区，人员混杂。

三是建筑布局不合理，基本条件不完善。该院新生儿科建筑布局及工作流程不符合环境卫生学和感染控制的要求，基本设备、设施配备不全，医务人员数量不足，不能保证规章制度和工作措施的落实到位。新生儿科未设新生儿专用的洗澡和配奶区域，不能满足临床医疗工作的需要。

四是忽视医院感染防控工作，缺乏医院感染事件报告意识。该院未按照要求设立独立的医院感染管理部门并履行相应的职责，仅有1名医院感染管理人员兼职负责医院感染工作，不能有效监督、检查和指导新生儿科、手术室、供应室、产科等医院感染重点部门医院感染防控工作。新生儿科短时间内连续出现多起新生儿感染聚集性病例，但相关医务人员反应迟钝，缺乏报告意识，没有采取有效应对措施。

五是消毒及诊疗措施不当，存在严重医疗缺陷。对该院新生儿重症监护室暖箱取样检测结果显示，暖箱污染严重，清洁消毒不彻底。新生儿吸氧所用湿化瓶不更换。对收入新生儿重症监护室的患儿在入院诊断、抗菌药物使用、给氧等方面均有明显不当，存在严重医疗缺陷。

2.存在的问题

蓟县妇幼保健院发生的严重新生儿医院感染事件，反映出卫生行政部门监管不力，医疗机构有法不依、有章不循，特别是管理者及医务人员欠缺医疗安全意识，忽视工作要求，规章制度和工作规范执行不力，措施不实，在保障医疗安全方面存在严重缺陷。各级卫生行政部门和各级各类医疗机构要以此为鉴，汲取教训，堵塞漏洞，切实加强管理，防止类似事件重复发生。

（八）2010 年内蒙古巴彦淖尔市乌拉特前旗妇幼保健院血液透析患者感染丙肝事件

2010 年 4 月 16 日，内蒙古自治区卫生厅接到有关巴彦淖尔市乌拉特前旗妇幼保健院血液透析患者感染丙肝的举报后，立即派出调查组赴当地进行调查，在初步调查的基础上，自治区卫生厅于 4 月 20 日召集巴彦淖尔市卫生局、乌拉特前旗卫生局、乌拉特前旗妇幼保健院负责人以及有关专家听取情况汇报，分析事故原因，成立了由检验、护理、医疗器械、血液透析、感染控制、卫生监督等专业专家和技术人员组成的联合调查组，深入当地进行全面调查。

1. 事件发生情况

经调查，2002 年以来共有 60 名患者在乌拉特前旗妇幼保健院进行血液透析治疗，仅 30 例患者有 HCV 检验报告记录。2009 年 7 月，该院对当时在院进行血液透析治疗的 23 名患者第一次进行传染病筛查，发现 8 名患者 HCV 阳性；2010 年 3 月 14 日，该院又对透析患者进行丙肝筛查，新发现 2 名患者 HCV 阳性；另外 7 名患者因输血或其他原因接受 HCV 检测，其中 1 名患者 HCV 阳性。至此共检出 HCV 阳性患者 11 名。

2. 存在的问题

根据调查组的调查结果，认定乌拉特前旗妇幼保健院血液透析患者感染丙肝事件是一起严重的医院感染事件。调查中发现乌拉特前旗妇幼保健院存在违反《医院感染管理办法》和《血液透析器复用操作规范》的问题，具体表现在：

一是血液透析室管理混乱。该院血液透析室预防和控制医院感染的规章制度、工作规范和技术规程缺失或不完善。未对血液透析患者进行首次透析前的传染四项筛查，对筛查出的 HCV 阳性患者未按要求及时报告；未按要求制定《透析器复用手册》，透析器复用登记不规范；从事血液透析工作的医护人员未接受相关专业技术培训。该院未设专职院感管理人员，未将血液透析室列入医院感染控制的重点部门，对血透室医护人员未建立健康档案且无健康体检记录。血液透析患者病历中无血液透析治疗记录，不履行血液透析器复用知情同意程序。2009 年之前，原透析室未做到分室、分区和分机管理，布局流程不合理。

二是消毒隔离措施不落实。无专门仪器对透析机进行容量、压力和消毒剂残留量的检测；存在重复使用透析器管路的情况；未能做到对透析机的一用一消毒，甚至未能做到每天消毒，存在丙肝患者与其他患者共用透析机的严重违规操作问题；每次透析结束后，未对透析单元内的透析设备、设施表面进行擦拭消毒，未对地面进行消毒；每名患者透析结束后未做到更换床单、被套、枕套等物品，床单元仅采用屋顶紫外线灯管照射消毒，达不到消毒效果；透析用水未按要求进行细菌培养和内毒素、化学物污染浓度、游离氯及软水硬度检测；浓缩液配制无记录，未做到每班次的室内消毒；透析器连接管和动静脉传感器未做消毒处理。2008 年 6 月之前，该院存在重复使用一次性透析器（F6）的情况，仅凭外观和经验确定透析器复用次数，未依据透析器 FCV、透析器膜完整性实验和外观检查确定。2010 年 4 月以前，该院未对水处理系统进行消毒。

三是存在其他隐患。调查组发现该院对院内感染重视不够、制度不健全、落实不到位，管理中存在诸多方面的漏洞；未对相关人员开展医院感染知识的培训，医务人员防控医院感染意识淡薄、知识欠缺，在进行血液透析操作过程中存在违规操作的问题；存在一次性耗材出入库管理不规范、血液透析室未配备专职医生、医生不能全程参与透析治疗、部分患者未建病历等隐患问题。

（九）2010 年广东省汕头市潮阳区谷饶中心卫生院剖宫产患者手术切口感染事件

1.感染情况

2009 年 10 月 9 日至 12 月 27 日，广东省汕头市潮阳区谷饶中心卫生院的 38 名剖宫产患者中，共有 18 名发生手术切口感染。经调查，该事件是由于手术器械灭菌不合格导致的手术切口感染，病原菌为快速生长型分枝杆菌。

2.存在的问题

调查发现，该院在院内感染防控方面存在严重问题：

一是手术器械灭菌不合格，存在严重医疗安全隐患。手术器械灭菌不合格是导致该起事件的主要原因。该院手术器械等清洗不彻底，存有血迹。手术用刀片、剪刀、缝合针和换药用剪刀等用戊二醛浸泡，不能达到灭菌效果，对部分手术器械及物品的灭菌效果未实施有效监测，手术用的外科手消毒剂不达标，诸多环节存在严重的医疗安全隐患。

二是忽视院内感染管理，规章制度不健全不落实。该院对预防和控制院内感染工作不重视，未能按照《医院感染管理办法》等有关规定建立院内感染管理责任制，医院手术室管理及消毒供应中心管理等有关规章制度不健全、不更新、不落实，对消毒灭菌、医务人员手卫生、院内感染监测及报告等制度执行不力。

三是医务人员院内感染防控意识淡薄、防控知识欠缺。该院未能对医务人员开展院感防控相关培训，医务人员防控院内感染的意识淡薄，缺乏院内感染防控相关知识。临床连续发生多起剖宫产患者手术切口感染病例后，有关医务人员反应迟钝，不能及时发现问题、及时报告，并采取有效防控措施。

（十）2011年河南省新安县人民医院血液透析患者感染丙肝事件

1. 事件情况

2010年12月1日以来，共有60名患者先后在新安县人民医院进行血液透析治疗，仍在该院透析的有36名患者，其中，有19例患者确定为与血液透析有关的丙肝感染。调查中发现新安县人民医院对医疗安全重视不够，透析室管理违反《血液净化标准操作规程（2010版）》《医院感染管理办法》《血液透析器复用操作规范》和《手卫生规范》，工作人员医院感染预防与控制意识淡薄，基本操作不规范；未落实医院感染监控和消毒隔离措施，医院感染预防与控制工作规范、技术规程执行不严；一次性无菌用品和透析器复用登记管理不规范，未能做到透析机一用一消毒；未严格执行患者传染病检测及监测制度，未做到感染患者隔离治疗，造成交叉感染；重大事件发生后，未按照有关规定及时上报。对患者身心健康造成了损害，在社会造成不良影响。

2. 存在的问题

新安县人民医院发生的血液透析感染事件，暴露出某些医疗机构管理者和医务人员对预防和控制医院感染工作重视不够，安全措施不落实，对医院感染重点部门和重点环节管理不力等问题。各级卫生行政部门和各级各类医疗机构要从新安县人民医院透析感染事件中吸取教训，引以为戒，强化医院管理，保障医疗安全，杜绝类似事件再次发生。各地对辖区内医疗机构要认真开展"拉网式"检查、排查，强化专业培训，提高诊疗水平。

（十一）2011年永城市发生丙肝疫情

2011年11月下旬，安徽省涡阳县、河南省永城市发现丙肝聚集性疫情。经调查认定，聚集性疫情与河南省永城市马桥镇沈楼村吴少华卫生所诊疗活动高度关联。根据调查结果，永城市卫生局决定注销沈楼村吴少华卫生所《医疗机构执业许可证》，并依据相关法规对该诊所及其有关人员给予处罚，吴少华、吴文义停止执业活动。永城市人民政府对负有监管责任的市卫生局、市卫生监督所、马桥镇卫生院有关负责人分别给予行政记过和免职处理；并出台政策保证相关感染者得到及时有效的医疗救治救助。

疫情发生后，河南省委、省政府高度重视，省政府郭庚茂省长、赵建才副省长指示，要求切实保障人民群众健康安全，尽快查明聚集性疫情发生原因。在卫生部的指导协助下，河南省卫生部门和永城市政府密切配合，认真开展疫情调查处置工作。调查期间，卫生部派出专家组赴现场协助工作。

河南省卫生厅4次召开厅长办公会研究工作部署，及时派出工作组和专家组驻永城市开展深入调查；河南、安徽两省卫生厅及永城、涡阳两地政府建立了联防联控工作机制，确保流行病学调查工作顺利开展。

经现场取证、流行病学调查、实验室检测、综合分析和专家论证，查明，永城市马桥镇沈楼村吴少华卫生所于2011年5月经永城市卫生局校验登记，有效期为2011年5月1日至2012年4月30日；负责人吴少华执业证照齐全，但该卫生所存在诊疗活动不规范、管理混乱和不按上级监督检查要求整改等严重问题；在该卫生所行医的吴文义，行医资格证书丢失后未及时注册换证，违反国家规定。该卫生所及周边医疗机构使用的一次性医疗用品检测合格。河南省卫生部门根据卫生部《安徽河南两省丙肝疫情调查方案》，选择马桥镇沈楼村及其周边的庞楼、铁塔、马南、梅庙4个村，开展普通人群丙肝流行病学调查；其中，沈楼村共调查957人，发现丙肝核酸阳性患者44例，阳性率为4.60%，明显高于周边地区，也明显高于全国丙肝发病水平；其他4个村共调查4195人，发现丙肝核酸阳性患者19例，阳性率为0.45%，与全国2009年丙肝流调结果基本一致。专家研判认为，当地聚集性丙肝疫情与吴少华卫生所诊疗活动高度关联。为做好丙肝患者医疗救治工作，永城市指定市人民医院、市第五人民医院、永煤集团总医院和神火集团总医院为丙肝患者定点医疗机构，组织专门队伍，设立专门病房开展救治。同时，为减轻患者负担，永城市委、市政府已出台相关优惠政策，对参加新农合的丙肝住院患者取消农合报销起付线，在住院期间按农合比例报销后家庭仍然确有困难者，按有关规定由民政部门给予救助；对非住院丙肝患者纳入全市慢性病管理范围；未参加新农合的丙肝患者，参照新农合相关政策执行。为全面科学了解全省丙肝疫情，河南省卫生厅于2009年至2011年（截至11月底），3年分别对63.10万人、71.37万人、76.98万人普通人群开展丙肝病毒检测，抗体阳性率分别为0.50%、0.45%、0.44%，表明全省丙肝病毒感染率总体处于正常态势。

（十二）2011 年山西省临汾市尧都区眼科医院白内障患者手术感染事件

1.事件发生情况

2011 年 7 月，临汾市尧都区眼科医院发生白内障患者手术感染事件。有关情况如下：

临汾市尧都区眼科医院 7 月 16 日上午施行的 15 名白内障手术患者中有 7 名相继发生术后内眼感染。事件发生后，山西省卫生厅于 7 月 19 日接到临汾市卫生局关于该事件的报告，立即组织专家组赴该院，与临汾市专家组共同开展医疗救治和实地调查，7 名患者内眼感染得到有效控制，其中 6 名病情明显好转，1 名行眼球内容物去除术后病情稳定。

2.存在的问题

经调查，该事件为医感染所致，致病菌为绿脓杆菌。山西省临汾市尧都区眼科医院存在以下问题：

一是医院感染管理组织机构不健全。该院没有按照《医院感染管理办法》的要求建立医院感染管理责任制，院感管理工作隶属于护理部，未建立独立的院感管理部门，院感管理人员配置不足。

二是手术器械消毒灭菌不规范，存在明显安全隐患。手术设备配置不足，超声乳化机管道、超声乳化机手柄及注吸手柄仅有一套，首台手术前能做到高压灭菌，连台手术间仅能对超声乳化机手柄及注吸手柄前段进行消毒液浸泡消毒，未能做到一人一用一灭菌。

未实行手术室—供应室一体化管理，手术器械清洗灭菌工作未归到供应室统一管理；手术器械清洗、消毒处理流程不规范；消毒灭菌效果监测制度不落实，用于手术器械灭菌的小型压力灭菌器未按规定做生物学监测，手术室管理的诸多环节存在安全隐患。

三是院感防控意识淡薄，防控知识欠缺。该院院感知识学习培训不落实，医护人员院感防控意识薄弱，知识掌握欠缺。特别是院感管理兼职人员及手术室等重点部门的管理人员院感知识缺乏，防控意识淡薄，责任心不强，管理松懈。

（十三）2013 年辽宁省丹东东港市丙肝感染事件

1. 事件情况

2013 年 1 月 28 日，辽宁省丹东东港市卫生局接到患者家属举报，部分在东港医保门诊部接受治疗的患者出现肝功能异常。东港市卫生局立即组织进行调查。经查，东港医保门诊部（隶属于东港市社保局，为全民所有制非营利性医疗机构）违法将外科（静脉曲张、疝气治疗）承包给薛峰、范鹏夫妇经营。2012 年 10 月 22 日，薛峰、范鹏开始在东港医保门诊部开展"微创介入溶栓通脉疗法"治疗静脉曲张，因违反医疗常规，造成接受治疗的患者感染丙肝病毒。截至 2013 年 1 月 28 日，该门诊部共治疗 120 名静脉曲张患者。经检测，其中共有 99 人确诊感染丙肝病毒。专家组判定，此次丙肝感染事件是一起因严重违反诊疗规范和操作规程造成的重大群体性医院感染责任事故。

2. 存在的问题

该事件暴露出以下主要问题：一是东港医保门诊部负责人法制观念淡薄，违法出租承包科室，该门诊部医疗质量安全管理制度特别是医院感染管理制度不健全，执行不到位，对医务人员医疗行为缺乏有效管理；二是事故直接责任人无基本的无菌操作意识和医院感染控制知识，违反相关诊疗常规和技术操作规范，未执行医院感染控制的各项制度措施；三是相关部门监管不力，当地卫生行政部门未对该医疗机构的执业行为和医疗质量安全进行有效的日常监管，东港市其他有关部门对东港医保门诊部依法执业和经营行为管理不力。

（十四）2016 年陕西省商洛市镇安县医院血液透析室丙肝感染事件

1. 事件情况

2016 年 1 月 9 日，陕西省商洛市镇安县医院血液透析室在对透析患者实施例行常规检查时发现 2 例患者丙肝病毒抗体（抗 HCV）检测结果呈阳性。其中 1 名患者曾于 2015 年 11 月 15 日在该院内二科住院治疗期间被查出抗 HCV 阳性，但病房主管医生未按照规定报告医院感染控制办公室，也未及时告知血液透析室（该患者自 2014 年一直在镇安县医院进行血液透析治疗），致使该患者自 2015 年 11 月 15 日至 2016 年 1 月 9 日期间一直作为普通透析患者接受血液透析和血液过滤治疗，在得知 2 名患者抗 HCV 阳性的结果后，镇安县医院未采取其他控制措施，而是研究决定一个月后对全部 43 名接受血液透析的患者进行检验复查。2 月 17 日至 19 日，该院又陆续发现 6 例抗 HCV 阳性患者。截至 3 月 4 日，已经确认此次医院感染事件导致 35 名患者感染丙型肝炎病毒。

2.事件暴露的主要问题

这次事件发生的直接原因是对已经确定为抗 HCV 阳性的患者进行血液透析治疗时没有严格落实与普通患者分区、分机操作的要求，暴露出镇安县医院在医院管理，特别是医院感染管理方面存在严重缺陷，地方卫生计生行政部门未能切实履行监管职责，使得此次事件不仅未能避免，也未能在发生早期得到及时、有效控制。

（1）医院依法执业意识不足，对医院感染防控工作不重视。镇安县医院在血液透析室设置以及透析机数量发生变化时未按规定向卫生计生行政部门申请执业登记变更。医院感染管理委员会调整不及时，工作流于形式。医院感染管理制度更新不及时，管理责任不落实。重要硬件设备设施不能满足院感工作需要。血液透析室分区、布局不合理，未能严格执行普通患者与乙肝、丙肝透析患者分区、分机透析制度。重点部门人力资源配置不合理，培训不到位。医院感染报告与处置工作不规范。

（2）医护人员违法违规操作。医护人员血液透析基本知识和医院感染防控知识欠缺。临床医生未履行传染病及医院感染相关疾病报告责任和义务，导致已经确认的抗 HCV 阳性患者与普通患者共用血液透析机接受治疗。血液透析室护士违反"一人一次一针管"安全注射基本要求。透析器复用设施操作不规范，复用记录缺失。重复使用一次性置换液管路。医务人员手卫生依从性差。所有患者未定期检查相关指标，且存在透析所用药物缺少医生护士签名等严重违反管理制度和操作规程的问题。

（3）地方卫生计生行政部门监管缺失。镇安县卫计局未能按照《医疗机构血液透析室管理规范》的要求对镇安县医院血液透析室进行定期和不定期检查评估，未按照《医疗机构管理条例》要求对该院进行定期校验，对发生变化的登记事项未进行及时变更，对医院医疗质量和安全管理缺乏日常监管或管理流于形式，对镇安县医院长期存在的重大医疗质量和安全问题缺少督促、指导并予以纠正，未能履行监管责任。

（十五）2017 年青岛市城阳区人民医院院感事件

2017 年 1 月 19 日下午，城阳区卫计局接到城阳区人民医院报告，医院血液透析室发现 9 名患者感染乙肝病毒。经国家、省、市专家组现场调查，认定这是一起因该院血液透析室违反院感操作规程导致的严重医院感染事件。目前 9 名患者已按照专家组意见实施个体化治疗方案，病情稳定。按照国家、省、市卫计委要求，城阳区在全区范围内开展了专项检查整治，并对城阳区人民医院相关责任人做出严肃处理：免去院长的行政职务和党委书记职务，免去分管副院长的行政职务和党委委员职务，免去院感科和护理部主任职务，撤销透析室主任、护士长职务。对以上人员和其他相关责任人给予党纪处分。

（十六）2017 年浙江省中医院重大医疗事故

1 月 26 日下午，浙江省中医院因该院一位技术人员在某次技术操作中严重违反规程，该次操作涉及的治疗者可能存在感染艾滋病病毒风险。事件发生后，国家卫生委高度重视，迅速成立调查处置领导小组及专家工作组，立即组织有关单位和专家开展调查和处置工作，紧急对涉及的全部治疗者进行血液筛查，并启动相关责任人调查追责工作。经查，此次传染源为一名治疗者在治疗过程中因个人原因在医院外感染艾滋病病毒，浙江省中医院一名技术人员违反"一人一管一抛弃"操作规程，在操作中重复使用吸管造成交叉污染，导致部分治疗者感染艾滋病病毒，造成重大医疗事故。经疾控机构检测，确诊 5 例。

（十七）2017 年安徽省淮南东方医院集团新庄孜医院血液透析感染丙肝事件

安徽省淮南东方医院集团新庄孜医院（以下简称新庄孜医院）发生血液透析感染事件。经调查核实，发现该院自 2007 年至 2016 年共发生 22 例因血液透析导致的院内感染丙肝病例，且该院及其附属集团总院存在故意瞒报漏报血液透析感染病例，出具虚假医学证明材料，伪造医学检验结果，未按规定进行传染病疫情报告等违法违规行为。当地卫生计生行政部门已根据相关法律法规对涉事医疗机构给予警告、罚款、注销血液透析诊疗科目等处罚，给予相关责任人记过、撤职、开除、暂停执业、吊销《医师执业证书》等处分处罚。该事件反映出一些医疗机构管理混乱、部分医务人员执法执业和医疗质量安全意识淡薄、地方卫生计生行政部门监管失当等问题。

第三十六章　托幼机构卫生消毒方法

托幼机构是学龄前儿童集体生活、学习、玩耍的场所，具有孩童密度大、近距离接触多、易感性强等特点，是传染病好发、多发场所。各种病原微生物可通过空气、物体表面、玩具和手等媒介传播，易造成各类传染病特别是呼吸道和肠道传染病的发生流行，严重危害幼儿的健康。托幼机构的消毒卫生工作是儿童保健的重要组成部分，通过卫生消毒切断传播途径是托幼机构预防和控制传染病流行的有效措施。做好托幼机构的日常预防性消毒工作是保障托幼儿童身心健康，控制传染病暴发传播的重要环节。

第一节　幼儿常见传染病

传染病是由病原体引起的一类疾病。传染病的基本特征：有病原体，有传染性，有流行性、季节性，有免疫性。传染病从病原体侵入人体到发病以至恢复，一般经过潜伏期、前驱期、症状明显期、恢复期 4 个阶段。从感染病原体到出现最初症状，称为潜伏期。潜伏期的长短因病原体的种类、数量、毒力及人体免疫力的不同而不同。前驱期，病原体不断生长繁殖产生毒素，可引起患者头痛、发热、乏力等全身反应，称为前驱期，为时 1～2d。症状明显期，患病后逐渐出现某种传染病特有的症状，如猩红热出现细密皮疹，乙型脑炎出现颈项强直等典型特征。多数传染病发病过程中伴随发热，但不同传染病发热持续时间长短不同。恢复期指症状逐渐减轻至完全康复。

一、传染病发生和流行的 3 个环节

（一）传染源

指体内有病原体生长、繁殖并能排出病原体的人或动物。一般可分为 3 种：

（1）病人；

（2）病原携带者；

（3）受感染的动物。

（二）传播途径

病原体自传染源排出，侵入他人体内的过程称为传播途径。主要有 6 种传播方式：

（1）空气飞沫传播；

（2）饮食传播；

（3）虫媒传播；

（4）日常生活接触传播；

（5）医源性传播；

（6）垂直传播。

（三）易感者

指对某种传染病缺乏特异性免疫力，容易受感染的人。人群中对某种传染病的易感者越多，则发生该传染病流行的可能性就越大。

传染病是由各种致病微生物所引起的，能在人与人、动物与人之间相互传染的疾病。

二、幼儿常见的几种传染病及其预防措施

（一）水痘

由水痘带状疱疹组病毒引起，经飞沫或被疱疹浆液污染的物品传播。冬春季多见。

婴幼儿、学龄前儿童发病率高，病后获得终生免疫，到成人期有20%的人可发生带状疱疹。

常表现为发热，体温在39℃以下；咳嗽、流涕、食欲不振。发热1~2d出现皮疹，皮疹以躯干、腰、头皮多见，四肢稀少，呈向心性分布；常成批出现，在同一时期可见斑丘疹、疱疹、干痂。口腔黏膜、咽部、眼结膜也可见皮疹，破溃后形成溃疡。脱落后不留疤痕。

应隔离至患儿皮疹全部干燥结痂。隔离期注意观察有无皮疹。

预防：隔离患儿至皮疹全部结痂变干后为止。对密切接触儿检疫21d；室内注意通风，可用紫外线消毒；对正在用激素、免疫制剂的患儿进行被动免疫或接种水痘疫苗。

（二）流行性感冒

流行性感冒简称流感，是由流感病毒引起的急性呼吸道传染病，传染病性极高，一般经由飞沫传播。13岁以下儿童及青少年发病率高。

临床表现可有突然发烧（通常为39°C或以上），干咳，肌肉疼痛，头痛，咽喉痛，极度疲劳，流鼻涕或鼻塞，恶心、呕吐和腹泻（多见于幼儿，主要是来自外部刺激等因素，天气冷暖变化时发生较多。这是由于冷空气对肠胃刺激，再加上生活习惯不正常，不良饮食等）。

隔离期：自发病后5d内，至流感痊愈后。观察咳嗽、流涕等流感症状。

预防：良好的卫生可以帮助预防感冒并阻止流感病毒在家庭中的蔓延。

（1）咳嗽或打喷嚏时应用纸巾掩住口鼻；

（2）把用过的纸巾扔进垃圾桶，然后用抑菌洗手液彻底洗手；

（3）饭前便后要洗手；

（4）适当运动，及时增减衣物，吃好早餐；

（5）经常接触的家居表面要定期清洁消毒，尤其是门把手、扶手和水龙头；

（6）避免与感冒或流感患者近距离接触；

（7）着凉后，立马到暖和的房间，同时喝点姜汤或热牛奶等。

（三）流行性腮腺炎

流行性腮腺炎是腮腺炎病毒引起的小儿常见病毒性传染病，是以腮腺肿胀及疼痛为特点的非化脓性炎症，全身其他腺组织均可受累。常见的并发症有脑炎、睾丸炎、胰腺炎或卵巢炎。唾液、飞沫传播。冬春季为流行高峰。学龄前儿童多发，患病后可获得终生免疫。

临床表现为腮腺肿大、疼痛。可一侧或双侧同时肿大，以耳垂为中心向前、后、大肿大，边缘不清，有微热、触痛，不发红，无化脓。颊黏膜腮腺管口红肿。张口或嚼酸性物时疼痛加重。中度发热，食欲减退，全身不适。偶尔有腮腺始终不肿者。

隔离期：患儿腮腺完全消肿后一周（病程两周左右）。注意观察有无发热或单、双侧腮腺肿胀。

预防：

（1）隔离患儿至腮腺肿完全消失后一周，对密切接触者观察 21d。传染病流行期间应加强晨检、全日观察，早期发现病儿，及时隔离；观察期不能接收或转出儿童。

（2）腮腺炎流行季节，儿童活动室、卧室勤通风换气，勤晒被褥。

（3）药物预防：可板蓝根冲剂连服 3～5d。

（4）预防接种：可接种流行性腮腺炎减毒活疫苗。

（四）麻疹

麻疹是由麻疹病毒引起的急性呼吸道传染病。其传染性很强。临床上以发热、上呼吸道炎、结膜炎、口腔麻疹黏膜斑、全身斑丘疹及疹退后遗留色素沉着伴糠麸样脱屑为特征。病后大多可获得终身免疫。

传播途径：空气、飞沫传播；冬春季多发。

易感者：婴幼儿多见，病后可获得持久免疫力。

临床表现：

（1）前驱期：中度以上发热，结膜充血，咳嗽、流涕、喷嚏、畏光、流泪。病后 2～3d 可见口腔麻疹黏膜斑（科氏斑），为小白点周围有红晕，并有黏膜充血，最有早期诊断价值。

（2）出疹期：发热后 4～5d 开始出疹，自耳后、发际向面、颊、躯干及四肢蔓延。皮疹为玫瑰色斑丘疹，大小不等，疹间皮肤正常，随皮疹增多、增密，常呈暗红色。重症可出现出血性皮疹。随着皮疹出现，全身症状加重，体温可达 40℃，是麻疹的极期。

（3）恢复期：皮疹出齐后，依出疹顺序逐渐隐退，体温下降，症状减轻，疹退后留有棕色色素沉着斑。

（4）接种过麻疹疫苗或注射丙种球蛋白者，症状轻，表现不典型。

隔离期：无合并症者，出疹后 5d。

预防：

（1）隔离患儿至出疹后 5d，合并肺炎时延长至 10d。密切接触者观察 28d，未进行疫苗接种的儿童观察 21d。

（2）对患儿所在班级进行消毒：紫外线照射。因麻疹病毒不易在体外生存，所以工作人员接触患儿后只需在室外流通空气中阳光照射 20～30min，即可自然消毒。

（3）预防接种：按免疫程序给患儿接种麻疹减毒活疫苗。

（五）猩红热

猩红热是由 A 组 β 型溶血性链球菌引起的。本病的传染源为患者和带菌者，主要经空气飞沫传播，也可经被污染的玩具、毛巾、书、衣被等间接传播。人群普遍易感，2～8 岁儿童多发，因型别多，型间无交叉免疫，所以可再次感染。

临床表现为全身症状重，体温高达 39～40℃，咽痛，咽及扁桃体充血，杨梅舌，颈颌下淋巴结肿大。发烧半天或两天后出疹，沿耳后—颈部—躯干—四肢，24h 遍及全身。出疹特点为弥漫性针尖大小猩红色密集小丘疹，全身皮肤潮红，压之退色。可见"环口苍白圈""帕氏线"等体征。1 周后疹退、脱皮，无色素沉着。

隔离期：自发病起隔离 2 周或症状消失后一周，咽培养阴性。

预防：

（1）隔离患儿，诊断明确者症状消失后 1 周解除隔离；有化脓性并发症者隔离至炎症痊愈，并持医院开具的痊愈证明方可返园。密切接触者观察 12d，一旦发现咽炎或扁桃体炎，应治疗 3～5d。

（2）患儿病后 3 周内要注意经常查尿和心电图，及早发现和治疗肾炎、心肌炎等合并症。

（3）对患儿的分泌物及污染物品进行消毒。

（4）药物预防：大青叶、板蓝根各 15 克煎水服，每日 1 次，连服 3d 或复方新诺明 40mg/kg/d，分 2 次。

（六）手足口病

手足口病是由多种肠道病毒引起的常见传染病。大多数患者症状轻微，以发热和手、足、口腔等部位的皮疹或疱疹为主要特征。少数患者可并发无菌性脑膜炎、脑炎、急性弛缓性麻痹、呼吸道感染和心肌炎等，个别重症患儿病情进展快，易发生死亡。少年儿童和成人感染后多不发病，但能够传播病毒。肠道病毒传染性强，易引起暴发或流行。

引起手足口病的肠道病毒包括肠道病毒71型和A组柯萨奇病毒。可通过直接接触传染源或通过鼻咽分泌物、粪便、飞沫传播；一年四季均可发病，以夏秋季多见，冬季的发病较为少见。该病流行期间，可发生幼儿园和托儿所集体感染和家庭聚集发病现象。通常以发病后一周内传染性最强。多发于学龄前儿童，尤以3岁以下年龄组发病率最高，隔离期10d。

临床表现：

急性起病，发热，手掌或脚掌部出现斑丘疹和疱疹，臀部或膝盖也可出现皮疹。皮疹周围有炎性红晕，疱内液体较少；口腔黏膜出现散在的疱疹，疼痛明显。部分患儿可伴有咳嗽、流涕、食欲不振、恶心、呕吐和头疼等症状。

重症病例：

（1）有手足口病临床表现的患者，同时伴有肌阵挛，或脑炎、急性迟缓性麻痹、心肺衰竭、肺水肿等。

（2）手足口病流行地区的婴幼儿虽无手足口病典型表现，但有发热伴肌阵挛，或脑炎、急性迟缓性麻痹、心肺衰竭、肺水肿等。

预防：

手足口病传播途径多，做好幼儿个人、家庭和托幼机构的卫生是预防本病感染的关键。

个人预防措施：

（1）饭前便后、外出后要用肥皂或洗手液等洗手，不喝生水、吃生冷食物，避免接触患病儿童；

（2）看护人接触儿童前、替幼儿处理衣物、粪便等后均要洗手，并妥善处理污物；

（3）幼儿使用的碗筷使用前后应充分清洗消毒；

（4）本病流行期间不宜带幼儿到人群聚集、空气流通差的公共场所，注意保持家庭环境卫生，居室要经常通风，勤晒衣被；

（5）幼儿出现相关症状要及时到医疗机构就诊。居家治疗的幼儿，不要接触其他幼儿，父母要及时对患儿的衣物进行晾晒或消毒，对患儿粪便及时进行消毒处理；轻症患儿不必住院，宜居家治疗、休息，以减少交叉感染。

（七）红眼病

红眼病又称传染性结膜炎，是一种急性传染性眼炎。该病全年均可发生，以春夏季节多见。从几个月的婴儿至八九十岁的老人都可能发病。流行快，患红眼病后，常常是一人得病，在1～2周内造成全家、幼儿园、学校、工厂等广泛传播，不分男女老幼，大批病人感染。

该病主要是通过接触传播，最常见为眼—手—眼的传播。另外接触病人用过的毛巾、手帕、洗脸用具、电子游戏机、电脑的键盘等，或到病人接触过的泳池、浴池等地方游泳、洗浴，都有可能感染此病。

病因及临床表现：细菌感染引起的红眼病潜伏期1～3d，病程约1～2周，主要出现为眼红，分泌物增多，晨起时上下睫毛常黏在一起，不合并角膜病及全身症状。病毒感染引起的红眼病潜伏期约24h内，主要表现为水性的分泌物增多，球结膜下出血，淋巴结肿大，多合并角膜病变，部分患者可有发热、肌痛等类似感冒的全身症状。

预防：

（1）如果发现红眼病，应及时隔离，所有用具应单独使用，最好能洗净晒干后再用。

（2）要注意手的卫生。要养成勤洗手的好习惯，不要用脏手揉眼睛，要勤剪指甲。

（3）患红眼病时除积极治疗外，应少到公共场所活动，不使用共用毛巾、脸盆等。

（4）对个人用品（如毛巾、手帕等）或幼儿园公用物品要注意消毒隔离（煮沸消毒）。

第二节　托幼机构消毒原则

（1）环境及物品日常以清洁为主，预防性消毒为辅，应避免过度消毒，受到污染时随时进行清洁消毒。日常预防性消毒时，在无明确污染的情况下（如：肉眼可见的灰尘、食物残渣等）可采取先消毒后清洗去残留的程序。

（2）日常预防性清洁消毒时应首选物理消毒方法。使用化学方法消毒时，优先选择刺激性小、环保型消毒剂；发生传染病时根据病原体抗力和相关方案要求选择适宜的消毒剂。

（3）所使用的消毒药械应符合国家消毒产品相关规定，按照消毒产品管理的消毒药械需有有效消毒产品卫生安全评价报告及备案，并达到相应的卫生要求；未按消毒产品管理的药械其消毒效果应达到相应的卫生要求。

（4）配制和使用化学清洁消毒剂时，应做好个人防护，穿工作服，戴手套，必要时戴口罩，并确保有足够的通风；摘除手套和脱卸个人防护用品后应及时彻底清洗双手。

第三节　托幼机构常用消毒方法

一、物理消毒法

（一）日光暴晒

（1）适用对象：常用于毛绒玩具、床垫、毛毯、被褥、书籍等公共用品的日常消毒。

（2）消毒方法：将公共用品完全暴露在阳光下暴晒 4～6h。

（3）注意事项：定时翻动，使用品各面均能得到照射。

（二）煮沸消毒

（1）适用对象：适用于餐饮具、毛巾等耐热耐湿用品的消毒。

（2）消毒方法：将待消毒物品完全浸没水中并加盖，加热至水沸腾后维持 15min 以上。

（3）注意事项：物品消毒前应先清洗。从水沸腾时开始计消毒时间，中途加入物品应重新计时。煮沸消毒用水宜使用软水。

（三）流通蒸汽消毒

流通蒸汽消毒法指在常压下用 100℃ 左右的水蒸气进行消毒，杀菌能力强于煮沸消毒法，主要用于餐（饮）具及其他不耐湿热器具和衣物等的消毒。常用的流通蒸汽消毒设备有蒸汽消毒柜、蒸汽消毒车，消毒时注意排除物品腔内和消毒柜内的冷空气。

（1）适用对象：适用于餐饮具、毛巾、浴巾、枕套、被套、床单等耐热耐湿用品的消毒。

（2）消毒方法：利用流动蒸汽发生器、蒸锅、蒸笼等使水沸腾后产生水蒸气，流通蒸汽温度为 100℃，作用 15～30min。

（3）注意事项：消毒作用时间应从水沸腾后有蒸汽产生时算起。消毒物品应清洁干燥，垂直放置，物品之间留有一定空隙。

（四）紫外线消毒

紫外线消毒法是采用悬吊式或移动式紫外线灯发射适当波长的紫外线，破坏微生物的核酸使其死亡，达到杀菌消毒的效果，适用于室内空气和物体表面的消毒。紫外线可杀灭各种微生物，但穿透力弱，仅能杀灭直接照射到的微生物，消毒时应使消毒部位充分暴露于紫外线，并应达到足够的照射剂量。

（1）适用对象：适用于室内空气和物体表面的消毒。

（2）消毒方法：采用紫外线杀菌灯消毒，应在室内无人状态下，采用悬吊式或移动式紫外线灯直接照射消毒，灯管吊装高度距离物体表面 1.8～2.2m，安装紫外线灯的数量为平均≥1.5W/m3，照射时间≥30min。采用紫外线空气消毒器消毒，应符合紫外线空气消毒器国家标准《紫外线空气消毒器安全与卫生标准（GB28235-2011）》的规定。

（3）注意事项：应保持紫外线灯表面清洁，每周用 75%乙醇布巾擦拭一次，发现灯管表面有灰尘、油污等时，应随时擦拭。用紫外线消毒室内空气时，房间内应保持清洁干燥。当温度低于 20℃或高于 40℃，相对湿度大于 60%时，应适当延长照射时间。采用紫外线消毒物体表面时，应使消毒物品表面充分暴露于紫外线。定期检测辐射照度或记录每次使用时间，辐射照度降至出厂标准的 70%（功率≥30W 灯为 $70\mu W/cm^2$）以下或累积使用时间超过有效寿命时（一般为 1000h）应及时更换灯管。使用紫外线空气消毒器应严格按照说明书操作，并应按产品使用说明书规定定期维护、保养。

二、化学消毒法

对不适用于物理消毒的物品采用化学消毒剂法，根据使用方法的不同分为浸泡法、擦拭、喷洒法和喷雾法，主要适用于物体表面、地面、墙面和织物等耐湿物品的消毒。目前在托幼机构中使用的消毒剂以氯类成分为主，溴类、季铵盐类和过氧乙酸类产品也较为常用。使用化学消毒法时应选用合适的消毒剂，严格控制消毒剂的作用浓度和时间，既确保消毒效果，又避免过度消毒，而且消毒作用至规定时间后需进行清洗擦拭，去除残留消毒剂。

（一）适用对象

擦拭（拖拭）消毒适用于地面、墙面、桌面和耐湿物品表面的消毒；浸泡消毒适用于耐湿小件物品的消毒，如餐饮具、脸盆、脚盆、拖鞋等公共用品用具的消毒；喷洒消毒适用于地面、墙面、桌面和其他物体表面的消毒；喷雾消毒适用于室内空气、集中式空调风管的消毒；雾化消毒适用于室内空气消毒；汽化消毒适用于室内空气和（或）物体表面消毒。

（二）操作要点

（1）擦（拖）拭消毒：将消毒剂用自来水充分溶解或稀释成使用浓度，用干净抹（拖）布沾湿后，对物体表面进行擦（拖）拭，保持表面湿润并作用至规定时间。

（2）浸泡消毒：主要用于餐（饮）具、织物、耐湿物品等。将消毒剂用自来水充分溶解或稀释成使用浓度，将需消毒的物品完全浸没在消毒液中，作用至规定时间，取出用清水冲净，晾干。

（3）喷洒消毒：将消毒剂用自来水充分溶解或稀释成使用浓度，使用常量喷雾器进行喷洒，消毒作用至规定时间后需要用清水擦洗，去除残留消毒剂。

（4）喷雾消毒：主要用于室内空气、居室表面和家具表面的消毒。表面消毒时以使物品表面全部润湿均匀覆盖物品表面为准。将消毒剂用自来水充分溶解或稀释成使用浓度，使用超低容量喷雾器（雾粒直径≤50μm）进行喷雾。消毒时，应保持待消毒空间内环境清洁、干燥，关闭门窗，避免与室外空气流通，以确保消毒效果。操作者手持喷头朝向空中，从里到外、自上而下、由左至右均匀喷雾。作用预定时间后，打开门窗，通风30min以上，驱除空气中残留的消毒剂雾粒，消毒剂残留量应当低于相应的国家标准要求。

（5）雾化消毒：将消毒剂用自来水充分溶解或稀释成使用浓度，使用超声雾化机进行雾化，作用至规定时间。由于雾化的颗粒直径比较大，一般用于层高较低的室内空气消毒。消毒时，将雾化机或雾化管道放入室内，关闭门窗，避免与室外空气流通，以确保消毒效果。作用预定时间后，打开门窗，通风 30min 以上，驱除空气中残留的消毒剂雾粒，消毒剂残留量应当低于相应的国家标准要求。

（6）汽化消毒：将消毒液通过高温闪蒸片蒸发作用后产生的高温消毒液蒸汽不断地被发生器喷射出来或将消毒剂中的化学消毒因子以气体的形式释放出来，直至达到空间内蒸汽或气体饱和状态。一般用于室内空气和（或）物体表面的消毒。消毒时，需密闭门窗，避免与室外空气流通。作用至产品说明书规定的时间，或作用预定时间后，打开门窗，通风 30min 以上，驱除空气中残留的消毒剂气体，空气中消毒剂残留量应当低于相应的国家标准要求。

（三）注意事项

（1）使用合法、有效的消毒产品。

（2）消毒剂含量应按照消毒剂量的要求准确配制。

（3）消毒剂作用时间应符合相关要求。

（4）根据消毒对象的性质选择合适的消毒剂，注意消毒剂的氧化性、漂白性、腐蚀性对消毒物品的影响。

（5）物品消毒前应清洗干净，消毒后应将残余消毒剂冲洗、擦拭干净。

（6）采取必要的个人防护措施。

（7）喷洒、喷雾、雾化和汽化消毒作用至规定时间，打开门窗进行充分通风后人员才能进入。

（8）喷洒、喷雾、雾化和汽化消毒不能用于有人环境的空气消毒，操作人员应严格做好个人防护。

第四节　托幼机构卫生要求

一、制度要求

托幼机构应按照《托儿所幼儿园卫生保健工作规范》（卫生部令 2012 年 35 号）、《托儿所幼儿园卫生保健管理办法》（卫生部教育部令第 76 号）要求，并结合本单位实际情况建立各项规章制度，包括日常卫生管理制度、室内外环境卫生制度、消毒制度、健康检查制度、隔离制度、传染病报告和应急制度等，严格按照制度开展托幼机构内清洁及消毒工作，定期督查落实情况。

二、人员要求

负责托幼机构卫生与消毒的保健人员，应定期接受卫生保健专业知识培训和继续教育，并负责对托幼机构内其他工作人员进行卫生知识宣传教育、卫生与消毒、传染病防治、传染病报告等方面指导和培训。工作人员应当保持仪表整洁，注意个人卫生。饭前便后和护理儿童前应用肥皂、流动水洗手；上班时不戴戒指，不留长指甲；不在园（所）内吸烟。

三、布局设施

新（改、扩）建的托幼机构，在建筑布局上应充分考虑活动室、教室和寝室等场所的空气流通，必要时配置机械通风和净化设施。活动室、教室和寝室等场所应有纱窗和纱门等防止苍蝇、蚊子等有害生物的设施。厨房应配有冷藏设备以及清洗、消毒设施，并按相关规范配置污水排放和垃圾存放的设施。应当及时设立临时隔离室，托幼机构内发现疑似传染病例时，对患儿采取有效的隔离控制措施。临时隔离室内环境、物品应当便于实施随时性消毒与终末消毒，控制传染病在园（所）内暴发和续发。

四、饮水管理要求

（1）托幼机构提供的饮用水或饮水设施应符合国家相关标准要求。

（2）供应开水的，应每日对开水桶进行清洗消毒；供应桶装饮用水的，每次更换时应对饮水机内胆和管路进行清洗或消毒；供应直饮水的，按照厂家使用要求定期更换滤芯。

（3）各类饮水设施应在每学期开学前进行全面清洗消毒或冲洗滤芯后方可投入使用。

五、空气管理要求

（1）室内尽量保持空气流通，每日至少开窗通风 2 次，每次 10～15min。

（2）不适宜开窗通风时，建议使用机械通风设施或动态空气净化消毒设施，按厂家说明书对室内空气进行消毒。

（3）定期对空调和集中通风系统进行清洗。

（4）如使用紫外线灯进行空气消毒时，妥善管理好灯管开关，以免发生误照。

六、日常预防性消毒卫生要求

（一）室内空气

保持室内空气清新、阳光充足。儿童活动室、卧室应当经常开窗通风，保持室内空气清新。每日至少开窗通风 2 次，每次至少 10～15min。在不适宜开窗通风时，每日应当采取其他方法对室内空气消毒 2 次。室内经常保持空气流通，定期进行消毒，通风条件不良的建筑，需采用机械通风换气；寒冷季节和夏季使用空调，不能开窗通风时，可采用循环风空气消毒器进行消毒。传染病流行期间，每日消毒至少 1 次。

营养室、保健室和隔离（观察）室应使用紫外线灯或移动式紫外线消毒车进行室内空气消毒，教室、卧室、专用活动室不推荐使用。紫外线灯或移动式紫外线消毒车必须在无人存在情况下进行，消毒后应开窗通风，驱散残留臭氧后人方可进入室内。紫外线杀菌灯的数量为每立方米体积不少于 1.5W，照射时间 30～60min。

排风扇等机械通风设备根据使用频率定期进行清洁消毒，建议使用期间 2～4 次/月，可用自来水冲去挡板上的积尘，用洗涤剂去除污垢。必要时消毒，可采用 400mg/L～1200mg/L 季铵盐消毒液或微酸性次氯酸水冲洗、擦拭或浸泡消毒 5～20min。

分体空调设备每次换季使用前应清洗过滤网和过滤器，使用过程中每月至少清洗过滤网和过滤器，必要时对其进行消毒。过滤网和过滤器清洁后，可采用 400mg/L～

2000mg/L季铵盐消毒液或微酸性次氯酸水擦拭或浸泡消毒10～30min。

按照《公共场所集中空调通风系统卫生规范》（WS394-2012）和《公共场所集中空调通风系统清洗消毒规范》（WS/T396-2012）的要求，定期对集中空调系统进行检查、检测和维护、清洗消毒。集中空调系统的清洗消毒应由具有清洗消毒资质的专业机构完成。

（二）地面清洁

采取湿式清扫方式清洁地面。一般情况下，墙面污染程度轻于地面，通常不需要进行常规消毒。当地面无明显污染时，通常采用清水、清洁剂或微酸性次氯酸水湿式拖拭清洁，1次/日～2次/日，清除地面的污迹；地面有明显污染时，随时清洁。当地面或墙面受到血液、体液、排泄物、呕吐物或分泌物污染时，清除污染物后，及时采用250mg/L～500mg/L二氧化氯拖拭、擦拭或喷洒消毒15～30min。

（三）厕所卫生管理

做到清洁通风、无异味，每日定时打扫，保持地面干燥。便器每次用后及时清洗干净，每日消毒；坐便器每次使用后及时冲洗，接触皮肤部位发现污染要及时清洁消毒。突发肠道疾病患者，便器专人专用，及时消毒。

（四）卫生洁具

各班专用专放并有标记。抹布用后及时清洗干净，晾晒、干燥后存放；拖布清洗后应当晾晒或控干后存放。肠道疾病患儿污染的环境和表面要及时消毒，卫生间的清洁用具应专用。

（五）床上用品卫生管理

儿童日常生活用品应专人专用，保持清洁，每人1床位1被。枕席和凉席每日用温水擦拭，被褥每月暴晒1至2次，床上用品每月清洗1至2次。被吐泻物或分泌物污染的衣物应尽快替换，建议置于塑料袋中，交由儿童带回家清洗，若无法带回家清洗，托幼机构应将污染的衣物与其他纺织品分开清洗，不可用洗衣机清洗污染的衣物。重复使用的与人体皮肤非直接接触的纺织品应定期更换清洁消毒，有明显污渍或受到污染时应及时更换。

（六）文体活动用品、玩具卫生要求

儿童文体活动用品、玩具以日常清洗清洁为主，定期用清水清洗，可使用洗涤剂与温水清洗，以加强污垢的去除效果，有缝隙的文体活动用品和玩具还可用刷子涮洗。预防性消毒处理 1 次/周。耐热耐湿物品可用流通蒸汽 100℃作用 20～30min，或煮沸消毒作用 15～30min。不耐热的物品可用化学法消毒，应根据其原料选择适宜的消毒方法。塑料、橡皮、木器类文体活动用品和玩具可使用消毒湿巾或用 400mg/L～1200mg/L 季铵盐消毒液或微酸性次氯酸水擦拭或浸泡消毒 5～10min。传染病流行季节儿童接触的用具、玩具应每日消毒 1 次。

（七）纸质书籍卫生要求

保持图书表面的清洁卫生，预防性消毒时应选择对纸张和色泽损害小且穿透性强的方法，避免使用液体浸泡消毒法。可翻开纸质书籍置阳光下暴晒 4h 以上，或按说明书使用臭氧消毒柜消毒。托幼机构的纸质书籍每 2 周暴晒消毒 1 次。

（八）餐桌、餐茶具、熟食盛具

托幼机构厨房应落实《中华人民共和国食品安全法》等相关规定和要求。

餐桌使用前应清洁消毒，托幼机构应根据所使用消毒剂的作用时间要求提前消毒，一般在使用前半小时进行。

餐具、饮具和盛放直接入口食品的容器，使用前必须洗净、消毒，应使用热力消毒等物理消毒方法，做到一人一用一消毒，严格执行"一洗二清三消毒四保洁"制度。托幼儿做到"一人一巾一杯一水"，一用一消毒。用水杯喝豆浆、牛奶等易附着于杯壁的饮品后，应当及时清洗消毒。消毒餐（饮）具应符合《食品安全国家标准消毒餐（饮）具》（GB14934-2016）的要求。

（九）餐巾毛巾的清洁消毒

反复使用的餐巾每次使用后消毒。毛巾应一人一巾一用一消毒，或使用一次性纸巾，擦手毛巾每日消毒 1 次。

（十）物体表面清洁消毒

根据物体表面被使用或接触的频率，确定日常预防性消毒的频率。经常使用或触摸的物体表面，如门把手、窗把手、台面、桌椅、扶手、水龙头、茶水桶外壁、电梯按钮等，无明显污染时，托幼机构每天进行清洁消毒，并保持这些部位清洁干燥；受到污染随时清洁消毒。不易触及的物体表面可 1 次/周清洁消毒。

（十一）手

幼儿和托幼教师应保持良好的个人卫生。晨检人员、保育员和营养员在开始工作前，分餐人员在分餐工作开始前应及时洗手；晨检人员、保育员和营养员在接触疑似感染儿童（学生）及其污染物品后应立即洗手。儿童入园时、用餐前、如厕后、接触公共设施后、体育课后、做好卫生后和接触了鼻涕、唾液后等均应及时洗手。

一般情况下采用流动水和洗手液，按照六步洗手法，充分搓洗即可，必要时可用合格的手消毒剂消毒。

不建议托幼机构儿童随意使用含醇类的手消毒剂，若儿童必须使用含醇类的手消毒剂时（如无法使用洗手设施），须有成人监督用量并帮助儿童搓揉双手每个部位。

（十二）游泳嬉水池

游泳嬉水池在使用期间应每日补充新水，保持清洁无异味，池水应每日消毒，保证池水水质有良好卫生状况。

（十三）吐泻物、分泌物

托幼机构应使用呕吐腹泻物应急处置包清理和处置呕吐腹泻物，不可使用拖布或抹布直接清理。呕吐腹泻物处置应由保育员（老师）执行。

幼儿发生呕吐后，当班保育员（老师）应立即疏散周围的幼儿，并用消毒干巾（高效消毒剂）覆盖包裹呕吐物，作用一定时间后，在穿戴好口罩、手套和隔离衣的情况下用覆盖的消毒干巾处理呕吐物丢入废物袋，然后用消毒湿巾（高效消毒剂）或浸有消毒液（高效消毒剂）的擦（拖）布擦（拖）拭可能接触到呕吐物的物体表面及其周围（消毒范围为呕吐物周围 2m，建议擦拭 2 遍）；达到作用时间后，桌面等表面还要用清水去除消毒液残留；接触过污染物品或潜在污染物品时均应洗手。幼儿必须在消毒完成后方可回教室。对于马桶、便池或洗手池内的呕吐物、腹泻物，应先用含氯消毒粉（如漂白粉）均匀撒在上面（包括周边）进行覆盖，马桶盖上马桶盖，作用 30min 后用水冲去。

消毒人员也可使用固化消毒剂或含氯消毒粉（如漂白粉）均匀地将呕吐物完全覆盖，作用一定时间后，用一次性使用工具（如硬纸板）进行清除，丢入废物袋。其余的处理步骤同上。

七、传染病流行期间消毒

每年的 5 月 1 日至 10 月 31 日为肠道传染病流行期间；每年的 11 月 1 日至第二年的 4 月 30 日为呼吸道传染病流行期间。

托幼机构应在做好上述日常预防性消毒等工作的基础上，进一步加强手卫生，适当增加洗手的频次，必要时根据专业机构的指导，采用适宜的手消毒剂进行快速手消毒；加强环境表面消毒，增加消毒频次和延长消毒作用时间。

针对肠道传染病，应加强对盥洗室的消毒，特别需避免气溶胶所致污染；针对呼吸道传染病，应加强开窗通风，暂停使用集中空调、空气净化器（有特殊规定除外）；针对介水传染病，应暂停使用游泳池和嬉水池。

八、发生传染病时的消毒

托幼机构内发现传染病疑似病例或确诊病例时，应根据传染病传播途径，按照《疫源地消毒总则》（GB19193）相关规范要求，在辖区疾病预防控制机构指导下，由保健老师（卫生老师）负责，及时对病原体可能污染的环境和物品开展随时消毒及终末消毒。

消毒方法和范围应根据传染病病原体的特点开展，如呼吸道传染病应加强室内通风换气和空气消毒措施，肠道传染病应加强手卫生、饮食卫生和卫生间的消毒措施。

九、各类环境物品预防性消毒方法

具体见下表。

表 36-4-1 托幼机构环境和物品预防性消毒方法

消毒对象	物理消毒方法	化学消毒方法	备注
空气	开窗通风每日至少2次；每次至少 10～15min。		在外界温度适宜、空气质量较好、保障安全性的条件下，应采取持续开窗通风的方式。
	采用紫外线杀菌灯进行照射消毒每日1次，每次持续照射时间 60min。		1. 不具备开窗通风空气消毒条件时使用。 2. 应使用移动式紫外线杀菌灯。按照每立方米 1.5 瓦计算紫外线杀菌灯管需要量。 3. 禁止紫外线杀菌灯照射人体体表。 4. 采用反向式紫外线杀菌灯在室内有人环境持续照射消毒时，应使用无臭氧式紫外线杀菌灯。
餐具、炊具、水杯	煮沸消毒 15min 或蒸汽消毒 10min。		1. 对食具必须先去残渣，清洗后再进行消毒。 2. 煮沸消毒时，被煮物品应全部浸没在水中；蒸汽消毒时，被蒸物品应疏松放置，水沸后开始计算时间。
	餐具消毒柜、消毒碗柜消毒。 按产品说明使用。		1. 使用符合国家标准规定的产品。 2. 保洁柜无消毒作用。不得用保洁柜代替消毒柜进行消毒。
毛巾类织物	用洗涤剂清洗干净后，置阳光直接照射下暴晒干燥。		暴晒时不得相互叠夹。暴晒时间不低于6h。
	煮沸消毒 15min 或蒸汽消毒 10min。		煮沸消毒时，被煮物品应全部浸没在水中；蒸汽消毒时，被蒸物品应疏松放置。
		使用次氯酸钠类消毒剂消毒。 使用浓度为有效氯 250～400mg/L、浸泡消毒 20min。	消毒时将织物全部浸没在消毒液中，消毒后用生活饮用水将残留消毒剂冲净。

续表：

消毒对象	物理消毒方法	化学消毒方法	备注
抹布	煮沸消毒15min或蒸汽消毒10min。		煮沸消毒时，抹布应全部浸没在水中；蒸汽消毒时，抹布应疏松放置。
		使用次氯酸钠类消毒剂消毒。使用浓度为有效氯400mg/L、浸泡消毒20min。	消毒时将抹布全部浸没在消毒液中，消毒后可直接控干或晾干存放；或用生活饮用水将残留消毒剂冲净后控干或晾干存放。
餐桌、床围栏、门把手、水龙头等物体表面		使用次氯酸钠类消毒剂消毒。使用浓度为有效氯100～250mg/L、消毒10～30min。	1.可采用表面擦拭、冲洗消毒方式。2.餐桌消毒后要用生活饮用水将残留消毒剂擦净。3.家具等物体表面消毒后可用生活饮用水将残留消毒剂去除。
玩具、图书	每两周至少通风晾晒一次。		适用于不能湿式擦拭、清洗的物品。暴晒时不得相互叠夹。暴晒时间不低于6h。
		使用次氯酸钠类消毒剂消毒。使用浓度为有效氯100～250mg/L、表面擦拭、浸泡消毒10～30min。	根据污染情况，每周至少消毒1次。
便盆、坐便器与皮肤接触部位、盛装吐泻物的容器		使用次氯酸钠类消毒剂消毒。使用浓度为有效氯400～700mg/L、浸泡或擦拭消毒30min。	1.必须先清洗后消毒。2.浸泡消毒时将便盆全部浸没在消毒液中。3.消毒后用生活饮用水将残留消毒剂冲净后控干或晾干存放。
体温计		使用75%～80%乙醇溶液、浸泡消毒3～5min。	使用符合《中华人民共和国药典》规定的乙醇溶液。

备注：（1）表中有效氯剂量是指使用符合卫生部《次氯酸钠类消毒剂卫生质量技术规范》规定的次氯酸钠类消毒剂；

（2）传染病消毒根据国家法规《中华人民共和国传染病防治法》规定，配合当地疾病预防控制机构实施；

（3）当托幼机构内发生传染病疫情时，应按照GB19193进行消毒。

第五节 常用消毒剂配制方法

一、消毒片配制消毒液

根据目标作用浓度和容积，确定消毒片和水的投放量，配制消毒液。

（一）计算公式

所需消毒剂片数＝拟配消毒液浓度（mg/L）×拟配消毒液量（L）/消毒剂有效含量（mg/片）。

（二）举例

例如：拟配 10 升含溴（或含氯）消毒液，浓度为 500mg/L，所用消毒片有效溴（或氯）含量为 500mg/片，问需加几片消毒片？

所需消毒剂片数＝500（mg/L）×10（L）/500（mg/片）＝10 片

二、消毒粉（或其他固体消毒剂）配制消毒液

（一）计算公式

所需消毒粉剂质量（g）＝[拟配消毒液浓度（mg/L）×拟配消毒液量（L）/1000]/消毒剂有效含量（%）

（二）举例

例如：拟配 10L 含溴（或含氯）消毒液，浓度为 500mg/L，所用消毒粉剂有效溴（或氯）含量为 50%，问需加几克消毒剂？

所需消毒粉剂质量（g）＝[500（mg/L）×10（L）/1000]/50%＝10g

三、原液（或浓消毒液）稀释配制所需浓度消毒液

（一）计算公式

所需原液（或浓消毒液）量（mL）＝拟配消毒液浓度（%）×拟配消毒液量（mL）/原液（或浓消毒液）有效含量（%）

所需水量（mL）＝拟配消毒液量（mL）-所需原液（或浓消毒液）量（mL）

（二）举例

例如：用20%过氧乙酸配0.3%过氧乙酸10升，问需多少20%过氧乙酸和多少水？

所需20%过氧乙酸量（mL）＝0.3%×10000mL/20%＝150mL

所需水量（mL）＝10000mL-150mL＝9850mL

第六节　常用消毒剂和消毒器械注意事项

一、常用消毒剂注意事项

化学消毒剂在一定的浓度范围内一般消毒灭菌效果与浓度和消毒时间有关,浓度越高,消毒时间越长,消毒灭菌效果越好。

化学消毒剂均为外用消毒剂,不得口服;置于儿童（学生）不易触及处。配制和使用化学消毒剂时应做好个人防护,避免高浓度消毒剂接触皮肤和吸入呼吸道,如不慎接触,应立即用清水连续冲洗,如伤及眼睛还应及早就医。消毒完成后,应当及时使用清水去除物体表面和公共用品用具表面上的消毒剂残留。

（一）含氯消毒剂

中高效消毒剂。含氯消毒剂分为有机含氯消毒剂和无机含氯消毒剂。有机含氯消

毒剂有二氯异氰尿酸钠、二（三）氯异氰尿酸、氯胺-T 等。无机含氯消毒剂有次氯酸（钠）、漂白粉、漂（白）粉精等。

常用剂型：1%～10%液体、5%～90%粉剂、20%～80%片剂。

注意事项：①对金属有腐蚀性，对织物有漂白作用；②应存放在阴凉、干燥、通风处；③稀释液不稳定，临用前配制。

（二）二氧化氯消毒剂

高效消毒剂。无残留毒性，具有强氧化作用。

常用剂型：0.20%～2.4%液体、2.5%～10%片剂、250mg/片、0.25%～16.0%粉剂。

注意事项：①二氧化氯消毒剂一般为二元包装，A、B 液混合后产生的二氧化氯溶液不稳定，充分活化后应立即使用，稀释液应临用前配制；②对织物有漂白作用，对金属有腐蚀性；③不可与其他消毒剂、碱或有机物混用。

（三）胍类消毒剂

中低效消毒剂。以醋酸氯己定、葡萄糖酸氯己定、聚六亚甲基双胍等胍类为杀菌成分，乙醇和（或）水作为溶剂的单方或复方消毒剂。

常用剂型：0.18%～4.4%洗必泰或洗必泰-醇溶液。

注意事项：①不得与肥皂或其他阴离子表面活性剂合用；②使用浓度下，对不锈钢基本无腐蚀，对其他金属基本无腐蚀或轻度腐蚀；③消毒前应先清洁待消毒的物品。

（四）季铵盐类消毒剂

中低效消毒剂。以氯型季铵盐、溴型季铵盐等为杀菌成分的消毒剂，包括单一季铵盐组分的消毒剂、由多种季铵盐复合的消毒剂以及与乙醇或异丙醇复配的消毒剂。

常用剂型：0.05%～55%液体。

注意事项：①易被多种物质所吸附，随着消毒物品数量增多而消毒液浓度会逐渐降低，应及时更换；②不得与肥皂或其他阴离子表面活性剂合用，也不得与碘或过氧化物（如高锰酸钾、过氧化氢、磺胺粉等）合用；③低温时可能出现浑浊或沉淀，可置于温水中加温。

（五）含碘消毒剂

中高效消毒剂。包括碘、碘的乙醇溶液（碘酊）、碘与聚醇醚和聚乙烯吡咯烷酮类表面活性剂形成的络合物（碘伏）。

常用剂型：20%～10%粉剂、0.3%～2.35%液体。

注意事项：①对碘过敏者慎用；②应密封、避光，置于阴凉、通风处保存。

（六）含溴消毒剂

中高效消毒剂。以溴氯-5，5-二甲基乙内酰脲（溴氯海因）或1，3-二溴-二甲基乙内酰脲（二溴海因）为杀菌成分的消毒剂。

常用剂型：4.0%～66%粉剂、20%～65%片剂。

注意事项：①对金属有腐蚀性，对织物有漂白作用；②属强氧化剂，与易燃物接触可能引发无明火自燃，应远离易燃物及火源；③禁止与还原物共贮共运，以防爆炸。

（七）乙醇消毒剂

中效消毒剂。常用剂型：75%液体。

注意事项：①无腐蚀性，可用于金属制品表面消毒，但易挥发，忌明火；②乙醇过敏者慎用；③不宜用于脂溶性物体表面的消毒。

（八）复方消毒剂

中低效消毒剂。包括六亚甲基四胺和苯扎溴铵复配，六亚甲基四胺和十二烷基二甲基苄基氯化铵复配，植物提取液和醇类复配，乙醇和正丙醇复配，乙醇和苯扎溴铵复配，碘、醋酸氯己定和乙醇复配等。

注意事项：消毒适用范围、作用浓度和作用时间、金属腐蚀性等应根据产品说明书。

二、常用消毒器械注意事项

消毒器械应严格按照说明书安装和操作，并应按产品使用说明书规定定期维护、保养。

（一）紫外线/臭氧消毒箱（柜）、紫外线灯

紫外线、臭氧消毒柜适用于不耐湿热用品的消毒，如书籍等。

紫外线对人体有伤害，应避免直接照射人体皮肤、黏膜和眼。消毒前应检查消毒柜（室）是否漏气，并关紧柜门，防止紫外线、臭氧泄漏；紫外线灯管应每两周左右用乙醇棉球轻轻擦拭，除去上面油垢，以减少对紫外线穿透的影响；应定期检测辐射照度，其辐射照度<70uW/cm^2（功率≥30W的灯）或累积使用时间超过有效寿命时，应及时更换灯管。

消毒时应将待消毒物品表面上的水擦干后，再放入柜内；待消毒物品应平置在消毒柜搁栅上，不要叠放，以保证消毒效果；待消毒物品太多或堆积太紧时应适当调节臭氧浓度和作用时间；应关紧柜门，防止臭氧泄漏。

（二）红外/干热消毒箱（柜）

适用于玻璃、陶瓷、金属等耐高温物品的消毒灭菌。消毒前污染物品必须先清洗干净、晾干、包装好。消毒时玻璃器皿切勿与箱壁、箱底接触，以防损坏；餐茶具宜逐格竖放，不可重叠放置；物品包装不宜过大，放置时留有空间，装量只能占2/3容积；消毒过程中不要打开消毒箱（柜），防治玻璃器皿剧冷碎裂。消毒结束时，需待箱（柜）内温度降至50℃以下才可打开。

（三）空气消毒器

物理因子如高效过滤、紫外线、静电吸附、光触媒、等离子体等循环风空气消毒器适用于有人情况下室内空气消毒，化学因子如臭氧、二氧化氯和过氧化氢等空气消毒器适用于无人情况下室内空气消毒。

使用空气消毒器时，应根据待消毒处理空间的体积大小，选择适用的消毒器机型，根据使用说明书确认能否在有人的情况下使用。每台消毒器的适用体积不得

大于技术参数的规定，可根据实际使用环境情况进行适当调整，上调幅度不得超过 $1m^3$。如待消毒空间的体积过大，应根据体积计算增加消毒器的数量。

使用消毒器进行空气消毒时，应保持待消毒空间内环境清洁、干燥，关闭门窗，避免与室外空气流通，以确保消毒效果。消毒时机器进出风口不能有遮挡物。

托幼机构选择物理因子空气消毒器时，宜选择消毒效果好、更换部件少、维护方便、无有害因子释放的空气消毒器。所有空气消毒器应每月清理初效过滤器（网）灰尘；使用高效过滤器的应根据产品说明书定时或至少每半年更换一次；使用带有紫外线消毒装置的应根据产品使用说明书定期由专业人员检查更换紫外线灯管；使用静电吸附的应根据产品使用说明书定期由专业人员检查清理静电吸附装置。

（四）微酸性次氯酸水发生器

微酸性次氯酸水发生器生成的微酸性次氯酸水适用于环境物体表面、玩具等物品日常预防性消毒。

微酸性次氯酸水发生器生成的微酸性次氯酸水 pH 应为 $5\sim7$，有效氯含量为 $50mg/L\sim100mg/L$。

使用微酸性次氯酸水消毒时需现生成现用。用于环境物体表面消毒时需勤换，用于物品消毒时应注意有效氯含量的变化。

（五）洗涤消毒装置

操作程序应遵循生产厂家的使用说明或指导手册。

设备运行中，应确认清洗消毒程序的有效性。被清洗的器械、器具和物品应充分接触水流。并应根据设置的洗涤温度选择相应的最短消毒时间，即 75℃至少洗涤消毒 30min，80℃至少洗涤消毒 10min，90℃至少洗涤消毒 1min。

第七节　消毒操作人员个人防护要求

（1）应根据各种消毒方法，采取针对性的个人防护措施。

（2）采用物理消毒方法的，如：使用热力消毒方法，接触高温物品和设备时，

应使用防烫的棉手套，着长袖工装；使用紫外线消毒时，应避免对人体的直接照射，必要时戴防护镜和穿防护服进行保护。

（3）采用化学消毒方法的，应防止过敏及对皮肤、黏膜的污染和损伤。如：在喷雾或熏蒸时，要穿戴好防护眼镜、口罩、橡胶手套及工作衣帽。配药时如不慎将消毒剂弄到皮肤或眼睛上，应立即用大量清水冲洗，必要时还应请医生处理。熏蒸消毒还应注意防火、防止烫伤；使用普通物体表面消毒剂，应注意个人防护，密封门窗。在消毒完毕后，应打开门窗充分通风，一般应通风 30min 以上。